www.ingramcontent.com/pod-product-compliance
Ingram Content Group UK Ltd.
Pitfield, Milton Keynes, MK11 3LW, UK
UKHW022314190726
13856UKWH00001B/3

9 782011 776457

à cause de la paralysie. Alors chaque nouvelle impulsion volontaire, agissant dans le même sens, aggrave la situation et aboutit au raccourcissement fixe, à la contracture.

Adams [1] a également insisté sur ce symptôme. Et il a fait remarquer avec raison les difficultés que sa présence peut présenter pour distinguer la vraie paralysie atrophique de certaines autres paralysies spasmodiques de l'enfance, qui dépendent plutôt d'une lésion encéphalique, de l'atrophie cérébrale notamment.

Une fois ces lésions et ces déformations définitives constituées, la maladie est arrêtée. Le sujet vit très-longtemps et il meurt de tout autre chose; seulement il reste avec des infirmités indélébiles.

Heine a montré que cette maladie n'a pas d'influence sur la durée de la vie. Charcot cite une vieille habitante de la Salpêtrière, âgée de 70 ans, qui portait intactes les traces de la maladie qu'elle avait eue à 5 ans.

Jusqu'à Duchenne et Laborde, l'ÉTUDE ANATOMIQUE n'avait donné aucun résultat, d'où le nom de paralysie essentielle de l'enfance, donné par Rilliet et Barthez et la plupart des auteurs d'alors. Duchenne constata l'état graisseux des muscles, comme dans l'atrophie musculaire progressive; d'où le nouveau nom de paralysie atrophique graisseuse de l'enfance, titre de la thèse de son fils.

L'histoire contemporaine a modifié ces conclusions pour l'état des muscles. On a montré que la stéatose est un élément secondaire qui peut exister, mais qui peut manquer aussi. Comme dans l'atrophie musculaire progressive, la lésion essentielle dans le muscle est l'atrophie simple de la fibre musculaire avec conservation de la striation pendant très-longtemps et prolifération des noyaux du sarcolemme. Les lésions irritatives l'emportent sur les lésions passives. Dans une deuxième période, il y a substitution et surcharge graisseuses, qui peuvent dans certains cas atteindre un haut degré, mais aussi manquer totalement.

Cette lésion musculaire n'est pas la lésion unique et primitive, le siége initial est plus haut dans la moelle, dans les cornes antérieures.

En 1864, Laborde constate pour la première fois des altérations du système nerveux. Avant lui, il y avait eu quatre autopsies : une de Duchenne et deux de Rilliet et Barthez, dans lesquelles on n'avait pas fait d'examen du système nerveux, ou bien on n'avait fait qu'un examen superficiel et incomplet; la quatrième autopsie appartenait à Fliess, qui avait trouvé une congestion des méninges. Dans deux cas, Laborde et Cornil trouvent une altération des cordons antéro-latéraux.

La même année, Cornil, alors interne de Charcot, publie dans la *Gazette médicale* un cas dans lequel il y avait atrophie des cornes antérieures de

[1] *The Lancet*, 24 nov. 1877, pag. 768. *Rev. des Sc. méd.*, XV, 528.

la substance grise et des cordons antéro-latéraux. On n'avait pas vu l'atrophie des grandes cellules motrices. Seulement Duchenne conserva les préparations de Cornil, et plus tard on a constaté la lésion caractéristique des grandes cellules, quand l'attention a été attirée sur ce point important.

Le premier fait bien observé d'atrophie des grandes cellules motrices des cornes antérieures appartient à Vulpian ; en 1866, il fut présenté par Prévost à la Société de Biologie. En 1867, Lockart Clarke publie un deuxième fait qu'il donne comme un cas d'atrophie musculaire progressive, mais qui, d'après Duchenne et Charcot, serait une paralysie infantile vraie : il note la désintégration granuleuse des mêmes cellules.

En 1870, une étude plus complète est faite par Charcot et Joffroy, alors son interne, à propos de la femme Wilson. A ce moment, Charcot pose déjà en principe que la lésion des cellules nerveuses motrices est un fait constant dans la paralysie atrophique de l'enfance.

Depuis lors, l'attention une fois attirée sur ce point, de nombreux faits confirmatifs ont paru. En 1870, on en a un de Parrot et de Joffroy (*Arch. de Physiol.*), et un de Vulpian ; en 1871, trois de Roger et Damaschino (*Soc. de Biol.*), trois de Charcot (dans ses *Leçons*), ceux de Rosenthal, Recklinghausen et Roth ; enfin, plus récemment, ceux de Leyden, qui discute la nature du processus, mais confirme les résultats.

En somme, c'est la même lésion que dans l'atrophie musculaire progressive, seulement avec une marche aiguë : atrophie des cellules nerveuses des cornes antérieures et développement du tissu conjonctif (*fig.* 31).

Pour Charcot, l'ordre des lésions serait le suivant : La lésion primitive est l'atrophie scléreuse des cellules ; l'altération prend naissance là, et y reste systématisée. Secondairement, il y a une sclérose corrélative tout autour.

Damaschino et Roger avaient donné une autre interprétation : il y aurait d'abord myélite, inflammation de la névroglie, et secondairement atrophie des cellules. Leyden[1] a repris cette idée, et, sans l'opposer à celle de Charcot, admet des cas des deux espèces, pour les deux explications.

La plupart des faits publiés dans ces derniers temps, tout en confirmant la localisation de la maladie dans les cornes antérieures, indiquent aussi que la sclérose ne se limite pas absolument à ces cornes et que les cordons latéraux sont souvent altérés.

Tels sont les faits de Schultze[2], Roth[3], Turner[4], Taylor[5], Roger et Damaschino[6].

[1] Voy. *Rev. des Sc. méd.*, VIII, 1.
[2] *Virch. Arch.*, LXVIII, 128.
[3] *Arch. f. path. Anat. u. Physiol.*, LVIII, 2.
[4] *Medic. Times*, 15 febr. 1879.
[5] Même Recueil.
[6] Congrès d'Amsterdam, 1879.

Aussi, après avoir rapporté plusieurs observations récentes, Selim Fahmy conclut-il dans sa thèse : « Il est incontestable que dans certains cas la substance blanche de la moelle peut participer à la maladie [1]».

Est-ce à dire qu'à cause de cela il faille, avec Lange [2], refuser toute autonomie, toute existence indépendante à la paralysie infantile et la confondre avec toutes les myélites interstitielles ? Je ne le crois pas.

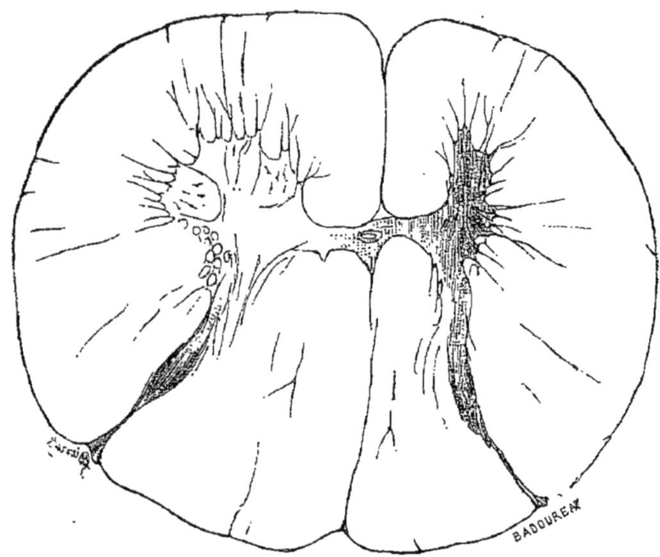

Fig. 31. — *Coupe de la moelle à la région cervicale dans un cas de paralysie infantile spinale du membre supérieur droit.* — Pièce recueillie à la Salpêtrière chez une femme morte de paralysie générale à l'âge de 50 ans. — Atrophie fibroïde de la corne antérieure du côté droit, émaciation consécutive de tous les faisceaux blancs dans la moitié correspondante de la moelle.

Nous avons vu que dans la sclérose latérale amyotrophique la lésion s'étend un peu aux cordons antérieurs; de même ici elle peut s'étendre à la substance blanche. Cela prouve simplement que la distinction entre les myélites systématisées et les myélites diffuses ne doit être acceptée qu'avec les réserves et dans les termes que nous avons indiqués quand nous avons dit que les lésions systématisées et les lésions diffuses peuvent se rencontrer sur le même individu.

La lésion n'est pas bornée à la moelle, elle s'étend aussi aux racines nerveuses. On y trouve même un plus grand nombre de tubes altérés que dans l'atrophie musculaire progressive. — On a aussi trouvé des lésions

[1] Th. Paris, 1880, n° 85.

[2] *Hosp. tid.*, 2e sér., I, pag. 433. *Rev. des Sc. méd.*, XV, 529.

des nerfs plus accentuées que dans la maladie chronique; cet état du système nerveux périphérique expliquerait la disparition rapide de la contractilité musculaire.

Sander[1] a même constaté un autre fait curieux. Il y avait lésion atrophique des cellules à droite, comme dans l'atrophie musculaire ; lésion des racines et des nerfs, et en plus, dans l'hémisphère gauche, il y avait un développement insuffisant des circonvolutions ascendantes et du lobule paracentral (région motrice corticale). C'est un fait curieux, que je crois unique.

En tout cas, il faut retenir la conception générale : la paralysie atrophique de l'enfance est anatomiquement la même maladie, à l'état aigu, que l'atrophie musculaire progressive à l'état chronique; c'est une myélite aiguë des cornes antérieures, téphromyélite aiguë (de τέφρα, *cinis*).

L'Étiologie est toujours fort obscure.

On accuse souvent les traumatismes, des tiraillements exercés par une nourrice ou par une bonne, la compression d'un nerf par une fausse attitude dans le décubitus, etc. Tout cela n'est pas démontré. Ces causes externes peuvent quelquefois produire des paralysies plus ou moins transitoires, qui sont absolument différentes de la maladie qui nous occupe.

D'autres auteurs ont accusé le froid. Pour Bouchut, une des causes serait l'habitude de démailloter prématurément les enfants, de leur mettre des toilettes décolletées, etc. Ce sont peut-être là des causes occasionnelles, mais pas plus.

Kennedy a accusé les troubles digestifs, l'irritation gastro-intestinale, la diarrhée, si habituelle chez les enfants. Il n'y a cependant aucun rapport de fréquence entre les deux choses.

Il n'y a de même rien de démontré relativement à la dentition, dont parlent les auteurs anglais et allemands.

Tout ce qu'on peut dire, c'est que la maladie débute le plus souvent dans une période d'évolution générale : éruption des dents, développement du cerveau, des os, etc.; époque d'évolution où la moindre cause occasionnelle peut entraîner une maladie comme celle-ci.

L'âge le plus fréquent est de 1 à 3 ans ; le sexe est indifférent, la constitution et le tempérament aussi. Les enfants avaient en général une excellente santé antérieure.

La caractéristique de la maladie pour le Diagnostic est surtout dans la marche de l'affection, dans l'évolution tout à fait singulière des symptômes. Les difficultés du diagnostic se présentent quand il faut reconnaître la maladie à une période donnée, prise isolément.

[1] Voy. *Rev. des Sc. méd.*, VI, 88.

La période fébrile n'a d'un peu spécial que la brusquerie du début et le peu de durée des accidents. Autrement la fièvre en soi n'a rien de particulier ; elle ressemble au début de toutes les autres maladies aiguës de cet âge, avec ou sans convulsions.

Quand la paralysie généralisée apparaît, c'est un élément de diagnostic important, caractéristique. Une hémorrhagie méningée s'accompagnerait de contractures tétaniques. Une hémorrhagie médullaire entraîne l'anesthésie, la paralysie des sphincters. La paralysie diphthéritique succède au croup ou à une autre manifestation diphthéritique et se localise sur le voile du palais. La paralysie après les maladies aiguës se distinguera par l'existence de ces maladies elles-mêmes.

Le diagnostic est donc assez facile à cette période, et il est important pour le traitement. Malheureusement le médecin n'est appelé qu'après.

Au moment de la rémission, si l'on connaît le fait même de la rétrocession des accidents, de leur localisation à un membre, c'est tout à fait caractéristique. Si cet élément échappe, il faut se rappeler que la paraplégie complète ordinaire est rare chez les enfants ; c'est à un traumatisme ou à un mal de Pott qu'on doit penser, états qui ont leurs symptômes propres. Les paraplégies réflexes succèdent à une lésion viscérale ou à une irritation cutanée antérieure.

Une paralysie limitée à un membre sera simulée seulement par une paralysie périphérique dont on pénétrerait le plus souvent la pathogénie.

Les lésions cérébrales, congénitales ou non, se distingueront par la forme hémiplégique, les contractures, etc. Il faut avoir soin de distinguer les contractures des rétractions. La congénialité, quand elle existe, veut dire, en général, lésion cérébrale. Duchenne a posé ce principe : Il y a conservation de la contractilité électrique dans les lésions cérébrales, diminution ou perte dans les lésions spinales. Cette proposition, sans être absolue, est vraie pour la maladie qui nous occupe.

Le pied bot se distingue du pied bot congénital (en dehors de la connaissance des antécédents) par sa nature paralytique, la laxité des ligaments, la forme habituelle de varus équin, etc.

Pronostic. — Cette maladie ne tue pas. Il y a cependant des réserves à faire sur la mort dans la période fébrile, qui est difficile à diagnostiquer.

Mais la maladie laisse des traces indélébiles, des infirmités incurables.

L'électrisation peut être utile au point de vue pronostique. Tout muscle qui, quelques semaines après le début, ne réagit pas, est menacé d'être perdu pour la vie.

Pour terminer l'étude de la paralysie atrophique de l'enfance, il nous reste à parler du Traitement de cette maladie.

A la période de début, Laborde conseille le traitement antiphlogistique : ventouses scarifiées et aussi frictions mercurielles le long de la colonne vertébrale; bains tièdes, émollients; purgatifs, calomel.

La première indication à cette période, dit Selim Fahmy, est d'obtenir une révulsion énergique sur toute la surface cutanée. Dans ce but, M. Jules Simon donne tous les jours un bain d'air chaud de trois à cinq minutes de durée, et enveloppe les membres dans de l'ouate saupoudrée de moutarde qu'on change matin et soir. Souvent on se trouve bien de faire le long de la colonne vertébrale une application de ventouses sèches, ou bien de placer des vésicatoires volants, ou bien encore de badigeonner avec de la teinture d'iode. Le séjour au lit est de rigueur.

Pour Hammond, l'ergot de seigle constitue le principal agent de traitement et doit être administré aussitôt que la nature de la maladie peut être déterminée. « Les jeunes enfants de six mois peuvent prendre jusqu'à dix gouttes d'extrait liquide trois fois par jour, et la dose peut être portée jusqu'à 2 gram. chez les enfants de un à deux ans.... Même après que le premier stade, ou stade fébrile, a cessé, quand l'affection est uniquement caractérisée par la paralysie, avant que le stade atrophique ait commencé, l'ergot de seigle peut rendre de grands services et ne peut être surpassé dans ses effets par aucun autre moyen; il est en effet seul apte à juguler la maladie, ou tout au moins à en arrêter les progrès. Dès que la période d'atrophie est atteinte, on ne peut plus obtenir de bons résultats avec l'ergot de seigle. »

Quand la rémission des paralysies commence à se produire, il faut aider cette localisation. Les dérivatifs violents, les moxas, cautères, etc., inspirent à Laborde peu de confiance. Les frictions excitantes sur les muscles paralysés sont un bon moyen, en tout cas inoffensif. On emploiera de même les bains excitants, toniques, salés, ferrugineux; l'hydrothérapie locale. L'électrisation a une valeur vraie, quoique Duchenne en ait exagéré l'importance. La gymnastique bien réglée peut être utile. Les mouvements non réglés facilitent au contraire les déformations. Il faut une gymnastique passive plutôt qu'une gymnastique active, et toujours bien surveillée.

La strychnine, que redoutait Laborde, est employée par Hammond, associée au fer et à l'acide phosphorique dans la formule suivante :

Sulfate de strychnine.	0,05	centigr.
Pyrophosphate de fer.	2	gram.
Acide phosphorique.	16	—
Sirop de gingembre.	80	—

Un enfant de 3 à 5 ans peut prendre une demi-cuillerée à café de cette mixture trois fois par jour; pour les enfants au-dessous de un an, il ne faut pas dépasser un demi-milligram. par jour, et chez l'enfant au-dessous de 6 mois il est même prudent de s'abstenir de ce médicament. « Je suis bien certain, ajoute Hammond, que la strychnine, employée par la voie hypo-

dermique, à doses graduellement croissantes, est plus efficace que lorsqu'elle est administrée par l'estomac. »

M. Jules Simon donne aussi 3 à 5 gouttes par jour de teinture de noix vomique ou un demi-milligram. à 1 milligram. de sulfate de strychnine, pris dans une solution répartie sur toute la journée. On donne ce médicament six à huit jours, puis on suspend pour y revenir après huit jours de repos (Selim Fahmy).

Parmi les moyens locaux, une place importante doit être faite à l'électricité.

Voici comment Onimus emploie les courants continus : « Nous promenons d'abord les électrodes d'un courant continu sur les muscles malades, en faisant par moments quelques interruptions, puis nous plaçons le pôle positif sur la colonne vertébrale et l'autre sur le trajet des nerfs qui se rendent aux membres atrophiés; et enfin, tant pour agir sur la circulation de la moelle que pour combattre l'excitation qui a pu être produite, nous maintenons sur la colonne vertébrale, sans interruption, pendant deux ou trois minutes, un courant descendant de 10 à 25 éléments ; les séances durent de dix à douze minutes et doivent avoir lieu tous les deux jours.

» Après quelques semaines de traitement, il est utile, la plupart du temps, de le suspendre pendant quinze jours ou un mois, et d'insister alors sur les autres agents thérapeutiques qui doivent être employés simultanément, tels que bains sulfureux, massage, etc.

» Plus le début de l'affection est récent, plus on se trouve dans de meilleures conditions, et nous sommes convaincu qu'en employant avec prudence les courants continus dès que la période aiguë a cessé, c'est-à-dire huit ou dix jours après les premiers symptômes, on obtient des résultats bien plus satisfaisants.

» A cette période, il ne faut employer qu'un courant descendant sur la moelle, très-faible (10 à 15 éléments); puis, peu à peu, on agit sur la moelle et sur les nerfs musculaires.

» Il est également utile d'électriser les muscles atrophiés avec des courants induits, mais, dans cette affection surtout, nous recommandons expressément de n'employer que des courants induits à interruptions rares. Rien n'est plus mauvais que les courants induits ordinaires; on ne parvient ainsi qu'à irriter les nerfs cutanés, à surexciter le système nerveux des enfants, et sans grand profit pour l'amélioration des muscles... Les enfants, même les plus délicats, supportent au contraire très-bien les courants induits assez intenses, lorsque les interruptions sont rares; quant aux courants continus, en ayant soin de choisir des piles à action chimique faible, ils les tolèrent presque plus facilement que des adultes, et n'en éprouvent ni excitation ni sensation vraiment douloureuse [1].»

[1] Guide cité de *Bonnefoy*, pag. 165.

Plus tard, il faut lutter spécialement contre les déviations, quand elles se forment. On pratique des manipulations réitérées pour redresser le pied. Bouvier cite une dame qui tenait pendant la nuit le pied bot de son neveu dans sa main; de varus équin, il était devenu seulement équin. On peut aussi provoquer, de la part du petit malade, tel ou tel mouvement approprié. Ainsi, on lui fait porter le pied sur un objet, sur un joujou placé près de lui; West propose même d'attacher le bras sain pour obliger l'enfant à agir avec le bras malade.

Enfin, on a imaginé des machines, des appareils mécaniques, pour remédier aux déviations. Je ne décrirai pas ces divers brodequins, qui appartiennent à l'orthopédie.

Duchenne, après ses travaux sur l'électrisation localisée et l'action des divers muscles, avait imaginé une bottine dans laquelle chaque muscle était remplacé par un petit ressort avec des tendons en soie passant dans des gaines, mais la résistance élastique devient bientôt insuffisante; il faut alors des appareils rigides, métalliques.

Je n'ai pas à parler non plus de la ténotomie, dont l'indication ne se présente ici que rarement et quand la rétraction ancienne du muscle empêche le redressement orthopédique du pied.

CHAPITRE VIII.

PARALYSIE SPINALE AIGUE DE L'ADULTE.

La maladie que nous venons de décrire est spéciale à l'enfance, mais elle a un analogue chez l'adulte: c'est la paralysie spinale aiguë de l'adulte.

HISTORIQUE. — Duchenne fils, en 1864, rapporte dans sa Thèse des faits intermédiaires de paralysie infantile survenant à 10, 15 ans. Puis il cite deux observations chez l'adulte, recueillies par son père ou par lui.

Chez un homme de 22 ans, la maladie débute par des douleurs et la fièvre; puis survient une période de paralysie généralisée aux quatre membres. Après six semaines, rétrocession des phénomènes, localisation des paralysies. Bientôt les muscles s'atrophient. Le mouvement revient dans les muscles dont la contractilité électrique n'est pas profondément altérée et qui ne sont pas atrophiés.

Duchenne rapproche tout de suite cette maladie de la paralysie infantile. Le rapprochement est justifié surtout par la marche des phénomènes, généralisés d'abord, se localisant ensuite. C'est une marche absolument inverse de celle de l'atrophie musculaire progressive, qui débute insidieusement et se généralise peu à peu. Dès cette époque, la paralysie spinale aiguë de l'adulte existe cliniquement.

Après cela, Mayer à Berlin et Roberts en Angleterre publient des cas analogues. Dans la dernière édition de son *Traité de l'électrisation localisée*, Duchenne en rapporte une nouvelle observation.

Une jeune fille de 22 ans se réveille un matin avec de la fièvre, difficulté à mouvoir ses membres ; quelques fourmillements et des irradiations douloureuses. Bientôt elle est paralysée des quatre membres. Quatre jours après le début, la fièvre cesse. La paralysie dure deux mois, sans trouble aucun de la sensibilité, sans trouble de la miction et sans eschares. Vers le milieu du troisième mois, rétrocession des paralysies, mais disparition incomplète ; désordres irréparables avec atrophie de certains groupes musculaires ; pied bot paralytique.

Il n'y a, entre ces cas et la paralysie infantile, que des différences tenant à l'âge du sujet atteint : les os ne s'arrêtent pas dans leur développement ; les déformations sont donc moins radicales.

Charcot reprend la question dans ses *Leçons* ; il raconte deux observations intéressantes pouvant servir de transition (15 ans et 19 ans). — Depuis ces *Leçons*, le *Progrès médical* a publié deux nouveaux cas de Bernhardt et de Kussmaul[1]. — Charcot cite un dixième cas de Curning et un onzième qu'il aurait rencontré en Angleterre, avec Brown-Sequard, à la période d'atrophie.

Laveran[2] a raconté l'histoire d'un soldat qui aux grandes manœuvres de 1876 couche sur le sol humide, se réveille avec un engourdissement du bras droit ; la paralysie atteint au troisième jour son maximum, et frappe le bras droit et la jambe gauche. Après douze jours, rétrocession de la paralysie. Un mois après le début, commencement de l'atrophie musculaire, qui fait de rapides progrès dans quelques muscles définitivement atteints.

A l'époque des *Leçons* de Charcot, il n'y avait pas eu d'autopsie, et on supposait la lésion des cornes antérieures par analogie avec la paralysie atrophique de l'enfance. La démonstration paraît avoir été donnée depuis.

En 1873, Gombault, interne de Charcot, a publié un fait très-intéressant[3]. Chez une femme de 67 ans, la paralysie débute brusquement en pleine santé et atteint d'emblée son maximum, en laissant intactes la sensibilité, les fonctions du rectum et de la vessie, et sans eschares. Puis survient une période de réparation incomplète et d'infirmités définitives : atrophie des éminences thénar. État stationnaire et mort.

La lésion est concentrée dans les cornes antérieures : atrophie des cellules ; seulement la lésion n'est pas en foyer, comme dans la paralysie infantile.

Depuis lors, quelques autres faits un peu discutables ont été publiés par

1 *Progr. méd.*, 1875, nos 8 et 9.
2 *Ibid.*, 1876, nos 11 et 12.
3 *Arch. de Physiol.*, 1873.

Chalvet et par Petitfils [1]. Martineau a rapporté aussi un cas qui rentre plutôt dans la myélite aiguë diffuse que dans la myélite systématisée des cornes antérieures [2]. Leyden discute les trois observations précédentes et en cite deux personnelles, que Schwartz conteste à son tour [3]. Enfin Cornil et Lépine [4] ont publié un cas qui s'éloigne trop des observations classiques pour être utilisé ici ; nous le retrouverons ailleurs.

Je citerai encore les observations de Erb [5] (3 observ.), Hermann [6] (2 obs.), Weisz [7], Schultze [8], Salomon [9] (4 observ.), Rosenthal [10] (2 observ.) Leyden (2 observ.), Lincoln [11], Clymer [12], Miles [13], Hammond, Althaus [14] (2 observ.), Barlow [15], Sturge [16] (3 observ.).

Enfin Franz Müller [17] a ajouté à l'analyse des faits précédents (que nous citons d'après lui) quatre observations nouvelles étudiées avec soin, et de l'ensemble de ces documents il a fait une étude complète de la maladie, que nous allons résumer maintenant.

ÉTIOLOGIE. — Le rôle de l'*hérédité* n'est pas net. Dans une seule observation de Meyer, plusieurs membres de la même famille ont été atteints, et la mère d'une malade d'Hermann était restée cinq ans hémiplégique.

C'est entre 14 et 22 ans que la maladie se développe surtout. Mais voici le tableau complet dressé au point de vue de l'*âge* par Müller.

De 14 à 16 ans. . . .	4 cas.	De 35 à 40 ans. . . .	3 cas.
16 à 20 —	12	40 à 45 —	3
20 à 22 —	5	45 à 50 —	2
22 à 25 —	3	50 à 65 —	0
25 à 30 —	6	65 à 70 —	1
30 à 35 —	6		

Dans deux cas l'âge n'est pas indiqué.

[1] Chalvet ; Th. Paris, 1877. — Petitfils ; Th. Paris, 1873.
[2] *Rev. des Sc. méd.*, IV, 527.
[3] *Ibid.*, VIII, 213.
[4] *Ibid.*, VIII, 214.
[5] *Arch. f. Psych.*, V, 3, 767.
[6] Th. Paris, 1876.
[7] *Diss.* Breslau, 1875.
[8] *Virch. Arch.*, LXVIII, 1, 140.
[9] *Berl. klin. Wochenschr.*, 1877, 39.
[10] *Virch. Arch.*, LXXII, 3, 325.
[11] *Boston med. and surg. Journ.*, 175, 339.
[12] *Trans. of the amer. neurol. Assoc. for* 1875, 1, 15
[13] *Ibid.*, 217.
[14] London, 1878.
[15] Manchester, 1878.
[16] *Brit. med Journ.*, juin 1879.
[17] Stuttgard, 1880, in-8º 106 pages.

Les *saisons* ne paraissent pas avoir d'influence sur le développement de la maladie. Le maximum a été d'un côté en août et septembre, de l'autre en janvier. Voici le tableau de Müller :

Janvier.	7	Avril. .	1	Juillet . . .	3.	Octobre. .	2	Dans 7 cas,
Février.	2	Mai. . .	1	Août	7	Novembre.	2	le mois n'a
Mars. .	1	Juin. .	1	Septembre.	12	Décembre	1	pas été noté.

Le *sexe* ne paraît pas indifférent. Sur 47 cas, Müller trouve 34 hommes et seulement 13 femmes.

Comme cause occasionnelle, le *refroidissement* est expressément noté dans 25 observations.

Un malade de Duchenne, étant étudiant, avait parié, après quelques libations faites dans une réunion avec ses camarades, de se coucher nu dans la neige, et eut l'imprudence de mettre immédiatement son projet à exécution. Un sujet observé par Hermann se couche sur la terre humide après des marches et de grandes fatigues. Une malade de Kussmaul traverse un fleuve, étant en sueur, etc.

Les grandes fatigues (Althaus), le travail musculaire exagéré, les excès sexuels (Miles), favorisent le développement de la maladie. Mais c'est le refroidissement qui joue le rôle le plus considérable dans la production de la poliomyélite.

Les maladies aiguës peuvent aussi servir de cause occasionnelle. Ainsi, il y a 2 cas après la rougeole et 1 après la variole. On a vu aussi 1 cas après l'accouchement.

Enfin, dans 9 faits il est expressément noté qu'il n'y a pas eu de cause appréciable.

Symptomatologie.— Comme dans la paralysie atrophique de l'enfance, la maladie débute toujours subitement par des phénomènes généraux plus ou moins graves, atteint très-rapidement son acmé, reste à ce maximum un temps variable, puis rétrocède, et, si la guérison n'est pas complète, la paralysie se fixe, du moins sur un nombre restreint de muscles.

Après avoir donné cette caractéristique, Müller distingue deux périodes : la période d'invasion et d'établissement de la paralysie, la période de régression.

Première période. — La *fièvre* est, d'après Müller, un phénomène constant; dans les faits qui paraissent exceptionnels, elle a dû passer inaperçue, on n'a pas pris de température, etc.

Cette fièvre a du reste une intensité variable ; elle peut être précédée ou accompagnée de phénomènes cérébraux (céphalalgie, somnolence, délire) ou de troubles gastriques (malaise, vomissements). Insignifiante dans certains cas, elle s'accompagne d'état typhique dans d'autres.

Elle dure de 1 à 33 jours. Dans 12 cas sur 22, la durée a été de 4 à

17 jours. On ne peut établir aucune relation entre l'intensité de la fièvre et la gravité de la paralysie ; il y a une série de facteurs personnels autres que le processus myélitique, qui interviennent.

Du côté de la *sensibilité*, les *douleurs* sont un symptôme presque constant du début de la maladie (35 fois sur 47 cas) ; elles sont en général erratiques et diffuses, sans se localiser d'une manière précise. Leur durée est variable.

Il y a une autre espèce de douleurs ressenties par les malades quand la paralysie a atteint son maximum ; elles dépendent alors de l'atrophie dégénérative du muscle et se distinguent des premières en ce qu'elles sont plus précises et mieux localisées dans les muscles, exagérées par la pression et les mouvements passifs.

Les *paresthésies* ont été souvent observées comme signes prodromiques : sensations de fourmillements, d'engourdissement, etc.

On peut supposer que ces phénomènes d'excitation sensitive passent inaperçus dans la paralysie de l'enfance à cause de l'âge des sujets. Charcot a en effet cité des cas de cette dernière maladie qui s'étaient accompagnés de douleur, parce qu'ils s'étaient développés chez des enfants déjà en âge de rendre compte de leurs sensations.

Du reste, abstraction faite de ces phénomènes initiaux et passagers de sensibilité exagérée, l'*intégrité de la sensibilité* est un des caractères symptomatiques de la maladie. Les faits dans lesquels on a observé de l'anesthésie appartiennent à la myélite diffuse et non à la paralysie spinale aiguë.

Le symptôme capital de la maladie est la *paralysie musculaire*.

Elle débute très-rapidement, quelquefois subitement, et atteint très-vite ou même dès le début son maximum d'intensité ; elle peut continuer à s'étendre quelques heures ou plusieurs jours. Les membres paralysés sont flasques, sans aucun phénomène spasmodique.

Pour la forme de la paralysie, Fr. Müller a dressé le tableau suivant comparé pour 46 cas de paralysie aiguë de l'adulte et 62 cas de paralysie atrophique de l'enfance :

	Adultes.	Enfants.
Paralysie des quatre membres. .	22	5
Paraplégie	11	9
Paraplégie cervicale.	3	2
Hémiplégie.	3	1
Paralysie croisée.	1	2
Paralysie du membre supér. . .	3	10
Paralysie du membre infér. . .	3	32
Paralysie des muscles du tronc et de l'abdomen.	0	1
	46	62

Ce tableau montre que chez l'enfant la monoplégie d'un membre est la forme la plus fréquente (42 sur 62), tandis que chez l'adulte c'est la paralysie des quatre membres ou la paraplégie (33 sur 47).

Un caractère de cette paralysie est l'intégrité d'un ou de plusieurs muscles au milieu d'un territoire nerveux paralysé. Müller ne peut pas du reste désigner des muscles qui seraient plus fréquemment épargnés que d'autres. Le couturier, le tibial antérieur, par exemple, se comportent souvent d'une autre manière que les muscles innervés par le même nerf. On voit, au membre supérieur notamment, la paralysie frapper l'ensemble des muscles qui agissent synergiquement, alors même qu'ils ont une innervation différente. On peut aussi voir les muscles synergiques recouvrer le mouvement au même moment [1].

En général, les *réflexes* cutanés et tendineux sont totalement abolis dans les membres paralysés. On trouve cependant quelques cas rares dans lesquels ces réflexes sont conservés ou même exagérés; le plus souvent c'est que la paralysie est encore très-légère dans ces parties.

Les réflexes et la motilité volontaire suivent, le plus souvent, mais pas toujours, une marche parallèle.

Les *fonctions végétatives* ne présentent ordinairement aucune modification. A peine dans deux cas on a noté un peu de rétention d'urine ou de dysurie pendant le stade fébrile initial.

Dans les phases avancées de la maladie, la *température* est toujours abaissée dans les membres paralysés, qui sont livides. Dans le seul cas (Müller) où les températures ont été prises dès le début, il y a eu une élévation thermique qui précède dans les membres paralysés le refroidissement ultérieur.

Ces variations dans la circulation locale ne sont nullement accompagnées de variations parallèles dans la sueur.

L'*état électrique* fut déterminé d'abord par Duchenne, qui constata la diminution précoce ou la complète disparition de la contractilité faradique dans les muscles paralysés. Erb les étudia avec les courants continus et montra que les nerfs et les muscles ne réagissaient pas de la même manière; il constata la réaction de dégénérescence, que Salomon avait déjà trouvée dans la paralysie infantile.

Müller a complété ces recherches et a réussi, le premier, à les commencer dès le début même de la maladie. Chez un de ses malades il a pu étudier l'état électrique dès le premier jour et continuer ainsi pendant un an et demi.

[1] Ces particularités sont intéressantes à rapprocher de ce que nous avons dit, à propos de l'atrophie musculaire progressive, des groupes de cellules répondant aux divers systèmes musculaires; il semble que les centres spinaux du mouvement ne correspondent pas aux nerfs périphériques, mais à certains groupements dont la synergie physiologique est plutôt la base.

De ses recherches, il résulte que l'excitabilité faradique et galvanique du nerf disparaît prématurément ainsi que la contractilité faradique, tandis que l'excitabilité galvanique directe du muscle persiste encore. De plus, la diminution de l'excitabilité galvanique du nerf n'est pas tout à fait parallèle à celle de l'excitabilité faradique, car celle-ci a complétement disparu après deux jours, tandis qu'à ce moment la première existe encore. L'excitabilité faradique du muscle, quoique diminuée, existe encore alors que les nerfs ont complétement perdu la leur.

La disparition de l'excitabilité faradique des nerfs et des muscles est du reste plus rapide qu'on ne le croyait : on la constate le quatrième jour pour les nerfs, et du cinquième au sixième jour pour les muscles.

En même temps il y a un léger abaissement de l'excitabilité galvanique directe des muscles, suivie, dans le cours de la troisième semaine, d'une augmentation considérable de cette excitabilité, qui n'atteint pas le degré observé après le traumatisme des nerfs, mais qui s'accompagne de modifications dans la loi des contractions; la secousse produite au pôle positif (An FS) est plus forte et devient même aussi forte que la secousse produite par la fermeture au pôle négatif (KaFS). Au lieu d'être instantanées, les différentes secousses sont lentes, traînantes (ce caractère est présenté tantôt par KaFS, tantôt par AnFS[1]).

Cette exagération de l'excitabilité ne dure pas longtemps, en général de six à dix jours. Ensuite il y a un retour graduel à l'état normal ou même descente au-dessous jusqu'à la disparition complète (dans certains muscles).

En un mot, on observe les différentes formes, les divers degrés de la réaction de dégénérescence.

Un autre caractère important de la maladie est l'*amyotrophie*, qui devient visible après dix ou douze jours et envahit rapidement tous les muscles qui ont perdu leur contractilité faradique. En examinant l'état électrique des membres pendant la première semaine, on peut prévoir, presque avec certitude, les muscles qui s'atrophieront.

Cette atrophie frappe les muscles en masse, jamais quelques faisceaux musculaires, comme dans l'atrophie musculaire progressive. Le premier stade de cette atrophie s'accompagne souvent de douleurs profondes particulières.

Pas d'autres troubles trophiques.

Deuxième période. — La régression de la paralysie, la restauration de la motilité dans un certain nombre de muscles, est un caractère important de la maladie. Ce symptôme est si caractéristique que Müller voudrait appeler cette maladie : paralysie spinale aiguë *régressive*.

Le retour de la motilité volontaire se marque d'abord dans les muscles

[1] Voy. pour l'explication de ces divers signes et les détails sur la réaction de dégénérescence, le chapitre des Paralysies périphériques, dans la 5e partie.

qui n'ont présenté qu'une diminution quantitative de l'excitabilité électrique. On l'observe 4, 6, 12 jours, plus souvent plusieurs semaines après le début. La motilité revient en dernier lieu dans les muscles qui ont présenté la forme grave de la réaction de dégénérescence. Il peut s'écouler deux mois et plus avant la complète restauration.

La paralysie se circonscrit ainsi de plus en plus et finit par se localiser à un certain nombre de muscles sur lesquels elle se fixe. La paralysie généralisée diffuse devient ainsi une paralysie partielle circonscrite. La régression n'est absolument complète que dans de rares cas (Kussmaul, Salomon, Müller); ces faits temporaires, transitoires, sont des exceptions.

Il peut arriver assez souvent que les membres recouvrent leur volume normal sans que la motilité s'y rétablisse; au lieu de vrai tissu musculaire, c'est alors le tissu graisseux qui s'est développé.

Les contractures et les difformités qui en résultent sont rares; les altérations du système osseux aussi. On comprend que chez l'adulte il ne se produise pas de raccourcissement, mais le diamètre peut diminuer de quelques centimètres.

Anatomie pathologique. — S'appuyant sur trois observations dues à Hallopeau[1], Gombault[2] et Schultze[3], Fr. Müller montre que les lésions de la paralysie spinale aiguë de l'adulte sont absolument comparables à celles de la paralysie atrophique de l'enfance. C'est une *téphromyélite antérieure aiguë*. La seule différence est celle que Charcot a indiquée : l'altération, au lieu de se présenter par foyers agglomérés, a de la tendance à s'étendre sur toute la hauteur d'une manière diffuse.

Fr. Müller ramène à six points principaux les éléments du Diagnostic.

1. Début fébrile avec phénomènes généraux, souvent troubles gastriques, souvent douleurs erratiques dans les extrémités;
2. Apparition aiguë d'une paralysie flaccide qui atteint rapidement son maximum d'intensité;
3. Modifications caractéristiques de l'excitabilité faradique, apparition précoce de la réaction de dégénérescence;
4. Atrophie musculaire précoce et à marche rapide;
5. Régression et localisation de la paralysie à quelques muscles;
6. Intégrité complète de la sensibilité, des nerfs crâniens, de la vessie et du rectum.

Nous avons déjà suffisamment indiqué la Marche de la maladie. La *restitutio ad integrum* est l'exception, la guérison incomplète la règle.

[1] *Arch. gén. de Méd.*, 1872.
[2] *Arch. de Physiol.*, 1873, 80.
[3] *Virch. Arch.*, 1878, LXXIII, 3, 444.

Il y a rarement des contractures et des déformations, comme dans la paralysie infantile.

Le PRONOSTIC est absolument favorable *quoad vitam*, tout différent *quoad restitutionem*.

L'exploration électrique est le meilleur moyen de prévoir les muscles qui resteront définitivement frappés. Ainsi Müller pose, à ce point de vue, les règles suivantes :

Restent complétement paralysés tous les muscles dans lesquels l'excitabilité faradique descend perpendiculairement de son niveau normal et disparaît entièrement en quatre ou cinq jours. Dans tous les cas où cette excitabilité diminue seulement sans disparaître avant le douzième jour, et dans les cas où elle ne descend pas perpendiculairement, mais graduellement, la motilité revient, fût-ce après plusieurs mois. — De la complète disparition de l'excitabilité faradique ou de la réaction de dégénérescence dans les premiers stades, on ne peut rien conclure pour la curabilité ou l'incurabilité de la paralysie. — Quand la secousse de fermeture au pôle positif (An FS) reste seule comme réaction d'un muscle au courant continu, cela prouve la disparition complète de la substance contractile.

TRAITEMENT. — Dans le stade initial, on prescrit les antiphlogistiques, les émissions sanguines, les révulsifs, les vésicants ; souvent on n'obtient aucun effet. Contre les douleurs de cette période, Müller conseille la morphine. Le même auteur déclare avoir besoin d'une expérience plus complète pour se prononcer sur l'efficacité de l'ergot de seigle, préconisé par Hammond, qui l'associe à l'iodure de potassium. Althaus et Seguin préconisent aussi l'ergot de seigle. Müller préfère la belladone (extrait) ou l'injection hypodermique d'ergotine et de sulfate d'atropine.

A la seconde période, on prescrit les toniques (vin, alimentation, fer), les résolutifs (iodure de potassium), l'hydrothérapie. Müller préconise les bains tièdes et les eaux de Gastein, Tœplitz, Römerbad, Wilbad, Ragacz, Eaux-Bonnes, Plombières. Il repousse la strychnine et préfère le traitement électrique méthodique.

On doit commencer le plus tôt possible, sans perdre de temps, après la disparition des phénomènes aigus initiaux. On doit préférer le courant continu au courant faradique. On doit continuer jusqu'à guérison, c'est-à-dire des mois et des années.

Müller applique le pôle positif (avec un électrode large) au siége du mal (renflement cervical ou lombaire) et le pôle négatif successivement sur les différents muscles paralysés. Il laisse le courant fixe de trois à cinq minutes, en ouvrant et fermant pour faire contracter les muscles. Les séances sont renouvelées tous les jours.

Le massage est encore un bon moyen d'améliorer la circulation et la nu-

trition dans les membres paralysés. — Enfin on remédiera par les moyens orthopédiques aux fausses positions résultant des paralysies circonscrites.

RAPPORTS ENTRE L'ATROPHIE MUSCULAIRE PROGRESSIVE, LA PARALYSIE ATROPHIQUE DE L'ENFANCE ET LA PARALYSIE SPINALE AIGUE DE L'ADULTE. — Les trois maladies que nous venons d'étudier, et par lesquelles nous terminons l'étude des myélites systématisées, présentent entre elles de grandes affinités : c'est, dans les trois cas, une lésion atrophique des cellules des cornes antérieures à marche aiguë ou chronique.

On trouve dans la thèse de Carrieu[1] des faits intéressants qui montrent bien les analogies de ces trois maladies. Ainsi, un malade qui avait eu dans son enfance une paralysie atrophique, présenta plus tard une paralysie spinale aiguë[2]. Un autre, qui avait eu aussi une paralysie atrophique de l'enfance, eut plus tard une atrophie musculaire progressive[3].

Depuis lors, Quinquaud[4] et Hayem[5] ont publié deux faits analogues, le dernier avec autopsie ; et enfin Coudoin[6] a fait connaître une cinquième observation, prise chez Quinquaud, dans laquelle le même sujet a eu une paralysie atrophique de l'enfance, une paralysie spinale aiguë de l'adulte et une atrophie musculaire progressive.

Ce sont ces faits que Sinkler[7] a eus spécialement en vue, quand il a dit que chez l'enfant, une fois que la paralysie commence à diminuer, la maladie est arrêtée et ne progresse plus ; tandis que, chez l'adulte, il n'est pas rare d'observer une extension à certains muscles non atteints primitivement, et dans quelques cas même de voir la mort survenir par la marche progressive et ascendante des accidents.

1 Th. Montpellier, 1875.
2 Service de Charcot (publié par Raymond, *Soc. de Biol.*, 1875).
3 Service de Vulpian.
4 *Soc. de Biol.*, 1879.
5 *Soc. de Biol.*, 2 mai 1879.
6 Th. Paris, 1879, 585.
7 *The amer. Journ. of med. Sc.*, 1878. *Rev. des Sc. méd.*, XV, 530.

ARTICLE II.

Myélites diffuses.

Les myélites que nous avons étudiées jusqu'à présent restent circonscrites dans un ou plusieurs systèmes bien déterminés de la moelle : ce sont les myélites systématisées de Vulpian. Leur point de départ est dans les éléments nerveux eux-mêmes : ce sont les myélites parenchymateuses d'Hallopeau, les scléroses uniformes de Jaccoud, les scléroses rubanées de Bouchard, les scléroses fasciculées.

Maintenant nous abordons l'étude des myélites diffuses, qui se propagent de proche en proche ou à distance, sans suivre les rapports physiologiques des régions, sans se limiter aux systèmes. Leur point de départ est dans le tissu conjonctif et c'est par le tissu conjonctif qu'elles se propagent : ce sont des myélites interstitielles.

Dans les premières myélites, les symptômes étaient nets, toujours les mêmes, directement en rapport avec la région de la moelle atteinte. Ici, au contraire, les symptômes sont plus complexes, et on trouve dans une même myélite les signes superposés de la lésion de plusieurs systèmes.

Au fond, la symptomatologie des myélites diffuses peut se ramener, dans ses éléments, à celle des diverses myélites systématisées, associées de diverses manières. D'où l'avantage qu'il y a à n'étudier les myélites diffuses qu'après les myélites systématisées.

La description des myélites diffuses est fort difficile à faire. Les cas sont complexes, ne se ressemblent pas toujours entre eux, et sont par suite malaisés à catégoriser. Les différentes formes décrites se superposent ; les aiguës et les chroniques même se remplacent, se succèdent.

Il faut nécessairement faire artificiellement quelques groupes cliniques, qui ne sont pas des maladies, mais qui permettent de comprendre les maladies. (Voy. le Tableau de la pag. 294.)

CHAPITRE PREMIER.

MYÉLITES DIFFUSES AIGUES[1].

Toutes les myélites diffuses aiguës ont une étiologie et une anatomie pathologique communes. La symptomatologie seule diffère dans les diverses variétés.

ÉTIOLOGIE. — La myélite aiguë peut être primitive ou secondaire.

Dans le premier cas, le froid est la cause le plus souvent notée dans les observations. Galien cite déjà un homme qui avait couché tout nu sur une pierre froide et qui devint paraplégique à la suite. Jaccoud, qui rapporte ce fait, parle aussi des suivants : Walford a vu un homme de 51 ans qui s'était exposé à l'humidité et avait dormi quelques heures en plein air avec des vêtements mouillés, qui devint paraplégique ; la myélite suivit ensuite une marche ascendante, et le malade mourut en douze jours ; on trouva une myélite en foyers disséminés. Oppolzer cite un homme de 37 ans qui devint paraplégique après une chute dans l'eau glacée, et chez lequel on trouva un foyer de myélite. Un boulanger, observé par Jaccoud, s'expose au froid dès qu'il a mis son pain au four ; la myélite débute le soir même. Dujardin-Beaumetz a vu cette maladie se développer chez un mobile, au siége de Toul, après une nuit froide passée dans l'herbe des remparts.

Expérimentalement, Feinberg (de Kowno) a réalisé des faits du même ordre. En refroidissant sur des lapins la région sacro-lombaire à l'aide de l'appareil de Richardson, il est parvenu à déterminer des paraplégies : les unes n'ont été que passagères; les autres, au contraire, ont été mortelles, et on a alors constaté à l'autopsie un ramollissement de la partie inférieure et postérieure de la moelle

Les *efforts musculaires violents* sont encore une cause occasionnelle de myélite aiguë.

Ainsi Mannkopff cite une myélite mortelle survenue chez une personne qui, quelque temps auparavant, avait glissé sur un trottoir et avait fait un violent effort pour ne pas tomber. Un malade de Gull, qui avait également fait un violent effort pour soulever un fardeau, fut pris, deux jours après, d'une myélite qui se termina par la mort après six semaines. Gorham cite une paraplégie qui s'était développée séance tenante chez un sujet qui venait de porter un poids considérable.

Après avoir rapporté ces faits, Leyden ajoute que Dupuy a trouvé des traces de myélite chez des chevaux qui avaient été surmenés.

[1] Voy. les art. de Bernheim et de Hallopeau dans les *Nouveaux Dictionnaires*. —Dujardin-Beaumetz; Th. d'agrég.; Paris, 1872.—Leyden et Vulpian; *Trait. cit.*

Les deux facteurs étiologiques dont nous venons de parler, refroidissement et efforts musculaires, se combinent du reste dans beaucoup de cas.

Les faits de paralysie réunis par Todd sous le nom de *emotional paralysis*, appartiennent probablement aux myélites produites par les *émotions vives* et en particulier la *colère* et la *peur*.

Ces causes occasionnelles ont nettement figuré dans des observations de Hine, Pasque et Leyden.

Les myélites par *violences traumatiques* se développent à la suite de plaies, de commotion ou de contusion de la moelle, de fractures ou de luxations des vertèbres. Comme le dit Vulpian, c'est à cet ordre de causes que se rapportent toutes les myélites expérimentales produites par l'injection d'une gouttelette de solution, soit de nitrate d'argent, soit d'autres agents caustiques solubles (potasse, soude, ammoniaque, nicotine, essence de moutarde, etc.), ou par l'introduction d'un petit fragment d'iode métallique ou d'une aiguille chargée d'acide acétique ou d'un fil laissé en place, ou par la liqueur de Fowler, etc.

Toutefois, un fait est à remarquer, dit Vulpian, que nous citons textuellement : « c'est la difficulté de déterminer chez les animaux, par ces procédés, des myélites durables et progressives. Les myélites que nous produisons ainsi ont une singulière tendance à la guérison spontanée et plus ou moins rapide... La pathologie expérimentale ne peut pas créer, à volonté, de véritables maladies. Le plus souvent elle ne provoque que des sortes d'affections traumatiques... »

On peut encore ranger à côté des causes précédentes la *décompression brusque* observée par Leyden[1] et par Schultze[2]. Ces deux auteurs ont trouvé des signes de myélite dorsale pour expliquer la paraplégie qu'on observe dans ces circonstances. D'après Leyden, sous l'influence de la décompression brusque, il se dégage du gaz oxygène et de l'acide carbonique qui occasionnent des déchirures dans la substance de la moelle. C'est une explication analogue à celle qu'avait admise P. Bert.

La myélite secondaire peut se développer par propagation d'inflammation ou par irritation directe.

Les méningites surtout, les abcès ossifluents, les esquilles, les tumeurs des méninges et de la moelle, entraînent des myélites, mais le plus souvent ce sont plutôt des myélites chroniques.

Les différentes myélites chroniques (systématisées ou diffuses) peuvent aussi, à un moment donné, produire une myélite aiguë, qui est une poussée ou une terminaison dans la maladie chronique. Hayem a observé un fait de ce genre à la fin d'une ataxie locomotrice.

[1] *Arch. f. Psych.*, IV, 2, 316. *Rev. des Sc. médic.*, XV, 527.

[2] *Vierte Wandervers. d. Südwest. Neurol. u. Irreu*, in *Heidelberg*, am. 17 u. 18 mai 1879. *Centralbl. f. Nerv.*, II, 248.

La myélite peut encore être secondaire à une *irritation des nerfs périphériques*.

On voit assez souvent des paralysies se développer après des affections des viscères abdominaux, dans les maladies des reins, par exemple, de la vessie, de l'urèthre; dans certaines maladies de l'utérus ou de l'intestin, dans certains cas de dysenterie, etc. On considère ces paralysies comme des paralysies réflexes, mais dans bien des cas il y a lésion de la moelle.

Ainsi, Gull a trouvé une lésion de la moelle chez un homme devenu paraplégique dans le cours d'une gonorrhée; chez un autre, devenu paraplégique après un rétrécissement, il y avait méningo-myélite. Leyden cite trois faits de paralysie urinaire, dont deux avec myélite aiguë positive, et le troisième avec myélite aiguë probable. Il y a d'autres cas du même ordre dans lesquels on a constaté des symptômes de névrite ascendante et de myélite, après la lésion de quelque viscère abdominal.

L'expérimentation a reproduit ces faits-là.

Tiesler provoque chez un lapin une inflammation suppurative du sciatique : l'animal devient paraplégique, et on trouve une myélite aiguë. Hayem fait des expériences plus complètes : il pratique l'arrachement ou la résection d'un sciatique, ou bien il produit une irritation continue, ce qui se rapproche davantage des conditions pathogéniques ordinaires ; il obtient ce résultat avec des cristaux de bromure de potassium ou une aiguille trempée dans la nicotine : il développe ainsi une myélite diffuse. Klemm a obtenu les mêmes résultats en injectant une solution arsenicale dans le névrilème du sciatique.

Dans tous ces cas expérimentaux, l'inflammation se propage par le nerf : il y a névrite ascendante. Dans les cas cliniques, l'intermédiaire anatomique n'est pas encore démontré entre la lésion viscérale et la myélite. — Les causes les plus fréquentes de ces myélites, qui sont du reste le plus souvent chroniques, sont : la cystite chronique, les rétrécissements de l'urèthre et les maladies de la prostate, peut-être la dysenterie et d'autres affections intestinales.

Dans un autre ordre d'idées, certaines *maladies aiguës* peuvent aussi entraîner la myélite. On connaît les paralysies qui se développent dans le cours et surtout dans la convalescence des maladies aiguës, comme la fièvre typhoïde, le typhus, le choléra, la variole, etc. L'histoire anatomique de ces cas est encore à faire.

Quelques autopsies seulement ont montré une lésion de la moelle. Beau a quatre observations de méningo-myélite après la fièvre typhoïde ; Westphal a publié un cas de myélite aiguë disséminée après la variole[1]...

La myélite peut encore être consécutive à certains *empoisonnements*.

[1] Voy., dans la 6e partie, le chapitre spécialement consacré aux Paralysies qui se développent après les maladies aiguës.

Deux fois Scolosuboff l'a vue produite par une ingestion considérable d'arsenic, mais il n'a pas d'autopsie. Vulpian a constaté une myélite aiguë chez un chien qu'il avait empoisonné avec de l'arsenic, chez un animal empoisonné par le plomb et aussi après l'intoxication par le bromure de potassium[1].

L'Anatomie pathologique, considérée dans la nature intime du processus, est également commune à toutes les myélites aiguës.

Leyden a pu, chez des chiens, en injectant dans la moelle quelques gouttes de liqueur de Fowler, produire un foyer de ramollissement inflammatoire au point directement lésé ; puis, au-dessous, une myélite aiguë envahissante, centrale, périphérique, unilatérale ou en foyers multiples, suivant les cas : c'étaient toujours les mêmes caractères histologiques. — Il n'y a donc pas de différence essentielle et nosologique entre ces diverses espèces de myélite aiguë.

A l'œil nu, la forme capitale, habituelle, de la myélite aiguë est le ramollissement. Mais ici c'est le ramollissement inflammatoire ; ce n'est pas, comme dans le cerveau, un ramollissement par arrêt simple de la circulation.

Dans les cas avancés, on trouve un foyer plus ou moins étendu de ramollissement rouge à bords mal limités ; plus tard, c'est du ramollissement jaune ; il y a décoloration progressive, et cela aboutit au ramollissement gris de Leyden.

Mais souvent aussi on ne trouve rien à l'œil nu qu'un peu d'hyperémie : le ramollissement n'est pas encore constitué. La lésion peut avoir tué le malade par son étendue et être encore à un stade absolument invisible macroscopiquement. Quand le foyer est circonscrit, on trouve en général le ramollissement, mais dans les myélites rapidement envahissantes on peut ne rien voir ou presque rien, quoique ce soit la cause de la mort.

L'examen histologique, qui dans tous les cas est très-utile, acquiert dans ces conditions une importance de premier ordre[2].

A une *première période*, il y a d'abord une congestion intense. Surtout dans la substance grise, les vaisseaux sont remplis de sang et plus ou moins dilatés. Les gaînes lymphatiques sont remplies de globules rouges, de granulations pigmentaires, de leucocytes, sortis par diapédèse. Souvent, autour des capillaires, il y a un exsudat granuleux qui occupe les gaînes péri-

[1] Voy., dans la 6e partie, le chapitre relatif aux Intoxications.

[2] Voy. Hayem ; *Sur deux cas de myélite aiguë centrale et diffuse.* (*Arch. de Physiol.*, 1874.) — *Des altér. de la moelle consécut. à l'arrach. du nerf sciatique.* (*Arch. de Physiol.*, 1875.) — Charcot ; *Sur la tuméfaction des cellules nerveuses motrices et des cyl. axes des tubes nerveux dans certains cas de myélite.* (*Arch. de Physiol.*, 1873.) — Pierret ; *Note sur un cas de myélite à rechutes.* (*Arch. de Physiol.*, 1876.)

vasculaires, forme autour de ces gaînes un manchon plus ou moins épais, et infiltre les éléments de la substance grise.

En même temps, il peut y avoir une tuméfaction des éléments nerveux. Dans la substance blanche surtout, les tubes sont tuméfiés, leur cylindre axe notamment. La dilatation est souvent énorme, mais elle n'est pas continue et présente des rétrécissements. Elle ne porte pas sur tous les tubes nerveux, mais sur un certain nombre de tubes réunis en faisceaux; elle forme comme des foyers.

La même altération se rencontre aussi dans la substance grise. Alors les cellules sont également tuméfiées. Elles peuvent atteindre des dimensions colossales, jusqu'à $0^{mm},825$ (Charcot). Elles sont alors déformées, globuleuses; leurs prolongements épaissis. — Ces tubes et ces cellules présentent souvent des vacuoles et prennent quelquefois l'aspect vitreux par dégénérescence colloïde.

A la *deuxième période*, il y a prolifération des éléments conjonctifs. Le réticulum de la névroglie se gonfle, s'épaissit, devient trouble et granuleux. Les cellules sont plus grandes, vésiculeuses; les noyaux se multiplient. Il y a alors des cellules avec douze ou quinze noyaux, des plaques en myéloplaxes.

Ce sont les éléments embryonnaires formés par la névroglie qui, avec les leucocytes en migration, aboutiraient au pus, s'il s'en formait. Mais la chose est rare.

Au milieu de ce processus, les éléments nerveux eux-mêmes peuvent rester intacts. Mais le plus souvent ils dégénèrent: transformation granulo-graisseuse.

A ce moment on trouve beaucoup de corps granuleux. L'origine de ces éléments est fort discutée et probablement multiple: la myéline désagrégée, les cellules de névroglie en prolifération, les leucocytes migrateurs, qui se sont chargés des produits de désintégration des éléments nerveux, etc.; telles sont les origines probables des corps granuleux.

Le ramollissement marque la *troisième période* du processus. Le tissu conjonctif prolifère, mais le tissu nerveux se ramollit progressivement: les éléments sanguins, les éléments nerveux, tout a subi la dégénérescence granulo-graisseuse. — Il y a alors une grande tendance à la myélite chronique, qui est constituée par le ramollissement gris.

Au milieu de ces foyers de ramollissement, il se produit souvent des hémorrhagies. Le ramollissement hémorrhagique, si discutable pour le cerveau, est démontré pour la moelle. Charcot et Hayem sont même arrivés à cette conclusion, sur laquelle nous reviendrons, que l'hémorrhagie de la moelle est toujours la suite d'une myélite.

Les terminaisons de ce processus anatomique sont faciles à prévoir. Tantôt il y a passage à l'état chronique (ramollissement ou sclérose); tantôt il y a formation d'une cicatrice, comme dans le ramollissement céré-

bral; tantôt il y a une extension progressive de la lésion, à une période encore peu avancée, qui tue le malade avant que cette phase initiale soit dépassée.

Ce processus anatomique commun de la myélite aiguë pourra maintenant présenter une distribution variée suivant les types qui sont réalisés. Ainsi, il y aura un ou plusieurs foyers à telle ou telle hauteur dans la moelle, occupant la totalité ou une partie de l'axe spinal, etc.

Les myélites diffuses aiguës ont donc toutes une étiologie et une anatomie pathologique communes. Mais quand on arrive à l'HISTOIRE CLINIQUE, il n'en est plus ainsi. Les symptômes varient avec le siége, l'étendue, la distribution des lésions, et il est indispensable d'établir des divisions.

Le principe même de cette classification est difficile à choisir. On divise habituellement les myélites en myélites circonscrites ou en foyer et myélites généralisées. — Ce n'est pas là une base d'étude bien précise en clinique. Les foyers de myélite aiguë ne sont pas limités précisément à une rondelle ; ils occupent une hauteur plus ou moins grande, et il est difficile de savoir où la myélite cesse d'être circonscrite pour devenir générale. Nous avons des cas dans lesquels la lésion occupe la hauteur d'une ou deux vertèbres, dans d'autres douze vertèbres et plus, et entre les deux il y a tous les termes de transition. Ce n'est donc pas là une base de division utile en clinique.

Au lieu de considérer l'étendue de la lésion, je crois plus utile de prendre en considération la marche de cette altération. Ainsi, il y a des myélites qui frappent d'emblée toute la région qu'elles doivent atteindre, et la maladie évolue ainsi tout d'une traite. Dans d'autres cas, au contraire, la lésion se propage ordinairement de bas en haut ; elle est envahissante dans sa marche et les symptômes eux-mêmes présentent naturellement une marche progressive et envahissante. C'est là, ce me semble, une vraie division clinique, importante à établir et basée sur les faits. (Voy. le Tableau de la pag. 294.)

MYÉLITES AIGUES NON ENVAHISSANTES. — La symptomatologie variera encore, dans les différents cas de cette catégorie, suivant le siége de la lésion, qui est située plus ou moins haut dans la moelle, et suivant son étendue en hauteur ou en largeur.

De là, l'utilité d'établir les variétés indiquées sur le Tableau.

1. Comme type clinique, nous allons d'abord décrire la *myélite aiguë dorso-lombaire*, n'occupant pas une très-grande hauteur, mais intéressant à peu près toute la largeur de la moelle. Pour fixer les idées et pour ne pas faire une description trop théorique, je résumerai un fait observé par Raymond[1], qui représente très-bien le type le plus ordinaire de la myélite aiguë à la région dorsale.

1. *Soc. Anat.*, 1875.

Un homme de 25 ans, garçon de banque, prend froid au mois d'octobre 1874. Il a de la fièvre, de la courbature, avec quelques frissons et des sueurs. Le cinquième jour, il ressent des douleurs sourdes dans la région lombaire et quelques élancements dans les membres inférieurs. Le lendemain, ces sensations sont plus vives et il éprouve en plus des douleurs en ceinture.

Le soir, les jambes fléchissent, le portent mal. Les douleurs vont en croissant. Il sent des fourmillements et de l'engourdissement dans les membres inférieurs. La marche devient hésitante, de plus en plus difficile; il finit par garder le lit. Ses jambes, dit-il, à ce moment sautent la nuit dans son lit.

Après quinze jours, les douleurs ont presque cessé ; il n'y a plus que quelques élancements à la taille ou dans les jambes, à de longs intervalles. Mais il ne peut plus marcher, et il entre à l'hôpital.

A ce moment, le 29 octobre, les jambes sont immobiles et raides ; on a de la peine à les fléchir. La sensibilité est abolie sous toutes ses formes : on peut le pincer, le piquer, mettre un corps froid sur la peau des membres inférieurs : il ne sent rien. Au tronc, la sensibilité revient à la normale par des zones graduelles au niveau du sternum. Les réflexes sont très-énergiques quand on le chatouille ou qu'on enfonce une épingle.

Le malade urine difficilement et goutte à goutte. Le cathétérisme donne un demi-litre d'urine très-alcaline, fortement ammoniacale. — Il est constipé ; il n'y a pas eu de selle depuis cinq jours.

Le 9 novembre, la paraplégie est toujours complète, mais les contractures ont disparu. Le malade sent un peu quand on le pince fortement.

Le 10, œdème des deux jambes.

Le 11, commencement, au haut du sillon interfessier, de la rougeur qui précède l'eschare. L'eschare est tout à fait formée et s'étend le 14. En même temps apparaissent deux nouvelles plaques rouges aux saillies trochantériennes ; des eschares s'y forment le 18.

L'œdème remonte graduellement, le marasme se prononce ; l'urine est purulente ; des eschares se forment aux bourses, aux malléoles.

Le 23, la sensibilité est revenue ; les mouvements sont toujours abolis. Il se forme une infiltration urineuse et puis une fistule. Les eschares progressent, se rejoignent. Le muguet apparaît, et la mort arrive dans le coma, le 11 décembre.

La maladie avait duré deux mois, et on trouva dans la moelle un ramollissement de 15 centim. de hauteur, étendu de la sixième dorsale au renflement lombaire.

Voilà le type ordinaire de la myélite aiguë dorsale quand elle mène à la mort : au début, il y a de la fièvre, qui peut manquer ; puis apparaissent les phénomènes de sensibilité exagérée : douleurs, fourmillements, etc. La paraplégie survient ensuite, accompagnée au début de contractures. Alors

l'anesthésie remplace les douleurs. A ce moment, les réflexes sont exagérés, à cause de l'interruption de l'action cérébrale[1]. Il y a un spasme tonique des sphincters.

Bientôt l'urine s'altère et les troubles trophiques se développent. Les eschares à formation rapide apparaissent en divers points des membres paralysés. Le siége le plus fréquent de cette eschare est celui que représente la *fig.* 32.

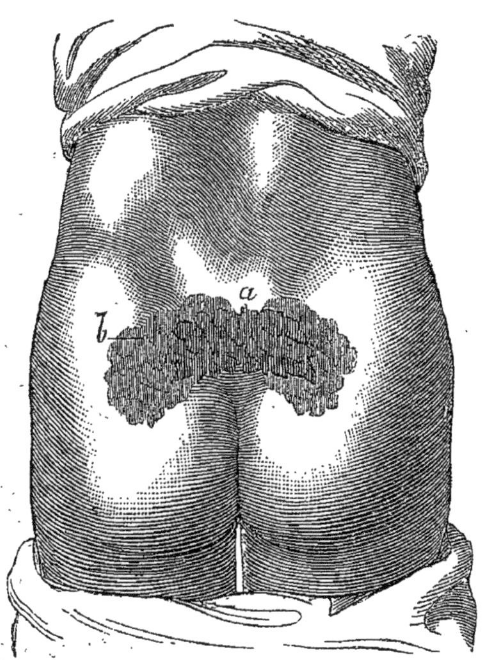

Fig. 32. — *Eschare de la région sacrée dans un cas de myélite partielle siégeant à la région dorsale de la moelle épinière : a,* partie mortifiée ; *b,* zone érythémateuse.

L'état général s'aggrave, et le malade succombe dans le marasme.

On a pu récemment observer à l'hôpital Saint-Éloi une femme qui présentait très-nettement tous ces signes de myélite aiguë dorsale[2].

2. Quelquefois la marche des accidents est beaucoup plus rapide, presque

[1] Dans certains cas pathologiques (Weiss ; *Rev. des Sc. méd.*, XIV, 148), les réflexes peuvent être supprimés, comme chez les animaux immédiatement après la section de la moelle.

[2] Erb (*Centralbl. f. Nerv.*, II, 246) a signalé une névrite optique descendante dans le cours d'une myélite dorsale. Ce sont là deux lésions qu'il me semble difficile de rapporter l'une à l'autre.

foudroyante : c'est le *type suraigu* ou *apoplectiforme*. Hayem [1] en a publié deux observations qui peuvent nous servir d'exemples.

Chez un de ces malades, la mort arriva après cinq jours, et chez l'autre après douze. On peut dire que c'est la maladie de la moelle la plus terrible.

L'évolution fut semblable dans les deux cas : paraplégie subite sans prodromes appréciables. Rétention d'urine, constipation, demi-érection. Sensibilité presque absolument intacte ; mouvements réflexes conservés, mais faibles dans un cas, abolis dans l'autre. Contractilité électrique ordinaire. Eschares sacrées très-précoces. Troubles urinaires : l'urine est très-albumineuse, ammoniacale et sanguinolente. — Mort en cinq jours et en douze jours.

Si l'on fait abstraction de l'intégrité de la sensibilité, qui est ici une exception, les troubles de la sensibilité manquant par hasard à cause de l'intégrité relative des cornes postérieures, on a le tableau de la première forme, seulement précipitée, devenue foudroyante. Les choses marchent si vite qu'on croirait avoir affaire à une hémorrhagie de la moelle.

Et cependant il n'en est rien. C'était bien une myélite, myélite plus étendue en hauteur que celle de Raymond, qui avait atteint d'emblée toute la région lombaire et toute la région dorsale. Elle avait tué le malade sans avoir le temps de dépasser la première phase anatomique. Ce sont là des cas très-favorables pour étudier le début du processus anatomique de la myélite aiguë.

Quoique très-étendue, cette myélite n'a rien d'ascendant, rien d'envahissant, rien de progressif. Elle frappe d'emblée, comme la première, toute la région qu'elle doit atteindre. Voilà pourquoi nous la plaçons ici comme second type du premier groupe : type suraigu des myélites non envahissantes [2].

3. La myélite aiguë dorsale n'a pas toujours une terminaison funeste et ne conduit pas fatalement à la mort, comme dans les cas précédents. Lyman a publié un fait intéressant de cette forme, *suivi de guérison*.

Une femme de 25 ans, qui venait d'avoir la rougeole, éprouve le 1er janvier, en s'éveillant, de l'engourdissement dans les pieds avec quelques picotements; elle pouvait cependant se tenir debout et marchait sans difficulté.

En cinq ou six jours, l'engourdissement s'étend aux hanches; les forces musculaires s'affaiblissent. Il y a analgésie et perte de la sensibilité à la température.

Le 12 janvier, paralysie complète de la jambe droite, incomplète de la jambe gauche; l'anesthésie est presque absolue sur tous ces points. Puis il

[1] *Arch. de Physiol.*, 1874.

[2] Proust et Joffroy ont récemment publié un nouvel exemple bien étudié de cette myélite apoplectiforme. (*Revue mensuelle*, avril 1878.)

y a des douleurs sur le trajet de la colonne vertébrale et des douleurs en ceinture.

Le 30 janvier, retour des sensations et possibilité de fléchir le pied; à partir de ce moment, les fonctions se rétablissent peu à peu, et le 1er avril il ne reste qu'un peu de faiblesse résultant du long repos subi par la malade.

4. La guérison aussi complète que dans le fait précédent est rare; en tout cas, il ne faut pas s'y laisser tromper : la maladie peut récidiver. Pierret[1] a fait connaître une observation remarquable, qui représentera pour nous le *type à rechutes*.

Un homme sent, en décembre 1873, les jambes s'alourdir pendant quelques jours; puis il les voit plier tout à coup sous lui, au moment de se lever de table. Cette attaque est de courte durée et cède promptement.

Le 25 mars 1874, il éprouve pendant quelques jours une sensation de poids et de lassitude dans les jambes; nouvelle attaque de paraplégie avec symptômes plus marqués et plus tenaces. — Amélioration incomplète.

Six semaines après, la paraplégie survient de nouveau brusquement, avec rétention d'urine et paraplégie du sphincter anal. Anesthésie complète des membres inférieurs. Eschare sacro-coccygienne à développement rapide. — Amélioration.

Vers le 20 juillet, frisson violent pendant une heure et demie; pouls à 120; température à 39°; la plaie sacro-coccygienne se gangrène, répand une odeur fétide; les frissons se répètent. — Le malade meurt.

On trouve une myélite dorsale, étendue de la troisième à la huitième ou neuvième dorsale.

5. Un des types les plus fréquents est celui qui, sans entraîner immédiatement la mort du sujet et sans arriver cependant à la guérison, passe à l'*état chronique*, c'est-à-dire le type dans lequel les phénomènes d'acuité décrits vont en disparaissant, et le malade reste seulement avec une infirmité, la paraplégie.

Ces faits n'ont pas besoin de description spéciale et d'exemples particuliers. Nous les retrouverons du reste à propos des myélites chroniques.

6. Dans tous les cas dont nous venons de parler, la lésion occupait, à la région dorsale, à peu près toute l'épaisseur de la moelle. Il y a maintenant des variétés symptomatiques qui se présenteront quand la lésion, au lieu d'occuper une rondelle complète de l'axe spinal, n'atteindra qu'une partie de sa section, notamment quand une lésion n'occupera qu'une moitié de la moelle, où seulement la périphérie, ou seulement le centre de cet organe.

Dans le *type hémi-latéral*, quand la lésion est limitée à une moitié de la moelle, on observe un ensemble symptomatique bien décrit par Brown-

[1] *Arch. de Physiol.*, 1876

Sequard, et sur lequel nous reviendrons du reste avec plus de soin, à propos des myélites chroniques.

Du côté de la lésion, il y a paralysie du mouvement, souvent avec hyperesthésie et élévation de température ; du côté opposé, anesthésie plus ou moins prononcée. De plus, du côté de la lésion, il y a une zone d'anesthésie dans la partie dont les nerfs naissent immédiatement au-dessous du point lésé [1].

Chez le malade de l'hôpital Saint-Éloi auquel je faisais allusion tout à l'heure, la lésion occupe bien toute l'épaisseur de la moelle, mais elle est plus accentuée d'un côté que de l'autre, et alors il présente quelques traits de cette hémiparaplégie spinale : le mouvement est plus atteint d'un côté et la sensibilité de l'autre.

7. L'inflammation peut être limitée aux parties centrales de la moelle, au pourtour du canal épendymaire : c'est le type *central* ou *péri-épendymaire*.

La transmission motrice se faisant par les cordons antéro-latéraux, la paralysie ne porte que sur les muscles dont les noyaux sont directement intéressés dans le foyer enflammé. Ceux des réservoirs peuvent être épargnés. La contractilité électro-musculaire est souvent affaiblie ; les muscles sont en voie d'atrophie, les mouvements réflexes diminués ou abolis dans les membres paralysés. La sensibilité peut être conservée si la lésion porte surtout sur la partie antérieure de la substance grise, ou si seulement il reste un peu de substance grise intacte (faits de Hayem).

L'anesthésie pourra au contraire être complète si la destruction de la substance est complète et étendue, comme dans un fait de Schüppel [2].

Dans un cas de myélite centrale, Vallin [3] a vu survenir, vers le vingtième jour après le début de la paralysie, une double hydarthrose des genoux qui se comporta comme un véritable rhumatisme subaigu : des phlyctènes séro-sanglantes se développèrent également au niveau du cinquième métatarsien et des plaques gangréneuses se montrèrent aux talons. L'autopsie fit voir que l'articulation des genoux contenait un liquide purulent et sanieux, d'aspect noirâtre ; les cartilages étaient érodés, la synoviale épaissie, les condyles atteints d'ostéite raréfiante.

8. L'inflammation peut au contraire porter sur la périphérie de la moelle ; les méninges participent alors en général à la lésion : c'est le type *périphérique* ou *cortical*.

Les symptômes dominants sont : les douleurs sur le trajet du rachis et dans les membres, l'hyperesthésie cutanée et musculaire, les contractures passagères, la raideur du tronc et les paralysies. La sensibilité n'est trou-

[1] Voy. plus loin le chapitre II.

[2] *Arch. d. Heilk.*, XV, 1874.

[3] *Soc. méd. des Hôp. Union médic.*, juillet 1878.

blée que si les racines postérieures et leur prolongement intra-médullaire sont atteints. Il n'y a pas d'atrophie musculaire. Les réflexes sont exagérés.

9. Toutes les variétés que nous venons d'indiquer peuvent se rencontrer à la région cervicale au lieu d'occuper la région dorsale. Un autre fait de Raymond nous servira d'exemple pour décrire la myélite aiguë transverse de la *région cervicale.*

Le 10 mars 1873, au soir, un homme de 41 ans est pris de douleurs très-vives dans la région de la nuque. Ces douleurs se calment un peu la nuit ; elles reviennent le lendemain et le surlendemain à la même heure ; au quatrième jour, surviennent des contractures dans les muscles de la partie postérieure du cou ; la tête est portée dans la rotation à gauche. Deux jours après, le malade ne peut plus ouvrir les mâchoires ; il n'avale que du bouillon. La pression et les frictions sont douloureuses sur le cou. Le douzième jour, la douleur se répand à l'épaule et au bras droits.

Tel est l'état le 7 avril, avec une douleur vive à la pression des apophyses épineuses cervicales.

Le 17, la tension des muscles diminue ; le malade peut un peu ouvrir la bouche et prendre du pain. Mais le 21 surviennent de l'engourdissement dans la main droite et une paralysie progressive du bras droit. Le 30, le pied droit s'engourdit et une parésie moindre que celle du bras se développe dans la jambe droite.

Le 14 mai, le bras droit est complétement immobile le long du tronc, la main fléchie légèrement et en pronation ; les doigts sont inclinés sur le pouce, en griffe. Les bras sont œdématiés, surtout au niveau de la main ; les articulations des doigts sont gonflées et douloureuses. La sensibilité est absolument intacte sous toutes ses formes. Tous ces phénomènes sont seulement ébauchés dans la jambe correspondante. Le malade traîne le pied.

Le 19, douleurs dans le bras gauche, et la main gauche s'engourdit. Le 25, le bras gauche est paralysé, sans contractures.

Le 31, premier accès d'étouffement, qui se renouvelle le lendemain et enlève le malade le soir dans une troisième atteinte.

A l'autopsie, la moelle est trouvée lésée sur une hauteur qui va de la troisième cervicale à la deuxième dorsale.

La durée totale avait été de deux mois et demi.

Il y a bien ici une certaine progression dans l'envahissement de la moelle; le maximum n'est pas atteint d'emblée. Mais on remarquera que cet envahissement est successif en largeur et non en hauteur. Ce n'est ni une myélite ascendante ni une myélite descendante, ; voilà pourquoi nous l'avons classée dans notre première catégorie des myélites diffuses aiguës.

On peut facilement déduire de cet exemple la symptomatologie habituelle de ce genre de myélite.

C'est d'abord la douleur à la nuque, puis les contractures du cou, prédo-

minantes souvent d'un côté et entraînant alors la rotation de la tête; puis la douleur et les contractures s'étendent aux membres supérieurs.

Un fait à remarquer, c'est que les membres supérieurs sont souvent ainsi atteints avant les membres inférieurs, et que ceux-ci peuvent même ne rien présenter du tout. Pour expliquer cela, Brown-Sequard suppose que les conducteurs de la motilité, pour les membres supérieurs, occuperaient dans la moelle cervicale une position plus superficielle que les conducteurs de la motilité pour les membres inférieurs. Hallopeau fait remarquer que cette hypothèse est inutile. La lésion peut détruire d'abord les noyaux gris des membres supérieurs, et par suite les paralyser; il faut ensuite qu'elle atteigne les cordons latéraux pour paralyser les membres inférieurs.

Vulpian et de Freitas ont reproduit expérimentalement ces faits de paralysie brachiale. « Si l'on comprime la moelle d'une grenouille en introduisant un fragment de bois entre les arcs vertébraux et la moelle, de telle sorte que la compression porte sur le centre nerveux, en avant de l'origine des racines des nerfs brachiaux, on reconnaît facilement, si la compression n'est pas trop forte, que les membres antérieurs de l'animal sont plus paralysés que les membres postérieurs. Ces grenouilles, mises dans l'eau, nagent aussitôt en exécutant avec force leurs mouvements ordinaires de natation ; leurs membres antérieurs pendent inertes dans l'eau [1].

En même temps que les contractures et les paralysies, les membres supérieurs peuvent présenter des troubles trophiques variés : œdème, arthropathies, etc. La déformation des doigts entraîne une griffe spéciale que Charcot a bien décrite : les doigts sont à demi fléchis, la main est dans l'extension, renversée, pour ainsi dire, vers le côté dorsal de l'avant-bras. C'est ce que l'on appelle la main de prédicateur. — Nous reviendrons du reste sur ces signes, à propos de la forme chronique de la myélite cervicale.

Un autre symptôme qui peut se présenter, mais qui n'a pas été noté dans l'observation de Raymond, indique la participation du grand sympathique: c'est le resserrement ou la dilatation des pupilles, la dilatation ou le resserrement des vaisseaux de la face.

Enfin, quand la terminaison est fatale, elle arrive par la lésion des muscles de la respiration.

Charcot a attiré l'attention sur quelques autres symptômes qui peuvent se présenter dans la myélite cervico-dorsale. Ces signes se trouvent surtout dans les formes chroniques de cette myélite, nous les indiquerons cependant ici; ce sont :

1. La toux et la dyspnée, qui, au lieu de terminer la scène, comme dans le cas de Raymond, peuvent précéder toute paralysie et faire croire à une affection de poitrine. Tel était ce malade de Gull qui depuis deux mois

[1] Vulpian ; *Leç. sur les mal. du Syst. nerv.*, 1877, pag. 42.

avait de la toux, de la dyspnée, des sueurs, de l'amaigrissement, des douleurs dans le dos et entre les épaules, etc., et chez lequel survinrent ensuite la rétention d'urine, les douleurs articulaires, puis une parésie progressive, une paraplégie complète, des eschares, et qui mourut après quatre mois. On trouva un ramollissement de la moelle à la hauteur de la première dorsale.

2. Les troubles gastriques, surtout les vomissements, à retours fréquents (un peu comme les crises gastriques des ataxiques).

3. La gêne de la déglutition, le hoquet, qui peuvent aussi précéder la paralysie, comme cela est arrivé dans un fait d'Ollivier (d'Angers).

4. Le ralentissement du pouls, que l'on a observé notamment après la fracture de la cinquième et de la sixième vertèbre cervicale. Hutchinson nota, par exemple, un pouls à 48, et Gull l'a même vu descendre à 28 pulsations. Ce ralentissement transitoire peut être bientôt remplacé par une accélération. — Rosenthal a vu un enfant de 15 ans qui, après un coup à la région cervicale, eut une hémiplégie droite pendant vingt-quatre heures, puis, pendant quatre semaines, de la dilatation pupillaire et le pouls de 56 à 48, et qui guérit.

Quelquefois, avec ce pouls lent et dans les moments où il se développe, on observe des espèces d'accès syncopaux ou apoplectiques qui peuvent être suivis de stertor et quelquefois de convulsions épileptiformes.

Tous ces symptômes se présentent, du reste, surtout dans la compression de la moelle cervicale, où nous les retrouverons.

Cette myélite cervicale, que nous venons d'étudier complète, transverse, peut aussi n'occuper qu'une partie de ce segment de moelle ; on a alors toutes les variétés que nous avons passées en revue pour la myélite dorsale : type hémi-latéral, central, cortical, etc.

Il est inutile d'insister sur la symptomatologie de ces cas particuliers, que l'on peut en quelque sorte deviner, et dont je ne connais pas du reste beaucoup d'observations bien nettes.

Nous abordons maintenant l'histoire de la seconde classe de ces myélites: les MYÉLITES ENVAHISSANTES.

En 1859, Landry décrivit pour la première fois, sous le nom de paralysie ascendante aiguë, un syndrome clinique caractérisé par une paralysie qui débutait par les membres inférieurs, s'élevait ensuite aux bras et atteignait enfin les muscles bulbaires. Voilà la caractéristique des myélites que nous avons à envisager maintenant.

Plusieurs cas analogues à ceux de Landry furent observés par Gubler, Hayem, Vulpian. Une observation semblable s'étant présentée en 1871, à Montpellier, à l'hôpital Saint-Éloi, dans le service de M. Kiener, alors que j'y étais interne, M. Chalvet fit une Thèse très-complète sur cette forme morbide.

Nous décrirons la maladie d'après ce fait même de Kiener que nous avons eu sous les yeux.

Un sapeur du génie, âgé de 27 ans, est pris, le 21 décembre, de fièvre avec céphalalgie. Après trois jours, paraissent quelques boutons de varioloïde, qui sèchent rapidement.

Le 26, lendemain du développement de l'éruption, les jambes fléchissent; elles ne peuvent plus porter le malade. La nuit, il veut se lever et tombe sur les genoux. Les membres supérieurs sont intacts.

Le 27, la paralysie des membres inférieurs a augmenté; elle est plus prononcée à droite. La sensibilité est amoindrie et faussée. Le malade sent des fourmillements et des picotements dans les jambes.

Les membres supérieurs, qui étaient intacts la veille, commencent à être pris ce jour-là. Le lendemain 28, ils sont complétement paralysés.

Le soir du 28, la respiration s'embarrasse, le malade suffoque; cyanose. Le diaphragme semble immobile, le malade est aphone; la déglutition est difficile. Il y a paralysie absolue des quatre membres et du tronc.

L'asphyxie fait d'incessants progrès, et le malade succombe le soir.

C'est là un type d'évolution foudroyante de cette maladie; tout se termine en trois ou quatre jours.

Dans ces cas très-rapides, les lésions devaient être très-peu avancées; elles tuent par leur généralisation et n'ont pas le temps de dépasser sur aucun point les phases tout à fait initiales.

Kiener fit l'autopsie avec beaucoup de soin et ne trouva que quelques altérations très-peu accusées; il nota cependant que la moelle n'était pas saine.

Dujardin-Beaumetz rapporte un cas tout aussi rapide de la même maladie, observé par Harley et par Lockart Clarke, dans lequel la marche des accidents fut analogue; l'autopsie révéla une lésion diffuse ascendante, surtout dans les cordons latéraux.

Quelquefois la maladie peut évoluer moins vite; c'est ce qui est arrivé dans un cas de Martineau et Troisier.

Un homme, âgé de 23 ans, éprouve d'abord une grande fatigue, avec maux de reins, céphalalgie et insommie.

Après dix jours, des frissons erratiques surviennent, les douleurs lombaires deviennent de plus en plus vives, et une paralysie musculaire survient en quelques heures dans les membres inférieurs ; la vessie et le rectum sont également paralysés. Les membres supérieurs sont engourdis, surtout à droite.

Le quatorzième jour, renversement de la tête en arrière ; la paralysie des membres supérieurs est aussi très-accusée. Les mouvements de la tête sont peu étendus, ceux des yeux et de la face sont bien conservés. Le malade souffre sur toute la hauteur de la colonne vertébrale.

Le quinzième jour, contractures des muscles de la nuque ; délire.

Le seizième jour, érythème et excoriations au sacrum; sueurs; faiblesse progressive. La respiration devient saccadée, pénible, et finit par s'arrêter.

L'examen microscopique montre une lésion de la substance grise sur toute la hauteur de la moelle jusqu'au bulbe.

La maladie peut évoluer d'une manière moins rapide encore: c'est la forme subaiguë, observée notamment par Cornil et Lépine.

Il s'agit d'un homme de 27 ans, très-incomplétement observé du reste au point de vue clinique. Il souffre du froid pendant le siége. La paralysie commence à la fin du siége et ne cesse de progresser. En mars 1874, apparaissent les phénomènes bulbaires : dysphagie, etc. Le malade succombe à l'asphyxie en janvier 1875.

On trouve des lésions de myélite très-étendue sur toute la hauteur.

La myélite peut aussi rétrograder et guérir: les phénomènes disparaissent alors dans l'ordre inverse de leur ordre d'apparition; l'amélioration suit une marche descendante.

La dysphagie, la dyspnée, diminuent et disparaissent; les mouvements respiratoires deviennent plus libres. Puis les membres recouvrent leurs fonctions; la défécation et la miction redeviennent normales, etc.

La *marche* de cette myélite envahissante est, en somme, toujours à peu près la même. Voici, d'après Landry, quel serait l'ordre d'invasion des différentes masses musculaires.

1. Muscles moteurs des orteils et des pieds ; puis, muscles postérieurs de la cuisse et du bassin; en dernier lieu, muscles antérieurs et internes de la cuisse.

2. Muscles moteurs des doigts, de la main et du bras sur le scapulum, ensuite muscles moteurs de l'avant-bras sur le bras.

3. Muscles du tronc.

4. Muscles respiratoires ; langue, pharynx, œsophage.

On voit qu'en somme c'est une superposition successive des lésions et des symptômes des diverses myélites circonscrites, que nous avons déjà étudiées dans les différentes régions de la moelle (en hauteur).

Est-ce à dire que tous les cas de paralysie ascendante aiguë soient des cas de myélite aiguë envahissante ou ascendante? C'est probable, mais ce n'est pas démontré.

Landry n'avait pas trouvé de lésion dans les cas qu'il rapporte; mais les moyens d'exploration, d'analyse histologique, étaient alors insuffisants.

Dans la Thèse de Chalvet, il y a un fait de Vulpian dans lequel on ne trouva pas de lésion non plus; Hayem en a relaté un autre du même genre, et enfin tout récemment, en 1876, Déjérine et Gœtz ont publié une observation dans laquelle aucune lésion n'a été révélée dans la moelle, malgré un examen très-attentif et l'emploi de tous les moyens que la technique microscopique met aujourd'hui à la disposition des observateurs exercés.

D'après ces derniers auteurs, on pourrait même cliniquement, pendant la vie, distinguer la myélite aiguë envahissante et la paralysie ascendante aiguë sans lésion. C'est l'absence de troubles de la sensibilité et de la nutrition qui caractériserait la paralysie ascendante. Mais on se rappelle que dans un cas de Hayem, de myélite aiguë parfaitement constatée, que j'ai rapporté, la sensibilité était restée intacte tout le temps. — Ce signe n'est donc pas absolu et le diagnostic est en tout cas fort difficile.

Il faut toujours retenir qu'il est actuellement nécessaire d'admettre, au moins provisoirement, un groupe de paralysies ascendantes aiguës dans lequel la marche de la maladie est si rapide que la lésion est inappréciable.

Sans vouloir pousser trop loin la comparaison, je ferai remarquer que les contractures des hystériques ne correspondent en général à aucune lésion appréciable, et que cependant, quand ces contractures durent très-longtemps, on peut trouver une sclérose des cordons latéraux; c'est ce qui est arrivé à Charcot.

Telle maladie ou tel symptôme qui paraissent purement fonctionnels et sans lésion quand leur durée est très-courte, laissent percevoir et analyser leurs altérations quand leur durée a été longue et leur localisation persistante.

Dans un travail récent[1], Déjérine a repris toute la question de la paralysie ascendante aiguë. Il cite deux observations dans lesquelles la moelle a été trouvée intacte, mais les racines antérieures étaient altérées. Et après avoir discuté l'origine probable de cette névrite parenchymateuse, Déjérine l'attribue à une lésion médullaire qu'il suppose échapper à nos moyens actuels d'investigation.

» Nous ne croyons pas, dit-il expressément, que cette altération des racines soit primitive, qu'elle constitue à elle seule la lésion de la paralysie acendante; nous croyons plutôt qu'elle est consécutive à une altération de la substance grise de la moelle épinière, altération qui est encore inaccessible à nos moyens actuels d'investigation, mais que l'on peut regarder comme probable d'après la marche clinique de l'affection. »

L'argument principal invoqué par l'auteur est la régularité « avec laquelle aurait dû s'effectuer cette névrite attaquant successivement, de bas en haut et les unes après les autres, toutes les racines rachidiennes antérieures » et la rareté de la névrite primitive spontanée.

Reinhardt[2] et Eisenlohr[3] ont, contrairement à l'opinion de Déjérine, constaté des lésions médullaires positives dans des cas de paralysie ascendante aiguë. Ces lésions sont celles de la myélite parenchymateuse diffuse, à un faible degré, initial.

[1] Public. du *Progrès médical*, 1879.

[2] *D. Arch. f. klin. Med. Rev. des Sc. méd.*, XV, 525.

[3] *Arch. f. pathol. Anat. u. Physiol. Rev. des Sc. méd.*, XV, 526.

En somme, tous ces travaux n'infirment nullement la place que nous avons donnée à cette maladie dans notre classification générale, et que nous maintenons, la considérant comme une myélite aiguë qui tue par l'extension et non la gravité locale des lésions et qui par suite, dans plusieurs cas, n'a pas le temps de réaliser des altérations anatomiques considérables.

Le DIAGNOSTIC des myélites diffuses aiguës doit être fait surtout d'avec les myélites aiguës systématisées ou parenchymateuses. Or, dans ce dernier groupe, il n'y a que la paralysie atrophique de l'enfance et la paralysie spinale aiguë de l'adulte qui soient suffisamment connues.

Les troubles de sensibilité, eschares, troubles urinaires, manquent dans la myélite des cornes antérieures. La marche spéciale si caractéristique de la paralysie atrophique manque au contraire ici.

Quant au diagnostic particulier des différentes formes de myélites diffuses aiguës, notre description même en a suffisamment indiqué les éléments.

Le PRONOSTIC est toujours grave. Certaines formes tuent infailliblement; la plupart des autres laissent des infirmités incurables. Un très-petit nombre guérit d'une manière définitive.

On tirera, dans chaque cas particulier, les principaux éléments du pronostic de l'étendue actuelle de la lésion, des progrès et de la rapidité d'extension de cette lésion, de l'importance des muscles envahis.

Il ne faut du reste rien exagérer, et nous avons cité des cas de guérison.

TRAITEMENT. — Les antiphlogistiques forment la base du traitement, au moins de la première période : il est urgent d'agir énergiquement et vite.

On pourra pratiquer une saignée si l'état de la circulation générale l'indique et si l'état particulier du sujet le permet ; la pratique la plus ordinaire consiste dans des applications locales de ventouses scarifiées, de sangsues ou de glace le long de la colonne vertébrale.

Ces moyens, dit Leyden, sont d'autant plus indiqués que la maladie est plus récente et que les phénomènes irritatifs (douleurs dorsales, irradiations douloureuses, contractions) sont plus prononcés. Cette médication peut être poursuivie pendant une, deux ou trois semaines ; mais, ajoute le même auteur, il est rare qu'elle rende des services signalés.

Certains auteurs joignent le calomel, comme altérant et révulsif ou font de larges applications de pommade mercurielle le long du rachis.

Brown-Sequard préconise beaucoup le seigle ergoté ; Leyden n'en a jamais retiré d'avantages bien positifs ; Hammond, au contraire, lui doit des succès. Ce dernier auteur administre l'ergot de seigle à la dose de 4 gram. toutes les deux heures pendant cinq jours, puis trois fois par jour pendant les trente jours suivants.

Il combine du reste l'emploi des révulsifs, et plus spécialement du cautère actuel. « La cautérisation linéaire doit être pratiquée de chaque côté de la

colonne vertébrale, au niveau du siége de la lésion ; on peut aussi avoir recours à la cautérisation ponctuée, après avoir préalablement provoqué l'anesthésie cutanée à l'aide de pulvérisations d'éther. »

Leyden, au contraire, ne conseille pas l'application du fer rouge et des moxas, qui peuvent aggraver la maladie et en tout cas augmentent la douleur. Il se borne à prescrire des onctions avec la pommade stibiée et à faire appliquer des vésicatoires ou de la teinture d'iode, surtout lorsqu'il y a des douleurs fixes sur le trajet de la colonne vertébrale.

Frerichs préconise la dérivation sur le tube intestinal à l'aide des drastiques.

Il faut en même temps proscrire sévèrement au malade tous les efforts musculaires intempestifs qui peuvent aggraver ou faire récidiver la myélite. Leyden a vu plusieurs fois les fatigues d'un voyage (pour aller aux eaux, par exemple) amener des rechutes qui n'ont rétrocédé qu'à grand'peine ou pas du tout.

Il faut aussi surveiller avec le plus grand soin l'état de la miction et de la défécation, le début des eschares, etc. Tous ces éléments peuvent donner des indications de premier ordre, que nous avons déjà appris à remplir.

Un peu plus tard, on peut prescrire l'iodure de potassium à titre de résolutif. Il serait plus efficace, d'après Leyden, pour faire résorber les résidus de méningite que ceux de myélite.

Il faut y joindre alors un régime fortifiant, un air pur, des distractions, divers toniques (quinquina, huile de foie de morue, fer).

Du reste, ce sont alors les indications de la myélite chronique, à propos de laquelle nous retrouverons la strychnine, l'électricité, les bains, etc.

CHAPITRE II.

MYÉLITES DIFFUSES CHRONIQUES[1].

Comme les myélites aiguës, les myélites diffuses chroniques ont une étiologie et une anatomie pathologique communes. Pour la symptomatologie, il est nécessaire d'établir des divisions et de distinguer des types.

Nous laissons entièrement de côté, pour les étudier à part, la sclérose en plaques et la paralysie générale progressive.

ÉTIOLOGIE. — Dans la production des myélites *primitives*, l'hérédité a d'abord une influence incontestable. Seulement, dans les générations successives, on peut ne pas retrouver les mêmes formes de maladie nerveuse, les mêmes genres de manifestations sur le système nerveux. Ainsi, on trou-

[1] Outre les articles cités pour les myélites aiguës, voy. Hallopeau ; *Arch. gén. de méd.*, 1871-72.

vèra, chez les ascendants, des épileptiques, des aliénés, des idiots, etc., ou bien des maladies diverses de la moelle, l'ataxie locomotrice, etc. C'est simplement une hérédité nerveuse, à proprement parler.

Le refroidissement, si nettement et si souvent accusé dans les myélites aiguës, agit beaucoup moins fréquemment ici; il faut en tout cas que son action soit prolongée et combinée à celle de l'humidité.

Parmi les diathèses, la syphilis est celle que l'on trouve ici le plus souvent. Il y avait de la goutte dans deux cas de Graves cités par Jaccoud.

Les excès de fatigue peuvent être invoqués dans certains cas. L'exercice musculaire agira surtout dans la pathogénie des myélites qui affectent le système moteur (les cornes antérieures), en ce sens que la maladie frappe d'abord les muscles qui travaillent le plus; mais cette cause n'agit encore dans ces cas que pour déterminer la localisation et non la production même de la maladie.

Ainsi, les accidents débutent : par l'avant-bras chez un serrurier, au moment où il soulève son marteau; par les doigts chez un violoncelliste et chez un cordonnier. De même, on a vu une paralysie labio-glosso-laryngée commencer après le jeu prolongé d'un instrument à vent que les Allemands appellent bombarde.

Les excès vénériens déterminent plus particulièrement certaines myélites chroniques. On peut admettre ici une explication pathogénique analogue à celle que nous venons de donner pour les myélites à localisation motrice.

Dans les excès génésiques, il y a exagération de fonction des nerfs sensitifs; de là, une fatigue des centres de ces nerfs et la localisation de la lésion sur les noyaux sensitifs de la moelle, sur les cellules de la colonne de Clarke. Cette explication, proposée par Hallopeau, peut actuellement s'appuyer sur les dernières recherches de Pierret.

Les émotions morales, surtout les émotions dépressives, les chagrins, peuvent causer aussi des myélites chroniques. Après le siége de Paris, on a observé un certain nombre de cas qui doivent être rapportés à ce genre de causes.

Pour les intoxications, Hallopeau cite un cas de Guéneau de Mussy dans lequel l'arsenic paraît avoir produit la myélite chronique. Les faits de Vulpian, tant cliniques qu'expérimentaux, rendent très-probable l'action du plomb : il y aurait une myélite diffuse chronique saturnine. Il y a aussi quelques observations se rapportant au rôle du phosphore et du mercure. Magnus Huss avait déjà mentionné l'action de l'alcoolisme; Lancereaux en a observé un cas très-net; Calmeil, Bouchereau, Magnan, etc., ont également admis cette influence étiologique.

La myélite diffuse chronique peut aussi être *secondaire*, comme la myélite aiguë; succéder à une lésion de la moelle elle-même ou de ses enveloppes, à une lésion des nerfs, à une maladie générale.

Dans la moelle d'abord, une myélite aiguë peut passer à l'état chronique. Trois terminaisons sont en effet possibles, en dehors de la mort, pour une myélite aiguë : elle peut guérir complétement et sans laisser de traces ; guérir tout en laissant des symptômes incurables, une infirmité indélébile ; enfin passer à l'état chronique, c'est-à-dire continuer à évoluer, mais d'une manière chronique.

Diverses myélites systématisées peuvent aussi aboutir secondairement à une myélite diffuse. Hallopeau a vu ainsi une sclérose annulaire accompagner la dégénérescence descendante des cordons latéraux.

La méningite chronique et surtout la pachyméningite entraînent fréquemment la myélite chronique. Toutes les causes de compression ou d'irritation, telles que tumeur de la moelle ou des méninges, carie vertébrale, etc., agissent de la même manière.

Pour les nerfs, nous avons déjà mentionné, à propos de la myélite aiguë, cette propagation centripète de l'inflammation de la périphérie vers la moelle. Cette variété de myélite a été observée expérimentalement (Hayem) et cliniquement (paralysie après les altérations des voies urinaires, de l'intestin, de l'utérus, etc.).

La propagation de la périphérie vers le centre se fait le plus souvent par les nerfs ; elle peut se faire aussi par les veines ou par des voies inconnues. La forme déterminée ainsi est le plus souvent la forme chronique.

Les maladies générales peuvent aussi produire des myélites diffuses. On les observe, par exemple, à la suite des fièvres graves et notamment de la fièvre typhoïde.

En Anatomie pathologique, nous aurons peu besoin d'insister, parce que la lésion est la même au fond que celle des myélites systématisées, déjà étudiées. — L'altération se ramène toujours à deux formes : sclérose ou ramollissement.

Le fait essentiel dans la myélite diffuse, le fait primitif, est la prolifération de la névroglie. Normalement il n'y a que des fibrilles très-fines entre-croisées, présentant des cellules araignées à leurs points d'entre-croisement. Ces cellules araignées ne seraient même qu'une apparence pour Ranvier, qui ne voit là que de petites cellules de tissu conjonctif aux nœuds du réseau. — Dans la myélite, ce tissu est hypertrophié : les tubes nerveux sont plus distants les uns des autres, séparés par un grand nombre de fibrilles accumulées, augmentées de nombre et de densité. Le nombre et le volume des cellules sont augmentés ; on retrouve souvent les cellules endothéliales, conjonctives.

Au milieu de ce réticulum épaissi, on trouve des corps granuleux : ce sont des cellules de névroglie chargées de granulations, ou bien des leu-

cocytes sortis des vaisseaux, ou encore des produits de désintégration granuleuse des éléments nerveux.

Souvent il y a aussi des corps amyloïdes dispersés : ils sont formés de couches concentriques et se colorent en bleu par l'iode.

Les vaisseaux sont altérés aussi : les parois sont épaissies, avec augmentation du volume et du nombre des noyaux ; les fibrilles conjonctives y sont accumulées comme dans le tissu interstitiel de la moelle même. L'épaississement de la paroi vasculaire peut aller jusqu'à diminuer la lumière du vaisseau.

Les éléments nerveux s'altèrent au milieu de ce tissu de nouvelle formation ; ils sont gênés dans leur nutrition. Quelques tubes participent à l'inflammation elle-même et augmentent de volume, mais la plupart sont diminués et s'atrophient ; la myéline se segmente, se désagrége et disparaît avec ou sans dégénérescence graisseuse.

Les cellules nerveuses subissent les divers genres d'atrophie déjà décrits. Elles se chargent de pigment, perdent leurs prolongements, deviennent globuleuses, s'atrophient et disparaissent ; quelquefois il n'y a pas de pigmentation : c'est l'atrophie scléreuse[1].

L'aspect des parties s'est modifié quand la sclérose a atteint un certain degré : c'est une dégénération grise, gris-jaunâtre, comme ambrée, quelquefois un peu translucide. Le carmin colore très-vivement et rapidement les régions malades.

C'est ainsi que les choses se passent quand la prolifération conjonctive est assez intense pour produire l'induration du tissu : c'est une véritable sclérose. Mais d'autres fois les éléments nerveux s'atrophient et dégénèrent sans que la prolifération conjonctive soit très-considérable : c'est alors le ramollissement.

La néoplasie conjonctive peut aussi se résorber et se creuser de lacunes; dans d'autres cas, il y aura hydropisie du canal central.

Voilà les lésions communes à toutes les myélites chroniques diffuses. Il y a ensuite quelques particularités à noter dans chaque variété.

Ainsi, dans la myélite transverse complète, il y a une rondelle plus ou moins épaisse de la lésion, occupant toute la largeur de la moelle. Cette rondelle est formée d'un tissu scléreux, quelquefois avec des lacunes, ou bien d'un tissu ramolli. Il y a en même temps des lésions descendantes dans les cordons antéro-latéraux, et des lésions ascendantes dans les cordons de Goll. Ce sont les mêmes altérations que dans les cas de compression.

Dans la myélite hémi-latérale, c'est la même lésion n'occupant qu'une moitié de la moelle.

[1] Déjérine et plus récemment Kahler et Pick (*Prag. Viert.*, 1879 ; *Centralbl. f. Nerv.*, II, 338) ont décrit aussi la formation de vacuoles dans les cellules ganglionnaires.

Dans la myélite périphérique ou corticale annulaire, il existe un anneau plus ou moins épais de sclérose dans la substance blanche, avec participation habituelle des méninges (Vulpian).

La myélite centrale péri-épendymaire a été bien décrite par Hallopeau. Il y a un anneau, souvent assez épais, de tissu scléreux autour du canal central. Le canal est ainsi souvent diminué de volume, mais le plus fréquemment il est dilaté, soit par résorption du tissu inflammatoire, soit par accumulation d'exsudat dans le canal. Hallopeau attribue cette origine à la plupart des cas d'hydromyélie non congénitale ; ils seraient donc de nature inflammatoire, proviendraient d'une inflammation péri-épendymaire [1].

Pour exposer l'Histoire clinique des myélites chroniques, nous sommes obligé d'établir des divisions. Nous suivrons la classification proposée dans le Tableau général.

1. Étudions d'abord la *myélite transverse*, circonscrite, occupant tout un segment de la moelle, et siégeant plus spécialement à la région *dorso-lombaire*.

Le symptôme dominant est la paraplégie.

La lésion des cordons antéro-latéraux peut produire des contractures au début, et entraîne toujours plus tard une paraplégie plus ou moins intense.

Quand la substance grise est atteinte, il peut y avoir des troubles de sensibilité et des troubles trophiques, comme l'atrophie musculaire. Il faut se rappeler que, pour que la sensibilité soit complétement abolie, il faut qu'il y ait destruction complète de la substance grise tout entière.

L'affaiblissement moteur est souvent le premier phénomène noté dans les membres inférieurs; il peut aussi être précédé par quelques phénomènes d'excitation dans la sensibilité ou la motilité.

Pour la sensibilité, on aura de l'engourdissement, des fourmillements, des sensations anormales, des douleurs en ceinture, des élancements dans les extrémités (lésions de la substance grise, des racines postérieures, des méninges).

Pour la motilité, on aura des crampes, surtout dans les mollets, des contractures partielles et passagères (lésions des cordons antéro-latéraux).

Puis survient la paralysie : le sujet ressent d'abord une fatigue rapide après avoir un peu marché ou s'être tenu debout ; les mouvements deviennent plus lourds, on éprouve une plus grande difficulté à les mettre en mouvement après le repos. Puis le malade ne marche qu'avec une

[1] Voy. sur ce point un récent article de Leyden, qui n'admet pas les idées d'Hallopeau : *Ueber Hydromelus und Syringomyelie.* (*Arch. de Virchow*, tom. LXVIII, pag. 1.) — Voy. aussi sur la syringomyélie le travail de Roth (*Arch. de Physiol.*, 1878-79) et celui de Pick (*Prag. Viert.*, 1879. — *Centralbl. f. Nerv.*, II, 381).

canne et en fauchant des deux pieds ; les jambes décrivent une courbe et tombent lourdement sans élasticité plantaire. Le pied ne quitte plus le sol; le sujet soulève seulement le talon et glisse sur la pointe ou même sur tout le pied. La station n'est plus possible qu'avec les jambes écartées. Enfin, le malade reste couché, ne pouvant plus exécuter de mouvement.

S'il y a en même temps anesthésie plantaire, le malade a sous les pieds une sensation de duvet ou de caoutchouc, la marche est incertaine. Il a besoin des yeux pour suppléer au tact. Il a souvent peur d'avancer, n'ayant pas la notion du sol. Les obstacles ne sont pas perçus ; la progression est difficile. Ce paraplégique se distingue facilement de l'ataxique en ce que, avec la vue, il peut encore avoir une marche correcte.

Les réflexes ne se comportent pas dans tous les cas de la même manière. Quand la lésion siége à la région dorsale, au-dessus du renflement, les réflexes sont conservés et même exagérés dans les membres inférieurs, parce que leur centre de réflexion, de formation, est séparé de l'encéphale. Quand, au contraire, la lésion a détruit la substance grise dans le même point qui correspond aux réflexes, ceux-ci deviennent impossibles.

De là, des troubles corrélatifs dans la miction. Budge place dans le renflement lombaire le centre réflexe du sphincter vésical. C'est le point où les excitations parties de la vessie se réfléchissent et vont faire contracter le sphincter. Il en résulte une rétention d'urine quand les réflexes de la région sont exagérés, et une incontinence au contraire plus tard, quand les réflexes ont disparu et que la paralysie est survenue.

On peut supposer un mécanisme analogue pour les troubles de la défécation[1].

Même mécanisme encore pour les troubles génitaux. L'érection fréquente, le priapisme, représentent des réflexes exagérés. Ces actes deviennent au contraire impossibles plus tard quand le centre de ces réflexes, placé aussi par Budge dans le renflement lombaire, est détruit.

La sensibilité est rarement abolie dans tous ses modes. Souvent la diminution ne peut être appréciée qu'à l'œsthésiomètre, ou bien il y a un retard dans la perception des sensations, ou encore certaines sensibilités sont perdues et pas les autres.

Il n'est pas nécessaire, pour expliquer ces faits, d'admettre avec Brown-Séquard qu'il y a dans la moelle des conducteurs spéciaux pour chaque ordre de sensation. D'après Vulpian, un même nerf peut avoir la propriété de transmettre plusieurs genres d'impression et qu'il peut, dans un cas donné, perdre l'aptitude à conduire quelques-unes de ces impressions, sans la perdre pour les autres.

[1] Masius place le centre ano-spinal, chez le lapin, entre la cinquième et la septième vertèbre lombaire. (M. Duval ; art. *Syst. nerv.*, in *Nouv. Dictionn. de Méd. et de Chir. prat.*)

Dans les sensations perçues, le malade localise souvent mal leur point de départ; il y a erreur de lieu dans l'appréciation de l'origine des sensations. Quand on le pince à la jambe, le sujet croit que c'est à la hanche, etc. Dans un cas de Charcot, en même temps que ce fait, il y avait aussi persistance de la sensation douloureuse longtemps encore après l'excitation cutanée.

La contractilité électro-musculaire disparaît en général en même temps que les réflexes et alors qu'apparaît l'atrophie musculaire.

L'atrophie musculaire ne se produit que quand la lésion atteint les cellules des cornes antérieures, et elle se distribue différemment suivant la distribution même de la lésion dans la substance grise. Certains paraplégiques peuvent être condamnés pendant longtemps à une immobilité presque complète, et conserver cependant de magnifiques masses musculaires aux membres inférieurs.

Les autres troubles trophiques sont plus rares. Les éruptions sur le trajet des nerfs ne s'observent que quand il y a des douleurs fulgurantes, des irritations portant sur les racines postérieures. Le décubitus appartient plutôt aux myélites aiguës ou aux poussées aiguës dans les myélites chroniques. Les arthropathies peuvent également s'observer ici. On n'est pas fixé sur le siége plus spécial des lésions spinales correspondant à ces troubles trophiques : dans certains cas, on a trouvé des lésions des cornes antérieures, mais ce n'est pas constant.

2. Pour la *myélite transverse cervicale*, nous rappellerons les signes déjà indiqués pour l'inflammation aiguë de la même région.

C'est d'abord la paralysie des membres supérieurs, souvent avec intégrité des membres inférieurs; ou encore paralysie des quatre membres, souvent plus intense alors aux bras qu'aux jambes. Nous avons vu comment Brown-Sequard, Hallopeau et Vulpian interprètent ces faits de paraplégie brachiale[1].

En second lieu, ce sont les troubles oculaires. Au bas de la région cervicale, dans la moelle, est le centre cilio-spinal, qui tient sous sa dépendance les vaso-moteurs de la face et l'iris. L'irritation de ce centre produit la mydriase et la pâleur de la face. Plus tard, au contraire, la paralysie du même centre entraîne la contraction et l'immobilité des pupilles, et quelquefois la congestion de la face.

Charcot a encore noté dans ces cas: la toux et la dyspnée, les crises gastriques analogues à celles de l'ataxie locomotrice, la gêne de la déglutition, le hoquet, le ralentissement du pouls.

Le pouls lent peut s'accompagner d'accès irréguliers, syncopaux ou apoplectiformes, quelquefois avec stertor et convulsions épileptiformes[2].

[1] Voy. sur la Paralysie cervicale : Rosenthal, *loc. cit.*; et Seguin, *Chicago Journal*, 1878. *Centralbl. f. Nerv.*, I, 229.

[2] Sur le Pouls lent, voy. la Thèse de Blondeau ; Paris, 1879.

Enfin, si la lésion siége encore plus haut, tout à fait au sommet de la région cervicale, il y a paralysie plus ou moins complète des quatre membres, troubles de la parole et de la déglutition, ralentissement ou irrégularité du pouls.

3. La *myélite transverse hémilatérale* a un tableau tout à fait particulier. Quand une moitié de la moelle (en largeur) est lésée sur une faible épaisseur, quel que soit du reste le point de départ de la lésion (traumatisme, compression, myélite, hémorrhagie, etc.), il se développe un syndrome clinique bien étudié depuis Brown-Sequard : c'est l'hémiparaplégie spinale avec hémianesthésie croisée.

a. Dans la variété *lombo-dorsale*, on constate du côté correspondant à la lésion : 1° le membre inférieur plus ou moins complétement paralysé, ainsi que les muscles de la moitié du tronc jusqu'à la hauteur de la lésion ; 2° la sensibilité normale ou bien l'hyperesthésie au toucher, à la douleur, au chatouillement, etc. ; 3° une zone d'anesthésie peu considérable dans les parties dont les nerfs naissent de la moelle, immédiatement au-dessous de la lésion ; 4° au-dessus de la zone d'anesthésie, souvent une hyperesthésie plus ou moins forte ; 5° une élévation relative de température des parties paralysées et des parties hyperesthésiées non paralysées.

Du côté opposé à la lésion, on observe : 1° l'intégrité complète des mouvements dans le membre inférieur ; 2° la sensibilité éteinte ou diminuée dans tous ses modes ; cette anesthésie est nettement limitée en haut, au niveau de la lésion et sur la ligne médiane ; 3° quelquefois, au-dessus de l'anesthésie, légère zone d'hyperesthésie.

b. Dans la variété *cervicale*, la combinaison des phénomènes est toujours analogue : hémiplégie motrice du côté de la lésion, et hémianesthésie croisée. De plus, il y a ici paralysie des origines du grand sympathique cervical, du côté de la lésion.

Un cas particulier a été remarqué par Brown-Sequard : quand la lésion siége vers la troisième paire sacrée, outre les signes ordinaires, il y a perte de sensibilité des deux côtés, à l'anus, au périnée, aux genoux, à la rotule.

Les arthropathies et l'atrophie musculaire peuvent aussi se présenter dans ces cas-là ; ces altérations siégent alors du côté de la lésion, comme les troubles moteurs et vaso-moteurs. L'eschare, au contraire, se montre plutôt du côté opposé, avec les troubles de sensibilité.

Brown-Sequard, pour expliquer ce syndrome de l'hémiparaplégie spinale admettait que les conducteurs de la sensibilité s'entre-croisent dans la moelle, tandis que ceux de la motilité se sont déjà entre-croisés dans les pyramides. La zone d'anesthésie, au niveau même de la lésion, est due à l'altération des conducteurs sensitifs à leur entrée dans la moelle avant leur entre-croisement. L'hyperesthésie au-dessus est due à l'irritation produite par la lésion sur les parties voisines.

Vulpian combat cette théorie. Pour lui, les commissures de substance

grise peuvent bien servir à faire passer les impressions d'un côté à l'autre mais ce trajet n'est pas nécessaire. Il admet que l'hyperesthésie au-dessus et au-dessous de la lésion est due à l'excitation produite par la lésion, et l'anesthésie du côté opposé lui paraît liée à cette hyperesthésie même. « Il semble, dit-il, que l'exaltation de l'excitabilité d'une moitié de la moelle ne puisse pas avoir lieu sans une dépression corrélative de l'excitabilité des parties analogues dans la moitié opposée de l'organe[1] ».

4. La *myélite envahissante complète* se distingue des formes précédentes en ce qu'elle atteint successivement plusieurs points de la moelle. C'est l'analogue de la paralysie ascendante aiguë, dont elle ne diffère que par la chronicité de son allure.

Le mot « complète », que nous ajoutons pour la caractériser, veut dire simplement qu'il n'y a pas de prédominance de la lésion sur telle ou telle partie de la moelle, pour distinguer ces formes des suivantes, dans lesquelles au contraire la lésion prédomine dans les cornes antérieures, ou à la périphérie, ou autour du canal épendymaire.

Cette myélite est fort difficile à décrire. Elle ne présente pas de régularité dans sa marche: dans un cas, les accidents progressent de bas en haut; dans un autre, de haut en bas. C'est malaisé à systématiser et à exposer classiquement. Nous ne pourrons donner que des types, en choisissant autant que possible des exemples cliniques.

La maladie que nous étudions est celle que Duchenne a décrite sous le nom de paralysie générale spinale subaiguë. Établi par lui dès 1853, ce groupe symptomatique n'entra pas facilement dans le cadre nosologique communément adopté : alors que l'ataxie locomotrice et l'atrophie musculaire progressive, par exemple, s'étaient imposées à tous, Duchenne se plaignait, à la fin de sa carrière, du peu de succès qu'avait eu sa paralysie spinale subaiguë.—La raison de ce fait est, comme l'a très-bien dit Bernheim, dans la complexité du tableau symptomatique de cette maladie et dans la diversité forcée que présentent les divers cas de cette même affection.

Le travail ultérieur d'Hallopeau, cité en tête de ce chapitre, a été très-utile pour jeter un peu de jour sur ces myélites diffuses chroniques, si difficiles à débrouiller. L'affection que nous décrivons est pour lui une myélite chronique diffuse généralisée. Nous préférons, avec Bernheim, le mot envahissante au mot généralisée ; nous avons dit pourquoi.

La myélite envahissante peut affecter une marche ascendante ou une marche descendante. Duchenne n'admettait que la première de ces deux formes; Hallopeau a montré la fréquence de la seconde.

a. *Myélite envahissante à marche ascendante.* — Nous avons déjà décrit,

[1] Kelli a publié récemment un nouveau cas d'hémiparaplégie croisée (*Centralbl. f. Nerv.*, II, 343). — Voy. du reste la discussion des faits connus dans la *Physiologie du Système nerveux* de Poincaré.

comme forme subaiguë de la paralysie ascendante, des cas qui pourraient tout aussi bien être rangés ici et qui servent de transition entre les deux catégories.

Ainsi, tandis que dans le fait de Kiener l'ascension de la paralysie avait été foudroyante et avait tué le malade dans trois jours, le fait de Martineau et Troisier nous a montré une marche ascendante moins rapide, qui n'avait tué le sujet qu'en seize jours, et le fait de Cornil et Lépine a eu une marche plus lente encore, que je vais rappeler ici.

Un homme de 27 ans souffre du froid pendant le siége. La paralysie commence à la fin du siége et ne cesse de progresser, mais lentement. En mars 1874 seulement, apparaissent les phénomènes bulbaires, la dysphagie, etc., et la mort par asphyxie en janvier 1875. — On peut voir là, si l'on veut, une véritable forme chronique.

Tous les termes de transition existent donc, depuis la myélite envahissante suraiguë jusqu'à la myélite essentiellement chronique, dont voici, par exemple, un très-beau type, rapporté par Jaccoud dans sa *Clinique* de la Charité.

Une femme de 53 ans s'est bien portée jusqu'à la maladie actuelle. Deux ans et neuf mois avant son entrée à l'hôpital, après une impression morale très-pénible, elle est saisie d'un tremblement général, bientôt accompagné (dans le courant de la même journée) d'impossibilité complète de marcher et de se tenir debout. Après huit jours, le tremblement a disparu. La paraplégie dure quatre semaines, puis cède peu à peu et a disparu après six semaines.

Il reste cependant une fatigue facile et prompte dans les membres inférieurs, et la malade était obligée de s'arrêter immédiatement dès qu'elle sentait cette fatigue ; cet état dure dix-huit mois.

La malade s'expose à l'humidité et aux courants d'air en vendant des bonnets sous une porte cochère. Après trois mois de ce métier, elle ressent des douleurs vives dans les lombes et dans le dos, s'accompagnant plus tard d'irradiations dans les membres inférieurs. Puis ces douleurs retentissent dans les membres supérieurs ; la marche et la station, déjà douloureuses, sont devenues impossibles, et on porte la malade à l'hôpital, paralysée des quatre membres.

Elle présente à ce moment divers points douloureux à la pression des apophyses épineuses : un à la septième cervicale, un autre plus étendu à la dernière dorsale et au niveau de toutes les lombaires. Il y a en outre des crises douloureuses paroxystiques. Ces paroxysmes surviennent par poussées, à certaines époques, et après chaque paroxysme la paralysie a fait de nouveaux progrès.

Légère diminution de la sensibilité, qui contraste avec l'intensité de la paralysie motrice ; depuis trois mois, incontinence d'urine et des matières fécales, avec perte de la sensibilité vésicale et rectale.

La malade n'était pas morte quand Jaccoud publia sa *Clinique*. L'autopsie a été faite depuis, en 1869, par Charcot, et l'on a trouvé, comme Jaccoud l'avait diagnostiqué, une sclérose diffuse.

Ce fait est intéressant, surtout par l'évolution des phénomènes. La marche est nettement progressive et ascendante. Il diffère de celui de Cornil et Lépine par les intermissions que présentent les symptômes. C'est ce qui s'est produit aussi dans une observation de Laboulbène.

Le début eut lieu par des douleurs lombaires et des crampes dans les membres inférieurs ; en 1851, affaiblissement des membres inférieurs, puis amélioration jusqu'en 1853 ; plus tard, paralysie des membres supérieurs.

Ces cas ont évidemment quelque chose d'analogue à la marche de la myélite à rechutes, dont nous avons cité un beau cas observé par Pierret.

On retiendra donc, comme conclusion clinique, l'existence de la myélite envahissante à marche ascendante, avec deux variétés : l'une à marche continue, l'autre à marche discontinue, à rémissions.

b. Hallopeau a observé un très-remarquable cas de *myélite envahissante à marche descendante*. — Je vais le citer comme exemple et comme type de cette espèce de myélite.

Le sujet avait eu une existence orageuse et cumulait dans ses antécédents l'alcoolisme, l'impaludisme et la syphilis ; mais il possédait parfaitement toute sa force musculaire, quand la maladie actuelle débuta d'une manière bizarre et curieuse.

En 1868, il était allé à la campagne pour un travail de serrurerie. Pendant trois jours, il fait son ouvrage comme d'habitude. Le quatrième jour, il était en train de frapper avec le marteau, quand tout d'un coup il ne peut plus soulever son instrument ; il lâche d'autre part l'objet sur lequel il frappait : les deux avant-bras sont paralysés. A partir de ce moment, il ne peut plus travailler. Deux mois après, il constate la diminution de volume des masses musculaires des avant-bras.

En février 1869, il commence à traîner la jambe gauche ; cette jambe fléchit souvent dans la marche ; le 2 mai, la jambe droite s'affaiblit aussi. En même temps, il éprouve des douleurs vives dans les membres inférieurs. L'anesthésie se développe ensuite, commençant d'abord par les membres supérieurs, envahissant plus tard les membres inférieurs.

En juillet 1869, violents maux de tête; puis la vue se trouble ; difficultés pour parler, le malade balbutie, la langue est embarrassée. — Une certaine amélioration se produit ensuite.

C'est là un type de la marche descendante, dans cette myélite chronique. On trouvera une série d'exemples analogues , notamment dans le travail d'Hallopeau.

Quelquefois la marche est plus compliquée, comme dans le cas de Thudicum et Clarke : la maladie débuta dans le membre inférieur droit, puis

envahit le bras correspondant; quatre ans plus tard, le membre inférieur gauche fut pris, la paralysie s'étendit à tous les muscles des membres.

Il est inutile d'insister sur ces myélites diffuses. On le voit, leur caractéristique n'est pas dans tel ou tel symptôme nouveau. Ce sont toujours les symptômes connus, variant suivant le siége de la lésion, soit en haute ur soit en largeur. La seule caractéristique est la diffusion même des phénomènes, qui montrent que tous les systèmes sont indistinctement envahis et la marche envahissante, progressive, des accidents, qui se propagent de bas en haut ou de haut en bas.

Nous avons décrit les cas complets dans lesquels toute l'épaisseur de la moelle est atteinte. Il faut dire un mot des cas plus restreints dans lesquels la lésion, tout en étant toujours envahissante, affecte plus spécialement telle ou telle partie de l'axe spinal.

Hallopeau en admet deux variétés : une variété centrale péri-épendymaire, et une variété corticale ou périphérique ; Duchenne, une variété antérieure. — En réalité, la variété antérieure de Duchenne et la variété péri-épendymaire d'Hallopeau se confondent cliniquement.

En somme, nous admettons deux variétés : dans la première, les lésions prédominent dans la substance grise; dans la seconde , elles prédominent dans la substance blanche.

5. La myélite diffuse *grise*, *centrale* ou *péri-épendymaire* ressemble beaucoup à la myélite systématisée des cornes antérieures (atrophie musculaire progressive, paralysie atrophique de l'enfance, paralysie spinale aiguë de l'adulte). Elle se distingue cependant de la première de ces maladies par l'élément paralysie, qui domine et précède l'atrophie, et elle se distingue des deux autres par la marche, qui ne reproduit pas cette rétrocession si curieuse des phénomènes paralytiques.

En elle-même, cette myélite est caractérisée par des paralysies bientôt suivies d'affaiblissement de la contractilité électrique et d'atrophie musculaire.

Ces paralysies débutent brusquement. Les malades s'aperçoivent tout d'un coup qu'ils ne peuvent plus remuer telle ou telle partie, un doigt ou une main, plus rarement tout un membre. Bientôt les muscles paralysés perdent leur contractilité électrique et s'atrophient. Des méplats remplacent les saillies musculaires normales; l'action des antagonistes non contre-balancés produit des attitudes vicieuses. Il y a en même temps des contractions fibrillaires; les troubles de sensibilité sont nuls ou très-restreints; quelques douleurs vagues sur le trajet du rachis.

La marche de la maladie est assez lente et présente quelquefois des temps d'arrêt; elle procède alors par poussées successives. Les sphincters restent intacts.

Les muscles les plus atteints sont : aux membres inférieurs, les fléchisseurs du pied sur la jambe et les fléchisseurs de la cuisse sur le bassin;

aux membres supérieurs, les extenseurs des doigts et de la main, puis les muscles de la main, et enfin les fléchisseurs et les autres muscles du bras et de l'épaule.

La marche est descendante ou ascendante; dans ce dernier cas, c'est la paralysie labio-glosso-laryngée qui termine la scène.

Dans tous ces faits, la substance grise est atteinte, surtout en avant du canal central. Dans un cas de Schüppel, elle fut atteinte surtout en arrière du canal : il y avait eu anesthésie des quatre membres.

6. Vulpian a observé un fait remarquable de *myélite périphérique* (sclérose corticale annulaire).

Au début, c'est un affaiblissement des membres inférieurs très-lent et graduel. Au bout de quatorze ans, à son entrée à la Salpêtrière, le malade marche encore avec deux béquilles. Dix-huit mois après, il ne peut plus se tenir ; la sensibilité est affaiblie dans les membres inférieurs. Il n'y a pas d'ataxie marquée, mais le pied gauche est lancé avec un peu d'exagération. En 1866, élancement douloureux, quelques secousses convulsives dans les membres inférieurs ; pas de douleurs fulgurantes, la notion de position est toujours nette. A la fin de 1867, on avait noté un tremblement généralisé pendant la station et la marche.

Dans un cas de Frommann, il y avait eu des douleurs excentriques dans les membres inférieurs et une paraplégie avec contractures, mouvements convulsifs et anesthésie.

En somme, cette myélite est caractérisée par l'absence d'atrophie musculaire, la présence des troubles moteurs dus à la lésion des cordons latéraux et des troubles sensitifs, peut-être ataxiques, dus à la lésion des cordons postérieurs.

Au point de vue du Diagnostic, il faut savoir distinguer toutes ces myélites chroniques des maladies des nerfs, des maladies de l'encéphale, des névroses et des intoxications ; ensuite il faut savoir distinguer les différentes myélites chroniques entre elles.

Pour les maladies des nerfs, les névralgies peuvent être confondues avec des myélites tout à fait au début ; mais les douleurs de la myélite, quand elles siégent le long des nerfs, ne s'exaspèrent pas par la pression sur le trajet de ce nerf, ne présentent pas des points ; le plus souvent elles sont bilatérales. L'hésitation disparaît, du reste, en général rapidement.

La compression et l'inflammation d'un tronc ou d'un plexus nerveux peuvent aussi être confondues ; elles produisent en effet tous les signes de la myélite dans le territoire du nerf atteint. Le diagnostic est encore plus difficile dans les cas, décrits par Jaccoud et Hallopeau, d'atrophie nerveuse progressive. La caractéristique de tous ces états est la distribution des troubles fonctionnels, rigoureusement subordonnée à celle des troncs nerveux périphériques. — Il en est de même des paralysies périphériques *à frigore.*

L'hémiplégie d'origine spinale se distingue de l'hémiplégie d'origine encéphalique en ce que la face n'est jamais atteinte, et ensuite l'hémi-anesthésie est du côté opposé à la paralysie motrice.

La paralysie des quatre membres est bulbaire ou spinale. Le diagnostic n'est possible que quand il existe d'autres signes de la lésion du bulbe.

Nous ne pourrons faire utilement le diagnostic différentiel des névroses que lorsque nous aurons étudié ces maladies.

Les intoxications, et l'intoxication saturnine notamment, se reconnaîtront par les antécédents du sujet, les phénomènes spéciaux, comme la paralysie des extenseurs, etc. A une période très-avancée, le diagnostic ne peut souvent se faire que par les commémoratifs.

Quant au diagnostic des diverses maladies de la moelle entre elles, on a d'abord la marche spéciale à chaque type, sur laquelle je ne puis pas revenir ici. Je vais seulement résumer en quelques mots les éléments essentiels pour établir le siége d'une lésion spinale, soit en largeur, soit en hauteur. (Voy. *fig.* 13.)

Les racines et les zones radiculaires antérieures donnent lieu, sous l'influence d'une irritation, à des crampes et à des contractures; par dépression, au contraire, à la paralysie et à l'atrophie des muscles.

La lésion des cordons antéro-latéraux entraîne la paralysie des muscles situés au-dessous de la lésion. Si l'altération est à la région lombaire, ce sont les membres inférieurs ; si elle est à la région dorsale, les parois abdominales sont prises également ; si elle est à la région cervicale, on a une paralysie des quatre membres ou une paralysie cervicale.

Le défaut d'action cérébrale sur le centre du réflexe du tonus vésical, anal, etc., produit la rétention d'urine, des matières fécales, etc. Si la lésion est située plus bas, le centre du réflexe est détruit ; il y a paralysie, d'où incontinence.

La lésion des cordons latéraux entraîne en elle-même les contractures et la trépidation épileptoïde, spontanée ou provoquée.

Les racines et les zones radiculaires postérieures entraînent, par leurs lésions, les douleurs fulgurantes, puis l'anesthésie et l'ataxie. — Il faut ajouter les cellules de la colonne de Clarke à ce système de la moelle, qui est le point de départ de phénomènes douloureux de divers ordres.

Les faisceaux de Goll ont une symptomatologie encore inconnue.

Pour la substance grise, les cornes antérieures correspondent à l'atrophie musculaire ; la partie postérieure et la colonne de Clarke correspondent aux troubles de sensibilité.

En hauteur, nous avons les paralysies musculaires variées que nous avons énumérées pour chaque région. De plus, il y a les troubles du grand sympathique et de l'iris pour la région cervicale, les troubles respiratoires et circulatoires pour les points situés encore plus haut.

La marche de toutes ces myélites chroniques est trop variable pour qu'on puisse donner au PRONOSTIC des règles précises. Assez souvent, des cas qui paraissent fort graves et progressifs peuvent s'amender tout d'un coup et rester stationnaires.

A toutes les poussées des myélites chroniques, comme, au début de ces affections, à tous les phénomènes aigus, quand ils se présenteront, on peut opposer le TRAITEMENT énergique de la myélite aiguë, et notamment les ventouses scarifiées le long de la colonne vertébrale ; plus tard, les vésicatoires ou la cautérisation ponctuée en même temps que les purgatifs, comme l'aloès.

Charcot conseille les cautérisations au fer rouge, même dans la période d'état ou quand la myélite progresse lentement (notamment dans le mal de Pott). On se sert d'un cautère à boule avec pointe volumineuse, de manière à avoir des eschares de la dimension d'une pièce de 20 centimes ; on pénètre assez profondément dans le derme, et on applique six à huit pointes tous les quatre ou cinq jours. — Ces applications sont bien préférables aux caustiques et aux moxas.

On emploie quelquefois l'ergot de seigle pour diminuer la congestion spinale.

Dans la période franchement chronique, le nitrate d'argent a donné des effets douteux ; l'iodure de potassium a produit quelquefois de l'amélioration, même dans des cas non syphilitiques. Le phosphore a une efficacité très-contestable et n'est plus guère prescrit.

L'hydrothérapie a toujours de bons effets sur la nutrition et sur les forces ; elle doit être employée surtout après la cessation des phénomènes d'excitation. — On peut prescrire aussi les eaux sulfureuses ou chlorurées sodiques, comme Balaruc, Bourbon-l'Archambault, Bourbonne ; les eaux des Pyrénées, Aix, etc. Nous y ajouterons La Malou.

Les courants continus paraissent aussi avoir rendu des services. « On appliquera, dit Onimus, sur la colonne vertébrale un courant descendant (30 à 60 éléments), et en même temps, pendant une partie de la séance, on pourra agir à la fois sur la moelle et sur les membres paralysés, en maintenant le pôle positif sur la colonne vertébrale et le pôle négatif sur les membres. »

Pour Earle, le sens du courant serait indifférent. Benedikt dirige le courant vers la lésion, et lui donne alternativement les deux sens, s'il y a troubles de sensibilité et de motilité. Si ces derniers prédominent, il électrise d'abord la moelle, puis la moelle et les nerfs, enfin la moelle et les muscles, excepté quand il y a des phénomènes d'excitation. — Ces questions-là sont encore à l'étude.

Quelques symptômes particuliers méritent aussi dans certains cas un traitement spécial.

Contre les douleurs, on peut employer les injections de morphine, qui calmeront six ou huit heures, et qui sont préférables à l'atropine, sauf dans les cas peu fréquents où elles provoquent des vomissements. Les applications locales de chloroforme sont aussi un bon moyen, qui rougit la peau et agit peut-être par révulsion. A l'intérieur, on peut prescrire la belladone ou le chloral. — Récemment, G. Sée a préconisé l'acide salicylique et les salicylates ; c'est un agent qui n'a pas encore fait complétement ses preuves.

Contre les crises gastriques : injections de morphine au creux épigastrique ; teinture ou sirop d'opium à l'intérieur. Contre les convulsions : bromure de potassium, de 4 à 8 gram. par jour. Contre l'atrophie musculaire: faradisation et gymnastique, pour prévenir ou retarder cette atrophie. Contre les eschares : matelas d'eau, collodion, iodoforme, chloral. Contre la rétention d'urine, la constipation : cathétérisme, purgatifs.

En même temps, il faut placer le sujet dans de bonnes conditions hygiéniques : séjour à la campagne, climat tempéré, proscription sévère de toute espèce d'excès, etc.

CHAPITRE III.

COMPRESSION DE LA MOELLE.

Quoique nous ayons terminé l'histoire des myélites diffuses chroniques, il y a cependant une variété sur laquelle nous devons donner quelques détails particuliers : c'est la myélite transverse qui se développe dans les cas de compression lente de la moelle

Il y a utilité à réunir dans un même chapitre tous les cas de compression spinale. Quoique la compression puisse être due à des causes extrêmement variées, elle entraîne toujours les mêmes lésions : c'est toujours une myélite diffuse transverse avec les dégénérescences ascendante et descendante habituelles ; de là, dans tous ces cas, une symptomatologie commune qui appartient à cette myélite.

En même temps, les phénomènes propres à la cause de la compression évoluent de leur côté, se surajoutent aux symptômes de la myélite et permettent ainsi le diagnostic complet.

Cette étude a été faite d'une manière remarquable par Charcot ; nous suivrons son exposition pas à pas [1].

Les *causes* de la compression peuvent se développer primitivement dans la moelle elle-même, dans les méninges, dans le tissu cellulo-adipeux du rachis, ou dans la colonne vertébrale.

1. Nous rencontrons d'abord les tumeurs de la moelle [2], et notamment :

[1] Voy. aussi Vulpian ; *Leç. sur les mal, du Syst. nerv.*, 1877.
[2] Voy. le travail de Ganguille, anal. in *Centralbl. f. Nerv.*, I, 165.

a, le gliome qui reproduit le type de la névroglie, comme dans le cerveau : on en connaît trois ou quatre faits ; c'est une production très-vasculaire, qui donne lieu quelquefois à des hémorrhagies ; *b*, le tubercule solitaire, tumeur assez fréquente, qui coïncide le plus souvent avec d'autres tubercules en d'autres points du corps ; *c*, le sarcome et le carcinome, qui sont rares ; *d*, la gomme syphilitique, qui a été observée, quoique rarement ; *e*, Charcot ajoute ici la dilatation kystique du canal épendymaire, considérée par Hallopeau comme une myélite diffuse péri-épendymaire.

2. Les tumeurs des méninges sont en général bénignes et se développent à la face interne de la dure-mère. Ce sont des tumeurs plus ou moins arrondies, sessiles ou pédiculées, grosses comme un haricot ou une cerise, tout au plus comme un petit œuf.

Charcot cite parmi les plus communes : *a*, le sarcome fuso-cellulaire et globo-cellulaire ; *b*, le psammome (sable), déjà cité pour le cerveau ; *c*, les échinocoques développés entre le feuillet viscéral de l'arachnoïde et la pie-mère ; *d*, certaines néoplasies inflammatoires, comme la pachyméningite cervicale hypertrophique, sur lesquelles nous reviendrons à propos des maladies des méninges.

3. Certaines tumeurs se développent d'abord dans le tissu cellulo-adipeux du rachis : carcinomes, kystes hydatiques, abcès. Mais le plus souvent les tumeurs que l'on trouve dans cette région se sont développées à l'extérieur du rachis et ont pénétré par les trous de conjugaison : kystes hydatiques, abcès prévertébraux ; elles ont même quelquefois pénétré en usant et dissociant les vertèbres : hydatides, anévrysme de l'aorte, etc. On peut y trouver encore des névromes, fibromes ou myxomes, développés dans l'enveloppe conjonctive des nerfs [1].

4. Dans les lésions vertébrales, sans parler des lésions traumatiques [2], nous avons : *a*, les hypérostoses syphilitiques vertébrales, qui sont rares ; *b*, les arthrites sèches des articulations vertébrales, qui sont rares aussi ; *c*, le mal de Pott et le cancer vertébral, qui sont beaucoup plus fréquents et méritent de nous arrêter un instant.

Le mal de Pott a été bien étudié à ce point de vue dans la Thèse de Michaud, en 1871. Ce n'est pas par la courbure de la colonne que la moelle est comprimée. On voit en effet dans certains cas la paraplégie disparaître, alors que la courbure persiste ; la paraplégie s'observe aussi en l'absence de toute courbure de la colonne et le rachis peut être déformé sans qu'il y ait de la paralysie.

Le plus souvent, un abcès caséeux se forme au niveau des vertèbres malades ; quelquefois cet abcès repousse le ligament vertébral antérieur et

[1] Voy. une observ. de Masse (*Montpellier médical*, nov. 1877).

[2] Voy. un cas de Kahler et Pick, après fracture de la colonne vertébrale. (*Centralbl. f. Nerv.*, III, 77.)

comprime ainsi la moelle. Mais le mécanisme le plus habituel est le suivant : le ligament vertébral se dissocie, s'ulcère et se détruit ; le pus de provenance osseuse irrite la face antérieure de la dure-mère, qui s'enflamme. Il se développe une pachyméningite externe caséeuse spéciale. La face externe de la dure-mère prolifère, végète et forme un champignon qui comprime la moelle. L'inflammation se propage circulairement d'avant en arrière, mais le champignon forme rarement un anneau complet [1].

Le cancer vertébral est plus rare ; on l'observe cependant assez souvent à la Salpêtrière, où Tripier l'a bien étudié dans sa Thèse, en 1866.

Il est en général consécutif au cancer d'autres organes, sutout au cancer du sein, ou bien au cancer du rein, de l'estomac, des ganglions prévertébraux ; c'est une manifestation secondaire, développée à distance ou de proche en proche.

Il peut rester latent dans l'intimité des vertèbres, ramollir également la colonne vertébrale, qui s'affaisse ; toute la vertèbre devient alors comme du caoutchouc. A ce moment, les troncs nerveux sont souvent comprimés dans les trous de conjugaison. Cette compression peut exister et produire sa symptomatologie propre sans que la moelle soit encore intéressée. Enfin, les masses cancéreuses peuvent aussi faire issue hors des vertèbres, gagner le périoste, la dure-mère, comprimer et altérer la moelle à son tour.

Quelle que soit celle de ces causes qui agisse pour produire la compression, la *lésion de la moelle* qui en résulte est toujours la même.

Quelquefois on observe des phénomènes de compression sans altération de la moelle elle-même, c'est-à-dire que l'organe est momentanément gêné dans sa fonction, sans qu'il en résulte de modification anatomique ; au bout de peu de temps, tout rentre dans l'ordre. Cela ne peut évidemment se produire que quand la cause de compression est elle-même fugace et n'agit que d'une manière transitoire.

Ainsi, Ehrling a vu la moelle comprimée par la luxation d'une vertèbre cervicale ; on réduisit : en huit jours, tous les symptômes de compression avaient disparu. Dans un cas de mal de Pott, Brown-Sequard voit une paraplégie survenir brusquement et disparaître 50 heures après : on avait appliqué immédiatement un appareil prothétique approprié.

Les lésions développées ne sont du reste pas toujours en rapport avec la durée et l'intensité de la compression. La compression est quelquefois longtemps supportée et fait ensuite éclater tout d'un coup les accidents médullaires.

Leyden a vu, chez un individu atteint de cyphose datant de l'enfance, la frayeur éprouvée pendant le siége de Strasbourg faire éclater une paralysie

1. Vulpian a observé récemment chez un chien un fait de pathologie comparée du même genre.

qui tua le malade en deux ans : il y avait un ramollissement blanc de la moelle au niveau d'une ancienne carie vertébrale.

Mais ces faits sont exceptionnels. En général, la moelle est altérée, et on trouve même des signes de cette lésion dès les premiers temps de la compression.

A l'œil nu, c'est tantôt le ramollissement, tantôt l'induration de la région médullaire malade. Mais au microscope, on reconnaît toujours une lésion analogue : une myélite transverse interstitielle avec destruction plus ou moins complète des tubes nerveux. Il est parfaitement inutile de revenir sur la description détaillée de cette myélite diffuse subaiguë ou chronique, déjà exposée plusieurs fois.

A cette lésion locale s'ajoutent les dégénérescences secondaires habituelles : descendantes dans les cordons antéro-latéraux, ascendantes dans les cordons postérieurs.

Un fait bien remarquable, c'est que cette lésion n'est pas incurable ; la destruction des tubes nerveux n'est pas définitive et irrémédiable. Le fait est incontestable dans le mal de Pott.

Bouvier et Leudet avaient remarqué la curabilité du mal de Pott, même accompagné de paraplégie. Charcot ajoute que le fait est assez fréquent à la Salpêtrière. Des cas sans abcès par congestion, avec un état général satisfaisant, mais présentant des paralysies aussi complètes que possible du mouvement et de la sensibilité, ayant persisté des mois et même des années, peuvent encore guérir.

Charcot présente notamment deux malades très-remarquables à ce point de vue : l'une était restée paralysée dix-huit mois, l'autre deux ans ; elles avaient conservé leur gibbosité, mais pouvaient marcher sans fatigue et faisaient de longues courses. Le médecin de la Salpêtrière attribue toujours ces guérisons à l'intervention de l'art, et spécialement à l'application des pointes de feu sur la gibbosité, de chaque côté des apophyses épineuses.

On a pu observer l'état de la moelle chez une malade ainsi guérie. Réduit au tiers de son volume normal au niveau de la compression, cet organe présentait toutes les apparences de la sclérose la plus avancée. Il y avait des dégénérescences secondaires au-dessus et au-dessous. Et cependant le retour des fonctions était parfait au moment de la mort. — Au sein des tractus fibreux, très-denses et très-épais, il y avait des tubes nerveux en assez grande quantité, avec leur cylindre axe et leur myéline. — Leur présence expliquerait très-bien anatomiquement la guérison.

Quant au mode de développement de ces tubes nerveux, il est inconnu. Est-ce une reproduction[1] de toutes pièces ? Est-ce une reformation de myéline autour de cylindres d'axe persistants ? — Il est très-curieux, en tout

[1] Voy. les idées de Ranvier sur la Régénération des nerfs, dans le chapitre consacré plus loin à l'étude des Névrites.

cas, de voir toutes les fonctions rétablies dans les membres inférieurs avec un segment de moelle aussi réduit.

Les *symptômes* sont de deux espèces, que Charcot appelle extrinsèques et intrinsèques. Les symptômes extrinsèques sont dus à la compression, non de la moelle, mais des racines nerveuses ; ils précèdent, quand la cause de compression est extra-spinale, les symptômes intrinsèques, qui sont dus à l'état de la moelle elle-même.

1. Les symptômes extrinsèques d'irritation des racines nerveuses sont surtout douloureux ; ce sont des pseudo-névralgies, de véritables névrites douloureuses. La douleur siége sur le trajet des nerfs sans qu'il y ait de points douloureux, et s'accompagne de troubles trophiques. La douleur est souvent rapportée seulement à l'extrémité périphérique.

Dans les tumeurs intra-rachidiennes, ces phénomènes précèdent en général la myélite ; c'est une douleur souvent très-limitée, suivant le volume et le siége de la tumeur. Dans le mal de Pott, on peut rapporter à cette catégorie les douleurs en ceinture, les névralgies brachiale, sciatique, etc., les troubles trophiques, zona, atrophie musculaire ; tout cela pouvant précéder de longtemps la première apparition des symptômes spinaux.

Ces signes prennent une importance toute spéciale et une forme particulière dans le cancer vertébral, à cause de la compression énergique et de l'irritation considérable des racines nerveuses dans les trous de conjugaison. C'est la paraplégie douloureuse des cancéreux, bien mise en lumière par l'École de la Salpêtrière.

Supposez, comme cas typique, que les vertèbres lombaires soient envahies dans leur totalité. Des douleurs vives étreignent en ceinture à la partie inférieure de l'abdomen, et se répandent le long des nerfs cruraux et sciatiques. Il y a hyperesthésie des téguments dans les régions qui répondent à la distribution des nerfs douloureux. Le moindre attouchement est souvent des plus pénibles.

Ces douleurs sont permanentes ou à peu près, avec des crises d'exacerbation périodique survenant souvent la nuit. Tous les mouvements dans le lit, la station, la marche, les exaspèrent ; d'où une véritable impotence sans qu'il y ait de paralysie.

Dans les paroxysmes, les douleurs sont atroces; on les compare à l'écrasement des os, à la morsure d'un gros animal. On éprouve de grandes difficultés à les calmer, même par les narcotiques à haute dose. Puis, tout d'un coup, on constate des amendements inespérés, sans cause.

Quelquefois, en même temps, il y a une éruption de zona le long des nerfs affectés. Souvent les parties sont anesthésiées tout en étant douloureuses ; il peut aussi y avoir de l'atrophie musculaire ou des contractures.

Comme symptômes concomitants, on trouve une douleur locale vive à la pression ; et une courbure à grand rayon de la colonne vertébrale.

Ces phénomènes de paraplégie douloureuse[1] peuvent faire diagnostiquer un cancer vertébral ; et comme ce cancer est très-rarement primitif, Charcot a pu, sur ces seuls signes, rechercher et découvrir au sein d'une dame un squirrhe atrophique qui avait été méconnu.

2. Les symptômes intrinsèques sont ceux de la myélite transverse. Un seul fait particulier doit être noté : il y a très-peu de troubles sensitifs[2] ; les troubles moteurs prédominent d'emblée ou très-vite. A part cela, ce sont les signes habituels de la myélite transverse, variables avec l'étendue de la lésion (hémiparaplégie[3], etc.), et son siége (lombaire, dorsal, cervical).

L'absence relative de douleurs est précisément la caractéristique des symptômes intrinsèques, par rapport aux extrinsèques.

Les éléments du *diagnostic* différentiel se tirent de l'apparition et de la nature des phénomènes extrinsèques avant le développement des signes de myélite.

Nous avons déjà indiqué les beaux résultats du *traitement* par les pointes de feu, notamment dans la compression par le mal de Pott.

[1] Tous ces phénomènes douloureux qui accompagnent, soit le mal de Pott, soit le cancer vertébral, sont dus surtout à la compression des racines nerveuses. Mais Vulpian a montré qu'il faut aussi faire jouer un certain rôle à la sensibilité propre de la dure-mère, qui apparaît très-rapidement dès que cet organe est malade ou seulement irrité pendant peu de temps.

[2] Vulpian a beaucoup insisté sur cette absence des troubles sensitifs dans la paraplégie par compression. Cela peut venir de ce que la substance grise conduit les sensations, même quand elle est réduite à un petit volume, et par suite qu'elle peut supporter la compression avec moins de préjudice pour ses fonctions que les cordons latéraux.

[3] Voy. notamment l'observ. CXXXIX de la *Clin. de la Charité* de Vulpian (pag. 658 et 667).

ARTICLE III.

Maladies diffuses cérébro-spinales.

CHAPITRE PREMIER.

SCLÉROSE EN PLAQUES.

La sclérose en plaques est un type clinique bien défini et bien séparé dans le groupe des myélites diffuses chroniques. Toutes les myélites étudiées jusqu'ici étaient continues; leur lésion pouvait se propager, envahir, mais c'était de proche en proche. Ici, les plaques apparaissent en des points très-variés du système nerveux (cerveau, moelle, système périphérique même), et cela sans liaison apparente ni connue entre ces divers foyers. — Cette myélite méritait donc une description à part.

On peut définir cette maladie : une inflammation chronique diffuse caractérisée par des plaques de sclérose disséminées en différents points du système nerveux.

C'est Cruveilhier qui a le premier observé, décrit et figuré la sclérose en plaques, dans son immortel *Traité d'anatomie pathologique*. Dans les 22e et 23e livraisons, on trouve la lésion représentée et les observations cliniques correspondantes.

Carswell étudie ensuite cette lésion en Angleterre, mais sans observation clinique, et dans un livre dont les éléments avaient été surtout réunis à Paris.

La maladie est donc née en France. Dans une deuxième période, elle y est cependant peu étudiée ; ce sont les travaux allemands qui occupent la scène.

Türck l'observe en 1855; puis Frerichs, Valentiner, Rindfleisch, Leyden, Zenker, en font l'étude successive, mais encore incomplète.

Alors la question revient en France et reçoit son complet développement à la Salpêtrière. En 1862, Charcot et Vulpian en commencent l'étude ; puis viennent le travail de Bouchard, la Thèse d'Ordenstein ; en 1867, le Mémoire très-complet de Bourneville et Guérard, etc.; tous travaux sortis de la Salpêtrière et qui fondent réellement ce type clinique. En 1873, Charcot

le décrit d'une manière complète dans ses *Leçons*. Quoique cette description soit aujourd'hui entre toutes les mains, nous la suivrons pas à pas, ne pouvant pas en faire une meilleure.

Anatomie pathologique (Voy. les Planches VIII et IX).—Les plaques de sclérose sont des plaques grises ayant un peu l'aspect de la substance grise normale. Elles tranchent nettement dans la substance blanche, mais sont difficiles à distinguer au premier abord dans la substance grise. Exposées à l'air, elles prennent une couleur rosée ; des vaisseaux abondants s'y dessinent, et on les reconnaît alors très-bien.

Quelquefois elles sont saillantes et turgescentes, d'autres fois sur le même niveau que les surfaces voisines ; elles peuvent même être déprimées, surtout quand elles sont plus anciennes. Leur consistance est ferme, leur surface de section nette, et il s'en écoule souvent un liquide transparent.

En somme, c'est là une grosse lésion, facile à voir déjà à l'œil nu. Il est étonnant, comme le dit Charcot, qu'elle ait échappé si longtemps à l'attention des observateurs.

Ces taches à contours plus ou moins réguliers, mais toujours bien circonscrites, sont répandues sur toute l'étendue du système nerveux; tantôt discrètes, tantôt confluentes.

Au cerveau, on trouve des plaques, assez rarement dans la substance grise corticale, plus souvent dans les parties centrales, sur les parois des ventricules, dans la substance blanche du centre ovale, sur le septum lucidum, sur le corps calleux, dans les couches optiques ou les corps striés.

Le cervelet présente des plaques intérieures occupant spécialement le corps rhomboïdal.

Le bulbe, la protubérance, offrent très-souvent aussi des plaques périphériques ou profondes. Au bulbe, les olives, les pyramides, les corps restiformes, la région postérieure des noyaux d'origine des nerfs ; à la protubérance, la face antéro-inférieure surtout, ont été trouvés atteints. Il en est de même des tubercules mamillaires et des pédoncules cérébraux.

A la moelle, on peut apercevoir déjà, à travers la pie-mère, des taches grises qui prennent la teinte saumon au contact de l'air ; ces taches occupent toutes les régions (cervicale, dorsale, lombaire) et tous les systèmes, sans respecter ni sillons ni commissures.

Les nerfs peuvent aussi être atteints ; on peut les voir sortir d'une plaque de sclérose. On a constatée aussi des plaques sur les racines antérieures ou postérieures des nerfs rachidiens. Vulpian en a observé sur certains nerfs crâniens, tels que les nerfs optiques, olfactifs, trijumeaux.

De cette anatomie pathologique grossière, on peut déjà déduire deux remarques importantes pour la clinique :

1. Cette diffusion étrange et sans règle connue des lésions entraînera

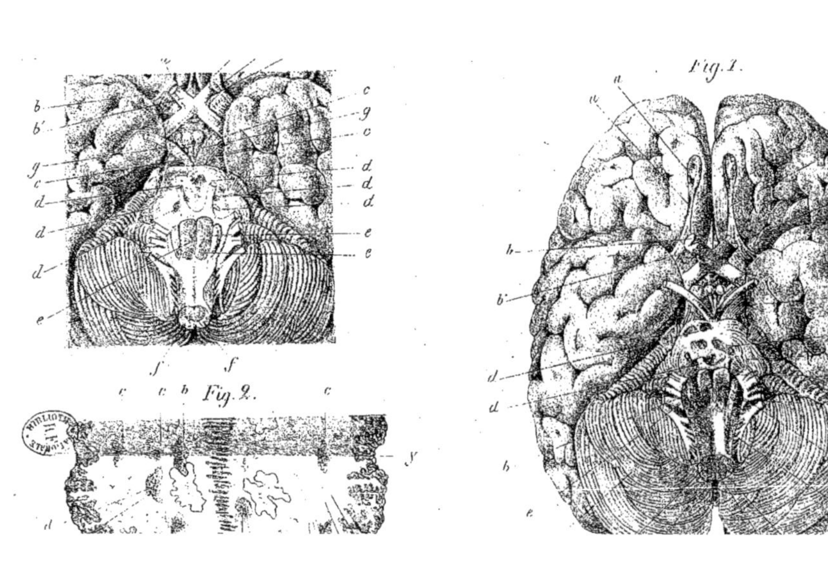
Fig. 1.
Fig. 2.

une combinaison de symptômes bizarre, capricieuse, et il sera fort difficile de trouver une marche typique.

EXPLICATION DE LA PLANCHE VIII.

Fig. 1. — Cerveau tout entier vu par sa base. — *a.* Plaques de sclérose disséminées en différents endroits de la longueur des nerfs olfactifs.

b. Ilots de sclérose sur les nerfs optiques.

b'. Partie restée saine d'un nerf optique.

c. Ilots scléreux sur le pédoncule cérébral gauche.

d. Plaques de sclérose disséminées en divers points de la protubérance, les unes superficielles, les autres profondes ; aspect un peu déprimé au niveau de ces plaques. Les nerfs émergeant de la protubérance paraissent sains.

e. Plaques de sclérose, occupant irrégulièrement divers points du bulbe rachidien et de la moelle allongée (pyramides antérieures, surtout la droite), olive, cordon antéro-latéral.

e'. Parties restées saines sur quelques points du bulbe rachidien.

f. La coupe terminale laisse voir jusqu'où a pénétré profondément dans la moelle même, à ce niveau, la lésion scléreuse et comment elle y est irrégulièrement distribuée.

f'. Quelques points restés sains. Les nerfs émergeant du bulbe paraissent sains.

Fig. 2. — Coupe horizontale du cervelet, faite de façon à reployer facilement l'une sur l'autre les deux parties ainsi divisées symétriquement.

y z. Ligne d'intersection des deux plans (horizontal et vertical résultant de la coupe).

a. Plaques de sclérose disséminées dans la substance blanche.

b. Plaque scléreuse ayant envahi le corps rhomboïdal.

c. Plaques de sclérose qui ont été sectionnées presque symétriquement en deux parties de la coupe horizontale.

d. Vaisseaux très-visibles au milieu des plaques scléreuses,

e. Vaisseaux devenant de plus en plus apparents dans la substance blanche, à mesure que la coupe est laissée à l'air, sorte de piqueté très-accentué.

Fig. 3. — Portion du cerveau vu par sa base. — *a.* Nerfs olfactifs paraissant sains.

b. Ilots de sclérose sur les nerfs optiques.

c. Ilots de sclérose sur les pédoncules cérébraux.

d. Plaques de sclérose disséminées en divers points de la protubérance, les unes superficielles et les autres profondes. Aspect un peu déprimé au niveau de ces altérations. Les nerfs émergeant de la protubérance paraissent sains.

e. Plaques et îlots de sclérose occupant irrégulièrement divers points du bulbe rachidien et de la moelle allongée (pyramides antérieures, complétement ; olives, incomplétement).

f. La coupe terminale fait voir jusqu'où a pénétré profondément dans la moelle même, à ce niveau, la lésion scléreuse, et comment elle y est irrégulièrement distribuée. Les nerfs émergeant du bulbe paraissent sains.

g. Sclérose, au début, dans le tissu qui constitue l'espace perforé postérieur.

2. Suivant la prédominance des lésions sur telle ou telle région, on peut distinguer trois formes principales à la maladie : une forme spinale, une forme cérébrale et une forme cérébro-spinale.

Sur l'histologie pathologique de la plaque de sclérose, Charcot entre dans de très-grands détails auxquels je renvoie et qui me paraissent inutiles ici, à cause des cas nombreux dans lesquels nous avons déjà eu à parler de ce processus anatomique de la sclérose.

Je rappelle simplement l'existence normale de la névroglie, de ses filaments fins entre-croisés et présentant des cellules de tissu conjonctif, à leurs points d'entre-croisement notamment; c'est là le siége de la lésion.

EXPLICATION DE LA PLANCHE IX.

Fig. 1. — Myélite scléreuse ou prolifération diffuse (sclérose en plaques). — Coupe transversale de la moelle épinière, au niveau de la quatrième paire cervicale. *s s*, plaques grisâtres de sclérose ; *c c*, cornes antérieures ; *r r*, racines postérieures.

Fig. 2. — Portion de la coupe précédente grossie. *s s*, partie sclérosée où l'on aperçoit, sous forme de points noirs assez gros : *a*, les cylindres axes privés de leur enveloppe de myéline par suite du développement de fibrilles conjonctives nouvelles. Le piqueté très-fin qui s'observe au centre de la plaque scléreuse est dû à la section transversale des fibrilles longitudinales. *l l*, limite de l'altération, où l'on voit des sections de tubes nerveux sains à côté de tubes nerveux en voie d'atrophie. *v v*, coupe de vaisseaux.

Fig. 3. — A, cellules conjonctives de la névroglie contenant trois ou quatre noyaux ; B, petit foyer de noyaux entourés d'une substance vaguement fibrillaire et pointillée s'interposant aux tubes nerveux (zone périphérique) ; C, coupe transversale d'un vaisseau contenant des corps granuleux, des corps amyloïdes et des granulations graisseuses libres ; D, coupe longitudinale de la moelle au niveau d'une plaque de sclérose ; *e e*, zone périphérique de la plaque où se trouvent un assez grand nombre de tubes nerveux avec des cylindres axes *i*, entourés de corps granuleux *g* et amyloïdes *h* ; *f f*, zone plus rapprochée du centre de la plaque ; *k*, fibrilles longitudinales onduleuses de la partie centrale de la plaque ; *l*, foyers de noyaux disposés par séries longitudinales.

Fig. 4. — Coupe transversale de la moelle épinière au niveau de la région dorsale. Les parties grisâtres indiquent les points sclérosés.

Fig. 5. — Coupe au niveau de la partie moyenne de la région lombaire.

La plaque, qui à l'œil nu semble nettement séparée des parties saines avoisinantes, présente en réalité à la périphérie tous les termes de transition insensible. — Dans une première zone, périphérique, il y a un épaississement notable des trabécules du réticulum, des noyaux plus volumineux et multipliés à chaque point d'entre-croisement ; le tube nerveux

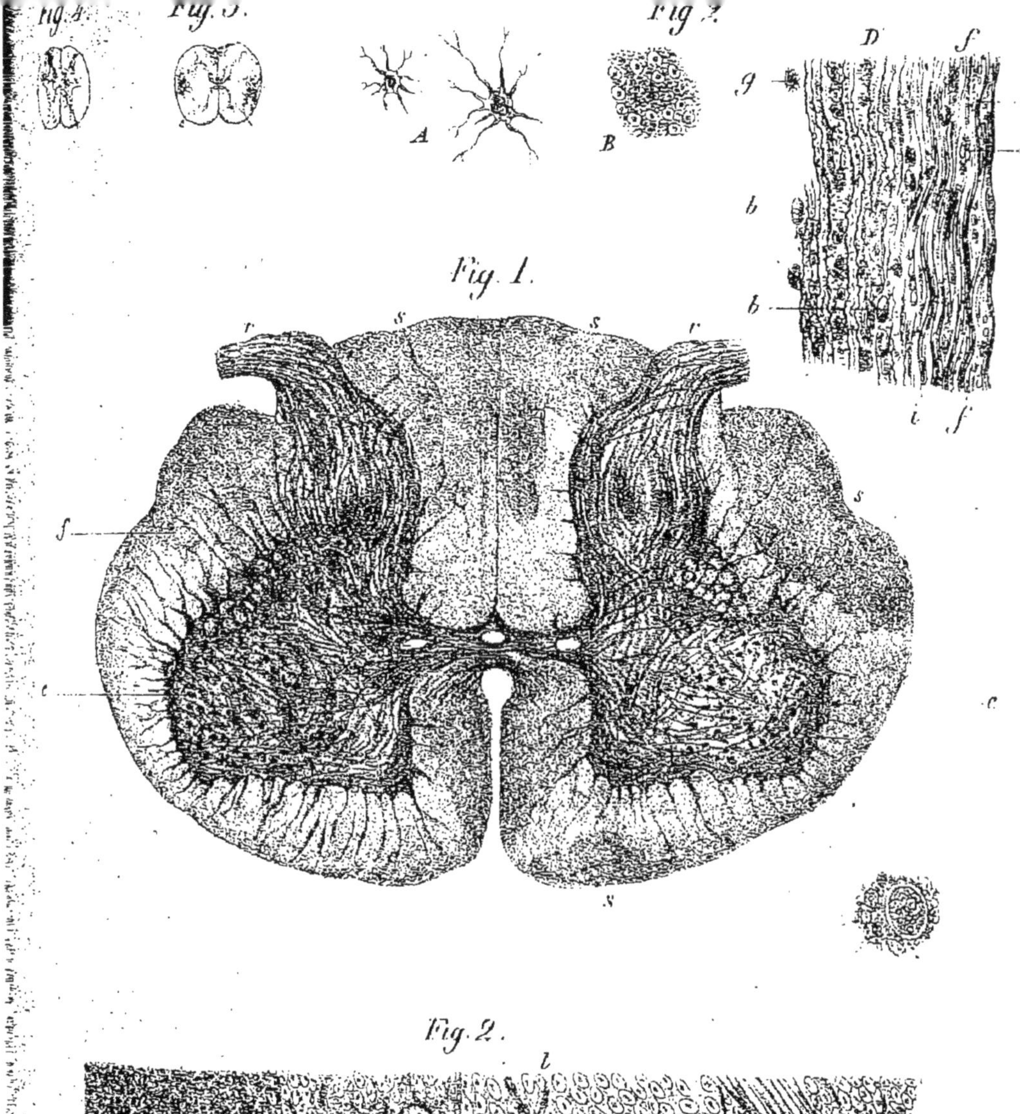

Fig. 2.

l

s

l

commence à s'atrophier, du moins quant à sa myéline, le cylindre axe conservant son volume, l'augmentant même quelquefois. — Dans une deuxième zone, de transition, les tubes nerveux sont encore plus grêles par disparition des gaînes de myéline; le cylindre axe peut au contraire avoir acquis des dimensions colossales; les trabécules, toujours épaissies, prennent l'aspect fibrillaire; des fibrilles parallèles aux éléments nerveux envahissent de plus en plus la région tout entière. — Dans une troisième zone, centrale, les fibrilles ont tout envahi; le réticulum fibroïde du début avec ses cellules-nœuds a disparu; quelques cellules atrophiées forment de petits groupes dans les intervalles des fibrilles. Les tubes nerveux sont remplacés aussi par les fibrilles; seulement le cylindre axe persiste encore, mais réduit de diamètre et souvent difficile à distinguer.

C'est donc là une prolifération conjonctive, une sclérose ordinaire. Seulement le caractère important qui, d'après Charcot, appartiendrait en propre à la sclérose en plaques, est la persistance de ces cylindres axes au milieu de la lésion la plus avancée. Cela ne s'observe pas dans les scléroses fasciculées, systématiques, que nous avons déjà étudiées.

Les parois des vaisseaux participent à l'altération. A la périphérie, il y a prolifération des noyaux et épaississement de la paroi; puis la paroi devient aussi fibrillaire et envahit la lumière du vaisseau en le rétrécissant considérablement.

Quelques corps amyloïdes sont répandus dans le tissu fibrillaire, mais ils sont moins nombreux que dans les autres formes de sclérose.

Les tubes nerveux, au milieu de ce tissu conjonctif en prolifération, ont subi les altérations que présentent les nerfs sectionnés. La myéline se désagrége après s'être coagulée et fragmentée; on trouve à l'état frais des corps granuleux, granulo-graisseux, qui sont la trace de cette myéline en train de disparaître. Ces corps graisseux ne se retrouvent plus dans la lésion avancée, au centre de la plaque; ils ont disparu par résorption. On les retrouve, en effet, alors accumulés dans les gaînes lymphatiques des vaisseaux de la région, qu'ils distendent.

Dans la substance grise, la névroglie est le siége du même processus. Les cellules nerveuses ne présentent pas de prolifération nucléaire, elles dégénèrent. Les prolongements disparaissent, et puis le corps lui-même de la cellule s'atrophie.

Debove a un peu modifié, en 1873, après les recherches de Ranvier sur le tissu conjonctif, la description histologique de la plaque de sclérose : il y a trouvé des fibrilles et les cellules plates en tout semblables à celles du tissu conjonctif courant.

Quoi qu'il en soit, on voit qu'il s'agit là d'une inflammation interstitielle du système nerveux; les autres lésions sont secondaires et consécutives.

HISTOIRE CLINIQUE. — Le symptôme capital sur lequel il faut tout d'abord

attirer l'attention est le *tremblement*, non qu'il soit le premier à se développer, mais parce que c'est le plus important et le plus spécial.

Le malade, arrivé à une période avancée de son affection, tremble de partout quand il marche ; la tête et les membres sont également secoués. Si le malade s'asseoit, le tremblement disparaît complétement dans les membres supérieurs et inférieurs, qui deviennent immobiles ; il persiste dans le tronc et dans la tête, qui ne sont pas dans le repos musculaire. Quand le malade est au lit, tout tremblement disparaît. — On le voit, le tremblement ne se produit donc qu'à l'occasion des mouvements volontaires.

Le bras, au repos, ne tremble pas. Faites-lui saisir un objet, un verre par exemple, le tremblement commence, puis augmente quand le mouvement devient plus étendu, et, quand le but va être atteint, les dents sont violemment choquées par le verre, dont le contenu est projeté au loin.

Les petits mouvements, comme l'acte d'effiler du linge ou d'écrire, provoquent un tremblement peu étendu.

C'est là un symptôme qui, avec tous ces caractères, a une importance capitale, sans être pathognomonique. Ce tremblement se distingue de celui de la paralysie agitante en ce que ce dernier se produit en dehors des mouvements volontaires, ne s'arrête que dans le sommeil, mais pas au repos[1]. Même quand il n'est pas continu, le tremblement de la paralysie agitante se produit plutôt pendant le repos. De plus, dans cette névrose, la tête ne participe pas au tremblement ; elle peut présenter des secousses transmises, mais pas de secousses directes ; c'est l'inverse pour la sclérose en plaques. De plus, les secousses de la paralysie agitante sont plus régulières et moins étendues ; les mouvements de la sclérose en plaques sont beaucoup plus amples et ont quelque chose de la chorée.

On distinguera cependant facilement cet état de la chorée, en ce que, malgré les oscillations folles, ici la direction générale du mouvement est conservée : le verre va à la bouche. Dans la chorée, au contraire, la direction du mouvement est faussée par des mouvements anormaux qui font manquer le but. De plus, les mouvements du choréique se produisent au repos : tout d'un coup il se met à tirer la langue ou à gesticuler ; ce qui n'arrive pas dans la sclérose en plaques.

On reconnaîtra l'ataxie locomotrice, en ce que dans l'ataxie il n'y a rien de rhythmique, de tremblé dans les mouvements. Puis l'occlusion des yeux exagère les mouvements ataxiques et n'influence pas le tremblement de la sclérose.

Ce tremblement peut être limité, atteindre avec les mêmes caractères

[1] Schultze (*Virch. Arch.*, LXVIII, 120. *Rev. des Sc. méd.*, XI, 155) a publié l'observation d'un malade qui présentait le tremblement de la paralysie agitante et chez lequel on trouva des lésions scléreuses disséminées. L'histoire anatomique de ce sujet est mieux à l'abri de la critique que son histoire clinique.

les membres supérieurs, les membres inférieurs et la tête ; il peut aussi manquer complétement. Mais ceci est tout à fait exceptionnel.— Il disparaît du reste à une période plus ou moins avancée de la maladie, quand les membres sont immobilisés par des contractures permanentes. — Ce symptôme, habituellement tardif, marque d'autres fois le début de la maladie.

A côté du tremblement, il faut connaître les *troubles de la vision*[1] qui se présentent dans cette maladie.

Nous distinguerons les troubles oculo-moteurs, les modifications pupillaires et les altérations du fond de l'œil.

Le nystagmus a été noté dans la moitié des cas; quelquefois il est constant, d'autres fois il ne se produit que quand le malade fixe un objet. De Graefe le considère comme un phénomène parétique.

Quelquefois il y a de la diplopie, phénomène du début et en général transitoire, comme dans l'ataxie locomotrice. Liouville cite un cas dans lequel il y avait du strabisme externe; on ne trouvait plus de diplopie, mais elle avait existé. On a observé aussi, dit Robin, de véritables paralysies de la troisième paire avec ptosis, strabisme, mydriase.

« L'inégalité pupillaire, dit le même auteur, dominerait, comme dans la paralysie générale et le tabes; mais on ne sait rien de définitif et nous manquons encore de statistique dans le genre de celles qui ont été faites pour la périencéphalite et le tabes. M. Vincent dit bien que, dans les scléroses des centres nerveux, le myosis, quand il existe, n'empêche pas les pupilles de réagir à la lumière et à l'accommodation; cette indication serait précieuse au point de vue du diagnostic si elle était vérifiée, mais à peine a-t-elle été avancée que les objections s'élèvent. M. Coingt déclare, en effet, que chez les deux scléroses en plaques qu'il a examinées, les pupilles en myosis réagissaient mal à la lumière, tandis que leurs variations étaient appréciables dans les actes de l'accommodation. »

Enfin on peut aussi observer l'atrophie du nerf optique, quoique moins souvent que dans le tabes.

« Cette atrophie, dit Robin, est caractérisée surtout par la conservation relative d'un certain degré de vision (ce qui s'accorde bien avec la persistance des cylindres axes du nerf optique) et par la *conservation de la perception des couleurs*. Ce dernier signe est de la plus haute importance, puisqu'un ataxique au début, dont la vision a encore peu baissé, pouvant lire de fins caractères, ne reconnaît plus le vert, par exemple, tandis que dans une sclérose en plaques déjà ancienne, où l'acuité visuelle est tombée à un dixième, la perception des couleurs reste intacte.

»... Voici l'aspect habituel de la papille : les contours sont parfois irréguliers; la diminution du calibre des artères est bien plus rapide que dans

[1] Voy. la Thèse d'agrég. de A. Robin (Paris, 1880), pag. 88, 213 et 334.

l'atrophie du tabes et les vaisseaux deviennent bientôt filiformes, tandis que les veines paraissent au contraire avoir augmenté de volume.»

L'*embarras de la parole*, qui doit nous arrêter maintenant, a une grande valeur diagnostique; on le rencontre vingt fois sur vingt-trois cas, et avec des caractères spéciaux.

La parole est lente, traînante, par moments presque inintelligible. La langue semble devenue trop épaisse : c'est le débit des gens avinés. Les mots sont scandés, avec une pause entre chaque syllabe, et celles-ci sont prononcées lentement. Il y a de l'hésitation dans l'articulation des mots sans rien qui ressemble au bégaiement. Les consonnes comme *l*, *p*, *g*, sont particulièrement mal prononcées.

Souvent aussi la langue tremble quand elle est tirée hors de la bouche; mais le fait n'est pas constant et l'embarras de la parole en est indépendant.

L'embarras de la parole peut aller en s'aggravant progressivement, ou bien quelquefois il survient par accès avec des améliorations temporaires.

C'est la reproduction à peu près complète du mode de parler dans la paralysie générale. Le diagnostic est impossible sur ce seul signe. Dans les deux maladies, l'articulation des mots est souvent précédée d'une légère contraction comme convulsive des lèvres.

Un symptôme fréquent, qui se présente le plus souvent au début, est le *vertige* : les objets tournent avec une grande rapidité, et le malade lui-même est entraîné dans un mouvement circulaire; menacé de perdre l'équilibre, il s'attache aux corps environnants. Ces vertiges reviennent par accès de courte durée.

Ils peuvent quelquefois persister pendant un certain temps avec le tremblement et les paralysies. Ils contribuent alors à rendre la station et la marche titubantes, presque impossibles.

Il ne faut pas confondre cette titubation avec celle qui pourrait provenir de la diplopie; dans ce dernier cas, le trouble cesse d'exister quand le malade tient un des yeux fermé.

Ces malades ont un *facies* spécial bien décrit par Charcot, et un *état mental* important à noter.

Le regard est vague et incertain; les lèvres sont tombantes et entr'ouvertes; les traits expriment l'hébétude, quelquefois la stupeur.

La mémoire est notablement affaiblie; les conceptions sont lentes, les facultés affectives émoussées. Le malade a une indifférence presque stupide à toutes choses. Il rit ou pleure niaisement, sans motifs. D'autres se mettent en colère sans raison. On peut même voir éclater une des formes classiques de l'aliénation mentale.

Dans quelques cas, c'est le délire des grandeurs; dans d'autres, la lypémanie, des hallucinations. Ainsi, un malade de Leube se croyait destiné à devenir roi ou empereur, disait posséder un grand nombre de bœufs, de chevaux, devait épouser une comtesse, etc. Une malade de Charcot voyait

des personnages effrayants et entendait des voix qui la menaçaient de la guillotine; croyant qu'on voulait l'empoisonner, elle se mit à refuser toute nourriture pendant vingt jours et dut être nourrie avec la sonde œsophagienne.

Souvent, dès les premiers temps de la maladie, il se développe un *état parétique* des membres, ordinairement sans troubles de la sensibilité. Le début se fait par un membre inférieur; la jambe paraît lourde, difficile à mouvoir; le pied tourne dans la marche ou la jambe fléchit sous le corps. Puis l'autre membre se prend.

Il n'y a en général pas de troubles de la sensibilité, ou bien ce sont quelques fourmillements ou un peu d'engourdissement. Il n'y a ni anesthésie, ni douleurs fulgurantes, en ceinture, etc.; pas d'ataxie ni d'influence de la vue; pas de troubles trophiques. Ces signes ne se rencontrent pas du moins dans la majorité des cas observés; on peut les trouver dans quelques cas insolites.

Ainsi, on a noté quelquefois des phénomènes complets d'ataxie locomotrice : incoordination augmentée par l'occlusion des yeux, anesthésie, douleurs fulgurantes. Le diagnostic est toujours facile dans ces cas, par la présence des autres signes de la sclérose en plaques. — Dans ces faits-là, du reste, il n'y a pas de superposition de la sclérose fasciculée des rubans postérieurs et de la sclérose en plaques : ce sont simplement des plaques de sclérose diffuse qui intéressent les cordons postérieurs. Charcot a cité plusieurs faits de cette forme ataxique [1].

Il en est de même de l'atrophie musculaire, qui a été aussi constatée. Dans ces cas, une plaque intéressait les cornes antérieures, et ce n'était pas une atrophie musculaire progressive vraie surajoutée. Dans un cas d'Ebstein, il y avait atrophie de la langue, et une plaque intéressait le noyau bulbaire d'origine de l'hypoglosse.

A une certaine période de la parésie, soit spontanément, soit sous l'influence d'excitations, on voit survenir des espèces de *contractures* dans les membres inférieurs. Ces membres se raidissent dans l'extension et s'accolent en même temps l'un à l'autre. Ces accès durent quelques heures, parfois quelques jours ; ils sont séparés par des intervalles plus ou moins longs. Ils vont en se rapprochant et aboutissent enfin à une contracture permanente.

A ce moment, les membres inférieurs sont dans l'extension, les pieds en pied bot varus équin ; les genoux, serrés l'un contre l'autre, ne peuvent être écartés qu'avec un violent effort. Les deux membres sont également atteints. Quelquefois, en soulevant un des membres par le bout, on entraîne la moi-

[1] Westphal (*Arch. f. Psych. u. Nerv.*, IX, 2. *Centralbl. f. Nerv.*, II, 274) a publié un cas où la sclérose en plaques coexistait avec la lésion systématisée des cordons postérieurs.

tié inférieure du corps tout d'une pièce. Rarement et seulement à la fin, la flexion peut prédominer sur l'extension.

Exceptionnellement, les membres supérieurs peuvent aussi être atteints ; ils restent alors appliqués le long du corps dans l'extension forcée. C'est un spasme général qui occupe même les antagonistes, et il est aussi difficile de fléchir les membres étendus que de les étendre quand ils sont fléchis.

Le « phénomène du pied » peut être provoqué; la trépidation épileptoïde est produite par diverses excitations : extension de l'orteil, faradisation, pincement de la peau, froid, chatouillement de la plante du pied, efforts même du malade. Le tremblement convulsif du membre peut s'étendre à tout le corps ; on l'arrête en fléchissant l'orteil subitement et avec force.

Cette épilepsie spinale est souvent ici tonique, tandis qu'elle est habituellement saltatoire dans les autres affections spinales.

Tout cela n'est du reste que la symptomatologie commune des lésions des cordons latéraux.

Pitres [1] a publié un fait de sclérose en plaques simulant la sclérose latérale amyotrophique et un autre simulant le tabes dorsal spasmodique (formes *atrophique* et *spasmodique* qui doivent prendre place dans les anomalies de la maladie que nous étudions).

La sclérose en plaques est souvent traversée et plus souvent encore terminée par des *attaques apoplectiformes*. Ces attaques se présentent aussi dans la paralysie générale, et là on peut les rencontrer sous deux grandes formes : les attaques apoplectiformes et les attaques convulsives ou épileptiformes. La première forme a été seule observée jusqu'à présent dans la sclérose en plaques. On rencontre encore ces attaques dans certains cas d'hémiplégie ancienne, suite d'hémorrhagie ou de ramollissement avec dégénérescences secondaires.

Le caractère commun de toutes ces attaques est qu'elles ne correspondent à aucune lésion appréciable à l'autopsie. On ne trouve, quand le malade y succombe, aucun signe de la congestion qu'on avait supposée cliniquement. Cela peut s'expliquer par la fugacité de l'hyperémie.

Tout d'un coup, sans prodromes, l'attaque commence par l'obnubilation des facultés intellectuelles ou par un coma profond. Quelquefois des convulsions s'y joignent (épileptiformes), quelquefois pas (apoplectiformes). L'hémiplégie se développe avec flaccidité et rarement avec contractures. Ces symptômes peuvent s'apaiser rapidement ou conduire à la mort. Dans le premier cas, tout se dissipe promptement ; l'hémiplégie dure un peu plus, mais disparaît aussi sans laisser de traces.

Ces attaques laissent en général après elles une aggravation notable dans les symptômes de la maladie. Rarement on les observe plusieurs fois ; on les a cependant notées trois fois et jusqu'à sept fois dans le même cas.

1 *Revue mensuelle*, 1876, 12.

Pendant ces crises, le pouls est toujours accéléré, et, fait important, la température s'élève rapidement. Dès les premières heures qui suivent l'invasion, elle peut atteindre 38°, 5 ou 39° ; après douze ou vingt-quatre heures, elle arrive à 40°. Si le malade doit guérir, elle décroît rapidement. Quand elle dépasse 40°, cela présage en général une terminaison fatale.

Ces modifications dans la température ont été étudiées par Westphal dans les attaques de la paralysie générale et retrouvées par Charcot dans celles de la sclérose en plaques et dans celles qui sont consécutives à l'hémorrhagie ou au ramollissement. Ce symptôme a même une grande valeur diagnostique.

Dans l'apoplexie vraie, se rattachant, par exemple, à l'hémorrhagie cérébrale, la température s'abaisse quelques instants après l'attaque et reste pendant vingt-quatre heures au-dessous du taux normal, même quand il y a de fortes convulsions; ici, au contraire, elle s'élève dès le début et monte constamment.

Tels sont les symptômes principaux de la maladie, considérés isolément; il faut voir maintenant comment ils se groupent, étudier la MARCHE de la maladie.

Charcot distingue trois périodes : la première s'étend du début au moment où les contractures permanentes confinent le malade au lit; la deuxième commence à ce moment et dure tant que la nutrition générale ne souffre pas; la troisième est la période terminale.

Première période. — Quelquefois les symptômes céphaliques commencent : vertiges habituels, diplopie transitoire ; puis embarras de la parole et nystagmus.

Le mode d'invasion par les phénomènes spinaux est peut-être plus fréquent ; c'est une parésie qui progresse graduellement avec des rémissions et des intermissions, puis bientôt s'ajoute le tremblement caractéristique. Le début subit est assez rare ; dans ce cas, le sujet a un vertige et de la diplopie tout d'un coup ; en quelques jours, la parésie et le tremblement s'y joignent et la maladie se trouve presque immédiatement constituée en entier.

Quelquefois encore le début a lieu comme dans un cas de Vulpian (*Soc. méd. des Hôp.*, 1869), par une attaque apoplectiforme précédée pendant quelques jours de vertiges, de céphalalgie, et suivie d'hémiplégie temporaire.

Enfin, le début peut encore avoir lieu par des crises gastriques, avec vomissements ou même lipothymies. Ces phénomènes cèdent ensuite la place aux symptômes habituels de la maladie ; ils peuvent reparaître du reste à diverses périodes ultérieures.

Deuxième période. — Les phénomènes ordinaires se sont développés tels que nous les avons décrits. Deux, quatre, six ans après le début, la contracture s'établit.

Troisième période. — Cette période est marquée par l'affaiblissement graduel des fonctions organiques. L'inappétence devient habituelle, la diarrhée fréquente, l'amaigrissement progressif. L'obnubilation de l'intelligence va jusqu'à la démence ; l'embarras de la parole est porté à son comble et aboutit à un grognement inintelligible.

Puis les sphincters se paralysent, la muqueuse vésicale s'enflamme et s'ulcère. Alors surviennent les eschares avec toutes leurs conséquences : les fusées purulentes, l'intoxication purulente ou putride, etc. La mort arrive souvent de cette manière.

La terminaison fatale est encore due à une maladie intercurrente : pneumonie, phthisie caséeuse, dysenterie, etc.

La paralysie bulbaire peut même se développer rapidement et tuer le malade quelquefois avant la troisième période. La déglutition s'embarrasse d'une manière d'abord transitoire, puis permanente ; les accès de dyspnée arrivent ensuite par moments, et la mort survient dans un de ces accès. Dans ces cas, on trouve des plaques de sclérose sur le plancher du quatrième ventricule enveloppant les noyaux d'origine des nerfs bulbaires.

D'autre part, la forme cérébrale est rare, la forme spinale est plus fréquente et la forme cérébro-spinale est encore la plus habituelle.

Enfin il faut bien savoir qu'à côté des cas complets que nous avons pris nécessairement pour types de description et qui sont les plus rares, il y a des cas frustes qui ne sont plus marqués que par un petit nombre des symptômes décrits.

« Il n'est pas en effet, dit Charcot, si je puis ainsi parler, une seule des pièces de l'appareil symptomatique en question qui ne puisse parfois faire défaut. Ainsi, pour ne citer qu'un exemple, le tableau clinique de la sclérose en plaques se trouve dans certains cas réduit, à peu de chose près, à la seule contracture des membres inférieurs, avec ou sans rigidité concomitante des membres supérieurs. En pareil cas, la coexistence actuelle ou passée de quelqu'un des symptômes dits céphaliques, tels que nystagmus, diplopie, embarras particuliers de la parole, vertiges, attaques apoplectiformes, troubles spéciaux de l'intelligence, cette coexistence, dis-je, fournirait cependant un document d'une portée en quelque sorte décisive [1]. »

La Durée moyenne est de six à dix ans, le minimum étant d'un an et le maximum observé de vingt-huit.

Au point de vue de la Physiologie pathologique, chaque symptôme est en rapport avec le siége des plaques, d'après les principes de localisation spinale déjà énoncés plusieurs fois.

[1] Charcot a publié un beau cas de sclérose en plaques fruste dans le *Progrès médical*, 1879, nº 6.

Quant au tremblement, Charcot se demande s'il n'est pas dû à la persistance du cylindre axe au milieu des plaques de sclérose : la transmission des impulsions volontaires serait ainsi gênée, comme saccadée, à travers la plaque, et de là naîtrait le tremblement.

L'ÉTIOLOGIE est encore très-obscure.

Les hommes semblent moins souvent atteints que les femmes. C'est une maladie de la jeunesse ou de la première moitié de l'âge adulte. Le début a lieu le plus souvent de 20 à 25 ans. La limite inférieure (rarement atteinte) est de 7 ans [1] et la limite supérieure de 40.

Dans un cas de Duchenne, l'hérédité paraît jouer un certain rôle.

L'influence des maladies aiguës a été notée dans quelques observations. Ebstein a vu l'affection débuter dans la convalescence d'une fièvre typhoïde; Charcot l'a vue commencer après le choléra et présenter une poussée nouvelle après une fièvre typhoïde; dans un autre cas de Charcot, elle avait débuté après une variole.

On peut aussi accuser l'action prolongée du froid humide et les causes morales, comme les chagrins prolongés, les situations fausses, etc.

Le PRONOSTIC est jusqu'ici des plus sombres. Peut-être plus tard, quand on connaîtra mieux la maladie, la terminaison fatale deviendra-t-elle moins inévitable.

«Dans ces dernières années, dit Vulpian [2], les auteurs anglais ont cité des exemples de sclérose en plaques considérablement amendés, presque guéris, la maladie *durant depuis longtemps* et une thérapeutique assez active (nitrate d'argent, cautérisation ponctuée) ayant été employée. M. Charcot, faisant allusion à ces faits dans son cours de cet hiver, à la Salpêtrière, en citait plusieurs semblables.»

Pour le TRAITEMENT, le chlorure d'or et le phosphure de zinc paraissent avoir fait plus de mal que de bien. La strychnine a quelquefois fait cesser le tremblement, mais temporairement. De même, le nitrate d'argent peut avoir une influence heureuse, mais transitoire. Une contre-indication formelle de ce médicament serait l'épilepsie spinale et les contractures; le nitrate d'argent les exaspérerait. L'hydrothérapie a eu quelquefois de bons résultats.

L'arsenic, la belladone, le seigle ergoté, le bromure de potassium, ont été administrés, mais ne paraissent pas avoir produit grand effet. Il en est de même de la faradisation et des courants continus.

Hammond préconise l'administration simultanée du chlorure de baryum

[1] Pollak (*D. Arch. f. klin. Med. Centralbl. f. Nerv.*, II, 537) a publié une observation dans laquelle la maladie aurait commencé pendant la vie intra-utérine.

[2] *Clin. de la Charité*, pag. 666.

et de la jusquiame; le premier à la dose de 0gr,05 trois fois par jour; l'autre sous forme de teinture aux doses de 1 à 2 gram. le matin, à midi et dans la soirée. « Il faut avoir soin que la teinture de jusquiame soit préparée avec la plante fraîche. Telle qu'on la vend dans les pharmacies, elle est souvent inefficace. »

« A l'aide de ces deux seuls remèdes, continue-t-il, le tremblement est souvent notablement diminué, et la paralysie, comme d'autres troubles moteurs sensitifs, est manifestement amendée. »

D'après le même auteur, l'électricité constitue aussi dans certains cas un auxiliaire puissant. « Le courant primitif composé de quinze éléments de la pile de Smee doit traverser le cerveau dans le sens antéro-postérieur et latéral, et il faut agir aussi sur le nerf sympathique à l'aide d'un courant d'une intensité semblable. Il convient aussi de soumettre les muscles agités de tremblement à l'influence du courant primitif de faible tension. Je ne sais pas si le sens d'un courant a quelque influence, mais il importe qu'il ne soit pas assez intense pour provoquer une vive souffrance. Contre la paralysie, on peut recommander un courant d'induction de moyenne intensité qui peut être également employé avec avantage dans le cas où les contractures viennent à se développer. »

« Si la santé générale a matériellement souffert, on peut administrer avec avantage l'huile de foie de morue, le fer et la strychnine. »

CHAPITRE II.

PARALYSIE GÉNÉRALE [1].

La paralysie générale a été surtout étudiée par les aliénistes. Pendant longtemps on l'a classée parmi les vésanies pures, maladies dont nous n'avons pas à nous occuper ici. Mais actuellement on a trouvé une lésion nette et constante, ce qui nous oblige à étudier cette affection à côté des autres maladies du système nerveux avec substratum anatomique : c'est une inflammation diffuse de tout le système nerveux (cerveau, moelle et nerfs).

On peut définir la paralysie générale : une maladie caractérisée anatomiquement par une inflammation interstitielle diffuse du système nerveux et de ses enveloppes, et cliniquement par l'association de phénomènes psychi-

[1] Magnan; *De la lésion anat. de la paral. génér.*; Th. Paris, 1866, n° 233. — Art. *Paral. génér.*, in *Guide du méd. praticien*. — *Rec. de Mém. sur la pathologie du syst. nerveux*. — *Gaz. méd.*, 1874, pag. 281; 1876, pag. 88, 481. — *Gaz. des Hôp.*, 1868. — *Soc. de Biol.*, 1877. — Voy. aussi l'article de Foville dans le *Nouveau Dictionn. de Méd. et de Chir. prat.*, et le *Traité* de Voisin (1880).

ques (troubles intellectuels de différents ordres avec un fond constant de démence).

Tout est français dans l'HISTORIQUE de cette maladie, dans la création et le développement de ce type morbide.

Dans une première période, la paralysie générale est étudiée dans les asiles d'aliénés comme une forme particulière d'aliénation, ou plutôt comme cas de paralysie venant compliquer l'aliénation mentale. — C'est là l'impulsion donnée par Esquirol et suivie après lui.

Cependant Bayle commence à créer l'entité morbide et fait, en 1826, de la paralysie générale une maladie primitive. Mais Calmeil, dans un travail fondamental et resté classique, en 1826 aussi, et Parchappe, encore en 1831, dans une étude très-importante, admettent toujours l'idée de complication.

Baillarger réagit contre cette tendance en 1847, et, reprenant l'idée de Bayle, inaugure la deuxième période, dans laquelle on considère la maladie comme primitive et comme formant un type clinique absolument distinct. C'est là doctrine qui est dès-lors admise par tout le monde, et développée par Falret, Lasègue, Marcé, etc.

Cependant, dans une troisième période, qui est en partie contemporaine de la deuxième, on étudie avec soin l'anatomie pathologique, et on montre que l'entité clinique symptomatique décrite correspond à une entité anatomique avec lésions fixes et assez constantes. Cette étude, déjà commencée par Calmeil et Parchappe, est continuée par Salomon, Rokitansky, Virchow, Magnan, Hayem, Lubimoff, Mierzejewsky, Luys, etc.

Les lésions, uniquement constatées d'abord dans le cerveau, sont ensuite trouvées dans la moelle par Magnan (Thèse inaug., 1866, et article du *Compendium* de Valleix). C'est là le dernier temps de l'historique, après lequel viennent les travaux tout à faits récents, dont je parlerai dans le cours même de l'exposition.

L'HISTOIRE CLINIQUE de la paralysie générale est très-difficile à tracer, à cause des variétés fort nombreuses que présente la maladie. Nous indiquerons d'abord les formes les plus communes, sauf à revenir ensuite sur diverses variétés.

On peut admettre quatre périodes que nous appellerons, avec les auteurs : prodromique, initiale, moyenne et terminale.

I. *Période prodromique*. — Nous décrirons d'abord la forme qui commence par les troubles intellectuels. Elle est quelquefois difficile à déterminer, mais elle est très-importante à bien connaître, à cause de l'utilité qu'il peut y avoir à lutter contre le mal dès le début, et surtout à cause de la responsabilité du malade, dont il faut établir les limites dans bien des circonstances, malgré toutes les apparences de la culpabilité.

Ces phénomènes du début ont été bien étudiés dans la Thèse de Mobèche[1].

1° Un des premiers faits à noter est la modification survenue dans le caractère. Un individu devient irritable, violent, susceptible ; il s'emporte, le plus souvent en paroles seulement ; quelquefois plus, il bat sa femme et les personnes qui l'entourent.

D'autres, au contraire, deviennent sombres, taciturnes ; ils tombent dans un état d'apathie, ne s'occupent plus de leurs affaires, s'enferment chez eux quand on les excite à s'occuper.

D'autres encore (c'est un cas plus fréquent) sont doués d'une activité extraordinaire, véritablement dévorante. Ils déploient dans l'exercice de leur profession un zèle et une ardeur qu'ils n'y avaient pas mis encore. Ils vont, viennent, font mille affaires. Ils entrent et sortent vingt fois d'une pièce. Ils passent des nuits entières à composer, écrire, calculer, parler. Ils conçoivent mille projets qui ne sont pas irréalisables en eux-mêmes (comme ils seront dans la période suivante), mais qui ne sont nullement en rapport avec leur passé, leur position de fortune. Ils font des achats irréfléchis, veulent agrandir leur commerce, créer de nouvelles maisons.

Souvent l'attention des familles est attirée ainsi par les affaires désastreuses dans lesquelles un négociant ou un banquier, jusque-là prudent et honnête, entraîne les siens et ses clients. On comprend l'importance médico-légale de ces faits.

Si, par sa situation, le malade n'est pas à même de donner des signes de cet ordre, son activité trouvera un autre aliment. Marcé cite un individu qui, n'ayant pas autre chose à faire, frottait avec ardeur les meubles et l'escalier de sa maison. Certains tiendront quelques propos extravagants : l'un refusera de payer un cocher de fiacre, l'autre une consommation au café.

Ces premiers symptômes sont très-importants, parce qu'ils ne peuvent frapper qu'un œil exercé.

2° La perversion des facultés morales et affectives est encore un signe important du début. Un homme jusque-là très-honorable, religieux, d'une probité irréprochable, commet tout d'un coup des actes révoltants dont on chuchote dans la famille : actes d'indélicatesse, d'improbité, de débauche. Ce sont encore là des situations très-graves au point de vue de la responsabilité.

Souvent aussi, à ce moment, le sujet peut avoir une espèce de manie de vol. Il prend tout ce qui lui tombe sous la main, des objets sans importance; il le fait sans adresse, sans dissimulation. Un malade de Lasègue avait pris une pomme à l'étalage d'un fruitier et un autre une volaille cuite.

Un autre commettra des actes de libertinage public éhonté, sans raisons apparentes. Il montre un érotisme qui contraste souvent avec son impuissance réelle. Baillarger a noté en effet la perte des facultés génitales dans

[1] *De la pér. prodr. de la paral. génér.*; Th. Paris, 1874, n° 428.

beaucoup de cas, un an et plus avant le début de la paralysie générale confirmée.

Tous ces faits peuvent amener le malade devant les tribunaux, où le médecin a à juger sa responsabilité.

3° Le délire ambitieux si remarquable de la paralysie générale n'est pas encore réalisé; nous le trouverons à la deuxième période. Mais il s'annonce dans ces projets gigantesques qui ne sont réalisables que théoriquement, dans cette manie du vol, qui se rattache souvent à une idée de possession générale.

4° Dans les cas où le délire sera à forme hypochondriaque, on voit déjà apparaître cette mélancolie. L'individu est préoccupé; il a des idées tristes. Il peut avoir des hallucinations de l'ouïe, entendre la voix d'un juge qui prononce son arrêt de mort ou celle d'un démon qui le pousse à des actes criminels. Ce sont là plutôt de fausses hallucinations, car l'intelligence est plus en cause que les sens.

Cet état peut engendrer le penchant au suicide.

Les idées hypochondriaques ont du reste un caractère spécial : le malade sent son ventre barré, obstrué; les aliments qu'il ingère passent sous la peau ou sous ses vêtements. Certains malades même se croient morts et restent immobiles, les yeux fermés; ils laissent retomber leurs membres comme des corps inertes, quand on les soulève.

5° En même temps, on peut voir dès cette période que l'intelligence est diminuée, on pourrait dire en quantité; on voit arriver la démence, qui sera le trait fondamental des périodes ultérieures.

La mémoire commence à être affaiblie et la puissance de l'attention également.

Le malade s'aperçoit qu'il n'est plus le même. Il oublie les dates, les noms; il se plaint de manquer d'attention quand il écoute, lit ou écrit. C'est même là un des caractères souvent les plus précoces de la maladie qui nous occupe.

Telle est la période prodromique, qui peut du reste se prolonger très-longtemps, presque indéfiniment.

II. *Période initiale.* — Les troubles intellectuels se caractérisent; ils peuvent prendre deux formes opposées en apparence: le délire ambitieux et le délire hypochondriaque ou mélancolie avec un fond commun de démence.

Bayle a signalé la fréquence de la forme ambitieuse dans le délire de la paralysie générale; c'est en effet très-vrai. Seulement il faut ajouter que le délire ambitieux se présente ici avec des caractères qui lui sont propres.

Il y a d'autres fous qui ont le délire des grandeurs ; il y a notamment des monomaniaques ambitieux qu'il faut savoir distinguer. Celui-ci a un système insensé, mais complet, qu'il suit et développe. Son attitude et ses gestes, tout concorde avec son système; ses phrases successives ne se

contredisent pas, et dans certains cas on pourrait réellement croire que tout cela est vrai.

Chez le paralytique général, au contraire, on reconnaît tout de suite un fond de démence, d'affaiblissement intellectuel, d'où incoordination complète, inconséquence absolue dans les phrases ; on voit immédiatement que tout cela est absurde.

Ainsi, il parle toujours de millions, de milliards ; il a des millions de chevaux ou des milliards de maisons ; il touche la lune avec la main ; il est empereur, Dieu..... Mais il pleurera en parlant des félicités célestes qu'il possède ; il se dira empereur avec un calme parfait sur la figure..... Un malade de Marcé racontait qu'il venait de créer un nouvel univers parcouru par des fleuves immenses, remplis de poissons monstrueux ; tous les hommes y habiteraient des palais, y auraient 100,000 francs de rente, et vivraient dans le bonheur absolu ; lui-même serait Dieu et sa femme grande-déesse.

Quelquefois on n'a pas le tableau complet de ce délire ambitieux caractéristique. Les malades vivent seulement dans une béatitude parfaite et dans un contentement d'eux-mêmes que rien ne peut altérer. Le caractère constant de ces états est toujours le même : ils sont occupés du moi, dont ils parlent continuellement et avec des hyperboles incessantes.

Magnan les dépeint bien étalant leur force physique : Voyez ces bras ! quelle vigueur ! Quelles jolies dents ! Ils passent ensuite à leurs talents : Je suis poète, littérateur ; puis à leurs idées généreuses : Je fonderai des hôtels pour tout le monde, chacun aura ses équipages, ses chevaux. Arrivent après les projets de fortune : l'or, les rubis, les diamants ! Ils sont rois de la terre. Puis, enfin, tout se brouille et se confond. Et on retrouve ce caractère de démence toujours bien net.

Magnan signale un fait caractéristique à ce point de vue. Au milieu de l'énumération fastueuse de leurs titres et de leurs richesses, si on leur demande simplement quelle est leur profession, ils répondent : Je suis cordonnier.

Quelques-uns de ces traits les plus essentiels se reconnaissent dans la forme de délire qui semble diamétralement opposée au délire ambitieux, le délire hypochondriaque.

On trouve toujours l'idée du moi qui domine, l'hyperbole à un haut degré et l'incohérence démente des idées. Ainsi, ils ont des tonneaux d'or dans le ventre, sont rongés par des milliers de vers, ont une langue de chrysocale ou un ventre de violon.....

Ce genre de délire, méconnu par Bayle, qui en cite cependant des observations, a été bien mis en lumière par Baillarger, avec ses caractères essentiels d'hyperbole et de démence. Baillarger pose en principe que tout dément hypochondriaque est un paralytique.

Au milieu de ces phénomènes, qui constituent le fond de la maladie,

viennent quelquefois se développer brusquement des accès de manie véritable.

Le paralytique devient furieux, d'une fureur et d'un aveuglement qui rappellent les épileptiques et les maniaques vrais. Il entre en colère pour des motifs futiles. Un malade de Hitzig avait tenté d'assassiner sa femme parce qu'elle avait ouvert une fenêtre qu'il voulait fermer. Dans ces accès, les malades, même paralytiques, déploient une force musculaire extraordinaire dont on ne les aurait jamais crus capables; ils brisent tout ce qu'ils trouvent sous leurs mains.

Puis, tout rentre dans l'ordre; la manie disparaît, et le malade se retrouve primitivement au degré de sa maladie où il était avant la crise. Baillarger a bien étudié ces rémissions que présentent les formes maniaques de la paralysie générale. Ces rémissions sont en réalité des guérisons de l'accès de manie. Et Baillarger arrive ainsi à considérer cette manie des paralytiques comme une manie ordinaire, comme une vésanie venant compliquer la paralysie générale et gardant son allure habituelle, c'est-à-dire sa tendance à la guérison [1].

Après ces crises de manie, les malades tombent souvent dans un accès de mélancolie, et l'on a alors une alternance dans les phénomènes, tantôt d'excitation, tantôt de dépression, que l'on peut comparer à ce qu'on a appelé la folie circulaire.

On peut donner, comme résumé de tout ce que nous venons de dire sur les troubles intellectuels à cette période de la paralysie générale, la phrase restée classique de Falret : Les idées des paralytiques sont multiples, mobiles, non motivées, contradictoires entre elles.

En même temps se sont développés des troubles du côté de la motilité et de la sensibilité.

Magnan a bien décrit ces phénomènes moteurs.

Quelques médecins croient que la motilité est d'abord atteinte dans les jambes. Cela vient simplement de ce que les nécessités de la marche révèlent plus vite les troubles du côté des jambes, tandis que les mêmes troubles dans les bras peuvent longtemps passer inaperçus. On les constate plus tôt chez les malades dont le travail manuel exige de la précision et de la délicatesse (horlogerie, écriture, couture). Les mains sont devenues inhabiles; le patient a perdu son adresse habituelle.

En même temps la marche se modifie, devient brusque, saccadée. Le malade fait encore des courses longues sans fatigue, mais il dirige mal ses jambes. Il marche avec gaucherie, trébuche facilement sur un terrain inégal. S'il veut se retourner trop vite, il chancelle, oscille et travaille quelques instants à reprendre son équilibre.

[1] *Note sur les rémissions dans la forme maniaque de la paral. génér*. (*Ann. méd.-psych.*, mai 1876.)

Ces troubles musculaires atteignent tout le corps. Ce n'est pas de la paralysie vraie, car ces malades-là, dans un moment d'excitation, déploieront une force musculaire étonnante; allongé dans son lit, le sujet exécute aussi tous les mouvements qu'il veut, avec un peu de lenteur et de raideur, mais il n'est évidemment pas paralysé. C'est plutôt une sorte d'ataxie, de défaut de coordination, sans être de l'ataxie locomotrice vraie.

A cet élément ataxique ou convulsif se joint ensuite souvent une véritable parésie, qui s'accroît peu à peu sans jamais devenir une paralysie complète. Mais, par les deux éléments combinés, la marche devient de plus en plus difficile, finit par être impossible, et la préhension également.

Quelquefois on observe aussi une raideur dans les membres qui peut aller jusqu'à de véritables contractures.

Des phénomènes du même ordre se développent du côté de la langue et des muscles de la face. Ces phénomènes sont connexes aux troubles de la parole, groupe important de symptômes dont nous n'avons pas encore parlé, pour ne pas en scinder l'étude.

Tout le monde a noté cette parole spéciale, lente et embarrassée, du paralytique général. Voisin a bien analysé les diverses variétés que peut présenter cet embarras de la parole, et la valeur diagnostique et pronostique de chaque type[1].

Il faut distinguer les troubles comme l'anonnement, l'hésitation et le traînement de la parole, qui tiennent à l'état de l'intelligence, à la démence, et d'autre part le bredouillement, le bégaiement, le tremblement de la parole, qui rentrent dans les phénomènes moteurs ataxiques.

L'anonnement est un retard dans la présentation et l'émission des lettres, des syllabes et des mots; il y a emploi exagéré de la voyelle *a* et des mots qui la contiennent; d'où le mot même d'anonnement. C'est un peu l'état d'un enfant qui récite sans bien savoir. En somme, ce trouble de parole répond à une certaine paresse de l'esprit et à un manque de mémoire; c'est un symptôme de démence qui s'observe dans les autres formes de démence non paralytique, comme la démence sénile ou alcoolique.

Le dément qui anonne, s'il écrit encore, oublie des lettres et des mots; de même qu'il laisse ses phrases inachevées ou les termine par autre chose; le langage est décousu.

Il ne faudrait pas du reste se hâter de juger la démence par ce décousu des paroles. Il faut se méfier des cas dans lesquels ce décousu et l'emploi fréquent des mots chose, machin ou machine, au lieu d'être dus à la perte de la mémoire des mots et à la débilité intellectuelle, peuvent être dus au contraire à la suractivité mentale et à une trop grande activité dans l'association des idées; Voisin cite un malade qui, pour répondre à des hallucinations de l'ouïe qui le tourmentaient continuellement, avait ce langage

[1] *Des troubles de la parole dans la paral. génér.* (*Arch. de Méd.*, 1876.)

interrompu et décousu, sans être paralytique. Ces états se distingueraient facilement avec un peu d'attention.

En même temps qu'ils anonnent, les déments répètent quelquefois comme un écho les derniers mots des phrases prononcées devant eux.

Les malades n'ont pas conscience de cet anonnement, même quand on attire leur attention sur le fait.

Ce trouble de la parole a une portée pronostique grave pour l'état intellectuel du malade. Il prouve que l'intelligence est profondément et définitivement atteinte, que la partie antérieure du cerveau est désorganisée. Il arrive en général dans une phase assez avancée de la maladie. On peut l'observer quelquefois au début, dans les formes lentes, qui sont surtout constituées par une démence progressive et insensible.

L'hésitation et le traînement des paroles sont des troubles du même genre. Ce traînement est caractéristique et marche avec le faciès sans expression, le masque immobile du paralytique, qui représente l'état permanent de satisfaction intérieure et de béatitude de ces aliénés. A ce moment, du reste, il y a la même hésitation, le même traînement dans les actes : le malade répète vingt fois qu'il va aller se coucher, avant de le faire.

Le tremblement de la parole est au contraire un phénomène d'un tout autre ordre. Les syllabes articulées sont séparées par des intervalles non isochrones ; cet état se distingue de la parole scandée, qui est rhythmique. C'est le balbutiement de l'homme ivre ou de l'homme en colère.

Ce signe-là n'a aucune signification pour l'intelligence. C'est souvent un phénomène du début, c'est le commencement des troubles moteurs ; il coïncide avec d'autres tremblements dans la langue et dans les muscles de la face.

La langue, tirée au dehors, ne peut rester immobile ; sa surface est agitée d'ondulations vermiculaires, prédominant à la pointe et sur les bords. Quand la maladie progresse, tout l'organe tremblote dès qu'il paraît entre les arcades dentaires, et alors la parole s'embarrasse de plus en plus et finit par devenir inintelligible.

En même temps, un tremblement analogue gagne les muscles de la face. Surtout au moment où le malade va parler, comme par une distribution irrégulière et anormale de l'influx nerveux, les lèvres deviennent tremblantes et les muscles de la face qui convergent vers la bouche entrent en contraction.

C'est la période dans laquelle les malades ont tous leurs mouvements incertains et difficiles, sans être paralysés ; ils ne peuvent pas se tenir debout sans canne, tandis qu'ils peuvent supporter un homme pendu à leur cou.

Le bégaiement et le bredouillement sont des phénomènes du même ordre.

En somme, on voit qu'il y a une certaine importance à distinguer ces deux grandes catégories de troubles de la parole, qui correspondent aux

deux grandes classes de phénomènes que présente la paralysie générale dans son ensemble : les troubles intellectuels et les troubles moteurs.

Enfin, certains paralytiques généraux ne parlent pas du tout ; ce mutisme peut tenir à diverses causes : 1° il y a ceux qui ne veulent pas parler, c'est rare dans la paralysie générale ; 2° il y a ceux qui n'ont pas d'idées à exprimer par suite des progrès de la démence, c'est fréquent. Le cercle des idées va en se rétrécissant progressivement. Voisin a pu suivre ainsi le rétrécissement progressif du cercle des idées chez un paralytique qui, très-causeur autrefois, en arriva à ne plus dire que : Je mange, et : Allez-vous-en! Cet état prouve un affaissement complet de l'intelligence, mais il est encore compatible avec une vie prolongée ; 3° il peut y avoir une aphasie véritable, sans caractères spéciaux ; 4° le mutisme peut enfin être aussi produit par l'altération des muscles de la langue, de leurs nerfs et de leur centre.

A côté des troubles moteurs décrits, il faut placer les troubles de la sensibilité, qui sont du reste plus rares et moins caractéristiques.

De Crozant a signalé une anesthésie générale presque complète, existant quelquefois avant les troubles de mouvements. Magnan ajoute que cette anesthésie peut être passagère et disparaître quand les troubles moteurs s'accentuent pour reparaître un peu plus tard, à une période plus avancée : les piqûres, le pincement, sont faiblement sentis et la perception est retardée ; le malade ne donne des signes de douleur qu'après quelques secondes. La dénudation de la peau par un vésicatoire ou par un cautère ne détermine que très-peu de douleur. Quelquefois l'analgésie est complète.

L'hyperesthésie est plus rare. Griesinger a noté dans un cas un état passager d'hyperesthésie cutanée extrême : le plus léger contact provoquait des réflexes très-étendus, de véritables convulsions. Michéa a attribué à ces troubles de la sensibilité la principale cause des idées délirantes hypochondriaques.

Chez quelques malades, il y a de l'engourdissement, des fourmillements, dans les bras ou dans les jambes ; rarement ce sont de véritables douleurs, sauf dans les formes spinales, sur lesquelles nous reviendrons.

Voilà comment se développent les deux grands ordres de phénomènes dont l'ensemble constitue la paralysie générale : troubles intellectuels d'une part, troubles moteurs et sensitifs de l'autre. — L'ordre d'apparition de ces deux catégories de symptômes n'est pas toujours le même. De là, trois formes différentes, trois variétés pour les périodes du début.

Dans la première forme, les phénomènes intellectuels commencent comme nous l'avons décrit ; puis les phénomènes moteurs et sensitifs viennent s'ajouter.

Dans la deuxième forme, les phénomènes moteurs et sensitifs commencent : les mouvements deviennent incertains, la langue s'embarrasse, etc. L'intelligence s'affaisse ultérieurement.

Dans la troisième forme, enfin, les phénomènes intellectuels et les phénomènes sensitivo-moteurs se développent simultanément, en quelque sorte concurremment.

Mais ces variétés de forme n'existent que pour les périodes prodromique et initiale. Une fois la maladie bien constituée, les deux ordres de phénomènes sont superposés, et c'est alors que commence la période moyenne.

III. *Période moyenne.* — Cette période peut manquer. Il y a des cas (quatre observations dans la Thèse de Leynia [1]) en quelque sorte latents, insidieux, dans lesquels la première et la deuxième période se prolongent presque indéfiniment et aboutissent ensuite brusquement à la quatrième période terminale.

Quand elle existe, cette période ne présente pas de phénomènes nouveaux, c'est l'efflorescence complète des phénomènes de la deuxième. Le délire présente les mêmes caractères, seulement la démence a fait des progrès. La faiblesse intellectuelle a augmenté. Le malade marche difficilement ; il tombe à tout instant, ne peut pas monter un escalier et finit par ne pas pouvoir marcher du tout.

A certains moments, surviennent des paroxysmes d'agitation extrême : le délire devient furieux. La parole est inintelligible ; il y a un mâchonnement constant et un grincement des dents.

La marche régulièrement progressive de la maladie est assez souvent interrompue par des attaques apoplectiformes ou épileptiformes analogues à celles que nous avons déjà décrites dans la sclérose en plaques, et que Charcot a bien étudiées au point de vue de la température.

La scène s'ouvre inopinément, sans prodromes bien accentués, tantôt par une obnubilation rapide et plus ou moins prononcée des facultés intellectuelles, tantôt par un coma profond survenu tout à coup. Quelquefois il y a en même temps des convulsions qui rappellent l'épilepsie, souvent hémiplégique (attaques épileptiformes) ; d'autres fois il n'y a pas de convulsions (attaques apoplectiformes).

Dans les deux cas, on voit souvent se développer dès l'origine une hémiplégie, tantôt avec flaccidité, tantôt (plus rarement) avec rigidité. L'attaque peut s'accompagner du développement rapide d'eschares sacrées, et conduire à la mort. D'autres fois au contraire tout se dissipe progressivement; l'hémiplégie persiste quelque temps, mais elle disparaît aussi à son tour. Le malade se retrouve alors à peu près ce qu'il était avant l'attaque, sauf la démence, qui a le plus souvent fait un pas de plus.

La marche de la température est intéressante à suivre dans ces attaques, et sert à les distinguer des attaques d'apoplexie vraie avec hémorrhagie cérébrale, par exemple. Tandis que dans celle-ci il y a un abaissement de température initiale, dans les premières il y a une élévation immédiate.

[1] *Forme insidieuse de la paralysie génér. des aliénés*; Th. Paris, 1874, nº 407.

Westphal cite trois cas dans lesquels le thermomètre s'éleva à 39° et 40° en 15, 40 et 60 minutes. Hanot a vu dans deux cas l'élévation de température se produire, chez l'un quinze minutes, chez l'autre une heure après l'attaque. Le fait est général ; il a été constaté par Charcot, Magnan, etc.

On peut l'accepter comme règle, malgré quelques faits exceptionnels, comme celui qu'a cité Magnan en 1874, dans lequel il n'y avait pas d'élévation de température après deux heures, et on n'atteignit que 38°,8 à la fin du jour. Il y eut même plus tard dans ce cas une tendance de la température à s'abaisser, malgré l'apparition d'attaques convulsives. C'est là, je le répète, un fait exceptionnel.

A côté de ces attaques, qu'on peut appeler cérébrales, Magnan en a décrit d'autres, qui seraient spinales.

Dans certains cas, il y aurait des contractures ou des secousses cloniques; dans d'autres, de l'engourdissement, des fourmillements et de la faiblesse musculaire. Dans tous, il n'y a aucune modification cérébrale : l'intelligence reste pendant et après l'attaque ce qu'elle était avant.

Pendant ces attaques spinales, il y aurait aussi élévation de température.

En dehors de ces attaques, la température peut encore s'élever, à un moment donné, chez certains malades. Calmeil et Bayle avaient déjà remarqué que la température s'élève dans les poussées aiguës, dans les poussées de la manie. Meyer a confirmé le fait et mesuré ces élévations de température dans les périodes d'agitation.

Tout récemment, Magnan a annoncé que cette élévation de température se trouve aussi dans les formes dépressives avec délire hypochondriaque, mélancolie et même stupeur. La fièvre, conclut-il, ne serait donc pas en rapport avec l'agitation musculaire, mais avec la lésion même des centres nerveux[1].

Voisin a également beaucoup insisté sur la fièvre dans la paralysie générale sans complications, « fièvre qui existe toujours à la première période de la maladie, qui se rencontre encore à la deuxième, et qui persiste pendant des mois entiers quand l'évolution de la maladie est lente.»

Des courbes que cet auteur donne dans son *Traité* (pag. 48), il résulte :

1. Que chez les fous paralytiques la température habituelle est au-dessous de la normale ;

2. Que tous les huit à quinze jours, la température s'élève au-dessus de la moyenne ;

3. Que la température reste au-dessus de la moyenne quelquefois pendant un jour seulement, d'autres fois pendant plusieurs jours de suite ;

4. Que dans le cas où la fièvre dure plusieurs jours de suite, la température est toujours plus élevée le soir que le matin;

[1] Ce fait se rapprocherait de ce que l'on a observé aussi dans d'autres maladies chroniques des centres nerveux, comme la sclérose en plaques et l'ataxie locomotrice. (Voy. Thaon ; *Nice médical*, 1877, 8. *Revue des Sc. méd.*, XI, 144.)

5. Que l'élévation de la température, de même d'ailleurs que sa chute, survient brusquement;

6. Que le chiffre indiquant la température n'est jamais extrêmement élevé, qu'il atteint rarement 39 degrés, qu'il oscille entre 37°,8 et 38°,6.

En suivant ainsi les malades avec le thermomètre, on peut, dit Voisin, « 1. porter ou confirmer le diagnostic; 2. prévoir les complications et les enrayer dans certains cas; 3. enfin faire de la thérapeutique rationnelle dans une maladie qui est réputée comme au-dessus des ressources de l'art. »

Quelques autres symptômes, quoique moins essentiels, doivent encore être cités avant de passer à la période terminale.

D'abord, à côté des attaques spinales signalées tout à l'heure, on peut placer les crises de gastralgie, de douleurs viscérales, analogues aux crises gastriques de l'ataxie locomotrice, et qui ont été spécialement signalées dans la paralysie générale par Teissier.

Puis il y a des troubles du côté des yeux. On a noté l'affaissement des sourcils, l'affaissement des paupières. Ce sont là simplement des traits du faciès général du malade.

On a insisté davantage sur divers strabismes et surtout sur l'inégalité des pupilles. Baillarger a attiré spécialement l'attention sur ce symptôme, qui a bien en effet son importance, mais dont certains médecins ont exagéré la valeur.

Il résulte de la comparaison des observations de Vincent et Boy, faite par Robin[1], que « dans la paralysie générale, au début, la pupille perd d'abord sa sensibilité à la lumière et garde ses mouvements associés à l'accommodation; mais que, dans la période d'état, la pupille est à la fois immobile sous l'influence de la lumière et sous l'influence de l'accommodation. »

L'inégalité pupillaire n'est pas toujours uniforme et constante. Des irrégularités apparaissent souvent en dehors de toute intervention lumineuse.

Ce même symptôme est fréquemment un phénomène précurseur. Il disparaît parfois au moment des rémissions, pour reparaître avec une nouvelle exacerbation, et ainsi de suite, de telle façon qu'il semble exister une sorte de concordance entre ces deux ordres de faits. (Robin.)

Enfin, il y a encore l'hématome de l'oreille et certains troubles trophiques.

On appelle othématome une tumeur sanguine du pavillon de l'oreille que l'on trouve très-souvent chez les aliénés, et en particulier dans la paralysie générale. C'est une accumulation de sang qui siége entre le cartilage et le périchondre.

Cette tumeur peut être produite par le traumatisme, en dehors de toute aliénation. Jarjavay a attiré l'attention sur leur présence chez les lutteurs de profession, boxeurs, etc. Dès l'antiquité, ce fait était connu; la poésie

[1] Th. d'agrég. citée, pag. 195.

l'a conservé dans la description des oreilles d'Hector et la sculpture dans les têtes d'Hercule et de Pollux.

Beaucoup d'aliénistes attribuent tous les othématomes au traumatisme. Magnan, entre autres, cite une épidémie d'othématomes à l'Antiquaille, à Lyon, qui cessa quand on eut renvoyé quelques gardiens violents.

Le traumatisme ne fait cependant peut-être pas tout. On voit ces tumeurs se développer chez des gâteux inoffensifs. Il faut faire jouer un certain rôle aux causes internes, et notamment à l'état de la circulation céphalique. Le développement de l'othématome coïncide souvent avec des signes de congestion cérébrale et s'accompagne de chaleur, rougeur de l'oreille, comme après la section du sympathique cervical.

Quoi qu'il en soit, cette tumeur sanguine se développe assez vite ; la peau devient rouge, tendue, luisante; l'épanchement sanguin se fait. Il y a un état stationnaire; puis il peut y avoir ouverture spontanée et ulcération, suppuration et évacuation de tout le contenu, adhérences et cicatrisation.

On peut, dans certains cas, hâter la terminaison en ouvrant et en provoquant une irritation adhésive par la cautérisation ou les sétons.

Sans gravité pronostique s'il est traumatique, l'othématome est grave au contraire chez l'aliéné, dont il prouve l'état avancé et l'incurabilité.

Comme troubles trophiques, on a noté des arthropathies et une grande fragilité des os, produisant très-facilement des fractures.

IV. *Période terminale.* — La période terminale commence quand le malade perd l'urine et les matières fécales, quand il devient gâteux.

Dans le cours de la maladie et quelquefois même au début, on a pu observer des alternatives de rétention et d'incontinence d'urine. Mais ici cela devient définitif. — La démence et l'impuissance motrice sont à leur comble.

Magnan les dépeint bien : « Constamment souillés par leurs urines et leurs selles, ils gâtent sans cesse et plongent leurs mains dans les ordures, dont ils recouvrent tout. Ils sont presque entièrement isolés du monde extérieur, auquel il ne semblent plus tenir que par la vie purement végétative. On les voit, quand il leur reste encore quelque force, courbés sur leur assiette, s'aidant des mains et des lèvres pour faire pénétrer dans la cavité buccale les aliments qui s'échappent, avec lesquels ils se barbouillent. »

En même temps, cette vie bestiale peut encore se conserver, prospérer et tout absorber : les malades engraissent quelquefois.

Puis la mort arrive par un des mécanismes que nous verrons plus tard.

Nous avons cherché, jusqu'ici, à indiquer le tableau clinique de certaines formes de paralysie générale. Mais dans tous les cas dont nous avons parlé, ce sont les phénomènes cérébraux (moteurs et intellectuels) qui dominaient la scène ; en tout cas, c'est par eux que la maladie commençait, les phénomènes spinaux n'apparaissant pas du tout ou n'apparaissant que secon-

dairement. La maladie, dans tous ces faits, semblait envahir de haut en bas.

Elle peut aussi d'autres fois suivre l'ordre inverse, commencer par la moelle et envahir consécutivement le cerveau. Magnan a bien mis ces formes en lumière dans des travaux récents.

Chez certains paralytiques, dit-il, dix, quinze ans avant le développement de la paralysie générale, surviennent des troubles de sensibilité, des douleurs fulgurantes par accès rapides de quelques secondes, avec des intervalles variables, se répétant plusieurs fois en quelques minutes ou ne reparaissant qu'après plusieurs jours ou plusieurs mois, erratiques, vagabondes, dans les deux jambes ou dans une seule, ou même dans une partie limitée d'une jambe.

Puis viennent des troubles de mouvement : la marche est incertaine, chancelante ; le malade trébuche, il descend difficilement. La pointe du pied est ensuite projetée irrégulièrement à droite ou à gauche ; le talon frappe fortement le sol. Les jambes s'entre-croisent facilement. Le désordre s'accroît par l'occlusion de yeux. Ce sont des symptômes d'ataxie.

D'autres fois, au lieu de l'ataxie, on voit se développer une sorte de paraplégie du mouvement et de la sensibilité : engourdissement, fourmillements dans les extrémités inférieures, picotements à la plante des pieds, sensation imparfaite du sol ; crampes ; jambes faibles, lassitude dans les jointures, sentiment de pesanteur ; fatigue dans les jambes, marche difficile et lente.

Suivant les cas, on voit prédominer les phénomènes moteurs ou les phénomènes de sensibilité.

Souvent aussi, après des troubles plus ou moins vagues dans la motilité et la sensibilité des membres inférieurs, survient une paresse de la vessie ou du rectum : rétention ou incontinence d'urine, constipation opiniâtre ou selles involontaires. Puis viennent les douleurs en ceinture, la sensation de constriction à la base du thorax, l'oppression. Plus tard encore, les mains deviennent inhabiles, les bras sont pris de tremblement, les occupations délicates sont suspendues.

En d'autres termes, la maladie débute par une quelconque des formes que nous avons étudiées dans les maladies de la moelle. Elle peut même rester limitée à ces manifestations spinales.

Si elle se complète après un de ces débuts spinaux, on voit apparaître l'hésitation de la parole, le tremblement fibrillaire des lèvres, des mouvements vermiculaires à la surface de la langue, l'inégalité pupillaire. L'intelligence s'affaiblit, la mémoire devient infidèle, l'aptitude au travail diminue, le caractère change. Puis surviennent le délire et la démence progressive, et la maladie reprend son type habituel.

La période moyenne, que nous avons décrite avec les deux ordres de troubles moteurs et intellectuels, est le plus souvent l'aboutissant commun de toutes ces formes à début varié.

Les nerfs peuvent également être atteints et la maladie débuter même par là.

Une ou plusieurs années avant le développement de la paralysie générale, le sujet sent la vue s'affaiblir, avec des céphalalgies plus ou moins violentes ; l'amblyopie fait des progrès et aboutit à la cécité ; l'ophthalmoscope montre une atrophie de la papille quand il y a sclérose des nerfs optiques.—D'autres fois il y a paralysie de la paupière supérieure, strabisme, diplopie ou anesthésie de la peau des joues ou de la muqueuse buccale. — D'autres fois encore, l'ouïe, l'odorat[1], plus rarement le goût, se perdent.

Récemment, Magnan est revenu sur les paralysies des nerfs crâniens qui surviennent au début ou dans le cours de la paralysie générale. Elles reconnaissent deux causes : les unes, apparaissant à la suite d'attaques apoplectiformes ou épileptiformes, sont passagères et dépendent de lésions centrales ; les autres, au contraire, sont persistantes, tiennent à des lésions des nerfs et frappent surtout les 2e, 3e, 4e et 6e paires ; souvent le nerf optique est frappé avec un des moteurs oculaires, mais la lésion peut être très-accusée dans l'un, moins nette dans l'autre. La sclérose du nerf est surtout prononcée à la périphérie, aux points normalement riches en tissu conjonctif.

Sans être caractéristiques de la maladie, ces faits ont une importance considérable.

Pour résumer toute cette symptomatologie, on voit que la paralysie générale est une maladie de tout le système nerveux. A ce point de vue, il faut la rapprocher de la sclérose en plaques et de l'ataxie locomotrice progressive, qui sont aussi des maladies de tout le système nerveux. Il y a de nombreux points de contact entre ces diverses affections ; elles peu-

1 Voisin a beaucoup insisté depuis 1867 sur l'importance diagnostique des troubles de l'odorat (diminution ou abolition) dans la paralysie générale. C'est, à son avis, un des meilleurs signes de cette maladie. Car, « 1. il est presque constant ; 2. il n'appartient pas à une autre maladie qu'à la paralysie générale, sauf les cas exceptionnels (tels, par exemple, l'ozène et ses suites, une ancienne fracture de l'ethmoïde) ; dans la folie simple, l'odorat est plutôt augmenté que diminué ; 3. c'est un signe du début qu'on peut constater avant même qu'il n'y ait de tremblement dans la langue ou d'inégalité pupillaire, ou même avant qu'il n'y ait d'affaiblissement de la mémoire ; 4o c'est un signe facile à percevoir ; en effet, il est assez persistant, tandis que les autres manifestations ne sont pas continues. »

On fait sentir du poivre, par exemple, au malade, sans qu'il le voie ; s'il ne le reconnaît pas, on le lui fait reconnaître à la vue : on affirme ainsi que ce n'est pas la démence qui est en cause, et que c'est l'odorat qui est diminué ou aboli.

Le plus souvent la substance odorante ne produit aucune sensation ; d'autres fois il y a une sensation, mais elle est pervertie. Les hallucinations de l'odorat sont très-rares au début de la paralysie générale, tandis qu'elles sont fréquentes dans la folie simple ou folie névropathique. (Voisin ; *Traité* cité, pag. 39.)

vent même coexister chez le même individu. Il y a, sous ce rapport, des faits concluants de Magnan, et j'en ai moi-même observé récemment un bel exemple[1].

Tout cela ne prouve-t-il pas que, comme nous le dirons plus tard, ces divers états que nous décrivons comme des maladies n'en sont pas en réalité ? Ce sont des groupes cliniques, des groupes d'attente; la nosologie du système nerveux n'est pas faite.

Au point de vue de la MARCHE, la paralysie générale présente de nombreuses variétés dans le mode de début, d'évolution et de terminaison.

La maladie peut débuter par le cerveau, suivre une marche descendante et envahir la moelle secondairement. Elle peut encore débuter par la moelle, suivre une marche ascendante et gagner le cerveau consécutivement; ou bien commencer simultanément par le cerveau et la moelle; ou enfin débuter par les nerfs, par le système nerveux périphérique.

Dans la première variété, il y a encore des subdivisions. Le début peut se faire par les phénomènes intellectuels, par les phénomènes moteurs et sensitifs, ou enfin simultanément par les deux ordres de phénomènes.

Au point de vue de l'évolution, il y a des variétés suivant la prédominance et les caractères des symptômes : ainsi, c'est la variété paralytique si les troubles moteurs dominent; la variété congestive si les accidents congestifs, les attaques, dominent. Si ce sont au contraire les phénomènes intellectuels qui occupent le premier rang, c'est la variété expansive si le délire est ambitieux, et la variété mélancolique si le délire est à forme dépressive.

Dans les formes spinales, il y a des variétés ataxique, paraplégique, etc.

La marche de toutes ces variétés est en général lente, essentiellement progressive, mais avec des poussées et surtout avec des intermissions très-remarquables. Les rémissions sont surtout très-accusées dans les formes avec exacerbations maniaques.

Puis, quelle qu'ait été la forme, l'aboutissant commun est l'association des troubles intellectuels à fond de démence et des troubles physiques, soit moteurs, soit sensitifs.

On a décrit aussi une forme *aiguë* de la paralysie générale, qui est rare, mais dont nous devons dire un mot.

« Quelquefois, dit Voisin, la maladie évolue avec une rapidité effrayante, toutes les périodes sont alors confondues, et en un mois, en quinze jours,

[1] Heutschel a publié un fait de paralysie générale coïncidant avec la sclérose en plaques chez le même sujet (*Centralbl. f. Nerv.*, II, 250), de même que nous avons vu Westphal observer sur le même individu l'ataxie locomotrice et la sclérose en plaques.

huit jours même, on voit la mort survenir. Cette paralysie générale aiguë peut débuter brusquement chez un individu sain jusqu'alors. Le malade est pour ainsi dire sidéré. Dès les premiers jours, il ne peut plus se tenir sur ses jambes, et il arrive avec une rapidité surprenante à cette période de cachexie qui appartient plus spécialement à la troisième période de la variété lente et qui se manifeste par des eschares siégeant sur les diverses parties du corps; dans ce cas, le délire n'a pas le même caractère que le délire de la forme lente; il revêt, soit le caractère du délire maniaque avec agitation, soit celui du délire hypochondriaque; dans d'autres cas, l'intelligence est rapidement oblitérée et aucune idée ne se forme plus dans le cerveau; cet organe est rapidement désorganisé, et à l'autopsie on trouve un ramollissement de la substance grise, plus ou moins prononcé dans les diverses circonvolutions. »

La Durée est très-variable. Rarement on observe l'évolution rapide, qui dure de quelques semaines à un an. D'autres fois il y a des temps d'arrêt d'une durée énorme, sortes de guérison pouvant même exceptionnellement se prolonger au-delà de vingt ans.

La Terminaison fatale se produit de différentes manières : par périencéphalite aiguë, par cachexie et marasme, par maladie intercurrente, par congestion cérébrale, ou encore par asphyxie, à la suite du passage d'un bol alimentaire dans la trachée. Quand il y a des troubles de déglutition, que l'œsophage est paralysé, le malade peut avaler de trop gros morceaux qui s'engagent dans la trachée et l'étouffent.

Il existe aussi dans la science des cas incontestables de guérison dans la paralysie générale. Voisin en a réuni un assez grand nombre et, par guérison, il entend la disparition complète de toutes les manifestations psychiques et somatiques de la maladie, disparition constatable pendant plusieurs années.

Étiologie. — L'hérédité joue un rôle incontestable, comme pour les autres formes de folie et la plupart des maladies nerveuses. Calmeil a noté l'influence héréditaire dans un tiers des cas, et Grainger Stewart dans 47 1/2 p. 100.

Les hommes paraissent être beaucoup plus souvent atteints que les femmes. A Bicêtre (hommes), on compte 40 % de paralytiques, et à la Salpêtrière (femmes) seulement 10 %. La proportion est encore beaucoup plus forte parmi les aliénés aisés ou riches.

C'est une maladie des adultes. Calmeil ne l'a jamais observée au-dessous de 22 ans. L'âge ordinaire serait de 35 à 45 ans.

Les causes morales, les travaux de l'esprit, les fatigues intellectuelles excessives, l'alcoolisme, les excès vénériens et surtout l'association d'un

travail intellectuel forcé, avec des excès *in Baccho et Venere*: voilà les causes occasionnelles principales[1].

On a noté aussi la syphilis, l'intoxication mercurielle et saturnine, les traumatismes sur la tête, l'érysipèle du cuir chevelu, la pellagre, le séjour auprès des fourneaux (cuisiniers, boulangers, serruriers), toutes les causes de congestion cérébrale.

Pour le Diagnostic complet, je renverrai aux ouvrages spéciaux; je me contenterai d'en indiquer ici quelques traits.

Quand la maladie est bien établie, elle est facile à distinguer si elle présente la réunion des deux ordres de symptômes caractéristiques : phénomènes intellectuels et phénomènes physiques (moteurs et sensitifs). Mais l'intérêt et la difficulté consistent à faire le diagnostic dans la période de début.

Les prodromes que nous avons indiqués ont une grande importance: perversion des idées morales et affectives, perte de mémoire, etc. Le délire ambitieux, une fois constitué, se distingue de la manie ambitieuse simple, de la monomanie ambitieuse, par l'absence de système, le fond d'absurdité et de démence. La stupeur mélancolique de la paralysie générale se caractérise aussi par ses conceptions délirantes spéciales, toujours personnelles et encore ambitieuses.

Dans la démence sénile, l'élément paralytique prédomine davantage, souvent sous la forme hémiplégique; il n'y a pas ces actes d'indélicatesse, d'impudicité, etc., du début de la paralysie générale.

L'alcoolisme est souvent difficile à diagnostiquer, et cependant le pronostic est différent. Il faut, dans le doute, attendre un peu; lors de la rémission, l'alcoolisme disparaît presque totalement, sauf le tremblement; dans la paralysie générale, il reste toujours un état de démence.

Nous retrouverons dans la sixième partie ce qui a trait au diagnostic différentiel de la paralysie générale et de certaines formes de syphilis cérébrale.

Anatomie pathologique. — La paralysie générale a été longtemps confondue dans les vésanies ordinaires, c'est-à-dire dans les maladies sans lésions. L'anatomie pathologique de cette maladie est donc toute récente; elle se dégage à peine des travaux contemporains et présente encore beau-

[1] Colin a insisté sur la fréquence de la paralysie générale dans l'armée, chez les officiers. Chez les officiers, la paralysie générale représente au moins les trois quarts des cas d'aliénation. Or l'aliénation, d'une façon générale, est relativement fréquente chez les officiers : tandis, par exemple, que chez les soldats elle est de 0,31 pour 1000, chez les sous-officiers la fréquence est exprimée par le rapport 0,61 pour 1000, et chez les officiers le rapport atteint 1,31 pour 1000. » (Voisin; *Traité* cité, pag. 325.)

coup de points obscurs. Les résultats obtenus sont cependant suffisants pour justifier, à nos yeux, la place que nous avons donnée à cette affection parmi les maladies avec lésion du système nerveux.

Pendant une certaine période, on n'a trouvé que des lésions variables, et il était impossible de rattacher des altérations aussi dissemblables à un type clinique aussi fixe que la paralysie générale.

1. Un des premiers points acquis fut l'altération des méninges. Bayle décrit les lésions de la pie-mère et de l'arachnoïde, les considère comme constantes et caractéristiques, et en fait, à proprement parler, la lésion de la paralysie générale. Voici, du reste, les altérations que l'on trouve dans les méninges.

Souvent la dure-mère est épaissie, adhérente aux parois du crâne. L'arachnoïde, épaissie également, perd sa transparence; elle présente des îlots d'exsudation formant des granulations en certains points de la surface, comme au niveau de la scissure de Sylvius et de la scissure inter-hémisphérique.

En dehors de ces granulations, Voisin et Hanot[1] ont signalé des taches arachnoïdiennes qui ne font pas de saillie et qui ont une constitution différente. Les granulations sont formées de tissu conjonctif en prolifération, tandis que les taches sont simplement des vaisseaux dilatés en ampoule, avec du sang stagnant et altéré dans l'intérieur. Ce sont des signes de congestion intense et répétée, tandis que les granulations sont des signes d'irritation et d'inflammation chroniques.

La pie-mère est souvent injectée, d'un rouge vif, avec des vaisseaux tortueux ; ou au contraire pâle, grisâtre, épaissie et infiltrée de sérosité, avec des traînées blanchâtres le long des vaisseaux, comme les plaques de l'arachnoïde.

Ces lésions méningiennes n'ont rien de caractéristique; elles peuvent manquer dans la paralysie générale et se rencontrent dans d'autres maladies.

2. Calmeil et Marcé ont donné, comme caractéristique, une lésion déjà plus complète : la lésion simultanée des méninges et de l'écorce cérébrale, manifestée par les adhérences entre la pie-mère et le cerveau ; fait réellement important.

Dans les points où la lésion est peu avancée, la méninge se détache, mais en résistant un peu. Elle est comme collée par un corps visqueux ou gluant interposé ; la membrane happe (Calmeil) à l'écorce cérébrale. Dans les parties plus malades (lobes frontaux, par exemple), l'accolement est plus intime ; il y a une soudure morbide. La pie-mère ne peut plus être enlevée sans entamer une portion corticale adhérente.

La surface cérébrale ainsi mise à nu est piquetée, ou bien il y a de véritables érosions avec houppes vasculaires. Enfin, dans des points plus atteints

[1] *Rev. des Sc. méd.*, tom. I, pag. 826.

on trouve sur les circonvolutions des surfaces excoriées, profondes, raboteuses, irrégulières, rouges, saignantes : de véritables ulcérations.

Ce sont ces adhérences et ces ulcérations qui seraient caractéristiques pour Calmeil et Marcé. Cette lésion est importante, en effet, mais elle peut manquer.

Magnan a montré que notamment l'œdème des méninges suffit à empêcher ou à détruire ces adhérences.

Ainsi, sur un cadavre, si l'on injecte de l'eau dans la carotide et dans la jugulaire interne d'un côté, si la lésion est peu avancée, elle sera beaucoup plus faible et pourra même manquer totalement du côté injecté. Il faut tenir compte de l'œdème dans les cas où ces adhérences ne se trouvent pas.

3. Pénétrant plus profondément dans le cerveau, Parchappe a pensé que la lésion caractéristique est le ramollissement cérébral ; seulement ce ramollissement ne siégerait pas toujours à la périphérie, comme le voulaient Calmeil et Marcé ; il siége quelquefois au milieu de la substance grise.

Alors, en râclant avec le manche du scalpel, on détache la partie superficielle de l'écorce grise des parties profondes. On sépare des plaques de substance grise. Cette lésion a sa valeur sans doute, mais elle n'est pas pathognomonique.

4. Par une analyse plus intime, Baillarger trouve la lésion caractéristique dans la substance blanche, à la limite de la substance grise. Quand on gratte la couche corticale avec le dos du scalpel, on obtient de petites crêtes blanches, fermes, résistantes, qu'on peut dépouiller de toute substance grise. — C'est encore là une lésion très-importante, très-fréquente, mais qui n'est pas caractéristique, comme le voulait Baillarger.

On le voit, nous construisons notre anatomie pathologique complète et exacte en accumulant peu à peu les différentes lésions successivement considérées comme pathognomoniques par celui qui les découvrait. Toutes les altérations décrites jusqu'ici siégent dans la périphérie du cerveau. C'est là un point de vue incomplet. On trouve aussi des lésions dans les profondeurs de l'organe, notamment sur les parois ventriculaires.

5. Joire décrit en 1861, à la surface interne du quatrième ventricule, une couche comme gélatineuse, transparente, d'une épaisseur pouvant aller jusqu'à 1 millim., parsemée de saillies mamelonnées, de granulations semblables à la chair de poule. L'auteur considère ces granulations, que plus tard il trouva également dans les ventricules latéraux, comme la lésion pathognomonique de la paralysie générale. — C'est toujours la même exagération à la découverte de chaque fait, vrai du reste.

Cette lésion, déjà mentionnée par Bayle, existe en effet le plus souvent, et a été bien étudiée de près par Magnan et Mierzejewsky, qui ont montré que ce sont des produits de l'irritation et de la prolifération conjonctives, comme les granulations de l'arachnoïde et les crêtes de la substance blanche.

Mais cette altération n'est pas caractéristique, prise en elle-même et isolément ; elle se trouve dans d'autres maladies.

6. Ajoutez l'atrophie cérébrale accompagnée souvent d'œdème *ex vacuo*, qui est l'aboutissant commun de ces diverses lésions, et vous aurez la liste de tout ce que l'anatomie macroscopique révèle dans le cerveau.

Aucune de ces lésions n'est caractéristique, prise isolément. Elles peuvent toutes se présenter isolées ou réunies dans les différents cas observés. L'histologie indiquera leur trait commun, leur identité fondamentale, en faisant réellement connaître la vraie nature de la lésion de la paralysie générale.

7. Ce fond commun, c'est une encéphalite interstitielle diffuse, une sclérose diffuse, chronique, qui produit, suivant la place, les adhérences, les crêtes, les granulations, etc. C'est là un fait bien mis en lumière par tous les travaux de Magnan, qui a montré que c'était là aussi le fond des lésions de la moelle, dont nous n'avons pas encore parlé.

La lésion principale, qui commence probablement, est la lésion des vaisseaux : c'est une altération diffuse et irrégulièrement répartie sur les parois des petits vaisseaux et des capillaires. Il y a prolifération des noyaux de l'adventice et multiplication des éléments conjonctifs. Les gaînes lymphatiques sont remplies de leucocytes et même de quelques globules rouges sortis par diapédèse. Souvent cet épanchement irrite la paroi et en provoque l'inflammation. Cette altération peut même diminuer le calibre des vaisseaux.

Lubimoff, élève de Meynert, et Mierzejewsky après, ont affirmé le développement de vaisseaux nouveaux par une sorte de bourgeonnement des capillaires, comme dans la queue du têtard.

En même temps, la névroglie est aussi le siége d'une prolifération active ; il y a multiplication des noyaux. Tout le tissu est infiltré par les éléments embryonnaires multipliés. Dans un stade ultérieur, il y a développement d'un tissu conjonctif plus développé, sclérose avec disparition atrophique des éléments cellulaires.

Que deviennent les éléments nerveux au milieu de ce processus? — Un fait démontré, c'est que certains éléments disparaissent au milieu du tissu nouveau qui les enserre. Mais quelques observateurs, Meynert par exemple, admettent la prolifération des noyaux des cellules nerveuses, l'inflammation vraie et directe de ces éléments ; c'est là un fait encore contesté.

En somme et sans insister sur les détails, on voit qu'il y a là une encéphalite interstitielle chronique ou subaiguë qui conduit à la destruction des cellules nerveuses et à l'atrophie du cerveau. Cette lésion porte en général sur les méninges, l'écorce grise, la partie périphérique de la substance blanche, et aussi l'épendyme ventriculaire et le tissu nerveux adhérent.

8. La même lésion se retrouve dans d'autres parties du système nerveux. Dans les formes spinales que nous avons décrites, il y a myélite diffuse avec ses caractères anatomiques déjà connus.

Cette altération peut se montrer sur toute l'étendue de l'organe, avec prédominance, suivant les cas, sur tel ou tel point. Ainsi, quelquefois ce sont les cordons postérieurs, d'autres fois les cordons latéraux, qui sont le plus atteints. Dans d'autres cas, il y a un anneau scléreux, cortical. En même temps il y a aussi souvent, comme dans le cerveau, une méningite chronique avec néo-membranes.

La lésion est du reste plus facile à voir sur la moelle qu'au cerveau, et on peut même dire que c'est l'étude de la lésion spinale qui a conduit à la connaissance précise des altérations cérébrales.

Les nerfs aussi présentent les mêmes altérations, et sont le siége d'une inflammation interstitielle diffuse tout à fait analogue à celle du cerveau et de la moelle.

En résumé, on voit qu'il y a dans la paralysie générale une lésion microscopique constante et des manifestations macroscopiques très-variables de ce processus, identique dans son essence.

En présence de cette multiplicité des lésions, on peut assez facilement établir la Physiologie pathologique, comprendre les rapports des symptômes et des lésions.

Les troubles intellectuels dépendent des lésions de l'écorce cérébrale. Les troubles spinaux proprement dits sont assez faciles à distinguer.

Les troubles moteurs ordinaires, d'abord attribués à une action à distance sur les ganglions gris de la base, puis à une lésion ventriculaire, puis aux lésions spinales, ont enfin été attribués par Hitzig et Floville[1] aux lésions corticales de la zone motrice, depuis les dernières recherches sur les localisations cérébrales[2].

Newcomble[3] attribue aussi aux lésions des mêmes régions les attaques épileptiformes que nous avons décrites, et qu'il assimile aux convulsions d'origine corticale.

Nous n'avons plus qu'à dire un mot du Traitement, pour terminer l'histoire déjà longue de la paralysie générale.

L'hygiène a ici une importance capitale, et on peut obtenir par elle de très-bons résultats. On basera surtout les prescriptions de cet ordre sur la connaissance des conditions étiologiques, que l'on s'efforcera d'éloigner et de faire disparaître. Changer le genre de vie ordinaire, les occupations

[1] *Acad. de Méd.*, 5 déc. 1876.

[2] Voy. sur ce point les travaux de Magnan dans la *Revue mensuelle*, et Dufour dans les *Annales médico-psychol.*, 1878.

[3] *Rev. des Sc. méd.*, tom. X, pag. 202.

habituelles; procurer des distractions; proscrire l'alcool, les excès de tout genre... : tous ces moyens n'ont pas ici une influence banale, ils remplissent une indication de premier ordre, de même qu'on éloignera le plomb ou qu'on traitera la syphilis dans les cas particuliers.

Contre le processus lui-même une fois réalisé, on n'a que de faibles ressources : je citerai l'iodure de potassium.

Certains éléments de la maladie peuvent faire indication. Contre l'élément congestif, on a les révulsifs de tout ordre, les purgatifs répétés, la dérivation sur la peau par les frictions irritantes, le séton à la nuque si l'élément congestif est chronique.

Contre la forme mélancolique, on peut employer les stimulants, les excitants, les amers, les ferrugineux, le quinquina, les bains sulfureux.

Dans la forme expansive, au contraire, ce seront les bains tièdes prolongés, avec applications froides sur la tête pendant le bain.

Méfiez-vous d'une manière générale, surtout à la fin de la maladie, des fausses apparences pléthoriques que peut présenter le sujet, et redoutez les émissions sanguines générales, etc., etc.

Nous croyons devoir ajouter le résumé du traitement préconisé par Voisin dans son Traité, paru depuis notre dernière édition.

« L'arsenic, l'ergot de seigle, la digitale, le veratrum viride, le sulfate de quinine, le bromure de potassium seul ou associé à l'iodure de potassium, tous agents de la médication antiphlogistique, doivent être employés, dès la période de début, dans la paralysie générale galopante , aussi bien que dans la forme chronique classique; on doit y recourir dans une certaine mesure, même à la deuxième et à la troisième période de la maladie.

» La saignée est indiquée formellement, chez les individus robustes, au début de la folie paralytique, surtout lorsqu'il existe des attaques apoplectiformes.

» Des saignées peu abondantes mais souvent répétées, des sangsues à l'anus ou aux pieds, des sangsues aux apophyses mastoïdes, sont quelquefois utiles dans les premiers temps .

» Les émissions sanguines ne doivent pas être employées, ou du moins ne l'être qu'avec une grande réserve, à la deuxième et surtout à la troisième période de la paralysie générale.

[1] Foville (art. *Paralysie générale* du *Nouveau Dictionn. de Méd. et de Chir. prat.*) déclare au contraire que la pratique des saignées générales « est aujourd'hui presque complétement abandonnée, à juste titre ». Même réduites (sangsues, ventouses scarifiées), les émissions sanguines lui paraissent « rarement utiles ». Même dans les cas d'attaque apoplectiforme, ajoute-t-il, la saignée générale n'est pas indiquée ; on pourrait, avec moins d'inconvénients, recourir à de petites saignées locales, au moyen de sangsues placées aux apophyses mastoïdes, ou de ventouses scarifiées à la nuque.

»Les purgatifs, tels que la podophyle, les sulfates de magnésie et de soude, l'huile de ricin, sont les plus avantageux.

»Les vésicatoires sur la tête, les cautères à la nuque, sont des moyens extrêmement utiles dans certains cas, ainsi que les bandes vésicantes le long de la colonne vertébrale. Les cautères le long de la colonne vertébrale, au début de la méningite spinale postérieure, qui annonce parfois le début de la paralysie générale, et le séton à la nuque, sont d'excellents moyens.

»Les bains froids nous donnent les meilleurs résultats... Ils paraissent agir : 1. Comme antiphlogistiques, 2. comme toniques, 3. comme dérivatifs. Ils donnent de bons résultats dans presque tous les cas de folie paralytique avec stupeur, chez ceux où le trouble mental consiste seulement dans un affaiblissement progressif des facultés intellectuelles.

Ils paraissent prévenir les poussées congestives et les attaques apoplectiques et convulsives. Il sont très-utiles pour empêcher les eschares de survenir... Il ne faut pas les employer quand on n'est pas à même d'en bien surveiller l'administration et quand le malade fait par trop de résistance.»

ARTICLE IV.

Troubles circulatoires.

CHAPITRE I.

CONGESTION DE LA MOELLE [1].

Nous avons achevé l'étude des myélites. — C'est dire que nous avons presque terminé les maladies de la moelle, car il ne nous reste à parler que d'états encore incomplétement étudiés, comme la congestion, l'anémie, et l'hémorrhagie de cet organe.

Autrefois on exagérait l'importance et la fréquence de la congestion médullaire. On rangeait dans cette catégorie tous les cas dans lesquels on constatait anatomiquement les signes d'une congestion passive *post mortem*, et aussi bien des cas dans lesquels l'examen microscopique révèle aujourd'hui une lésion inflammatoire vraie.

Par réaction contre cette exagération ancienne, le *Dictionnaire encyclopédique* ne consacre pas d'article spécial à la congestion de la moelle, et, au contraire, dans un dernier revirement des tendances, Hallopeau et Erb ont consacré à cet état des études détaillées.

Il est impossible de séparer cliniquement la congestion de la moelle seule de la congestion des méninges. Nous allons donc décrire simultanément la congestion de la moelle et de ses enveloppes.

L'ÉTIOLOGIE se rapproche, dans ses conditions générales, de celle de la congestion cérébrale, avec laquelle l'hyperémie spinale coexiste souvent. Énumérons les principales de ces causes.

1. L'excitation fonctionnelle de la moelle. La fonction d'un organe entraîne la fluxion vers cet organe; l'excès de fonction produit la congestion. Les efforts corporels [2], la gymnastique, les excès de coït, agissent de cette manière. C'est dans cette catégorie qu'il faut classer la congestion médul-

[1] Art. de Hallopeau et de Erb, in *Nouveau Dictionn. de Méd. et de Chir. prat.*, et *Hdb.* de Ziemssen.

[2] Voy. sur ce point les observ. de Leudet (*Arch. gén. de Méd.*, 1863, et *Clin. de Rouen*, 1874).

laire trouvée souvent dans les cas de tétanos; cette lésion est effet et non pas cause des accidents.

2. L'excitation nutritive. La plupart des inflammations de la moelle s'accompagnent d'hyperémie; nous avons signalé cet élément dans les myélites.

3. Les intoxications, et notamment l'empoisonnement par la strychnine, le nitrite d'amyle, l'oxyde de carbone, l'alcool, l'absinthe, etc.

4. Les fluxions collatérales. Un arrêt subit des mois, d'un flux hémorrhoïdaire, de la sueur des pieds,... agira de cette manière. On a contesté l'existence de ces congestions médullaires; il y a cependant des faits très-bien observés de paraplégie dans la menstruation ou à l'époque de la ménopause, qui sont justiciables de ce mécanisme [1].

5. Les refroidissements. Ce serait là la cause principale pour Hammond; elle agit en partie par fluxion collatérale, en partie par action réflexe.

6. Les traumatismes. La secousse produite par une chute sur le dos ou sur le siége agit dans ce sens, mais par un mécanisme encore obscur.

7. Certaines fièvres, comme la fièvre typhoïde (Chédevergne), la malaria, les exanthèmes aigus, etc.

Ces causes produisent ce que l'on appelle les congestions actives artérielles. Il y a d'autre part les congestions passives, les stases veineuses; on les rencontre dans les maladies du cœur ou des poumons, les maladies du foie, les tumeurs abdominales, dans l'agonie, etc.

L'Anatomie pathologique est peu développée, à cause de la fugacité des lésions hyperémiques. Quelquefois l'injection des membranes contraste avec la pâleur de la moelle, c'est une pâleur par compression. D'autres fois la substance grise est tuméfiée et présente une coloration brune, avec de petits vaisseaux remplis de sang, visibles à l'œil nu. Quelquefois même la substance blanche a une teinte rougeâtre et contient de gros vaisseaux dilatés.

Avec la congestion passive, il y a parfois de l'hydrorachis ; la sérosité, quelquefois colorée en rouge, s'accumule dans l'espace sous-arachnoïdien.

En général, la congestion est généralisée à tout l'axe spinal. Rarement elle est localisée, et cela à cause des nombreuses anastomoses du système circulatoire. Il y a cependant quelques cas d'hyperémie limitée aux renflements.

La Symptomatologie peut être nulle. Vulpian fait remarquer notamment le silence clinique des congestions médullaires passives dans les maladies du cœur ou des poumons. Mais dans d'autres cas aussi il y a des symptômes.

Les troubles de la sensibilité dominent habituellement : ce sont des dou-

[1] Voy. les faits de Peter, Barié, etc., in *Gaz. hebdom.*, 1877, 28.

leurs plutôt sourdes qu'aiguës sur le trajet du rachis. La pression sur les apophyses épineuses, les mouvements, la marche, les exaspèrent. Souvent les malades éprouvent une sensation pénible d'engourdissement et des fourmillements dans les extrémités. La sensibilité peut aussi être affaiblie dans ses différents modes.

Du côté de la motilité, on note quelquefois des phénomènes d'excitation, crampes ou contractures, par exemple dans les muscles du dos ou de la nuque, et produisant un léger opisthotonos. — Plus souvent il y a un certain degré de paralysie, surtout dans les membres inférieurs : les membres sont devenus lourds, la fatigue est rapide et la marche pénible ; quelquefois la parésie atteint les quatre membres. Rarement ces troubles empêchent la marche. En général, il n'y a pas de paralysie de la vessie.

Le type le plus net d'hyperémie médullaire a été décrit par Fritz et Chédevergne dans la fièvre typhoïde. La pression sur les apophyses épineuses est douloureuse ; il y a une hyperesthésie prononcée de la peau des extrémités ; quelquefois le contact le plus léger, un simple frôlement, provoquent de vives souffrances ; une sensation de brûlure ou une douleur profonde et déchirante peuvent être ressenties tout le long du rachis. La pathogénie est du reste complexe dans ces cas.

Vulpian regarde « comme tout à fait erronée l'opinion qui attribue à la congestion de la moelle les troubles nerveux paralytiques ou irritatifs qui s'observent dans les fièvres typhoïdes accompagnées de phénomènes spinaux ; c'est à l'inflammation des centres nerveux et non à la congestion qu'il faut rapporter les phénomènes observés ». Et il ajoute : « Ce qui le prouve, ce qui le montre clairement, ce sont les cas, qui ne sont pas très-rares, dans lesquels on observe, à la suite de la fièvre typhoïde, des paralysies, des atrophies musculaires, des anesthésies plus ou moins limitées qui sont précédées par d'autres phénomènes d'excitation pendant la maladie elle-même. Si ces phénomènes étaient dus à la congestion, ils devraient évidemment disparaître avec la maladie [1]. »

L'argument ne me paraît pas péremptoire. De ce que dans certains cas les accidents persistent et prouvent une inflammation, cela ne prouve pas que dans les autres cas, qui sont les plus nombreux, les phénomènes nerveux éphémères observés ne correspondent pas à une congestion de la moelle. Jusqu'à nouvel ordre, nous regarderons donc comme de simples hyperémies ces processus irritatifs qui ne laissent aucune trace à l'autopsie.

Brown-Sequard a indiqué un signe qui serait caractéristique de la congestion de la moelle : l'impuissance motrice est plus accentuée quand le malade est au lit que quand il est debout. Le malade marche mieux dans le milieu du jour, quand il est resté un certain temps assis ou levé, que le matin quand il se lève. Mais Erb fait remarquer que certains auteurs ont

[1] *Leç. sur les mal. du Syst. nerv.*, pag. 80.

soutenu le contraire, la station debout augmentant l'afflux des liquides à la partie inférieure de la moelle.

Les signes de la congestion médullaire sont du reste si peu caractéristiques, surtout par rapport à ceux de l'anémie du même organe, qu'Hammond s'est efforcé de prouver, dans un récent travail[1], « que les affections décrites sous le nom d'irritation spinale, d'hystérie, de congestion médullaire, doivent être dénommées anémie spinale postérieure, et qu'en effet elles ne sont dues qu'à une anémie des cordons postérieurs de la moelle ».

Le Début de la congestion médullaire est en général rapide. La Marche est entrecoupée d'alternatives d'amélioration et d'aggravation ; on observe aussi de remarquables déplacements de siége (Leudet).

La guérison est la règle. On a cité quelques cas de mort par asphyxie. Mais Hallopeau remarque avec raison qu'il devait y avoir alors extension au bulbe.

L'élément principal du Diagnostic est la connaissance des conditions étiologiques. Ainsi, des phénomènes spinaux se développant après la suppression d'un flux habituel ou d'une hémorrhagie, ou encore dans le cours d'une fièvre typhoïde, indiquent une congestion spinale.

On a quelques autres bons signes dans la mobilité des phénomènes : l'influence de l'attitude, la courte durée de la maladie.

Comme Traitement, on peut employer les ventouses scarifiées le long du rachis, les sangsues à l'anus, les ventouses sèches sur les extrémités inférieures ; les purgatifs, notamment l'aloès, etc.

Hammond déclare l'ergot de seigle avantageux au début de la forme aiguë et indispensable dans les formes invétérées. Il l'administre à la dose de 4 gram. d'extrait liquide, répétée trois fois par jour.

D'après le même auteur, la belladone est encore un remède utile, surtout quand la congestion spinale s'accompagne de paralysie du sphincter ou de vives douleurs dans le dos. « On peut l'administrer en teinture à la dose de 15 gouttes, trois fois par jour, ou bien encore on peut appliquer un emplâtre belladoné sur la partie de l'épine dorsale qui est le siége de la douleur. »

« Les douches chaudes, ajoute-t-il (à 98° Fahr.), sur la colonne vertébrale constituent un excellent révulsif. On doit projeter l'eau d'une hauteur de deux pieds environ sur le dos, au niveau de la région douloureuse, pendant cinq minutes, tous les jours. »

Hammond conseille enfin d'y ajouter les courants continus le long de la colonne vertébrale (courants faibles et sans que les séances dépassent dix minutes).

[1] *Rév. des Sc. méd.*, tom. X, pag. 111.

S'il y a tendance à la chronicité, les vésicatoires, les applications de teinture d'iode, l'aloès à faibles doses répétées, les douches d'éther le long de la colonne vertébrale, pourront rendre des services.

Il faut chercher à rappeler, s'il y a lieu, l'écoulement sanguin dont la suppression a entraîné les accidents.

CHAPITRE II.

ANÉMIE DE LA MOELLE[1].

L'anémie de la moelle peut tenir à des causes agissant spécialement sur la circulation de la moelle, sur la circulation générale et sur la quantité de sang.

Le premier cas est le plus important ; il nous arrêtera beaucoup plus.

I. Les anémies de la moelle peuvent être classées en deux grandes catégories : celles qui sont produites par une oblitération des vaisseaux, et celles qui sont dues à un spasme des artérioles.

1. Anémies par *oblitération des vaisseaux*. L'oblitération peut être complète ou incomplète.

A. La physiologie expérimentale produit facilement des anémies médullaires par oblitération *complète* des vaisseaux de cet organe.

Sténon lie, sur un lapin, l'aorte abdominale le plus près possible du diaphragme ; il se développe ainsi une paralysie presque complète du mouvement et du sentiment dans les membres inférieurs. Cette paraplégie est bien due à l'anémie spinale et non à l'anémie musculaire : en faisant la ligature plus bas, au-dessous du point d'origine des artères lombaires, les résultats sont différents : la paralysie, qui est alors d'origine musculaire, ne se développe que tardivement.

On obtient un résultat analogue en développant des embolies artificielles, en injectant, comme l'ont fait Flourens, Vulpian, Panum et Feltz, une poudre fine dans le système vasculaire[2].

Dans tous les cas, il y a oblitération complète et immédiate de certains vaisseaux, anémie spinale consécutive : d'où paraplégie complète, à début rapide.

Quelques rares cas cliniques reproduisent entièrement ces faits expérimentaux. Ainsi, Desnos[3] a récemment présenté à l'Académie de Médecine l'observation suivante :

[1] Bertin ; *Dictionn. encycl.* — Hallopeau ; *Nouveau Dictionn. de Méd. et de Chir. prat.* — Erb ; *Hdb.* de Ziemssen.

[2] Voy., pour le détail et les résultats de ces expériences : Vulpian ; *Leç. sur les mal. du Syst. nerv.*, pag. 98.

[3] *Acad. de Méd.*, 4 janv. 1876.

Un homme était atteint de rétrécissement mitral, de ramollissement cérébral consécutif... Après avoir ressenti depuis la veille des douleurs vives dans la cuisse gauche, il est pris de paraplégie absolue, subite, portant sur le mouvement et la sensibilité dans tous ses modes, avec rétention d'urine, raideur musculaire, couleur violacée des membres inférieurs, sugillations plus foncées sur le trajet des veines et abaissement de la température, 22° à gauche et 26° à droite. Il meurt trente-six heures après le début des accidents, emporté par une congestion pulmonaire; il avait aussi présenté de l'hématurie et une gastro-entérorrhagie.

On trouve un caillot au-dessus de la terminaison de l'aorte abdominale, s'étendant dans l'artère iliaque des deux côtés, et à droite dans la fémorale et la poplitée.

La clinique avait réalisé là les conditions expérimentales et produit l'anémie de la moelle, d'où la paraplégie subite et complète. La congestion dans les régions situées au-dessus s'était manifestée par l'hématémèse.

Desnos indique les signes qui peuvent permettre de poser le diagnostic en pareil cas : 1° la soudaineté foudroyante des accidents ; 2° l'abaissement énorme de température dans les membres inférieurs ; 3° la coloration violacée des téguments, les sugillations livides sur le trajet des veines; 4° la raideur des muscles paralysés; 5° la cessation des battements artériels dans les membres inférieurs (symptôme pathognomonique).

B. Quand l'oblitération vasculaire est *incomplète*, la circulation est gênée graduellement; les phénomènes de paralysie sont alors en quelque sorte intermittents pendant un certain temps avant de devenir définitifs. Ils sont souvent précédés par des phénomènes d'excitation médullaire, phénomènes moteurs variables.

Expérimentalement, Kussmaul, en comprimant la crosse de l'aorte, empêche complétement l'afflux du sang dans la partie inférieure de la moelle, d'où une paraplégie brusque et complète. Mais dans la partie supérieure de la moelle l'anémie est partielle, incomplète, et alors, dans les membres antérieurs, les phénomènes d'excitation précèdent la paralysie.

Chez les chevaux, on a observé des cas de claudication intermittente dus à des causes analogues.

Quelques faits cliniques reproduisent ces conditions. Ainsi, Barth a vu une femme de 51 ans éprouver pendant quatre ans des troubles progressifs et variés de motilité dans les membres inférieurs, dans le droit d'abord, puis dans les deux; après cela, la paraplégie devient complète. L'aorte était oblitérée au-dessus des rénales par un caillot dense, qui s'étendait dans les artères iliaques et leurs divisions.

Voilà des cas assez nets dans lesquels on a incontestablement affaire à une anémie de la moelle. Nous allons examiner maintenant des faits moins précis dans lesquels le même résultat (l'anémie médullaire) serait produit par une cause toute différente, par le spasme des artérioles spinales.

2. Anémies par *spasme des artérioles*. Ce groupe est important à connaître, à cause du rôle qu'on a attribué à cet élément dans la production des paralysies réflexes. On trouvera un bon résumé de la question dans les *Leçons* de Vulpian sur les vaso-moteurs.

Dans des expériences sur les reins et les capsules surrénales, Brown-Sequard remarqua que l'excitation des nerfs de cet organe, par une ligature notamment, entraîne la constriction des vaisseaux de la pie-mère et de la moelle. C'est là le spasme des artérioles produit par excitation réflexe des vaso-constricteurs.

Partant de ce fait, de l'anémie spinale qui devait en résulter et des conséquences connues de l'anémie de la moelle sur les fonctions de cet organe, il voulut trouver là une explication pathogénique des paralysies réflexes déjà décrites par Graves, que Jaccoud et Weir Mitchell appellent des paralysies d'origine périphérique ou par irritation périphérique.

Le type clinique de ce genre de paralysie s'observe par exemple dans le cours des maladies des voies génito-urinaires. Un homme atteint de néphrite voit survenir progressivement une paralysie des membres inférieurs qui va en croissant et finit par être complète.

Des paralysies du même ordre se présenteraient dans l'entérite, la colite, la dysenterie, les maladies de l'utérus, etc. Brown-Sequard classe encore dans la même catégorie : la cécité par contusion du nerf frontal, les paralysies sous l'influence de la dentition ou des vers intestinaux, et aussi certaines paralysies traumatiques survenant dans une région autre que celle qui a reçu directement la blessure.

Pour Brown-Sequard, dans tous ces cas il y a une excitation centripète entraînant une contracture réflexe des artérioles de la moelle : anémie spinale et paralysie consécutive. Ce n'est donc pas la paralysie qui est réflexe, à proprement parler, c'est la contracture vasculaire.

Cette théorie a été vivement combattue par Jaccoud, Weir Mitchell et Vulpian. Voici les principales objections : Il faudrait que cette contracture durât bien longtemps sans produire d'épuisement. Cet argument a sa valeur, mais cependant on voit chez les hystériques, par exemple, des contractures durer très-longtemps. — Ces contractures ne doivent produire qu'une anémie incomplète, et alors on devrait observer un simple affaiblissement au lieu d'une paralysie complète, ou des phénomènes convulsifs avant les phénomènes paralytiques. Si au contraire l'anémie produite est complète, pourquoi n'observe-t-on jamais de ramollissement consécutif, comme après les oblitérations vasculaires ? — De plus, les paralysies par anémie vraie portent sur la sensibilité et sur la motilité ; dans les paralysies réflexes, au contraire, la motilité est seule atteinte : pourquoi cette immunité de la substance grise ?

Jaccoud et Weir Mitchell ont voulu substituer à cette hypothèse celle de l'épuisement nerveux. Une excitation centripète épuise l'excitabilité fonc-

tionnelle d'un segment de la moelle ; d'où paralysie. — On comprend difficilement cet épuisement persistant longtemps, ne se produisant pas d'autre part à la suite des névralgies très-douloureuses, etc.

Vulpian repousse ces deux théories et se demande si même il existe des paralysies réflexes, c'est-à-dire sans lésion matérielle de la moelle. Il rappelle les faits que nous avons déjà cités à propos de l'étiologie des myélites diffuses, dans lesquels une lésion de la moelle avait succédé à une lésion des nerfs, et dans lesquels de prétendues paralysies réflexes correspondaient à de véritables myélites, et il pense qu'il en est ou qu'il en sera ainsi dans la plupart des observations.

En tout cas, et c'est la conclusion qu'il nous importe ici de retenir, on a singulièrement exagéré le rôle de l'anémie spinale par spasme des artérioles, et il n'y a pas lieu d'en faire une classe clinique utile.

II. Les causes qui agissent sur la quantité totale du sang, les hémorrhagies par exemple, n'agissent que d'une manière accessoire sur la moelle. Les phénomènes d'anémie spinale ne sont alors qu'un épisode dans le tableau général et ne méritent pas de nous arrêter.

Je mentionnerai seulement quelques faits de Grisolle, Moutard-Martin, etc., dans lesquels la paralysie semble avoir été produite par l'anémie de la moelle après les hémorrhagies, et notamment après les hémorrhagies rectales ou utérines [1].

Il faut du reste se méfier de ces paralysies, qui se présentent ordinairement dans des cas de chlorose souvent compliqués d'hystérie.

Un mot maintenant du TRAITEMENT.

Les restrictions que nous avons apportées au rôle clinique de l'anémie spinale restreignent aussi la thérapeutique. Nous avons supprimé le type sur lequel les physiologistes et les médecins s'escrimaient le plus : le type d'anémie spinale par spasme des artérioles.

On cherchait tous les agents qui auraient une action vaso-dilatatrice pour combattre cette contracture réflexe des vaisseaux de la moelle ; on employait la strychnine, le nitrite d'amyle, etc. Je ne crois pas utile d'insister.

Contre l'anémie de la moelle par oblitération vasculaire, il n'y a que peu de chose à faire : toniques et reconstituants excitants,... telle est l'indication capitale et générale. Je crois qu'il est difficile d'agir sur la circulation de la moelle elle-même.

1. Voy. aussi *Gaz. hebdom.*, 1877, 28.

CHAPITRE III.

HÉMORRHAGIE DE LA MOELLE.

L'hémorrhagie de la moelle est très-rarement primitive ; c'est le contraire de ce que nous avions noté pour l'hémorrhagie cérébrale. L'hématomyélie primitive est même tellement rare qu'on en a nié l'existence. Il y a certainement beaucoup de cas publiés sous ce titre, mais il y a des erreurs d'interprétation pour le plus grand nombre.

Hayem, après avoir dépouillé avec beaucoup de soin toutes les observations connues d'hémorrhagie de la moelle, pour sa Thèse d'agrégation (1872), a admis et confirmé l'idée de Charcot, que l'hémorrhagie est toujours secondaire à l'inflammation, qu'il y a toujours hématomyélite et non hématomyélie.

La plupart des auteurs sont cependant portés aujourd'hui à considérer cette conclusion comme trop générale et trop absolue. Il est le plus souvent très-difficile de distinguer si une myélite suit ou précède une hémorrhagie.

Il y a des faits qui tendent à établir la réalité de l'hématomyélie primitive. Grisolle a vu une hémorrhagie de la moelle en même temps qu'un ramollissement du bulbe ; Hutin, une hémorrhagie de la moelle en même temps qu'un ramollissement du cerveau ; Saccheo, Jaccoud, une hémorrhagie de la moelle en même temps qu'une hémorrhagie du cerveau. Ces faits-là, surtout les derniers, ont une grande importance, l'hémorrhagie cérébrale n'étant pas la conséquence d'une encéphalite et provenant des altérations vasculaires. J'ai récemment observé un autre fait du même ordre : une femme qui devint subitement paraplégique dix-huit mois après avoir eu une attaque d'hémiplégie [1]. Liouville a constaté aussi dans la moelle des anévrysmes miliaires que Cruveilhier avait du reste déjà vus.

Enfin, je citerai deux faits récents de Goldtammer et de Eichhorst, qui paraissent avoir été bien observés et qui nous serviront de types comme description clinique de l'hémorrhagie intra-spinale [2].

[1] Depuis notre dernière édition, nous avons eu l'autopsie de la femme dont nous parlions là : or, il s'agissait parfaitement d'une myélite diffuse et non d'une hémorrhagie primitive de la moelle. Non-seulement ceci fait rentrer ce cas dans les idées d'Hayem, mais encore enlève toute valeur aux observations que nous citons dans ce paragraphe.

Il est démontré en effet par là que la même maladie peut réaliser des processus anatomiques différents dans divers points de l'économie : une hémorrhagie primitive ici et une inflammation là.

Il ne faut donc plus attacher d'importance pour cette discussion qu'aux faits suivis d'autopsie.

[2] *Rev. des Sc. méd.*, VIII. 1,

Une jeune fille de 15 ans et 9 mois, non encore menstruée, sans hérédité particulière et d'une bonne santé antérieure, était assise tranquillement un jour sur une chaise, quand elle éprouva subitement entre les deux épaules une douleur si violente qu'elle poussa un cri. La douleur se répand rapidement dans le bras droit, puis dans le gauche, en même temps qu'apparaît une douleur en ceinture à la base de la poitrine. Elle tombe de sa chaise et remarque aussitôt la paralysie de la jambe droite; après demi-heure, la jambe gauche est aussi paralysée. On la porte à l'hôpital deux heures après l'accident. Elle présente alors une paraplégie complète des extrémités inférieures ainsi que des muscles du dos et de l'abdomen, une anesthésie absolue remontant exactement des deux côtés jusqu'aux mamelons et en arrière jusqu'à la quatrième dorsale. Le mouvement et la sensibilité sont intacts au-dessus de cette ligne. Les douleurs disparaissent rapidement. Les mouvements réflexes sont conservés ainsi que l'excitabilité musculaire dans les extrémités inférieures; la vessie est paralysée, mais l'urine est normale.

Après quatre mois, les réflexes sont exagérés et il y a des secousses involontaires dans les extrémités inférieures, puis des contractures dans les muscles paralysés, qui se mettent d'abord dans l'extension, puis définitivement dans la flexion. Il y a amaigrissement progressif des cuisses et des jambes.

Surviennent plusieurs atteintes de cystite purulente, puis des eschares, et la malade succombe un an après le début.

A l'autopsie, on découvre un foyer hémorrhagique au niveau de la deuxième dorsale. La moelle est saine au-dessus et au-dessous du foyer, sauf une lésion descendante dans les cordons latéraux, à laquelle étaient dus les phénomènes de contracture de la deuxième période, et une sclérose ascendante des cordons de Goll jusqu'au calamus scriptorius

Voici maintenant le fait de Eichhorst [1].

Une jeune fille de 28 ans, douze heures après l'arrêt de menstrues d'ailleurs régulières, éprouve une sensation toute spéciale à la peau depuis l'ombilic jusqu'aux orteils, prurit léger avec picotement, qui dura toute la journée. En même temps, diminution des forces dans les membres inférieurs, impossibilité d'uriner malgré un pressant besoin. Le soir, paralysie progressive des membres inférieurs avec secousses convulsives par accès répétés. Le lendemain, toute la partie inférieure du corps est comme morte pour la malade; la sensation de picotement s'étend jusqu'à la moitié gauche du tronc et au membre supérieur gauche. Faiblesse du bras gauche...

Les jours suivants, la paralysie motrice et l'anesthésie cutanée font des progrès. La fièvre apparaît, s'élève à 40°, et la malade succombe dans le coma, avec irrégularité de la respiration, le cinquième jour de la maladie.

[1] *Rev. des Sc. méd.*, IX, 160.

A l'autopsie, foyers de ramollissement et d'hémorrhagie ; l'examen microscopique démontre aux yeux de l'auteur que l'apoplexie capillaire était primitive.

Les vaisseaux en effet sont le siége d'altérations remarquables. Très-larges, remplis de globules sanguins, ils présentent sur leur trajet d'innombrables dilatations sacciformes ou fusiformes. En certains points, ils sont rompus sur le côté, de sorte que les globules sanguins ont pénétré dans la gaîne de Robin. Enfin, celle-ci cédant à son tour, le sang a fait irruption dans le tissu nerveux.

D'un autre côté, les éléments nerveux, dans les foyers récents, ne présentent pas les caractères de l'inflammation, ni granulations graisseuses, ni prolifération cellulaire. En quelques points, au niveau des foyers anciens, on constate une dégénérescence graisseuse des parois vasculaires. Là aussi existe une inflammation secondaire des éléments nerveux.

Ces faits résument mieux que toute description didactique la marche clinique d'une hémorrhagie de la moelle. Le triage n'étant du reste pas encore fait d'une manière définitive entre l'hématomyélie et l'hématomyélite, l'observation rigoureuse n'ayant pas encore fait connaître un nombre suffisant d'hémorrhagies primitives vraies, on tomberait dans le schéma si l'on voulait en dire davantage.

Le diagnostic est très-difficile chez le vivant ; même avec un début brusque, apoplectiforme, on n'a pas toujours affaire à une hémorrhagie ; le fait personnel que nous avons cité plus haut montre bien la possibilité de cette confusion clinique.

Nous n'insistons pas : c'est une question encore à l'étude.

TROISIÈME PARTIE.

MALADIES DE LA MOELLE ALLONGÉE[1]

Dans notre première édition, nous n'avons étudié que la paralysie labio-glosso-laryngée. Quoique la pathologie bulbaire soit encore bien incomplète, nous croyons devoir étendre un peu ce cadre de description.

Il est dès-lors indispensable de faire de cette étude une partie distincte, parce que la moelle allongée ne peut être absolument assimilée ni à la moelle, ni au cerveau. C'est un organe de transition ; ses maladies participent de ce caractère.

Par ses inflammations (paralysie labio-glosso-laryngée notamment), le bulbe est entièrement assimilable à la moelle, dont il forme comme le couronnement supérieur. Mais par ses lésions en foyer (hémorrhagies et ramollissements), il se rapproche au contraire du reste de l'encéphale.

Il faut donc l'étudier à part.

Nous ne décrirons pas spécialement l'anémie et la congestion de la moelle allongée. Cliniquement, ces troubles circulatoires ne se présentent jamais que comme élément constituant de la congestion ou de l'anémie des centres nerveux en général.

Nous ne nous occuperons que des lésions en foyer (hémorrhagies et ramollissements) et des inflammations (chroniques et aiguës).

[1] Hallopeau ; Th. d'agrég. Paris, 1875. — Erb ; *Handb.* von Ziemssen, tom. XI, 1878.

ARTICLE PREMIER.

Lésions en Foyer[1].

Les observations bien prises et suivies d'autopsie de lésions en foyer bulbaires sont encore peu nombreuses.

Hallopeau ne cite pour l'hémorrhagie que deux faits d'Ollivier (d'Angers) et un de Leyden (sans histoire clinique) ; pour le ramollissement, une observation personnelle (service de Vulpian) et une de Luneau (service de Proust). — Nothnagel n'y ajoute qu'un cas de Jodin pour l'hémorrhagie et deux cas de Fabre et de Tuengel pour le ramollissement.

La description ne peut donc être donnée que comme provisoire.

CHAPITRE PREMIER.

HÉMORRHAGIE BULBAIRE[2].

ÉTIOLOGIE ET ANATOMIE PATHOLOGIQUE. — L'hémorrhagie bulbaire est rare ; quand elle existe, elle se comporte en général comme l'hémorrhagie cérébrale.

Du reste, les parties les plus rapprochées du cerveau sont le plus souvent atteintes, c'est dans la région protubérantielle que les hémorrhagies s'observent surtout.

L'élément pathogénique capital est l'altération vasculaire : les anévrysmes miliaires (Heschl) ; on a encore constaté l'athérome, la dégénérescence graisseuse, la dilatation capillaire, suite de ramollissement (Gerhardt), etc.

Cela posé, toutes les causes qui élèvent la tension artérielle et aussi, plus rarement, celles qui augmentent la tension veineuse, pourront déterminer la rupture de ces vaisseaux altérés et produire l'hémorrhagie bulbaire. C'est dans cette catégorie qu'Erb place les cas dans lesquels l'apoplexie a été produite par des palpitations, des efforts violents, une forte colère, des

[1] Nothnagel; *Top. Diagn. d. Geh.-krank.* Berlin, 1879.

[2] Erb. ; *loc. cit.*, pag. 444.

exercices musculaires forcés, l'abus des spiritueux. C'est encore ainsi que peuvent médiatement agir certaines lésions voisines (qui altèrent les parois vasculaires et augmentent la tension sanguine), comme : la carie des vertèbres cervicales, la méningite purulente de la base, les tumeurs dans le voisinage ou dans la substance du bulbe, etc.

Les traumatismes s'exerçant sur le crâne ou sur la nuque peuvent aussi entraîner des hémorrhagies bulbaires, quoiqu'ils n'atteignent pas directement la moelle allongée. Westphal a expérimentalement développé des foyers de cet ordre chez les cochons d'Inde en leur donnant de petits coups sur la tête. Duret a vu également se produire des accidents analogues dans ses expériences sur les traumatismes cérébraux et le choc céphalo-rachidien.

Rappelons enfin que de vastes hémorrhagies cérébrales peuvent pénétrer dans le quatrième ventricule et venir entraîner la symptomatologie des foyers bulbaires.

L'histoire anatomique de l'hémorrhagie une fois constituée ne diffère pas de ce que nous avons dit à propos de l'hémorrhagie cérébrale.

Symptômes. — L'importance capitale des fonctions (respiration et circulation) auxquelles le bulbe préside, donne une gravité exceptionnelle aux hémorrhagies de cette région. Aussi y a-t-il toute une série de cas dans lesquels la mort est presque instantanée.

Que le bulbe soit primitivement et exclusivement atteint, ou qu'une hémorrhagie cérébrale arrive par pénétration jusqu'au contact du bulbe, la respiration et la circulation s'embarrassent et s'arrêtent ; le malade succombe ou absolument subitement, ou après avoir poussé un cri et présenté quelques convulsions épileptiformes, d'autres fois des vomissements.

Mais à côté de ces faits foudroyants, il y en a quelques autres dans lesquels le malade survit assez longtemps pour qu'on puisse analyser cliniquement son état. Ce sont ces cas que nous devons décrire.

Le début est brusque, apoplectiforme. La perte de connaissance qui manque souvent dans le ramollissement existe ici: le tableau de l'*apoplexie* est complet ; seulement les *paralysies* peuvent avoir quelque chose de particulier.

Elles affectent toute espèce de disposition ; le plus souvent généralisées aux quatre membres, elles sont d'autres fois hémiplégiques, ou, plus rarement, paraplégiques. Ainsi que le fait remarquer Hallopeau, elles ne sont jamais limitées à quelques muscles, comme celles qui viennent souvent s'ajouter à l'ensemble symptomatique de la maladie de Duchenne. La forme généralisée aux quatre membres est la plus caractéristique, parce qu'il n'y a pas dans les hémisphères de point où passent les conducteurs de toutes les parties du corps.

En même temps que ces paralysies des membres apparaissent les para-

lysies bulbaires proprement dites (nous les retrouverons en détail dans la maladie de Duchenne) : paralysies de la langue et de la partie inférieure de la face, paralysie du larynx, plus rarement des oculo-moteurs. On ne trouve pas en général de signes de paralysie du pneumogastrique, parce que la mort survient rapidement quand le noyau de ce nerf est atteint (Hallopeau).

Ces paralysies sont bilatérales ou unilatérales. Dans ce dernier cas, elles sont du même côté que la lésion, tandis que celles des membres sont croisées (Erb). Cette asymétrie établit une nouvelle différence entre les paralysies symptomatiques de foyer et la maladie de Duchenne (Hallopeau).

Les troubles de la *sensibilité* sont variables. D'après Couty[1], il n'y aurait pas d'hémianesthésie franche d'origine bulbaire : l'hémianesthésie mésocéphalique est toujours protubérantielle ou pédonculaire ; d'après cela, il faudrait admettre que, dans le bulbe comme dans la moelle, les voies de communication sont diffuses, entre-croisées, anastomosées, entre les noyaux bulbo-médullaires et le faisceau blanc bien circonscrit, qui va se placer à la partie externe de la protubérance du côté opposé. Ainsi, conclut cet auteur, les noyaux bulbo-médullaires sont bien nets en colonne d'un côté ; le faisceau blanc qui va au cerveau est bien circonscrit, de l'autre côté, à la partie externe de la protubérance et du pédoncule ; mais les voies de communication entre les deux côtés sont diffuses et quelconques ; l'entre-croisement se fait toujours, pourvu qu'il reste un pont de substance grise.

La *respiration* est souvent atteinte : irrégulière, stertoreuse, dyspnéique, elle présente souvent le type de Cheyne-Stokes. L'embarras croît jusqu'à la paralysie et la mort survient par asphyxie. Les mouvements se régularisent au contraire si la terminaison doit être heureuse.

Le *cœur* est souvent irrégulier et le pouls très-fréquent. La syncope peut accompagner l'asphyxie. Erb fait remarquer, dans les observations recueillies, l'absence des troubles vaso-moteurs que l'on pouvait s'attendre à trouver.

Les *convulsions épileptiformes* sont un symptôme fréquent et souvent précoce de l'hémorrhagie bulbaire ; on observe aussi des contractures ou au moins de la rigidité dans les membres paralysés.

Les *vomissements* et le *hoquet* ont été signalés. Potain a noté la *polyurie* et d'autres auteurs l'*albuminurie* et la *glycosurie* ; mais nous savons que ce sont là des signes communs à d'autres siéges d'hémorrhagie encéphalique.

Leyden, Erb et d'autres ont constaté une *hyperthermie agonique* considérable.

Erb admet trois types au point de vue de la MARCHE, de la DURÉE et de la TERMINAISON.

[1] *Gaz. hebdom.*, 1877 et 1878.

Le premier type est l'apoplexie foudroyante : mort subite ou très-rapide.

Dans le second type, la mort n'arrive que progressivement après quelques heures ou quelques jours.

Enfin dans le troisième type, qui est de beaucoup le plus rare, le malade ne succombe pas, et il reste avec un état qui rappelle, à bien des égards, la paralysie labio-glosso-laryngée.

Ces propositions mêmes impliquent le PRONOSTIC.

DIAGNOSTIC. — Les éléments diagnostiques sont : les convulsions épileptiformes et la rapidité de la mort, pour les formes foudroyantes ; les vomissements, le hoquet, les convulsions, les troubles respiratoires (phénomène de Cheyne-Stokes) et les paralysies bulbaires proprement dites, pour les formes moins rapides.

Mais, conclut Nothnagel, même en présence du tableau, en apparence typique, de la paralysie bulbaire apoplectiforme, on doit encore être réservé dans le diagnostic, puisqu'un complexus symptomatique tout à fait analogue peut être assez souvent produit par certains foyers cérébraux. Pour les distinguer, on pourra utiliser la persistance, dans ces derniers cas, des mouvements réflexes et l'absence d'aphonie et de troubles circulatoires ou respiratoires.

Le TRAITEMENT ne présente pas d'autres indications que celui de l'hémorrhagie cérébrale.

CHAPITRE II.

RAMOLLISSEMENT BULBAIRE.

Nous n'avons rien de particulier à dire sur l'ÉTIOLOGIE et l'ANATOMIE PATHOLOGIQUE du ramollissement bulbaire : les causes de l'oblitération vasculaire, le processus de la thrombose ou de l'embolie et l'histoire ultérieure du foyer ont été décrits à propos du ramollissement cérébral.

Nous ne devons insister ici que sur la DISTRIBUTION DES ARTÈRES de la moelle allongée. Les recherches importantes de Duret[1] sur cette question ont des applications de premier ordre dans l'histoire du ramollissement.

Toutes les artères bulbaires viennent des vertébrales. Celles-ci naissent presque toujours des sous-clavières ; la gauche semble continuer la portion ascendante du tronc mère sans former d'angle sensible, disposition qui favorise le cours du sang et même la pénétration des caillots migrateurs.

[1] *Arch. de Physiol.*, 1873. — Voy. la Thèse citée d'Hallopeau et l'excellent art. *Moelle allongée* de Farabeuf, dans le *Dictionn. encycl.*

L'irrigation artérielle du bulbe est tellement bien assurée par les anastomoses des artères cérébelleuses qu'il est presque impossible de l'interrompre expérimentalement.

Les artères du bulbe peuvent être divisées en trois classes : 1. les unes sont latérales et principalement destinées aux racines nerveuses ; 2. les autres sont médianes et vont se rendre aux noyaux du plancher du quatrième ventricule ; 3. la troisième classe est formée des artères des autres parties constitutives du bulbe (olives, pyramides, etc.).

Les premières, *artères radiculaires*, naissent directement de troncs relativement volumineux, comme la basilaire, les vertébrales et les cérébelleuses ; elles sont très-nombreuses, très-petites et fournissent deux rameaux : l'un remonte avec la racine dans le bulbe (on peut le suivre jusqu'aux noyaux d'origine du nerf) ; l'autre descend dans la racine vers la périphérie.

Les *artères médianes* ou *des noyaux* sont de plusieurs ordres. Il y a : 1. en bas, les branches de la spinale antérieure ; 2. celles qui passent sous le bord inférieur de la protubérance, dans la fossette interpyramidale (artères sous-protubérantielles) ; 3. d'autres qui viennent du tronc basilaire et traversent la protubérance (artères médio-protubérantielles) ; 4. d'autres enfin qui, nées de la bifurcation supérieure de la basilaire, passent sur le bord supérieur de la protubérance (artères sus-protubérantielles).

Voici les rapports de ces artérioles avec les noyaux des nerfs bulbaires : la distribution de la spinale antérieure répond aux noyaux du spinal, de l'hypoglosse et du facial inférieur ; les artères sous-protubérantielles et médio-protubérantielles sont destinées au pneumogastrique, au glosso-pharyngien, etc. ; les artères sus-protubérantielles ont plutôt des rapports avec les noyaux du moteur commun et du pathétique.

Parmi les *artères des autres parties du bulbe*, il faut citer celles qui, des vertébrales, des spinales antérieures ou des radiculaires, se portent aux pyramides ou aux olives, qu'elles pénètrent par le hile, après avoir plongé dans le bulbe. Les faisceaux latéraux et restiformes reçoivent des ramuscules des cérébelleuses inférieures.

Enfin c'est aussi des cérébelleuses, par l'intermédiaire des spinales postérieures, que naissent les *artères postérieures* du bulbe. Chaque spinale postérieure donne un rameau récurrent qui fournit à la pyramide postérieure et au bec du calamus ; puis elle descend sur le côté du sillon médian postérieur et donne des artères médianes postérieures qui, par ce sillon, pénètrent jusqu'au niveau du canal central.

Il faut signaler en outre que le plancher du ventricule reçoit des artérioles et des capillaires venant, celles-là du plexus choroïde et ceux-ci de la toile choroïdienne.

La substance grise est beaucoup plus richement vascularisée que la substance blanche, spécialement au niveau des noyaux moteurs. Comme ces

noyaux reçoivent des capillaires à la fois des artères médianes et des artères radiculaires, on conçoit que les injections des centres nerveux puissent servir à indiquer à la fois et le trajet des racines et la situation et l'étendue de leurs noyaux.

Sans diminuer la valeur de ces conclusions de Duret, il est bon de savoir que c'est là une distribution typique, mais non absolument constante, et qu'il faut tenir compte de la possibilité de ces variétés dans les applications à la clinique.

Symptômes. — Quand l'artère basilaire, une vertébrale ou les deux sont oblitérées, le malade est frappé subitement (s'il s'agit d'une embolie), en un ou deux jours (si c'est une thrombose); il n'y a pas de perte de connaissance, mais la paralysie bulbaire apparaît complète : paralysie du voile du palais et de la langue, perte de la parole, parésie du facial inférieur, troubles, altérations de la circulation, de la respiration et de la voix. En même temps, il y a paralysie des membres, généralisée quelquefois, plus souvent hémiplégique (du côté de l'artère oblitérée), etc.

On peut, d'après les faits recueillis et surtout d'après les recherches de Duret, essayer d'indiquer les signes particuliers à l'oblitération de chacune des artères bulbaires.

1. *Artère basilaire* : Les phénomènes sont bilatéraux, la paralysie frappe les quatre membres, les deux moitiés de la face, etc.; la respiration est embarrassée (dyspnée, cyanose) et habituellement la mort arrive très-rapidement dans l'asphyxie.— Tirard a constaté jusqu'à 75 et 105 respirations par minute avant l'asphyxie.

Si l'altération ne porte que sur de petites branches de la basilaire ou si la basilaire est elle-même incomplétement oblitérée, on peut distinguer, à côté des paralysies indiquées, des troubles du côté des noyaux bulbaires (oculo-moteurs, facial, trijumeau, etc.). La respiration peut continuer pourvu que la circulation persiste à la partie inférieure du tronc basilaire et dans les vertébrales.

2. L'oblitération simultanée des *deux vertébrales* reproduit naturellement le même tableau que l'oblitération de la basilaire.

Si l'obstruction ne s'établit que successivement des deux côtés, la circulation collatérale peut avoir le temps de se développer et la vie est prolongée.

3. Si *une seule vertébrale* est atteinte, on peut avoir des phénomènes unilatéraux. La spinale antérieure et la cérébelleuse inférieure sont alors entravées : d'où l'hémiplégie, directe ou croisée, suivant la hauteur de l'entre-croisement des pyramides et du point d'issue de la spinale antérieure et le siége relatif de la coagulation. En même temps il y a les paralysies bulbaires, quelquefois plus accusées du côté de l'hémiplégie.

4. Enfin, si la coagulation a eu lieu seulement dans de petits ramuscules

artériels, le diagnostic est bien difficile. On aura alors une partie du tableau bulbaire, les paralysies décrites, mais dissociées.

Diagnostic. — L'apparition brusque ou rapide du syndrome bulbaire (que nous étudierons avec plus de détails dans le chapitre suivant) prouve en général une lésion en foyer.

L'absence de perte de connaissance, la recherche des éléments étiologiques et l'atténuation ultérieure des accidents, permettront de distinguer entre l'hémorrhagie et le ramollissement.

Enfin l'exploration de l'appareil circulatoire dans son ensemble et surtout la rapidité du début sépareront l'embolie de la thrombose.

Le Pronostic est toujours très-grave. Mais, quand la mort n'est pas foudroyante ou très-rapide, on peut voir se produire une amélioration compatible avec la vie, ce qui ne s'observe guère pour l'hémorrhagie bulbaire.

Tout dépend du reste, pour le pronostic, de l'importance du vaisseau frappé, de l'étendue de la région ramollie et surtout de la nature des noyaux moteurs détruits.

Nous renvoyons pour le Traitement à ce que nous avons dit du ramollissement cérébral.

ARTICLE II.

Inflammation du bulbe.

CHAPITRE PREMIER.

PARALYSIE LABIO-GLOSSO-LARYNGÉE.

Ce groupe clinique fut séparé du chaos des maladies nerveuses et décrit à part, en 1860, pour la première fois, par Duchenne, qui l'appela : paralysie progressive de la langue, des lèvres et du voile du palais. C'est un grand syndrome clinique tout à fait spécial, qui frappe par son aspect symptomatique.

Duchenne nous fournit ici le tableau sommaire, qui peut servir de définition : c'est une affection paralytique qui envahit successivement les muscles de la langue, ceux du voile du palais et l'orbiculaire des lèvres ; qui produit conséquemment des troubles progressifs dans l'articulation des mots et dans la déglutition ; qui, à une période avancée, se complique de troubles de la respiration ; dans laquelle enfin les sujets succombent, ou à l'impossibilité de s'alimenter, ou dans une syncope.

Nous reprendrons maintenant les divers traits de ce tableau symptomatique[1].

1. La paralysie de la *langue* apparaît la première, et avec elle arrivent les troubles de prononciation et de déglutition.

Quand le malade ouvre la bouche, la langue est affaissée et comme fixée sur le plancher de la bouche, derrière l'arcade dentaire inférieure ; le malade ne peut ni en relever la pointe ni appliquer sa langue contre le palais. De là, difficulté ou impossibilité de prononcer les consonnes palatines ou dentales, comme *ch*, et les voyelles *e* et *i*.

Les autres mouvements de la langue peuvent être aussi diminués ou supprimés : projection de la pointe au dehors, mouvements de latéralité, acte de la creuser en gouttière.

[1] Hallopeau, Th. d'agr. Paris, 1875. — Erb ; *Handb.* von Ziemssen, XI, 1878.

La langue peut garder son aspect normal, être aussi large et étalée, ou au contraire atrophiée. Dans ce dernier cas, elle est plissée longitudinalement, ridée et diminuée de volume.

La déglutition est difficile, la langue ne pouvant pas s'appliquer contre le palais. Les malades sont obligés de rejeter la tête en arrière ou de mettre la main devant la bouche pour empêcher les aliments d'être repoussés en avant par la contraction du pharynx. La salive n'est pas avalée, elle s'accumule dans la bouche, s'y altère, devient épaisse, visqueuse, et coule au dehors. Les malades s'essuient constamment la bouche avec leur mouchoir et même la débarrassent avec leurs doigts.

2. La paralysie du *voile du palais* aggrave beaucoup ces désordres ; la voix devient nasonnée, *b* et *f* sont prononcés comme *m* et *v*. Les lettres sont bien articulées avec les lèvres, mais il faut, pour les faire éclater, un fort courant d'air qui vienne mettre les lèvres en vibration. Ici le courant d'air perd sa force, parce qu'il est détourné dans les fosses nasales. Les malades prononcent très-bien les lettres quand on leur pince le nez, quand on ferme en avant ces fosses nasales, que le voile du palais paralysé ne ferme plus en arrière.

La déglutition est également très-gênée: les aliments sont rejetés par les fosses nasales. Quelquefois la salive ou les aliments pénètrent dans le larynx, d'où des accès de suffocation.

3. Quand l'*orbiculaire des lèvres* est aussi paralysé, le malade ne peut plus froncer les lèvres, siffler, souffler, prononcer les voyelles *o* et *u*, articuler les labiales.

La face prend un aspect spécial : l'orifice buccal s'agrandit dans sa dimension transversale, les sillons naso-labiaux se creusent ; la physionomie prend un air pleurard. Quelquefois les lèvres s'écartent quand le malade pleure ou rit, et elles ne peuvent plus ensuite revenir spontanément sur elles-mêmes. Le malade ne peut fermer sa bouche qu'en les ramenant avec les doigts à leur position normale.

4. Quelquefois enfin la paralysie atteint aussi le muscle de la houppe du menton, le carré, le triangulaire des lèvres ; jamais elle ne frappe l'orbiculaire des paupières, le zygomatique, le canin, l'élévateur de la lèvre supérieure, les moteurs des ailes du nez ni le buccinateur.

5. Quand les trois paralysies principales sont superposées, la parole devient absolument impossible : les malades ne peuvent plus dire que *a*, ou bien ils poussent un grognement inintelligible.

6. Plus tard survient la paralysie des *ptérygoïdiens*, qui entraîne l'abolition des mouvements de diduction du maxillaire inférieur, les mouvements verticaux conservant encore toute leur énergie.

7. Toutes ces paralysies sont en général symétriques. Il n'y a pas de déviation de la luette, de la bouche ni de la langue.

8. La contractilité électrique est conservée comme à l'état normal.

Erb ne partage pas cette manière de voir, qui était celle de Duchenne. Cet auteur a trouvé les signes de la réaction de dégénérescence (*Entartungs reaction*) dans un cas très-net de paralysie labio-glosso-laryngée, comme il les signale du reste dans toutes les maladies où les muscles subissent une altération dégénérative.

9. Krishaber a récemment attiré l'attention sur un phénomène qui serait un symptôme précoce de la maladie : la perte de l'excitabilité réflexe de la muqueuse du larynx, de la trachée, du pharynx et de l'œsophage. On peut impunément toucher le larynx, les cordes vocales, avec une sonde, avec du nitrate d'argent. Le contact est perçu, mais il n'y a pas de réflexe. C'est l'état du pharynx après l'administration du bromure de potassium à dose suffisante.

Dans une observation, l'attouchement des cordes vocales provoquait leur rapprochement, mais leur rapprochement silencieux, sans toux ni spasmes. De même on pouvait introduire une sonde dans le pharynx, l'œsophage, l'estomac ou la trachée, sans provoquer ni toux ni vomissements.

10. La parésie des muscles intrinsèques du *larynx* entraîne l'affaiblissement de la voix, sans produire l'aphonie complète. Duchenne, examinant ces cas-là au laryngoscope, a constaté le relâchement des cordes vocales.

11. Puis surviennent les troubles *respiratoires* : crises d'étouffement avec cyanose et tendance à la syncope. Il ne faut pas confondre ces crises avec les accès de suffocation que provoque, à toutes les périodes de la maladie, l'introduction accidentelle de corps étranger dans le larynx. Ces crises se rapprochent au fur et à mesure que la maladie progresse. Elles sont provoquées par les efforts, les mouvements, la marche; le plus souvent elles paraissent spontanées et surviennent à toute heure de nuit ou de jour.

En même temps, le malade a une sorte d'impuissance à expirer tout l'air contenu dans sa poitrine, d'où une sensation de plénitude intra-thoracique; de là aussi une fatigue très-rapide quand le malade veut parler. Duchenne attribue ces phénomènes à la paralysie des muscles de Reissessen.

12. Les accidents *cardiaques* peuvent s'ajouter aux troubles respiratoires ou se présenter seuls. C'est le plus souvent un sentiment de défaillance avec anxiété extrême, crainte de mort imminente. Le pouls devient fréquent, irrégulier, intermittent, faible; la face est pâle, le regard fixe et terne.

Une syncope mortelle termine souvent la scène.

13. La paralysie de quelque muscle oculaire et les troubles du côté des nerfs auditifs sont des symptômes rares de la maladie qui nous occupe.

La portion motrice du trijumeau peut être quelquefois atteinte ; mais la portion sensitive ne l'est que tout à fait exceptionnellement.

14. Chez un de nos malades de l'Hôpital-Général atteint de paralysie

labio-glosso-laryngée secondaire, le *goût* était aboli dans toute l'étendue de la langue[1].

C'est là un fait rare. Sans discuter ici la physiologie pathologique de ce symptôme[2], nous ferons remarquer que, d'après les recherches de M. Duval, le noyau d'origine bulbaire du nerf de Wrisberg ferait partie de la masse grise d'où part le glosso-pharyngien; le nerf de Wrisberg et la corde du tympan pourraient donc être considérés comme un ramuscule du glosso-pharyngien, qui serait ainsi le nerf du goût de la langue tout entière[3].

Nous avons indiqué les divers symptômes à peu près dans l'ordre de leur apparition. Ils se succèdent ainsi et se surajoutent progressivement avec une durée totale de quelques mois à deux ou trois ans. Tout cela sans fièvre, sans troubles intellectuels, sans retentissement apparent sur la nutrition générale.

Seulement, quand la déglutition est trop gênée, l'alimentation s'en ressent naturellement; elle devient insuffisante, et alors les malades maigrissent et tombent dans le marasme; ils ne peuvent plus avaler que les liquides et sont tourmentés par une faim insatiable.

Duchenne ajoute, comme cause de ce dépérissement progressif, la perte incessante faite par l'écoulement continuel de la salive.

La marche est constamment progressive et fatale; la maladie ne rétrograde jamais et aboutit toujours à la mort. — C'est là la proposition générale. Pourtant nous avons déjà cité ce saturnin qui nous présenta un commencement de paralysie labio-glosso-laryngée, et chez lequel les accidents rétrocédèrent cependant. — La proposition ci-dessus ne peut s'appliquer qu'aux cas primitifs de la maladie.

La mort arrive, en général, rapidement ou subitement, par le poumon ou par le cœur : par le poumon, dans une de ces crises d'étouffement que nous avons décrites; par le cœur, dans une syncope imprévue.

Duchenne attache une grande importance pronostique à la paralysie des ptérygoïdiens. Quand les mouvements de diduction de la mâchoire deviennent impossibles, la mort est prochaine : cela prouve que le noyau moteur du trijumeau est atteint, et celui du pneumogastrique le sera bientôt.

ANATOMIE ET PHYSIOLOGIE PATHOLOGIQUES. — En somme, on le voit, il s'agit ici d'une paralysie atteignant successivement la langue, le voile du palais, l'orbiculaire des lèvres, les ptérygoïdiens, le larynx, la respiration et le cœur.

Quelle est la partie du système nerveux qui est spécialement en rapport avec tout cet ensemble de symptômes ?

[1] *Montpellier médical*, 1878, XL, pag. 512.

[2] Voy., dans la 5e partie, le chapitre de la *Paralysie du facial*.

[3] Voy. la note de la pag. 211 à la traduction de Huguenin.

Le nerf moteur de la langue est le grand hypoglosse; celui de l'orbiculaire des lèvres et du voile du palais, le facial; celui des ptérygoïdiens, le trijumeau; ceux du larynx sont le pneumogastrique et le spinal. — L'hypoglosse, le facial, le pneumogastrique et le spinal sont tous des nerfs bulbaires. — On peut donc penser que la lésion est dans le bulbe.

Quelques mots sont ici indispensables sur *l'anatomie normale*[1] de la moelle allongée, afin de comparer surtout la structure du bulbe à celle de la moelle épinière.

Quand la moelle devient bulbe, elle s'ouvre par derrière; le canal central s'étale et forme le quatrième ventricule. Dans cette expansion de la moelle, les parties postérieures deviennent externes, les antérieures restant internes ou médianes; d'où l'on peut prévoir que les noyaux moteurs se trouveront plus près de la ligne médiane et les noyaux sensitifs au contraire plus en dehors.

Mais il faut préciser davantage.

Les cordons latéraux se dirigent de dehors en dedans et d'arrière en avant pour s'entre-croiser sur la ligne médiane. Dans ce trajet, ils pénètrent dans la substance grise et décapitent ainsi les *cornes antérieures*. Celles-ci sont, par suite, divisées en deux parties : l'une, la *base* de la corne, qui reste contiguë au canal central; l'autre, la *tête* de la corne décapitée, qui est rejetée en avant et en dehors.

La colonne motrice de la moelle se trouve donc représentée au bulbe par ces deux colonnes, qui contiennent tous les noyaux moteurs des nerfs bulbaires.

La première de ces masses grises, la *base*, se prolonge sur toute la longueur du plancher du quatrième ventricule, de chaque côté de la ligne médiane, et y forme successivement (en allant de bas en haut) : le noyau de l'hypoglosse, le noyau commun du facial et du moteur oculaire externe (facial supérieur) et le noyau commun du moteur oculaire commun et du pathétique.

La seconde masse grise, la *tête*, forme d'abord le noyau antéro-latéral (c'est le noyau moteur des nerfs mixtes, spinal, pneumogastrique et glosso-pharyngien), et à la même hauteur le noyau accessoire de l'hypoglosse; plus haut, elle fournit le noyau inférieur du facial et le noyau masticateur du trijumeau.

Les *cornes postérieures* de la moelle sont décapitées, comme les cornes antérieures, en pénétrant dans le bulbe ; une partie reste contre le canal central, l'autre est rejetée vers la périphérie.

[1] Voy. l'art. de Farabeuf, dans le *Dictionn. encycl.*, et surtout les recherches récentes de Mathias Duval. *Journ. de l'Anat. et de la Physiol.*, 1876 à 1879, et Notes à la traduction d'Huguenin. (Consulter spécialement la note de la pag. 247, comme vue d'ensemble et résumé.)

La première de ces masses grises, la *base*, donne le noyau des cordons grêles ou des pyramides postérieures et le noyau restiforme; plus haut, elle se trouve à découvert sur le plancher du quatrième ventricule dont elle forme les parties externes (en dehors des masses motrices); elle fournit les noyaux sensitifs des nerfs mixtes (spinal, glosso-pharyngien et pneumogastrique) et constitue plus haut une vaste surface grise dans laquelle s'implantent les barbes du calamus et qui représente l'un des centres bulbaires du nerf acoustique; plus haut enfin elle s'étale sur la partie supérieure du plancher du quatrième ventricule, où elle forme l'une des masses d'origine du trijumeau.

La seconde masse, la *tête*, atteint les couches superficielles des parties latérales du bulbe et forme le tubercule cendré de Rolando; c'est de la partie supérieure de cette colonne que naît la racine inférieure du trijumeau.

On peut maintenant, pour compléter cette description, envisager les coupes successives et, en allant de bas en haut, indiquer les divers noyaux qui, dans toutes ces différentes masses grises, se retrouvent à la même hauteur.

Au niveau de la partie supérieure de l'entre-croisement des pyramides, on ne trouve que le noyau de l'hypoglosse.—A la partie moyenne du bulbe, se rencontrent à la fois le noyau de l'hypoglosse et son noyau accessoire, le noyau moteur des nerfs mixtes et leur noyau sensitif. — Au niveau de la ligne de jonction du bulbe et de la protubérance, on voit le noyau commun du moteur oculaire externe et du facial, le noyau inférieur du facial et le noyau de l'acoustique.

Il nous est impossible d'insister davantage; mais ces données d'anatomie normale étaient indispensables pour l'intelligence de l'*anatomie pathologique* proprement dite de la paralysie labio-glosso-laryngée.

Les observations anciennes n'ont rien appris sur ce point. La lésion n'apparaît pas à l'œil nu. Trousseau et Cruveilhier avaient constaté l'atrophie des racines nerveuses, et Trousseau faisait ainsi de la maladie une atrophie progressive des nerfs bulbaires.

Les lésions centrales du bulbe ont été étudiées pour la première fois par Charcot, et confirmées dans un deuxième cas par Duchenne et Joffroy. Voici la description des lésions, d'après Charcot.

Au bulbe, le noyau de l'hypoglosse est très-profondément altéré; les deux tiers des cellules sont en atrophie pigmentaire; la névroglie est intacte. Les cellules altérées sont partout mêlées aux cellules saines. Le noyau du spinal et celui du pneumogastrique sont moins profondément altérés, mais un bon nombre de cellules y présentent encore l'altération pigmentaire. Les cellules du noyau du facial sont remarquablement petites et peu nombreuses.

Les nerfs bulbaires ne présentent rien autre chose que de fines granulations disséminées dans quelques tubes nerveux.

Les muscles sont dans un état d'intégrité apparente à l'œil nu, sauf en

quelques points, où ils ont un aspect jaunâtre. Histologiquement, il y a dégénérescence granulo-graisseuse, disparition de la substance active dans des gaînes restées vides, prolifération des noyaux du sarcolemme. C'est une atrophie vraie. Ces altérations se trouvent dans la langue, le pharynx et le larynx.

Depuis notre dernière édition, on a publié de nouveaux faits de paralysie labio-glosso-laryngée avec autopsie[1].

Le cas de Mathias Duval et Raymond est remarquable par l'analyse des lésions bulbaires mise en regard des travaux du premier de ces auteurs, que nous avons résumés plus haut.

Le noyau classique de l'hypoglosse était détruit, comme chez le malade de Charcot; mais le noyau accessoire de ce nerf (décrit par M. Duval) était également atteint. Seulement il l'était à un moindre degré que le premier. Or, cliniquement on avait remarqué que « la langue se mouvait encore dans les mouvements associés de la déglutition, alors que la malade pouvait à peine, dans les mouvements voulus, la porter même au niveau des incisives inférieures. » Rapprochant ce fait de l'état anatomo-pathologique, les observateurs ont émis l'hypothèse que le noyau de l'hypoglosse serait plus spécialement le centre bulbaire des mouvements de la langue dans la parole et son noyau accessoire, le centre des mouvements associés à ceux de la déglutition. Cette supposition ne serait pas contredite par l'anatomie comparée, puisque chez les animaux (chien, cheval) le noyau accessoire est relativement plus développé que le noyau propre.

Dans ce même fait, le noyau moteur des nerfs mixtes était altéré, tandis que leur noyau sensitif était intact. Le noyau propre du facial (inférieur) avait subi une atrophie qui le rendait méconnaissable, tandis que le noyau commun du moteur oculaire externe et du facial (supérieur) était remarquable par son intégrité. Le noyau masticateur était altéré.

Enfin nous ferons remarquer dans cette observation, comme dans celles d'Eisenlohr et de Pitres et Sabourin, l'intégrité de la substance blanche (dans les cordons latéraux et les pyramides). Or, plusieurs auteurs, en tête desquels figure Leyden, se refusaient à admettre la possibilité de cette intégrité. Ils ne voulaient pas distinguer, avec Charcot, l'atrophie primitive des noyaux bulbaires (paralysie labio-glosso-laryngée) de l'atrophie deutéropathique de ces mêmes noyaux (sclérose latérale amyotrophique). — Les observations que nous citons ici répondent péremptoirement à Leyden.

Ces faits prouvent aussi, contre Rosenthal, que la sclérose latérale, dans ces cas, n'est pas une lésion descendante consécutive à l'atrophie des noyaux bulbaires. Chez le malade de Pitres et Sabourin en particulier, la lésion

[1] Voy. notamment : Worms; *Arch. de Physiol.*, 1877. — Pitres et Sabourin; *Arch. de Physiol.*, 1879, pag. 723. — Mathias Duval et Raymond; *Arch. de Physiol.*, 1879, pag. 735. — Eisenlohr; *Arch. f. Psych.*, IX, 34.

destructive des noyaux bulbaires a pu exister pendant plus d'une année sans donner lieu à aucune altération appréciable des cordons blancs.

Tel est le type le plus simple de la paralysie labio-glosso-laryngée. On remarquera les rapports qu'il y a entre cette maladie et l'atrophie musculaire progressive. Elle se caractérise anatomiquement par l'altération de cellules qui représentent au bulbe les cellules des cornes antérieures de la moelle.

Nous allons voir maintenant des cas dans lesquels la paralysie labio-glosso-laryngée ne reste plus simple, et se trouve précisément combinée avec l'atrophie musculaire progressive. C'est ce que Hallopeau appelle la FORME BULBO-SPINALE de la paralysie labio-glosso-laryngée.

Dans tous ces faits, en même temps que le syndrome de la paralysie labio-glosso-laryngée, on observe diverses autres paralysies dans les membres, qui s'atrophient très-rapidement. Hallopeau cite onze cas de cet ordre qui, au point de vue clinique, représentent la superposition des symptômes de l'atrophie musculaire progressive et des symptômes de la paralysie labio-glosso-laryngée.

On peut du reste diviser ces faits en deux catégories. Dans la première, c'est la paralysie labio-glosso-laryngée qui ouvre la scène, les troubles périphériques de la motilité venant ensuite. Dans la deuxième, au contraire, les symptômes périphériques sont les premiers en date.

Pour Duchenne, ce sont là, dans le premier cas, des paralysies labio-glosso-laryngées compliquées d'atrophie musculaire progressive, et, dans le second cas, des atrophies musculaires progressives compliquées de paralysie labio-glosso-laryngée. — Ce sont toujours deux maladies superposées.

Anatomiquement, on trouve les lésions décrites pour les deux maladies. Il faut même remarquer que les altérations bulbaires décrites par Charcot et par Duval et Raymond ont été observées dans un cas mixte.

Ce fait curieux de la superposition, chez les mêmes sujets, de lésions anatomiques analogues et de symptômes cliniques correspondants, est interprété différemment par Duchenne et par Charcot.

Pour Duchenne, ce sont là de simples coïncidences : c'est la coexistence de deux maladies indépendantes. Pour Charcot, c'est toujours une seule et même maladie qui peut, suivant les cas, se localiser à la moelle, au bulbe ou dans les deux organes. Voici les arguments de Charcot à l'appui de cette dernière opinion.

Le fondement principal de l'opinion de Duchenne est le suivant : l'atrophie musculaire progressive est essentiellement caractérisée par des atrophies sans paralysie; la paralysie labio-glosso-laryngée est au contraire caractérisée par des paralysies sans atrophie; l'opposition est donc formelle. — Cette proposition de Duchenne est au moins exagérée.

Il y a des atrophies dans la paralysie labio-glosso-laryngée. La langue est souvent plissée, ridée, ce qui prouve l'atrophie. Du reste, dans les cas où l'atrophie ne se voit pas, il faut encore se rappeler que la lésion porte sur le muscle lingual, qui ne tient que peu de place dans la langue ; son atrophie peut ne pas paraître au dehors. Le génioglosse ne se prend que beaucoup plus tard. Il y a dans la langue une muqueuse épaisse, une forte charpente conjonctive, qui peuvent dissimuler la disparition de quelques faisceaux musculaires. En même temps, l'absence de squelette mobile empêche la région de se déformer comme les membres. Duchenne reconnaît lui-même que les lèvres dont le muscle est atrophié (orbiculaire) peuvent être épaissies.

Ce qui prouve la dissimulation possible de ces atrophies, c'est que dans le fait de Charcot la langue ne paraissait pas altérée, et elle l'était cependant, comme le prouva le microscope : il y avait disparition ou altération d'un grand nombre d'éléments actifs, malgré la conservation du volume extérieur.

On ne peut donc pas dire qu'il n'y ait dans la paralysie labio-glosso-laryngée que des paralysies sans atrophie musculaire.

On ne peut pas dire non plus, d'une manière absolue, que dans l'atrophie musculaire progressive il n'y ait que des atrophies sans paralysie.

Duchenne avait lui-même constaté la diminution de la force musculaire dans les muscles atteints. Il y a des muscles qui sont paralysés sans s'atrophier. Dans un cas de Hayem d'atrophie musculaire progressive, le diaphragme, les grands dentelés, les sterno-cléido-mastoïdiens, les scalènes et les intercostaux étaient paralysés et ne furent pas trouvés atrophiés.

Dans les deux maladies, conclut Hallopeau, il y a donc les deux éléments atrophie et paralysie. L'un prédomine dans l'une et l'autre dans l'autre; mais on ne peut pas établir par là, entre les deux affections, une opposition essentielle et fondamentale.

Duchenne oppose aussi l'étiologie des deux maladies, mais c'est là un point trop obscur sur lequel on ne peut rien édifier. Aussi a-t-on pu lui répondre, avec tout autant de raison, par la proposition inverse. Ainsi, Hallopeau remarque que les émotions morales dépressives, les chagrins profonds, les fatigues de certains muscles, se trouvent en tête des deux étiologies.

La fatigue musculaire notamment, que l'on invoque dans l'atrophie progressive, se retrouve aussi dans la paralysie labio-glosso-laryngée. Dans un cas de Stein, la maladie débuta après que le sujet eut beaucoup joué d'un instrument à vent dans le carnaval ; chez un autre, elle commença après une lecture à haute voix, etc. — La fatigue musculaire entraînerait la fatigue des centres moteurs correspondants.

Il n'y a donc pas d'arguments sérieux pour séparer les deux maladies. Voici maintenant les arguments pour les identifier :

1° Les deux maladies coïncident fréquemment, chacune d'elles pouvant, suivant les cas, précéder ou compliquer l'autre ;

2° Dans les deux maladies, il y a conservation relative de la contractilité électro-musculaire dans les muscles atteints ;

3° Dans les deux, il y a coïncidence fréquente d'atrophie et de paralysie ;

4° Dans les deux, la marche est progressive et fatale ;

5° Dans les deux, il y a des lésions identiques des centres nerveux, des nerfs et des muscles : le processus anatomique fondamental consiste essentiellement dans une atrophie primitive des noyaux moteurs.

Ainsi, conclut Hallopeau, les deux maladies ont même siége anatomique et même marche clinique ; elles provoquent des troubles fonctionnels de même nature et coïncident très-fréquemment.

L'observation, citée plus haut, de Pitres et Sabourin est venue récemment porter un puissant argument en faveur de la manière de voir de Charcot.

L'atrophie de la langue, que Duchenne niait dans la paralysie labio-glosso-laryngée pure, n'avait encore été constatée que dans des cas mixtes comme celui de Charcot. Le malade de Pitres et Sabourin, au contraire, présentait très-bien une paralysie bulbaire type, sans complication d'atrophie des muscles innervés par les nerfs rachidiens, et chez lui cependant la langue était atrophiée, quoique pendant la vie elle n'eût pas l'air de l'être.

Nous devons donc, avec plus de force, maintenir l'analogie établie entre la paralysie labio-glosso-laryngée et l'atrophie musculaire progressive.

Il n'y a toujours là qu'un seul type morbide à localisations distinctes. C'est une atrophie primitive chronique des noyaux moteurs : la forme spinale constitue l'atrophie musculaire progressive, la forme bulbaire constitue la paralysie labio-glosso-laryngée, et la forme mixte représente les cas où les deux syndromes se combinent. Cette atrophie primitive des mêmes noyaux moteurs peut évoluer d'une manière aiguë : on a alors la paralysie atrophique de l'enfance et la paralysie spinale aiguë de l'adulte.

Le tableau suivant résume cette vue d'ensemble.

ATROPHIE PRIMITIVE des noyaux moteurs	chronique	forme spinale : atrophie musculaire progressive.
		forme bulbaire : paralysie labio-glosso-laryngée.
		forme mixte : cas complexes.
	aiguë	chez l'enfant : paralysie atrophique de l'enfance.
		chez l'adulte : paralysie spinale aiguë de l'adulte.

Tout ce groupe pourrait être opposé à l'ataxie locomotrice progressive, qui, d'après les idées de Pierret, serait la lésion primitive du système sensitif (dans la moelle et dans le bulbe).

Comme toutes les autres lésions que nous avons étudiées, la lésion

bulbaire de la paralysie labio-glosso-laryngée peut être SECONDAIRE aussi bien que primitive. Elle répond toujours au même ensemble de signes cliniques, qui deviennent alors un syndrome au lieu d'être une maladie.

Ce sont là les symptômes bulbaires qui viennent terminer beaucoup de lésions de la moelle.

Dans l'ataxie locomotrice progressive, nous avons vu que la lésion qui siége primitivement dans les cordons postérieurs, dans les faisceaux radiculaires postérieurs, peut se propager à travers le réseau de Gerlach jusqu'aux cornes antérieures, entraîner la destruction de ces cellules et corrélativement l'atrophie musculaire.

On voit aussi, dans quelques cas, cette lésion remonter jusqu'aux noyaux bulbaires. C'est ce qu'ont observé Cuffer et Vidal[1] : hémiatrophie de la langue, paralysie labio-glosso-laryngée. — C'est là un mode de terminaison rapidement fatal pour l'ataxie locomotrice.

Ces cas sont du reste exceptionnels.

Dans la sclérose latérale pure sans lésion des cornes antérieures, dans le tabes dorsal spasmodique, on n'a jamais observé les symptômes bulbaires; ils sont au contraire très-fréquents dans la sclérose latérale amyotrophique.

Ils sont même beaucoup plus fréquents dans cette dernière maladie que dans le type Aran-Duchenne de l'atrophie musculaire progressive. La troisième période, que nous avons décrite à la sclérose latérale amyotrophique, est entièrement constituée par ces symptômes bulbaires, par la paralysie labio-glosso-laryngée, qui correspond toujours à la même lésion, développée secondairement.

Dans certains cas même, la maladie peut suivre une marche descendante au lieu de la marche ascendante, qui est plus habituelle; le bulbe est alors atteint au commencement au lieu de l'être à la fin.

Nous avons vu que les dégénérescences descendantes médullaires (sclérose pyramidale) consécutives aux lésions cérébrales peuvent se compliquer d'altération des cornes antérieures de la substance grise et par suite d'amyotrophie. Je crois qu'elles peuvent aussi entraîner, au passage, une altération des noyaux bulbaires et qu'il y a ainsi une paralysie labio-glosso-laryngée secondaire aux altérations cérébrales.

J'ai eu l'occasion de signaler[2] ce fait peu étudié encore, à propos d'un malade qui fut frappé d'hémiplégie gauche à la fin de l'été 1876 et qui, quelques mois après, vit se développer les symptômes de paralysie labio-glosso-laryngée (que nous avons constatés) et en même temps des contractures et un certain degré d'atrophie musculaire du bras paralysé.

[1] *Soc. de Biol.*, 1875.
[2] *Montpellier médical*, 1878, XL, pag. 509.

Le Pronostic de la paralysie labio-glosso-laryngée est extrêmement grave. Duchenne attache une signification tout particulièrement néfaste à la paralysie des ptérygoïdiens.

Cependant il ne faudrait pas croire que les symptômes bulbaires entraînent la mort d'une manière absolument fatale et immédiate, comme on le dit. J'ai déjà cité l'exemple de ce saturnin qui a guéri d'un commencement de paralysie labio-glosso-laryngée. Dowse[1] a récemment publié un fait remarquable, dans lequel la paralysie labio-glosso-laryngée était complète, atteignait même les ptérygoïdiens, à la suite d'attaques convulsives et de paralysie généralisée; on pratiqua le galvanisme et on fit des injections de strychnine et d'atropine : il y eut une amélioration progressive très-remarquable.

Ces faits-là ne sont malheureusement que la très-rare exception.

Étiologie. — La paralysie labio-glosso-laryngée est une maladie de l'âge relativement avancé ; rare avant 40 ans, elle est surtout fréquente entre cet âge et 70 ans.

Les hommes paraissent beaucoup plus souvent atteints que les femmes.

Comme cause occasionnelle, on a surtout noté le refroidissement; les vives émotions, les efforts musculaires (spécialement pour le jeu des instruments à vent, la lecture à haute voix); les mauvaises conditions d'existence, la commotion du bulbe; la syphilis, l'abus du tabac, ont été signalés dans certaines observations.

Diagnostic. — Le tableau de la paralysie bulbaire est, on peut le dire, assez caractéristique pour qu'il soit facile de la reconnaître.

Cependant Lépine a attiré récemment l'attention sur l'analogie que certaines lésions cérébrales doubles peuvent présenter avec la paralysie labio-glosso-laryngée[2]. Après avoir cité quatre observations, le professeur de Lyon conclut ainsi :

« En résumé, la paralysie glosso-labiée peut reconnaître pour cause une lésion cérébrale dont le siége est voisin de celui qui donne lieu à l'aphasie. Cette paralysie glosso-labiée cérébrale, qu'il est facile, vu sa rareté, de méconnaître, peut ressembler, soit à la paralysie glosso-labiée bulbaire systématique, soit à la paralysie bulbaire en foyer.

« Dans le premier cas, la paralysie pseudo-bulbaire se distinguera par l'absence d'atrophie; elle pourra, dans le deuxième, se faire reconnaître par une symétrie plus grande de la paralysie; dans les deux cas, par la conservation des réflexes. »

[1] *Rev. des Sc. méd.*, IX, 152.

[2] *Note sur la paralysie glosso-labiée cérébrale à forme pseudo-bulbaire. Revue mensuelle*, déc. 1877.

Les lésions bulbaires en foyer se distingueront de la paralysie labio-glosso-laryngée par la brusquerie du début et la rapidité avec laquelle elles atteignent leur maximum.

Le diagnostic est plus difficile dans le cas de tumeurs et de compression lente de la moelle allongée. Cependant, à cette dernière cause appartiennent plutôt : la céphalalgie, les vertiges, bourdonnements d'oreille, vomissements, etc., les phénomènes d'excitation ou de paralysie des racines bulbaires, névralgie et anesthésie du trijumeau, secousses et contractures de la face et de la langue, paralysie de l'oculo-moteur externe, du facial, etc., tous signes qui ont une grande valeur, surtout quand ils sont unilatéraux.

Traitement. — Les divers moyens thérapeutiques employés ne donnent pas grand résultat. C'est encore l'électrothérapie qu'il faut principalement conseiller. Chez un malade de Hammond, la faradisation améliora la situation, mais seulement pour un temps. Chez un autre, le courant galvanique et le phosphore parurent ralentir la marche de la maladie sans empêcher cependant sa marche vers une terminaison fatale. Erb n'a obtenu de bons effets que dans un cas dont le diagnostic lui paraît douteux, comme dans les observations de Benedict.

Je n'insisterai pas sur les précautions à prendre pour nourrir les malades dans les phases avancées de la paralysie : bouillies ; lavements nutritifs, sonde œsophagienne, etc.

CHAPITRE II.

PARALYSIE BULBAIRE AIGUE [1].

Nous serons très-bref sur la description de cette forme morbide, qui ne repose encore que sur trois observations de Leyden.

Nous reproduirons simplement ce qu'en a dit ce dernier auteur dans son Traité.

« Les symptômes de cette affection sont nets et caractéristiques ; dans les cas types, l'ensemble des manifestations paralytiques répond exactement à ce que Duchenne et Wachsmuth ont décrit sous le nom de paralysie glosso-laryngée ou de paralysie bulbaire ; la paralysie de la langue, les troubles de la parole et surtout la paralysie des lèvres et du voile du palais rappellent cette dernière forme morbide. A ces symptômes se joint de la faiblesse ou de la paralysie des membres. Mais ce qui caractérise encore plus nettement la paralysie bulbaire aiguë, c'est la participation du nerf vague

[1] Leyden ; *Traité clin. des mal. de la moelle épinière*, trad. franc., pag. 467. et *Arch. f. Psych. u. Nerv.*, VII, 4, 1876. — Lichtheim ; *D. Arch. f. klin. Med.*, XVIII, 1876. — Erb ; *Handb.* von Ziemssen, VI, 477.

et du centre respiratoire, d'où résultent de la dyspnée, de l'orthopnée, des râles, et, comme conséquence dernière, une mort rapide. L'observation que nous avons relatée est remarquable par l'apparition précoce des symptômes graves et par sa brusque terminaison. Il est permis de croire que tous les cas n'ont pas la même gravité et que, lorsque les lésions sont plus restreintes, elles sont compatibles avec la vie. Beaucoup de paralysies bulbaires à forme apoplectique ne sont probablement autre chose que de la myélite bulbaire aiguë ».

Au point de vue anatomique, cette maladie est caractérisée par de petits foyers de ramollissement, mal circonscrits, dans la moelle allongée. Dans deux cas, le bulbe paraissait sain à l'œil nu et à l'état frais ; consistance, couleur, forme, tout paraissait normal. Dans le troisième, au contraire, on voyait macroscopiquement un foyer de ramollissement avec de nombreux petits extravasats.

Après durcissement, on put, dans les trois cas, déterminer l'existence, le siége et les dimensions des foyers de myélite.

On voit que ces observations se rapportent à des formes aiguës, rapides, de paralysie labio-glosso-laryngée, qui, par la nature de leur processus et surtout par le siége de leur lésion (au niveau du noyau du pneumogastrique), affectent une marche toute différente de la marche ordinaire de la maladie de Duchenne.

QUATRIÈME PARTIE

MALADIES DES MÉNINGES[1]

Nous considérons ensemble toutes les méninges ; c'est l'usage clinique des auteurs français. Les Allemands, au contraire, étudient souvent séparément les maladies de la dure-mère, de l'arachnoïde et de la pie-mère. Nous ferons ces distinctions dans chaque maladie donnée, quand ce sera possible.

De même, nous n'étudierons pas toutes les maladies des méninges cérébrales et ensuite toutes les maladies des méninges spinales. Nous procéderons par maladie, en indiquant pour chacune les caractères particuliers de la localisation cérébrale et de la localisation spinale.

A titre d'introduction à cette étude, nous croyons utile de résumer, une fois pour toutes, quelques données physiologiques récentes : 1° sur les effets de la compression intracrânienne (cela s'appliquera spécialement à la physiologie pathologique des hémorrhagies méningées) ; 2° sur le mode de réaction de la dure-mère aux diverses causes d'irritation (cela éclairera toute la séméiologie de ces enveloppes).

Nous empruntons textuellement ces documents aux dernières recherches de Duret[2].

A. *Influence de l'excès de pression dans l'intérieur du crâne.* — Tout corps étranger introduit dans la cavité du crâne, non-seulement agit localement sur les parties subjacentes, mais encore, si la diminution de la capacité du crâne est suffisante, il peut avoir une action générale sur les centres nerveux. De là, deux ordres de phénomènes dans la compression, les troubles locaux et les troubles myélencéphaliques (cérébro-bulbo-médullaires).

I. Troubles généraux (cérébro-médullaires).

[1] Art. du *Dictionn. encycl.*, du *Nouveau Dictionn. de Méd. et de Chir. prat.*, de l'*Hdb.* de Ziemssen.

[2] Thèse citée, pag. 261 et 298.

La condition physique indispensable à leur production est un certain degré d'élévation dans la pression intracrânienne, ou une diminution suffisante dans la capacité du crâne.

La pression, exercée en un point quelconque des hémisphères, est répartie, par le liquide rachidien, sur toute la surface des centres nerveux, et, en particulier, autour des vaisseaux, jusque dans les gaînes lymphatiques de Robin.

Il en résulte un trouble dans la circulation des centres nerveux, trouble dont l'intensité augmente en raison directe de la pression exercée ou de la diminution de capacité du crâne.

1. A un faible degré, le cours du sang intracérébral n'est pas notablement modifié ; l'absorption d'une partie du liquide rachidien, l'extensibilité des ligaments vertébraux, l'affaissement des sinus veineux, suffisent à fournir de l'espace. On n'observe pas alors de phénomènes nerveux généralisés.

2. A un degré moyen, les vaisseaux comprimés laissent pénétrer moins de sang dans les centres nerveux ; il y a anémie plus ou moins prononcée de ces organes dominateurs des fonctions de l'être. Il en résulte des troubles cérébraux (somnolence, fatigue ou impuissance musculaire, obtusion ou perte de la sensibilité), des troubles bulbaires (lenteur du pouls, gêne de la respiration et abaissement de la température), et des troubles médullaires (diminution des actions réflexes, du tonus vasculaire et de la tonicité musculaire).

3. A un degré élevé, la circulation, dans les centres nerveux, est presque complétement suspendue : c'est alors le coma ou sommeil des centres nerveux supérieurs; c'est la gêne considérable des fonctions bulbaires, le pouls excessivement lent, la respiration pénible et stertoreuse ; c'est la descente progressive et considérable de la température ; c'est enfin l'abolition complète des fonctions médullaires, c'est-à-dire l'affaissement et l'impuissance musculaires, l'atonie complète des vaisseaux et la disparition rapide des actes réflexes.

4. Dès que le degré de pression a dépassé notablement la tension artérielle, l'arrêt du sang, dans les organes nerveux, est complet : c'est la mort.

II. Troubles locaux.

Ils sont le résultat de l'action directe du corps comprimant sur les parties subjacentes.

A la face convexe des hémisphères, cette action peut être limitée à l'écorce grise et aux faisceaux blancs voisins, ou s'étendre jusqu'aux faisceaux de l'expansion pédonculaire, aux pédoncules eux-mêmes et au bulbe. Cela dépend du degré de compression et du siége du corps comprimant.

1. Si l'écorce grise est seule affectée, on observera des phénomènes d'exaltation ou de paralysie, selon le degré de pression ; en particulier, pour les régions motrices, des secousses musculaires localisées, ou des monoplégies.

2. Si l'hémisphère est, dans toute son épaisseur, comprimé sur la base du crâne, on pourra constater une hémiplégie (compression antérieure) ou une hémianesthésie (compression postérieure).

3. Enfin, si la compression aplatit le bulbe et l'artère basilaire sur la gouttière basilaire, les troubles bulbaires se surajouteront et domineront la scène pathologique. Dans ce cas, la mort pourra survenir en peu de temps, si la pression persiste, par arrêt du cœur et de la respiration.

B. *Mode de réaction de la dure-mère aux diverses causes d'irritation.* — La dure-mère contient des nerfs sensibles éminemment excitables.

Comme pour tous les nerfs sensitifs, à un plus haut degré peut-être, leurs lésions irritatives se traduisent : *a.* par de la douleur, des hyperesthésies, des névralgies, des phénomènes réflecto-moteurs ; *b.* par des spasmes réflexes ou des contractures dans les muscles de la vie de relation ou dans les muscles de la vie végétative.

a. Les spasmes ou contractures des muscles de la vie organique peuvent survenir dans la face, les yeux, le cou, le tronc ou les membres. Ils siègent tantôt du même côté que la lésion, tantôt du côté opposé. Ces troubles tendent à se diffuser et à envahir les groupes musculaires voisins. Ils n'ont jamais la localisation, la mesure et le caractère intentionnel des contractions qui apparaissent dans les lésions corticales des hémisphères cérébraux. — Ils se transforment fréquemment en contractures permanentes.

b. Les troubles vasculaires réflexes, dus à l'irritation des nerfs de la dure-mère, consistent dans des spasmes ou dans des paralysies congestives des vaisseaux des hémisphères cérébraux et des globes oculaires, soit du même côté, soit du côté opposé.

Ce sont là des notions précieuses pour les pathologistes, auxquels elles révèlent l'influence réellement considérable des irritations des nerfs de la dure-mère sur les troubles vasculaires de l'encéphale et des organes des sens, sur la production des accidents secondaires des traumatismes : c'est-à-dire sur les congestions et inflammations des méninges cérébrales[1].

[1] Jusqu'à présent, on ne connaît pas de nerfs sensitifs dans la pie-mère ; pendant les excitations de cette membrane, piqûres, déchirures, etc..., les animaux ne manifestent aucune douleur. Il n'en est pas de même, nous avons pris soin de l'établir, pour les pincements de la dure-mère, une des membranes de l'économie la plus sensible à ce mode d'excitation. Il est probable cependant que, dans la première, il existe des nerfs vaso-réflexes. Nous avons décrit, d'après Kœlliker et Purkinje, des nerfs qui accompagnent les vaisseaux sanguins presque dans la substance nerveuse, mais leur rôle physiologique est peu connu. (Note de Duret.)

ARTICLE I.

Hémorrhagies méningées.

Les hémorrhagies méningées se divisent suivant leur siége, relativement aux diverses enveloppes du cerveau (car nous étudions d'abord et surtout celles-là).

Autrefois, quand on admettait à la lettre l'idée de l'arachnoïde considérée comme un sac sans ouverture avec son feuillet pariétal et son feuillet viscéral, on distinguait une hémorrhagie sous-arachnoïdienne entre l'arachnoïde viscérale et la pie-mère, une hémorrhagie intra-arachnoïdienne entre les deux feuillets de l'arachnoïde, et une hémorrhagie extra-arachnoïdienne entre le feuillet pariétal et la dure-mère.

Aujourd'hui, on n'admet plus de feuillet pariétal à l'arachnoïde, qui est uniquement constituée par le feuillet viscéral. Les deux dernières espèces d'hémorrhagie se confondent alors, et il n'y a plus que l'hémorrhagie sous-arachnoïdienne et l'hémorrhagie sus-arachnoïdienne (anciennes intra et sus-arachnoïdienne).

Quelquefois il y a aussi hémorrhagie en dehors de la dure-mère, entre celle-ci et le crâne : ce sont les hémorrhagies extra-méningées ; d'autres se font dans les ventricules ; d'autres enfin sont mixtes, c'est-à-dire tiennent de plusieurs des précédentes.

Nous étudierons d'abord les hémorrhagies sus-arachnoïdiennes, qui sont les plus intéressantes ; nous passerons ensuite en revue toutes les autres formes plus rares

I. Hémorrhagies sus-arachnoïdiennes. — Dans toutes les hémorrhagies du système nerveux, nous avons vu se poser la question des rapports de l'hémorrhagie avec l'inflammation. Pour le cerveau, Rochoux admettait le ramollissement hémorrhagipare, tandis que l'idée dominante aujourd'hui est que l'hémorrhagie est en général primitive et précède l'encéphalite. Pour la moelle, nous avons vu Charcot et Hayem arriver à une conclusion inverse, admettre une myélite primitive dans la plupart des cas, et considérer l'hémorrhagie comme consécutive à cette inflammation.

Pour les hémorrhagies méningées, la question se pose également et a donné lieu à de longues discussions. Les néo-membranes qui entourent le

foyer sanguin le précèdent-elles ou le suivent-elles ? sont-elles cause ou conséquence de l'hémorrhagie ? C'est là une question importante qui se pose spécialement pour l'hémorrhagie sus-arachnoïdienne, et dont il faut dire un mot.

Quand on rencontre, dans une autopsie, un caillot hémorrhagique entre l'arachnoïde et la dure-mère, on le trouve le plus souvent enkysté ; il tient par sa base à la dure-mère, il est revêtu d'une membrane lisse qui ne touche pas le feuillet viscéral de l'arachnoïde. Quelle est l'origine de cette membrane d'enveloppe ?

On a d'abord cru que c'était le feuillet pariétal de l'arachnoïde qui avait été refoulé; de là, la pensée que ces hémorrhagies s'étaient produites entre le feuillet pariétal de l'arachnoïde et la dure-mère, qu'elles étaient sus-arachnoïdiennes. Cette opinion a été réfutée, et aujourd'hui on n'admet plus de feuillet pariétal à l'arachnoïde; il y a seulement une couche plus ou moins épaisse d'épithélium pavimenteux à la face interne de la dure-mère.

Baillarger a admis alors (1837) que cette néo-membrane d'enveloppe est due à l'organisation de la fibrine du caillot. Il y avait deux propositions dans la théorie de Baillarger : la néo-membrane est postérieure à l'hémorrhagie, elle est due à l'organisation de la fibrine. Cette seconde idée fut complétement renversée : on n'admet plus que la fibrine puisse s'organiser.

Mais, conservant la première proposition, on chercha seulement un autre mode de développement pour cette néo-membrane postérieure à l'hémorrhagie, et on admit que c'est l'irritation produite par le sang sur les méninges qui développe secondairement cette néo-membrane enveloppante. Cette théorie régna sans conteste pendant longtemps.

Cependant, quelques observateurs avaient entrevu l'idée de néo-membranes primitives pouvant ensuite secondairement donner lieu à l'hémorrhagie. Calmeil, par exemple, Cruveilhier, virent nettement le fait et formulèrent carrément cette théorie, inverse de celle de Baillarger. Mais cela fit peu d'impression.

Découverte au même moment en Allemagne par Heschl, cette doctrine fut développée par le puissant talent de Virchow, et alors elle s'imposa à tout le monde, renversant toutes les idées qui avaient précédé.

Pour Virchow, il n'y a que rarement des hémorrhagies primitives. Le premier phénomène est une inflammation chronique de la dure-mère, une pachyméningite ; de là, formation de néo-membranes vasculaires, rupture consécutive de ces nouveaux vaisseaux et hémorrhagie, ce qu'on appelle hématome de la dure-mère.

Cette doctrine est celle que l'on trouve partout aujourd'hui, sous une forme plus générale et plus absolue encore. Classiquement, on admet que toutes les hémorrhagies sus-arachnoïdiennes sont consécutives à une pachyméningite.

Cependant, dans ces derniers temps, on a réagi contre la généralisation trop grande de la loi de Virchow ; on trouvera notamment, dans la Thèse de Luneau [1], un bon résumé des travaux faits pour revenir, dans une certaine limite, à la théorie de Baillarger.

Il cite d'abord onze observations cliniques assez récentes pour que la question y fût bien étudiée, et dans lesquelles on ne trouva pas trace de cette néo-membrane antérieure à l'hémorrhagie. Ensuite, dans une seconde partie expérimentale, il résume les expériences de Laborde, de Vulpian, les siennes propres. Ces observateurs envoient du sang dans la cavité arachnoïdienne, soit en dilacérant un sinus, soit en mettant cette cavité en communication avec la carotide primitive. Ils ont vu le coagulum ainsi formé se limiter peu à peu par une néo-membrane qui se développait secondairement autour de lui.

Ils arrivent ainsi aux conclusions suivantes : 1° les hémorrhagies sus-arachnoïdiennes primitives existent ; 2° le sang épanché primitivement dans la cavité arachnoïdienne peut s'enkyster ; 3° la fausse membrane qui enkyste le caillot et tapisse sa face inférieure est bientôt remplacée par une membrane organisée.

Il est bien entendu que ces conclusions ne veulent en rien renverser l'histoire de la pachyméningite tracée par Cruveilhier et Virchow ; elles combattent seulement les médecins exclusifs, qui avaient exagéré la fréquence des hémorrhagies consécutives à cette pachyméningite [2].

Quant à déterminer la fréquence relative des hémorrhagies primitives et des hémorrhagies secondaires, c'est excessivement difficile, parce que la néo-membrane une fois constituée est exactement la même, qu'elle soit primitive ou consécutive. C'est une question très-obscure et encore à l'étude.

Tel est est l'état actuel de la question au point de vue doctrinal. Abordons maintenant l'étude plus particulière de la pachyméningite hémorrhagique.

A. *Pachyméningite hémorrhagique* [3].— Observée à tous les âges, cette maladie se développe surtout dans l'enfance et dans la vieillesse, et plus souvent chez les hommes que chez les femmes. Les *causes* invoquées le

[1] Th. Paris, 1873, n° 297.

[2] La discussion continue sur cette pathogénie des hémorrhagies méningées. Huguenin (*Ziemssem's Handb.*, XI, I) ayant voulu reprendre la théorie de l'extravasation sanguine primitive, Fürstner (*Arch. f. Psych.*, VIII, I, 1877) s'est attaché à réfuter cette interprétation. — Straus a au contraire publié récemment (*France médicale*, 17 mai 1879) un nouveau fait d'hémorrhagie sus-arachnoïdienne positivement primitive ; il se refuse du reste sagement à généraliser ce mécanisme à tous les cas et admet les deux modes pathogéniques.

[3] Jaccoud, Labadie-Lagrave, in *Dictionn. de Méd. et de Chir. prat.*

plus souvent sont : les traumatismes, l'alcoolisme, le rhumatisme, la folie et les pyrexies.

Il y a des faits qui établissent d'une manière positive l'influence des *traumatismes* : chutes sur la tête, etc. Mais le plus souvent cependant le traumatisme est plutôt une cause de rupture des vaisseaux dans la néo-membrane déjà constituée, une cause de l'hémorrhagie dans le cours d'une pachyméningite déjà existante. C'est ainsi qu'on voit le traumatisme invoqué surtout chez des alcooliques.

Enfin, il faut savoir aussi que la pachyméningite elle-même peut être cause de chute, au lieu d'en être la conséquence : ainsi, les malades tombent quand ils présentent déjà depuis plusieurs jours de la somnolence et et de la dépression intellectuelle.

Ces faits sont importants à connaître au point de vue médico-légal ; l'interprétation nécropsique des lésions est souvent très-difficile, les expériences de Laborde et de Luneau prouvant la possibilité de fausses membranes secondaires à une hémorrhagie primitive, traumatique.

Des faits cliniques encore plus nombreux établissent l'importance pathogénique de l'*alcoolisme*. On a même réalisé ces lésions expérimentalement chez les animaux en les soumettant à l'action prolongée de l'alcool. Lancereaux, partant de ce fait que l'alcool se localise dans divers organes qu'il imbibe, comme le cerveau, admet qu'il pénètre dans les méninges et irrite la dure-mère, comme il irrite la tunique vaginale quand on l'y injecte pour guérir une hydrocèle ; de là naîtrait la pachyméningite. L'explication est peut-être plus ingénieuse que solide ; mais enfin, le fait est vrai.

Du reste, l'alcoolisme peut aussi produire directement l'hémorrhagie méningée sans pachyméningite intermédiaire.

Le *rhumatisme* peut développer la pachyméningite, comme dans d'autres cas il développera une péricardite, une péritonite, etc.

L'*aliénation mentale* est encore une cause fréquente, notamment la paralysie générale. Mais ici il faut faire remarquer, avec Hallopeau, que l'alcoolisme est une des causes les plus habituelles de cette maladie elle-même.

Les *pyrexies* ont une influence plus douteuse, qu'on regarde cependant comme probable : le typhus, les fièvres éruptives, la rougeole, l'érysipèle de la face, agiraient de cette manière.

Une fois la néo-membrane formée, les vaisseaux se rompront sous l'influence des *causes occasionnelles* ordinaires : accès de colère, émotion morale vive, coup sur la tête, chute, alcoolisme aigu, etc.

Anatomiquement, on trouve dans cette maladie le type des inflammations hémorrhagiques des séreuses avec formation de néo-membranes.

Deux théories sont en présence ici : pour Robin et Laboulbène, c'est l'organisation d'un blastème exsudé ; les autres admettent une prolifération conjonctive. Les deux processus peuvent être invoqués : le fait important et

primordial est toujours la prolifération des éléments granuleux, des granulations moléculaires qui sont dans le blastème et dans le tissu conjonctif[1].

Quant au développement des vaisseaux, Lancereaux admet qu'ils se forment à part, isolés, et qu'ils s'anastomosent ensuite avec ceux qui existent déjà dans la dure-mère. Les autres observateurs admettent plutôt un développement inverse par une sorte de bourgeonnement des vaisseaux normaux.

Vulpian a trouvé aussi dans les néo-membranes des filets nerveux de nouvelle formation qui expliqueraient la céphalalgie.

A l'œil nu, la membrane une fois constituée se présente sous l'aspect d'une toile réticulée, très-fine, comme une toile d'araignée. Il faut quelquefois promener le doigt pour la sentir ou la soulever. — Quand l'hémorrhagie a eu lieu, le foyer forme une sorte de kyste hématique pendu en général au plafond de la dure-mère : c'est là l'hématome.

Au point de vue de la *Symptomatologie*, la maladie présente deux périodes successives : dans une première phase, des phénomènes d'excitation correspondent à la formation du néoplasme ; puis une attaque d'apoplexie survient souvent, et à la deuxième phase on a des phénomènes de dépression dus à la compression du cerveau par l'hématome.

La *première période* peut être quelquefois silencieuse ; l'hémorrhagie méningée surprend alors l'observateur. En tout cas, c'est une maladie apyrétique, sauf chez les enfants, qui peuvent avoir de la fièvre.

La céphalalgie opiniâtre, violente, est un des symptômes les plus importants. C'est là, comme le dit Hallopeau, le symptôme méningé par excellence. Quelquefois rémittente, sourde ou très-vive, elle peut produire l'insomnie.

En même temps il y a des vertiges, des tintements d'oreille, de l'incertitude et de de la faiblesse dans les mouvements, sans paralysie vraie; de l'agitation, de l'insomnie, des cauchemars; le sommeil est délirant; souvent il y a rétrécissement des pupilles (Griesinger). Quelquefois les malades ont une sensation de flot dans le crâne; ils entendent le bruit d'une bouteille agitée à moitié pleine (Lancereaux). La mémoire est paresseuse, la parole lente et embarrassée; le malade bredouille. La démarche est chancelante, les sujets trébuchent et tombent facilement. La main saisit mal et laisse échapper les objets. Les malades ne peuvent plus se raser ou écrire.

Chez les enfants, on observe des contractures, des convulsions, de la sténose pupillaire, avec de la fièvre, de la céphalalgie et quelquefois des vomissements.

La durée de cette période est de quelques jours chez l'enfant, de trois semaines à cinq mois chez l'adulte.

La *deuxième période* a un début brusque, souvent apoplectiforme. Mais

[1] Voy. notre travail dans la *Gaz. méd.*, 1873, 1.

l'apoplexie manque souvent aussi; en tout cas, elle est en général moins forte que dans l'hémorrhagie cérébrale, parce que l'hémorrhagie méningée ne se produit pas aussi brusquement ni en masse.

Puis surviennent les phénomènes de dépression : persistance du rétrécissement pupillaire du côté de la lésion, engourdissement et somnolence paroxystiques : ce sont des accès de sommeil durant vingt-quatre, trente heures, et dont les malades s'éveillent avec des idées confuses; irrégularité, lenteur du pouls ; céphalalgie continue et quelquefois sensation de flot déjà décrite. A la fin, incontinence d'urine et des matières fécales.

On remarquera que ces phénomènes sont tous essentiellement diffus. Ce sont les seuls le plus souvent; en tout cas, ils prédominent toujours. Parfois on observe quelques phénomènes de foyer : paralysie faciale d'un seul côté, rarement des deux côtés (pour un seul hématome), avec prédominance d'un côté. Dans trois cas, on a vu l'hémiplégie du côté de la lésion; c'est là un chiffre encore important, vu la rareté de la maladie. On peut rapprocher du reste ces faits des résultats obtenus par Bochefontaine, qui a récemment, par des excitations de la dure-mère, produit des accidents convulsifs du côté correspondant à la lésion.

La paralysie, du reste, est moins complète en général et moins définie que dans l'hémorrhagie cérébrale.

Les contractures, les convulsions, le tremblement, sont rares; il en est de même des troubles de la sensibilité, anesthésies partielles, etc.

Du côté de la pupille, «le myosis est la particularité dominante à la deuxième comme à la première période; mais, tandis qu'au début les deux pupilles sont également rétrécies, dans la période de dépression c'est la pupille du côté atteint qui montre le rétrécissement le plus considérable. — Jackson a vu ce myosis se modifier sous l'influence d'une vive excitation[1]. »

La mort est la *Terminaison* habituelle de la maladie; elle survient dans le coma ou dans une des poussées successives. Hallopeau cite cependant quelques cas dans lesquels la guérison paraît positive. Ainsi, Béhier a trouvé chez un homme qui avait succombé à une hémorrhagie méningée, des traces d'anciens foyers hémorrhagiques guéris.

Le *Diagnostic* est fort difficile. Le caractère de diffusion des phénomènes, la prédominance constante des symptômes non circonscrits, la longueur de la période prodromique, ont une grande importance pour distinguer cette maladie des lésions cérébrales en foyer, comme l'hémorrhagie ou le ramollissement, qui s'en rapprochent beaucoup à la période apoplectique.

La confusion est facile aussi avec les tumeurs cérébrales ; on aura seulement pour se guider, dans ce dernier cas, quelques phénomènes de voisinage spéciaux et surtout les considérations étiologiques. De même

1. A. Robin ; Th. d'agrég. citée, pag. 203.

pour la paralysie générale, qui peut à certains moments se compliquer de pachyméningite et présenter aussi des attaques apoplectiformes.

Nous reviendrons plus tard sur le diagnostic différentiel des autres méningites.

Pour compléter l'histoire de la pachyméningite hémorrhagique, nous n'avons plus qu'à dire un mot du *Traitement*.

Si l'on est appelé au début, ce qui n'arrive guère que pour les enfants, on peut pratiquer quelques émissions sanguines ; on sait cependant qu'il faut user de ce moyen avec une grande prudence dans le jeune âge.

Plus tard on emploiera les révulsifs et les dérivatifs ; l'iodure de potassium, l'arséniate de soude, les alcalins, surtout s'il y a une origine rhumatismale ; le bromure de potassium à haute dose, etc.

L'apoplexie, la période d'hémorrhagie, présentent les indications que nous connaissons déjà.

B. *Hémorrhagie sus-arachnoïdienne primitive.* — Nous admettons bien que la pachyméningite est une cause fréquente, peut-être la cause principale de l'hémorrhagie méningée, mais ce n'en est pas la cause exclusive. Il y a des hémorrhagie sus-arachnoïdiennes primitives.

a. On les rencontre d'abord chez les *nouveau-nés*. Les enfants qui naissent morts ou en état de mort apparente, et qui succombent bientôt après, présentent souvent des hémorrhagies méningées. Cruveilhier attribue à cette cause plus d'un tiers des cas de mort à cette période.

Ces hémorrhagies proviennent, dans les accouchements laborieux, d'une compression naturelle ou de manœuvres chirurgicales ; mais elles peuvent se présenter aussi dans l'accouchement naturel. On peut les attribuer alors au chevauchement des os du crâne, à la gêne de la circulation du cordon par des circulaires. On peut invoquer aussi dans certains cas la stéatose diffuse de Parrot.

Le sang forme une nappe liquide ou en partie coagulée autour des hémisphères cérébraux.

La mort survient en général très-rapidement, ou avant la naissance ou peu de temps après. Dans quelques cas graves, la vie s'est poursuivie jusqu'à vingt-deux jours ou même plus. Il y a aussi des faits de guérison bien constatés, mais ils sont tout à fait exceptionnels.

Le traitement est celui de la mort apparente : on laissera saigner le cordon ; si l'écoulement est trop lent, on exprimera le cordon entre les doigts, on emploiera les différents moyens d'excitation cutanée.

b. Bien que rares, ces hémorrhagies existent aussi chez l'*adulte*, quoi qu'en dise l'École de Virchow. Voici les principaux traits de son histoire, d'après Jaccoud et Labadie-Lagrave.

Comme *Étiologie*, on voit survenir ces hémorrhagies d'abord dans certaines maladies dyscrasiques, fièvres graves (variole, typhus, etc.). Lépine

a récemment cité un fait dans le cours d'un purpura, et Magnan dans le scorbut. Il faut placer à côté certaines intoxications, comme l'alcoolisme, qui produisent l'hémorrhagie par altération des vaisseaux. D'autres fois il y a rupture des sinus, ou rupture d'anévrysme des artères extra-encéphaliques. Souvent enfin un traumatisme peut déterminer la rupture de quelque artériole ou de quelques capillaires.

Anatomiquement, on trouve dans les cas récents un sang fluide et noirâtre ; ou bien il est coagulé, mais sans fausse membrane. Dans les cas un peu plus anciens, on trouve un kyste hématique qui ressemble tout à fait à l'hématome de la dure-mère, mais dont le processus de développement est inverse de ce dernier, et qui reproduit cliniquement les expériences déjà citées de Laborde, Vulpian et Luneau.

On peut dire que le tableau *symptomatique* est celui que nous avons donné pour l'hémorrhagie secondaire, en en supprimant la première période. Il n'y a pas de prodromes ; le début est instantané, la marche très-rapide. L'ictus apoplectique et ses conséquences se développent comme dans la pachyméningite.

II. Hémorrhagie sous-arachnoïdienne. — C'est là la véritable hémorrhagie méningée primitive de l'adulte ; elle est bien plus fréquente que la sus-arachnoïdienne (primitive).

Anatomiquement, le sang est épanché sous l'arachnoïde, dans la pie-mère, ou entre la pie-mère et le cerveau. Le sang se coagule, mais il ne s'enkyste pas. C'est là le trait distinctif qui sépare ces hémorrhagies des hémorrhagies sus-arachnoïdiennes.

Ces hémorrhagies seraient à peu près toujours accompagnées de lésions vasculaires spontanées ou traumatiques, en tête desquelles il faut noter les anévrysmes des divers vaisseaux intra-crâniens, et aussi les anévrysmes miliaires, tout à fait semblables à ceux que nous avons décrits pour l'hémorrhagie cérébrale.

Dans l'*Étiologie*, notons les traumatismes, l'alcoolisme, qui peut agir pour produire les anévrysmes miliaires, et ensuite pour provoquer leur rupture ; le rhumatisme, la goutte, les maladies du cœur, les dyscrasies hémorrhagiques.

Goodhart a insisté récemment sur une relation pathogénique fréquente qui existe entre ces hémorrhagies et les lésions rénales [1]. Sur 49 cas d'hémorrhagie méningée, 8 sont traumatiques ; sur les 41 autres, 20 fois il y a eu une néphrite interstitielle concomitante. C'est un fait à rapprocher de la fréquence de l'hémorrhagie cérébrale dans la même maladie. Goodhart pense que la rupture est précédée de la lésion des vaisseaux de la pie-mère ; il discute les anévrysmes miliaires, qu'il admet comme fait, mais qu'il at-

[1] *Rev. des Sc. méd.*, IX, 140.

tribue, non à la péri-artérite, mais à l'artério-fibrose décrite par Gull et Sutton, qu'il considère, avec Johnson, comme formée par l'hypertrophie des tuniques musculaire et fibreuse des petits vaisseaux.

Les causes de la rupture même sont, par exemple, les accès de colère, une douche d'eau froide sur la tête, etc.

Les hommes paraissent plus souvent atteints que les femmes. L'âge de prédilection serait de un à deux ans, pendant la dentition, ensuite l'âge adulte.

On observe des *Symptômes* prodromiques dans un certain nombre de cas, plus souvent que dans l'hémorrhagie cérébrale, moins souvent que dans l'hémorrhagie sus-arachnoïdienne. Ces prodromes appartiennent, du reste, plutôt à la lésion hémorrhagipare antérieure qu'à l'hémorrhagie elle-même. Les anévrysmes notamment peuvent comprimer certains nerfs crâniens ou les centres nerveux.

Ainsi, les anévrysmes des artères antérieures agiront sur la première et la deuxième paire ; ceux de la sylvienne seront souvent latents ; ceux des artères postérieures comprimeront la troisième paire, quelquefois la quatrième et une partie de la cinquième. De même pour la carotide interne. Les artères vertébrales et basilaires agiront sur les six dernières paires.

Il y a souvent une céphalalgie persistante en même temps que ces paralysies limitées. Lépine a noté en plus, de l'assoupissement, de l'engourdissement, des vertiges, de la fièvre et des vomissements.

Après cela vient le début brusque de l'hémorrhagie proprement dite. Ce n'est pas en général l'apoplexie, dans toute la force du terme; le coma est le seul élément important et se montre plus ou moins tôt après le début. Souvent le malade tombe subitement dans un état de somnolence semi-comateuse, dont on parvient à le tirer par instants. Il peut encore exécuter quelques actes, mais avec lenteur et difficulté. Le malade est dans un état de stupeur et d'incapacité morale, bien qu'éveillé et plus ou moins sensible (Gintrac). Ces phénomènes, dus à la compression, vont du reste en augmentant : la somnolence devient de l'assoupissement, puis du coma, avec résolution plus ou moins complète des membres.

Le coma doit être considéré comme le phénomène essentiel et constant, mais les accidents n'atteignent pas d'emblée leur apogée, comme dans l'hémorrhagie cérébrale; le malade arrive graduellement à cet état, qui termine le plus souvent la scène. On a même vu, exceptionnellement, le coma ne se développer qu'un jour et même cinq jours après une hémorrhagie déterminée par un traumatisme.

Ce coma ne cesse plus jusqu'à la mort. Il peut aussi être en quelque sorte intermittent, chaque accès étant séparé du suivant par une phase de dépression avec somnolence.

Cette somnolence remplace même le coma dans certains cas moins graves; quand on appelle le malade, il soulève légèrement les paupières, mais

reste inerte, ou bien il répond péniblement aux questions adressées et se rendort immédiatement après.

Du côté de la motilité et de la sensibilité, on trouve rarement des signes circonscrits, comme dans les lésions en foyer. Ce sont ordinairement des phénomènes diffus, atténuation de la résolution générale des membres qui caractérise l'apoplexie. C'est cet état que Gintrac appelle l'asthénie ou l'atonie musculaire : c'est une faiblesse générale, impossibilité de se tenir debout, incertitude dans les mouvements, état qui aboutit du reste à la résolution complète.

Quoique rare, l'hémiplégie peut cependant se manifester, mais d'une manière presque exceptionnelle. En tout cas, elle est plus tardive et moins nette que dans l'hémorrhagie cérébrale. Dans deux faits de Lépine, il y avait hémiplégie des membres et de la face.

Les contractures, les mouvements convulsifs et tétaniformes, ont été notés également; mais Jaccoud et Labadie-Lagrave les attribuent à l'hémorrhagie sus-arachnoïdienne qui existait simultanément, et en font un symptôme de la pachyméningite. On a noté quelquefois la déviation conjuguée de la tête et des yeux, comme dans les lésions en foyer du cerveau.

Lépine a étudié la marche de la température centrale, qui rappelle celle de l'hémorrhagie cérébrale : abaissement initial, puis retour à l'état normal et ascension terminale avant la mort. On observe de même, du côté paralysé, l'eschare rapide sur la fesse et l'élévation de température des membres.

Enfin, on a constaté dans quelques cas des vomissements, le ralentissement du pouls, les troubles respiratoires, qui ne peuvent pas être considérés comme des symptômes essentiels.

La *Terminaison* est toujours fatale; on a démontré la possibilité, mais non la réalité, de la résorption d'un épanchement sanguin. Seulement la maladie peut tuer de différentes manières.

Il y a d'abord une forme rapide. Gendrin cite un maçon de 63 ans qui se couche bien portant, et le lendemain matin est trouvé plongé dans un sommeil profond dont on ne peut le faire sortir : c'est un coma complet, les yeux fermés, les pupilles immobiles et dilatées. Il retire les membres quand on les pince, mais les bras soulevés retombent inertes. Dans la journée, la respiration devient de plus en plus lente et gênée, et le malade meurt à cinq heures du soir.

Dans une forme plus lente, les accidents vont en s'aggravant, les phénomènes de compression se développent, et le tout peut même aller jusqu'au second septénaire, qui n'est pas dépassé.

Enfin, il y a une forme rémittente avec des temps d'arrêt. Abercrombie a vu un homme de 63 ans frappé d'apoplexie le 2 mai : il est saigné, il se trouve rétabli le troisième jour au matin. A deux heures, deuxième attaque, perte de connaissance jusqu'au lendemain matin. Succession de phénomènes

semblables jusqu'au 12 mai. Il tombe alors dans le coma, et meurt le 16. Il y a plusieurs observations de cet ordre très-curieuses et très-importantes pour le pronostic.

Le *Diagnostic* différentiel est assez difficile.

On élimine la congestion cérébrale par la durée et l'aggravation progressive des accidents, l'hémorrhagie cérébrale par les phénomènes diffus, l'apoplexie moins complète, surtout moins brusquement complète. Le diagnostic du ramollissement cérébral est fort difficile : on a les mêmes éléments que pour l'hémorrhagie cérébrale; mais la solution est impossible dans beaucoup de cas.

Enfin, le diagnostic des différentes hémorrhagies méningées entre elles est cliniquement impossible dans l'état actuel des choses. Tout ce que l'on peut reconnaître, c'est si l'hémorrhagie a été primitive ou si des phénomènes de pachyméningite l'ont précédée.

Le *Traitement* ne comporte pas d'autres indications que celles de l'hémorrhagie sus-arachnoïdienne et même de l'hémorrhagie cérébrale.

III. Hémorrhagies extra-méningées. — Ces hémorrhagies, dites aussi sous-crâniennes ou céphalématomes internes, sont rares et ne reconnaissent guère pour cause que les traumatismes. Elles échappent ainsi à la pathologie médicale.

Certaines fractures du crâne avec décollement de la dure-mère sur une assez grande étendue, des contusions violentes sans fractures, peuvent entraîner cet accident.

Au moment de la naissance, le céphalématome interne se développe d'une manière analogue au céphalématone externe entre les os et le périoste. — Quelques cas ont encore été observés après la carie des os, etc.

Christian[1] a récemment cité un cas de ces hémorrhagies survenues primitivement, ce qui est très-rare : Un imbécile maniaque de 18 ans a une indigestion ; il tombe dans le coma et meurt. On trouve un caillot volumineux entre le crâne et la dure-mère ; un vaisseau de la dure-mère était rompu. Il n'y avait pas d'alcoolisme ni d'affection chronique des méninges.

IV. Hémorrhagies ventriculaires. — L'histoire de ces hémorrha- est encore très-obscure ; elles compliquent du reste, en général, d'autres hémorrhagies cérébrales ou méningées.

Elles présentent seulement deux caractères particuliers : si l'hémorrhagie est assez abondante, elle tue avec une rapidité extrême ; si elle est peu abondante, elle se résorbe avec beaucoup plus de facilité que partout ailleurs.

[1] *Rev. des Sc. méd.*, III, 680.

Ce sont les symptômes habituels de la plupart des hémorrhagies intra-crâniennes. Il faut remarquer seulement la fréquence, on peut dire la constance des contractures ; c'est là un très-bon signe clinique dont Racle fait même un signe pathognomonique de l'inondation ventriculaire. Cette opinion est l'exagération d'un fait très-vrai.

La terminaison est souvent foudroyante ; elle peut survenir en quelques minutes, plus rarement en quelques heures, exceptionnellement en quelques jours, dans deux cas après plus d'un mois. L'illustre Malpighi a été un de ces deux exemples : il eut une première attaque avec hémiplégie droite ; les accidents disparurent, mais la mémoire et le jugement restèrent altérés. Trois mois après, nouvelle attaque qui l'emporte rapidement.

Les HÉMORRHAGIES MIXTES, décrites à part par certains auteurs, ne méritent pas une mention séparée. C'est la superposition clinique et anatomique des formes précédentes.

V. HÉMORRHAGIES DANS LES MÉNINGES DE LA MOELLE. — C'est là une lésion rare décrite sous le nom d'hématorachis, et pour l'histoire de laquelle nous résumerons l'article d'Hallopeau et les *Leçons* de Vulpian.

Étiologie. — La pachyméningite hémorrhagique s'observe dans le rachis comme dans le crâne, et peut devenir l'origine de certaines hémorrhagies secondaires ; mais c'est là un processus assez rare.

Ces hémorrhagies sont souvent produites par des traumatismes, plaies, fractures et contusions de la région vertébrale ; Gorham, Ruehle et Rabow en ont observé récemment à la suite d'efforts violents. La rupture de certains anévrysmes, notamment de l'aorte ou de la basilaire, la suppression d'un flux sanguin habituel, l'exagération de certaines congestions (tétanos, hydrophobie, épilepsie, convulsions strychniques, chloroforme), certaines maladies infectieuses et dyscrasiques (purpura, leucémie, fièvre jaune, fièvre typhoïde), produisent encore ces hémorrhagies. Il faut aussi y ajouter les hémorrhagies intra-crâniennes, qui dans certaines conditions peuvent, des ventricules ou de l'espace sous-arachnoïdien cérébral, inonder l'espace sous-arachnoïdien de la moelle.

Expérimentalement, pour produire l'hématorachis, on coupe un des sinus vertébraux vers l'atlas ou bien on injecte une certaine quantité de sang (25 gram. par exemple) dans la cavité sous-arachnoïdienne.

Vulpian a observé, presque aussitôt après l'injection, un peu de paraplégie, avec conservation de la sensibilité et des mouvements réflexes dans les membres postérieurs. Le lendemain, il y eut une paralysie complète des membres postérieurs, avec une diminution considérable de la sensibilité. Ces mêmes symptômes se constatèrent le troisième jour, et le chien fut trouvé mort le quatrième.

Magnan a encore observé l'hématorachis chez des chiens auxquels il avait injecté de l'essence d'absinthe dans l'estomac ou dans les veines.

Symptomatiquement, l'hématorachis peut passer inaperçu quand il se développe dans le tétanos, à la fin d'une maladie cardiaque ou dyscrasique, ou bien il peut être masqué par les signes d'une méningite ou d'autres altérations antérieures du système nerveux.

Quand l'hémorrhagie est primitive, les signes sont brusques et bruyants.

Le premier phénomène noté, très-important, est la douleur, soudaine et très-vive, au niveau de la lésion, pouvant arracher des cris au malade. Quelquefois, en même temps, on observe des fourmillements, de l'engourdissement, de l'hyperesthésie musculaire ou cutanée dans les membres inférieurs, due à l'excitation des racines nerveuses par l'hémorrhagie elle-même.

En même temps, dans ce début soudain, il peut y avoir perte de connaissance par choc cérébral.

La motilité est à peu près toujours atteinte ; il y a de la parésie, rarement de la paralysie complète. Souvent des crampes, des contractures, quelquefois des convulsions dans les membres correspondants, complètent le tableau.

Il peut y avoir rétention d'urine.

Les symptômes particuliers varieront ensuite suivant le siége en hauteur de la lésion et d'après les règles déjà indiquées.

Quelquefois la mort est presque subite. Le plus souvent elle survient quelques heures ou quelques jours après le début, au milieu de l'asphyxie et des convulsions générales.

Certains auteurs admettent des cas à longue échéance ou même avec guérison. Hayem ne les cite qu'avec une très-grande réserve.

C'est sur la myélite aiguë transverse et l'hémato-myélie que le *Diagnostic* se concentre habituellement. Les troubles de la miction, de la défécation, de la sensibilité, des réflexes, de la nutrition, etc., appartiennent plutôt à la myélite avec ou sans hémorrhagie.

Comme *Traitement*, on applique des compresses mouillées ou des vessies de glace le long du rachis ; on prescrit le décubitus latéral, on emploie le perchlorure de fer ou l'ergot de seigle à l'intérieur (?). On peut pratiquer des émissions sanguines locales, appliquer des vésicatoires, prescrire le calomel, rappeler une fluxion normale supprimée, injecter de la morphine contre les douleurs, etc.

ARTICLE II.

Méningites aiguës.

CHAPITRE PREMIER.

MÉNINGITE AIGUE CÉRÉBRALE.

La méningite aiguë était confondue autrefois dans ce que les anciens appelaient *phrenitis*, phrénésie ; c'était le délire, et plus spécialement tout délire fébrile.

L'École anatomo-pathologique du XVIIIe siècle, avec Meibomius, Willis et Morgagni, décrit avec plus de soin ces altérations, que les chirurgiens étudient mieux ensuite. C'est Herpin qui baptise la maladie, après l'avoir étudiée dans les blessures du crâne à l'armée du Rhin, et qui la distingue de l'encéphalite.

On tente alors des divisions, qui ne doivent pas rester, en arachnitis, piitis, etc. On confond au contraire, jusque dans ces derniers temps, la méningite simple et la méningite tuberculeuse. Enfin, cette dernière distinction se fait, et la méningite pure se dégage telle qu'on la conçoit aujourd'hui [1].

En tête de l'ÉTIOLOGIE, figurent les *traumatismes*, convulsions, fractures du crâne, etc., sans que la méningite soit du reste en rapport avec l'intensité de la lésion directe.

A côté de cette cause il faut placer l'*insolation*. On connaît le fait classique de Guersant : un enfant de six mois exposé en plein soleil dans son berceau, au milieu d'un jardin, meurt de méningite. Le plus souvent, il se produit dans ces cas-là une simple congestion cérébrale. Le développement de la maladie est facilité par l'action simultanée du froid aux pieds. Hardy cite une jeune femme qui, dans une excursion aux Pyrénées, les pieds dans la neige, fut prise d'insolation et de méningite à la suite.

La *carie* des os et les lésions de l'*oreille interne* produisent fréquemment la méningite.

[1] Voy. les art. de Laveran, Jaccoud et Labadie-Lagrave.

Seulement les lésions de l'oreille interne peuvent produire la méningite sans qu'il y ait de carie des os. On admet alors, hypothétiquement, une transmission de l'inflammation par le conduit de Fallope ou par le conduit auditif. Souvent la méningite apparaît en même temps que cesse un écoulement externe ; dans ce cas, elle est justiciable d'un autre mode pathogénique sur lequel nous allons revenir.

L'*érysipèle de la face* produit aussi la méningite. Il ne faut pas attribuer à cette complication tous les cas de délire que l'on observe dans cette maladie, mais il y a des faits de méningite vraie. On admet, pour expliquer la propagation de l'inflammation de la peau aux méninges, des voies très-hypothétiques. Depuis longtemps on sait (Charcot et Hayem l'ont encore constaté récemment) que la méningite se développe notamment quand l'érysipèle tend à disparaître pour une cause ou pour une autre. La méningite est dans ce cas plutôt justiciable d'un transport, d'un déplacement de fluxion, que d'une transmission anatomique d'inflammation.

D'une manière générale, il faut considérer l'inflammation des méninges et l'altération cutanée plutôt comme deux manifestations successives ou simultanées de la même maladie générale, que comme le résultat d'une propagation de proche en proche.

Il en est de même du *rhumatisme*. C'est là une cause assez fréquente de méningite, et c'est sous ce nom qu'on décrit aujourd'hui la plupart des anciennes métastases cérébrales de cette diathèse. Nous y reviendrons en nous occupant des localisations des maladies générales sur le système nerveux.

Garrod admet également une méningite *goutteuse*, et la plupart des auteurs reconnaissent une méningite *syphilitique*, qui est, il est vrai, plus souvent chronique, mais enfin qui peut aussi être aiguë [1].

D'autres maladies chroniques non diathésiques, comme le mal de Bright, ont aussi été accusées de pouvoir produire cette lésion ; mais la chose n'est pas bien démontrée.

La méningite a été couramment notée dans certains cas de *fièvre typhoïde* depuis Bouillaud ; Thomas l'a observée dans la *variole*, Curschmann dans la *scarlatine* ; d'autres dans la *pyohémie*, l'infection purulente; c'est dans ce dernier cas une méningite métastatique.

Danielssen et Bœck l'ont notée dans la *lèpre* anesthésique de Norwège et à la dernière période de la *pellagre*. Ce sont là des faits encore rares et que je cite à titre de simple curiosité.

Jaccoud et Labadie-Lagrave discutent enfin l'existence et la pathogénie de la méningite comme complication de la *pneumonie*. Briquet, sur 9 cas de pneumonie avec délire, trouve 6 méningites, Grisolle; 8 sur 27 ; Immermann et Heller observent 9 pneumonies avec méningite cérébro-

[1] Voy. le fait de Barthélemy. *Soc. Anat.*, 1877. *Progrès médical*, 1877, 29.

spinale; Verneuil, 8; Surugue, 7. — Le fait de la coïncidence fréquente semble donc établi[1].

Comme théorie pathogénique, Gubler admet une paralysie réflexe des vaso-moteurs. D'autres admettent une cause mécanique par stase sanguine, veineuse, sous la dépendance de la perméabilité pulmonaire. Grisolle suppose une résorption purulente, explication qui ne peut pas s'appliquer aux méningites développées dans les premières périodes de la pneumonie.— La théorie paraît donc difficile à établir.

N'a-t-on pas affaire, dans beaucoup de cas, simplement à une double localisation, à une double manifestation anatomique de la même maladie, de la même cause? Il y aurait simultanéité d'une pneumonie et d'une méningite indépendantes anatomiquement et reliées par leur cause[2].

Anatomie pathologique. — Les lésions qui sont rarement généralisées siégent à la convexité ou à la base.

L'aspect est celui de la congestion ; on trouve des vaisseaux injectés et turgescents à la surface des circonvolutions.

L'arachnoïde peut être dépolie, friable, pâteuse et épaissie, mais dans les cas les plus fréquents elle reste transparente et mince. Les principales lésions sont en général dans le tissu sous-arachnoïdien et dans la pie-mère.

Dans le tissu cellulaire sous-arachnoïdien, il y a une sérosité lactescente, des dépôts membraneux composés de fibrine granulée, du pus. Le pus, quand il existe, est concret, mêlé à la fibrine, forme des plaques verdâtres, disséminées en points, en flocons ou en membranes, quelquefois en cylindres autour des nerfs crâniens, autour du bulbe, etc. Cette couche de pus, de lymphe coagulable, est sous l'arachnoïde, qu'elle presse contre la dure-mère et qui est ainsi plus sèche que jamais.

La pie-mère est violacée ou d'un rouge vif. D'après Rindfleisch, on observerait sur cette pie-mère enflammée le type de la diapédèse de

[1] Laveran (*Gaz. hebdom.*, 1875), Barth et Poulin (*Gaz. hebdom.*, 1879, n° 20, pag. 312), Willich (*D. med. Woch.*, 1879, n° 24, pag. 307), etc., ont publié de nouveaux faits de méningite dans le cours de la pneumonie.

Nous croyons, concluent Barth et Poulin, que « dans les cas où, avec les signes d'une pneumonie d'emblée, très-étendue, on verra survenir, avec un délire persistant, une rigidité prononcée des muscles de la nuque, on sera en droit de redouter une complication méningée ; que cette présomption pourra se changer en certitude s'il survient, en outre de l'aphasie, de la parésie des membres ou bien encore une irrégularité marquée du pouls ; enfin, que d'un tel ensemble de symptômes il découlera pour le pronostic une gravité toute spéciale ».

[2] Cette explication a d'autant plus de chance d'être acceptée qu'on fait moins de difficulté aujourd'hui pour admettre que la pneumonie est la manifestation locale d'une maladie générale. Voy. *Montpellier médical*, 1877. — Voyez aussi, dans la 6e partie, ce qui a trait aux *Paralysies pneumoniques*.

Cohnheim. Déjà, à la loupe, on voit le pus former une traînée d'un blanc jaunâtre le long des vaisseaux de la pie-mère. Au microscope, les gaines périvasculaires apparaissent remplies de globules purulents.

Le cerveau sous-jacent peut participer à la lésion. Du premier au cinquième jour, c'est une simple injection. Mais si la lésion est plus ancienne, la substance grise prend une coloration bleuâtre et présente à la coupe un fin pointillé rouge. Souvent il y a des adhérences avec les méninges, surtout si la lésion est ancienne ou s'est répétée, c'est-à-dire dans les formes chroniques et spécialement dans la méningite tuberculeuse.

Dans les ventricules, il y a une sérosité floconneuse et louche, ou même du pus. Les plexus choroïdes sont habituellement congestionnés.

Symptomatologie. — On divise classiquement la maladie en deux périodes : une période d'excitation et une période de dépression. On doit accepter cette division, quoique l'on voie souvent une des deux périodes manquer, ou bien l'excitation faire tout d'un coup place à la dépression, pour reparaître ensuite.

On attribue la première période à l'excitation des couches corticales du cerveau, et la seconde, ou à la désorganisation du cerveau quand il y a méningo-encéphalite, ou à la compression de cet organe par un exsudat quand cet exsudat est suffisant, ou mieux encore (l'explication est plus générale) à un simple épuisement, à une paralysie par fatigue, qui frappe habituellement toute partie du système nerveux qui a été trop fortement excitée.

Parfois il y a des *prodromes* qui peuvent durer quelques heures ou quelques jours : céphalalgie, vertiges, vomissements, agitation.

Première période. — La maladie débute souvent comme une vraie maladie inflammatoire, à la façon d'une pneumonie, par exemple. Il y a quelquefois un *frisson* ; en tout cas, il s'allume une *fièvre* violente, atteignant et dépassant vite 40°, sans rémission sensible le matin ; puis vient la *céphalalgie*, qui est l'analogue du point de côté pneumonique et qui a une grande importance. Avec cette céphalalgie très-violente surviennent souvent des vomissements alimentaires ou bilieux. — Tels sont les phénomènes du début.

Ensuite on observe les phénomènes d'excitation, soit du côté de l'intelligence (délire), soit du côté de la motilité (convulsions et contractures), soit dans les deux domaines simultanément.

Le *délire* est bruyant, furieux parfois, avec des hallucinations, des illusions, un besoin énergique de mouvement. On est souvent obligé de maintenir le malade de force par des liens ou la camisole. — Ce symptôme appartient surtout à la méningite de la convexité ; il est rare dans la méningite de la base, et ne se présente pas si la méningite entoure simplement le mésocéphale.

Les signes d'excitation motrice sont les *convulsions* immédiatement ou très-rapidement toniques et les *contractures*. Ces phénomènes sont le plus souvent bilatéraux ; la diffusion est toujours le caractère général des symptômes de méningite. Aux membres, ils occupent surtout les fléchisseurs de l'avant-bras et de la jambe. Les tentatives d'extension augmentent les contractures, et pour les vaincre il faut agir brutalement et violemment.

Les contractures dans les muscles de l'œil entraînent le strabisme ; dans la mâchoire inférieure et à la face, elles produisent le trismus, le grincement des dents, l'expression sardonique et l'altération des traits ; dans les muscles de la nuque, c'est l'opisthotonos avec saillie du cou en avant ; au pharynx, à l'œsophage, c'est la dysphagie spasmodique ; à la langue et aux cordes vocales, ce sont le tremblement de la langue, le bégaiement, les modifications dans la tonalité de la voix.

Toujours du côté des nerfs crâniens, on a parfois des troubles de la vue et de l'ouïe. On a noté aussi le rétrécissement pupillaire.

Une accélération notable peut alors survenir dans les mouvements respiratoires ; on l'attribue à l'excitation des nerfs vagues.

Les contractures qui suivant les cas affectent principalement tel ou tel des siéges indiqués, ont une importance variable pour le diagnostic du siége de la lésion. Ainsi, on dit que les troubles dans les nerfs crâniens font penser surtout à la méningite de la base ; les troubles du côté des membres ont une moindre valeur et seraient plutôt en rapport avec la convexité.

Toutefois ces déductions ne peuvent plus être prises en grande considération depuis les derniers travaux sur les localisations corticales. Les lésions de la convexité produisent des paralysies crâniennes aussi dissociées et plus dissociées encore que les lésions de la base portant directement sur les nerfs. Ainsi, le fait que nous avons publié[1], et un grand nombre d'autres depuis[2], ont bien montré que le ptosis, par exemple, ne prouve nullement une lésion de la base, et peut être produit dans la méningite de la convexité par une lésion plus ou moins limitée.

De plus, dans une maladie aiguë et violente comme celle-ci, il faut tenir grand compte des phénomènes de voisinage et des actions à distance. — Schultze a voulu récemment attribuer ces contractures à la participation des méninges spinales et de la moelle ; l'explication ne doit pas être généralisée[3].

[1] *Progrès médical*, mai 1876.

[2] Voy. notamment de Boyer ; *Soc. Anat.*, 1877. *Progrès médical*, 1877, 29, et le travail de Landouzy, in *Arch. gén. de Méd.*, 1877.

[3] Des quatre observations qu'il cite (*Berl. klin. Woch.*, 1876, 1, *Virch. Arch.*, 1876, LXVIII, 111), Schultze conclut que : 1. les symptômes de rigidité musculaire et les hyperesthésies dans le domaine des nerfs spinaux, dans ce que l'on appelle la méningite de la base, dépendent de la méningite spinale concomitante;

La mort survient dans cette phase de la maladie sans que la deuxième période ait eu le temps de s'établir. Dans d'autres cas aussi, cette première période passe inaperçue tant elle est courte, et les phénomènes de dépression se développent alors d'emblée.

Deuxième période. — Il faut se garder de prendre pour une amélioration la légère rémission qui sépare souvent la première de la deuxième période, ou le début même de cette deuxième période, qui est marqué par la disparition des spasmes, que vont remplacer la résolution ou les paralysies, et la disparition du délire, que va remplacer la somnolence.

Quand la deuxième période commence, elle ne s'établit pas toujours tout de suite d'une manière définitive : quelques accès de spasmes, d'excitation, surviennent par moments et interrompent les phénomènes de dépression, de même que ces derniers ont également traversé quelquefois la fin de la période d'excitation.

A la place du délire, surviennent l'*engourdissement*, la somnolence, le *coma*.

A la place des contractures, c'est un état de *résolution* des muscles, seul phénomène constant. De plus, quelques *paralysies* limitées peuvent s'ajouter ; elles sont variables suivant le siége de la lésion. Les considérations que nous faisions valoir tout à l'heure pour les contractures s'appliquent ici de tous points, sauf les phénomènes d'irradiation et d'action à distance, qui sont beaucoup moins en cause quand il s'agit de paralysies.

Avec le coma croissant, on a la dilatation des *pupilles*, la paralysie des sphincters et le ralentissement du *pouls*. Jaccoud fait remarquer que ce ralentissement du pouls ne veut pas dire diminution de la température, qui reste la même et peut s'élever jusqu'à la mort.

La MARCHE de la maladie est plus ou moins rapide, et, à ce point de vue, Gintrac divise les méningites en méningite foudroyante, qui tue en quelques heures; méningite suraiguë, qui dure de un à quatre ou cinq jours; méningite aiguë, de deux à quatre septénaires; subaiguë, jusqu'au quarantième jour.

Abercrombie a bien décrit les cas à marche insidieuse. Au lieu de débuter, comme une maladie inflammatoire, avec fièvre et frisson, la méningite commence plutôt comme une manie ou une hystérie, sans fièvre. On remarque un changement dans les manières et les habitudes du sujet, une loquacité continuelle; les malades passent rapidement et sans cause d'une idée à une autre; quelquefois ils ont des hallucinations. Ordinairement l'insomnie est opiniâtre, le pouls est petit et fréquent. — La maladie

2. les symptômes de cette méningite spinale dépendent de l'irritation et de l'inflammation des racines nerveuses; 3. la moelle elle-même peut participer de diverses manières au processus inflammatoire.

méconnue marche très-rapidement et détermine alors les phénomènes habituels et caractéristiques qui entraînent la mort : convulsions, par exemple, avec ou sans coma.

La Terminaison habituelle de la maladie est la mort, après un temps variable déjà indiqué. La guérison est exceptionnelle, et souvent elle n'est pas complète : il reste fréquemment quelque désordre intellectuel, quelque trouble moteur ou sensitif. De plus, le sujet reste sous le coup d'une récidive toujours. Chez les enfants, on peut voir persister une sorte d'état chronique, d'infirmité : des paralysies variées et multiples, par exemple ; de l'idiotie; une hydrocéphalie chronique, etc.

Labadie-Lagrave et Jaccoud disent encore quelques mots à part de certaines Formes cliniques distinctes.

La méningite des rhumatisants sera marquée surtout par l'invasion, dans le cours d'un rhumatisme aigu, d'un délire violent sans prodromes, avec augmentation de température, quelquefois de 1° — C'est aussi par l'agitation et le délire que se manifestera le début de la méningite dans la fièvre typhoïde. — Mais les seules formes qui méritent réellement une description spéciale sont la méningite des enfants surtout et celle des vieillards.

Chez les plus jeunes enfants, le début est subit et se fait par une violente attaque de convulsions avec fièvre violente; puis viennent la somnolence, l'accablement et le coma; après quelques heures de suspension, les convulsions se reproduisent et se répètent coup sur coup. A la suite des convulsions, les contractures persistent (strabisme, trismus), quelquefois aussi des paralysies partielles ou de l'hémiplégie. La mort arrive dans le coma ou dans une attaque de convulsions.

De 5 à 15 ans, l'enfant a, au début, un frisson violent, une forte fièvre avec des maux de tête, de la photophobie, des cris, de l'agitation et des vomissements. L'intelligence se trouble après trois jours au plus tard; puis viennent le délire et les convulsions. La constipation est constante, le délire devient violent. L'enfant tombe ensuite dans le collapsus, la sensibilité devient obtuse, la respiration est stertoreuse, et la mort arrive par asphyxie, dans le coma ou dans une attaque de convulsions. Quelquefois, au milieu de la maladie, il y a de courts moments de rémission, pendant lesquels l'enfant reconnaît ceux qui l'entourent.

Chez les vieillards, la marche est plus lente et toujours plus insidieuse. Les symptômes sont moins bruyants, moins développés. Quelquefois la latence est presque complète. Dans certains cas il n'existe que de la céphalalgie, puis la mort survient dans le coma.

Le plus souvent le début est insidieux ; la maladie ne se révèle qu'un certain temps après le début. On note seulement quelques changements de caractère : le vieillard est maussade, triste, irritable et chagrin ; les idées

sont confuses, l'attention est distraite, la mémoire infidèle et paresseuse. Ce sont là des symptômes déjà décrits dans certaines formes d'anémie cérébrale ou de ramollissement.

Après deux ou trois jours, fièvre légère que le thermomètre accuse seul, sans altération du pouls ; les troubles intellectuels s'accentuent, subdélire léger, jactitation, stupeur, puis coma.

La céphalalgie peut passer inaperçue du sujet lui-même, si l'on n'attire pas spécialement l'attention du vieillard sur ce point. Pas de vomissements, de photophobie, de contractures ou de soubresauts des tendons.

Les conjonctives sont rouges, injectées ; la température du cuir chevelu est augmentée à la main. L'appétit est nul, la soif très-vive. La mort arrive dans le coma.

Nous résumerons les détails que Jaccoud et Labadie-Lagrave donnent relativement au Diagnostic, qui est du reste souvent difficile.

L'*encéphalite* primitive est rare, mais l'encéphalite secondaire succède aux mêmes causes que la méningite (carie des os, lésions de l'oreille interne). Le diagnostic est d'autant plus difficile que les deux ordres de lésions coexistent souvent. La fréquence et la longueur des prodromes dans l'encéphalite, l'élévation plus grande et plus rapide de température (40° et au-delà) dans la méningite, la diffusion des phénomènes, plus grande aussi dans cette dernière maladie, sont des signes d'une certaine valeur.

Les *tumeurs* cérébrales, les abcès,... se distingueront surtout par la marche des accidents.

Le diagnostic du *delirium tremens* est important, parce que la méningite peut succéder au *delirium* et en modifier singulièrement le pronostic. La température a dans ce cas une importance capitale, à tel point que l'élévation thermométrique peut montrer le moment où la méningite vient compliquer. Il faut seulement se méfier des pneumonies ou autres maladies fébriles qui peuvent coexister avec le *delirium tremens*. D'autre part, on a aussi le tremblement des mains, l'absence de céphalalgie, les hallucinations spéciales, les caractères du délire, les anamnestiques, qui feront également reconnaître l'alcoolisme.

L'*encéphalopathie saturnine*, dans sa forme délirante ou convulsive, se distinguera par les autres signes ordinaires de l'intoxication : profession, liséré, paralysie des extenseurs, anamnestiques, lenteur du pouls, et aussi par l'apyrexie, la température normale.

Les anamnestiques et la température suffiront également pour distinguer l'*urémie*, le *coma épileptique*, l'*éclampsie*. On doit se rappeler seulement que les convulsions peuvent élever la température ; il faut se servir surtout des indications thermométriques dans l'intervalle des accès convulsifs, et encore l'hyperthermie se rencontre-t-elle dans l'état de mal épileptique.

La *fièvre typhoïde* à forme cérébrale présente assez souvent une vraie méningite. En dehors de ces cas, le mode de début (lent, graduel, indéterminé) et les autres symptômes de la dothiénentérie (taches rosées, symptômes abdominaux, tuméfaction de la rate, etc.) fixeront le diagnostic.

Les *fièvres éruptives* à la période d'invasion peuvent présenter quelques difficultés pour un diagnostic qui est cependant capital au point de vue du traitement. On tiendra compte des autres symptômes prodromiques des fièvres éruptives, et surtout de l'épidémie régnante.

Bouchut a observé un fait curieux relatif à la scarlatine. Une petite fille de 7 ans est prise de convulsions répétées, fièvre, vomissements sans diarrhée, et meurt en trois jours. Le dernier jour, une éruption indéterminée avait commencé à se montrer sur le dos de l'enfant ; mais une convulsion l'emporta, et on serait resté dans l'ignorance la plus complète sur la vraie nature de ce cas, si la sœur de la malade n'avait été atteinte au même moment de scarlatine maligne.

Il en est de même pour la rougeole, la variole, et pour d'autres maladies, comme la *pneumonie*, l'*érysipèle*, que la méningite peut du reste compliquer. Dans tous ces cas d'ailleurs, il y a au moins congestion des méninges, sinon méningite vraie au début, et, par suite, l'erreur clinique est facile à comprendre.

Le diagnostic de la *fièvre intermittente* pernicieuse est également capital pour le traitement. Il ne faut pas chercher les signes classiques de l'accès complet. Les anamnestiques, la saison et quelques rémissions thermiques avec tuméfaction de la rate pourront suffire à indiquer une injection hypodermique de sulfate de quinine.

Les *empoisonnements* par les narcotiques (opium, belladone, aconit) se distingueront par le mode de début et les signes spéciaux de chaque intoxication particulière.

Le Pronostic est toujours très-grave. Il n'y a pas d'élément spécial pour en apprécier la gravité.

L'intensité même des divers symptômes et la marche progressive des accidents serviront ; il ne faut pas se laisser tromper par les fausses intermissions dont nous avons parlé.

Traitement. — Dans une maladie aussi grave et aussi rapide, il faut agir vite et fort. Beaucoup de médications ont été proposées ; nous dirons d'abord un mot de chacune, et nous les résumerons ensuite dans quelques formules générales de traitement.

Émissions sanguines. — La saignée a été vivement conseillée. Autrefois on précisait même le vaisseau à ouvrir : c'étaient l'artère temporale ou la veine jugulaire, quelquefois même les veines occipitales ou les veines ranines. Aujourd'hui on ne saigne plus guère qu'au bras.

Les applications de sangsues se font ordinairement aux apophyses mas-

toïdes. On avait conseillé aussi de les mettre aux tempes, à la nuque, au front, sur le trajet de la suture sagittale ; Cruveilhier, Gintrac, les ont appliquées à l'ouverture des narines. Mais tout le monde se rappelle un fait récent, raconté par tous les journaux (et qui n'est pas sans précédent), de mort occasionnée par le passage d'une sangsue mal surveillée, à travers les fosses nasales, dans le pharynx ou le larynx.

Les ventouses scarifiées peuvent être appliquées à la nuque, ou à la région cervicale, ou même plus bas, le long du rachis.

En l'absence d'instruments pour pratiquer une émission sanguine, Blaud (de Beaucaire) comprima les carotides. On peut les comprimer, soit contre le larynx, soit contre la colonne vertébrale. La fièvre et la fréquence du pouls diminueraient immédiatement. Mais le moyen ne doit pas être continué plus de cinquante à soixante minutes, et cela avec des interruptions. C'est du reste un mode de traitement exceptionnel et que je ne conseille guère.

Les *réfrigérants* peuvent être appliqués de différentes manières. On peut placer des compresses mouillées sur le front, des vessies remplies de glace. Seulement, il faut alors surveiller de très-près, autrement l'eau de fusion s'échauffe et devient un danger. L'irrigation continue est préférable quand on peut la réaliser.

Les affusions froides sur la tête rentrent dans un ordre de moyens tout différents, s'adressant plutôt à l'élément ataxique qu'à l'inflammation et à la fièvre.

La principale indication des applications froides continues serait la céphalalgie, qui est souvent atroce. Dans ce même but, Jaccoud et Labadie-Lagrave préconisent les pulvérisations d'éther sur le front. Ce moyen agit en général par le refroidissement, à moins que par extraordinaire il n'agisse par un mécanisme précisément inverse, comme dans la curieuse histoire suivante. Un malade, en gesticulant, renverse le flacon d'éther, qui s'enflamme : voyant toute la chambre en feu, le malade se précipite, criant qu'on veut le brûler, et la maladie, qui jusque-là avait résisté à tous les moyens essayés, s'améliora à partir de ce moment.

Les bains froids ont été préconisés notamment par Raynaud, Féréol et autres, dans le rhumatisme cérébral.

Comme *révulsifs cutanés*, les vésicatoires ont été employés sous toutes les formes et dans tous les siéges. On a même appliqué un grand vésicatoire en calotte sur le cuir chevelu rasé. C'est un moyen très-douloureux. qui entraîne des cystites, et qui n'a qu'une action douteuse sur la méningite elle-même.

Rilliet et Barthez préconisent surtout ces applications sur le crâne quand la méningite a succédé à la rétrocession d'un exanthème de cette partie. Ils préfèrent dans ce cas l'huile de croton tiglium : quinze à vingt gouttes répandues avec un gant sur le cuir chevelu rasé, les yeux étant protégés par un bandeau. On produit ainsi une pustulation de toute la tête.

Tous les *purgatifs* ont été préconisés et sont utiles à titre de révulsifs. On choisit le plus souvent le calomel, qui joint à son action propre une action antiphlogistique et résolutive.

Les *mercuriaux* ne sont pas seulement donnés sous forme de calomel et pour obtenir un effet purgatif. On sature les malades : calomel, frictions mercurielles, souvent jusqu'à salivation.

L'iodure de potassium est préconisé à haute dose, mais surtout dans la méningite tuberculeuse, pour laquelle nous le retrouverons (Fonssagrives).

L'*opium* a été employé surtout dans la méningite cérébro-spinale épidémique (Chauffard). — A titre de sédatif simple, on peut préférer le chloral.

Hammond a retiré de grands bénéfices de l'emploi du *bromure de potassium* à haute dose. « Il doit être donné à la dose de 1gr,50 au moins, trois ou quatre fois par jour, à partir du début de la maladie jusqu'à la fin du second stade, ou jusqu'au moment de l'apparition du coma. »

En somme, on doit débuter par des émissions sanguines variées suivant le sujet et les indications : une saignée chez un adulte fort ou un grand nombre de sangsues derrière les oreilles, à la fois ou par la méthode de Gama. Chez un enfant, il faut beaucoup plus de prudence ; on pourra souvent commencer cependant par quelques sangsues, quatre au genou par exemple, ainsi que le conseillent Rilliet et Barthez.

En même temps, on administrera le calomel en donnant d'abord une prise purgative et en continuant à doses fractionnées. On peut associer les frictions mercurielles, notamment chez les enfants.

Si la douleur de tête est très-vive, on appliquera des réfrigérants sur la tête, dans le seul but de remplir cette indication particulière.

Si l'on emploie quelques révulsifs, on les placera aux jambes, sur les articulations s'il y a une origine rhumatismale, etc.

Plus tard, quand la maladie sera plus avancée, quand la période comateuse aura remplacé les phénomènes d'excitation, on supprimera les applications froides, on soutiendra les forces et on donnera des excitants. Alors on emploiera les dérivatifs sur le cuir chevelu : vésicatoire ou huile de croton tiglium.

A cette période aussi, l'iodure de potassium peut être administré en arrivant d'emblée à de hautes doses.

CHAPITRE II.

MÉNINGITE AIGUE SPINALE[1].

C'est là une maladie très-mal étudiée. Longtemps confondue avec les myélites, elle peut en être aujourd'hui cliniquement séparée. Mais la plupart

[1] Art. d'Hallopeau, in *Nouv. Dictionn. de Méd. et de Chir. prat.*. — Vulpian; *Leç. sur les mal. du Syst. nerv.*, pag. 111.

des cas de méningite spinale sont observés dans les épidémies de cette maladie spéciale, que nous n'étudions pas ici, la méningite cérébro-spinale. On peut dire que c'est là la première et principale condition ÉTIOLOGIQUE.

En dehors de cela, on a noté l'influence des efforts musculaires excessifs ou prolongés et l'action du froid. Hallopeau cite un homme qui fut atteint après avoir couché sur la terre par un temps froid ; Jaccoud parle, d'après Frerichs, d'un enfant qui, étant resté assis pendant plusieurs heures sur une pierre, fut pris de fièvre, de paraplégie, et mourut; à l'autopsie, on trouva une méningite exsudative généralisée dans tout le canal vertébral.

Les traumatismes, l'ouverture d'un abcès dans la cavité sous-arachnoïdienne, sont encore des causes à invoquer. Nous avons déjà dit, d'après Charcot, que les eschares sacrées profondes peuvent ouvrir le canal sacré, perforer la dure-mère, pénétrer sous l'arachnoïde et déterminer ainsi une méningite ascendante purulente simple ou ichoreuse.

On a encore observé cette lésion dans quelques maladies générales, comme la scarlatine, la fièvre typhoïde.

ANATOMIQUEMENT, la dure-mère est congestionnée et peut être enflammée ; mais le plus souvent, ici comme dans la méningite cérébrale, c'est dans le tissu sous-arachnoïdien que se trouvent les principales lésions.

Le liquide céphalo-rachidien est trouble ; la pie-mère et le tissu sous-arachnoïdien sont infiltrés d'un exsudat dense, concret, blanchâtre, formé de leucocytes et de fibrine, plus ou moins résistant, qui peut se présenter en lamelles. La pie-mère est épaissie et indurée.

Les lésions sont en général beaucoup plus accentuées à la partie postérieure. La plus riche innervation de cette région n'est peut-être pas étrangère à la production du fait. (Vulpian.)

La moelle paraît saine et injectée. Elle peut participer à l'inflammation. Dans les méningites ichoreuses, elle prend une teinte ardoisée spéciale.

Les douleurs rachidiennes et les contractures des muscles du tronc sont les SYMPTÔMES essentiels de la maladie.

Les douleurs sont le symptôme méningitique par excellence pour la moelle, comme la céphalalgie pour le cerveau. Après un début plus ou moins insidieux, on observe quelquefois un état de malaise général, des douleurs vagues dans tout le corps et une fièvre modérée. Puis surviennent les douleurs caractéristiques le long du rachis, exagérées par les mouvements du tronc, augmentées par le passage d'une éponge chaude ou froide le long de la colonne vertébrale, souvent aussi, mais pas toujours, par la pression des apophyses épineuses. La douleur maxima se trouve au niveau des lésions principales, par exemple à la région lombaire. Quelquefois il y a aussi des douleurs irradiées dans les membres ou en ceinture, mais c'est moins constant.

Comme contractures, on a la raideur des muscles du tronc et de la nuque, le renversement de la tête en arrière, même au lit, mais surtout quand le malade est assis. Le malade ne peut tourner la tête qu'en déplaçant tout le tronc. On ne fléchit ou on ne tourne sa tête qu'en provoquant une vive douleur. C'est une sorte d'opisthotonos qui peut simuler le tétanos.

Ces phénomènes ont été attribués par certains auteurs à l'excitation des racines nerveuses. Hallopeau combat avec raison cette explication. Des douleurs par excitation des racines postérieures ne se limiteraient pas au rachis, se produiraient comme dans les myélites qui s'accompagnent d'irritation de ces racines. La vraie cause réside dans les filets nerveux des méninges, dans la sensibilité propre des enveloppes. Insensible à l'état normal (dans l'expérimentation sur les animaux), la dure-mère devient sensible par l'inflammation et même par la simple exposition à l'air, et la pie-mère est très-richement innervée (Vulpian). Les contractures sont réflexes et non directement produites par l'excitation des racines antérieures.

En dehors de ces symptômes essentiels, il n'y a en général ni paralysie ni anesthésie ; quelquefois rétention d'urine et constipation. — La fièvre est le plus souvent modérée, incomparablement plus faible que dans la méningite cérébrale ; quelquefois on observe des sueurs profuses, comme dans le tétanos ; il y a de l'agitation, de l'anxiété, de l'insomnie.

La *Marche* est plus ou moins rapide. Dans des cas sur-aigus, la mort survient en deux ou trois jours, dans l'asphyxie. Le plus ordinairement, la mort arrive après un septénaire. Il y a souvent des rémissions dans la marche des accidents.

La maladie peut guérir, passer à l'état chronique ; la mort serait cependant la terminaison la plus ordinaire, quoique moins fréquente que dans la méningite cérébrale.

Les éléments du Diagnostic se tireront surtout des douleurs et des contractures décrites. L'hématorachis se traduit par les mêmes signes, mais sans fièvre. La myélite aiguë ne présente les symptômes de la méningite que quand cette dernière lésion coexiste réellement avec la première. Le tétanos n'a pas de fièvre initiale et s'accompagne de trismus et de contractures périphériques.

On reconnaîtra ensuite par les symptômes concomitants et antérieurs si la méningite est primitive ou secondaire.

On peut obtenir quelque chose par le Traitement, notamment par des applications de ventouses scarifiées le long du rachis, que l'on répète s'il y a lieu ; plus tard on peut employer les vésicatoires. En même temps, on prescrira les révulsifs intestinaux, le calomel. Tout cela vaut mieux que les applications froides le long du rachis.

ARTICLE III.

Méningites chroniques.

CHAPITRE PREMIER.

MÉNINGITE CHRONIQUE CÉRÉBRALE.

Nous avons déjà décrit d'une part la méningite chronique dans la paralysie générale, et d'autre part la pachyméningite hémorrhagique. Le champ de notre étude actuelle est donc très-restreint.

Jaccoud et Labadie-Lagrave distinguent une méningite alcoolique, diverses méningites syphilitiques et la méningite tuberculeuse. Nous reviendrons sur ces types distincts dans la sixième partie de cet ouvrage, en étudiant les localisations des maladies générales sur le système nerveux. Nous ne décrirons ici actuellement que ce qu'il y a de commun à toutes ces formes.

Une autre condition ÉTIOLOGIQUE dont l'influence n'est pas entièrement établie est l'influence des troubles de circulation cérébrale dans les maladies du cœur et des vaisseaux.

Les coups ou les chutes sur la tête ont amené quelquefois la méningite cérébrale chronique.

Hammond attribue aussi le développement de cette maladie à l'exposition aux rayons du soleil ou à une chaleur artificielle. « J'observe, dit-il, quelques cas de ce genre tous les ans à New-York, et j'ai constaté des faits analogues chez des cuisiniers et d'autres individus qui, par leur profession même, sont exposés à une chaleur intense ou continue. »

Pour les méninges de la base, l'otite suppurée est une cause fréquente d'inflammation chronique.

Signalons enfin la sénilité comme un élément pathogénique important : il est très-rare de faire, à l'Hôpital-Général, une nécropsie de vieillard sans trouver de la méningite chronique, à un degré plus ou moins élevé. Bien des phénomènes rapportés ordinairement au cerveau (radotage, faiblesse générale, etc.), doivent souvent être attribués à l'altération méningée.

Les SYMPTÔMES sont diffus, vagues et obscurs : céphalalgie, vertiges,

troubles des sens, affaiblissement de la mémoire, tremblement, incertitude et hésitation dans les mouvements volontaires.

Les symptômes limités apparaissent quand les nerfs crâniens sont intéressés par un exsudat basilaire, ou encore quand certains centres corticaux de la convexité sont spécialement mis en jeu.

Alors se produisent des paralysies de la face, de la langue, du pharynx, du larynx, des membres, etc.

Leudet a décrit les phénomènes du côté des nerfs sensitifs comme communs au début de la maladie : douleur sur le trajet d'une partie de l'ophthalmique de Willis, du frontal ou du sous-orbitaire, par exemple ; souvent anesthésie douloureuse sur des territoires variés, quelquefois avec extension lente et graduelle. Ainsi, dans une observation de Leudet, on voit l'anesthésie s'étendre au côté droit de la face, aux membres supérieurs de chaque côté, au tronc, et ultérieurement à la peau de tout le corps. Cette extension est, pour Leudet, un des points les plus curieux de l'histoire de la méningite chronique, surtout avec le contraste que présente l'état de la motilité, l'absence de paralysies des membres notamment.

Du côté des nerfs splanchniques ou vaso-moteurs, on peut avoir simultanément ou successivement des troubles circulatoires, des troubles trophiques, du zona, etc.

La paralysie des membres contraste par sa légèreté ou par son absence avec les troubles sensitifs ; de plus, elle présente des rémissions et des recrudescences : il n'y a pas de lésion fixe des tissus cérébraux, ce sont de simples fluxions dans le voisinage de la lésion méningée.

Leudet a encore signalé la polyurie dans cette symptomatologie. Dans deux observations, il y eut polyurie et polydipsie. Il trouve là une confirmation clinique des expériences de Cl. Bernard. Nous avons vu qu'il faut faire de grandes réserves sur la valeur séméiologique de ce signe, au point de vue du siége de la lésion. Mais enfin le fait doit toujours être retenu. Il y a, dans ce symptôme, des rémissions et des recrudescences qui correspondent à la marche même de la phlegmasie. Quelquefois il y a en même temps glycosurie et albuminurie, mais jamais ni émaciation ni cachexie.

Laissant à dessein de côté tout ce qui a trait aux espèces particulières de méningite chronique, nous écourtons forcément cette description.

Le Diagnostic est presque impossible d'après Jaccoud et Labadie-Lagrave, à qui nous empruntons les éléments de cette étude. Schutzenberger fait remarquer que la congestion méningée et la méningite aiguë ont une physionomie caractéristique, mais que les affections chroniques, certaines névroses, les tumeurs fibreuses de la dure-mère, les tubercules, le cancer, la méningite chronique, produisent des perturbations fonctionnelles très-analogues. On dit : c'est là une encéphalopathie de telle ou telle nature, mais le siége anatomique est difficile à préciser.

La méningite chronique a notamment de grandes ressemblances avec la paralysie générale (dont elle est un des éléments classiques), le ramollissement chronique (auquel elle s'associe souvent) et les tumeurs cérébrales, qui présentent ces symptômes lents et diffus avec d'autres signes limités, quand il y a compression des nerfs. Dans le cas d'amaurose, on pourrait peut-être distinguer les deux maladies par les caractères ophthalmoscopiques que nous avons déjà indiqués à propos des tumeurs cérébrales. Mais ces signes distinctifs ne sont pas aussi absolus et aussi concluants que le veut de Græffe.

Jaccoud et Labadie-Lagrave pensent que les meilleurs signes diagnostiques sont : les accidents convulsifs, les hémiplégies, souvent tardives, dans les tumeurs ; la paralysie simultanée, dans la méningite, de plusieurs nerfs crâniens éloignés par leur point d'émergence, la troisième paire par exemple, ou la deuxième et la cinquième. Ce dernier signe surtout a une grande valeur en montrant la diffusion de la lésion.

Le *Pronostic* est toujours sérieux. C'est une maladie chronique, progressive, incurable. Il ne faut faire exception que pour la méningite syphilitique.

A propos du *Traitement*, on peut rappeler d'abord cette phrase de Trousseau : La syphilis est une planche de salut, parce qu'elle donne lieu à un traitement qui réussit souvent. D'où les essais de médication, même dans les cas douteux. On peut combiner les mercuriaux et l'iodure de potassium, soit à l'intérieur, soit à l'extérieur (pour le mercure).

L'hygiène a une grande importance : proscription des excès, dont l'abus a été la cause de la maladie et entraîne toujours des poussées congestives vers la tête.

Pour Hammond, l'iodure de potassium constitue l'agent efficace dans tous les cas, même en dehors de la syphilis. Il donne au début 0,50 trois fois par jour et va graduellement jusqu'à 1,50.

Il conseille surtout l'association de l'iodure de potassium avec les bromures, et tout spécialement avec le bromure de calcium (à la dose de 0,75 par jour).

CHAPITRE II.

MÉNINGITE SPINALE CHRONIQUE.

Nous décrirons d'abord un type bien défini, le mieux étudié dans ces derniers temps : la pachyméningite cervicale hypertrophique. Puis nous dirons quelques mots des autres formes de méningite spinale.

§ I. PACHYMÉNINGITE CERVICALE HYPERTROPHIQUE. — L'historique de cette maladie est très-court. Son étude ne date que de ces dernières années,

et a été faite par Charcot et Joffroy. On a bien retrouvé quelques observations éparses dans des publications antérieures d'Abercrombie, Ollivier (d'Angers), Gull, Kœhler. Mais la première description complète est celle qu'ont donnée Charcot et Joffroy, dans les *Archives de Physiologie*, en 1869, et Joffroy, en 1873, dans sa Thèse, que nous résumerons.

Anatomie pathologique. — La lésion principale et primitive est dans les méninges, tout particulièrement dans la dure-mère, et siége à la région cervicale.

En ouvrant le rachis, on trouve une tumeur fusiforme volumineuse qui remplit le canal à la région cervicale et adhère aux ligaments vertébraux. Sur une coupe, on voit que c'est surtout un épaississement de la dure-mère, mais aussi de la pie-mère, toutes les méninges étant du reste confondues dans la tumeur et à peu près inséparables. La tumeur est formée de lamelles concentriques d'un tissu ferme, résistant, fibreux.

Le point de départ probable est une pachyméningite interne ; puis, secondairement, il y a inflammation chronique des autres méninges, et aussi pachyméningite externe, ce qui entraîne les adhérences avec les ligaments vertébraux.

La moelle présente les lésions connues de la myélite transverse diffuse, décrite dans les cas de compression. En général, cette myélite est chronique ; elle peut être subaiguë et même, mais rarement, aiguë. L'inflammation est en quelque sorte continue dans les méninges et dans la moelle, qui ne font qu'un avec la tumeur. Beaucoup de cas anciens d'hypertrophie de la moelle rentraient probablement dans cette maladie.

La lésion est plus ou moins étendue en largeur aux diverses parties de la moelle, laissant souvent au milieu des îlots de substance intacte, visible seulement au microscope. Il y a ensuite les dégénérescences secondaires habituelles, soit en haut, soit en bas.

Les racines nerveuses traversent ce tissu épaissi des méninges. L'inflammation se développe alors dans ces nerfs, comme dans la moelle, soit par continuité, soit par compression. On n'a constaté d'altération que dans les racines ; les troncs nerveux eux-mêmes restent intacts.

Les muscles sont souvent atteints ; ils présentent la lésion atrophique ordinaire quand les cornes antérieures de la moelle sont altérées.

On trouve fréquemment, à la fin de cette maladie, des signes de tuberculose pulmonaire aiguë ou surtout chronique.

Nous diviserons l'histoire des *Symptômes* en deux périodes, comme dans tous les cas de compression : période méningitique et période myélitique ; ou encore : période douloureuse et période paralytique et atrophique.

1. Période douloureuse. — On peut distinguer deux formes : une forme cervicale et une forme périphérique.

Dans la forme cervicale, le début ordinaire se fait par des accès assez courts et plus ou moins nombreux de céphalalgie et de douleur vague, peu

violente, siégeant à la partie postérieure du cou et dans la région occipitale de la tête. Cette douleur, profonde et continue, s'exagère par la pression, rend les mouvements pénibles. C'est une sorte de torticolis passager, d'abord peu remarqué, dont les crises se rapprochent de plus en plus, et qui finit par constituer un état de souffrance pénible.

Alors, pendant toute cette période de deux, trois, cinq mois, la douleur est continuelle et occupe toujours le même siége : la nuque et l'occiput. Souvent plus aiguë la nuit que le jour, elle présente des paroxysmes irréguliers et violents. La pression sur les apophyses épineuses peut l'exaspérer ; les mouvements l'augmentent toujours ; d'où immobilité complète du cou. Un des malades de Joffroy glissait des alèzes sous son cou, pour empêcher tout mouvement de la tête pendant le sommeil.

La douleur s'irradie de ce foyer principal : le long du rachis en bas jusqu'aux premières vertèbres dorsales ou plus bas ; vers la tête, en douleurs vagues, déprimantes, céphalalgie bilatérale ou dans un seul côté de la face (névralgie) ; le plus souvent dans les membres supérieurs, où le sujet éprouve des sensations diverses.

Dans la continuité du membre, c'est une douleur vague, rhumatoïde, difficile à limiter : état pénible que Joffroy compare à la courbature. Dans les articulations, surtout au coude et à l'épaule, ce sont des sensations plus aiguës, des piqûres ou des élancements, quelque chose des douleurs fulgurantes ; la pression les exaspère parfois. Dans la main et les doigts, ce sont des fourmillements, de l'engourdissement, avec perte plus ou moins complète de la sensibilité. Un malade de Joffroy comparait ces sensations douloureuses des doigts à celles de l'onglée. Ces douleurs suivent le plus souvent dans leurs variations celles du foyer principal.

La forme périphérique est la forme précédente dans laquelle les douleurs du foyer principal sont peu intenses, au point de pouvoir passer inaperçues, et les irradiations dans les membres supérieurs dominent la scène. Les douleurs sont surtout articulaires, sans gonflement, ni rougeur, ni chaleur ; elles s'exaspèrent par la pression et les mouvements. Le sujet éprouve toutes les autres sensations décrites.

Les malades ne peuvent vaquer à leurs occupations ; ils sont souvent confinés au lit. La douleur produit de l'insomnie. Il y a souvent aussi des troubles digestifs, des nausées et des vomissement dans les paroxysmes de la forme cervicale. Les malades peuvent alors ne pas oser manger dans l'intervalle, et l'épuisement survient rapidement.

Les douleurs s'étendent quelquefois aux membres inférieurs, d'un côté ou des deux côtés. Souvent alors il y a prédominance hémiplégique. La douleur rachidienne s'étend aussi dans certains cas à la région lombaire. Du reste, à ce moment, les paralysies ont commencé ; la deuxième période se trouve mêlée à la période initiale.

2. Période paralytique et atrophique. — Cette période est quelquefois

nettement séparée de la précédente, même par une intermission ; d'autres fois il y a combinaison des deux phases.

La paralysie, seule ou avec atrophie, apparaît dans un membre supérieur, dans celui qui a été le siége des plus vives douleurs. Cette paralysie s'établit avec une intensité variable. En même temps on constate en général dans les muscles de la main des mouvements fibrillaires involontaires, se produisant spontanément ou sous l'influence d'une cause légère. Puis survient l'atrophie, en même temps que la diminution de la contractilité électrique. Ces phénomènes sont semblables à ceux de l'atrophie musculaire progressive. Mais la distribution est différente ; ici, certains groupes de l'avant-bras sont atteints, tandis que les muscles voisins restent indemnes ; il n'y a pas altération progressive de tous les muscles.

En général, les muscles de la main s'atrophient. A l'avant-bras, la masse épicondylienne conserve souvent tout son relief, les autres muscles étant atrophiés. Le bras reste intact, le deltoïde et quelquefois les sus et sous-épineux étant au contraire atrophiés.

De là, une déformation spéciale du membre, une griffe en flexion des doigts sur la main, celle-ci étant elle-même renversée dans l'extension forcée par les muscles épicondyliens privés de leurs antagonistes. C'est la griffe des myélites cervicales, la main de prédicateur.

Habituellement limitée aux membres supérieurs, l'atrophie peut s'étendre au tronc et même aux membres inférieurs, ou à la langue et aux lèvres.

Si la paralysie survient dans les muscles non atrophiés, il y a des contractures. Les déformations sont la résultante de ces deux éléments : atrophie et contractures.

Quelquefois la respiration peut être troublée par atteinte des muscles thoraciques.

La sensibilité n'éprouve pas de modifications constantes ; souvent il y a de l'anesthésie au début ; plus tard anesthésie ou hyperesthésie ; quelquefois encore anesthésie d'un côté et hyperesthésie de l'autre.

D'autres troubles trophiques peuvent se présenter à la période d'atrophie musculaire : éruptions vésiculeuses ou bulleuses sur la peau des mains, des doigts. L'épiderme est soulevé par une sérosité limpide d'abord, trouble plus tard. Puis la vésicule ou la bulle se crève ; il y a une croûte qui laisse voir après sa chute un épiderme nouveau, fin, lisse et luisant. En même temps on observe aussi de la sécheresse de la peau et la desquamation des parties paralysées. D'autres fois la peau est tendue, lisse et luisante (*glossy skin* des Anglais).

Quand il y a myélite, on voit, comme complications, des eschares souvent rapides aux fesses, au sacrum, aux trochanters, aux talons ou dans la muqueuse de la vessie.

On a observé dans certains cas quelques secousses convulsives dans les

membres, jusqu'à de l'épilepsie spinale; une exagération générale des réflexes. Mais ce n'est pas là un symptôme habituel.

L'*Étiologie* est toujours obscure. La maladie paraît appartenir à l'âge adulte. L'influence du froid a été notée plusieurs fois, pendant la dernière guerre par exemple.

La *Terminaison* fatale arrive plutôt par des complications que par le développement naturel de la maladie elle-même. Quand la myélite diffuse a progressé et s'est généralisée, la tuberculose se développe, les eschares se forment, etc.

Le *Pronostic* est celui de la myélite diffuse secondaire. Si la paralysie est limitée aux membres supérieurs, il peut y avoir une période de réparation et le mouvement revient même quelquefois. Dans un cas remarquable de Joffroy, la paralysie était absolue depuis deux ans, quand se sont produits le rétablissement des mouvements et la régénération des muscles atrophiés.

La *Durée* est difficile à apprécier, cependant elle est toujours très-longue. La mort ne surviendrait jamais avant cinq ans et quelquefois après quinze ou vingt.

Au point de vue du *Diagnostic*, la confusion est possible, au début, avec le torticolis. Ici cependant la douleur entoure et emprisonne le cou comme dans un cercle de fer; c'est, au cou, le corset, la douleur en ceinture des myélites dorsales. Les mouvements des vertèbres l'exaspèrent. De plus, le siége principal de la douleur est à la nuque et non dans les sterno-cléido-mastoïdiens. Enfin, les irradiations dans les membres supérieurs tranchent définitivement la question.

Quand les phénomènes sont surtout périphériques, on peut confondre cette maladie avec l'hystérie, qui se distinguera par ses autres symptômes particuliers.

Le rhumathisme articulaire sera écarté par l'absence de fièvre et la présence de symptômes autres que les douleurs articulaires.

Plus tard, on peut croire à une atrophie musculaire progressive qui n'a pas de période douloureuse au début, présente des atrophies à marche différente, et n'a pas la griffe spéciale que nous avons décrite.

La myélite cervicale, existant le plus souvent ici, ne se distinguera que par la marche des accidents.

Le mal de Pott cervical et les autres causes de compression médullaire sont encore plus difficiles à diagnostiquer. On ne pourra le faire que par les signes propres à cette cause même de compression.

Il ne faut pas désespérer du *Traitement* et l'instituer le plus tôt possible.

Les sédatifs remplissent l'indication capitale de la période douloureuse. Le chloral vaudrait mieux, d'après Joffroy, que l'opium. On peut employer aussi les applications locales de chloroforme, les injections de morphine ou d'atropine.

Comme révulsifs, Joffroy a peu de confiance dans les moxas, cautères, vésicatoires, etc.; mais, comme dans le mal de Pott, il préconise les pointes de feu. On applique six pointes de feu au niveau du segment de moelle atteint, intéressant tout le derme sur l'étendue d'une pièce de 50 cent. Dès que la cicatrisation est terminée, on fait une nouvelle application.

L'hydrothérapie, La Malou, Balaruc, pourront rendre des services.

Comme électrothérapie, on appliquera les courants induits sur les muscles en voie d'atrophie ; on fera passer des courants dans la moelle, descendants tant qu'il y inflammation, ascendants ensuite.

A l'intérieur, on peut employer l'iodure de potassium comme résolutif (?), le bromure de potassium, la belladone, le seigle ergoté (?)...

§ II. Autres variétés de méningite spinale chronique. — I. La *pachyméningite* ne siége pas toujours à la région cervicale, comme dans les cas que nous venons d'étudier, à la suite du mal de Pott, et dans quelques traumatismes ; on l'a observée à différentes hauteurs de la moelle. Mais en dehors de ces faits secondaires, on a observé aussi quelques rares cas de pachyméningite spontanée, non cervicale.

Ainsi, Rendu [1] a publié un fait de pachyméningite spinale antérieure comprimant le renflement lombaire et les nerfs de la queue de cheval. Voici un résumé des symptômes observés dans ce cas. (*Soc. Anat.*, 1874.)

Ayant eu autrefois des attaques d'hystérie, soignée d'abord pour des accidents nerveux hystériformes mal définis et pour des douleurs abdominales que l'on avait crues liées à une affection utérine, cette malade présenta plus tard une rétention d'urine datant de quinze jours, une constipation opiniâtre et un notable degré d'affaiblissement des membres inférieurs, avec sensations d'engourdissement et de fourmillements, sans anesthésie. La paraplégie s'amenda d'abord. Mais l'incontinence remplaça la rétention d'urine, la paralysie s'accentua, la marche devint impossible, la sensibilité s'émoussa (les réflexes persistant); des eschares se formèrent, et la malade succomba dans le marasme.

II. L'inflammation chronique peut aussi affecter la pie-mère. Cette *leptoméningite* complique souvent la myélite ; elle est plus marquée au niveau des faisceaux postérieurs (où elle peut même être exclusivement localisée) ; on la trouve souvent dans l'ataxie locomotrice progressive.

La pie-mère, dans ces cas, dit Vulpian (à qui nous empruntons cette description), offre un épaississement plus ou moins considérable, qui tantôt ne se reconnaît bien qu'à l'examen microscopique et tantôt est des plus faciles à voir à l'œil nu. Cette membrane peut former une couche d'un ou plusieurs dixièmes de millimètre d'épaisseur. Le tissu ainsi épaissi est grisâtre, plus ou moins vascularisé, mou et tenace à la fois.

Les symptômes sont peu significatifs ; ils consistent surtout en douleurs plus ou moins vives de la région rachidienne et des diverses parties du

corps, avec ou sans raideur des muscles vertébraux, douleurs offrant des exacerbations aiguës, irrégulières, et présentant alors le caractère fulgurant, lancinant, contusif, etc. Il peut y avoir à certains moments de l'hyperesthésie cutanée, et, dans une certaine période, des contractures, surtout des membres inférieurs. (Vulpian.)

III. C'est encore à Vulpian que nous emprunterons la description de l'*arachnitis* spinale chronique.

On trouve, dans ce cas, un épaississement plus ou moins considérable de l'arachnoïde viscérale, qui adhère plus intimement qu'à l'état normal à la pie-mère. On trouve aussi des adhérences plus ou moins nombreuses, plus ou moins étendues à la surface de la séreuse. Il peut y avoir oblitération de la cavité sous-arachnoïdienne, et Vulpian se demande si cette oblitération ne peut pas avoir une influence sur le fonctionnement du cerveau, à cause des obstacles apportés au déplacement du liquide céphalo-rachidien.

D'autres fois, l'arachnitis chronique n'est indiquée que par la présence de plaques fibreuses irrégulièrement arrondies ou ovalaires, blanchâtres, opaques, plus ou moins épaisses. Ces plaques peuvent même s'incruster de sels calcaires. Elles siégent dans l'épaisseur du feuillet viscéral, et elles sont bien plus nombreuses à la face postérieure qu'à la face antérieure; elles n'occupent pas également toute l'étendue de l'arachnoïde; elles sont beaucoup plus fréquentes au niveau de la région dorsale inférieure, dorso-lombaire et sur la queue de cheval.

Elles sont constituées par du tissu fibreux compacte, fibrillaire, assez souvent calcifié en partie ou en totalité. Dans quelques cas rares, on y trouve une véritable structure osseuse.

Vulpian croit, comme Ollivier d'Angers (qui avait très-bien décrit ces lésions), que ces plaques doivent se traduire pendant la vie par des douleurs plus ou moins vives et plus ou moins limitées, ou bien simulent de simples névralgies.

Chez une malade de la Salpêtrière qui avait éprouvé pendant dix ans des douleurs dans les jambes et une parésie musculaire suffisante pour l'empêcher de marcher, Vulpian ne trouva à l'autopsie qu'un grand nombre de ces plaques arachnitiques comme lésion du système nerveux. Chez une autre malade, qui fut prise de tremblement dans les membres, d'attaques épileptiformes et mourut dans le coma, le même médecin ne trouva qu'une légère teinte hortensia en quelques points du cerveau, et des plaques arachnitiques extrêmement nombreuses.

CINQUIÈME PARTIE

MALADIES DES NERFS ET NÉVROSES

ARTICLE PREMIER.

Des névrites[1].

L'histoire de la névrite est encore très-imcomplète et fort obscure. Nous croyons cependant devoir en dire quelques mots, parce que « le cadre sans tableau », dont parlait Charcot il y a quelques années, commence à se peupler ; il y a quelques observations récentes, des faits à connaître, ne fût-ce que pour éviter l'exagération où l'on tombe quelquefois de toujours supposer des lésions centrales dans les maladies du système nerveux.

On a proposé d'établir dans les névrites des variétés qu'il nous semble difficile de maintenir en clinique. Ainsi, on sépare les névrites secondaires, primitives, spontanées ; pour certains, ces deux derniers termes sont synonymes ; pour d'autres, ils ont un sens différent. Ainsi, Lereboullet confond les névrites primitives et spontanées ; Joffroy, au contraire, donne cette dernière qualification à toutes celles qui (primitives ou secondaires) «ne sont déterminées ni par un traumatisme, ni par une compression, ni par une lésion nerveuse centrale, ni par une propagation ». Pour lui, la névrite saturnine est donc spontanée, tandis qu'elle est secondaire pour Lereboullet, etc.

Nous préférons décrire les névrites d'une manière générale, en faisant seulement dans chaque paragraphe les divisions étiologiques, anatomo-pathologiques, cliniques, qui sont nécessaires. Ainsi, à propos des causes, nous séparerons les névrites dites spontanées des névrites par intoxication ; à propos des lésions, nous séparerons la névrite parenchymateuse de la névrite interstitielle et de la névrite mixte ; à propos des symptômes, nous distin-

[1] Lereboullet ; art. *Névrite*, in *Dictionn. encycl.* — Gros ; Th. de Lyon, 1879. — Joffroy ; *Arch. de Physiol.*, 1879. — Weir Mitchell ; *Des lésions des nerfs et de leurs conséquences*, trad. franç., 1874.

querons la névrite aiguë et la névrite chronique, la névrite isolée et la névrite disséminée, etc.

Étiologie. — Weir Mitchell a bien étudié l'influence des *traumatismes* sur le développement de la névrite. Les projectiles de guerre, les instruments tranchants (coups de sabre, morceaux de verre), piquants (lancette[1]), contondants (éclat d'obus, boulet plein, ruades de cheval, chutes) ; les luxations ou les pratiques de la réduction pour une luxation ancienne, les fractures ; la compression (par des cicatrices, l'inflammation, le cal, les tumeurs, l'accouchement, le forceps, les matières fécales accumulées, une fausse position pendant le sommeil, etc.), sont des causes de névrite. Nous les retrouverons à propos des paralysies périphériques.

L'*inflammation* d'organes situés dans le voisinage peut se propager aux nerfs. Telles seraient la névrite intercostale admise par Beau dans la pleurésie ou les pleurites tuberculeuses, la névrite du plexus cardiaque trouvée par Péter dans les lésions du péricarde ou de l'aorte et par Putjatin dans les maladies du cœur, etc.

Il faut cependant se rappeler que les nerfs présentent souvent une grande résistance et ne se laissent pas facilement envahir par une inflammation des tissus avoisinants. On sait aussi toute la peine qu'ont les expérimentateurs pour provoquer des névrites vraies et durables.

Nous trouvons ensuite, comme éléments étiologiques, les *maladies infectieuses* et les *intoxications*.

Bernhardt a observé une névrite radiale chez un typhique; Joffroy a bien étudié la névrite qui succède à la variole; Charcot et Vulpian, Leyden et différents auteurs, jusqu'à Déjérine, ont fait connaître ces altérations dans la diphthérie. Nous reviendrons nécessairement sur le détail de ces questions dans la dernière partie de cet ouvrage.

L'intoxication par l'oxyde de carbone (Leudet), par l'alcool (Magnan), par le plomb (Westphal, Charcot et Gombault), peut encore entraîner la névrite.

Parmi les *maladies chroniques*, citons la tuberculose, la syphilis, la lèpre anesthésique, le rhumatisme.

Ce dernier mot nous conduit aux névrites *à frigore*. Ce sont celles qu'on observe dans les névralgies (Lasègue, Landouzy, Fernet), dans le zona (Charcot, Chandelux), et dont nous reparlerons à propos de ces maladies.

La névrite peut enfin se présenter dans les maladies des *centres nerveux*. Dans ces cas, elle peut être descendante et se propager en quelque sorte par continuité. C'est ce que l'on observe, par exemple, pour le nerf optique après diverses espèces de lésion cérébrale.

1 A la suite d'une piqûre ainsi déterminée, le roi Charles IX eut une contracture musculaire avec douleur continue et impossibilité pendant trois mois d'étendre ou de fléchir le bras.

Mais il y a aussi un autre processus : les nerfs peuvent être altérés dans les grandes maladies cérébro-spinales (ataxie locomotrice, paralysie générale, sclérose en plaques) sans qu'il y ait continuité entre les lésions centrales et les lésions périphériques. La lésion du nerf optique, des nerfs oculo-moteurs, etc., progresse souvent alors de la périphérie vers le centre.

En dehors de tous ces cas, il y a incontestablement des faits de névrite dont l'étiologie est inconnue ; mais cette ignorance ne suffit pas à constituer une classe à part et ne leur mérite ni plus ni moins qu'aux autres l'épithète de spontanées.

Anatomie pathologique. — Nous étudierons successivement : 1. les altérations que présente un nerf sectionné (après avoir succinctement rappelé la structure normale du nerf); 2. la névrite parenchymateuse; 3. la névrite interstitielle; et 4. les névrites mixtes.

1. La structure des nerfs a été surtout établie dans ces derniers temps par les remarquables recherches de Ranvier[1].

Le nerf est formé par la gaîne de Schwann, la myéline et le cylindre-axe. La gaîne présente des étranglements équidistants que le cylindre-axe traverse sans s'interrompre, mais qui séparent des masses de myéline distinctes les unes des autres. Dans chaque segment compris entre deux étranglements consécutifs est un noyau avec son nucléole, collé contre la gaîne et entouré de protoplasma. En somme, chacun de ces segments forme comme une cellule complète (enveloppe, protoplasma et noyau) ; seulement le protoplasma n'est pas tout aggloméré en une seule masse globuleuse, il forme une lame mince, répandue à l'intérieur de la gaîne, et tapissant tout l'intérieur de cet espace compris entre deux étranglements. Cette grande cellule formée par l'espace inter-annulaire est analogue à une cellule adipeuse ; la gaîne de Schwann en forme l'enveloppe, le protoplasma y est étendu en lame avec un petit renflement autour du noyau ; enfin, à l'intérieur est la myéline que traverse le cylindre-axe.

Cela posé sur la structure normale du nerf, voici ce qui se passe dans le segment périphérique d'un nerf sectionné expérimentalement ou dans une paralysie périphérique grave (traumatique par exemple).

L'activité primordiale, essentielle, n'est pas dans la cellule, comme on le concevait autrefois, ni même dans le noyau; elle réside dans la granulation moléculaire, c'est-à-dire dans le protoplasma, qui n'est qu'un assemblage de granulations moléculaires[2]. Aussi est-ce là que le processus pathologique apparaît tout d'abord : la lame de protoplasma, à peine visible

[1] Voy. l'article *Nerfs*, de Renaut, in *Dictionn. encycl.*

[2] Voy. notre travail sur les *Phénom. histolog. de l'inflamm. et sur la théorie de la granul.*; in *Gaz. méd.* Paris, 1873.

à l'état normal à la face interne de la gaîne de Schwann, devient très-nette et fortement granuleuse, le noyau est hypertrophié et le nucléole brillant.

C'est une prolifération des granulations moléculaires qui est le point de départ de tout : le protoplasma granuleux prolifère follement, se nourrit des éléments actifs du nerf et le détruit de cette manière.

On voit ainsi les granulations s'accumuler d'abord dans les incisures normales que présente la myéline (incisures de Lantermann), les accentuer, les creuser en nacelles. La myéline est ainsi étranglée et se segmente; bientôt elle se trouve divisée en une série de boules d'inégal volume. Le cylindre-axe lui-même est rongé et coupé de distance en distance par le même mécanisme.

En même temps, le noyau, jusque-là unique, du segment inter-annulaire s'est multiplié : le nucléole s'étrangle en biscuit ou en bissac, puis se divise; le noyau à son tour s'étrangle et se divise. Les noyaux nouveaux s'entourent d'une masse protoplasmatique et se disséminent dans les divers points du segment.

La myéline segmentée paraît alors subir des modifications chimiques. A ce moment, en effet, les endothéliums des vaisseaux, de la gaîne lamelleuse, se gonflent et paraissent semés de granulations graisseuses : c'est le résultat de la résorption de la graisse qui provient de la myéline détruite.

La myéline et le cylindre-axe disparaissent donc. Il reste la gaîne de Schwann, ne contenant plus que le protoplasma granuleux, qui ayant tout dévoré s'atrophie à son tour ; la gaîne finit alors par être vide ou à peu près [1].

On voit par ce résumé que Ranvier décrit ces altérations, non plus comme le résultat d'une dégénération (ce qui était l'opinion générale avant lui), mais comme un processus véritablement actif, une sorte d'inflammation de l'élément cellulaire, qui est comme le squelette, le tissu de soutène-

[1] Guido Tizzoni a récemment repris cette étude des altérations subies par les nerfs sectionnés (*Centralbl.*, 1878, nº 13), et il est arrivé à quelques conclusions nouvelles. D'abord, sur le nerf sain ou très-récemment coupé, quand on a dissous la myéline par le chloroforme, on voit dans l'enveloppe un fin réticulum qui sert de soutien à la myéline. — Quand le nerf a été sectionné, outre les altérations décrites, Tizzoni ajoute que le principal facteur de la destruction est la *pénétration de cellules migratrices dans l'intérieur du tube nerveux*. Ces cellules prennent dans leur protoplasma les globes formés par la myéline désagrégée ; elles les transforment et les détruisent. Selon toute apparence, une partie de ces cellules quitte le tube nerveux surchargée de son butin, tandis qu'une autre partie se détruit dans l'intérieur même du tube. La pénétration de ces cellules ne se fait pas seulement par la surface de section du nerf, mais vraisemblablement aussi par *diapédèse*, car on les observe également sans section quand on a irrité le nerf par une ligature ou par une injection excitante. Le réticulum de soutènement se détruit comme la myéline elle-même...

ment, le tissu conjonctif du nerf. Il y a là quelque chose d'analogue à la cirrhose.

Ranvier en conclut que le système nerveux sert à imprimer un but déterminé, une direction exacte et convenable à la nutrition des divers tissus; que, son influence une fois supprimée, la nutrition, la prolifération, le développement, deviennent exubérants, fous, désordonnés ; de là, les lésions décrites. Cette interprétation soulève l'éternelle question de savoir si dans la sclérose c'est l'atrophie des éléments actifs ou la prolifération du tissu conjonctif qui constitue le phénomène primitif. Nous croyons la solution définitive de ce difficile problème encore impossible pour le moment, et je crois qu'il faut surtout séparer soigneusement les faits observés par Ranvier de la théorie qu'il en déduit. Les premiers garderont leur valeur, quelle que soit la destinée de la seconde.

Dans le bout central du nerf coupé, on trouve une lésion analogue, seulement sur un petit espace ; elle ne frappe que ce qui reste du segment interannulaire qui a été divisé ; l'altération ne dépasse pas l'étranglement situé immédiatement au-dessus de la section. Le processus est toujours du reste moins intense et n'arrive jamais à détruire le cylindre-axe, qui persiste constamment entier.

Ultérieurement on observe (fait capital au point de vue clinique) la régénération du nerf sectionné. C'est du bout central et du premier étranglement indiqué (limite supérieure de la lésion) que partent les nouveaux tubes nerveux. On voit se former, par des processus variés, soit des tubes de myéline, soit des fibres sans moelle de Remak. Ce sont des tubes complets, mais minuscules, avec des étranglements très-rapprochés, comme chez les animaux jeunes. Ces tubes de nouvelle formation traversent les tissus de cicatrice et pénètrent dans le bout périphérique, où ils entrent dans les vieilles gaînes de Schwann, ou bien les entourent, restent libres et se complètent. — Telle est la description de Ranvier.

2. On comprend facilement l'importance de ces faits pour la clinique. Ces lésions ne se produisent pas en effet seulement dans les nerfs sectionnés expérimentalement, mais encore dans les nerfs contusionnés, etc., et même dans beaucoup de cas de lésions spontanées, médicales, des nerfs (dans certaines paralysies rhumatismales, par exemple).

En d'autres termes, c'est la lésion de ce qu'on appelle la *névrite parenchymateuse*.

Cette forme d'inflammation nerveuse a été étudiée d'abord par Pierret chez des animaux; puis Pierret, Lancereaux, Joffroy, Eichhorst l'ont observée chez l'homme. Voici une description d'un sciatique ainsi enflammé qui peut servir de type et qui montrera l'identité de la névrite parenchymateuse et des altérations du nerf sectionné (Gros).

« A côté de tubes nerveux restés sains et dans lesquels les cellules intratubulaires présentent une tuméfaction légère, on trouve des tubes gonflés et

d'aspect moniliforme. Les gaînes de Schwann sont absolument remplies de noyaux entourés d'une faible quantité de protoplasma; d'autres contiennent en même temps des débris de myéline, sous la forme de blocs plus ou moins gros, et de granulations graisseuses. Le cylindre-axe a disparu; les cellules de l'endonèvre sont un peu tuméfiées et quelques-unes sont remplies de granulations graisseuses. Quant au périnèvre, il ne paraît pas avoir participé beaucoup à l'inflammation. » (Pierret.)

3. La *névrite interstitielle* ou scléreuse est intra-fasciculaire ou péri-fasciculaire.

Cette forme, dit Gros, se caractérise par la présence, sur le trajet du nerf, d'un gonflement fusiforme pouvant atteindre une longueur de 5 à 6 centim. ou même davantage; ou bien, si l'inflammation est localisée, de nodosités en chapelet qu'on pourrait confondre avec des névromes et souvent d'une dureté extrême.

Histologiquement, « ce qui frappe tout d'abord, c'est l'hypertrophie du tissu conjonctif interfasciculaire. Les bandes connectives sont épaissies, serrées les unes contre les autres, enveloppant les faisceaux des tubes d'une couche épaisse. Elles pénètrent au milieu de ceux-ci et les dissocient. Les tubes sont alors uniformément disjoints, c'est-à-dire que la multiplication des bandes connectives paraît s'être faite avec une intensité égale dans tous les points du nerf. Ce tissu connectif est transparent, comme le tissu connectif adulte des autres organes, mais on peut voir sur des préparations traitées par l'acide osmique et dilacérées des faisceaux très-contournés.

Les noyaux des cellules conjonctives bien colorés par le carmin sont très-clairsemés et disséminés de telle façon qu'on ne les voit jamais accumulés sur un même point, mais éloignés les uns des autres par des intervalles assez réguliers.

Les parois des vaisseaux nourriciers participent à l'inflammation scléro-sique et présentent des dimensions quatre ou cinq fois plus grandes qu'à l'état normal. Cet épaississement porte sur toutes les couches sans exception; il en résulte que l'artère n'est plus représentée que par un orifice central rétréci et bien limité de toutes parts par un tissu conjonctif nouveau, sans qu'il soit possible de reconnaître les différences que l'on y trouve à l'état normal. » (Gros.)

4. Il y a une *névrite mixte*, primitive ou consécutive.

Dans le premier cas, l'inflammation s'étend d'emblée aux tubes nerveux et aux enveloppes.

Dans le second cas, la lésion primitive peut être dans le parenchyme ou dans le tissu conjonctif. C'est cette dernière variété qui est la plus fréquente: la névrite scléreuse est longtemps seule; puis les tubes sont étranglés par compression. et l'inflammation parenchymateuse termine la scène, souvent rapidement.

Symptômes. — Au point de vue de l'histoire clinique, il faut distinguer la névrite isolée et les névrites multiples disséminées.

1. Le phénomène capital de la névrite localisée est dans l'état de la motilité.

« Les muscles, dit Joffroy, diminuent de consistance et de volume, perdent simultanément la contractilité volontaire et la contractilité faradique. En même temps la contractilité galvanique augmente d'intensité[1]. Les choses restent à ce point pendant un certain temps, puis la contractilité galvanique, diminuant, redevient normale, et, diminuant encore, elle peut disparaître complétement. Mais, alors même que la contractilité galvanique est nulle (40-50 et même 60 éléments au sulfate de cuivre), la guérison peut encore s'obtenir. Dans ce cas, la contractilité galvanique reparaît d'abord et tend à redevenir normale. La contractilité volontaire se montre ensuite et ce n'est qu'en dernier lieu que se montre la contractilité faradique. »

Au point de vue de la sensibilité, les phénomènes sont variables : hyperesthésie, anesthésie simple ou douloureuse ; plaques d'hyperesthésie et d'anesthésie disséminées; fourmillements, engourdissement, crampes et douleurs spontanées très-violentes, tantôt persistantes, tantôt fulgurantes; généralement réveillées ou exaspérées par les mouvements.

Outre l'atrophie musculaire signalée plus haut, on constate des troubles trophiques variés sur la peau, les articulations et les os : éruptions vésiculeuses, bulleuses, pemphigoïdes, eczémateuses, *glossy skin* des Américains; modifications dans la sueur, le nombre et la couleur des poils, la croissance des ongles; déformation articulaire avec altérations osseuses, etc.

Enfin, dans un cas de Joffroy la fièvre se montra en même temps que les douleurs et marqua le début de l'affection.

2. L'histoire clinique de la névrite disséminée est assez difficile à tracer, parce qu'il y a beaucoup moins d'observations positives de cette maladie qu'on ne le croit d'abord.

Dans sa *Clinique de la Charité*, Jaccoud a décrit, sous le nom d'atrophie nerveuse progressive, un cas qui paraît à première vue appartenir aux névrites disséminées ; mais il y avait en réalité des lésions méningées qui rendent le fait inutile ici. La paralysie ascendante aiguë de Landry ne peut guère être assimilée non plus à une névrite disséminée, et les observations mêmes de Dumenil (de Rouen), ou ne sont pas suivies d'autopsie, ou présentaient des lésions médullaires.

Il n'y a donc qu'un petit nombre de faits démonstratifs. Joffroy cite : une observation de Lancereaux et Pierret, une personnelle (service de Desnos) et une de Desnos et Pierret. Si nous y ajoutons un fait de

[1] Voy. la description complète de la *Réaction de dégénérescence*, au chapitre des *Paralysies périphériques*.

Eichhorst, nous n'avons là que quatre cas suivis d'autopsies, auxquels Gros a bien ajouté un certain nombre d'autres faits, mais sans contrôle nécropsique.

Il est donc difficile de baser une description clinique précise sur un aussi petit nombre d'observations.

« Dans les trois cas avec autopsie dont nous avons donné la relation, dit Joffroy, la lésion causale de l'atrophie musculaire ne fut reconnue qu'à l'examen microscopique et les symptômes observés furent différents. » Voici cependant, d'après le même auteur, les particularités symptomatiques les plus saillantes de ces faits.

Les troubles de sensibilité et surtout de vives douleurs sont consignés dans le fait de Desnos et Pierret (où la névrite, surtout interstitielle, n'est devenue parenchymateuse que dans les derniers temps) et ont manqué au contraire dans l'observation de Joffroy et dans celle de Lancereaux : la névrite parenchymateuse pourrait ainsi se localiser plus facilement sur un seul ordre de fibres, motrices par exemple.

Un caractère commun au cas de Joffroy et à celui de Desnos et Pierret, c'est la marche rapide et la généralisation si prompte de la lésion, qui, en quelques semaines, a produit des altérations dans tous les nerfs et muscles des membres supérieurs et inférieurs. L'observation de Lancereaux, au contraire, prouve que la maladie peut s'arrêter à temps pour être compatible avec la vie.

La fièvre, absente dans le cas de Desnos et Pierret, est notée dans ceux de Lancereaux et de Joffroy (mais dans ce dernier fait il y avait en même temps une évolution tuberculeuse rapide).

Les trois malades de Joffroy, Lancereaux et Desnos étaient tuberculeux.

Gros essaie cependant d'indiquer les éléments d'un Diagnostic que Joffroy reconnaît impossible.

L'atrophie musculaire est un élément symptomatique capital. C'est donc avec toutes les amyotrophies d'origine spinale qu'il faut faire le diagnostic différentiel.

Dans l'atrophie musculaire progressive, la gêne et l'inertie motrice sont proportionnelles à l'émaciation du muscle, et l'on ne constate que rarement de la paralysie au début, tandis que dans la névrite la paralysie est la règle et certains muscles sont inertes, quoique leur volume soit suffisant pour des contractions efficaces. Dans l'atrophie protopathique, le muscle s'altère fibre par fibre et les parties non altérées conservent leur contractilité volontaire et électrique ; dans la névrite, le muscle tout entier est paralysé et l'altération se produit dans toute son étendue. La douleur le long du trajet du nerf est également caractéristique et ne pourra être confondue avec la douleur gravative de certaines formes de poliomyélite antérieure.

Quant aux amyotrophies secondaires, on les distinguera par les symptô-

mes propres à la maladie spinale primitive (myélites diffuses, paralysie générale, ataxie locomotrice, paralysie atrophique de l'enfant et de l'adulte, mal de Pott, méningites spinales).

Enfin nous indiquerons, au chapitre des *Paralysies périphériques*, les signes diagnostiques particulièrement tirés de l'exploration électrique et qui sont souvent d'un grand secours.

Traitement. — Gros insiste, et avec beaucoup de raison, sur l'importance primordiale de l'indication causale : sulfate de quinine contre l'impaludisme ; traitement spécifique contre la syphilis ; douches ou bains sulfureux, alcalins, arsenicaux, contre le rhumatisme ; sulfureux, arsenicaux, contre l'herpétisme, etc.

Cela dit, l'électricité sous toutes ses formes est indiquée dans la plupart des cas de névrite contre l'atrophie musculaire et nerveuse ; l'âge avancé de la maladie ne sera pas une contre-indication.— Quant au choix du courant, Gros se rallie au principe suivant : « Dans les cas de paralysie périphérique, l'agent électrique que l'on doit employer est celui qui détermine dans les parties paralysées les réactions les plus nettes ».

C'est en raisonnant par analogie, plutôt qu'en se basant sur les faits, qu'on peut recommander aussi les pointes de feu, les vésicants, etc., et enfin la névrotomie.

ARTICLE II.

Maladies des nerfs sensitifs, vaso-moteurs et trophiques; névroses sensitives, vaso-motrices et trophiques.

CHAPITRE PREMIER.

NÉVRALGIE EN GÉNÉRAL[1].

On classe souvent la névralgie parmi les névroses; de fait, la lésion n'est pas constante et la notion de névralgie n'entraîne pas l'idée de lésion. Mais cependant on aurait tort d'exclure les lésions d'une manière absolue dans les névralgies. C'est donc plutôt une maladie des nerfs, avec ou sans lésion.

La névralgie n'est pas un état morbide; ce n'est pas une maladie, au sens nosologique. Elle répond à des lésions variées et à des états morbides divers. — Nous ne distinguerons donc pas, avec Hallopeau, la névralgie-symptôme et la névralgie-affection. Pour nous, la névralgie n'est jamais affection, elle est toujours symptôme. Même dans les cas (qui sont les plus nombreux) où il n'y a pas de lésion, elle est symptomatique d'un état général, d'une maladie vraie.

La névralgie est donc un syndrome clinique; on ne peut par suite la définir que par ses caractères symptomatiques.

D'après Valleix, la névralgie est une douleur plus ou moins violente,

[1] Valleix; *Traité des névralgies ou affections douloureuses des nerfs*. Paris, 1841. — Axenfeld; Art. *Névroses*, in *Pathol. médic. de Requin*, tom. IV. — Erb; Art. *Névralgie*, in *Hdb. de Ziemssen*. — Hallopeau, Art. *Névralgie*, in *Nouv. Dictionn. de méd. et de chir. prat.* — Rigal; Th. d'agrég. Paris, 1872.— Spring, Masius et Van Lair; *Symptomatologie ou Traité des accidents morbides*. Bruxelles, 1875, tom. II, pag. 30.— Poincaré; *Le système nerveux périphérique au point de vue normal et pathologique*. Paris, 1876, pag. 136. — Cartaz; Th. Paris, 1875. — Weir Mitchell; *Des lésions des nerfs* et *Préface* de Vulpian. — Ouspensky; *Progr. médical*, 1876, — Eulenburg; *Lehrbuch der Nervenkrank.*, 2e édit. Berlin, 1878, pag. 34, tom. I. — Lereboullet; Art. *Névralgie*, in *Dict. encycl.*, et notre *Revue* sur la *Physiologie pathologique des névralgies*, in *Montpellier méd.*; novembre 1877 et mars 1878.

ayant son siége sur le trajet d'un nerf, déterminée par points circonscrits : véritables foyers douloureux d'où partent, par intervalles variables, des élancements ou d'autres douleurs analogues, et dans lesquels la pression, convenablement exercée, est plus ou moins douloureuse.

On peut accepter cette définition, sauf à ajouter à cette description sommaire quelques traits qui seront développés ultérieurement.

Arétée est le premier qui connut, je ne dirai pas les névralgies, mais une névralgie, celle de la face, qu'il sépara des autres céphalées en indiquant les points douloureux principaux. Mais toutes les autres névralgies restent confondues dans la catégorie des douleurs.

Au XVIIIe siècle, André reprend et développe sérieusement l'étude de la névralgie trifaciale, et Cotugno décrit la sciatique (1760). — Ce sont là des travaux isolés.

Le groupe des névralgies est créé en 1803 par Chaussier, qui les étudie avec soin; puis vient le livre classique de Valleix, qui ouvre la période scientifique contemporaine, dont les ouvrages cités en tête de ce chapitre donneront une idée complète.

I. Pour l'ÉTIOLOGIE, nous dirons un mot d'abord des *conditions prédisposantes*, comme l'âge, le sexe, etc., et nous étudierons ensuite les *causes* véritables.

1. Les névralgies sont très-rares dans l'enfance. Valleix n'en cite que deux cas avant 10 ans, sur 296 faits. — Le maximum de fréquence serait de 20 à 50 ans (Valleix, Eulenburg, Erb). — Au-delà de cet âge, leur nombre décroît encore considérablement.

Le sexe paraît indifférent pour la névralgie prise en général, mais la fréquence relative varie pour les névralgies particulières. Ainsi, la sciatique est plus fréquente chez l'homme, la névralgie intercostale chez la femme, ce qui rétablit l'équilibre pour la névralgie en général.

La constitution en elle-même n'a pas une influence bien précise. Le tempérament nerveux est celui qui prédispose le plus.

2. En tête des *causes* vraies, il faut placer cet *état névropathique général* que l'on appelle plus ou moins improprement diathèse nerveuse, nervosisme, etc., mais sur l'existence clinique duquel tout le monde s'entend : c'est un état spécial de faiblesse particulière du système nerveux qui peut appartenir à une personne ou à une famille, qui se manifeste par des névroses variées (épilepsie, hystérie, aliénation mentale, etc.); par des maladies du système nerveux (de la moelle, du cerveau, etc.).

Nous retrouverons le nervosisme dans l'étiologie de la plupart des maladies que nous avons encore à étudier. Il est bon, dès à présent, de dire un mot de ses principales causes, qui sont naturellement par là même des causes de névralgies.

L'hérédité est la première des causes de cet état névropathique. Il faut

bien savoir le chercher sous les mille formes qu'il peut affecter chez les ascendants.

Anstie a voulu voir une relation étroite entre ce nervosisme et la phthisie pulmonaire; la chose n'est pas bien démontrée sous cette formule trop générale. Ce qu'il y a de vrai, c'est la relation intime qui unit cet état nerveux aux différentes diathèses; dans la plupart des cas, c'est là une manifestation directe d'une diathèse, ce qu'on appelle improprement une diathèse larvée ou déviée. Le nervosisme n'est pas une diathèse, comme on le dit trop souvent, c'est la manifestation d'une des diathèses communes.

Les différents actes de la vie génitale peuvent développer aussi le nervosisme. On connaît l'état nerveux de la femme à l'époque de la menstruation, pendant la grossesse, à l'âge critique, etc. — Les excès vénériens peuvent être classés dans le même genre de causes.

L'éducation, le genre de vie, ont une grande influence sur le développement de tous les accidents nerveux : une éducation mal dirigée, efféminée; un développement intellectuel exagéré, précoce; de mauvaises lectures, l'abus de la musique, les émotions trop vives ou trop fréquentes, etc.

Tous les troubles de la nutrition, et tout spécialement l'anémie, sont des causes d'état nerveux général et de névralgies en particulier. On peut même dire qu'en présence d'une névralgie, l'anémie est l'élément étiologique qu'il faut tout d'abord rechercher ; on le trouvera bien souvent.—Dans la même catégorie, nous placerons la vieillesse précoce, l'alcoolisme, les excès, etc., et, d'une manière générale, tout ce qui entraîne la déchéance rapide de l'organisme.

Toutes ces causes agissent sur l'ensemble du système nerveux pris dans sa totalité, et peuvent engendrer des névralgies par cet intermédiaire. Nous avons maintenant des causes qui agissent plus spécialement sur une partie du système nerveux, et d'abord celles qui agissent sur les *nerfs*.

3. La névralgie peut être produite par un traumatisme quelconque agissant sur un nerf sensitif ou mixte : compression, contusion, plaie, piqûre, section complète, etc.; même quand la blessure est tout à fait périphérique, le nerf peut être atteint dans toute sa longueur et dans toute l'étendue de son domaine. — C'est à cette classe qu'appartiennent les névralgies survenues après la saignée, après une piqûre des doigts ; les sciatiques après les manœuvres obstétricales (forceps, version); les névralgies par corps étrangers, fragments de verre, de porcelaine; par compression, comme dans ce cas, rapporté par Piorry, d'un domestique qui fut pris d'une sciatique après un voyage fait tout entier, de Rome à Paris, sur un siége étroit dont le bord comprimait le sciatique.

Récemment, M. Verneuil a étudié spécialement les névralgies traumatiques, dans le voisinage et même à une grande distance. Dans tous les cas, la névralgie peut être : 1° locale, limitée au foyer traumatique; 2° locale, avec irradiations périphériques ; 3° locale, avec indolence périphérique et

manifestations à distance; 4° locale, périphérique et distante tout à la fois; 5° nulle localement et se faisant sentir uniquement à distance. — Ces névralgies guérissent par le sulfate de quinine[1].

En dehors des traumatismes, les altérations spontanées des nerfs, névrites, névromes, etc., peuvent produire des névralgies. — C'est une classe ouverte encore, mal définie dans ses limites, et sur laquelle nous devrons revenir à propos de l'anatomie pathologique.

C'est dans cette catégorie et dans la précédente que rentre la névralgie des moignons, bien étudiée par Weir Mitchell, et sur laquelle Chalot vient de faire un travail d'ensemble plein d'intérêt[2].

Les causes mécaniques peuvent être invoquées dans ces cas et dans d'autres. Ainsi, des lésions développées dans le voisinage des nerfs agiront par compression : telle sera l'altération du périoste et des os au niveau des canaux de passage des nerfs. Il est impossible, en effet, d'admettre avec Anstie que dans tous les cas ces lésions dans les organes voisins sont des troubles trophiques consécutifs à la névralgie, au lieu d'en être la cause.

Cette compression peut encore être exercée par des anévrysmes, la dilatation variqueuse des veines, peut-être l'œdème (quoique les névralgies soient rares dans les hydropisies cardiaques), par des hernies, la grossesse, des tumeurs abdominales ou autres, des lésions ganglionnaires, viscérales, un appareil à fracture, etc., etc.

Le refroidissement doit être placé ici, quoique le mécanisme de son action soit encore inconnu; nous relaterons plus tard les expériences de Rosenthal, montrant l'action du froid et de la glace sur les nerfs périphériques. En tout cas, le refroidissement est une cause fréquente de névralgie.

Valleix, étudiant l'influence des saisons, avait remarqué que les deux tiers des cas apparaissent dans la saison froide; le maximum est en janvier et le minimum en août.

Quelquefois le froid agit brutalement et directement, à la façon d'un traumatisme; c'est ce qui est arrivé dans le cas de Rigal, où un coup de vent glacial subi dans une immobilité complète produisit une névralgie faciale qui éclata du côté frappé par le vent, quelques instants après la cessation d'action de la cause et en pleine santé antérieure.

L'action prolongée et moins brusque du froid est moins efficace; cependant on voit des névralgies se développer chez des sujets qui ont couché sur la terre mouillée ou séjourné dans des endroits humides : c'est ainsi qu'apparaissent notamment les névralgies rhumatismales.

4. Les causes qui produisent les névralgies peuvent agir sur les *centres nerveux*. La plupart des douleurs produites par les maladies du cerveau ou de la moelle sont cependant plutôt des pseudo-névralgies, des accidents

[1] *Arch. gén. de Méd.*, nov. et déc. 1874.
[2] Voy. *Soc. de Chir.*, in *Gaz. hebdom.*, 1878, 16.

névralgiformes, que des névralgies vraies. Ainsi, il faudrait se garder de confondre les douleurs fulgurantes du tabes ou les douleurs de la myélite aiguë avec des névralgies vraies.

Mais néanmoins, dans quelques cas, une névralgie peut être symptomatique d'une lésion centrale au début. Ainsi, il faut se méfier d'une sciatique double et persistante chez un sujet : elle est souvent due à la compression des racines, aux trous de conjugaison, par exemple.

5. Enfin il y a des névralgies improprement appelées *réflexes*, sous la dépendance de causes qui agissent sur le système nerveux périphérique, mais dans une partie autre que le nerf malade.

Ainsi, Anstie a vu une névralgie trifaciale apparaître après la blessure d'un nerf des membres ; Fournier a observé des sciatiques blennorrhagiques; Mauriac, des névralgies variées dans l'orchi-épididymite, etc. La névralgie intercostale qui accompagne la congestion pulmonaire ou le traumatisme des parois thoraciques appartient à la même catégorie. — Nous n'avons pas à discuter actuellement l'explication et la pathogénie de ces faits.

6. Il y a encore une autre catégorie de causes qui agissent, non plus sur telle partie du système nerveux, ni même sur l'ensemble du système nerveux, mais sur la totalité de l'organisme. Elles influencent l'économie et produisent la névralgie sans passer par le nervosisme général, intermédiaire.

En tête des *diathèses*, nous placerons le rhumatisme, dont il ne faut pas confondre les manifestations névralgiques avec les névralgies simples *à frigore*. Dans la goutte, on observe aussi diverses névralgies (la sciatique surtout) ; elles peuvent même être la première manifestation de la maladie. — La syphilis en produit aussi de différents ordres (la trifaciale surtout) ; Gros et Lancereaux les ont notées principalement à la période secondaire, quelquefois cependant à la tertiaire ; mais le plus souvent ce sont des phénomènes précoces. — Spring et Van Lair admettent aussi des névralgies de nature scrofuleuse ; beaucoup d'auteurs les attribuent dans ce cas à l'anémie des sujets. — Bazin, Hardy, ont enfin observé des névralgies dans le cours de l'herpétisme.

Dans les *maladies non diathésiques*, nous avons l'impaludisme, dont les névralgies sont une manifestation fréquente. Cependant il faut se souvenir de ne pas diagnostiquer leur nature palustre uniquement par leur intermittence. Weir Mitchell notamment a décrit des névralgies purement traumatiques qui étaient intermittentes et très-régulièrement périodiques. Le succès du sulfate de quinine même ne suffit pas au diagnostic, car on le voit réussir dans des névralgies d'un tout autre ordre. Les types autres que le type quotidien ont plus de valeur diagnostique, mais les conditions étiologiques et les antécédents jouent le principal rôle. — Fritz, Nothnagel, ont décrit diverses névralgies au début de la fièvre typhoïde, et spé-

cialement des névralgies sus-orbitaires, occipitales, etc. Le scorbut, la fièvre jaune, les fièvres éruptives, peuvent également en développer. Enfin, l'affection catarrhale se manifeste fréquemment par des névralgies plus ou moins fugaces à siége varié.

Quelques *intoxications* peuvent développer des névralgies. Ainsi, on a observé des névralgies faciales et sciatiques chez des ouvriers des mines d'Idria, avec d'autres signes d'intoxication hydrargyrique (Hermann). Le plomb en produit plus rarement. Le tabac, l'aniline, etc., en développeraient au contraire fréquemment (Van Lair).

II. Le Symptôme capital de la névralgie est la *douleur*, qu'il faut bien analyser pour apprendre à la distinguer des autres douleurs non névralgiques; nous n'avons ici qu'à suivre la description de Valleix.

Quand on demande au malade où il souffre, il désigne, suivant les cas, un point, plusieurs points, ou une plus ou moins grande longueur de nerf. Mais si l'on analyse de plus près, on distingue deux espèces de douleur : une douleur contusive continue et une douleur aiguë intermittente qui constitue les élancements.

La douleur contusive continue (celle que Van Lair appelle douleur intervallaire) est en général plutôt incommode que violente; elle peut cependant devenir insupportable par sa continuité même. Il est du reste difficile de la définir : c'est une sensation de tension ou de pression. Il faut même quelquefois attirer l'attention du malade sur son existence pour qu'il la reconnaisse.

La douleur aiguë intermittente est quelquefois fixe en un ou plusieurs points; d'autres fois elle traverse une certaine étendue du tissu et se propage dans diverses ramifications du nerf. Le point de départ de ces éclairs douloureux est dans les centres ou foyers, dans les points où siége, soit la douleur continue, soit la douleur à la pression. Là, dans les foyers, la douleur est toujours présente, toujours prête à envahir le reste du nerf.

Les élancements peuvent aller d'un point à un autre, le trajet intermédiaire étant ou non douloureux. La direction de ces élancements est variable, le plus souvent dans le sens même du nerf, mais quelquefois aussi dans un sens inverse ou suivant un trajet irrégulier.

Les accès douloureux peuvent se répéter plus ou moins souvent, s'accumulent à certains moments et forment alors des paroxysmes. La violence est variable et peut aller jusqu'à des douleurs atroces. C'est à ces élancements que s'appliquent les noms, employés par les malades, de tiraillements, arrachements, brûlures, etc.

La douleur peut être provoquée ou exaspérée par les mouvements du malade, surtout par les mouvements de la partie atteinte. L'intérêt capital est dans l'étude de la douleur à la pression.

La pression exaspère la douleur continue ou fait naître des élancements

plus ou moins violents. C'est ainsi qu'on détermine exactement les points douloureux et surtout leur étendue. Au-delà d'un ou deux centimètres en général, la douleur cesse brusquement. Pour la bien analyser, il faut presser avec le doigt et juste sur le point douloureux. C'est une règle à se bien rappeler : dans une névralgie, il faut toujours explorer avec le doigt toute la longueur du nerf et de ses ramifications.

La douleur spontanée et la douleur à la pression sont en général réunies aux mêmes points; quelquefois cependant certains points peuvent présenter l'une sans l'autre.

C'est par tous ces moyens combinés que Valleix a déterminé les siéges les plus fréquents des points douloureux. Ce sont : 1° le point d'émergence d'un tronc nerveux : ainsi, pour le trijumeau, le trou mentonnier ou les trous sus et sous-orbitaire; 2° les points où un filet nerveux traverse les muscles pour se rapprocher de la peau, dans laquelle il vient se jeter : telles sont les régions où se rendent les branches postérieures des nerfs spinaux; 3° les points où les rameaux terminaux d'un nerf viennent s'épuiser dans les téguments, comme à la partie antérieure des nerfs intercostaux; 4° les endroits où des troncs nerveux, par suite du trajet qu'ils ont à parcourir, deviennent très-superficiels : tel est le nerf péronier contournant la tête du péroné.

Voilà la description très-soignée et classique de Valleix. Elle est restée vraie dans ses traits principaux, et nous l'avons résumée dans la définition donnée au commencement.

Romberg a nié les points douloureux, sous prétexte que les malades pressent sur la région malade pour soulager la douleur. C'est qu'en effet une pression graduelle exercée sur une large surface peut soulager, tandis que la pression brusque avec un seul doigt provoque ou augmente les douleurs.

Les propositions de Valleix sont un peu trop absolues : ainsi, la douleur continue peut se manifester sur le trajet même du nerf, dans la névralgie sciatique, par exemple.

D'autre part, Trousseau a ajouté aux points classiques de Valleix un autre point dit apophysaire : c'est un point constant déterminé par la pression des apophyses épineuses au niveau de l'origine du nerf malade; même dans la névralgie trifaciale, il y a un point apophysaire aux deux premières vertèbres cervicales. Armaingaud a constaté aussi la fréquence du point apophysaire de Trousseau ; il l'a signalé même dans des cas de migraine. Quand il existe, des applications révulsives sur la colonne vertébrale à ce niveau (sangsues, vésicatoires, teinture d'iode) peuvent calmer la douleur[1].

Ce sont là des faits à ajouter à la description de Valleix. Mais en somme

[1] *Rev. des Sc. méd.*, tom. I, pag. 136.

on voit que, sauf des additions et des modifications de détail, la description de Valleix peut être conservée dans son ensemble.

La douleur névralgique présente souvent des *irradiations* importantes à connaître. Ainsi, pendant le paroxysme, la douleur peut s'étendre plus ou moins loin : 1° à d'autres branches du même nerf : ainsi, dans la névralgie trifaciale, du maxillaire supérieur au maxillaire inférieur ; — 2° au nerf homologue du côté opposé : d'un nerf sciatique à l'autre, par exemple ; — 3° d'un nerf à un autre situé à une grande distance : ainsi, d'un nerf intercostal à un sciatique.

A côté de ces irradiations, nous devons signaler les phénomènes d'*extension* et de *transport* des névralgies d'un nerf à un autre.

Quel est maintenant l'*état de la sensibilité* dans le domaine du nerf qui est le siége de la névralgie ?

Le malade y éprouve souvent des sensations anormales (paresthésies) : fourmillements, engourdissements, picotements. Ces phénomènes sont souvent mieux perçus dans l'intervalle des paroxysmes, parce que la violence de la douleur les masque. Ce n'est du reste pas constant.

Souvent aussi il y a de l'hyperesthésie ou de l'anesthésie. Türck, en 1850, a décrit ces phénomènes pour la première fois, et a noté une légère anesthésie des parties profondes. Trousseau mentionne l'hyperesthésie, et aussi, mais plus tardivement, l'anesthésie, qui répondrait à une altération plus profonde dans la structure des nerfs. Traube constata que ces altérations de sensibilité persistaient dans l'intervalle des paroxysmes. On en trouvera une étude complète dans le travail de Hubert Valleroux [1].

Nothnagel a posé les lois suivantes [2] : Dans les névralgies des nerfs périphériques sans lésion anatomique appréciable, il y a toujours altération de la sensibilité ; hyperesthésie ou anesthésie ; au début de la névralgie, c'est de l'hyperesthésie et plus tard de l'anesthésie. Il faut souvent une recherche très-attentive pour constater ces états peu accusés. Ordinairement limitée au domaine du nerf malade, cette altération de la sensibilité a été vue dans toute une moitié du corps. Elle persiste dans l'intervalle des paroxysmes, et guérit avec la névralgie.

Cette loi se vérifie dans beaucoup de cas, mais pas dans tous ; il y a des cas sans hyperesthésie ni anesthésie et des cas avec anesthésie précoce. — On doit la retenir cependant comme règle habituelle.

Quoique les symptômes principaux de la névralgie soient du côté des nerfs sensitifs, il peut cependant y avoir aussi des *troubles moteurs*.

Valleix signale déjà les contractions involontaires des muscles, surtout

[1] Hubert Valleroux; *Des altérations de la sensibilité cutanée dans la sciatique.* Th. Paris, 1870.

[2] Nothnagel; *Schmerz und cutane Sensibilitäts-störung. Virch. Arch.*, tom IV, 1872.

dans la névralgie trifaciale, où elles forment le tic douloureux, et aussi dans la sciatique : crampes, secousses, agitation involontaire du membre.

Plus complétement étudiés aujourd'hui, ces troubles moteurs sont divisés par Erb en troubles directs et troubles réflexes.

Les premiers sont convulsifs ou paralytiques. Les troubles convulsifs comprennent des contractions fibrillaires, du tremblement, des spasmes, des contractures et même des convulsions complètes. Un peu plus tard arrivent les troubles paralytiques : parésies, affaiblissement musculaire; phénomènes qu'il faut bien distinguer du repos calculé, voulu par le malade, dans le but d'éviter la douleur. — Ces accidents ne peuvent naturellement se produire que dans la névralgie des nerfs mixtes.

Les troubles réflexes peuvent au contraire se produire dans la névralgie des nerfs purement sensitifs ; ce sont des phénomènes surtout d'excitation. Ainsi, dans la névralgie du trijumeau, il y a des crampes du facial : blépharospasme, etc.; phénomènes qu'il faut distinguer des spasmes directs dans la sphère motrice du trijumeau.

Peut-être a-t-on aussi observé des paralysies réflexes. Ainsi, Notta a signalé des faits de névralgie du trijumeau avec ptosis et strabisme externe. Mais l'absence d'autopsie empêche ces faits d'être absolument démonstratifs.

Erb rattache encore au même ordre de faits la diminution de fréquence du pouls notée dans certains cas, par Türck notamment ; Anstie aurait même observé le silence complet du cœur. Certains auteurs admettent encore quelques paralysies viscérales de l'intestin, etc.

Les *troubles vaso-moteurs* peuvent aussi être produits de deux manières : directement ou par voie réflexe, et être de deux espèces : excitation ou paralysies.

Au début du paroxysme, en général, il y a pâleur de la peau, sensation de froid, etc.; plus tard, au contraire, c'est une rougeur diffuse plus ou moins vive. C'est pour cela que Van Swieten a comparé la névralgie à une fièvre locale (*febris topica*). — Les mêmes phénomènes se passent du côté des muqueuses.

Erb admet aussi des troubles analogues du côté des grandes artères : elles paraissent dilatées, battent plus fort ; le sphygmographe montre une tension (ou plutôt une amplitude) plus grande au début et plus faible à la suite des paroxysmes, avec un plus fort dicrotisme de l'onde artérielle.

F. Frank a, dans ces derniers temps, étudié expérimentalement les effets cardiaques, vasculaires et respiratoires des excitations douloureuses[1]. Il a vu qu'en mettant sous les narines d'un lapin une éponge imbibée d'une substance irritante (chloroforme, ammoniaque, acide acétique), on produit immédiatement un arrêt ou un ralentissement des battements du

[1] *Acad. des Sc.*, 4 déc. 1876.

cœur. — L'anesthésie de l'animal supprime cet effet cardiaque (paralysie des pneumogastriques) ; mais l'ablation des hémisphères cérébraux le laisse persister, ce qui semble indiquer que la perception douloureuse n'est pas nécessaire et qu'il s'agit d'un acte réflexe simple.

Plus récemment encore, Couty et Charpentier[1] ont étudié les effets cardio-vasculaires des diverses excitations sensorielles. Ils sont arrivés à cette conclusion que l'intervention du cerveau est indispensable aux troubles cardio-vasculaires d'origine sensorielle, tandis qu'elle ne l'est pas à ceux dus à l'excitation des nerfs périphériques. Par une série de raisonnements, ils arrivent même à penser que les phénomènes circulatoires d'origine sensorielle dépendent, non de l'excitation périphérique ou de la sensation consécutive, mais d'un travail cérébral consécutif et contingent ; le travail cérébral inconstant, dit émotionnel, exciterait secondairement les centres vasculaires et cardiaques mésocéphaliques[2].

Ces questions de physiologie pathologique ne peuvent s'éclairer qu'avec des expériences d'une délicatesse extrême et d'une grande difficulté d'interprétation ; aussi sont-elles loin d'être encore définitivement élucidées.

Les *troubles sécrétoires* dans les névralgies ont frappé tout le monde déjà depuis longtemps. Valleix décrit des hypercrinies variées : ainsi, pour la névralgie de la face, l'hypersécrétion des larmes, du mucus nasal, de la salive. Il note même l'écoulement blanc chez les femmes atteintes de névralgie lombo-abdominale (je crois que le rapport de filiation inverse est plus souvent exact). Erb attribue aussi aux névralgies une influence sur la sécrétion de la sueur et de l'urine.

Les *troubles trophiques* n'ont été bien étudiés que dans ces dernières années. Valleix signale à peine l'émaciation du membre dans certains cas de sciatique. Erb donne au contraire une description complète, dont je signalerai les points principaux.

a. Il y a d'abord des modifications simplement qualificatives et quantitatives dans la nutrition des tissus. Tel est le changement dans la coloration des cheveux, qui deviennent gris ou blancs dans le domaine du nerf affecté.

Anstie aurait vu des décolorations survenant à chaque accès et disparaissant ensuite. Telle est encore l'augmentation du nombre et de l'épaisseur des cheveux (Romberg, Notta, Anstie) ; plus rarement on trouve un développement assez abondant de cheveux en des points précédemment dégarnis. La chute rapide des cheveux a encore été observée dans le domaine du nerf malade. Anstie a vu aussi une pigmentation plus grande de

[1] *Arch. de Physiol.*, octobre 1877.

[2] Voy. dans le *Montpellier méd.* (juin 1880) l'application que nous avons faite de ces expériences pour interpréter le retentissement que certaines maladies douloureuses (l'ataxie locomotrice par exemple) peuvent avoir sur le cœur.

la peau. On a noté des proliférations épithéliales sur les muqueuses : l'enduit de la langue du côté de la névralgie trifaciale.

Il peut y avoir aussi prolifération et épaississement de différents tissus : épaississement du périoste et des os, accumulation de graisse et même hypertrophie musculaire; mais tout cela est très-rare. Plus souvent on observe, au contraire, l'atrophie et l'amaigrissement des tissus : amincissement de la peau, disparition de la couche graisseuse à la face, atrophie musculaire (à la suite de la sciatique); cependant cette dernière altération survient surtout quand il y a lésion des nerfs.

b. Il y a aussi quelquefois des altérations plus compliquées, notamment de nature inflammatoire.

La peau peut présenter un simple érythème, ou même une sorte d'érysipèle avec tous ses caractères (Anstie); de l'urticaire, des bulles de pemphigus ; l'aspect mince, rouge et brillant (*glossy skin* ou *glossy fingers*); des furoncles, des ulcérations. Mais tout cela se présente surtout dans les névrites et autres lésions anatomiques des nerfs.

Le zona, au contraire, accompagne fréquemment les névralgies simples; c'est une éruption d'herpès (groupe de vésicules sur une peau rouge et enflammée) correspondant assez exactement au trajet du nerf atteint. Le plus souvent intercostal, le zona se présente aussi à la face et partout ailleurs. Les vésicules se développent en peu de jours, sont transparentes, puis se troublent et sèchent en croûtes qui tombent ensuite, laissant souvent une surface ulcérée qui guérit lentement.

Le rapport, du reste, n'est ni nécessaire ni constant entre la névralgie et le zona. Il y a un très-grand nombre de névralgies sans zona, et certains zonas sans névralgie antérieure; quelquefois la névralgie est concomitante, ou bien elle survient après, ou encore elle manque complétement. Il faut retenir simplement que le zona peut être une des manifestations trophiques des névralgies, sans identifier les deux choses.

L'œil peut présenter aussi des altérations trophiques : herpès, ophthalmie; nous devrons y revenir à propos de la névralgie trifaciale.

Pour terminer la symptomatologie des névralgies en général, nous n'avons plus qu'un mot à dire sur les *troubles psychiques* et les *troubles généraux* qui peuvent les accompagner.

Dans quelques cas très-rares, on a noté certains troubles psychiques. Ce sont là simplement des conséquences de l'action que la douleur vive et prolongée exerce sur le moral; ce n'est en rien propre à la névralgie. Ces phénomènes ne se produisent même que chez des individus prédisposés et dans certains cas exceptionnels.

Tous les phénomènes décrits jusqu'à présent sont locaux, et, de fait, les troubles généraux n'existent généralement pas. Ainsi, il n'y a pas de fièvre sous la dépendance de la névralgie pure; si l'on trouve un mouvement fébrile, il est dû à l'affection qui cause la névralgie et non à la névralgie.

Mantegazza a vu, en produisant de vives douleurs chez les animaux, se développer : la perte de l'appétit, de la dyspepsie, des vomissements, de l'amaigrissement, etc. — Chez quelques malades, on constate bien aussi de la dyspepsie, un embarras gastrique. Mais on peut encore se demander, dans ces cas, si ce n'est pas là la cause de la névralgie au lieu d'en être la conséquence, comme l'a avancé Sandras, ou bien si ce n'est pas une pure coïncidence, et surtout si ce ne sont pas là deux manifestations indépendantes et simultanées de la même maladie, du même état général.

En passant maintenant à la PHYSIOLOGIE PATHOLOGIQUE, nous abordons une question encore bien obscure, utile cependant à connaître et à étudier.

Nous avons parcouru les causes et les symptômes, c'est-à-dire les choses précises que la clinique établit. Il faudrait maintenant déterminer les rapports qui unissent ces deux éléments entre eux, qui rattache ces symptômes à ces causes. C'est là le problème de physiologie pathologique à résoudre. Comment agissent les causes ? Que produisent-elles ? Quelle est la nature intime, quelle est l'essence de la névralgie ? Quel est le mécanisme de production de ses principaux symptômes [1] ?

Il y a un premier principe que l'on peut tout d'abord poser : *La névralgie correspond à une altération du système nerveux sensitif.*

Seulement il est bien entendu que nous prenons le mot altération dans son sens le plus large. Nous admettons des altérations de deux ordres : anatomiques et dynamiques, à la façon des anciens. Il y a entre ces deux espèces d'altérations des différences analogues à celles qui séparent les phénomènes chimiques et les phénomènes physiques, les uns répondant à des modifications de matière, les autres à des modifications de force.

Les altérations dynamiques sont du reste admises par tout le monde, sous une forme ou sous une autre. Ainsi, Rigal compare, dans sa Thèse d'agrégation, l'état d'un nerf atteint de névralgie à l'état d'un fil métallique à travers lequel passe un courant électrique : c'est bien là un type d'altération dynamique sans altérations de structure.

Voilà donc un premier principe posé, sur lequel tout le monde est d'accord.

La deuxième question est celle-ci : *En quel point du système nerveux sensitif siége cette altération?* — Ici nous trouvons les partisans de la théorie centrale et les partisans de la théorie périphérique.

Anstie, Vulpian, sont des représentants éminents de la théorie centrale. — Anstie, se basant surtout sur les névralgies de l'ataxie locomotrice progressive, admet qu'il y a toujours, dans les névralgies, atrophie du noyau

[1] Voy. sur ces points notre Revue sur la *Physiol. pathol. des névr.*, in *Montpellier méd.*, nov. 1877 et mars 1878.

central, auquel aboutit le nerf sensitif, et il explique ainsi l'insuccès de la névrotomie. — Vulpian ne se prononce pas aussi nettement qu'Anstie sur la nature de la lésion centrale, mais admet l'existence d'une altération, surtout dans la moelle épinière et ses enveloppes. Même quand la névralgie est d'origine nettement périphérique (carie dentaire, corps étrangers), il admet une action à distance sur les centres nerveux, qui sont modifiés et constituent ainsi toujours un intermédiaire nécessaire pour la production de la névralgie. C'est de cette manière encore (par une action à distance) qu'agiraient les topiques périphériques, comme le chloroforme [1].

Dans un travail plus récent, Ouspensky admet aussi cette origine centrale de la névralgie, et il s'appuie, pour expliquer l'action des causes périphériques sur la moelle, sur les expériences de Brown-Sequard, Vulpian et Feinberg, qui provoquent des altérations dans la moelle en irritant les nerfs sensitifs périphériques.

On ne peut pas nier qu'il y ait des névralgies symptomatiques d'altération des centres nerveux sensitifs. Mais c'est une exagération que de généraliser ces faits particuliers et de dire que toujours il y a altération centrale. Rien ne paraît le prouver. Et, au contraire, certains cas de névralgie nettement périphérique, disparaissant rapidement après l'ablation de la cause, s'accordent bien mal avec l'idée d'altération centrale.

Il faut remarquer d'autre part que, née d'une lésion centrale ou d'une lésion périphérique, la névralgie est toujours assez semblable à elle-même, et par suite doit correspondre dans tous les cas à une altération à peu près constante du système nerveux sensitif. Or, les lésions de la moelle ne sont ni assez constantes ni assez semblables à elles-mêmes pour constituer l'altération fixe et nécessaire que nous cherchons.

Nous sommes donc plutôt porté à admettre l'altération des nerfs sensitifs eux-mêmes, altération dont la nature n'est pas toujours définie, altération qui peut être produite par une cause périphérique, une cause centrale, une cause générale, etc.; peu importe.

En un mot, il ne me paraît pas possible d'admettre que dans la névralgie le nerf soit dans son état normal; c'est ce fait que j'exprime simplement en disant : *L'altération, soit dynamique, soit anatomique, qui correspond*

[1] Jewell (*The Journ. of nerv. and ment. dis.*; avril 1877.—*Rev. des Sc. méd.*, XIII, 170) défend également le point de départ central et le place dans le tractus sensoriel. « La condition pathogénique essentielle pour la névralgie consiste en une lésion de nutrition des cellules du tractus sensoriel, cellules qui sont les organes réels de la sensibilité nerveuse. Cette lésion des cellules peut être déterminée par une maladie des nerfs périphériques, mais toujours une analyse judicieuse des phénomènes démontre que l'irritation du tractus sensoriel est le facteur capital. Le tractus sensoriel, en état d'irritation, réagit contre la moindre excitation des filets sensitifs qui vont se terminer dans la partie irritée. »

immédiatement à la névralgie, me paraît siéger dans le nerf sensitif lui-même.

Quelle est maintenant la *nature* de cette altération périphérique ?

Un certain nombre d'auteurs admettent une névrite, la congestion du nerf, une altération anatomique du conducteur. Cette idée est surtout défendue par les chirurgiens qui, comme Weir Mitchell, ont vu en effet de véritables névrites traumatiques produire des névralgies, et ont constaté directement l'altération anatomique du nerf sur un segment réséqué.

On ne peut pas nier la névralgie par névrite, mais on ne peut pas admettre non plus qu'il y ait toujours névrite. Nous verrons même plus tard que Lasègue, Landouzy et d'autres ont donné des caractères qui permettent de distinguer les névralgies avec ou sans névrite. — L'idée de névrite ne peut notamment pas être invoquée en présence de ces névralgies fugaces des hystériques et des anémiques.

La congestion du nerf elle-même ne peut pas être supposée dans tous les cas : rien ne la démontre anatomiquement et l'étiologie ne la fait pas présumer.

Ouspensky admet dans le nerf atteint de névralgie des troubles circulatoires tout spéciaux ; il y aurait altération dans le fonctionnement des vaso-moteurs, qui empêche la résorption des produits de combustion, de nutrition des nerfs, produits qui sont des irritants pour ces conducteurs sensitifs. — C'est là une pure hypothèse qui me paraît absolument gratuite.

Nous ferons du reste une objection générale à l'ensemble des théories qui veulent diverses lésions anatomiques, à l'origine de la névralgie : c'est la constance de la symptomatologie qui exclut l'idée d'une variabilité trop grande dans les lésions anatomiques. — Et je trouve, pour ma part, au moins prématurée la tentative d'Hallopeau, de distinguer cliniquement les névralgies par congestion, par anémie, par névrite subaiguë, par névrite chronique, par tumeur ou compression du nerf, névralgies réflexes, essentielles. Ces distinctions, qui seraient très-importantes si elles étaient possibles, ne me paraissent pas pouvoir être scientifiquement établies sur les données cliniques actuelles.

Dès-lors, il faut admettre entre les diverses lésions anatomiques du nerf (quand elles existent) et la névralgie, comme entre les diverses lésions anatomiques des centres (quand elles existent) et la névralgie, une altération constante qui ne peut être que dynamique ou d'une nature anatomique encore inconnue.

Nous arriverons donc à admettre, comme troisième proposition, que : *L'altération qui siége dans le système nerveux sensitif périphérique est d'ordre purement dynamique ou d'un ordre anatomique encore inconnu.*

C'est là un résultat peu précis et qui n'avance guère. Mais je ne crois pas qu'on puisse en dire davantage.

Cette altération dynamique du nerf sensitif peut être produite elle-même par une lésion anatomique du nerf, une lésion anatomique des centres ou différents états généraux.

Abordons maintenant la deuxième partie du problème de physiologie pathologique : Quel est le mécanisme de production des différents traits symptomatiques de l'histoire clinique des névralgies ?

Et d'abord, les *points douloureux*.

Les points de Valleix ont toujours beaucoup embarrassé les physiologistes et sont encore fort difficiles à expliquer. Quand on appuie sur un point du nerf malade, pourquoi y a-t-il là une vive douleur locale ? Pourquoi, d'après la loi ordinaire de projection excentrique des sensations, n'éprouve-t-on pas la douleur à la périphérie, dans tous les ramuscules terminaux ?

On a trouvé un phénomène physiologique, devenu classique et souvent cité, qui est analogue aux points névralgiques. Tout le monde sait que quand on comprime fortement le nerf cubital dans la gouttière olécrânienne, on éprouve une sensation dans le petit doigt. Mais si l'on comprime doucement dans le même point, on peut provoquer une simple sensation locale, sans retentissement périphérique. Ce n'est qu'en augmentant la pression que l'on produit la projection douloureuse dans le petit doigt.

C'est là un fait analogue à celui des points névralgiques, mais ce n'est pas l'explication de ce phénomène.

Pour Sandras et Van Lair, les points douloureux dépendraient, non de l'état du nerf, mais de la disposition des parties qui avoisinent le nerf. Ainsi, dans les points où le nerf sort d'un canal osseux, où il change de direction en contournant un os, où il passe d'un tissu résistant et fixe sur un autre moins dense et plus mobile, le nerf ne peut échapper à la pression et il la subit dans des conditions qui la rendent très sensible. — Cette théorie pourrait être acceptée dans une certaine mesure pour expliquer la situation et le mode de distribution des points douloureux, mais elle n'explique pas que la douleur née en ce point soit perçue sur place.

Nous en dirons autant des hypothèses, du reste gratuites, de Lender, qui admet des foyers locaux d'irritation ou d'inflammation, et d'Anstie, qui voit là des phénomènes mal définis de paralysie vaso-motrice.

Kilian rapproche les points névralgiques de ce fait, qu'il avait observé avec Harless, que les nerfs moteurs sont généralement plus excitables au galvanisme dans les points où ils se divisent que dans aucun point de leur continuité. D'autre part, Budge, en expérimentant sur les nerfs moteurs de la grenouille, a reconnu que leur excitabilité est très-grande sur certains points de leur trajet, tandis que les points immédiatement voisins ne répondent que faiblement à l'agent excitateur. Remak dit aussi avoir remarqué des différences notables dans l'excitabilité galvanique des différents points du trajet d'un même nerf (Spring).

Ces faits, fort intéressants en eux-mêmes, montrent des analogies entre les différents nerfs, mais ne sont pas une explication des points douloureux. Pour expliquer le fait même de la douleur sur place, on invoque aujourd'hui, ou l'existence des *nervi nervorum* supposés par Barwinkel et démontrés par Sappey, ou bien les nerfs récurrents, dont il nous reste à dire un mot d'après le travail de Cartaz.

Magendie, Cl. Bernard, avaient démontré déjà des fibres sensitives récurrentes dans les racines rachidiennes. Des physiologistes plus récents, parmi lesquels il faut citer Arloing et Tripier, ont démontré l'existence de nerfs récurrents à la périphérie. Ainsi, quand on coupe un des nerfs collatéraux d'un doigt, on n'abolit pas complétement la sensibilité dans son domaine de distribution ; il faut couper les quatre collatéraux pour entraîner l'anesthésie complète dans le domaine de l'un d'eux. C'est que des fibres venues d'un nerf collatéral remontent dans un autre. Ce sont là les fibres récurrentes, qui s'élèvent ainsi à des hauteurs variables dans le tronc nerveux. C'est surtout par la méthode des dégénérations wallériennes que Arloing et Tripier ont montré l'existence de ces fibres récurrentes.

Céla posé, voici comment Cartaz a édifié sur ces faits toute une nouvelle théorie des névralgies, et comment il explique, d'abord l'expérience citée de la compression du cubital, et ensuite les points douloureux névralgiques.

Quand on presse modérément dans la gouttière olécrânienne, ce n'est pas le cubital qu'on atteint d'abord et qu'on comprime ; ce sont les filets récurrents, qui viennent se terminer à diverses hauteurs dans le névrilème, le périoste, les os, et qui, étant ainsi excités à leur périphérie, donnent la sensation douloureuse sur place. En pressant plus fort, on comprime le cubital lui-même, et alors la sensation est rapportée à la périphérie et est sentie dans le petit doigt. — Il en serait de même pour les points douloureux névralgiques. Les agents morbides influeraient d'abord sur les filets récurrents ; de là, la sensation douloureuse perçue sur place quand on comprime ces points particuliers.

La principale objection à faire à cette théorie, bien plus ingénieuse que solide, est qu'elle n'explique pas l'existence de points bien circonscrits, séparés ; il faudrait d'abord démontrer que les terminaisons des fibres récurrentes affectent précisément une distribution circonscrite, non diffuse, analogue à celle des points mêmes de Valleix.

Malgré tous ces travaux et toutes ces hypothèses, le mécanisme de production des points douloureux reste donc encore très-obscur. J'aime mieux donner cette conclusion peu satisfaisante que de présenter comme bonne et définitive une théorie qui ne me paraît pas démontrée.

Pour expliquer la *propagation* et les *irradiations* des névralgies, nous retrouvons la théorie centrale et la théorie périphérique.

Dans la théorie centrale, l'excitation du noyau sensitif d'un nerf se transporte au noyau d'un nerf voisin et produit, par projection excentrique, la

névralgie de ce nouveau nerf. — Dans la théorie périphérique, la propagation se fait par les anastomoses, par les filets récurrents, à la surface du corps.

Ici, je ne serai pas exclusif, et je crois que les deux modes de propagation et d'irradiation sont également possibles.

Ainsi, la propagation centrale explique le passage de la névralgie d'un nerf à un autre, rapproché du premier par ses origines et non par ses terminaisons périphériques : de la première à la troisième branche du trijumeau, par exemple. — La propagation périphérique explique, au contraire, le passage de la névralgie d'un nerf à un autre rapproché à la périphérie et non au centre : du trijumeau aux nerfs cervicaux, par exemple.

Il existe positivement, en clinique, des faits des deux ordres. Les deux explications, les deux théories, peuvent donc être vraies suivant le cas.

Je ne crois pas utile d'insister maintenant sur la physiologie pathologique des traits secondaires de la symptomatologie, comme les troubles moteurs, vaso-moteurs, sécrétoires, trophiques, etc. Leur mode de production est en général facile à comprendre dans les données courantes de la pathologie nerveuse actuelle.

Le Diagnostic est basé sur les éléments symptomatiques énumérés, sur lesquels nous n'avons pas à revenir.

La douleur musculaire se distinguera de la névralgie en ce qu'elle est plus étendue, a un caractère plus grand de diffusion, ne dessine pas le trajet d'un nerf, ne présente pas de points douloureux, est accrue dans d'énormes proportions par les mouvements des muscles atteints, etc.

Les myélites produisent des douleurs qui ne sont que de fausses névralgies; les névralgies vraies sont au fond assez rares dans les maladies de la moelle. Ainsi, les douleurs fulgurantes de l'ataxie locomotrice, les douleurs constrictives de la myélite diffuse, etc., devront être soigneusement distinguées des vraies névralgies. Nous n'insistons pas, ayant à y revenir à propos des névralgies particulières.

Quant au diagnostic de l'espèce anatomique, nous croyons prématuturée la tentative d'Hallopeau de distinguer cliniquement les névralgies congestive, anémique, inflammatoire, etc. Comment pourrait-on connaître, sur le vivant, des lésions sur l'existence et la nature desquelles on est encore loin d'être fixé ?

Le diagnostic de la maladie tenant la névralgie sous sa dépendance est indispensable et peut le plus souvent se faire. Il suffit d'en indiquer ici la nécessité sans pouvoir en fournir les éléments détaillés.

Un symptôme n'a pas de Pronostic ; il n'a que celui de la maladie dont il dépend.

Le Traitement est d'une importance capitale dans toutes les maladies;

mais ici il faut tout spécialement le connaître en détail, parce que la maladie à combattre est souvent rebelle, les sujets qui en sont atteints sont exigeants; il faut donc que le médecin ait beaucoup de moyens à sa disposition. On a du reste l'embarras du choix. Il y a une multiplicité extrême d'agents proposés. Une des plus grandes difficultés est déjà de les classer. Nous suivrons, dans notre énumération, l'ordre adopté par Erb.

1. Il faut d'abord songer à la *prophylaxie* chez les membres de toute famille prédisposée aux affections nerveuses, aux névropathies. Là, on surveillera tout spécialement le genre de vie, on réglera l'alimentation et prescrira l'exercice; on proscrira les excès de travail intellectuel, les excès vénériens, les lectures malsaines, tout ce qui provoque ou excite les passions.... L'hydrothérapie sera un bon adjuvant pour fortifier le système nerveux et augmenter sa résistance.

Des précautions prophylactiques devront encore être prises par ceux qui sont sujets aux névralgies, qui en ont été déjà atteints. Ici la connaissance de la cause sera très-précieuse ; on évitera les refroidissements ou on combattra la diathèse, suivant l'origine de la névralgie.

Enfin, chez un malade déjà frappé, il faut tâcher d'éviter les paroxysmes, ou tout au moins de les rendre le plus rare possible. Pour cela, on prescrira le plus grand repos des organes en rapport avec le nerf malade; on évitera les excitants, tels que les courants d'air sur la partie faible, etc.

2. Dans le traitement *curatif*, c'est l'indication *causale* qui se présente la première. Il faut comprendre sous ce nom les indications tirées de la cause directe, immédiate, et aussi celles qui sont tirées de la maladie fondamentale, de l'état morbide dont la névralgie est la manifestation. — C'est là une indication capitale, quand on peut la découvrir et la remplir. Ce n'est pas là une recommandation banale.

D'abord, s'il y a eu traumatisme, s'il y a un corps étranger, par exemple, on s'adressera immédiatement de ce côté. — Si la névralgie est de cause mécanique, produite par une tumeur, un névrome, etc., on perdrait son temps à lutter contre la douleur si on ne commence pas par supprimer la cause. — Quand il y a une lésion inflammatoire des nerfs (congestion ou névrite), les antiphlogistiques locaux rendront des services : sangsues ou ventouses scarifiées sur le trajet du nerf; s'il y a moins d'acuité : vésicatoires, révulsifs intestinaux. — Plus tard, dans les cas chroniques, on peut employer les révulsifs profonds, sur lesquels nous reviendrons.

Quand il y a un point apophysaire, on a vu des améliorations considérables par des applications en ce point de sangsues ou de vésicatoires. — Si du reste on diagnostique une lésion des centres nerveux, de la moelle par exemple, les ventouses scarifiées le long du rachis devront être employées.

Contre l'anémie, qui se rencontre si souvent derrière les névralgies, on donnera le fer, le quinquina, etc. — Si c'est le rhumatisme qui fait le fond

de la maladie, la sudation, les bains de vapeur, le colchique, pourront rendre des services. C'est particulièrement dans ces cas aussi qu'on essayera l'acide salicylique et le salicylate de soude.

Tout le monde connaît en effet les bons résultats que donnent ces préparations dans un certain nombre de cas de rhumatisme. Elles peuvent du reste être efficaces contre l'élément douleur lui-même ; je les ai vues réussir, au moins pour un temps, contre les douleurs fulgurantes de l'ataxie locomotrice, et G. Sée a cité des faits analogues.

Si la névralgie est symptomatique d'une hystérie, d'un état névropathique général, les antispasmodiques, les bromures et surtout l'hydrothérapie, seront indiqués. — Si elle est d'origine syphilitique, on prescrira le mercure et l'iodure de potassium associés ou l'iodure de potassium seul, suivant la période de la maladie et les traitements déjà suivis.

Dans le cas où la névralgie serait de nature paludéenne, le sulfate de quinine ferait merveille. On peut même donner cet agent sur un simple soupçon et très-vite, car, en dehors de toute intoxication maremmatique, c'est encore un excellent moyen à employer contre les névralgies. — S'il y a une intoxication par l'alcool, le plomb, etc., on s'efforcera d'éloigner la cause et de favoriser, si c'est possible, l'élimination du poison.

Ces quelques données suffisent pour montrer l'importance de l'indication causale dans le traitement des névralgies ; le développement complet des détails nous entraînerait trop loin et ne peut se faire qu'en clinique, à propos de chaque cas particulier.

Nous avons rapidement passé en revue ce qui a trait à la prophylaxie, et, dans le traitement curatif, à l'indication causale ; il nous reste la plus grosse et la plus importante partie de la thérapeutique des névralgies : l'indication *symptomatique*, les moyens à diriger contre la douleur elle-même. — C'est une noble tâche que de combattre la douleur : *divinum est opus sedare dolorem*, disait Hippocrate; mais c'est aussi une tâche difficile. Ces deux motifs expliquent suffisamment le nombre immense d'agents qui ont été proposés contre la névralgie, et qui, tous, ont eu leurs jours de gloire et leurs jours de revers. — Nous n'essayerons pas même de les classer bien rationnellement; nous nous contenterons de les grouper dans les quatre catégories suivantes : 1. électricité ; 2. narcotiques et anesthésiques ; 3. spécifiques, altérants et révulsifs ; 4. moyens chirurgicaux.

1. L'électrisation [1] a été très-préconisée dans ces derniers temps ; c'est empiriquement du reste qu'on doit admettre son efficacité ; l'action thérapeutique est encore obscure et probablement multiple. — On peut employer les courants interrompus (induits, faradiques) ou les courants continus (galvaniques).

La faradisation peut elle-même se faire de deux manières. Dans le pre-

[1] Onimus et Bonnefoy ; *Guide prat. d'électro-thérap.*, pag. 128.— Erb, *loc. cit.*

mier procédé, on emploie un fort courant que l'on dirige profondément en employant des électrodes humides ; on les applique sur le trajet du nerf malade, très-près de la racine nerveuse, le pôle positif près du centre et le pôle négatif à la périphérie. On excite ainsi puissamment le nerf ; on produit d'abord une assez vive douleur, qui diminue ensuite ; l'excitabilité du nerf s'épuise et la douleur disparaît. C'est une sorte d'action hyposthénisante.

Dans le second procédé, on électrise la peau en promenant le pinceau métallique sur les téguments bien secs. C'est une sorte de moxa électrique qui fait violemment rougir la peau : l'action semble être surtout une action dérivative.

Beard [1] croit qu'en général on emploie des courants trop forts, qui font mal, et il recommande d'électriser dans beaucoup de cas les centres eux-mêmes.

Fonssagrives [2] a constaté bien des fois l'utilité de la faradisation avec la main électrique. Un rhéophore humide est appliqué sur un point peu excitable de la surface du corps du malade ; l'autre rhéophore est tenu dans l'autre main de l'opérateur, qui en frictionne la partie malade bien desséchée. Ainsi, dans la névralgie du maxillaire supérieur, par exemple, l'indicateur de la main est introduit dans la bouche du malade, et on le promène sur tous les points de la muqueuse où siége la douleur, en faradisant avec plus d'insistance le niveau du trou sous-orbitaire.

Une chose remarquable, notée déjà par Duchenne, c'est que la faradisation cutanée peut être utile même quand elle n'est pas appliquée sur le point précis de la névralgie. C'est un fait à rapprocher de ce que nous avons observé dans l'hémianesthésie d'origine cérébrale [3]. Naumann a constaté du reste, chez la grenouille, que l'application sur la peau du pinceau électrique agit sur les nerfs du cœur et sur le système vaso-moteur ; une faible excitation accélère le cours du sang en resserrant les vaisseaux et en renforçant l'action du cœur, et une excitation forte produit tous les effets inverses. Eulenburg a constaté par des tracés sphygmographiques que les mêmes phénomènes se produisaient chez l'homme : au début de la faradisation cutanée avec le pinceau (faible excitation), le pouls radial accuse une augmentation de fréquence et une augmentation de tonus, qui sont ensuite remplacées par les phénomènes inverses.

Le courant continu aurait une action à la fois sur l'excitabilité du nerf et sur sa nutrition. On peut appliquer le pôle positif sur le foyer principal de la douleur, ou au niveau du siége de la lésion (Remak), ou bien au niveau des centres, ou encore sur la racine du nerf, le pôle négatif étant

[1] Beard ; *Rev. des Sc. méd.* III, 216.
[2] *Traité de Thérap. appliquée*, tom. I. Montpellier, 1878.
[3] Voy. ci-dessus, pag. 189.

lui-même sur le trajet du nerf. Pour ne pas exciter et léser la peau, il faut employer comme électrodes des tampons très-larges humectés avec de l'eau pure.

Au début, on fera des séances courtes, de deux, six, huit minutes, et une par jour ou même tous les deux jours ; rarement plusieurs fois par jour ; on emploie un courant moyen.

L'effet est en général rapide, mais n'est au début que transitoire ; il se maintient un temps variable, de deux heures à un jour, pour durer ensuite d'une application à l'autre. Erb pose en principe que si en huit ou dix séances on n'a rien obtenu, le cas doit être considéré comme réfractaire au traitement électrique.

Bouchaud[1] guérit l'odontalgie en faisant passer un courant de dix éléments, le pôle positif étant sur la joue au niveau de la dent malade, et le pôle négatif sur la région antéro-latérale du cou ; à peu près constamment, on obtient en quelques minutes un soulagement presque absolu, qui persiste indéfiniment dans la moitié des cas.

S. Domanski[2] a insisté récemment sur l'utilité des bains électriques. On remplit d'eau ordinaire une baignoire qu'on n'a pas besoin d'isoler. Un des pôles est lié à la baignoire (si elle est métallique) ou plongé dans l'eau (dans le cas contraire) ; l'autre électrode mouillé est tenu par le malade ou appliqué sur une partie du corps. Ce mode d'emploi de l'électricité, qui a réussi notamment dans un cas de névralgie trifaciale rebelle, permet d'employer (d'après l'auteur) des courants d'une intensité supérieure à celle que supporterait le malade sans le bain.

Les aimants, dont Trousseau et Pidoux parlent avec quelque faveur et dont on avait tant abusé aux siècles précédents, rentrent dans la même catégorie. On peut appliquer une simple barre aimantée, ou bien des paires d'aimant, les pôles opposés mis en face ; on les maintient en place de quelques heures à quelques jours, en les réaimantant si c'est nécessaire. Si la métallothérapie agit sur les névralgies, c'est ici encore qu'il faut la placer.

2. L'injection hypodermique est le procédé le plus commode et le plus employé aujourd'hui de faire pénétrer les calmants dans l'économie. Je n'insiste pas sur le manuel opératoire, qui est bien connu.

C'est la morphine que l'on injecte le plus souvent ; chez certaines personnes cependant, elle peut ne pas être tolérée et produire des vomissements. N'est-ce pas dû à une faible quantité d'apomorphine qui peut se trouver mêlée au chlorhydrate de morphine employé ? — L'atropine est difficile à manier en injections hypodermiques. Elle produit très-aisément les symptômes d'intoxication ; il y a des sujets qui ne peuvent pas recevoir une dose, même minime, sans présenter du délire avec sécheresse extrême

[1] Bouchaud ; *Bull. gén. de Thér.*, 1873 (*Rev. Sc. méd.*).

[2] *Centralbl. f. Nerv.*, III, 131.

de la gorge. — Récemment Lagoda[1] (de Saint-Pétersbourg) a préconisé l'injection d'un mélange de morphine et d'atropine. Dans un cas où des injections avec la morphine et l'atropine isolées avaient successivement échoué, il réussit en injectant un mélange de 5 milligr. de morphine et de 1 milligr. d'atropine. C'est à essayer, malgré l'antagonisme physiologique que ces deux substances présentent à certains points de vue.

Toutes les injections, et spécialement celles de morphine, présentent un grave inconvénient : les malades s'en trouvent si bien qu'ils en abusent; l'assuétude s'en mêle, et peu à peu le sujet se morphinise ; il éprouve un plaisir ineffable à se faire lui-même son injection, décrit avec complaisance la satisfaction qu'il éprouve après une injection faite avec une solution toute chaude qui vient d'être préparée. On arrive alors à absorber des doses énormes de morphine. On dit que Nussbaum s'est fait en huit ans plus de 2,000 injections de $0^{gr},12$ de morphine[2] sans en éprouver d'effets fâcheux. Mais le plus souvent on tombe alors dans un état d'intoxication tout à fait analogue à l'alcoolisme[3]. — Il ne faut donc pas trop habituer les malades à se faire eux-mêmes leurs injections et diriger toujours l'emploi de ce moyen, qui tourne facilement à l'abus.

Un bon procédé pour éviter le morphinisme, c'est de faire des injections hypodermiques avec de l'eau claire. C'est un moyen efficace. Je l'ai souvent essayé dans le service de M. Combal, notamment en 1870, à l'Hôpital-Général, et il nous a rendu de grands services. Il y a dans une thèse récemment soutenue à la Faculté[4] quelques nouveaux faits à mettre à l'actif de ce moyen, par lequel on devra toujours commencer, à cause de son innocuité parfaite.

On ne peut pas dire que les injections de chloroforme soient aussi complétement inoffensives. C'est R. Bartholow[5] qui a préconisé le premier ce moyen. On fait une injection profonde en introduisant la seringue jusqu'au voisinage du nerf ; on injecte ainsi de $0^{gr},50$ à 1 gram. de chloroforme pur. La douleur est très-vive pendant quelques minutes; puis surviennent de l'engourdissement et de l'anesthésie, enfin une induration qui peut durer une semaine et plus (sans jamais produire d'abcès). La cessation de la douleur est rapide.

E. Besnier a récemment expérimenté ce procédé en France, et l'a beaucoup vanté[6]. On n'a, dit-il, ni accident, ni douleur vive, ni phénomène

[1] Lagoda (de Saint-Pétersbourg); *Mouv. méd.* et *Rev. de Thérap. méd.-chirurg.*, juillet 1877.

[2] *Journ. de Thérap.*, 1876, pag. 318.

[3] Voy. des exemples de l'abus des injections hypod. de morphine, cités par Vallin, Weinlechner et Michel. (*Rev. Sc. méd.*, VIII, 560.)

[4] Cambus ; Montpellier, 1877, nº 87.

[5] R. Bartholow ; *Rev. Sc. méd.*, V, 735 (1875).

[6] E. Besnier ; *Soc. de Thér.*, nov. 1877, et *Bull. gén. de Thér.*, XCVII, p. 433.

physiologique appréciable; on a tous les avantages de l'injection de morphine sans avoir aucun des dangers du morphinisme aigu ou chronique. Seulement il faut enfoncer la canule seule, s'assurer qu'elle n'est pas dans une veine (absence de sang), qu'elle est bien au centre de la couche cellulo-adipeuse sous-cutanée (mobilité de la canule); puis on adapte la seringue et on injecte une seringue ou une demi-seringue de chloroforme bien pur.

Tous les médecins qui ont pratiqué ces injections à la suite et suivant la méthode de Besnier, ne s'en sont pas toujours si bien trouvés. Féréol[1] n'a eu ni accidents locaux ni douleur vive, mais les effets thérapeutiques ont été nuls. Dujardin-Beaumetz a eu, dans une première série de faits, des accidents locaux qui ne se sont pas reproduits dans une seconde série. C. Paul[2] a guéri une sciatique rebelle et a observé seulement localement des phénomènes de crépitation, qu'il attribue aux vapeurs de chloroforme.

La question n'est évidemment pas encore jugée, et il faut attendre un plus grand nombre de faits pour conclure. — Nous reviendrons plus loin sur les injections de substances irritantes qui se rapprochent de celles-ci à plus d'un titre.

La méthode endermique est bien négligée depuis l'emploi des injections hypodermiques. On pourra l'employer à défaut de seringue de Pravaz. On placera un petit vésicatoire ammoniacal, et l'on pansera avec la morphine. Les inoculations sous-épidermiques de pois narcotiques, suivant la méthode de Lafargue de Saint-Émilion ou de Trousseau, ne sont plus guère nécessaires aujourd'hui.

Les liniments, les pommades, sont en général assez inutiles dans les névralgies. — Les applications périphériques de chloroforme paraissent avoir rendu des services, notamment dans les accidents névralgiformes que produisent les maladies de la moelle ; mais il y a plutôt, dans ce cas, effet révulsif qu'action directement sédative. — Les névralgies superficielles, dit encore Fonssagrives, devraient certainement, dans les cas rebelles, être combattues par les applications de mélanges frigorifiques.

A l'intérieur, on peut administrer tous les sédatifs, narcotiques, anesthésiques connus : ainsi, toutes les préparations d'opium, de belladone, le chloroforme, etc., seront prescrites.

Gubler a beaucoup préconisé l'aconit : 5 à 6 milligr. guérissent toujours la névralgie trifaciale, mais il faut commencer graduellement par un demi-milligr. d'aconitine de Hottot, ou un quart de miligr. d'aconitine de Duquesnel. Mease[3] donne la teinture d'aconit, 5 à 10 gouttes plusieurs fois par

[1] *Soc. de Thérap.*, janvier 1878.
[2] *Ibid.*, février 1878.
[3] *Rev. Sc. méd.*, II, 302.

jour, quelquefois tous les quarts d'heure, pendant une heure ou deux. Il associe également la teinture d'aconit et le chloroforme.

Nous reviendrons du reste sur ce moyen, ainsi que sur le croton chloral et le nitrite d'amyle, à propos de la névralgie du trijumeau.

Le *Gelsemium sempervirens* est une apocynée du sud de l'Amérique septentrionale dont on emploie la teinture faite avec la racine. James Sawyer[1] la prescrit avec grand succès contre les névralgies dentaires, à la dose de 15 minimes ($0^{gr},90$) toutes les six heures. Cordes[2] (de Genève) a fait aussi quelques expériences desquelles il conclut que la teinture de *Gelsemium* mérite une place honorable dans la médication antinévralgique. Eulenburg l'a aussi employée utilement dans quelques névralgies (20 à 60 gouttes par jour en plusieurs fois).

3. On peut employer contre les névralgies des agents qui exercent localement une action irritante vive. On connaît la cautérisation du lobule de l'oreille pour guérir la sciatique; c'est là de la révulsion au premier chef. Le plus souvent on a plutôt recours aux dérivatifs.

Les vésicatoires sont très-employés. D'abord c'est une voie ouverte aux pansements sédatifs ; mais, de plus, ils sont déjà par eux-mêmes un puissant moyen de traitement ; Valleix les employait souvent et les recommandait beaucoup. Il y a bien des sciatiques dont on ne peut se débarrasser qu'en les poursuivant point par point, par une série de vésicatoires. Nous avons déjà dit que quand il y a un point apophysaire, la toile vésicante est utilement appliquée sur ce point même.

La cautérisation au fer rouge, avec les acides énergiques, comme l'acide sulfurique, peut aussi être employée ; c'est surtout dans les hôpitaux militaires qu'on y a recours, et on poursuit alors l'effet psychologique en même temps que l'action thérapeutique vraie.

L'aquapuncture, préconisée par Siredey[3], se pratique de la manière suivante : On a un corps de pompe avec un pivot mu par un levier puissant ; l'extrémité inférieure plonge dans de l'eau filtrée ou distillée ; on aspire et on purge d'air ; l'eau est ensuite projetée par un tube en étain flexible, de 50 à 60 centim. de long, terminé par un ajutage en cuivre au centre d'un canal filiforme, d'une force de projection telle qu'il peut, à 1 centim. de distance, perforer un morceau de cuir de plusieurs millimètres d'épaisseur. On fixe l'extrémité de l'ajutage à 1 centim. de la peau, et on projette d'une manière continue jusqu'à apparition d'une ampoule blanchâtre. On fait ainsi de une à quatre, huit et même dix et douze piqûres. Il y a d'abord une douleur cuisante très-vive qui arrache toujours des cris au patient ; le succès est rapide. — On voit que ce moyen méritait

[1] *Practitionner*, 1875 ; *Journ. de Thérap.*, III, 116.
[2] *Journ. de Thérap.*, IV, 169, et Congrès d'Amsterdam, 1879.
[3] *Rev. Sc. méd.*, II, 288.

d'être placé à côté des précédents ; il est du reste douloureux, exige un appareil spécial et peut entraîner des accidents (lymphangite par exemple).

Dans son *Traité des injections sous-cutanées à effet local*, Luton préconise les injections de nitrate d'argent au dixième ou au cinquième et les solutions de sel marin. La douleur est vive. Il est bon de l'éviter par une pulvérisation d'éther antérieure ; on détermine un mouvement fluxionnaire, une inflammation, de la suppuration en phlegmon autour d'une eschare ; la formation du pus serait même nécessaire au succès du traitement.

Dureau a rapporté dans sa Thèse[1] plusieurs faits dans lesquels on a essayé ce moyen, « peu séduisant au premier abord ». La guérison n'est pas constante, le moyen ne semble pas meilleur que les injections de morphine, et il peut produire beaucoup d'accidents, jusqu'à des tumeurs du volume d'une pomme et qui suppurent.

On peut rapprocher de ces moyens un peu barbares les injections d'acide phénique, que pratique le Dr Merten[2], à 1 ou 2 p. 100. La douleur est vive ; il y a une forte rougeur et de la tuméfaction. Seulement tout disparaîtrait après une heure ou deux. — Je n'insiste pas sur tous ces moyens de dérivation profonde et brutale.

Parmi les agents spécifiques ou altérants, c'est-à-dire ceux dont on ignore le mode d'action, je citerai en tête le sulfate de quinine, qui s'adresse victorieusement, dans beaucoup de cas, même à des névralgies qui n'ont rien de paludéen. La quinine, dit Fonssagrives, est un des agents les plus précieux du traitement des névroses hyperesthésiques, et tout spécialement des névralgies des nerfs crâniens (les névralgies du tronc et des membres paraissent, par contre, être très-faiblement impressionnées par cette substance).

On a essayé dans ces derniers temps, et avec succès, le bromhydrate de quinine, particulièrement en injections hypodermiques[3].

Isnard (de Marseille) a tiré grand profit de l'emploi des arsenicaux dans les névralgies anciennes, à foyers multiples ; il donne l'acide arsénieux de 2 à 20 milligr. On peut prescrire aussi la liqueur de Fowler, 3, 8 à 10 gouttes, trois fois par jour, à dose croissante. Eulenburg a employé les arsenicaux en injection hypodermique ; ce procédé ne paraît pas présenter de grands avantages.

Le fer, sous toutes ses formes, sera bon dans tous les cas (et ils sont nombreux) où il y a de l'anémie. — Le zinc et toutes ses préparations (oxyde, sulfate, valérianate, oxyde associé à l'extrait de jusquiame), pourra réussir contre les états nerveux, comme le bromure de potassium, comme tous les antipasmodiques, valériane, assa-fœtida, castoréum, etc.

[1] Th. Paris, 1877, nº 60. *Journ. Thérap.*, IV, 235 et 249.
[2] *Rev. de Thérap. méd.-chirurg.*, 1877.
[3] Voy. notamment Normand ; *Journ. Thérap.*, IV, 60.

L'iodure de potassium pourra agir comme résolutif et antisyphilitique.

Dans ces derniers temps, on a beaucoup parlé du phosphore dans le traitement des névralgies. Sladeking[1] donne l'huile phosphorée en capsules de 2 milligr. et demi ; il administre 25 milligr. le premier jour, 10 le second et le troisième, et 5 le quatrième. Ce sont là des doses très-élevées, ce me semble. Ashburton Thompson considère le phosphore comme le spécifique des névralgies au même titre que la quinine ou le mercure dans l'impaludisme ou la syphilis[2]. On a aussi préconisé le phosphure de zinc[3]. Tous ces moyens ont encore besoin d'être étudiés de plus près.

Je citerai seulement en passant le chlorhydrate d'ammoniaque, que Young[4] donne à la dose de 2gr,50 par jour en trois prises ; la strychnine, l'huile térébenthinée, etc.

4. Je suis parfaitement incompétent pour apprécier les *moyens chirurgicaux* qui peuvent être employés contre les névralgies rebelles. Je me contenterai donc d'indiquer rapidement ces procédés, qui sont du reste trop souvent impuissants.

On a préconisé la compression, qui est difficile à pratiquer et le plus souvent infidèle. Dans la névralgie de la face, le patient peut appuyer fortement sur certaines régions et soulager la douleur ; on épuise ainsi l'activité nerveuse plutôt qu'on n'interrompt le courant nerveux centripète. On peut, dans certains cas, soulager quelques accès par la compression ; seulement, si on la prolonge sur un nerf mixte, les filets moteurs sont, eux aussi, influencés, et ils restent parésiés beaucoup plus longtemps que les nerfs sensitifs.

Ensuite viennent la névrotomie (section) et la neurectomie (résection). D'abord ces opérations ne devront se faire, en règle générale, que sur des nerfs purement sensitifs, à cause des paralysies qui résulteraient de la section d'un nerf mixte. Nous avons vu d'autre part, en parlant de la physiologie pathologique, qu'il n'y a pas une théorie assez nette et assez positive pour étayer ce mode de traitement. Il y a des faits de succès, mais il y a encore plus de faits d'insuccès, et il faut y joindre les inconvénients et les dangers de toute opération chirurgicale, quelle qu'elle soit.

L'opération paraît surtout utile dans les cas où il y a une origine périphérique positive et où il n'y a pas de névrite remontant plus haut. On a eu aussi des succès dans des névralgies centrales ; on peut les attribuer à la perturbation, à la révulsion par excitation périphérique.

Le plus souvent, la douleur reparaît après ces opérations, et il faut fréquemment la poursuivre de rameau en rameau par une série de sections.

[1] *Rev. Sc. méd.*, II, 301.

[2] *Journ. Thérap.*, 1874, 114.

[3] *Gaz. des Hôp.*, 1877.

[4] *Rev. des Sc. méd.*, VIII, 151.

On a observé même la mort comme accident de ces opérations. Ce ne peut donc jamais être qu'une dernière ressource pour les cas absolument rebelles et incurables.

Les faits de sensibilité récurrente viennent rendre encore plus incertains les résultats de la névrotomie, puisque le bout périphérique du nerf sectionné peut, par cette voie, transmettre aux centres ses excitations douloureuses[1].

On a aussi essayé (Trousseau) d'empêcher l'afflux du sang artériel dans les parties malades pour guérir les névralgies ; la compression de l'artère peut être un moyen de soulagement. On est même allé plus loin : Nussbaum et Patruban ont lié la carotide et ont guéri ainsi radicalement une névralgie rebelle de la face. Si le moyen est héroïque, il faut reconnaître qu'il est un peu dangereux.

Nussbaum a employé en 1872 un autre procédé : on met le nerf à nu, on l'étend, on le tiraille avec des crochets mousses ou avec les doigts. Déjà, en 1869, Billroth, dans un cas de crises épileptiformes, dénuda le sciatique, qu'il croyait contus par une esquille. Une fois le nerf à découvert, il reconnut qu'il s'était trompé, referma la plaie, et le malade guérit. Ce fut la première idée de l'élongation nerveuse, par laquelle Nussbaum guérit une contracture douloureuse avec anesthésie. — Bientôt après, Gartner guérit de la même manière une contracture douloureuse chez un vieil hémiplégique ; puis Patruban une sciatique rebelle ; Callender un autre cas de névralgie[2], etc. Verneuil ajoute au tiraillement le broiement, qu'il pratique en faisant rouler le nerf sous le pouce ; c'est alors un procédé bien analogue à la section.

Blum[3] a récemment soumis cette question à une critique complète ; il a réuni dix-huit observations. Neuf névralgies rebelles à tous les autres moyens thérapeutiques ont été traitées par ce moyen : il y a eu neuf succès au point de vue de la douleur, mais il y a eu deux morts. — Quant au mécanisme de cette action, les physiologistes savaient déjà qu'une distension légère augmente l'excitabilité d'un tronc nerveux, tandis que l'élongation violente diminue au contraire son irritabilité exagérée.

Marchand[4] conclut ainsi une intéressante Revue consacrée à cette méthode opératoire : « Nous disons, pour nous résumer, que la section des nerfs, autrefois exclusivement employée, aura dorénavant dans la disten-

1 Voy. un important travail de Weir Mitchell sur la neurotomie (*Brain*., oct. 1878, 287. *Centralbl. f. Nerv.*, II, 129) ; — une communication de Czerny sur la résection et la distension des nerfs (*Centralbl. f. Nerv.*, II, 247) et les observations de Grainger Stewart sur l'élongation (*Brit. med. Journ.*, 1879).

2 Voy. Erb ; *loc. cit.* — *Rev. des Sc. méd.*, VII, 312 ; VIII, 750 ; et X, 284. — Duvault ; Th. Paris, 1876.

3 *Arch. gén. de Méd.*, 1878.

4 *Gaz. hebdom.*, 1878, nº 14.

sion une rivale déjà maintes fois heureuse, et qui menace de la remplacer... Ajoutons cependant que les observations ne sont pas encore assez nombreuses pour que toute obscurité clinique soit dissipée. Les résultats obtenus sont encourageants néanmoins et légitiment dès maintenant toutes les tentatives qui pourraient se produire à nouveau. »

CHAPITRE II.

NÉVRALGIE DU TRIJUMEAU [1].

Nous n'avons pas de définition à donner de cette maladie. C'est la définition générale de la névralgie appliquée au nerf de la cinquième paire.

On donne quelquefois à cette douleur les noms de prosopalgie, douleur faciale ou maladie de Fothergill (à cause de la bonne description qu'en a laissée cet auteur), tic douloureux de la face (à cause d'une complication convulsive qui n'est du reste pas nécessaire).

Au point de vue HISTORIQUE, c'est par cette névralgie qu'a commencé la connaissance des névralgies en général. J'ai déjà dit que c'est Arétée qui l'a vue et séparée le premier des autres céphalées. J'ai dit aussi qu'il faut ensuite arriver au XVIIIe siècle pour trouver la monographie d'André ; seulement celui-ci, moins complet en cela qu'Arétée, ne connaît que les formes graves convulsives, d'où le nom de tic douloureux de la face qu'il impose à la maladie. Bientôt après (1782), Fothergill donne une bonne description de cette névralgie, qu'il appelle affection douloureuse de la face. Au commencement de notre siècle, Chaussier précise mieux le siége de la névralgie ; puis les travaux s'accumulent en tel nombre que je n'essayerai même pas d'en donner une idée.

ANATOMIE. — Pour comprendre la symptomatologie et même l'étiologie d'une névralgie quelconque, il est toujours indispensable de bien connaître le trajet du nerf malade. Nous commencerons donc chaque fois par rappeler la description sommaire de la situation des nerfs, suivant l'exemple de Valleix, dont nous compléterons les tableaux par les détails mieux étudiés depuis 1841. — Valleix n'étudie le trijumeau qu'en dehors du crâne ; cela peut suffire pour comprendre les symptômes de la névralgie, les points douloureux, etc. ; mais cela ne peut pas suffire pour en concevoir l'étiologie, et par suite pour en tirer les éléments du pronostic et du traitement.

Origines du trijumeau. — Les deux racines (sensitive et motrice) sortent sur les côtés de la protubérance ; mais on a pu les suivre au-delà jusque dans le bulbe, et les causes de névralgie peuvent siéger au-delà de l'origine apparente.

[1] Erb. Valleix, etc. ; *loc. cit.* — Caillat ; Th. Montpellier, 1873. — Troisier, *Dict. encycl.*

Quand la moelle devient bulbe, elle s'ouvre par derrière et s'étale ; les cornes grises postérieures deviennent externes et plus tard antérieures, et forment le tubercule cendré de Rolando ; c'est de là que part la grosse racine sensitive du trijumeau, tandis que la racine motrice naît du prolongement bulbaire des cornes antérieures, situé en dedans du noyau précédent. Le noyau d'origine sensitif du trijumeau appartient donc au système sensitif des cornes postérieures, ou mieux, au système spinal sensitif postérieur, qui, d'après les recherches de Pierret, comprendrait surtout la colonne de Clarke ; c'est l'aboutissant supérieur de ce système spinal sensitif : c'est là un fait qui a son importance étiologique.

Les deux racines vont côte à côte jusqu'au sommet du rocher; là, la racine sensitive forme le ganglion de Gasser, logé dans une dépression du rocher d'où naissent l'ophthalmique de Willis, le maxillaire supérieur et le maxillaire inférieur; la racine motrice se joint à cette dernière branche seule.

Merkel[1] a décrit en outre une troisième racine, racine trophique du trijumeau, qui viendrait du tubercule quadrijumeau antérieur; il aurait même, dans un cas, pu léser la racine sensitive sans toucher à la racine trophique. Ce fait important a évidemment besoin d'être encore vérifié.

L'*ophthalmique de Willis* (nous ne donnerons que les grands traits de son trajet) pénètre dans l'orbite et se divise en lacrymal, frontal et nasal. Le lacrymal, en dehors, vient sortir à travers la paupière supérieure, à la partie externe : ce sera là le point palpébral. Le frontal est au milieu ; le frontal externe sort par le trou sus-orbitaire, d'où le point sus-orbitaire. Le nasal se divise : le nasal interne va dans le nez par un trajet compliqué qui le fait rentrer dans le crâne et en ressortir par l'ethmoïde ; le nasal externe vient sortir à la partie supérieure du nez, en dedans et au-dessous de l'angle interne de l'œil : ce sera le point nasal. — De plus, du ganglion ophthalmique, les nerfs ciliaires se sont rendus dans le bulbe oculaire lui-même. — Enfin, les rameaux frontaux viennent s'anastomoser surtout au niveau de la bosse pariétale, avec les filets des nerfs occipitaux venus du plexus cervical : point pariétal.

Le *maxillaire supérieur*, après avoir traversé le haut de la fosse ptérygo-maxillaire et le conduit orbitaire, émerge au trou sous-orbitaire : c'est le point sous-orbitaire. Parmi ses rameaux, citons l'orbitaire, d'où part un filet temporo-malaire qui traverse l'os de la pommette et sort à la joue : point malaire; un filet récurrent, qui devient intra-crânien ; les nerfs dentaires, qui produisent les irradiations douloureuses dans les dents supérieures et présentent autant de points que de racines. — Du ganglion sphéno-palatin, qui est annexé à cette branche, partent les nerfs palatins ; les premiers vont au palais, les seconds dans les fosses nasales, à la paroi externe et à

1 *Rev. des Sc. méd.*, VI, 3.

la cloison, une dernière branche arrivant encore au palais derrière les arcades alvéolaires.

Le *maxillaire inférieur* passe dans la fosse zygomatique et donne un grand nombre de branches, parmi lesquelles le massétérin se réfléchit sur l'échancrure sigmoïde du maxillaire inférieur pour aller dans le masséter : point temporo-maxillaire; le buccal va à la peau de la face et à la muqueuse buccale; l'auriculo-temporal contourne le col du condyle et va se distribuer à la tempe et au pavillon de l'oreille : point auriculo-temporal entre l'articulation temporo-maxillaire et le conduit auditif ; le lingual émerge sur les bords de la langue ; le dentaire inférieur donne aux dents inférieures et puis émerge au trou mentonnier : point mentonnier. — Du ganglion otique partent des rameaux sensitifs pour la caisse du tympan, qui se répandent dans toute l'oreille moyenne.

L'étude déjà faite de l'Étiologie des névralgies en général nous dispense de revenir sur un grand nombre de points. Ainsi, nous ne dirons rien des causes prédisposantes ni des causes du nervosisme général. Nous ferons remarquer seulement, en passant, que c'est par là que nous interprétons les rapports, signalés par Trousseau, entre les formes graves de la névralgie trifaciale et l'épilepsie. L'une et l'autre névrose peuvent être une manifestation de cet état névropathique général qui, dans une même famille ou chez les mêmes individus, se manifestent successivement de différentes manières.

Les causes qui agissent sur l'ensemble de l'économie n'ont également rien de spécial ici. Le rhumatisme, la malaria[1], la goutte, etc., produisent fréquemment la névralgie trifaciale.

Il n'y a en réalité que les causes agissant directement sur le système nerveux qui présentent quelque chose de particulier, au moins relativement au siége.

A la *périphérie* du nerf, on peut avoir des corps étrangers, des traumatismes, une carie dentaire ; toute douleur odontalgique n'est pas une névralgie, mais peut provoquer une névralgie. Dans les observations des auteurs, on trouve rarement cette étiologie. On parle plus souvent des douleurs dentaires qui sont la conséquence de la névralgie au lieu d'en être la cause, et de malades qui se sont fait inutilement arracher des dents. Cela vient de ce qu'on ne publie pas les faits de névralgie trifaciale plus ou moins étendue à la suite du mal de dents ; ces cas-là sont très-fréquents, mais on ne va pas à l'hôpital, on ne consulte même pas le médecin pour cela.

Le coryza peut entraîner la névralgie du trijumeau. Valleix avait constaté le fait, seulement il remarquait qu'il faut conclure avec réserve,

[1] Mandach (*Corresp. f. Schweiz. Aerzte,* 1879; *Centralbl. f. Nerv.*, II, 518) et Seeligmüller (*Centralbl. f. Nerv.*, III, 209) ont récemment étudié d'une manière toute spéciale la névralgie sus-orbitaire intermittente.

parce que le coryza peut aussi être un symptôme de la névralgie. Rollet[1] est récemment revenu sur ce sujet ; il décrit plusieurs formes de cette névralgie, qui occupe une ou toutes les branches de l'ophthalmique de Willis. — Les irritations de l'œil, les lésions diverses, le glaucome, l'herpès conjonctival, etc., la fatigue oculaire, la lumière excessive, produisent aussi la névralgie du trijumeau.

Sur son *trajet*, le nerf peut être excité de mille manières : tumeurs, lésions propres, lésions des os, du périoste, des parties molles; plus loin, lésions intra-crâniennes, à la base de l'encéphale : ainsi, Romberg a vu un anévrysme de la carotide interne produire une névralgie, et Chouppe, dans un autre cas de névralgie, une petite exostose du rocher dissociant les fibres du ganglion de Gasser. — Notons aussi les lésions de la dure-mère, etc.

Quant à *l'origine*, les recherches de Pierret (que nous avons déjà citées[2]) ont montré la participation possible du trijumeau à certaines formes de l'ataxie locomotrice progressive, maladie qui correspond précisément à l'altération de ce système spinal sensitif dont l'aboutissant supérieur, bulbaire, est justement le noyau d'origine du trijumeau.

Enfin Anstie a cité des faits de névralgie trifaciale réflexe, l'excitation initiale portant sur une extrémité nerveuse plus ou moins distante du trijumeau lui-même. A cette catégorie appartiennent les névralgies trifaciales produites par les vers intestinaux, la constipation, les maladies des organes génitaux, etc.

Nous abordons maintenant la description des Symptômes de la névralgie trifaciale.

Comme nous l'avons dit dans l'étude générale, il y a lieu de distinguer les douleurs spontanées et les douleurs provoquées ; dans les douleurs spontanées, il y a la douleur continue et les accès, les paroxysmes intermittents. Précisons d'abord les points douloureux, qui sont le foyer de la douleur continue, le point de départ de la douleur paroxystique et le siége principal de la douleur à la pression.

Les points douloureux ont pu être prévus par la description anatomique. Pour l'ophthalmique, ce sont les points sus-orbitaire, palpébral, nasal et oculaire; pour le maxillaire supérieur, les points sous-orbitaire, malaire, dentaires et gingivaux, labial supérieur (peu important) et palatin (rare); pour le maxillaire inférieur, les points temporal, temporo-maxillaire, mentonnier, lingual, labial inférieur. Il y a aussi un point pariétal qui appartient à plusieurs branches et à leurs anastomoses avec les occipitaux. Il faut ajouter encore la céphalalgie profonde due aux filets récurrents que le trijumeau envoie aux méninges.

[1] *Rev. des Sc. méd.*, IV, 131.

[2] Voy. plus haut (2e partie) le chap. de l'Ataxie locomotrice.

Cela posé, les malades éprouvent en général une douleur contusive et continue dans un nombre variable de ces points, avec une irradiation diffuse plus ou moins étendue tout autour. En dehors de cette sensation constante, il y a des élancements en général très-vifs, toujours intermittents, qui ont leur point de départ dans un de ces points ; quelquefois l'éclair douloureux se porte d'un point à l'autre ou éclate simultanément dans plusieurs foyers ; l'étendue en est du reste variable comme la direction. — Ces crises, spontanées habituellement, peuvent aussi être provoquées par des causes variées (mouvement, etc.).

Une large pression exercée sur l'œil, par exemple, avec la paume de la main, peut quelquefois diminuer la douleur ; mais une pression limitée, faite exactement avec le bout du doigt sur un des points indiqués, provoque au contraire une vive douleur; on peut même ainsi découvrir des foyers qui ne sont pas spontanément douloureux. En règle générale, il faut toujours explorer de cette manière tout le trajet d'un nerf atteint de névralgie.

Certains mouvements exaspèrent aussi la douleur d'une manière toute spéciale : ainsi, la mastication, quand les branches maxillaires sont atteintes; la déglutition dans un certain nombre de cas ; les mouvements de la tête plus rarement, quand il y a extension aux nerfs occipitaux ; quelquefois l'action de se moucher ou d'éternuer, ou même les mouvements du tronc, la marche; plus souvent les mouvements de l'œil, de la langue, etc.

Il faut ajouter à cette description de la douleur, surtout empruntée à Valleix, le point apophysaire de Trousseau, que l'on trouve dans un certain nombre de cas, et qui siége alors au niveau des deuxième et troisième apophyses épineuses cervicales et de la tubérosité occipitale externe.

La douleur peut s'irradier dans différentes directions : dans les autres branches du trijumeau, par exemple (irradiation par les centres), ou dans les nerfs occipitaux (irradiation à la périphérie).

Du côté des *sens*, on observe souvent de la photophobie. Valleix cite un fait dans lequel les objets apparaissaient entourés d'un nuage. Notta a cité quelques cas d'amblyopie et même d'amaurose, apparaissant et disparaissant avec la névralgie trifaciale. L'odorat n'est pas modifié. On constate des bourdonnements ou des sifflements d'oreille.

Dans le domaine du trijumeau, le malade éprouve quelquefois des fourmillements, un léger engourdissement, qui, dans un cas de Erb, fut même perçu dans la langue et les gencives. Suivant la règle citée de Nothnagel, il y a hyperesthésie dans la névralgie récente et anesthésie dans la névralgie ancienne. Cependant l'anesthésie peut apparaître rapidement; c'est ce qui arrive surtout dans les cas graves, dans lesquels on peut avoir, comme dans un fait de Gillette[1], l'anesthésie des paupières, du nez, de la joue, de

[1] *Union méd.*, 1872.

la commissure labiale, de la région maxillaire, [du bulbe oculaire, de la cornée et de la moitié droite de la langue.

Comme *troubles moteurs*, les convulsions de la face ont naturellement frappé tout d'abord les observateurs, d'où le nom de tic douloureux donné à la maladie. Cependant ce n'est pas là un élément essentiel ; il n'est même pas très-fréquent et n'existe que dans les cas graves. Ces mouvements présentent divers degrés, depuis le trémoussement musculaire léger pendant les paroxysmes jusqu'aux convulsions violentes et aux contorsions de la face, qui font faire d'atroces grimaces au patient.

Ce sont là des convulsions réflexes siégeant dans le domaine du facial, car, chose remarquable, la portion motrice du trijumeau n'est pas souvent mise en jeu.

Rarement les convulsions se généralisent davantage. Sinclair Holden a cependant observé un cas dans lequel les paroxysmes s'accompagnaient de convulsions toniques générales. — D'autre part, chez les hystériques, les accès de douleur pourront provoquer de grandes attaques; c'est là un phénomène d'un autre ordre.

Les phénomènes moteurs paralytiques sont infiniment plus rares. Notta a observé des faits de ptosis, strabisme externe ; Erb, qui les cite, ajoute que la question a besoin de nouvelles études. Dans un cas dont nous avons déjà parlé, Gillette a encore signalé la paralysie du releveur de la paupière.

En fait de *troubles vaso-moteurs*, Valleix cite la rougeur de l'œil dans quelques cas. Cette congestion peut même aller jusqu'au chémosis. La face, souvent pâle au début des paroxysmes, devient ensuite rouge. On a aussi observé quelquefois une sueur plus abondante du côté affecté.

Comme *troubles sécrétoires*, le larmoiement a été noté dans beaucoup d'observations, et dans ce cas-là les larmes, non-seulement ont augmenté de quantité, mais encore sont devenues âcres. C'est là un fait qu'il ne faut pas oublier : le liquide des sécrétions, habituellement inoffensif pour la peau et les muqueuses, peut acquérir dans les conditions pathologiques des qualités irritantes toutes spéciales pour les tissus en contact.

Erb donne une explication physiologique de ce larmoiement : le nerf lacrymal et le nerf orbitaire contiennent des fibres sécrétoires pour la glande lacrymale (Herzenstein, Wolferz), et alors l'excitation des terminaisons sensibles de la première et de la deuxième branche du trijumeau augmente par voie réflexe la sécrétion des larmes.

André avait déjà noté la salivation ; Valleix l'a aussi observée très-abondante et pendant très-longtemps dans deux cas. Les malades accusent alors un afflux de liquide salé dans la bouche. Il s'agit dans ces cas-là d'une action réflexe sur la corde du tympan par le lingual.

Plus rarement il y a hypersécrétion nasale ; il faut savoir distinguer ce fait du larmoiement, qui peut faire aussi affluer le liquide dans le nez.

Comme explication physiologique, rappelons que Vulpian a démontré que l'excitation du ganglion sphéno-palatin provoque l'hypercrinie de la muqueuse nasale.

Valleix rapporte déjà des exemples de *troubles trophiques*; il cite un fait de Bellingheri dans lequel les cheveux devinrent plus hérissés, plus épais, et prirent un développement plus rapide du côté malade. Le même auteur et Valleix lui-même ont vu des cas où les cheveux tombaient du côté de la névralgie. Beaucoup d'autres faits de ce genre ont été observés depuis.

Les cheveux perdent quelquefois leur coloration et deviennent tout à fait blancs, à la suite de douleurs violentes et continues. Dans d'autres faits plus bizarres, les cheveux s'accroissent sans pigment pendant les paroxysmes, puis poussent avec leur coloration ordinaire, pour s'allonger de nouveau par une zone blanche pendant le paroxysme suivant. Il en résulte une disposition étrange des cheveux, qui sont formés d'une série de parties alternativement blanches et colorées; Gubler a observé plusieurs fois ces cheveux zébrés.

La peau du visage peut s'hypertrophier dans son ensemble. Elle est dans quelques cas le siége de lésions de nature variée.

On a observé l'herpès le long des nerfs atteints, c'est-à-dire le zona. Erb a vu un cas d'herpès labial; Gellé un zona de la langue[1]; Hœnisch en a vu un généralisé aux deux côtés du cuir chevelu, au front, à la face, au cou et aux bras[2]; Hybord[3] et Coppez[4] (de Bruxelles) ont bien étudié le zona ophthalmique[5]. Ollivier[6] a décrit des cas de zona portant à la fois sur la première et la deuxième branche du trijumeau; il pense de plus que bon nombre d'angines herpétiques pourraient bien n'être qu'un zona de la branche moyenne du trijumeau. Cette opinion est un peu étrange et ne peut guère s'appliquer à tous les faits; mais enfin toutes ces observations démontrent la possibilité du zona sur toutes les différentes branches du trijumeau.

Plus rarement on a noté l'érysipèle ou l'inflammation subaiguë dans les parties voisines des points douloureux, comme l'a vu Anstie. Il faut signaler encore l'atrophie de la peau, l'aspect luisant, sur lesquels nous reviendrons à propos de l'hémiatrophie faciale progressive. Cette altération se rencontre surtout dans les névralgies liées à des névrites, comme Weir Mitchell en a donné des exemples.

La névralgie du trijumeau entraîne souvent aussi des troubles importants du côté des yeux : l'herpès de la conjonctive, l'ophthalmie neuro-

[1] *Tribune méd.*, 1876, n° 403, pag. 219.
[2] *Rev. des Sc. méd.*, VII, 236.
[3] Th. Paris, 1872.
[4] *Ann. d'Oculist.*, 1873. — *Rev. des Sc. méd.*, II, 961.
[5] Voy aussi sur le *Zona ophthalmique* : Pacton; Th. Paris, 1878, 216.
[6] *Soc. de Biol.*, août 1871. — *Gaz méd.*, 1872.

paralytique, peut-être même une lésion plus sérieuse, comme le glaucome. Dans le cas publié par Gillette, il y avait un leucoma à la partie supérieure et droite de la cornée, et le chef de service, M. Cruveilhier, se proposait de lier les deux bords palpébraux, imitant en cela la pratique de Schiff et de Snellen, qui cousent une oreille devant l'œil d'un lapin auquel on a coupé les trijumeaux, pour éviter les troubles oculaires. Je ne sais si cette opération a été pratiquée et a réussi ; mais en tout cas les troubles oculaires ne sont pas seulement dus ici à l'action des corps étrangers non sentis. Dans la lagophthalmie, suite de paralysie faciale complète, on peut avoir des conjonctivites aussi, mais d'un autre ordre et d'une moindre gravité[1].

Les physiologistes ont beaucoup étudié ces troubles trophiques oculaires consécutifs aux lésions de la cinquième paire. Vulpian[2] a vu après la section de ce nerf, au milieu d'une opacité étendue de la cornée, quelques points plus blancs, tout à fait opaques, formés par des dépôts de carbonate de chaux ; l'opalescence elle-même était due, en grande partie au moins, à la présence de cristaux calcaires dans les interstices du tissu cornéen.

Pour Eberth[3], la kératite produite par la section du trijumeau ne se distingue en rien de la vraie diphthérie de la cornée. Le microscope montre, en dehors d'une infiltration cellulaire abondante dans l'épithélium de la cornée et dans son tissu, ainsi que dans le tissu environnant, des micrococcus gris-jaunâtres disséminés et réunis en colonne, comme on les trouve dans la diphthérie. D'après Eberth, par la section de la cinquième paire on a permis aux organismes de l'atmosphère de se fixer solidement sur la cornée. — Cette théorie, discutable pour le trijumeau, ne peut évidemment pas expliquer toutes les lésions trophiques après section nerveuse, puisque ces lésions peuvent se développer profondément en dehors de tout contact de l'air et des germes extérieurs.

On a dit, pour les névralgies symptomatiques de lésions intra-crâniennes, que l'existence des troubles trophiques prouve tout spécialement une lésion du ganglion de Gasser ou dans le voisinage de ce ganglion. Cette opinion ne doit plus être soutenue, aujourd'hui que M. Duval a montré qu'on peut produire des troubles trophiques en lésant la racine bulbaire du trijumeau, c'est-à-dire en agissant bien loin au-delà du ganglion[4].

Nous n'avons rien de spécial à dire, dans cette névralgie, pour les *troubles psychiques*, les *phénomènes à distance* et les *symptômes généraux*.

[1] L'obs. CXXXIII de Vulpian (*Clin. de la Charité*, pag. 603) est un bel exemple de névralgie trifaciale avec troubles trophiques intenses.

[2] *Soc. de Biol. — Gaz. méd.*, 1873.

[3] *Rev. des Sc. méd.*, II, 640.

[4] *Journ. de l'anat. et de la physiol.*, nov. 1877 et janvier 1878. — Voy. aussi la Thèse d'agrég. de Robin. Paris, 1880, pag. 451.

Ici il faudrait placer la MARCHE, la DURÉE, les TERMINAISONS, le PRONOSTIC de la névralgie trifaciale; mais un symptôme n'a rien de tout cela en propre. Tout dépend évidemment de la maladie, qui dans chaque cas donné tient la névralgie sous sa dépendance. Certains auteurs distinguent, au point de vue de la gravité, la névralgie constitutionnelle et la névralgie accidentelle. Cette distinction est juste dans certaines limites, mais rentre dans la division étiologique, sur les détails de laquelle nous n'avons pas à revenir.

Comment pourrions-nous dire quelque chose de général qui pût s'appliquer à la fois à la névralgie suite de refroidissement et à la névralgie suite d'une exostose du rocher?

Pour le DIAGNOSTIC, les signes indiqués à la symptomatologie sont assez nets pour lever tous les doutes dans les cas ordinaires : le trajet de la douleur, ses caractères et l'existence des points douloureux, formeront évidemment les éléments principaux de la détermination.

Le rhumatisme musculaire de la face est très-rare et se distinguera surtout par la forme de la douleur. Le rhumatisme articulaire temporo-maxillaire peut simuler une névralgie trifaciale réduite à un seul point; on devra rechercher dans ce cas les autres points, que souvent la pression révélera et consulter les antécédents du sujet et les phénomènes concomitants. Le clou hystérique est un point douloureux, mais c'est un point qui n'a aucun rapport avec le trajet anatomique du nerf, et qui est précédé ou accompagné d'autres phénomènes hystériques caractéristiques. L'odontalgie, quand elle n'est pas mêlée à de la névralgie, se reconnaîtra au siége et à la limitation de la douleur, et aussi à l'existence de la cause provocatrice des accidents.

Ce que nous avons dit déjà sur le TRAITEMENT des névralgies est évidemment applicable ici de tous points, notamment pour ce qui concerne les règles générales de thérapeutique à suivre. — Nous nous contenterons de parler de quelques agents spéciaux qui paraissent avoir une action en quelque sorte élective sur la névralgie trifaciale.

Nous avons déjà cité l'opinion de Fonssagrives, qui montre dans la *quinine* un moyen beaucoup plus puissant contre les névralgies des nerfs crâniens que contre toutes les autres. Il préconise notamment ce moyen efficace contre cette névralgie ciliaire qui est la cause la plus ordinaire de la photophobie dans diverses ophthalmies, comme l'ophthalmie phlycténulaire et les kératites strumeuses. Divers auteurs, Mackensie, Quadri (de Naples), Deval, avaient déjà signalé l'utilité du sulfate de quinine contre la photophobie, mais sans en interpréter l'action comme Fonssagrives, et sans montrer comme lui le lien qui rattache les progrès des ophthalmies à la répétition des crises de névralgie ciliaire. « Nous croyons, ajoute Fonssa-

grives, que ce moyen, employé dès le début et manié avec hardiesse, est appelé à diminuer singulièrement le nombre des cécités consécutives aux ophthalmies graves... » Et plus loin : « Je dirai presque que la quinine est à l'examen de l'œil ce que le bromure de potassium est à l'examen laryngoscopique, chez les sujets à impressionnabilité réflexe excessive [1]. »

D'après Gubler, l'*aconitine* aurait une action héroïque dans la névralgie faciale, tandis que ses effets seraient nuls dans les autres névralgies. « Gubler n'a jamais observé un seul insuccès de l'aconitine dans la névralgie de la cinquième paire, même dans le tic douloureux...... L'aconitine constituerait presque le remède tout à fait spécial de cette maladie...... Ses effets sont curatifs lorsqu'il n'y a pas de lésions nerveuses, palliatifs lorsque la lésion est établie... Donc tout cas de névralgie faciale réclame l'emploi de l'aconitine. » On emploiera l'aconitine amorphe de Hottot ou l'azotate d'aconitine cristallisé de Duquesnel, en solution plutôt qu'en granules ; on débutera par 1/2 milligram., et on augmentera progressivement jusqu'à 6 milligram[2].

Seguin[3] a fait récemment de nouvelles expériences avec l'aconitine. La tolérance individuelle est extrêmement variable ; une quantité très-petite (0,000324) ne peut être supportée par certaines personnes, tandis que d'autres en prennent toutes les trois heures sans inconvénients 0,0008. Après avoir expérimenté ce médicament dans un assez grand nombre de cas, le comité présidé par Seguin conclut que la dose qui produit le meilleur résultat est 0,000648 trois fois par jour. Dans six névralgies faciales, dont une au moins était consécutive à une carie dentaire, on n'obtint absolument rien. Au contraire, trois névralgies à caractère épileptiforme furent améliorées temporairement. Deux cas, dont l'un datait de sept ans, furent guéris.

Le *nitrite d'amyle*[4] a été découvert en 1844 ; c'est le résultat de l'action de l'acide nitrique sur l'alcool amylique. C'est un corps liquide, volatil, à odeur prononcée de pomme reinette. Guthrie, en 1859, s'aperçut, en maniant ce corps, que son visage devenait rouge et qu'il sentait de violents battements de cœur. L'action de ce médicament est rapide et fugace ; on l'emploie en inhalations, en versant quelques gouttes sur un mouchoir ; il produit rapidement la dilatation des vaisseaux de la face. — Rabuteau[5] a

[1] Fonssagrives ; *Du caractère névralgique de la photophobie qui complique certaines ophthalmies, notamment l'ophthalmie phlycténulaire, et de son traitement par le sulfate de quinine* (*Bull. Thérap.*, 1865, LXVIII, pag. 69) ; et *Traité de Thérap.*, I, pag. 122.

[2] Gubler ; *Soc. de Thérap.*, 24 janvier 1877. — *Journ. Thérap.*, IV, 140.

[3] *The Lancet*, avril 1879. Anal. in *Paris méd.*

[4] *Journ. Thérap.*, 1874, I, 816.

[5] *Soc. de Biol.*, janvier 1875.

formulé contre cet agent des critiques très-vives : en tout cas, c'est un corps fort difficile à manier.

Manzi (de Crémone) a employé le nitrite d'amyle chez une dame qui souffrait depuis deux ans d'une névralgie de la cinquième paire atrocement douloureuse, ayant résisté à tous les moyens employés (vésicatoire, morphine, sangsues, électricité) ; elle fut guérie définitivement après huit ou dix séances d'inhalation ; on commença par trois gouttes et on augmenta à chaque séance, pour arriver à huit et dix gouttes. A chaque séance, la face devenait rouge, les membres étaient pris de tremblements, mais le pouls restait normal ; il n'y avait ni évanouissement ni perte de connaissance ; au bout de très-peu de temps, l'état convulsif cessait, mais la malade restait anéantie[1].

Baldassare a guéri de la même manière, et en dix jours, une névralgie faciale qui résistait depuis deux ans à tous les moyens imaginables[2]. On a même cité des cas de guérison encore plus rapide[3]. Malgré tout cela, c'est un moyen sur lequel la lumière n'est pas encore complétement faite, et qui a quelquefois occasionné de graves accidents.

Hœnigschmied[4] a insisté sur la nécessité de savoir si le nitrite d'amyle ne contient pas d'acide cyanhydrique, ce qui peut arriver et le rend fortement toxique. Cela fait, il introduit dans les narines un tampon de ouate imbibé de 2 à 5 gouttes de nitrite d'amyle, et fait respirer. Après 2 ou 3 inspirations, les effets physiologiques apparaissent, et la douleur a disparu.

Le *croton-chloral* a été découvert par Liebreich en 1871. C'est un liquide oléagineux, qui dérive de l'aldéhyde de l'acide crotonique comme le chloral dérive de l'aldéhyde de l'acide acétique, par la substitution de trois de chlore à trois d'hydrogène. Jul. Althaus[5] l'a étudié avec soin et lui a trouvé une spécialité d'action remarquable sur la cinquième paire ; il fait perdre la sensibilité à toute la face en laissant intactes, à ce point de vue, les autres parties du corps[6]. Benson-Backer l'a donné à la dose de $0^{gr},05$ dans plusieurs cas de névralgie de la face ; il soulage rapidement la douleur et produit le sommeil sans mal de tête ni embarras gastrique[7]. Dans des circonstances analogues, Worms n'a obtenu de cet agent aucun bon effet[8]. Markham Skerrit a, au contraire, obtenu d'excellents résultats par l'emploi de ce médicament dans les névralgies de la cinquième paire[9].

[1] *Journ. Thérap.*, 1875, II, 450.
[2] *Ibid.*, 1877, IV, 34.
[3] *Ibid.*, 1877, IV, 237.
[4] *Med.-chirurg. Centralbl.*, XXIX, 364, et *Paris méd.*
[5] *Journ. Thérap.*, 1874, I, 296.
[6] Ce fait a été contesté par Chouppe et surtout Laborde (*Soc. Thérap.*, mai 1876)
[7] *Journ. Thérap.*, 1874, I, 111.
[8] *Ibid.*, 1874, 639.
[9] *Ibid.*, 1877, IV, 319.

Bader a vu le croton-chloral ($0^{gr},30$ à $0^{gr},60$) dissiper très-vite la photophobie dans un cas d'ophthalmie syphilitique portant sur l'iris et la cornée[1]. C'est un fait à rapprocher des observations de Fonssagrives sur l'efficacité de la quinine contre ce symptôme considéré comme une névralgie ciliaire. Trayer vante aussi le croton-chloral contre les névralgies, surtout quand elles ont un caractère de périodicité.

En somme, ce médicament, comme le précédent, est encore à l'étude, et il serait prématuré de formuler des conclusions.

Féréol[2] a récemment signalé les heureux effets obtenus avec le *sulfate de cuivre ammoniacal* ($0^{gr},10$ et $0^{gr},15$ par jour dans une potion) dans quatre cas de névralgie trifaciale ayant résisté à une série de traitements très-variés.

Pour l'application particulière de l'*électricité* au traitement de la névralgie trifaciale, voici les conseils que donne Onimus : Le pôle négatif est placé au point de sortie du tronc du nerf et le pôle positif à la partie périphérique du rameau douloureux ; on fait passer un courant continu de dix à douze éléments que l'on maintient pendant six à huit minutes. Dans le tic douloureux de la face, le pôle positif est placé sur les troncs nerveux à leur sortie à la face, et le pôle négatif sur le ganglion cervical : on applique un courant de douze éléments sans interruptions, pendant sept à huit minutes. Si les mouvements de mastication sont très-douloureux, le pôle négatif est placé pendant deux ou trois minutes au niveau du masséter. Quand la guérison doit avoir lieu, on constate de l'amélioration dès les premières séances, on remarque notamment que le sommeil, jusque-là impossible ou troublé, redevient normal.

Les *opérations chirurgicales* sont possibles sur beaucoup de points du trijumeau, qui sont assez facilement accessibles. On peut intervenir de cette manière dans certains cas graves et rebelles. Savary a même trépané le maxillaire inférieur pour réséquer le nerf dentaire mis à nu, et Steller a pénétré dans le même canal, à la fois par la bouche et par l'extérieur, pour réséquer 6 centim. du nerf[3].

1 *Journ. Thérap.*, 1875, II, 534.

2 *Acad. de Méd.*, 1er avril 1879.

3 Tillaux a réséqué le nerf sous-orbitaire à son entrée dans le canal de ce nom, et a guéri ainsi une névralgie sous-orbitaire rebelle. (*Soc. de Chir.*, juin 1877.) — Voyez aussi sur le traitement de la névralgie du maxillaire supérieur par la résection, les travaux de Lasalle (Th. Paris, 1878. *Bullet. de Thérap.*, 1878), Losseu (*Centralbl. f. Chir.*, 1878, 5) et Braun (même Recueil, 1878, 10).

Par la cautérisation du bord douloureux de la langue, Vulpian (*Clin. de la Charité*, pag. 607) a obtenu une guérison, au moins momentanée, dans un cas de névralgie du dentaire inférieur.

CHAPITRE III.

MIGRAINE[1].

Tous les médecins qui ont bien décrit la migraine y étaient sujets, et, de fait, le nombre des migraineux est fort grand dans notre profession. Je me hâte de dire que je ne possède pas cette aptitude spéciale à faire une bonne description, et comme j'ai dépassé l'âge après lequel Tissot déclare qu'il faut renoncer à l'avoir si on ne l'a pas encore eue, je suis condamné à m'en passer et à en parler, comme de toutes les autres maladies, par ouï-dire.

Cela peut avoir du reste un avantage, c'est qu'on risque moins de se laisser absorber par la forme particulière à laquelle on est sujet ; on décrit *la* migraine au lieu de décrire *sa* migraine, et on a moins de tendance à trop généraliser des cas particuliers, comme l'ont fait Du-Bois Reymond et tant d'autres.

La migraine est une espèce particulière de céphalalgie, le plus souvent unilatérale (hémicrânie), revenant par accès et s'accompagnant de troubles variés, soit du côté des voies digestives, soit du côté des sens.

Longtemps confondue avec toutes les autres céphalalgies, la migraine fut ensuite considérée comme une variété de névralgie trifaciale, par Tissot notamment. Nous verrons que certains pathologistes modernes adoptent encore cette idée, qui est très-soutenable. Romberg voulut en faire une névralgie cérébrale. Et enfin les contemporains en font une névrose du grand sympathique. Du Bois-Reymond la considère comme un tétanos du grand sympathique cervical ; Mollendorf, au contraire, comme une paralysie de ce nerf. Jaccoud concilie les deux opinions en les considérant comme exprimant l'observation à deux périodes successives de la maladie, et Eulenburg arrive au même résultat en distinguant deux espèces de migraine : la forme sympathico-tonique et la forme angio-paralytique. — Telle est la marche des idées pour le *siége* de la maladie.

Quant à sa *nature*, à sa cause prochaine, Alexandre de Tralles considère le premier la migraine comme une réponse aux souffrances de l'estomac. C'est l'idée reprise par Tissot et aujourd'hui encore défendue par une partie de l'École anglaise. — Au contraire, Charles Lepois admet des troubles humoraux dans les centres nerveux : une sorte de fermentation de la matière bilieuse qui distendrait les membranes du cerveau. Nous retrou-

[1] Jaccoud ; *Pathol. int.* — Gubler et Bordier ; art *Dict. encycl.* — Hirtz ; art. *Nouv. Dict. méd. et chir. prat.* — Eulenburg ; *Hdb. Ziemssen.* — Liveing ; *Anal. Rev. Sc. méd.*, III, 145. — Poincaré ; *loc. cit.*, tom. III, pag, 532. — Lasègue ; *Arch. gén. de Méd.*, 1873.

verons ce genre d'idée chez Eulenburg, attribuant la migraine à des troubles de circulation. Hoffmann, Willis, Fordyce, accusent l'influence des esprits animaux. Et nous verrons Liveing, dans le plus gros volume qui ait encore été publié sur ce sujet (500 pag.) et qui a paru en 1873, admettre des orages nerveux et des explosions nerveuses qui ressemblent singulièrement à l'ancienne idée de Hoffmann.

Enfin, à côté de ces Écoles faisant dépendre la migraine d'un trouble local, soit dans les voies digestives, soit dans le système nerveux, Trousseau s'est fait le propagateur de l'idée qui regarde la migraine comme la manifestation d'un état constitutionnel.

Il y a beaucoup de confusion dans tout cela ; par suite, la nécessité de commencer par une étude clinique sérieuse, qui est la base positive; puis nous essayerons la physiologie pathologique, en séparant toujours bien soigneusement les faits et les hypothèses.

La migraine est toujours la manifestation d'un état général, d'un état constitutionnel. Je crois cliniquement vrai et utile de poser nettement ce principe en tête de l'ÉTIOLOGIE de cette névrose.

Cette proposition paraîtra peut-être hasardée et trop absolue ; je la crois cependant rigoureusement exacte. Je ne l'ai pas formulée d'une manière aussi générale pour la névralgie ordinaire, parce que la névralgie peut être produite par un traumatisme ou un corps étranger sur le trajet du nerf à sa périphérie. Mais cet ordre de cause ne doit plus être invoqué ici pour la migraine ; dès-lors, il faut dire que derrière la migraine il y a toujours un état général, une diathèse.

Ainsi, un refroidissement ne donne pas la migraine au premier venu, et, d'autre part, quand un sujet a eu un accès de vraie migraine, le plus souvent il en aura d'autres ; ce qui prouve qu'il y a une cause profonde, générale, qui persiste. Quand un jeune homme parlera de migraine, et que par l'analyse on sera arrivé à voir qu'il s'agit véritablement de la vraie migraine, il faut chercher dans ses antécédents personnels et héréditaires, la tare diathésique, la maladie de famille. Le plus souvent on la découvrira. Si on ne la trouve pas faute de renseignements, il faut suivre ce sujet pendant le reste de sa vie, et l'avenir révélera fréquemment cette diathèse qui échappait jusque-là.

Je connais un sujet qui a eu des migraines pendant toute sa jeunesse ; il fut très-difficile de trouver une diathèse à ce moment. Plus tard, les migraines disparurent et des gastralgies les remplacèrent ; plus tard aussi apparurent des douleurs articulaires manifestes. C'était un rhumatisme, qu'on retrouva alors chez les ascendants et chez les frères, et qui était évidemment cause de toute cette série d'accidents. Aujourd'hui, un fils de ce malade, encore jeune, a aussi des migraines ; il n'a pas présenté d'autres phénomènes, mais je n'hésite pas à reconnaître là la diathèse rhumatismale

paternelle, qui s'est classiquement manifestée par une attaque articulaire chez un autre enfant.

Voilà la doctrine étiologique générale de la migraine, doctrine clinique essentielle qui a une portée thérapeutique bien plus grande que la question de savoir si c'est le grand sympathique ou le trijumeau qui est le point de départ et le siége de la douleur.

Il faut donc considérer la migraine comme la manifestation d'un état général, constitutionnel, et, quand on la rencontre, rechercher chez le sujet la diathèse que le passé ou l'avenir révéleront si l'état présent est insuffisant pour la faire connaître.

A ce titre, la migraine doit être inscrite en tête des manifestations nerveuses que l'on voit se succéder dans ces familles dont nous avons déjà parlé, qui semblent vouées aux névroses de génération en génération. Le nervosisme n'est pas pour nous une diathèse, mais c'est le plus souvent la manifestation d'une diathèse, et c'est cette diathèse fondamentale qui, en se transmettant de père en fils, sert de substratum commun et de lien aux diverses manifestations nervosiques que l'on observe successivement.

Ainsi, on voit des migraineux descendre d'épileptiques, engendrer des choréiques ou même des aliénés. Ce ne sont pas là des maladies indépendantes les unes des autres, qui se succèdent sans rapport de filiation ; ce ne sont pas même des maladies qui se transforment les unes dans les autres. Ce sont des manifestations successives, dans une famille, d'une diathèse héréditaire commune.

Récemment encore, Liveing a bien insisté sur ces faits et a montré ces diverses manifestations névropathiques pouvant se remplacer chez le même individu. « Ainsi, certains migraineux auraient présenté par moment, soit de l'épilepsie bien nette, soit des attaques d'asthme, soit de l'angine de poitrine, soit des torticolis, soit des troubles intellectuels pouvant aller jusqu'à la folie complète ; enfin, on aurait pu observer aussi des gastralgies et des spasmes des premières voies respiratoires. » C'est un fait de cette catégorie que je citais plus haut.

Seulement (et c'est le point capital sur lequel je ne saurais trop revenir), derrière cette multiplicité de manifestations nerveuses, il y a une cause unique, permanente, qu'il faut savoir retrouver.

Il faut retenir ces faits : toute la doctrine étiologique des névroses est là. Nous aurons souvent occasion d'y revenir. Il faut toujours l'avoir présente à l'esprit.

On comprend, dès-lors, que je n'admette pas la division classique des migraines en migraines symptomatiques et migraines idiopathiques. Toutes les migraines sont symptomatiques ; seulement elles ne le sont pas d'un état local, mais d'un état général, et toutes les névroses de même.

Cela posé, entrons dans le détail de l'étiologie.

Dans les *conditions prédisposantes*, nous envisagerons l'âge et le sexe.

La migraine est une maladie de la jeunesse. Tissot a déclaré que ceux qui ne l'avaient pas eue à 25 ans ne l'auraient jamais : c'est vrai d'une manière habituelle. On observe même quelquefois des migraines débutant dans l'enfance, avant 10 ans, âge auquel la névralgie ordinaire est inconnue. Ce sont là cependant des cas assez rares. C'est à la puberté que la migraine éclate le plus souvent, qu'elle soit ou non héréditaire.

Le sexe féminin est incontestablement plus disposé, plus souvent atteint; d'après Eulenburg, ce serait dans une proportion de cinq pour un.

En tête des *causes* vraies, il faut placer les diathèses, et parmi celles-ci, tout d'abord le rhumatisme et surtout la goutte. J'ai déjà cité l'histoire d'un rhumatisant chez lequel la migraine a été longtemps la seule manifestation de la maladie, et chez le fils duquel elle est encore actuellement la seule manifestation du rhumatisme. — On connaît aussi l'histoire classique du major anglais ami de Trousseau : Il était sujet depuis longtemps à des migraines revenant tous les quinze jours ; il voulut en être débarrassé. Trousseau, qui était jeune alors, le traite par les pilules écossaises à haute dose : les accès s'éloignent en effet, puis disparaissent ; mais un état de malaise les remplace ; puis une attaque franche de goutte apparaît au gros orteil. Trousseau, encore jeune, la traite par les antiphlogistiques : la goutte atonique remplace cette bruyante manifestation aiguë, la santé générale s'altère, et le major succombe à une hémorrhagie cérébrale.

Au lieu d'être, comme ici, la première manifestation de la diathèse; au lieu de précéder les symptômes caractéristiques, la migraine peut au contraire les remplacer, leur succéder et constituer une manifestation tardive. C'est ce qui arriva dans cette autre histoire de Trousseau, qui est l'inverse de la précédente.

Un jeune homme a une dartre humide jusqu'à 17 ans ; à 17 ans, il est atteint d'asthme jusqu'à 21 ; à 21 ans, l'asthme disparaît et il a un accès de goutte régulière. Il s'en débarrasse par les dangereux remèdes de Laville et de Lartigue ; sa santé s'altère, il tombe dans une caducité précoce. Bretonneau lui ramène sa goutte. Plus tard, les eaux de Luchon l'améliorent : les accès s'espacent, disparaissent, et des migraines les remplacent.

Ce sont là des faits très-instructifs à méditer sérieusement. On remarquera que des observations de cet ordre ne peuvent guère être recueillies que dans la clientèle privée. Là seulement le médecin suit ses malades assez longtemps, les sujets s'observent avec soin, et l'on peut avoir une connaissance suffisante des antécédents héréditaires. Aussi constate-t-on que tous les grands praticiens arrivent isolément à cette conviction du rôle immense que jouent les diathèses dans la pathogénie des névroses en général et de la migraine en particulier.

On sait notamment combien M. le professeur Combal a observé de faits qui confirment cette doctrine, que patronnent Teissier (de Lyon) et Guéneau de Mussy aussi bien que Trousseau.

Charcot a constaté les rapports spéciaux qui unissent la migraine et le rhumatisme noueux : sur 30 femmes atteintes de rhumatisme, 17 avaient eu des migraines intenses.

Dans le même ordre d'idées, Hughlings Jackson[1] a été frappé de la relation intime qui semble unir la migraine, la chorée et le rhumatisme (relation qu'avait déjà constatée Anstie, en Angleterre). Elle se révèle de diverses façons. Ainsi, l'on trouve que les choréiques sont sujets à de violents maux de tête paroxystiques, rarement précédés, il est vrai, de troubles oculaires : sur 66 choréiques, 63 ont eu des céphalalgies ; sur ce nombre, 31 étaient pris de vomissement ou de nausée en même temps que de céphalalgie ; 14 eurent des phénomènes oculaires et 11 des étourdissements. — D'un autre côté, dans quelques cas récents de migraine exceptionnellement intense, Hughlings Jackson a trouvé des antécédents rhumatismaux chez les parents des malades ; et parmi les rhumatisants admis depuis peu à l'hôpital de Londres, figurait une forte proportion de gens sujets à la céphalalgie[2].

Ces documents, recueillis par Hughlings Jackson à l'hôpital de Londres, comme ceux de Charcot à la Salpêtrière, prouvent que ces faits peuvent aussi être constatés à la clinique hospitalière, quand les circonstances sont favorables, et surtout quand l'attention du médecin est fortement attirée sur la nécessité de cette investigation.

Les autres diathèses peuvent aussi produire la migraine, l'herpétisme notamment, mais moins souvent cependant que le rhumatisme ou la goutte.

Malgré tous les faits que révèle l'observation de chaque jour, Hirtz, dans un récent article consacré à la migraine, est au contraire peu disposé à considérer les choses de cette façon. Il admet que les cas cités sont simplement des coïncidences, qu'il s'agit de migraine chez des rhumatisants ou des goutteux, et non de migraine rhumatismale ou goutteuse. Cette manière de concevoir les choses me paraît péremptoirement réfutée, d'un côté par la fréquence même de cette coïncidence et la rareté de la migraine à l'état de maladie absolument isolée, et d'une autre part l'alternance que l'on trouve souvent si nettement entre les manifestations successives de la diathèse. Ainsi, dans le même article Hirtz cite une dame dont la migraine guérit à l'apparition d'une sciatique. — Notre interprétation des faits nous paraît plus clinique, plus simple et plus conforme à la réalité des choses.

Trousseau a dit encore que l'impaludisme pouvait se manifester aussi par des migraines. Cette forme de fièvre larvée n'a rien d'impossible, et je n'admets pas du tout l'objection que formule Hirtz contre son existence : le thermomètre seul suffit, dit-il, à en faire justice, cette prétendue fièvre

[1] Hughlings Jackson ; *Notes sur des cas de maladie du système nerveux.* (*The Lancet*, 10 juillet 1875.)

[2] *Rev. Sc. méd.*, VII, 143.

larvée étant apyrétique. Cet argument ne me paraît rien prouver du tout. Il y a des accidents parfaitement et incontestablement palustres, comme cause, comme marche et comme thérapeutique, qui restent absolument insensibles au thermomètre, et les accès les plus pernicieux ne sont certainement pas ceux qui font monter le plus haut la colonne mercurielle. Ce n'est donc pas là une objection sérieuse à l'opinion de Trousseau. Ce que je puis dire seulement, c'est que dans nos pays cette forme de fièvre larvée est rare, et que je ne l'ai jamais observée ; il y a des névralgies, des céphalées de nature paludéenne, mais je n'ai jamais observé de véritables migraines.

L'anémie et en général tous les états qui excitent le système nerveux et affaiblissent sa force de résistance, peuvent produire la migraine. C'est ainsi qu'agissent l'hystérie et certaines professions, certains genres de vie : la vie intellectuelle, sédentaire, etc. C'est pour cela encore qu'il y a un si grand nombre de migraineux dans les professions libérales, et en particulier chez les médecins.

Certains médecins ont voulu trouver à la migraine des causes locales éloignées, dans l'estomac et les voies digestives : ce serait un phénomène sympathique. Déjà Alexandre de Tralles, et Tissot beaucoup plus tard, la regardent comme une réponse aux souffrances de l'estomac. Une partie de l'Ecole anglaise a repris actuellement cette idée, en plaçant la migraine sous la dépendance de l'état du foie et surtout de l'estomac.

Clifford Allbutt [1] appuie notamment sa manière de voir sur les aguments suivants : 1° le vomissement diffère du vomissement cérébral en ce qu'il est précédé de nausées prolongées, qu'il est suivi d'un répit assez long et qu'il se compose en grande partie de bile ; 2° il existe des désordres très-nets du côté du foie : sensibilité à la pression, teinte subictérique, matières fécales décolorées ou très-bilieuses ; 3° il y a des désordres de l'estomac, dégoût pour certains aliments et quelquefois dyspepsie prolongée pour les matières grasses ; 4° dans certains cas, il suffit d'écarts de régime pour faire reparaître la migraine ; 5° enfin le traitement est plus efficace quand il s'adresse aux troubles digestifs que quand il s'attaque au système nerveux [2]. — William Dale [3], rapportant sa propre observation, insiste aussi sur ce fait que chez lui la migraine semblait manifestement consécutive à des troubles gastriques, et qu'il a pu pour ainsi dire s'en débarrasser par une diète sévère [4].

Sans me prononcer absolument contre cette interprétation, qui peut s'appliquer à certains faits, je ferai remarquer d'abord que des troubles

[1] Clifford Allbutt ; *The Practitioner*, 1873.

[2] *Rev. Sc. méd.*, I, 685.

[3] William Dale ; *The Practitioner*, 1873.

[4] *Rev. Sc. méd.*, II, 689.

gastriques consécutifs constituent le plus souvent un symptôme et non une cause de la migraine ; dans d'autres cas, les troubles gastriques peuvent précéder en effet la douleur et être alors, avec la migraine, une manifestation double de la même maladie constitutionnelle ; enfin, d'autres fois, un embarras gastrique ou un écart de régime peuvent servir de cause occasionnelle au développement d'une attaque de migraine. De telle sorte qu'un grand nombre de ces cas d'hémicrânie attribués à une maladie de l'estomac ne seraient ainsi considérés qu'à cause d'une analyse incomplète et d'une recherche insuffisante de l'état général fondamental.

Un mot enfin sur les *causes occasionnelles* des crises. Tout peut les amener, suivant les individus : du côté de l'estomac, tel ou tel aliment, un repas à une heure inaccoutumée, une indigestion, etc. ; pour le moral, une émotion, un travail exagéré, etc. ; dans l'air, un changement de température, de climat ; une impression sensorielle exagérée ou anormale, une lumière trop vive ; certaines odeurs, comme celle de l'éther, de la rose (Labarraque cite un médecin chez lequel l'odeur de toutes les autopsies provoquait une crise) ; un bruit inaccoutumé, un grincement désagréable ; chez la femme, la période menstruelle, etc., etc.

La description des SYMPTÔMES est très-difficile ; ce sont tous des phénomènes subjectifs, changeant avec chaque individu et se prêtant peu à une systématisation dogmatique.

Le plus souvent il y a des *prodromes* : on sent habituellement venir sa migraine, mais chacun le sent à sa manière. La veille ou le matin, le sujet éprouve, par exemple, de la pesanteur de tête, de l'inaptitude au travail, un changement de caractère, de la tristesse ou bien des troubles du côté des sens : ainsi, j'ai vu un cas dans lequel la migraine débutait le plus souvent par de l'hémiopie dans un œil. Piorry a décrit aussi, à cette période, des phosphènes, sur lesquels Liveing est revenu. C'est, par exemple, un cercle sombre avec des bords brillants, bords polyédriques formant un polygone, comparé par Fothergill et Parry à une enceinte fortifiée ; les angles sont lumineux et présentent quelquefois les couleurs du spectre. D'autres fois, ce sont des bourdonnements d'oreille, frissonnement, sensation de froid. Chez des malades de Tissot et de Berger, le début se faisait par une violente gastralgie ou entéralgie ; plus rarement on a trouvé une faim inaccoutumée, un besoin pressant de manger.

En somme, les troubles prodromiques se passent surtout du côté du système nerveux et du tube digestif, et peuvent être classés suivant deux types : type d'excitation et type de dépression. Dans le premier cas, il y a de la vivacité intellectuelle, de l'alacrité, un appétit anormal, un peu comme avant l'attaque de goutte ; dans le second cas, c'est de l'atonie, du malaise ; il n'y a pas d'appétit.

Les phénomènes plus ou moins bizarres qui caractérisent cette période

ressemblent beaucoup à ceux qui précèdent la menstruation; dans un grand nombre de cas, on peut confondre.

Ces prodromes surviennent souvent la veille ; puis arrive une nuit calme, et la crise éclate le matin.

Du reste, qu'il y ait ou non ces prodromes, la *douleur* débute en général le matin, atteint rapidement son maximum, et occupe alors tout le premier plan. Elle n'apparaît pas avec la soudaineté foudroyante d'un accès de névralgie, d'une crise de tic douloureux, par exemple.

Le plus souvent cette douleur est unilatérale (hémicrânie), plus fréquente à gauche qu'à droite (dans une proportion de deux contre un pour Eulenburg) ; elle peut dépasser la ligne médiane. Certains malades ont leurs crises tantôt à gauche, tantôt à droite, un côté étant en général plus souvent pris et avec plus d'intensité que l'autre. Dans le même accès, la douleur peut commencer d'un côté et se terminer de l'autre. Si elle s'étend des deux côtés, elle reste ordinairement plus intense du côté qui a été le premier atteint.

Habituellement fixe, la douleur n'occupe pas tout un hémisphère, mais une région plus ou moins circonscrite, plus souvent en avant ou sur le côté, à la région frontale, temporale ou pariétale ; souvent à la région sus-orbitaire ; l'œil lui-même peut devenir douloureux.

On ne retrouve point ici des points nets comme dans la névralgie ; cependant on constate de l'hyperalgésie cutanée au foyer principal de la douleur, spécialement à la région pariétale, en ce point décrit par Valleix comme commun aux névralgies de toutes les branches du trijumeau. De plus, dans certains cas, ceux notamment qui s'accompagnent de troubles vaso-moteurs, on éveille de la douleur en pressant au niveau du ganglion moyen du sympathique cervical, et quelquefois sur les apophyses épineuses des dernières vertèbres cervicales et des premières dorsales. Armaingaud a signalé également, dans certains cas de migraine, des points apophysaires analogues à ceux de la névralgie du trijumeau.

Voilà pour le siége de la douleur.

Quant à sa nature, chaque malade la définit à sa manière, en employant une comparaison différente. C'est une vrille perforant la tête, un marteau la brisant, des pointes acérées qui la transpercent, des tenailles qui la serrent, un étau qui la comprime, une force intérieure qui fait éclater les sutures du crâne, une sensation de ballottement d'un liquide. Il semble à certains malades qu'on les scalpe. La douleur est lancinante ou gravative, exaspérée par tous les mouvements, par la marche, etc.

En tout cas, la migraine n'est pas une céphalalgie vulgaire. Et quand les migraineux ont mal à la tête, pour une affection fébrile par exemple, ils savent très-bien distinguer cette céphalalgie de leur migraine.

On peut avancer, dit Lasègue, que tout mal de tête exempt de complications gastriques ne rentre pas dans la définition de la migraine. De fait,

la douleur s'accompagne habituellement de vomissements ou, pour mieux dire, de nausées répétées, d'un état nauséeux généralisé, d'une sorte de mal de mer avec peau froide, quelquefois couverte de sueur et mouvement de concentration générale. C'est le moment le plus pénible. Les vomissements s'établissent souvent ensuite plus francs et semblent débarrasser le malade comme d'une glaire tenace qui serait cause de tout. C'est ce qui fait croire souvent que la migraine est sous la dépendance de l'estomac; mais un vomitif donné au début de la crise chez le même sujet ne le débarasse pas et le plus souvent n'abrége pas l'accès.

Comme *troubles sensoriels*, on constate parfois des bourdonnements d'oreille, quelquefois de l'hyperacousie. Pour le sens du toucher, Liveing a signalé des fourmillements et de l'anesthésie partant des doigts, gagnant les bras, puis le cou, la face du même côté, enfin les lèvres, la face et la langue. O. Berger a constaté de l'hyperesthésie; au compas de Weber, les deux pointes étaient perçues à une ligne du côté malade et à quatre de l'autre; au point de vue thermique, il appréciait une différence de 0°,4 du côté malade et une différence de 0°,8 de l'autre. De même pour la sensibilité électrique. — Enfin, nous avons déjà signalé pour la vue, l'hémiopie, l'amblyopie ou les phosphènes en enceinte fortifiée, suivant les cas.

Galezowski a récemment étudié avec soin ces phénomènes sous le nom de migraine de l'œil, et est arrivé aux conclusions suivantes. «... La migraine de l'œil apparaît le plus souvent chez les personnes qui ont été sujettes pendant quelques années à la migraine ordinaire; cette dernière cesse et est remplacée par des accidents nerveux visuels. Néanmoins, les accidents peuvent survenir sans être précédés d'aucun autre phénomène nerveux. La maladie ne débute pas toujours de la même façon : quelquefois elle est précédée d'un mal de tête; dans d'autres cas, plus fréquents, elle éclate subitement et elle est caractérisée, soit par l'hémiopie, soit par un scotome central.

» L'hémiopie est monoculaire ou binoculaire. L'hémiopie est quelquefois latérale, d'autres fois elle occupe la moitié supérieure du champ visuel. Dans la forme binoculaire, le champ visuel est perdu, tantôt latéralement, tantôt dans la moitié droite ou gauche des deux yeux. La vue est complétement abolie dans une moitié du champ visuel; néanmoins l'acuité visuelle se conserve presque normale.

» Cette hémiopie n'est que passagère, elle ne dure que vingt, trente à cinquante minutes, et se dissipe ensuite complétement; quelquefois je l'ai vue se transformer en une cécité complète de courte durée; dans d'autres cas, elle est suivie d'une faiblesse de la vue qui se prolonge jusqu'à la fin de la journée.

» Le scotome central est plus rarement le symptôme dominant de la maladie, qui conserve cette forme jusqu'au bout. Trois fois je l'ai vu se transformer en une hémiopie.

» Des irisations et des phénomènes scintillants lumineux en zigzags accompagnent le plus souvent la migraine oculaire. Les malades voient ces phénomènes lumineux dans la partie obscure du champ visuel, qui s'éloignent peu à peu et se dissipent complétement. Trois de mes malades apercevaient des milliers de mouches lumineuses et des paillettes argentées sillonnant le champ visuel obscur...

» L'hémiopie peut venir très-souvent (deux ou trois fois par semaine); alors surviennent un trouble de la vue et une sorte d'asthénopie presque permanente qui rendent tout travail impossible....

» La migraine de l'œil ne présente aucune gravité [1]. »

La *motilité* peut aussi être atteinte dans la migraine ; ce sont quelquefois des tremblements, des secousses convulsives dans les muscles du côté malade : le sourcil est plus élevé que l'autre ; la figure prend une expression grimaçante et asymétrique par l'action prédominante des muscles du côté atteint. Les phénomènes peuvent même se généraliser, et on a alors une névrose convulsive plus grave. D'autres fois, c'est l'akinésie qui complique le tableau ; on observe de véritables hémiplégies. Enfin, dans quelques cas, il y a aussi des troubles de la *parole* : aphasie complète ou incomplète, avec intégrité de l'intelligence. Liveing a signalé quelquefois l'incoordination de la pensée et l'amnésie. Chose remarquable, ces signes coïncideraient habituellement avec une hémiplégie ou une hémianesthésie à droite, quelquefois avec une paralysie bilatérale, mais jamais avec une paralysie gauche.

Tous ces phénomènes, plus ou moins bruyants et effrayants, présentent un caractère commun : ils disparaissent avec l'attaque de migraine. Du reste, tous ces troubles graves ne se trouvent que rarement et seulement dans les formes très-intenses. Il y a ensuite, à côté de cela, toute une série de cas moyens et même de cas légers : on voit certains malades ne pas interrompre leurs occupations.

Nous n'avons encore rien dit des phénomènes dépendant de l'état des *vaso-moteurs*. Ici il faut distinguer deux formes typiques, ce qu'Eulenburg appelle la forme sympathico-tonique et la forme angio-paralytique.

Dans les cas de migraine appartenant à la première catégorie, on constate tous les signes de l'excitation du grand sympathique cervical. Au maximum de l'accès, du côté malade, la face est pâle, la pupille dilatée, l'artère dure ; la température du conduit auditif externe est abaissée de 0°,4 à 0°,6. La compression de la carotide de ce côté augmente la douleur, celle de la carotide du côté opposé la diminue au contraire. — Vers la fin de l'accès, tout change : la face et l'oreille rougissent et donnent une sensation de chaleur ; la température s'élève en effet ; la conjonctive est

[1] Galezowski ; *Étude sur la migraine de l'œil.* (Congrès de Genève, 1877. — *Gaz. hebd.*, 1878, n° 2, pag. 19.)

rouge ; il y a du larmoiement, quelquefois du rétrécissement de la pupille, etc.

Dans les cas de migraine rentrant dans le second type, on observe tous les signes de la paralysie du sympathique cervical. Toujours au maximum de l'accès et du côté malade, la face est rouge, chaude, turgescente ; la conjonctive injectée, la sécrétion lacrymale augmentée, la pupille plus ou moins rétrécie ; il y a quelquefois un peu de ptosis. L'oreille est plus chaude de 0°,2 à 0°,4. La sueur est plus abondante de ce côté, quelquefois même exclusivement unilatérale. La compression de la carotide de ce côté diminue la douleur, et la compression de la carotide du côté opposé l'augmente. A l'ophthalmoscope, on a observé quelquefois la dilatation des artères et des veines du fond de l'œil. — A la fin de l'accès, la face pâlit graduellement ; les autres phénomènes disparaissent peu à peu, et tout revient à l'état normal.

Un même malade peut présenter des accès de chacune de ces formes successivement et à différentes époques ; Berger, Eulenburg, ont observé des faits de ce genre.

Enfin, il y a des cas de migraine dans lesquels il n'y a aucun trouble vaso-moteur local ; dans lesquels, malgré l'observation la plus attentive, on ne peut constater aucune différence de température ou de coloration entre les deux côtés de la tête. Ces derniers faits ont une très-grande importance au point de vue de la PHYSIOLOGIE PATHOLOGIQUE, dont nous devons parler maintenant.

Nous n'avons pas à discuter ici les théories qui font de la migraine une réponse aux souffrances de l'estomac, une expression de la congestion du foie, etc. Cela rentre dans l'étiologie, et nous n'avons ici à envisager que la pathogénie. Que le point de départ soit dans le tube digestif ou dans un état général, cela ne résout pas la question de savoir si c'est le trijumeau, le cerveau ou le grand sympathique qui sont directement en cause dans la migraine. Or, c'est cette question de siége prochain, immédiat, de la douleur, que l'on s'efforce de résoudre quand on essaie la physiologie pathologique de la migraine.

Les premiers observateurs qui cherchèrent à localiser le siége immédiat de la migraine le mirent, avec Chaussier et Pinel, dans le trijumeau. Cette opinion a régné longtemps avec des variantes.

Ainsi, Hasse en fait une névralgie du trijumeau avec participation des filets récurrents des méninges et retentissement sur les nerfs sensoriels et viscéraux. Anstie met cette névralgie trifaciale sur le compte d'une irritation moléculaire atrophique des racines du trijumeau (c'est l'application à ce cas particulier de sa théorie générale des névralgies) ; Wepfer, Tissot et Lebert circonscrivent cette névralgie dans le seul nerf sus-orbitaire. Piorry place la migraine sur un terrain commun au sympathique et à la cinquième

paire, dans une dépendance du ganglion ophthalmique, le réseau nerveux de l'iris. Pour lui, c'est une irisalgie, d'où l'endolorissement du globe oculaire et les sensations lumineuses subjectives (Poincaré).

Prenant en considération la diffusion des phénomènes et leur siége profond, Romberg attribue à la migraine une origine centrale ; il en fait une névralgie du cerveau.

Mais Du Bois-Reymond a fait entrer la question dans une voie nouvelle. Il a proposé et défendu avec talent la théorie du grand sympathique, qui a été accueillie tout de suite avec grande faveur, qui est aujourd'hui admise à peu près par tout le monde, et qui mérite par conséquent, de notre part, une discussion toute spéciale.

Du Bois-Reymond observe sur lui-même la forme de migraine que nous avons décrite sous le nom de sympàthico-tonique, avec pâleur de la face, dilatation de la pupille, etc. Alors il explique tout par la contraction tonique, le tétanos du grand sympathique cervical. De plus, comme la pression était douloureuse au niveau des dernières vertèbres cervicales et des premières dorsales, il pensait que le point de départ de l'excitation était au centre cilio-spinal. Mais Brunner ayant observé sur lui et sur sa mère une sensibilité douloureuse au niveau des ganglions cervicaux supérieur et moyen, il admet que le point de départ peut se trouver aussi dans le cordon cervical.

Dans cette théorie, la douleur est attribuée à la crampe vasculaire elle-même, qui comprime les filets nerveux contenus dans les muscles lisses des petits vaisseaux. Ce sont des douleurs analogues à celles des contractions intestinales ou utérines dans les coliques, ou de la peau pendant le frisson fébrile.

Telle est la théorie acceptée par beaucoup d'auteurs aujourd'hui, et notamment par Jaccoud dans sa *Pathologie interne*.

Mollendorf observa dans certains cas de migraine des phénomènes inverses de ceux que Du Bois-Reymond avait décrits : c'étaient les phénomènes de paralysie du grand sympathique qui caractérisent la forme angio-paralytique. Il fallait alors admettre une théorie inverse de la première.

On essaya cependant de concilier les deux observations et on admit que Mollendorf et Du Bois-Reymond n'avaient pas observé à la même période de la crise, que le premier avait noté la paralysie vasculaire qui succède tout naturellement à la contraction du début : c'est l'explication proposée par Jaccoud.

Mais en observant les faits de près et avec précision, on a vu que l'état des vaisseaux peut ne pas être le même au maximum de l'accès, c'est-à-dire à la même période de la crise douloureuse ; dans certains cas ils sont dilatés, dans d'autres ils sont resserrés, toujours au plus fort de l'accès. Il a fallu dès-lors admettre, avec Eulenburg, deux formes opposées de la migraine : la forme sympathico-tonique et la forme angio-paralytique.

La théorie a donc dû être changée : on ne pouvait plus conserver l'explication de Du Bois-Reymond ni celle de Mollendorf. La migraine resta une maladie du grand sympathique ; mais ce n'était plus nécessairement un tétanos ni nécessairement une paralysie de ce nerf : c'était tantôt l'un, tantôt l'autre, suivant les cas. — Dès-lors l'explication de Du Bois-Reymond sur la pathogénie de la douleur ne tenait plus, puisqu'il n'y avait pas toujours crampe, quoiqu'il y eût toujours douleur.

Eulenburg proposa une autre explication. La douleur était due aux troubles circulatoires cérébraux (congestion dans un cas, anémie dans l'autre) qu'entraîne l'altération du grand sympathique (soit paralysie, soit excitation). On sait en effet que la congestion et l'anémie cérébrales peuvent se manifester par des symptômes tout à fait semblables, parmi lesquels il faut placer la céphalalgie. Eulenburg expliquait ainsi pourquoi la compression de la carotide du côté malade augmente la douleur dans les formes sympathico-toniques et la soulage au contraire dans les formes angio-paralytiques.

Cette théorie ne me paraît pas acceptable. La douleur de la migraine est bien différente de la céphalalgie qu'entraînent la congestion ou l'anémie cérébrales. Les migraineux ne s'y trompent pas et distinguent parfaitement ces deux genres de douleur. Cliniquement et thérapeutiquement, la migraine a sa physionomie à part et doit être distinguée de toutes les autres douleurs de tête, notamment de celles que causent la congestion ou l'anémie du cerveau.

Que cet élément circulatoire intervienne, joue un certain rôle, c'est possible, et cela suffit dès-lors à expliquer les variations de la douleur par la compression de la carotide du côté correspondant. Mais que ce soit là l'élément pathogénique capital et même exclusif (comme le veut Eulenburg) de la douleur, je ne le crois pas.

La meilleure des preuves, preuve péremptoire à mon sens, c'est que, de l'aveu de tous, d'Eulenburg lui-même, il y a des accès de migraine sans troubles vaso-moteurs d'aucune sorte, avec température et pupille égales des deux côtés, et cependant avec douleur très-vive. — On ne peut donc pas dire que la douleur soit la conséquence des troubles vaso-moteurs.

Le phénomène capital dans la migraine, c'est la douleur ; ce ne sont pas les troubles vaso-moteurs. Sans douleur il n'y a pas de migraine, tandis qu'il y a des migraines sans altération du sympathique. Les théories actuelles, en subordonnant tout aux troubles circulatoires, font l'essentiel d'un accessoire qui peut manquer.

Que le plus souvent, dans la migraine, le grand sympathique intervienne, rien de mieux. Mais il peut être mis en jeu aussi dans les névralgies du trijumeau les moins discutées. La douleur a une origine distincte. Ce n'est pas dans le grand sympathique qu'il faut placer l'essence de la migraine.

Quel est donc le siége de la douleur ? Sans pouvoir me prononcer définitivement, je ne vois aucune difficulté à admettre que c'est le trijumeau.

C'est même à cause de cela que nous avons rapproché l'étude de la migraine de celle de la névralgie trifaciale.

Le siége de la douleur paraît bien être dans le domaine du trijumeau. Les douleurs profondes s'expliquent par les filets récurrents que ses trois branches envoient aux méninges. Ce n'est pas à dire que ce soit une névralgie de ce nerf : un nerf sensitif peut souffrir de différentes manières. La migraine serait une névrose douloureuse du trijumeau ayant sa physionomie propre et distincte de la névralgie courante. De plus, il y a dans la migraine des troubles concomitants du grand sympathique, du pneumogastrique. Nous avons vu ces retentissements à distance se produire aussi (mais à un bien moindre degré) dans la névralgie vraie de la cinquième paire.

Pour nous résumer, la migraine est donc pour nous une névrose complexe que l'on ne peut pas classer dans les névroses vaso-motrices. Ce serait plutôt une névrose douloureuse, une névrose sensitive, et plus spécialement une névrose du trijumeau [1]. Car la douleur est capitale et ne manque jamais, tandis que les troubles vaso-moteurs sont variables et peuvent manquer.

Du reste, je reconnais volontiers que la question est encore indécise, et, je le répète, elle me paraît beaucoup moins urgente et moins nécessaire pour la pratique que la doctrine clinique exposée à propos de l'étiologie.

La MARCHE, la DURÉE et la TERMINAISON doivent être successivement étudiées dans l'accès et dans une série d'accès.

L'accès débute souvent par les prodromes que nous avons décrits; puis, après un intervalle de repos, une nuit calme, par exemple, la douleur s'établit avec son cortége de symptômes. Les phénomènes d'excitation alter-

[1] Clifford Allbutt (*Rev. Sc. méd.*, I, 685) combat l'hypothèse trigéminale en disant que la névralgie du trijumeau n'explique pas tout. C'est vrai ; mais la question est de savoir si la douleur n'est qu'un phénomène secondaire dépendant des troubles circulatoires, et par suite de l'état du grand sympathique ; ou bien si la douleur est un phénomène primitif, essentiel, indépendant de l'état de la circulation et dont le siége doit être rationnellement placé dans le trijumeau. C'est entre ces deux hypothèses que je choisis la seconde.

Quant à l'irritation moléculaire atrophique des racines du trijumeau, qu'admet Anstie (*Rev. Sc. méd.*, I, 687), c'est là une hypothèse absolument gratuite que rien ne me paraît démontrer actuellement.

D'autres auteurs, comme Latham (*Rev. Sc. méd.*, I, 687, et VII, 127), par exemple, appuient la théorie vaso-motrice sur ce fait que la digitale peut produire des phénomènes analogues à certains symptômes de la migraine, ou encore sur ce fait que certains migraineux, au moment de l'attaque, sentent du froid aux extrémités. Cela prouve uniquement qu'il y a souvent dans la migraine des troubles vaso-moteurs variés, ce que personne ne songe à contester.

nent quelquefois avec une certaine somnolence. C'est là un état pénible qu'il ne faut pas confondre avec le vrai sommeil réparateur de la fin. Cette somnolence est un peu au sommeil ce que l'état nauséeux généralisé est au vomissement franc. — Puis les phénomènes décroissent et le plus souvent le malade s'endort.

Fodéré et Prunelle auraient observé des accès qui suivaient la marche du soleil, croissant jusqu'à midi et se terminant à la chute du jour. Sans avoir le plus souvent cette régularité, l'accès est en général diurne et dépasse rarement la journée. Le lendemain matin, le malade est le plus souvent sur pied. On a cité des cas dans lesquels les accès duraient plus longtemps, jusqu'à quatre et cinq jours : peut-être y avait-il là une série d'accès; en tout cas, ce sont des faits exceptionnels. Lasègue pose en principe qu'une céphalalgie qui dure moins de six heures ou plus de vingt-quatre heures n'est pas une migraine.

Le sommeil normal marque la terminaison naturelle de l'accès. On se réveille étonné de ne plus souffrir, dit Lasègue ; mais cependant le bien-être n'est pas encore complet : on n'est guéri que quand on a mangé.

La fin de l'accès peut être marquée par des vomissements ; plus rarement on observe d'autres phénomènes critiques. Gubler signale l'épistaxis, une transpiration abondante et limitée aux pieds, un flux salivaire ou lacrymal, un écoulement séreux par la narine du côté malade, comme phénomènes critiques observés.

Quelquefois, après son accès, le sujet reconnaît une certaine amélioration dans sa santé, qui devient ensuite peu à peu moins parfaite jusqu'à un nouvel accès, et il peut arriver ainsi que le malade soit conduit à souhaiter sa crise de migraine (Gubler). J'ai vu à l'hôpital Saint-Éloi un épileptique qui pouvait très-bien faire avorter ses attaques en se liant fortement la jambe au moment et sur le trajet de l'aura. Eh bien! ce malade se sentait mal à l'aise après ces attaques manquées, tandis qu'il était en quelque sorte mieux portant quand il avait eu son attaque régulière. Il en arriva ainsi à ne plus vouloir empêcher sa crise. Il se passe quelque chose d'analogue chez les migraineux.

Ces faits-là font très-bien ressortir le caractère essentiel de tous ces actes morbides, qui sont des manifestations en quelque sorte utiles de la diathèse permanente. C'est la même idée que Liveing exprime quand il regarde la migraine « comme une véritable éruption volcanique venant débarrasser de temps en temps le système nerveux d'un excès de tension acquis par la force nerveuse ».

L'intervalle qui sépare les accès consécutifs est essentiellement variable suivant les sujets et aussi quelquefois chez le même sujet. D'autres fois, les crises reparaissent avec une assez grande régularité chez le même individu. Quelquefois même, l'exactitude est parfaite : *hemicrania horologica*. La migraine revient alors tous les mois, tous les quinze ou tous les huit jours.

Ainsi, Salius Diversus parle d'un moine qui eut la migraine pendant trois ans et sept mois tous les lundis ; Frank père parle d'une noble Milanaise qui avait aussi la migraine chaque lundi ; son fils l'eut tous les dimanches. Junker cite un cas bizarre dans lequel une migraine d'un quart d'heure de durée venait toutes les heures (?).

La durée de la maladie prise dans son ensemble est extrêmement variable. Il y a souvent substitution d'un autre acte morbide, ce qui fait que la durée de la migraine est indépendante de la durée de l'affection, de l'état morbide qu'elle manifeste.

En général, les accès vont en se rapprochant pendant une certaine période ; puis leur fréquence décroît. Habituellement, ils ne dépassent pas la ménopause. En tout cas, ils s'arrêtent au seuil de la vieillesse.

La terminaison de l'acte morbide pris dans son ensemble est donc variable. La migraine peut se terminer en faisant place à autre chose (asthme, manifestations articulaires...), ou bien elle peut disparaître entièrement si la diathèse est épuisée, guérie ou devient latente.

Le Diagnostic comprend deux questions importantes : il faut reconnaître d'abord la migraine et ensuite la nature de cette migraine, la maladie qu'elle manifeste. La seconde question est la plus négligée dans les livres, et c'est cependant celle que l'on a le plus souvent à résoudre. Habituellement le malade sait qu'il a la migraine et fixe lui-même le premier diagnostic.

Cependant, il ne faut pas toujours se fier au malade, et il est bon de vérifier si réellement c'est la migraine que présente le sujet.

Il faut distinguer la migraine de la névralgie du trijumeau : le tableau symptomatique est ici plus complexe, la marche est différente, il n'y a pas de points douloureux. Même en admettant que la migraine soit une névrose de la cinquième paire, il faut cependant lui reconnaître une physionomie tout à fait distincte de celle de la névralgie trifaciale. Les douleurs de la congestion ou de l'anémie cérébrales se distingueront par la diffusion plus grande des phénomènes, leur marche, l'absence de phénomènes sympathiques, etc.

Le diagnostic différentiel de la migraine d'avec les tumeurs cérébrales ou les lésions cérébrales chroniques en général, est important. Trop souvent un malade se croit simplement sujet à la migraine quand il a un début de lésion encéphalique incurable. L'intégrité des fonctions stomacales et la présence d'autres phénomènes nerveux, surtout pendant l'intervalle des accès de migraine, permettront en général la distinction.

La céphalalgie des maladies aiguës au début se distinguera par la fièvre, les signes concomitants et l'absence de migraines antérieures. Le clou hystérique a des caractères et une fixité spéciales ; il se développe chez un sujet qui présente d'autres signes de cette névrose.

Pour découvrir ensuite la maladie qui tient la migraine sous sa dépendance, on cherchera tout d'abord la diathèse, et spécialement le rhumatisme ou la goutte. On scrutera pour cela les antécédents du sujet, tous ses antécédents de famille, etc. ; quelquefois même l'avenir seul éclairera définitivement. Si on ne trouve pas de diathèse, il faut chercher en tout cas un état général : l'anémie, l'hystérie, etc. — Souvent le traitement pourra aider au diagnostic (syphilis, impaludisme).

Pronostic. — C'est un vrai malheur de ne plus avoir la migraine, disait Tissot. On ne peut guère tenir un tel propos à ses malades ; mais, de fait, quand la migraine est la manifestation d'une diathèse, mieux vaut encore cette manifestation-là que beaucoup d'autres : nous rappelons les faits de la jeunesse de Trousseau.

Le pronostic en soi n'est pas grave : la migraine n'a jamais tué personne, mais c'est un symptôme très-douloureux et en général fort opiniâtre.

La multiplicité extrême des agents proposés successivement pour le Traitement de la migraine prouve le peu d'efficacité réelle de chacun d'eux. — Nous diviserons le problème thérapeutique en deux parties : traitement de l'accès et traitement de la migraine dans son ensemble.

Je ne serais pas étonné qu'après un peu de pratique et après avoir vu quelques migraineux, chacun de mes lecteurs en arrive à ne rien prescrire du tout pendant l'accès, pour combattre cet accès lui-même. Le repos, la tranquillité, voilà tout ce que demandent les patients et tout ce que j'engage à leur accorder, sans les fatiguer ni par des questions ni par des remèdes inutiles. — Je dois cependant indiquer en quelques mots les conseils généralement donnés.

D'abord, pour la prophylaxie de l'accès, il faut tâcher d'éloigner les causes que chacun connaît comme agissant le plus habituellement pour produire sa migraine : on proscrira les écarts de régime, les excès intellectuels ou autres, etc., etc. Quelquefois on peut faire avorter un accès imminent, chez quelques personnes, par une tasse de café ou de thé forts, pour secouer cette torpeur qui précède et annonce la crise.

Pendant l'accès, on a voulu traiter la forme sympathico-tonique par les dilatateurs vasculaires, comme le nitrite d'amyle, et la forme angio-paralytique, au contraire, par les constricteurs, comme l'ergotine ; ou encore, les deux formes par les courants continus, qui, suivant le sens, ont l'un ou l'autre de ces effets vasculaires. — Je n'ai qu'une très-médiocre confiance dans ces moyens trop théoriques, ou du moins dans la théorie plus que contestable sur laquelle on veut étayer leur emploi. C'est simplement par les faits cliniques recueillis sur leur efficacité qu'on peut les juger, et ces faits sont encore peu concluants.

Wurm[1] a employé le guarana, mais ce médicament peut entraîner facilement des accidents et aggraver même le mal. — Sidney Ringer donne le croton-chloral; Bradbury emploie comme prophylactique une mixture de citrate de fer ammoniacal, bromure de potassium, teinture de noix vomique et glycérine. Malheureusement, dans quelques cas il a vu qu'après une longue période où il n'y avait pas eu d'attaque, il survenait un accès d'hémicrânie des plus violents[2].

Cette dernière remarque, si complétement d'accord avec ce que nous avons dit plus haut, doit toujours rendre très-prudents dans toutes ces tentatives audacieuses pour faire avorter des accès de migraine avec des médicaments quelquefois dangereux.

Je le répète, le plus souvent on ne fera rien ou bien on donnera un peu d'opium ou de chloral à la fin de l'accès, si c'est nécessaire pour amener le sommeil, ou encore quelques antispasmodiques ; non pas tant contre la migraine elle-même que contre cet état nerveux que la crise douloureuse peut entraîner et laisser après elle chez certaines personnes.

Dans l'intervalle des accès, il faut fortifier le système nerveux, et pour cela je ne connais pas de meilleur et de plus puissant moyen que l'hydrothérapie. Mais surtout il faut essayer de déterminer et de combattre la cause.

On emploiera alors, contre l'anémie ou la chlorose, les ferrugineux, les toniques, l'hydrothérapie ; contre les diathèses, suivant leur nature, les arsenicaux, les alcalins, les sulfureux, les eaux minérales...

Ce n'est pas le lieu de développer cet ordre d'indications et les moyens propres à les remplir. Je crois suffisant d'avoir indiqué les règles générales à suivre, la conduite particulière devant évidemment varier suivant les circonstances dans chaque cas spécial.

CHAPITRE IV.

HÉMIATROPHIE FACIALE PROGRESSIVE[3].

L'hémiatrophie faciale progressive est une maladie particulière, assez étrange, encore mal définie dans sa nature anatomique. Nous la classons ici parce qu'elle se rapporte probablement, au moins dans la plupart des

[1] *Rev. Sc. méd.*, VII, 554.

[2] *Journ. Thérap.*, 1875, II, 452.

[3] Troisier ; art. *Face* (trophonévrose), in *Dictionn. encycl.* — Gintrac ; art. *Face* (aplasie lamineuse progressive), in *Nouveau Dictionn. de Méd. et de Chir. prat.* — Eulenburg ; art. *Einseitige fortschreitende Gesichtsatrophie*, in *Hdb. Ziemssen*, tom. XII, pag. 54. — Frémy ; *Étude critique de la trophonévrose faciale*. Th. Paris, 1872, 480. — Courtot ; Th. Paris, 1876. — Poincaré ; tom. III, pag. 268.

cas, à une maladie des nerfs et plus spécialement du trijumeau. C'est une maladie du trijumeau qui n'est ni la névralgie, ni la migraine. La douleur dominait exclusivement dans la névralgie, la douleur et les troubles vaso-moteurs constituaient la migraine ; ici, ce sont les troubles trophiques qui prennent le dessus. — En tout cas, je reconnais volontiers que le classement en vertu duquel nous plaçons l'hémiatrophie faciale dans les maladies du trijumeau est encore hypothétique, simplement provisoire et éminemment révisable.

Quoique cette maladie ne soit pas de description ancienne, elle a une SYNONYMIE très-riche : trophonévrose faciale, aplasie lamineuse progressive, atrophie unilatérale de la face, hémiatrophie faciale progressive, etc. Je préfère les deux dernières dénominations : elles ont sur les deux premières l'immense avantage de ne rien préjuger sur la nature intime de la maladie, sur son essence anatomique, et de désigner uniquement le fait symptomatique et clinique dont on veut parler.

HISTORIQUE. — C'est Romberg qui paraît avoir le premier attiré l'attention sur cette maladie, en 1846. Des faits isolés avaient été déjà observés, sans commentaires, par Parry en 1825 et Stilling en 1840 ; puis avait paru l'observation de Bergson, prise déjà dans le service de Romberg en 1837. — Mais ce n'étaient là que des documents épars. Romberg décrit, à proprement parler, la maladie sous le nom de trophonévrose faciale et en fait une conséquence directe de l'action trophique du système nerveux. A partir de ce moment, on voit paraître une série de travaux allemands : Hueter, Schott, Brunner ; puis un nouveau travail de Romberg en 1851.

En 1852, Lasègue fait connaître la maladie en France par une de ces grandes Revues des *Archives de Médecine* qui sont toujours si remarquées. Cette Revue est bientôt traduite en anglais par Moore, qui y ajoute de nouveaux faits.

Bitot, à Bordeaux, observe quelques cas de la nouvelle maladie, mais il repousse l'origine nerveuse, admise par les premiers observateurs. Il n'y voit qu'une atrophie du tissu conjonctif, d'où le nom d'aplasie lamineuse progressive, qu'il substitue à celui de Romberg. C'est cette théorie bordelaise que Lande développe dans sa Thèse inaugurale, en 1870, et que l'on trouvera encore défendue dans l'article de Gintrac du *Nouveau Dictionnaire de Médecine et Chirurgie pratiques*.

Mais la théorie nerveuse est bientôt reprise et défendue par Samuel, le promoteur des nerfs trophiques, puis elle est de nouveau développée en France, notamment dans la Thèse de Frémy en 1872, et c'est celle que l'on trouvera soutenue dans l'article de Troisier, du *Dictionnaire encyclopédique*.

L'ÉTIOLOGIE est fort obscure. Le plus souvent la maladie paraît se déve-

lopper spontanément. Du reste, le nombre des cas bien observés est encore très-restreint.

Les femmes paraissent plus souvent atteintes ; d'après Eulenburg, on en compterait treize sur seize cas. — Le début aurait toujours eu lieu avant 25 ans.

Dans un cas, on a noté une chute sur la tête ; dans un autre, un refroidissement intense.

Des phénomènes nerveux variés ont précédé parfois la maladie et peuvent alors lui être rattachés par un lien étiologique plus ou moins précis. Ainsi, c'est de la céphalalgie, spécialement d'un côté ; une autre fois, c'est de l'épilepsie avec crises hémiplégiques du côté qui sera malade ; chez un autre, c'est une véritable hémiplégie (hystérique) ; chez un autre encore, il y avait eu des convulsions dans les muscles innervés par le trijumeau, du côté où l'atrophie survint ensuite. — Ces phénomènes, qui ne sont du reste pas constants, ne doivent-ils pas être regardés plutôt comme des prodromes, des phénomènes précurseurs, que comme des causes de l'hémiatrophie prochaine ?

Symptomatologie. — La maladie débute par la *peau*. Une tache apparaît, ou plutôt un point décoloré formant tache blanche qui peut devenir ensuite plus foncée, brunâtre, un peu comme une brûlure. Chez un malade de Courtet[1], on vit d'abord apparaître au niveau du trou mentonnier droit une tache bleuâtre, lisse, au niveau de laquelle le duvet facial tomba. Quelquefois plusieurs taches apparaissent simultanément plus ou moins rapprochées et confluentes ; elles se réunissent ensuite.

La tache initiale peut occuper des siéges très-variés sur une moitié de la face : le voisinage du sourcil, le dessous de l'œil ou la partie moyenne de la mâchoire inférieure. S'il y a plusieurs taches, elles sont toutes disséminées du même côté de la face, sur le front, la tempe, la joue, la région parotidienne et même le cou.

Elles ont une forme circulaire ou allongée et sont en général mal limitées sur leurs bords.

D'autres fois le début se fait par des plaques érythémateuses, une éruption vésiculeuse et de la desquamation, ou encore on remarque la pâleur d'une moitié de la face.

Bientôt l'atrophie de la peau apparaît : on constate une dépression au niveau de la tache, qui n'était marquée jusque-là que par un changement de coloration. Le pli de la peau diminue d'épaisseur et peut n'avoir plus que 2 millim. En même temps cette région prend l'aspect cicatriciel et donne au toucher la sensation particulière à ce tissu, ou la sensation de cuir ou de parchemin sec.

[1] *Gaz. hebd.*, 1876, n° 13, pag. 196.

Un peu plus tard, le *tissu cellulaire sous-cutané* s'atrophie et disparaît à son tour ; la dépression s'accentue ; il se forme des creux irréguliers. La peau se rapproche de plus en plus des parties profondes, sans cependant devenir adhérente. Il devient alors très-difficile de faire un pli au tégument externe en ce point. La *sécrétion* cutanée diminue ou même se supprime, du moins la sécrétion sébacée ; la sécrétion sudorale continue souvent ; cependant Frémy l'a vue supprimée du côté malade. Les poils peuvent blanchir (cheveux), ou bien ils poussent moins vite ou tombent (cils, sourcils). Les *muscles lisses* de la peau paraissent conserver leur contractilité électrique.

Les parties plus profondes participent dans des proportions variables à l'atrophie progressive. Le plus souvent les *muscles* gardent leur volume pendant longtemps ; ils se contractent aussi bien du côté sain, sous l'influence de la volonté ou de l'électricité. Quelquefois ils peuvent aussi diminuer de volume et présenter même des contractions fibrillaires. Dans un cas d'Eulenburg et de Guttmann, il y avait atrophie de tous les muscles innervés par le trijumeau (masséter, temporal) ; les muscles innervés par le facial ne présentaient au contraire aucune asymétrie. Dans certains autres cas cependant, l'orbiculaire des lèvres paraît être atteint d'un côté : la lèvre est amincie dans sa partie muqueuse comme dans sa partie cutanée ; on n'aperçoit plus qu'une simple ligne rouge d'un côté de la bouche, qui est du reste un peu entr'ouverte dans la moitié correspondante, tandis que les lèvres se touchent du côté sain.

Les *os* peuvent également participer au processus à des degrés variables ; le maxillaire supérieur, le maxillaire inférieur, le malaire, sont frappés.— Il en est encore de même des *cartilages*, et spécialement des cartilages du nez.

Dans un cas, on a noté la grande laxité et la sécheresse de l'*articulation* temporo-maxillaire. — Les *dents* peuvent s'altérer et tomber ; en tout cas, il arrive souvent qu'elles ne se correspondent plus régulièrement.

La *langue* subit aussi quelquefois, du côté atteint, une diminution notable de volume ; d'où, dans certains cas, un peu de déviation de cet organe vers le côté atrophié, déviation qui se manifeste quand le sujet tire la langue hors de la cavité buccale.

Le *voile du palais*, la *voûte palatine*, la *luette*, peuvent aussi participer à l'atrophie unilatérale. Eulenburg cite dans un cas une atrophie étendue à la région périlaryngée, qui entraînait une grande difficulté pour prononcer certaines lettres, l'*r* notamment. On n'a pas noté de modification dans la sécrétion salivaire.

La sécrétion lacrymale ne paraît pas non plus modifiée ; Frémy a cependant noté du larmoiement dans certains cas. Le tissu graisseux de l'orbite disparaît fréquemment ; l'œil s'enfonce dans la cavité et devient plus petit du côté malade que du côté sain.

Les sujets ont alors un *facies* tout spécial, caractérisé surtout par un contraste des plus étranges entre les deux moitiés de la figure. Vue par un côté, cette figure est bien en rapport avec le reste du corps et avec l'âge de l'individu ; l'autre partie est au contraire amoindrie dans tous les sens et semble appartenir à un vieillard. Au milieu, les deux moitiés de la figure se rejoignent sans correspondance exacte ; les diverses parties arrivent à des niveaux différents, se raccordent entre elles par des sortes d'échelons. Du côté malade, le front est moins saillant, quelquefois même sillonné par une gouttière profonde qui s'étend obliquement depuis la partie interne de l'arcade sourcilière jusque sur la région pariétale, où elle s'éteint peu à peu. Le nez est déprimé latéralement. Le rebord orbitaire, l'arcade zygomatique et l'os malaire sont moins saillants ; la tempe forme une excavation. Le maxillaire supérieur est affaissé aux dépens du sinus. Le menton semble formé de deux fragments d'inégale grandeur qui s'emboîteraient incomplétement l'un dans l'autre. La mâchoire inférieure est amoindrie dans toute une moitié. La bouche reste entr'ouverte ; la joue est comme rétractée et sillonnée de rides. Quelquefois il y a ectropion ; l'aile du nez, plus grêle, est tiraillée en arrière, ce qui augmente l'ouverture de la narine. Le globe oculaire s'est enfoncé dans l'orbite, entraînant les paupières sur lui ; l'oreille est réduite à une lamelle cartilagineuse... Toute la moitié de la face est décharnée, avec un aspect blanchâtre ou brunâtre (Troisier).

Nous donnons ci-contre la photographie d'un malade qui court les Universités pour se montrer, que j'ai présenté l'hiver dernier à ma clinique de l'Hôpital-Général, et dont le portrait, fait à Montpellier par un photographe distingué, M. Martin, donne une idée très-complète du faciès dans le cas d'hémiatrophie faciale progressive.

La *sensibilité* n'a été trouvée diminuée que dans un seul cas. En général, elle est exagérée pour les divers excitants comme l'électricité, ou bien on observe une persistance plus grande des sensations provoquées par divers contacts. — Assez souvent on a noté dans les parties atteintes des sensations subjectives de fourmillement ou de douleur plus ou moins vive. Dans deux cas, le sujet avait une sensation de masque en caoutchouc placé sur la moitié de la figure.

Il existe assez souvent de la douleur. Celle-ci a quelquefois le type névralgique ; c'est ce qui est arrivé notamment, à un haut degré, dans le fait de Courtet. Elle est alors, tantôt lancinante et pongitive, tantôt vague et erratique. Dans d'autres cas, la douleur n'a aucun caractère névralgique. C'est dans le domaine d'une ou plusieurs branches du trijumeau que siégent ces phénomènes douloureux.

Frémy a noté encore, mais très-rarement, des troubles du côté des organes des *sens*, tels que surdité, diverses altérations passagères de la vue.

Les troubles *moteurs* les plus importants consistent dans des contractions fibrillaires. Ces dernières apparaissent sous forme de convulsions rapides,

P. X

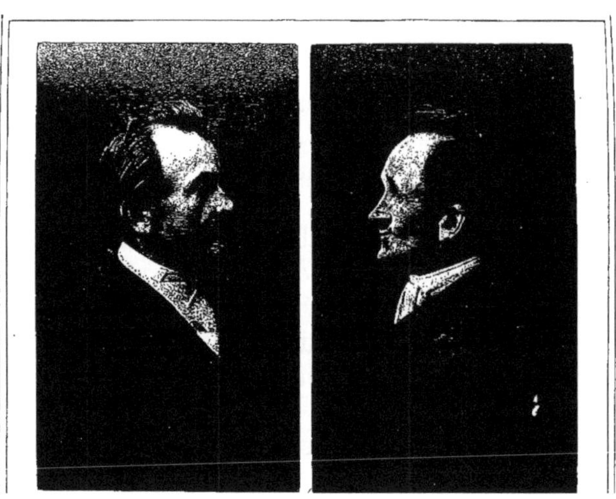

rappelant le tic non douloureux de la face. Elles sont limitées à un ou deux muscles, souvent aux masséters. Dans le cas de Courtet, les douleurs s'accompagnaient de rigidité dans plusieurs muscles et même dans la langue. Quelquefois on trouve réunis les troubles moteurs et sensitifs ; dans d'autres cas ils sont isolés.

Les phénomènes généraux qui accompagnent ces désordres locaux sont rares, et consistent en faiblesses, vertiges, accès épileptiformes ou sensations diverses, dues à une impressionnabilité excessive du système nerveux [1].

L'état des *vaisseaux* est intéressant à constater cliniquement, à cause du rôle que certains auteurs veulent faire jouer au grand sympathique dans la production de cette maladie.

Les gros vaisseaux ne sont pas en général modifiés ; le calibre de la temporale, par exemple, n'est pas altéré. Dans quelques cas cependant, les artères paraissent plus étroites que du côté sain. Dans quatre observations de Frémy, le pouls carotidien était plus faible du côté malade. Du reste, les vaisseaux deviennent, d'une manière générale, plus superficiels, à cause de l'atrophie des parties molles.

Le tonus des petites artères est maintenu ou même augmenté. Les parties atrophiées sont pâles, souvent tout à fait blanches. En général, elles rougissent encore sous une influence psychique, dans l'effort, sous l'action d'un courant électrique. Cependant, dans quelques cas, cette propriété peut être perdue et la moitié atrophiée de la face reste pâle alors que l'autre devient rouge. On peut du reste voir plus tard reparaître cette faculté de rougir dans la partie malade, sans que l'état des parties se soit néanmoins modifié et amélioré.

D'après Eulenburg, il ne paraîtrait pas y avoir de différence habituelle de température entre les deux côtés, soit au toucher, soit même au thermomètre. Cependant, dans un cas de Brunner, où toute la moitié de la figure était pâle et la pupille dilatée, il y avait une diminution de température de 1° dans l'oreille et de 0°,2 dans la bouche, du côté malade. Frémy signale aussi quelques faits du même ordre.

La Marche de l'hémiatrophie faciale est essentiellement progressive et lente. La maladie peut durer de vingt-deux à vingt-trois ans. Elle présente quelquefois des temps d'arrêt. Dans deux cas seulement, on a constaté un peu de tendance à l'amélioration.

On a noté une fois l'extension à la région sous-maxillaire, mais la lésion n'a jamais dépassé la ligne médiane.

L'état général n'est nullement influencé ; la santé dans son ensemble reste indépendante.

[1] Anal. de la thèse de Frémy, *Rev. Sc. méd.*, I, 663.

ANATOMIE ET PHYSIOLOGIE PATHOLOGIQUES. — Je ne connais pas d'autopsie complète propre à révéler d'une manière nette la lésion de la trophonévrose faciale. Il faut donc s'attendre à ne trouver dans ce chapitre que des discussions un peu en l'air, qui ne peuvent nous conduire qu'à des conclusions provisoires et essentiellement hypothétiques.

Plusieurs théories sont en présence; on peut les diviser tout d'abord en deux grandes classes : la théorie nerveuse et la théorie conjonctive.

D'après la première, proposée dès le début par Romberg, développée par Samuel et reprise par Frémy, c'est le système nerveux qui est primitivement atteint, et son altération entraîne secondairement l'atrophie de tous les éléments de la face : peau, tissu sous-cutané, os, etc. Dans ce système, on peut encore établir des subdivisions suivant que le rôle principal est assigné au grand sympathique, au trijumeau ou même au facial.

Dans la seconde théorie, proposée par Bitot, développée par Lande et exposée par Gintrac, le système nerveux ou sanguin ne joue aucun rôle. Le tissu lamineux (conjonctif) est primitivement et exclusivement atteint.

Ces deux théories sont représentées par les deux noms que leurs auteurs ont imposés à l'hémiatrophie de la face : trophonévrose faciale et aplasie lamineuse progressive.

Examinons d'abord la seconde.

D'après l'idée bordelaise, il y a lésion autopathique et protopathique du tissu lamineux ou conjonctif. Le tissu cellulo-adipeux disparaît alors, sauf l'élément élastique. La compression des capillaires superficiels entraîne la pâleur de la peau ; la diminution d'épaisseur et la rétraction de la peau sont produites par la même cause. Le tissu lamineux des faisceaux musculaires subit la même atrophie ; le muscle diminue de volume, la fibre musculaire conservant toutes ses propriétés, toute son énergie. Les parties dures enfin sont atteintes, seulement par la disparition des fibres cellules et la rétraction des éléments élastiques de leurs membranes enveloppantes et génératrices (périoste et périchondre). En somme, d'après ces auteurs, l'émaciation de la région est le résultat de la rupture d'équilibre de la tonicité générale par diminution du tissu de support, et par suite de la prédominance de la rétractilité des éléments musculaires et élastiques.

L'objection capitale à faire à cette théorie, c'est que rien ne prouve cette limitation de la lésion au seul tissu lamineux, alors qu'au contraire tout semble frappé, même les os. L'hypothèse est contre les apparences.

De plus, cette théorie n'explique pas du tout la limitation si curieuse de la maladie à un côté de la face. Pourquoi la lésion primitive du tissu lamineux ne dépasserait-elle jamais la ligne médiane? Il est, au contraire, de l'essence des lésions interstitielles d'être essentiellement diffuses et de ne s'arrêter à aucun système, à aucune démarcation, physiologique ou autre.

On objecte à la théorie nerveuse (pour défendre la théorie que nous combattons actuellement), on objecte l'intégrité de la contractilité muscu-

laire; mais cela ne prouve rien : on observe un fait semblable dans l'atrophie musculaire progressive, qui est bien une maladie nerveuse.

On objecte l'intégrité trophique relative des muscles dans certains cas où la peau est, au contraire, fortement atrophiée. Mais les faits comme ceux qu'a observés et réunis Landouzy[1] prouvent bien l'indépendance nerveuse trophique de la peau et de son tissu cellulo-graisseux d'une part et des muscles de l'autre.

On objecte encore l'intégrité du système nerveux sensitif et moteur dans certains cas. Mais on peut répondre par les autres cas que nous avons cités, où cette intégrité n'existe pas, et les faits de cette dernière catégorie sont nombreux.

La théorie de l'atrophie primitive du tissu conjonctif ne me paraît donc pas applicable au plus grand nombre des faits observés.

Desprès[2] a avancé récemment qu'il devait toujours y avoir, dans les cas d'hémiatrophie faciale, absence de développement des sinus frontal et maxillaire, ensemble ou séparément, du même côté de la face; la maladie débuterait toujours à l'époque d'accroissement de la cavité des sinus, et entraînerait des phénomènes analogues aux conséquences de la résection du maxillaire supérieur.

C'est là une thèse impossible à généraliser et qui tombe devant les cas, comme celui qu'a immédiatement cité Paulet, dans lesquels la maladie a débuté à l'âge adulte.

Arrivons maintenant aux théories nerveuses, qui, dans leur ensemble, s'appuient sur la présence des phénomènes nerveux dans l'hémiatrophie faciale, et sur la présence de troubles trophiques analogues à ceux de l'hémiatrophie dans certaines maladies bien déterminées du système nerveux. — Nous rencontrons d'abord la théorie vaso-motrice.

Bergson, le premier, admet une affection primitive des nerfs vasculaires; il se basait sur ce fait que dans son cas la carotide battait plus faiblement du côté malade que de l'autre. Le fait est trop peu concluant et pas assez général pour qu'on en pût rien induire. Stilling reprit cependant cette théorie vaso-motrice et la défendit.

D'autre part, Seeligmüller, Nicati, ont observé une certaine atrophie de la face après une blessure ou toute autre lésion du sympathique cervical; ils rapportent surtout la maladie à la paralysie de ce nerf; Brunner, au contraire, attribue les symptômes de son observation à un état permanent d'excitation du sympathique cervical.

Emminghaus[3] croit aussi qu'il faut chercher dans une altération du

1 Landouzy; *De l'adipose du tissu conjonctif sous-cutané des membres atteints d'atrophie musculaire deutéropathique. De son importance clinique et physiologique.* (*Rev. mens.*, 1878, 1.)

2 *Rev. Sc. méd.*, IX, 148.

3 *Deut. Arch. f. klin. Med.*, XII. — *Rev. Sc. méd.*, III, 609.

grand sympathique cervical la cause de cette affection; il fait remarquer qu'elle peut coïncider avec des troubles fonctionnels qui indiquent une excitation de ce cordon nerveux; d'autre part, on l'a vue survenir plusieurs fois chez des individus qui avaient été atteints de traumatisme céphalique ou de maladies de l'arrière-bouche, c'est-à-dire dans des circonstances où l'on peut supposer qu'il s'était développé une altération secondaire du sympathique.

Récemment encore, Seeligmüller [1] a publié un nouveau fait d'hémiatrophie faciale avec dilatation unilatérale de la pupille, qu'il rapproche de divers autres cas de maladie du sympathique.

Toutes les théories vaso-motrices me paraissent passibles d'objections générales communes.

L'ischémie ne rend pas compte de tous les symptômes observés ici; elle peut produire la dégénérescence (ramollissement), elle n'entraîne pas l'atrophie. La circulation collatérale devrait aussi suppléer et annuler les effets de la contraction vasculaire. — Les faits expérimentaux sont également contraires à cette hypothèse. La section du grand sympathique cervical ou l'excitation du ganglion cervical supérieur ont bien donné à Brown-Sequard une certaine atrophie de la tête. Mais Vulpian a montré que ces résultats ne sont pas constants, qu'on les observe seulement sur des animaux très-jeunes, et qu'ils n'ont aucune analogie véritable avec les faits cliniques que nous avons en vue actuellement.

Whiteside Hime [2] a observé un cas d'hémiatrophie faciale sans aucun symptôme vaso-moteur, et d'autre part il a relaté un cas remarquable d'absence de sudation d'un côté de la face et d'hémorrhagie du même côté à la suite de traumatisme, sans qu'il y eût la moindre différence entre les deux côtés de la face, malgré ce trouble vaso-moteur unilatéral si évident.

Si l'on veut admettre ici une influence nerveuse, c'est donc une action directe, une action trophique qu'il faut accepter. Nous avons vu [3] que l'action trophique du système nerveux est indiscutable, tout en étant du reste indépendante de la question des nerfs trophiques distincts.

Cette action trophique directe paraît la plus probable, au moins dans la grande majorité des cas d'hémiatrophie faciale. C'est cette théorie que Romberg a proposée le premier et que Samuel a développée. Tout le monde sait aujourd'hui que les maladies du cerveau, de la moelle, des nerfs, entraînent des altérations cutanées dont certaines ressemblent beaucoup à la maladie qui nous occupe. La peau lisse notamment, avec aspect chagriné ou cicatriciel, ressemble à bien des égards à l'hémiatrophie faciale et peut se rencontrer dans des cas incontestables de maladie nerveuse.

[1] *Deut. Arch. f. klin Med.—Centralbl.*, 1878, pag. 12.
[2] *Brit. med. Journ.*, 1876, 273.— *Rev. Sc. med.*, IX, 147.
[3] Voy. plus haut l'Introduction.

Nous sommes donc amené à supposer, au moins dans beaucoup de cas, une influence trophique directe du système nerveux ; mais nous laissons absolument de côté la question, trop ardue encore, de son mécanisme ; nous ne cherchons pas à déterminer si c'est une paralysie ou une excitation.

Maintenant, pour préciser un peu plus le siége, je suis porté à croire que ce rôle doit être surtout attribué au trijumeau. Nous avons vu, à propos de la névralgie de ce nerf, l'action trophique qu'il exerce sur la face. D'autre part, on a remarqué, dans le tableau symptomatique, la limitation exacte de l'altération précisément au territoire de ce nerf. On se rappelle aussi ces cas remarquables et assez nombreux dans lesquels il y avait des convulsions des muscles masticateurs, de l'hyperesthésie et quelquefois de véritables névralgies dans une ou plusieurs branches de la cinquième paire.

La possibilité de la limitation plus étroite de la maladie dans une partie du trijumeau fait même penser à Frémy que le point de départ du mal est plutôt dans le nerf lui-même que dans le cerveau, « par la raison que les effets d'une altération centrale ne restent pas limités dans la sphère d'action d'une ou deux branches d'un cordon nerveux ». Ce raisonnement me paraît avoir beaucoup perdu de sa valeur depuis que nous avons vu les lésions corticales produire des dissociations plus grandes encore que les lésions périphériques elles-mêmes[1].

D'autres veulent préciser encore plus le siége de la lésion supposée. Ainsi, Barwinkel admet spécialement une maladie du ganglion de Meckel. D'autres, avec Emminghaus, localisent plutôt dans le ganglion de Gasser. — Ce sont là des hypothèses toutes gratuites, qui sont plus prématurées que jamais, aujourd'hui que M. Duval a produit des lésions trophiques en lésant le trijumeau bien au-delà de son ganglion, du côté des racines bulbaires, et que l'on pense à chercher le point de départ de cette action trophique jusque dans le centre cilio-spinal.

Nous nous contenterons de mettre le trijumeau en cause, sans vouloir ensuite aller trop loin dans la localisation. Il faut du reste reconnaître que s'il y a des faits pour lesquels la démonstration semble complète, il y en a d'autres pour lesquels on ne raisonne que par analogie.

Il y a bien encore une autre théorie : c'est celle qu'a soutenue Moore, et qui met tout sur le compte du facial ; mais elle est aujourd'hui généralement abandonnée, à cause de la distribution des accidents.

En somme et comme conclusion, la théorie nerveuse semble plus probable que celle de Bitot et Lande. Cependant, peut-être y a-t-il des faits des deux espèces. En tout cas, les faits d'origine nerveuse paraissent exister sûrement, et c'est de ceux-là que nous nous occupons ici. Dans la théorie nerveuse, il faut admettre une action directement trophique plutôt

[1] Voy. notamment les faits de blépharoptose corticale cités dans la première partie.

qu'une action vaso-motrice ; elle paraît être exercée spécialement par les fibres du trijumeau ; c'est ce qui explique le mieux la distribution de la lésion. — Voilà pourquoi nous avons placé l'étude de cette névrose ici, dans les maladies du trijumeau.

Cependant, si le trijumeau est le siége principal, il peut ne pas être le siége exclusif de l'altération initiale. Ainsi, quand le processus s'observe au cou, il faut admettre une extension de l'action nerveuse aux branches du plexus cervical. C'est la réponse la meilleure à opposer à l'objection que Vulpian fait à la théorie trifaciale.

Au point de vue du DIAGNOSTIC, il faut distinguer l'hémiatrophie congénitale, en quelque sorte physiologique, que présentent certains individus : on peut avoir un côté de la figure plus petit que l'autre. Mais seulement, dans ce cas, le sujet a eu cette difformité de tout temps ; de plus, l'os est en général plus atteint que la peau (or, c'est l'inverse dans la trophonévrose) ; la peau ne présente ni tache, ni changement de couleur ou d'épaisseur ; les poils sont normaux, etc.

L'arrêt de développement se distinguera par des caractères analogues et par le mode d'apparition des accidents.

Les phénomènes de sénilité ne s'accompagnent aussi d'aucun signe du côté de la peau et sont symétriques.

L'hémiatrophie peut être entraînée par une scoliose. Mais la constatation de la courbure vertébrale et l'absence de coloration cutanée dissipent tous les doutes.

L'hypertrophie d'une moitié de la face ne pourrait en imposer qu'un moment, l'atrophie musculaire également, à cause de sa marche, del a peau normale, etc.

Deux maladies de la peau peuvent quelquefois tromper au début : le vitiligo et le *Porrigo decalvans*. La première se manifeste bien par des taches blanches, mais n'entraîne pas d'amincissement de la peau ; dans le *Porrigo decalvans*, on trouvera le *Microsporon Audouini*, ou la calvitie et non la canitie ; enfin on pourra constater la contagiosité.

PRONOSTIC. — Nous avons déjà dit que l'hémiatrophie faciale n'a aucune influence sur l'état général et ne menace nullement la vie. Mais la maladie doit être considérée en soi comme incurable et essentiellement progressive. Rarement on observe un temps d'arrêt, et dans un seul cas Barwinkel aurait constaté une apparence d'amélioration spontanée.

En somme, c'est une difformité d'autant plus pénible que le sujet est jeune et que le siége de l'altération est extrêmement apparent.

On a essayé pour le TRAITEMENT une série de moyens, mais tous sans grand succès. L'électrisation interrompue aurait réussi deux fois, d'après

Gintrac; il y aurait lieu d'essayer, dit-il, les courants continus, qui ont plus d'action sur la nutrition des tissus. Ils ont été employés, en effet ; on a ainsi obtenu dans quelques cas le retour, pour les tissus, de la possibilité de rougir sous l'influence des excitations diverses [1].

Dans les cas où l'on pourrait trouver une diathèse derrière cette manifestation cutanée, c'est évidemment de ce côté que devraient converger tous les efforts.

APPENDICE. — RAPPORTS DE L'HÉMIATROPHIE FACIALE PROGRESSIVE, DE LA SCLÉRODERMIE ET DE LA LÈPRE.

Thirial [2], en 1845, et indépendamment de lui Forget [3] (de Strasbourg), en 1847, ont attiré l'attention sur une maladie singulière de la peau qu'ils appelèrent, l'un *sclérème des adultes*, l'autre *chorionitis*, qui est nommée plus généralement ajourd'hui *sclérodermie*, qui se rapproche beaucoup de l'hémiatrophie faciale progressive, qui en diffère seulement par la dissémination des accidents sur diverses parties du corps ; ce qui a inspiré à Hallopeau l'idée de proposer, pour la désigner, le nom de *trophonévrose disséminée*.

« Induration toute spéciale, ayant son siége dans une étendue plus ou moins considérable de l'enveloppe cutanée; induration accompagnée d'une tension, d'un certain degré d'immobilité, et d'un état de gêne dans les parties affectées : tel est, dit Thirial, le trait caractéristique, tel est même le phénomène pour ainsi dire unique de la maladie. » Il y a du reste une grande variété dans les cas cliniques, pour le siége, qui est plus ou moins étendu en tel ou tel point du corps, par la rapidité d'invasion, etc.

Un peu plus tard, Thirial reconnaît deux formes : la variété blanche et la variété brune ; dans cette dernière, l'accumulation de pigment annoncerait l'existence plus ancienne de la lésion ou une altération de texture plus profonde.

Avant 1847, on avait déjà publié quelques faits épars que Gintrac réunit alors [4]. Mais la description vraie date évidemment de cette époque. Cette année-là même, les observations se multiplièrent [5]. Puis parut, en 1854, la monographie de Gillette [6], basée sur quatorze faits. Dans une Revue cri-

[1] Dans deux cas de sclérodermie, Armaingaud et Schwimmer ont obtenu d'excellents effets des courants continus ; mais dans d'autres cas analogues, Feréol et Besnier n'ont produit aucune amélioration par le même moyen.

[2] *Journ. de Méd.* de Trousseau, mai et juin 1845 ; et *Union méd.*, 1847, pag. 422 et 614.

[3] *Gaz. méd. de Strasbourg*, 1847.

[4] *Rev. méd.-chir.*, 1847.

[5] Voy. Grisolle ; *Gaz. des Hôp.*, 1847.

[6] *Arch. de Méd.*, 1854.

tique des *Archives de Médecine*, Lasègue[1] analyse encore de nouvelles observations en 1861.

A ce moment, on n'essayait même pas une théorie. Les uns (Fiedler) considéraient la lésion cutanée comme une atrophie du tissu cellulaire, les autres (Fœrster) la regardaient au contraire comme une hypertrophie, une production exubérante de tissu cellulaire, du chorion lui-même et du tissu cellulaire sous-cutané, devenu compacte par formation d'un tissu connectif qui remplirait peu à peu les espaces libres des mailles normales.

Ces aspects variés, opposés, que peut présenter la peau, ne sont pas aussi contradictoires que semble le trouver alors Lasègue : c'est dans les habitudes de la sclérose en général. Lasègue repousse du reste toute idée d'inflammation.

On voit que l'histoire de la maladie se fait à peu près à la même époque que celle de l'hémiatrophie faciale progressive ; les deux descriptions s'édifient concurremment et indépendamment jusqu'à présent. Les faits se multiplient des deux côtés. Mais l'attention n'est attirée sur les rapports des deux maladies qu'en 1871 et 1872, à propos de diverses communications faites à la Société de Biologie.

Dans un cas de Ball[2], la maladie avait commencé par les doigts, qui présentèrent d'abord quelque chose d'analogue à l'asphyxie locale des extrémités ; puis la peau s'indura, les doigts prirent l'aspect de la cire blanche ou jaune. De plus, il y eut atrophie osseuse de certaines phalanges et ankylose de ces petites articulations. Les lésions étaient parfaitement symétriques et il y avait des traces d'ulcérations. On observa des phénomènes analogues, mais bien moins accusés, aux membres inférieurs.

Certains caractères pouvaient faire penser, comme l'admit Dumontpallier, que l'on avait affaire ici à la maladie de Maurice Raynaud. Nous reviendrons plus tard sur les rapports qui lient la sclérodermie à l'asphyxie locale des extrémités, quand nous aurons étudié cette dernière maladie. Mais Charcot adopta l'avis de Ball, et, avec la majorité de la Société, diagnostiqua une sclérodermie[3]. Le malade de Dufour[4] présenta les mêmes altérations aux doigts que le précédent ; mais, de plus, la face, qui était à peine ridée dans le cas de Ball, était ici nettement atteinte. — Dumontpallier objecta l'atrophie de la peau, tandis que dans la sclérodermie il y a hypertrophie ; mais Charcot répondit que ce sont là des phases différentes du même processus, considéré à des époques successives et différentes.

Vulpian[5] signale ensuite, sur un nouveau cas, un temps plus avancé en-

1 *Arch. de Méd.*, 1861.

2 *Comptes rendus de la Soc. de Biol.*, 1871, pag. 43.

3 *Ibid.*, 1871, pag. 63.

4 *Ibid.*, *Mém.*, 1871, pag. 179.

5 *Ibid.*, 1872, pag. 85.

core de l'altération atrophique portant sur les os, et observe la disparition complète de phalanges entières sans suppuration, sans issue de fragments, sans plaie extérieure ; il constate aussi de véritables arthropathies pouvant aller jusqu'à l'ankylose. La marche anatomique de la lésion était intéressante à suivre dans ce cas : le début se faisait toujours par des saillies douloureuses et rouges ; la dépression cicatricielle, pigmentée ou décolorée, ne survenait qu'après.

Hallopeau fait alors ressortir les grandes analogies de cette maladie avec la trophonévrose faciale, conclut à l'identité et propose pour la sclérodermie le nouveau nom de trophonévrose disséminée.

Depuis lors, Emminghaus [1] a publié un cas curieux dans lequel on pouvait constater en même temps l'atrophie unilatérale de la face et une sclérodermie au membre inférieur. Lépine [2] a également publié un fait du même ordre prouvant encore la coïncidence possible des deux maladies chez le même individu.

On voit comment l'histoire de la sclérodermie et l'histoire de l'hémiatrophie faciale se sont édifiées concurremment et indépendamment, et comment ensuite Hallopeau a voulu rapprocher et identifier les deux affections sous le nom commun de trophonévrose faciale ou disséminée.

Ceux qui ne connaissent pas la sclérodermie peuvent se faire une idée très-nette de cette maladie en venant voir à l'Hôpital-Général la jeune fille dont nous avons récemment publié l'histoire avec M. Apolinario [3], et dont je vais résumer rapidement l'observation (nous y reviendrons du reste un peu plus tard, après avoir étudié l'asphyxie locale des extrémités).

Anna H..., âgée de 18 ans, a eu un frère qui est mort à 22 ans d'une maladie curieuse qui pourrait bien être la même que la sienne. Le médecin traitant avait parlé de lèpre, et on avait constaté, notamment aux doigts, des plaies analogues à celles que présente notre malade et qui ont duré fort longtemps.

Elle-même a eu dans son enfance et dans sa jeunesse des manifestations strumeuses variées : gourme dans les cheveux, engorgements fréquents des ganglions cervicaux et sous-maxillaires, ophthalmies. — A 9 ans, symptômes de chlorose très-accentuée : elle devient et reste jaune pendant trois ans, mange de la terre, éprouve des vertiges, de la dyspepsie, etc. — Réglée à 14 ans, Anna H... a toujours eu des menstrues très-régulières, mais peu abondantes depuis quelque temps.

La maladie actuelle a commencé vers l'âge de 13 à 14 ans par des enge-

[1] *Arch. f. klin. Med.*, XI. — *Rev. Sc. méd.*, II, 151.

[2] *Soc. de Biol.*, 1873, pag. 146. Voy. aussi Budin ; *Soc. Anat.*, 1873, pag. 662 ; Lagrange ; Th. Paris, 1874, 151 ; Viaud ; Th. Paris, 1876 ; nº 87. Lamache ; Th. Montpellier, 1876, et plus récemment les leçons d'Hillairet, *Progrès médical*, 1878, 40, et l'article de Ball, in *Dict. encycl.*

[3] *Montpellier méd.*, 1878, pag. 1.

lures aux doigts : plaques érythémateuses douloureuses avec quelques vésicules d'où sortait de l'eau. La peau a pris ensuite l'aspect cicatriciel. Aujourd'hui on observe des formations du même ordre avec de grosses bulles; il se forme des croûtes et puis la peau garde l'aspect cicatriciel. Les doigts sont en flexion forcée et il y a des phalanges qui ont disparu aux deux mains par résorption, sans plaie extérieure. A la main gauche, une phalange est tombée, étranglée et sphacélée. La peau de la région palmaire est tout à fait cicatricielle. — Le développement est parfaitement symétrique aux deux membres supérieurs.

Aux bras, la lésion se présente sous forme de plaques; ce sont de larges taches continues les unes aux autres, mais répandues d'une manière assez diffuse et circonscrivant des îlots plus ou moins étendus de peau saine. D'aspect varié, les unes sont brunes ou couleur chamois et ne font plus saillie à la peau; d'autres se détachent plus nettement et proéminent de 1^{mm} environ; certaines sont d'une couleur plus foncée, quelquefois lie de vin. Quelques plaques, tout à fait au début, apparaissent comme de simples changements de couleur à la peau.

On constate des lésions analogues aux membres inférieurs, avec un commencement d'ulcère perforant.

La face a été atteinte ultérieurement et présente aujourd'hui une altération bilatérale assez étendue. Il y a là des régions qui ne se distinguent que par leur couleur rouge un peu foncée et un peu d'induration sans saillie; d'autres sont d'un rouge vif avec un bourrelet très-accusé. Ainsi, il y a une ligne large de 1 à 2 centim., très-saillante, étendue de l'oreille à la commissure labiale. On dirait un coup de sabre qui a partagé la figure. Dans toutes les parties lésées, il y a augmentation d'épaisseur. — Le front est également atteint depuis peu de temps. Une tache est apparue au-dessus du sourcil gauche, près de la ligne médiane, et a fait d'assez rapides progrès dans ces dernières semaines.

L'anesthésie est complète au niveau de toutes les parties altérées, et même dans toutes les régions du corps où il y a des lésions. Seulement cette anesthésie, qui en certains points permet de transpercer la peau de part en part avec une épingle, est moins accusée en d'autres points et disparaît totalement sur certains îlots. Cette distribution est du reste diffuse et fort difficile à délimiter d'une manière précise et à rapporter au trajet d'un nerf, par exemple.

Quand on percute assez fortement avec le doigt quelques-unes des plaques récentes du bras, la malade y éprouve des fourmillements. Quelques-unes de ces plaques sont aussi le siége de démangeaisons, notamment le soir, quand la malade se couche.

Cette observation a un intérêt particulier à propos des rapports qui unissent la sclérodermie et l'asphyxie locale des extrémités. Mais c'est un point que nous ne pouvons pas traiter actuellement.

En dehors de cela, c'est là un très-beau cas de sclérodermie, très-complet dans ses manifestations, et qui montre aussi les rapports de cette maladie avec l'hémiatrophie faciale progressive. — En somme, ce qu'il y a au fond de toutes ces maladies, c'est toujours une sclérose de la peau avec hypertrophie ou atrophie, suivant le cas et la période.

Hardy[1] distingue trois formes à la sclérodermie : 1. Forme œdémateuse caractérisée surtout par le gonflement et l'induration de la peau et du tissu cellulaire sous-cutané ; 2. forme en plaques (plaques dures, semblables à des cicatrices) ; 3. sclérodermie des extrémités apparaissant surtout aux mains, rarement aux extrémités inférieures ; dans cette forme, les doigts s'effilent, les phalanges disparaissent par résorption ; il y a flexion des doigts par rétraction des ligaments.

Hardy exclut de la sclérodermie la gangrène et la chute d'une phalange ; l'observation que nous venons de citer nous oblige à l'admettre et à en faire une quatrième forme. Enfin une cinquième et dernière forme sera la forme faciale unilatérale.

Il faut se rappeler en même temps que si chacune de ces formes se présente quelquefois isolément et constitue à elle seule tout le tableau clinique, elles peuvent aussi se superposer en plus ou moins grand nombre sur le même individu, comme chez notre malade ; ce qui prouve bien l'unité et la communauté d'origine de tous ces actes morbides, origine qui est, par exemple, la diathèse scrofuleuse dans le cas particulier de l'Hôpital-Général.

Quant au rôle du système nerveux dans la pathogénie de la sclérodermie, il n'est encore que supposé, il est plus probable que démontré. En tout cas, il y a des faits dans lesquels il paraît en cause : l'anesthésie, les sensations anormales, semblent l'indiquer chez Anna H... — Au point de vue anatomique, la question n'est pas encore résolue ; dans l'autopsie rapportée par Lagrange, les centres nerveux ont été trouvés intacts.

Je crois donc prématurée la théorie absolue que le mot trophonévrose suppose. Aussi, au lieu de dire avec Hallopeau, *trophonévrose faciale* et *trophonévrose disséminée*, je propose de dire *sclérodermie généralisée* et *sclérodermie faciale* ; ce qui ne préjuge rien, tout en montrant les rapports qui unissent l'hémiatrophie faciale à la sclérodermie.

Après la publication du fait que j'ai rappelé plus haut, Dauchez a demandé dans la *Gazette des Hôpitaux*[2] si ce n'était pas plutôt un cas de lèpre anesthésique, lèpre de Norwége. — C'est là en effet une maladie qui mérite encore d'être rapprochée des précédentes à divers points de vue.

Je veux parler de la lèpre tubéreuse, éléphantiasis tuberculeux, lèpre anesthésique, lèpre des Arabes, éléphantiasis des Grecs, *spedalsked*,

[1] *Gaz. des Hôp.*, 1877, 28.
[2] *Ibid.*, mars 1878.

bien étudiée par Virchow et surtout par Bœck et Danielssen. Ce qui me paraît distinguer cette maladie de la sclérodermie, c'est l'existence prédominante des tumeurs, des saillies, des tubercules, et, d'autre part, le cantonnement spécial de la lèpre dans certains pays.

La question des rapports de ces deux maladies n'a pas été du reste l'objet de travaux bien concluants. Je citerai cependant l'enquête que le gouvenement anglais a fait faire en 1872 sur les maladies endémiques dans l'Inde et les climats chauds en général. — Nous trouvons dans l'analyse que Danlos a donnée du grand Rapport de Fox et Farquhar, que « douze correspondants sur quatorze disent que la sclérodermie est très-rare en Orient et qu'elle n'a aucune connexion avec la lèpre. L'assertion opposée d'un autre s'explique par l'ignorance absolue des caractères cliniques de la sclérodermie [1]. »

Lagrange a également traité dans sa Thèse la question du diagnostic entre la sclérodermie et la lèpre. Nous citerons textuellement ce passage important :

« Dans la lèpre, nous voyons que, au début, la peau s'épaissit et devient luisante, puis qu'il survient des éruptions bulleuses.

» Plus tard (et nous empruntons cette description aux travaux de Danielssen, Bœck et Lamblin), la peau s'épaissit encore plus et arrive à former des tubercules qui donnent au visage un singulier aspect.

» Dans une troisième phase, nous voyons survenir les ulcérations, qui gagnent en profondeur et arrivent quelquefois à détruire jusqu'aux os, qui se nécrosent et s'éliminent.

» Il y a dans la lèpre, d'après la description qu'en donne M. Lamblin, une prolifération embryonnaire envahissante autour des vaisseaux, comme dans la sclérodermie, comme dans l'érysipèle, comme, en un mot, dans les dermites ; mais on y rencontre des tubercules qui sont ainsi définis anatomiquement : « Le tissu nouveau du tubercule a son point de départ dans les couches superficielles du derme, et de là pousse des jetées qui s'enfoncent à la façon de pieux vers les couches sous-cutanées, formant ainsi comme des colonnes qui se terminent dans le tissu adipeux par des irradiations disséminées. » On remarque de plus un volume énorme des vaisseaux de la couche papillaire du derme, avec dilatations variqueuses et épaississement de leurs parois.

» S'il y a quelque apparence extérieure de ressemblance, comme l'état luisant, l'épaississement de la peau et les bulles, on voit que l'état anatomique est tout différent dans ces deux affections. Mais il y a bien d'autres caractères distincts : c'est à peine si dans quelques observations de sclérodermie on a noté une diminution légère de la sensibilité, et jamais, dans la sclérodermie, on n'assiste à ce morcellement ulcéreux de l'individu. On

[1] *Rev. Sc. méd.*, VIII, 653.

voit des ulcérations, comme dans le cas de Dufour, mais l'auteur insiste tout particulièrement sur le caractère très-superficiel de ces ulcérations, qui, cicatrisées, sont remplacées par des durillons. Les os peuvent disparaître, comme nous l'avons vu, mais sans s'éliminer à l'extérieur, et on ne voit pas de ces tubercules qui précèdent la période ulcérative.

» Il n'y a pas dans la sclérodermie cette succession de ces deux périodes, hyperesthésie et douleurs sur le trajet des nerfs, puis anesthésie, qui ne manquent jamais dans la lèpre. Et s'il y a quelquefois dans la sclérodermie des périodes douloureuses, avec irradiations le long des nerfs, nous pouvons expliquer ces phénomènes par le pincement ou plutôt le retentissement des phénomènes inflammatoires sur les extrémités nerveuses. Il en est de même des bulles et des vésicules qui s'observent dans les deux cas. Nous avons vu la gaîne d'enveloppe des filets nerveux terminaux du petit doigt remplie d'amas disséminés de cellules embryonnaires ; il n'en faut pas davantage pour expliquer ces phénomènes.

» On constate bien aussi l'existence des arthropathies dans les deux cas ; mais un point important, capital peut-être, est l'absence d'atrophie musculaire dans la sclérodermie, et ce détail a été noté par nous avec soin, tandis que dans la lèpre on voit les muscles s'atrophier souvent d'une manière rapide et perdre leur contractilité...

» M. Bazin a donné à une forme de la lèpre le nom de sclérodermie lépreuse ; on voit cette variété constituée par des tuméfactions profondes du derme et de sa couche sous-cutanée, à la suite desquelles la peau devient dure, résistante, et a perdu sa souplesse. Nous ne pouvons revenir sur ce que nous avons déjà dit de l'anesthésie, sur la présence constante de bulles pemphigoïdes et sur l'atrophie musculaire, qui suffiront presque toujours à différencier la lèpre de la sclérodermie. »

On voit que malgré tout les deux maladies ont beaucoup d'analogie, et que notre observation même est de celles qui accentuent les rapports plutôt que les différences ; ce qui a trait à l'anesthésie et à l'atrophie musculaire n'est pas classique chez notre malade.

Cependant, l'absence de tubercules cutanés vrais et la superficialité remarquable des ulcérations me font maintenir le diagnostic de sclérodermie plutôt que celui de lèpre. Je n'ai vu du reste que deux cas de lèpre véritable : l'un et l'autre avaient été contractés dans les pays où elle règne endémiquement, et les sujets avaient une horrible figure, un faciès léonin, que ne présente à aucun degré notre malade. — C'est d'ailleurs là une question sur laquelle nous nous déclarons insuffisamment éclairé pour la résoudre définitivement.

Depuis la publication de notre dernière édition, nous avons eu simultanément, dans notre service à l'Hôpital-Général, le cas de sclérodermie dont nous parlons plus haut et un cas remarquable de lèpre tuberculeuse. La

comparaison attentive de ces deux faits nous a conduit à penser qu'il y a entre ces deux actes morbides plus d'analogies que de dissemblances et qu'en réalité ce sont deux formes différentes de la même maladie.

Voici les principaux arguments que nous avons invoqués[1].

1. La lèpre se distingue d'abord de la sclérodermie, dit-on, en ce que c'est une maladie spéciale à certains climats, le plus souvent héréditaire. Or, notre lépreux n'a jamais quitté la France; cultivateur depuis l'âge de onze ans, il ne s'est éloigné de Montpellier que pour faire son service militaire, pendant lequel il a passé trois ans ici et deux au camp de Châlons et à Dunkerque. Donc, aucune contagion possible, aucune influence climatérique, aucune hérédité. Notre sclérodermique n'a jamais quitté le pays non plus; mais elle a eu un frère atteint d'une maladie semblable. — Contrairement à ce que disent les auteurs, nous trouvons donc ici l'hérédité chez la sclérodermique et non chez le lépreux, et nous n'avons chez ce dernier aucune influence climatérique.

2. C'est au point de vue symptomatique que les deux maladies semblent le plus différer. La face de notre lépreux est tout à fait caractéristique : chargée de tubercules, les uns formant un bourrelet autour de la bouche, d'autres écrasant et élargissant le nez, d'autres situés sur les paupières et laissant à peine entr'ouvrir les yeux; les sourcils et les cils dégarnis de poils ainsi que les lèvres et le menton; la langue hérissée de tubercules aplatis, séparés par des anfractuosités; la voûte palatine et le voile du palais couverts de tubercules mamelonnés, etc. : tout cela constitue un faciès léontiasique, type bien différent des plaques que présente notre sclérodermique.

Mais, d'une part, sur certains points de la peau sclérodermique, il y a des élevures très-marquées qui servent de transition avec les tubercules, et d'autre part notre lépreux présente en certains points du corps un aspect tout différent de celui de la face : ainsi, aux jambes il n'y a pas de tubercules, il n'y a qu'une cuirasse dure, ligneuse, qui enveloppe les membres; à tel point que si l'on ne voyait que ces extrémités inférieures, on diagnostiquerait une sclérodermie et non une lèpre.

Sur ce point capital, nous ne trouvons donc point de différence absolue entre la lèpre et la sclérodermie. Si, en prenant les termes extrêmes, nous rencontrons une certaine opposition, nous trouvons d'autre part, chez chacun de nos malades, des termes de transition qui remettent en lumière l'unité de la maladie.

3. On invoque alors les phénomènes nerveux concomitants et on dit : les troubles de sensibilité sont beaucoup plus accentués dans la lèpre que

[1] *Assoc. franç. pour l'avanc. des Sc.* Congrès de Montpellier, 1879. — *Gaz. hebdom.*, 1879, 38, pag. 602.

dans la sclérodermie; l'atrophie musculaire, qui est rapide et très-marquée dans la lèpre, manque dans la sclérodermie.

Or, nos deux malades sont, sur ce point encore, dans un rapport précisément inverse de celui que voudrait cette règle. Le lépreux, qui a eu peut-être de l'anesthésie transitoire à une autre époque, ne présente aujourd'hui aucun trouble de sensibilité et n'a pas d'atrophie musculaire. Nous avons signalé au contraire les nombreux troubles de sensibilité et l'atrophie musculaire que présente notre sclérodermique.

4. Mais, ajoute-t-on pour compléter le diagnostic symptomatique, on n'arrive jamais dans la sclérodermie au morcellement ulcéreux de l'individu que l'on observe dans la lèpre.

Or, nos deux malades donnent encore un démenti à cette assertion : notre lépreux n'est pas encore arrivé à la période d'altération profonde, et notre sclérodermique a perdu des phalanges entières, non-seulement par résorption totale et intérieure, mais par morcellement ulcéreux et élimination extérieure.

On voit donc qu'au point de vue symptomatique on ne peut, pas plus qu'au point de vue étiologique, établir d'opposition formelle entre la lèpre et la sclérodermie.

5. Anatomiquement, la sclérodermie est essentiellement caractérisée par une inflammation chronique de la peau et du tissu cellulaire sous-cutané, s'étendant plus ou moins profondément et pouvant aboutir à des épaississements cutanés, des rétractions fibreuses, des arthrites et des altérations osseuses.

Pour la lèpre, la plupart des observateurs ont insisté sur les lésions du système lymphatique. Mais aujourd'hui tout le monde sait que le tissu cellulaire sous-cutané fait partie du système lymphatique, qu'il en forme la partie périphérique. Et, en effet, Lamblin d'abord, Thoma ensuite, ont montré les lésions lépreuses commençant à l'origine des vaisseaux lymphatiques, dans les espaces lymphatiques périvasculaires, etc., c'est-à-dire dans des régions que nous avons vues être précisément le point de départ des lésions dans la sclérodermie.

Comme confirmation clinique de ce dernier rapprochement, nous dirons que nos deux malades ont eu ou ont encore, l'un et l'autre, de nombreux engorgements ganglionnaires.

Donc, au triple point de vue de l'étiologie, de la symptomatologie et de l'anatomie pathologique, il n'y a aucune différence tranchée et fondamentale entre la lèpre nostras et la sclérodermie. Ce sont pour moi deux formes de la même maladie, pour laquelle on peut garder le nom général de sclérodermie.

CHAPITRE V.

ANESTHÉSIE DU TRIJUMEAU.

Nous avons déjà dit un mot de l'anesthésie trifaciale, qui peut compliquer la névralgie du trijumeau. Nous avons à résumer actuellement l'histoire générale de cette paralysie sensitive. Nous terminerons ainsi les maladies de la cinquième paire.

Étiologie. — Il y a d'abord tout un groupe d'anesthésies sans lésions connues, causées par le froid surtout, qui rentrent dans la catégorie des phénomènes analogues aux névralgies.

Les lésions organiques susceptibles de produire l'anesthésie trifaciale peuvent siéger sur divers points.

D'abord l'altération peut siéger au-delà du noyau d'origine, dans un hémisphère. On sait que notamment les lésions de la capsule interne entraînent cette anesthésie ; alors l'hémianesthésie est complète, porte sur les membres du même côté que la face, et frappe tous les sens. — Une lésion mésocéphalique siégeant dans la protubérance peut aussi intéresser le trijumeau en produisant cette hémianesthésie spéciale qu'a étudiée Couty, et qui s'accompagne le plus souvent de l'intégrité des deux sens cérébraux, la vue et l'olfaction.

Au niveau même des noyaux d'origine du trijumeau, on trouve des lésions variées, notamment celles de l'ataxie locomotrice progressive, comme l'a montré particulièrement Pierret.

Au-delà, le nerf peut être frappé sur un point quelconque de son trajet intra ou extra-crânien : le nerf est atteint dans son ensemble quand la lésion est avant le ganglion ; il n'est au contraire atteint que dans quelque branche quand l'altération se rapproche de la périphérie. Dans cette catégorie nous placerons : le cancer du trijumeau, les tumeurs de la base du crâne, les exsudats méningés (signe fréquemment noté par Leudet dans la méningite chronique), les altérations des os de la face et de l'orbite, les fractures du rocher, les contusions, les plaies accidentelles ou chirurgicales, l'avulsion des dents, etc.

Dans les deux dernières classes de lésion (au niveau du noyau et entre le noyau et la périphérie), l'anesthésie est directe, c'est-à-dire du même côté que la lésion ; elle est au contraire croisée quand la lésion siége plus haut, dans la protubérance ou les hémisphères.

Parmi les Symptômes, le phénomène capital, la perte de la sensibilité, est facile à comprendre par la distribution même du nerf atteint.

La sensibilité tactile est diminuée ou abolie dans une moitié de la face.

Quand l'anesthésie est à un faible degré, on se servira du compas de Weber pour la constater. Quand, au contraire, elle est très-intense, on peut piquer, percer, brûler même, sans que le malade sente rien. La conjonctive, les paupières, sont insensibles ; la cornée échappe souvent à l'anesthésie, nous avons déja dit pourquoi ; la narine, la lèvre, sont insensibles aussi. Ch. Bell cite un malade qui croyait boire avec un verre cassé, parce qu'il ne sentait le contact que sur une moitié de l'orifice buccal.

Chaque branche a ensuite son domaine particulier, facile à distinguer. L'anesthésie de l'ophthalmique porte plus spécialement sur le front, la tempe, la paupière supérieure et l'œil. L'anesthésie du maxillaire supérieur porte sur la paupière inférieure, le nez, la joue, la lèvre supérieure, les gencives supérieures, les dents correspondantes, la narine. L'anesthésie du maxillaire inférieur porte sur la tempe, la joue, la muqueuse bucco-palatine, les gencives, les lèvres et les dents inférieures, le menton et la langue.

Le goût même est supprimé quelquefois dans la partie antérieure de la langue (lingual) ; nous reviendrons sur la physiologie pathologique générale de ce phénomène à propos de la paralysie du facial. — L'odorat paraît atteint aussi, mais il ne l'est qu'indirectement. D'abord les substances vraiment irritantes, l'ammoniaque par exemple, ne produisent plus aucune sensation, parce qu'elles impressionnent la sensibilité générale. De plus, les modifications consécutives habituelles de la sécrétion pituitaire altèrent le sens lui-même, à la façon du coryza.

Les réflexes peuvent aussi être abolis, par défaut d'excitation centripète. Ainsi, le clignement disparaît par l'anesthésie de la conjonctive, l'éternument par l'anesthésie de la pituitaire, la déglutition par l'anesthésie de la luette et de l'isthme. Mais le malade continue à cligner volontairement et à déglutir à certains moments, par un effort énergique de volonté.

Dans d'autres cas, au contraire, les réflexes peuvent être conservés ; c'est ce qui arrive notamment quand la lésion est centrale, l'arc réflexe restant intact au-dessous de la lésion. Ainsi, nous avons vu que dans l'hémianesthésie d'origine cérébrale (par altération de la capsule interne) le titillement de la conjonctive provoque le larmoiement sans être perçu comme sensation.

Les mouvements volontaires de la face peuvent être plus lents et moins précis. Axenfeld attribue ce phénomène à la paralysie des filets sensitifs des muscles.

Si la branche motrice est atteinte, si le nerf masticateur participe à la paralysie, les muscles correspondants sont naturellement paralysés.

On observe quelquefois dans cette maladie des troubles de nutrition analogues à ceux que présentent les animaux après la section du trijumeau : circulation moins active, peau livide ou parsemée de taches rouges, parties molles infiltrées de sérosité, gencives ramollies, fongueuses et saignantes ;

dents ébranlées, qui tombent; ulcérations sur la muqueuse buccale et dans les fosses nasales; paupières œdématiées, conjonctives tuméfiées, sécrétant un liquide purulent; cornée opaque, qui se ramollit, se perfore; quelquefois l'œil subit une fonte complète (Troisier).

On dit en général qu'il faut, pour voir se développer ces troubles, que l'altération siége au ganglion de Gasser ou dans son voisinage. C'est vrai en ce sens que les altérations tout à fait superficielles n'entraînent pas en général ces symptômes trophiques. Mais c'est faux en ce sens que des lésions siégeant bien au-delà du ganglion, du côté du bulbe même, peuvent encore produire des troubles de nutrition. C'est ce que les dernières expériences de M. Duval semblent mettre hors de doute.

Laborde[1] a récemment étudié avec soin les effets trophiques de la section partielle du trijumeau dans le crâne. Ces altérations, exclusivement attribuables à la lésion expérimentale de la branche ophthalmique, sont caractérisées successivement par des troubles vaso-dilatateurs (congestion inflammatoire) de la conjonctive oculaire; un épanchement purulent dans la chambre antérieure (hypopion); un travail ulcératif et une perforation consécutifs de la cornée; un processus de réparation cornéale laissant des opacités partielles ou taies, et coïncidant avec la génération des fibres nerveuses impliquées par la lésion expérimentale, le retour de la sensibilité cornéenne.

Le point capital, en cela, est que l'altération de la cornée n'est pas primitive, mais consécutive, et que dans ces conditions ce n'est pas aux influences, aux traumatismes extérieurs, qu'il faut attribuer les altérations produites.

Quand les nerfs seuls de la cornée sont coupés (Ranvier[2]), celle-ci reste intacte, parce qu'il n'y a pas la suppuration de la chambre antérieure, à laquelle la kératite succède.

En somme, de même qu'à la suite de l'extirpation du ganglion thoracique supérieur du grand sympathique il se développe une pleurésie purulente (Cl. Bernard), de même dans ces expériences il se produit une pleurésie purulente de la chambre antérieure (Laborde et M. Duval).

L'anesthésie du trijumeau, n'étant qu'un symptôme, ne peut avoir une MARCHE propre.

Le DIAGNOSTIC paraît assez facile : le fait en lui-même semble aisé à reconnaître. Cependant il faut quelquefois le chercher. Ainsi, Serres ne songea à rechercher ce symptôme, chez un malade qui le présentait en effet, qu'en écoutant une leçon de Magendie sur ce sujet. Il est vrai que le malade était épileptique et idiot.

[1] *Acad. de Méd.*, 4 mai 1880.

[2] Voy. la note de la pag. 57.

Le plus difficile est de déterminer le point de départ de l'anesthésie et de savoir si elle est d'origine périphérique ou centrale. Romberg, Jaccoud, ont donné déjà quelques signes propres à permettre ce diagnostic.

D'abord, pour la périphérie tout à fait, la limite à certaines branches est le meilleur signe. Cependant le froid, par exemple, peut agir superficiellement et anesthésier toutes les branches. Mais alors, en général, la peau est seule atteinte, les muqueuses restent intactes.

Quand la lésion est au ganglion de Gasser ou dans son voisinage, tout est anesthésié du côté de la lésion; de plus, ajoutent les auteurs, il y a des troubles trophiques. Nous avons vu que ce dernier signe avait perdu sa valeur et voulait dire simplement : au ganglion ou au-delà, vers le centre.

Si le nerf est lésé dans sa partie intra-crânienne, entre le ganglion et son noyau d'origine, le plus souvent il y a concurremment paralysie ou altération de quelque autre nerf crânien, oculo-moteur, facial, etc.

Dans tous ces cas, les réflexes seraient abolis. Si au contraire la lésion est au-delà du noyau d'origine, les réflexes sont conservés. — A partir de ces régions aussi, l'anesthésie devient croisée par rapport à la lésion.

Enfin, en remontant toujours vers les centres, nous trouvons deux espèces à type clinique assez bien dessiné : l'anesthésie mésocéphalique (hémianesthésie complète avec intégrité des sens supérieurs, vue et odorat); l'anesthésie de la capsule interne (hémianesthésie complète et portant sur tous les sens).

Le Pronostic est éminemment variable; c'est celui de la cause, de la lésion initiale.

Le Traitement est également subordonné à la connaissance de la cause. S'il y a une diathèse, un état général, c'est la principale indication. Si la paralysie est superficielle, produite par le froid, par exemple, et sans lésion appréciable, on pourra employer les frictions excitantes, les vésicatoires et surtout l'électricité, particulièrement sous forme de courant faradique interrompu, avec le pinceau, sur la peau bien sèche.

Quoi qu'on en ait dit et écrit, il ne faut même pas désespérer des anesthésies d'origine centrale. J'ai cité plus haut des expériences qui montrent que l'électrisation cutanée et limitée peut avoir de bons effets, au moins passagers, sur l'hémianesthésie d'origine cérébrale. Cela suffit évidemment pour qu'on soit encouragé à faire de nouveaux essais dans cette voie.

On pourrait aussi essayer la métallothérapie, et les vésicatoires dont j'ai parlé dans le chapitre de l'Hémianesthésie cérébrale.

Nous terminons là l'histoire des Maladies du trijumeau.

C'est à cause du rôle au moins fréquent de la cinquième paire dans la *migraine* et l'*hémiatrophie faciale* que nous avons rapproché ces deux ma-

ladies de la *névralgie* et de l'*anesthésie*. Maintenant nous allons reprendre l'étude des Névralgies particulières.

CHAPITRE VI.

NÉVRALGIES CERVICO-OCCIPITALE, DIAPHRAGMATIQUE, CERVICO-BRACHIALE, DORSO-INTERCOSTALE ET MAMMAIRE.

§ I. Névralgie cervico-occipitale[1]. — La névralgie cervico-occipitale est infiniment plus rare que la névralgie trifaciale : elle occupe les nerfs sensitifs des quatre premières paires cervicales, plexus cervical antérieur et postérieur. Cette maladie a naturellement été séparée et physiologiquement analysée beaucoup plus tard que la névralgie trifaciale. Elle avait été déjà observée nettement par André et surtout par Bérard, mais on l'avait confondue, sous le nom de tic douloureux, avec la névralgie de la cinquième paire. Elle a été bien séparée et décrite à part depuis Valleix.

Anatomie. — Le siége anatomique de cette névralgie est constitué par les nerfs émanés des quatre premières paires cervicales. On sait que tous les nerfs rachidiens, après la réunion de leurs deux ordres de racine, donnent des branches postérieures et des branches antérieures. Nous devons envisager ici ces deux ordres de rameaux.

Les quatre *branches postérieures* traversent les muscles et vont à la face profonde de la peau, forment là le plexus cervical postérieur qui innerve toutes les parties voisines de la colonne vertébrale. Une branche importante vient de la deuxième paire cervicale vers la partie supérieure du cou, traverse la couche musculaire, devient sous-cutanée, puis s'accole à l'artère occipitale et va de bas en haut, s'épanouit en divergeant sur la région occipitale et peut être suivie jusqu'à la région pariétale : c'est le *grand nerf occipital*.

A ces branches correspondront divers points douloureux : un point un peu diffus d'arrivée et de distribution des nerfs dans la peau à côté de la colonne vertébrale; un point d'émergence du grand occipital au-dessous de l'occiput, un peu en dehors des premières vertèbres; un point de terminaison et d'anastomose sur la bosse pariétale.

Parmi les *branches antérieures*, nous signalerons les plus importantes : 1. La branche *cervicale superficielle*, formée par une anastomose de la deuxième et de la troisième paire, sort du plexus à la partie moyenne du cou, sous le bord postérieur du sterno-cléido-mastoïdien; chemine entre la peau et le peaucier et gagne la partie antérieure et supérieure du cou et la

[1] Valleix, Axenfeld, Erb., *loc. cit.*

partie inférieure de la face; 2. La branche *auriculaire* naît aussi de la deuxième et de la troisième paire, contourne le bord postérieur du sterno-cléido-mastoïdien, et fournit à la face, à la région parotidienne et à la partie postérieure de l'oreille; 3. La branche *mastoïdienne* ou *petit nerf occipital* devient superficielle vers le bord du sterno-cléido-mastoïdien, et monte parallèlement au grand occipital jusqu'aux régions occipitale et pariétale; 4. Les branches *sus-claviculaires*, parmi lesquelles les rameaux sus-acromiens et sus-claviculaires, couvrent le triangle sus-claviculaire.

Ces diverses branches pourront fournir plusieurs points douloureux : point d'émergence, un peu au-dessus de la partie moyenne du cou et vers le bord postérieur du sterno-cléido-mastoïdien; points d'arrivée et de distribution à la partie supérieure et antérieure du cou, à l'apophyse mastoïde et sur la conque de l'oreille, au niveau de la bosse pariétale. — Du reste, tous ces points de distribution sont un peu diffus, les nerfs couvrant la peau en réseau serré.

Ce résumé de la distribution anatomique des nerfs cervicaux était une introduction indispensable à l'étude de la névralgie cervico-occipitale, dont nous pouvons à présent aborder l'Étiologie.

Nous retrouvons ici toutes les causes habituelles de névralgie que nous avons déjà eu occasion de signaler; le froid surtout a été noté. — Il suffira d'indiquer certaines causes spéciales.

Quelques maladies centrales, et notamment la myélite cervicale transverse, la pachyméningite cervicale hypertrophique ; toutes les maladies des vertèbres cervicales, comme la périostite, la carie, les tumeurs syphilitiques ou autres, le cancer vertébral, le mal de Pott ; au cou, les ganglions lymphatiques engorgés, l'anévrysme de l'artère vertébrale ; les traumatismes de la région : telles sont les causes principales qui sont propres à la névralgie cervico-occipitale.

Au point de vue de la Symptomatologie, il faut d'abord préciser cliniquement les *points douloureux*, siége de la douleur continue, foyer de la douleur provoquée et centre des douleurs irradiées.

Un des points les plus fréquents et les plus douloureux est le point *occipital*, à l'émergence du grand nerf occipital, entre l'apophyse mastoïde et les premières vertèbres cervicales, un peu plus près de celles-ci que de celle-là. Il y a ensuite : un point *cervical superficiel*, plus bas entre le bord antérieur du trapèze et le bord postérieur du sterno-cléido-mastoïdien, un peu au-dessus de la partie moyenne du cou, à l'émergence des nerfs du plexus antérieur ; un point *pariétal* commun à la névralgie trifaciale et à celle-ci, au niveau des anamastoses du trijumeau, du grand et du petit occipital ; un point *mastoïdien* se portant quelquefois au-dessous du lobule de l'oreille, confondu autrefois avec l'issue du facial ; un point *auriculaire*

à la conque de l'oreille. — Tous ces foyers sont quelquefois assez circonscrits, mais souvent assez diffus.

A ces points, indiqués par Valleix, il faut ajouter les points apophysaires, récemment observés au niveau des premières vertèbres cervicales.

Les élancements partent le plus souvent du point occipital, et de là s'irradient dans plusieurs directions vers les autres points mentionnés. Quelquefois encore ces douleurs naissent dans les autres points, comme le point mastoïdien, et vont vers le point pariétal.

Cette névralgie présente aussi des irradiations remarquables dans les nerfs voisins. Ainsi, la douleur peut dépasser la bosse pariétale, gagner le trijumeau, occuper le front, l'œil et les autres parties de la face. C'est la forme que Valleix appelle cervico-trifaciale, par opposition à la variété trifacio-cervicale, dans laquelle la marche de propagation est en sens inverse. — Ce sont là des faits intéressants comme exemples de propagation évidemment périphérique, les origines de ces nerfs étant trop éloignées, tandis qu'ils se touchent par leurs dernières ramifications.

On observe encore des irradiations à l'épaule et au bras, dans les branches du plexus brachial ; quelquefois aussi dans les nerfs similaires du côté opposé.

Les crises douloureuses sont tantôt spontanées, tantôt provoquées par les mouvements, la rotation de la tête surtout, le rire, le bâillement, l'éternument. Pendant les accès, le malade immobilise absolument sa tête pour éviter toute cause d'exacerbation.

Dans certains cas, les parties correspondantes présentent de l'hyperesthésie ; les cheveux mêmes ne peuvent pas être touchés. D'autres fois il y a, au contraire, une légère anesthésie : Erb a vu de l'anesthésie dans le domaine des deux nerfs occipitaux et de l'auriculaire, avec sensation subjective de fourmillement.

Pendant les crises, Erb a observé parfois des crampes, des convulsions cloniques ou toniques dans les muscles du cou ; la tête peut alors être immobilisée en rotation. Rarement il y a des secousses dans la face.

Il n'y a rien de bien connu sur les troubles vaso-moteurs et trophiques qui peuvent accompagner cette névralgie. Anstie classe dans cette catégorie certains gonflements des ganglions lymphatiques, qu'il regarde comme secondaires. Mais ce sont là des exemples peu démonstratifs, car le plus souvent ces engorgements ganglionnaires sont plutôt cause qu'effet de la névralgie.

Dans un cas très-grave, Erb a constaté des vomissements et du marasme à un haut degré. C'est un fait exceptionnel. Quoiqu'il n'y eût aucun autre signe de lésion centrale et que le malade guérit, je crois cependant volontiers qu'il devait y avoir quelque chose du côté de la moelle : on se rappelle que nous avons noté les vomissements dans l'histoire symptomatique de la myélite cervicale.

La Marche, la Durée et la Terminaison ne présentent rien de spécial à cette névralgie. La plupart des cas seraient assez bénins ; quelques-uns cependant sont tenaces.

Les signes sont assez nets pour le Diagnostic. La confusion est possible avec le torticolis. Dans ce dernier cas, les mouvements sont extrêmement douloureux, surtout quand il faut une forte contraction des muscles affectés ; les élancements, s'ils existent, sont sourds. La pression réveille une douleur étendue et pas circonscrite par points. Dans l'immobilité complète, la douleur est nulle ou à peu près ; il n'y a pas de crise paroxystique.

Le plus important est, du reste, de savoir si les accidents névralgiques ou névralgiformes observés ne sont pas symptomatiques de quelque lésion centrale. Il faut pour cela bien explorer la colonne vertébrale pour reconnaître, par exemple, le mal de Pott ou le cancer vertébral. Pour la pachyméningite cervicale hypertrophique, la myélite cervicale transverse, etc., il y a un grand caractère qui manque le plus souvent à la névralgie pure : c'est la bilatéralité ; le collier autour du cou indique le plus souvent une lésion centrale, médullaire.

En principe, il faut toujours se méfier d'une névralgie bilatérale et d'une névralgie qui dure.

Le Pronostic n'a rien de spécial et dépend des causes.

Le Traitement présente les indications ordinaires. André employait les cautérisations, Valleix les vésicatoires, beaucoup de contemporains le pinceau électrique ou le courant continu. — On peut aussi user des injections de morphine et des autres calmants ordinaires, etc., etc.

§ II. Névralgie diaphragmatique ou phrénique [1]. — En 1871, Peter attira l'attention, dans les *Archives générales de Médecine*, sur une névralgie qui n'aurait jamais encore été décrite avant lui : la névralgie diaphragmatique. Il est revenu, dans sa *Clinique médicale*, sur la description de la névralgie phrénique et sur ses droits personnels à la priorité.

Cependant, dès 1866, Falot avait publié dans le *Montpellier médical* un travail très-complet sur ce sujet. Peter l'a ignoré. Et il faut chercher dans un ouvrage allemand, le Traité déjà cité de Erb, pour trouver une mention de ce mémoire, signalé déjà dans le *Jahresbericht*.

Comme il est peu connu en France, nous l'analyserons d'abord rapidement avant d'entrer dans la description régulière et didactique de la névralgie en question.

C'est sa propre observation que Falot rapporte, observation très-

[1] A. Falot ; *Montpellier méd.*, 1866. — Peter ; *Arch. de Méd.*, 1871, et *Clin. méd.* — Erb ; *loc. cit.*

intéressante et fort soignée. En possession d'une diathèse rhumatismale et d'un nervosisme également héréditaires, il éprouve une première atteinte de rhumatisme articulaire aigu en 1856, puis il a une sciatique gauche, et cela à plusieurs reprises. — En 1861 survient la première crise de névralgie phrénique : c'est une violente douleur à la base de la poitrine, du côté droit, puis un peu plus tard la sensation d'une lame aiguë qui aurait pénétré au-dessous des cartilages costaux et serait ressortie à la partie latérale droite antérieure et moyenne du cou. La douleur existait sur tout le trajet, mais les points d'entrée et de sortie de la lame supposée étaient bien plus sensibles. L'oppression était extrême; les inspirations, brèves, incomplètes, par saccades, fréquentes, ne s'exécutaient que par le jeu des côtes supérieures. L'expiration, au contraire, était très-facile : le malade pouvait éteindre une bougie en soufflant à une certaine distance. Il avait du hoquet réprimé par une atroce douleur, des bâillements et de fréquentes éructations très-douloureuses, et cependant le sujet crachait très-loin et sans difficulté. Sur la figure, il avait une expression de rire sardonique, ou plutôt c'était le faciès grippé, abdominal.

Les attaques se répètent assez souvent et sous des climats très-variés (le patient était médecin de la marine) ; mais le plus souvent la crise était précédée d'un refroidissement rapide.

La douleur suivait toujours une marche ascendante le long du phrénique. Dans un cas, après le mouvement d'ascension droite, la douleur passa aux insertions costales de la moitié gauche du diaphragme et monta de la même manière le long du phrénique gauche jusqu'à sa naissance.

Une particularité importante avait été remarquée : quand le malade avait mangé, que l'estomac était plein, les douleurs étaient plus vives sur le trajet du phrénique gauche et diminuaient avec les progrès de la digestion.

Plus tard la névralgie s'étend au plexus cervical, jusqu'à la branche mastoïdienne ; quelquefois on observait alors une marche descendante ou bien une intrication irrégulière des névralgies cervico-occipitale et phrénique.

Les points principaux de cette névralgie notés par Falot étaient : 1. l'apophyse mastoïde ; 2. la fosse sus-épineuse ou sus-claviculaire ; 3° la base du thorax.

Le diaphragme ne fonctionnait pas, non-seulement à cause de la douleur, mais à cause d'une sorte d'état parétique dans lequel il paraissait se trouver.

Le Dr Falot rapproche ensuite complétement cette névralgie de la douleur des malades atteints de lésion hépatique ; il y insiste. Il la rapproche de la pleurésie diaphragmatique. Il fait le diagnostic différentiel d'avec le rhumatisme du diaphragme, et il attribue la guérison à un traitement par l'hydrothérapie.

On voit que l'histoire de cette névralgie était faite, et d'une manière complète, en 1866, à Montpellier, par le Dr Falot. Ainsi, quand Peter se

demande comment et pourquoi cette névralgie diaphragmatique, qui est si fréquente, a été méconnue jusqu'à lui, il pèche par ignorance. S'il ne lit pas le *Montpellier médical*, du moins aurait-il pu, avant de proclamer sa découverte, parcourir le *Jahresbericht* : il y aurait trouvé la mention du travail de Falot. — Passons à l'étude régulière de cette névralgie.

Anatomie. — Le nerf phrénique naît des troisième, quatrième, cinquième et souvent sixième paires cervicales, émerge du plexus et devient profond au niveau du bord antérieur du scalène antérieur, pénètre dans la poitrine, descend et vient s'épanouir dans le diaphragme.

C'est un nerf mixte et non un nerf exclusivement moteur, comme on le considère trop souvent. Les physiologistes n'ont peut-être pas démontré sa sensibilité, mais les pathologistes et les anatomistes l'admettent.

De ce trajet anatomique on peut déduire : un point d'émergence en avant du scalène antérieur et des points de terminaison au niveau des insertions costales du diaphragme. On comprend d'autre part les facilités de communication, d'irradiation douloureuse avec les branches du plexus cervical et du plexus brachial.

Les Causes de la névralgie du phrénique sont celles des névralgies ordinaires. Le rhumatisme et le refroidissement sont à noter en tête. L'observation de Falot est très-importante à cet égard.

Comme causes spéciales, on peut mentionner les lésions de voisinage : la pleurésie diaphragmatique, les maladies du foie et de la rate (douleur à l'épaule correspondante par irradiation du phrénique au circonflexe). Peter signale encore dans la même classe les lésions de l'aorte qui agissent par l'intermédiaire du péricarde ; de là, les douleurs phréniques dans l'insuffisance aortique, l'angine de poitrine, le goître exophthalmique.

Le Symptôme principal est une vive douleur à la base du thorax, correspondant surtout aux insertions diaphragmatiques, particulièrement en avant ; une douleur sur le trajet du phrénique dans la poitrine (lame de couteau de Falot) ; enfin une douleur au-devant du scalène. — Ces sensations douloureuses sont naturellement plus vives aux extrémités du nerf que sur sa longueur.

Les points douloureux siégent au-devant du scalène, aux apophyses épineuses des deuxième, troisième, quatrième et cinquième vertèbres cervicales, aux insertions diaphragmatiques, quelquefois aussi au niveau du troisième cartilage intercostal.

De là, les douleurs s'irradient le long du nerf et souvent dans les branches du plexus cervical (apophyse mastoïde) ou dans celles du plexus brachial (épaule, par le circonflexe).

Cette névralgie entraîne une gêne considérable de la respiration ; on

remarque des exacerbations de douleur par les éternuments, les bâillements, et en général tous les mouvements du tronc.

Un point capital de DIAGNOSTIC est de distinguer la névralgie phrénique du rhumatisme du diaphragme, qui est du reste une affection rare[1]. Les douleurs costales, la gêne respiratoire, le hoquet, la respiration costo-supérieure, etc., sont des signes communs aux deux maladies. Mais le point supérieur de la névralgie phrénique manque dans le rhumatisme diaphragmatique ; de plus, dans le rhumatisme, l'extension se fait aux muscles des parois abdominales, tandis que dans la névralgie l'extension se fait aux nerfs du cou ou du bras.

Une fois la névralgie reconnue, est-elle primitive, simple, ou bien dépend-elle d'une lésion antérieure ? Les maladies du foie, de la rate, du cœur, de l'aorte, se reconnaîtront à leurs signes propres. Un point plus délicat et plus difficile est le diagnostic de la pleurésie diaphragmatique, dont la névralgie phrénique peut faire toute la symptomatologie ; avant l'apparition des signes stéthoscopiques même, cette distinction sera souvent impossible.

Le PRONOSTIC est celui de la cause.

Comme TRAITEMENT, Falot s'est très-bien trouvé de l'hydrothérapie ; les indications dépendent du reste de la cause. On peut en général employer les moyens ordinaires : pointes de feu, vésicatoires, injections hypodermiques de morphine ou d'atropine, etc.

§ III. NÉVRALGIE CERVICO-BRACHIALE.— La névralgie cervico-brachiale est la névralgie des quatre dernières paires cervicales (branches antérieures ou postérieures).

Elle aurait été aperçue déjà par les anciens, parmi lesquels on cite Celse. Mais Cotugno la décrit assez bien et la rapproche de la sciatique ; il montre l'analogie du cubital par rapport à l'épitrochlée, avec le poplité externe par rapport à la tête du péroné. — Il est cependant évident que Valleix en a le premier établi l'histoire.

ANATOMIE. — Les quatre dernières paires cervicales et la première dorsale donnent des branches postérieures et antérieures. — Les branches postérieures sont moins importantes et vont se distribuer à la peau ; aux extrémités superficielles seront des points de terminaison.

Les branches antérieures forment le plexus brachial. Profond sur la plus grande partie de son trajet, le plexus devient seulement accessible dans le creux axillaire, où il pourra donner un point. Avant de se diviser en branches terminales, il fournit des rameaux, parmi lesquels deux mé-

[1] Espagne en a publié une observation *in Montpellier méd.*, 1861.

ritent attention : le nerf sus-scapulaire, qui vient passer sur le bord concave de l'épine de l'omoplate, et là devient superficiel : d'où un point d'émergence ; et le nerf axillaire ou circonflexe, qui contourne le col chirurgical de l'humérus et dont un rameau cutané traverse le deltoïde jusqu'à la peau : d'où le retentissement de la douleur à l'épaule.

Nous trouvons ensuite les branches terminales du plexus. — Le brachial cutané interne devient superficiel au tiers inférieur du bras et reste très-accessible aux causes de névralgie et à la pression le long de l'avant-bras, en avant et en arrière. — Le musculo-cutané devient superficiel vers le pli du bras.

Le médian, sans intérêt clinique au bras, présente un point là où il traverse le rond pronateur, au quart inférieur de l'avant-bras quand il fournit la branche palmaire cutanée ; enfin quand, avant de fournir les collatéraux des doigts, il donne les rameaux cutanés de la main.

Le cubital, au bas du bras, traverse le triceps pour gagner la gouttière entre l'olécrâne et l'épitrochlée, et contourne celle-ci pour se placer à la partie interne de l'apophyse coronoïde : point remarquable analogue à celui de la réflexion du poplité au-dessous de la tête du péroné ; à la partie inférieure de l'avant-bras, il devient sous-aponévrotique. Parmi ses branches, signalons celle qui donne les collatéraux des trois derniers doigts et la branche palmaire et digitale avec son passage remarquable entre le pisiforme et l'os crochu.

Le radial est remarquable au bras au point où il s'engage dans la gouttière humérale, entre la longue et la moyenne portion du triceps, pour contourner l'humérus et devenir externe et antérieur. Au bas du bras, il donne des rameaux internes et externes qui vont à la peau. A l'avant-bras, il se divise en deux branches : la superficielle forme la branche dorsale externe de la main, qui devient sous-cutanée au-dessus du tendon du grand supinateur, se divise au niveau de l'apophyse styloïde du radius et donne les collatéraux.

Dans l'Étiologie, nous ne reviendrons pas naturellement sur les causes générales ordinaires, qui semblent du reste moins agir ici. Mais nous citerons les causes spéciales les plus fréquentes : traumatismes, corps étrangers, etc. Valleix cite un cas développé après brûlure du pouce ; Weir Mitchell rapporte plusieurs faits remarquables d'origine traumatique ; Seguin[1] indique aussi un cas curieux de la même catégorie, sur lequel nous reviendrons. — Notons encore les plaies de tout genre, les luxations, fractures ; les sangsues, les brûlures, les tumeurs voisines, etc. — L'exercice répété du bras a pu provoquer aussi cette névralgie, surtout quand il y a une série de petits mouvements (piano, travaux de couture).

[1] *Rev. Sc. méd.*, II, 912.

Erb avance que Salter aurait vu un cas de névralgie cervico-brachiale réflexe, suite de dents cariées...

Symptomatiquement, la névralgie peut se limiter à une ou plusieurs branches du plexus, mais il serait sans intérêt clinique de faire de tous ces cas particuliers autant d'espèces distinctes de névralgie.

Parmi les points douloureux, le plus remarquable, le plus fréquent, est le point axillaire (plexus); puis viennent le point épitrochléen (cubital), le point cubito-carpien (cubital); voilà les principaux. — Signalons ensuite le point circonflexe ou deltoïdien à l'épaule; le point cervical inférieur, un peu en dehors des dernières vertèbres cervicales; le point post-claviculaire dans l'angle, entre la clavicule et l'acromion; le point où le radial contourne l'humérus et un autre vers la partie inférieure du radius. — Il faut ajouter les points apophysaires au niveau des quatre vertèbres cervicales inférieures et des deux ou trois premières dorsales. — Il peut encore y avoir d'autres points secondaires que l'anatomie fait prévoir.

Ces points, ou du moins un certain nombre d'entre eux, sont douloureux d'une manière continue; ils deviennent aussi le siége de sensations très-pénibles sous l'influence de la pression, et ils sont enfin le point de départ des élancements. Ces douleurs paroxystiques se dirigent dans des sens différents, suivant le trajet des divers nerfs; elles suivent une marche ascendante, ou dans d'autres cas se dirigent suivant un double courant divergent.

Les irradiations sont fréquentes dans les nerfs voisins, dans les branches du plexus cervical et dans les nerfs dorsaux ou intercostaux.

Souvent on constate des fourmillements et de l'engourdissement dans le domaine du nerf atteint, et alors il y a une légère anesthésie. D'autres fois c'est de l'hyperesthésie; le contact simple des habits ou des couvertures devient insupportable.

La motilité du membre supérieur est le plus souvent atteinte; les mouvements deviennent difficiles, douloureux; les doigts sont raidis; on a observé du tremblement et des contractures fibrillaires, plus rarement des convulsions vraies et persistantes. D'autre part, on constate aussi quelquefois des parésies, plus rarement la paralysie des mêmes muscles.

Dans certains cas, il y a pâleur et refroidissement du bras et de la main; dans d'autres, au contraire, il y a rougeur et sensation de chaleur. Dans quelques observations, Erb a noté une couleur bleuâtre foncée des doigts, avec refroidissement et sueur abondante.

L'éruption d'herpès est assez fréquente sur le trajet des nerfs atteints. Il y a eu récemment à l'Hôpital-Général un très-bel exemple de zona du cubital survenu à la suite d'une névralgie de ce nerf. Kaposi[1] a observé

[1] *Rev. Sc. méd.*, V, 206.

un fait remarquable de zona cervico-brachial gangréneux. — Les troubles trophiques plus profonds (pemphigus, ulcérations, peau lisse, etc.) ne s'observent que dans des cas de lésion anatomique du nerf avec anesthésie et paralysie graves.

On observe parfois un retentissement des phénomènes sur les gros vaisseaux, etc. Nous reviendrons sur ces cas complexes en étudiant l'angine de poitrine.

Cette névralgie ne présente rien de spécial pour la *marche*, la *durée*, les *terminaisons* et le *pronostic*.

Le DIAGNOSTIC devra être fait d'abord avec le rhumatisme articulaire et toutes les autres maladies articulaires : la forme et le siége de la douleur lèveront les doutes. — Le rhumatisme musculaire se distingue aussi par le siége et la distribution de la douleur. Les lésions osseuses s'accompagnent de douleurs profondes, persistantes, d'empâtement et d'œdème superficiel, etc.

Le TRAITEMENT comprend les agents ordinaires : narcotiques, vésicatoires, électricité, etc.

L'intervention chirurgicale est plus facile ici que dans beaucoup d'autres régions : on peut faire la résection, la section, l'élongation, ou même des amputations du bras. Dans un cas récent, Seguin et un autre médecin américain ont fait d'abord une amputation : la névralgie n'a pas été guérie ; alors ils ont osé couper le plexus brachial à sa sortie des trous de conjugaison : le succès n'a, du reste, pas été plus brillant pour cela !

§ IV. NÉVRALGIE DORSO-INTERCOSTALE. — Siebold mentionne déjà la névralgie dorso-intercostale, mais c'est seulement Nicod qui, en 1818, en commence l'histoire. A partir de ce moment surviennent une série de Mémoires et d'Observations jusqu'à la Thèse de Bassereau et au travail de Valleix dans les *Archives*, en 1840.

On sait que les douze paires dorsales donnent des branches postérieures et des branches antérieures.

Les branches postérieures se séparent des autres, qui forment la véritable continuation du nerf, perforent les muscles de la gouttière et se répandent dans la peau.

La branche antérieure (nerf intercostal) chemine dans l'espace intercostal, d'abord tout à fait profondément, puis dans l'épaisseur des muscles. Vers le milieu de ce trajet, il y a une division : le nerf donne une sorte de rameau perforant moyen, destiné au bras pour les deux premières paires et à la peau du thorax pour les autres paires. Le nerf intercostal continue sa marche et devient superficiel, un peu en dehors du sternum ou du muscle grand droit.

Il y a donc en quelque sorte trois perforants : un postérieur, un moyen, et un antérieur. D'où trois *points* de division et d'émergence à la fois.

Dans l'Étiologie, nous ne parlerons pas du froid et des autres causes banales et communes. Nous n'insisterons que sur les éléments spéciaux à cette névralgie particulière.

Un fait curieux à noter, c'est que les femmes sont beaucoup plus souvent atteintes que les hommes, et cela dans une proportion de 51 contre 11. Bassereau voulait que la névralgie intercostale fût presque toujours sous la dépendance d'une lésion utérine. Valleix a combattu cette idée et a montré, d'un côté que les autres névralgies coïncidaient fréquemment aussi avec les maladies utérines, et d'un autre côté que les troubles utérins eux-mêmes étaient souvent, non plus la cause de la névralgie, mais une conséquence des manifestations névralgiques (dans la névralgie lombo-abdominale).

Les maladies des organes thoraciques, et spécialement de la plèvre et des poumons, peuvent produire la névralgie intercostale. Il ne faut cependant pas considérer comme une névralgie vraie toutes les douleurs de la pleurésie, de la pneumonie, etc.; mais on observe dans les maladies chroniques, dans la phthisie pulmonaire par exemple, des névralgies intercostales parfaitement caractérisées.

Les traumatismes de la paroi thoracique doivent encore être mentionnés.

Erb cite en plus la dilatation des veines dans le canal vertébral, l'anévrysme de l'aorte, les lésions des côtes (carie, nécrose, etc.).

Enfin, les maladies centrales (méningo-myélites, ataxie locomotrice) peuvent être invoquées. Mais elles produisent plus souvent de fausses névralgies.

Remarquons, en commençant la Symptomatologie, que le côté gauche est plus souvent atteint que le droit : trois ou quatre espaces intercostaux sont le plus souvent simultanément atteints, et c'est vers la partie moyenne du thorax (du cinquième au septième espace) qu'on rencontre ordinairement cette névralgie.

Comme *points douloureux*, nous avons un point postérieur, le plus constant, sur le côté de l'épine, entre deux vertèbres, au voisinage du trou de conjugaison ; un point latéral, vers le milieu de l'espace intercostal ; un point antérieur ou sternal à siége un peu plus variable et quelquefois multiple, situé en général entre le sternum et le point d'union des côtes aux cartilages. — Pour Trousseau, deux de ces points seulement seraient constants : le point apophysaire et le point antérieur d'expansion terminale ; ce sont les plus fréquents en effet. — On a aussi observé quelquefois des points supplémentaires au creux épigastrique, à l'appendice xiphoïde ou à la pointe du cœur.

De ces foyers (centres de la douleur continue et de la douleur à la pression) partent des élancements, moins constants peut-être que dans les autres névralgies, qui suivent la direction même des nerfs.

La douleur est exaspérée par les fortes inspirations, la toux, les mouvements du tronc ou du bras.

Le plus souvent, on constate en même temps la coïncidence d'autres névralgies : au cou, au bras, à la tête, à l'abdomen ou à l'hypogastre.

L'hyperesthésie est fréquente dans la région atteinte ; les vêtements ne peuvent pas être supportés. L'anesthésie est plus rare, elle a cependant été observée.

Comme phénomènes moteurs, on a signalé des troubles respiratoires.

Aux troubles vaso-moteurs et trophiques de la névralgie intercostale se rattache toute la question du zona ou herpès zoster ; on appelle ainsi une demi-ceinture d'herpès développée le long d'un nerf intercostal.

Le zona est souvent accompagné de névralgie qui peut précéder l'éruption, mais qui peut aussi la suivre. J'ai récemment observé une jeune fille atteinte de zona, chez laquelle l'éruption a précédé de vingt-quatre heures l'apparition de douleurs névralgiques, aujourd'hui très-vives. — D'autre part, on a observé le zona dans des névrites traumatiques ou autres[1], bien constatées et démontrées par l'autopsie ; à la suite des douleurs fulgurantes de l'ataxie, etc. — On est ainsi arrivé à établir une relation entre le zona et la névralgie correspondante, ou plutôt entre le zona et l'état d'excitation du nerf correspondant.

Le zona n'est du reste pas spécial aux nerfs intercostaux ; nous avons déjà cité le zona du trijumeau (zona ophthalmique, zona de la langue), le zona du cou, du bras ; nous verrons le zona génital, etc. — Partout où il y a un nerf sensitif et un nerf sensitif superficiel, il peut y avoir zona.

Mais il ne faut pas cependant exagérer les relations du zona avec l'état des nerfs, et en particulier avec la névralgie. Il y a de très-nombreux cas de névralgie sans zona, et aussi de nombreux cas de zona sans névralgie, ni avant, ni pendant, ni après. Nous avons eu il y a quelque temps, à l'hôpital Saint-Éloi, un fait très-net à ce point de vue.

Il faut donc conclure que la névralgie intercostale, comme les autres névralgies et peut-être plus souvent que les autres névralgies, peut s'accompagner de zona, mais que tous les cas de zona ne rentrent pas absolument et nécessairement dans cette catégorie.

Diagnostic. — Il faut distinguer la névralgie intercostale de la pleurésie, de la pneumonie : la forme et les caractères de cette douleur, la fièvre et les signes physiques suffiront le plus souvent pour lever les doutes. —

[1] Voy. aussi le cas étudié par Chandelux (*Arch. de Physiol.*, 1879) dans lequel les ganglions intervertébraux étaient altérés, ainsi que les nerfs.

La pleurodynie est plus étendue, ne dessine pas le nerf et ne présente pas de points douloureux. Nous ne parlons pas du diagnostic des maladies que, comme l'angine de poitrine, nous n'avons pas encore étudiées.

Il est important, comme toujours, de déterminer la cause, la nature de la névralgie ; la bilatéralité des phénomènes et les signes concomitants mettront en général sur la voie.

Pour le TRAITEMENT, nous ne voyons rien de spécial à ajouter à ce que nous avons déjà dit et répété plusieurs fois[1].

§ V. NÉVRALGIE MAMMAIRE. — La glande mammaire reçoit ses nerfs des intercostaux : la peau du sein, des perforants latéraux et antérieurs des deuxième, troisième, quatrième et cinquième intercostaux ; la glande, des perforants latéraux des quatrième, cinquième et sixième intercostaux.

Cette région peut être isolément le siége de douleurs et d'accès névralgiques qui ont poussé Cooper à décrire cette variété à part.

L'*étiologie* est obscure. On a noté dans quelques cas des rapports avec la lactation et avec la grossesse. L'hystérie, la chlorose, l'anémie, jouent également un grand rôle. Les traumatismes ont été accusés dans certaines circonstances. Quelquefois l'existence de tumeurs, de petits nodules, fibrome ou névrome, dans le sein, peut provoquer la névralgie.

Rufz a observé cette maladie chez un homme.

Le *symptôme* capital est une douleur vive, pénétrante, subite comme un coup de couteau, survenant par paroxysmes en général courts, mais pouvant durer cependant quelques heures. Le décubitus, la pression..., sont intolérables sur ce côté. — Il y a des points douloureux mal définis autour de la glande, et, en général, aussi des points apophysaires de la deuxième à la sixième dorsale. — Des irradiations douloureuses peuvent se produire dans divers domaines nerveux.

On a noté quelquefois des vomissements concomitants. Alfter a vu un zona développé dans un cas de cet ordre.

La période menstruelle exagère la douleur.

Le point important du *diagnostic* est de distinguer les cas de névralgie simple des cas où débute une tumeur maligne douloureuse. C'est par la marche de la tumeur, les signes physiques, l'état des ganglions, etc., que l'on se décidera. Les malades sont souvent très-effrayées par la persistance de ces névralgies, surtout quand la palpation révèle en même temps un petit nodule induré dans le sein douloureux.

Le *traitement* est celui de toutes les névralgies.

[1] Nussbaum (*Centralbl. f. Nerv.*, II, 61) a traité avec succès une névralgie intercostale par l'élongation du nerf.

CHAPITRE VII.

ANGINE DE POITRINE[1].

Nous avons déjà eu occasion de prononcer plusieurs fois le mot d'angine de poitrine, à propos des névralgies phrénique, brachiale, intercostale. Je crois le moment venu d'étudier maintenant cette névrose complexe, à la suite de laquelle nous décrirons une autre névrose, également complexe, le goître exophthalmique.

L'angine de poitrine est très-difficile à définir. On peut dire cependant que c'est une névrose douloureuse caractérisée par des attaques de douleurs vives et subites dans la région du cœur, s'irradiant souvent dans le bras gauche, avec anxiété extrême et sensation de mort imminente, sans lésion fixe connue et pouvant entraîner la mort subite.

Historique. — Le 23 février 1768 mourait à Besançon un capitaine de cavalerie dont la maladie et la mort furent tout un événement. Rougnon décrivit avec soin la maladie nouvelle dans une lettre adressée à Lorry; c'est le premier travail sur l'angine de poitrine. Seulement Rougnon n'imposait pas de nom à la maladie qu'il décrivait.

Quelques mois après, Heberden commençait ses Communications à Londres, sans connaître évidemment le travail de Rougnon, et donnait à la maladie le nom d'angine de poitrine, le mot d'angine étant pris évidemment dans son ancien sens étymologique et exprimant simplement l'anxiété, la gêne respiratoire.

C'est donc en 1768 que la maladie a été décrite scientifiquement pour la première fois, en France et en Angleterre indépendamment.

Depuis lors on a retrouvé des cas isolés qui avaient été observés auparavant, mais on les a découverts ou devinés chez les historiens plutôt que chez les médecins.

Ainsi, on a voulu voir un exemple de cette névrose dans la maladie dont était affecté Sénèque, et qu'il décrit lui-même dans un passage cité par Jurine. Mézeray parle, dans son *Histoire de France*, du maréchal de Schomberg, qui était travaillé de fois à autre d'une grande difficulté de respirer, et qui un jour fut tout d'un coup saisi de son mal et perdit la vie: on trouva une ossification du péricarde.

En tout cas, ces observations sont peu scientifiques; les médecins confondaient tout cela dans les asthmes, les dyspnées, etc.

1 Jurine; Mémoire couronné par l'Acad. — Jaccoud, Parrot, Eulenburg; Art. des Dictionn. et de l'*Hdb. Ziemssen*. — Peter; *Gaz. des Hôp.*, 24 octobre 1872, et *Clinique médicale*.

Après les travaux de Rougnon et d'Heberden, les recherches se multiplient. Fothergill, Parry et d'autres étudient la maladie. En 1809, la Société de Médecine de Paris mit la question au concours; c'est de là qu'est sorti le mémoire de Jurine, qui fut couronné. Enfin, on trouvera tous les détails historiques et de bibliographie récents dans les articles de Jaccoud, Parrot et Eulenburg.

Étiologie. — 1. Comme toutes les névroses, l'angine de poitrine est toujours un acte morbide derrière lequel il faut chercher l'état morbide; c'est une manifestation pathologique et non une maladie véritable et complète.

En tête des maladies vraies, des états morbides fondamentaux qui peuvent produire l'angine de poitrine, se manifester par l'angine de poitrine, il faut placer la *goutte*. L'influence étiologique de cette diathèse est reconnue aujourd'hui par tout le monde ou à peu près. Seulement tous les médecins ne comprennent pas comme nous son rôle pathogénique.

Ainsi, Eulenburg confond la goutte avec le rhumatisme sous le nom d'arthritis, et alors il pense que l'arthritis ne développe l'angine de poitrine que par l'intermédiaire des lésions cardiaques, qu'elle entraîne si fréquemment. C'est là, à mon sens, une inintelligence complète de la pathogénie des névroses, et cela ne peut pas tenir devant les faits cliniques.

D'abord, cliniquement on doit distinguer, soigneusement séparer la goutte et le rhumatisme, que tout éloigne (étiologie, symptômes, anatomie pathologique, etc.). Et alors on remarquera tout de suite que, de ces deux maladies, c'est la goutte qui produit le plus souvent l'angine de poitrine, tandis que c'est le rhumatisme qui entraîne le plus souvent les lésions cardiaques. L'angine de poitrine et les lésions cardiaques ne sont donc pas solidaires. Celles-ci ne sont nullement un intermédiaire nécessaire pour le développement de celle-là.

La goutte peut directement se manifester par l'angine de poitrine, comme elle peut se traduire par la migraine, etc. C'est toujours la même grande doctrine pathogénique des névroses.

Ai-je besoin de rappeler les exemples cités par Trousseau et devenus classiques ? On connaît notamment ce Sicilien de 48 ans dont le père était sourd-muet et un peu goutteux, et dont l'aïeul maternel avait été tourmenté par une goutte des plus violentes : habituellement dyspeptique, dartreux depuis longtemps, sujet à des migraines, il avait eu, lui aussi, en 1858, une forte attaque de goutte au gros orteil, qu'il combattit par des applications de sangsues, par le colchique, et qui disparut brusquement. L'année suivante, sa dyspepsie fut plus accusée, et bientôt survinrent des accès d'*angor pectoris*... Trousseau l'engagea à respecter sa goutte si jamais elle apparaissait de nouveau, et lui conseilla, comme aux goutteux, une grande régularité, de la sobriété dans le régime, de l'exercice...

Les exemples de cet ordre sont nombreux et pourraient être multipliés. Les maladies générales, les diathèses, et spécialement la goutte, constituent donc souvent le fond de la maladie. C'est par là qu'il faut interpréter, je crois, les rapports qui unissent l'angine de poitrine à diverses autres névroses, comme l'épilepsie, l'hystérie, etc. Je n'admets pas, avec Trousseau, que l'angine de poitrine soit une manifestation du mal comitial. Je crois que l'épilepsie et l'angine de poitrine peuvent être des manifestations isolées et successives, chez le même individu, d'un seul et même fond morbide commun, d'une diathèse unique. — C'est par cette unité de la diathèse et de l'état général que je comprends les rapports qui unissent toutes les névroses, quelles qu'elles soient, entre elles.

Certaines *intoxications* peuvent aussi produire l'angine de poitrine, se manifester de cette manière. Beau a notamment attiré l'attention, à ce point de vue, sur le tabac, soit à fumer, soit à priser. Plusieurs auteurs ont depuis lors cité divers exemples du fait et Eulenburg vient d'en publier un tout récent.

On trouve quelquefois dans l'angine de poitrine certaines *maladies locales* qui peuvent être considérées comme causes immédiates de la névrose ; nous les décrirons à l'anatomie pathologique. Ces lésions servent alors d'intermédiaire entre les maladies générales et la névrose elle-même. — Pour le moment, nous nous contenterons de mentionner dans cette catégorie les maladies du cœur, qui sont assez souvent liées à l'angine de poitrine.

2. Etant donnée une maladie fondamentale quelconque, certaines causes agissent pour que cette maladie prenne la forme d'angine de poitrine plutôt que telle autre. C'est de cette seconde classe d'éléments étiologiques que nous devons parler actuellement.

D'abord, l'*âge* a une certaine influence : l'angine de poitrine est une maladie de l'adulte ; elle a son maximum de fréquence de 50 à 60 ans. On ne l'observe qu'exceptionnellement avant 26 ans. Lartigue n'en cite que deux exemples : un de 21 ans (Van Brander) et un de 17 ans (Macbrid). Parrot y ajoute un troisième fait de Saucerotte à 11 ans, et enfin récemment Wilson a publié un cas développé à 23 ans[1].

Au point de vue du *sexe*, les hommes paraissent être beaucoup plus souvent atteints que les femmes, dans une proportion de 80 sur 88 d'après Forbes, de 60 sur 67 d'après Lartigue.

3. Restent enfin les causes de la crise elle-même. Il y en a de différents ordres et elles varient suivant les sujets : le froid, l'action du vent, la marche, la navigation, tous les efforts musculaires, une indigestion, etc., peuvent tour à tour et suivant les cas provoquer une attaque d'angine de poitrine.

[1] *Rev. des Sc. méd.*, V, 157.

Thurn, qui a récemment étudié cette maladie chez les militaires, a remarqué l'influence de la fatigue de certains muscles, peu ou point exercés avant l'entrée au service[1].

Il y a des années où l'on observe un très-grand nombre d'angines de poitrine. Cela tient aux constitutions médicales qui réalisent en plus grand nombre les circonstances propres à être causes occasionnelles. J'ai de la peine à voir là de véritables épidémies, comme semble l'admettre Jaccoud.

Symptomatologie. — Le malade est frappé en pleine santé, au milieu du travail, dans une promenade : l'attaque survient tout d'un coup, sans prodromes. Le sujet est subitement immobilisé dans la situation que son occupation lui imposait. Il ne peut plus bouger.

La cause de ce saisissement est une terrible douleur angoissante qu'il éprouve dans la région cardiaque, le long du bord gauche du sternum. Il est comme serré dans un étau, et sent un poids immense sur sa poitrine. En même temps (c'est là un trait capital) il éprouve une sorte de sensation de mort imminente : tout manque autour de lui, et il a conscience que la vie va s'éteindre tout à fait si cet état dure. — C'est là un caractère essentiel de l'attaque; c'est celui qui laissera désormais chez le patient cette terreur invincible qui s'empare souvent de son esprit. La douleur n'occupe pas toujours exactement le même siége, mais ce caractère d'angoisse suprême est constant.

Le foyer douloureux principal peut être sur le sternum même, à l'épigastre, etc. La douleur reste quelquefois limitée en ce point, ou bien elle s'irradie, comme les névralgies, dans le plexus brachial ou dans le plexus cervical. La douleur rayonne alors dans le bras, dans le cou, à gauche, quelquefois des deux côtés, mais toujours avec moins d'intensité à droite qu'à gauche. Elle peut même s'irradier jusqu'à la région hypogastrique. Mais le caractère de la sensation est le même : c'est toujours comme « un étau formidable qui écrase la vie».

Quelquefois la marche de la douleur est inverse de celle que nous venons de décrire : c'est une sorte d'aura commençant par le bras et aboutissant, par une marche centripète rapide, à la sternalgie habituelle avec tous ses caractères.

Au moment où la sensation de défaillance universelle a atteint son maximum, elle devient réellement insupportable; le malade se sent mourir, et alors tout disparaît en général sans laisser de traces, ou bien il reste un engourdissement insignifiant dans le bras atteint.

Toutes les observations ne concordent pas sur l'état du pouls et de la respiration pendant l'attaque d'angine de poitrine. Cela vient de ce que la névrose peut se compliquer d'un état anatomique très-différent du cœur et

[1] *Rev. des Sc. méd.*, VIII, 368.

des gros vaisseaux. Dans la névrose elle-même, dans l'angine de poitrine pure, le pouls et la respiration paraissent rester dans leur état normal (Jurine), ou bien présentent des modifications qui n'ont rien de spécial et varient suivant les cas. — La peau est en général pâle et refroidie au début et dans le cours de l'accès; rouge, chaude et couverte de sueur à la fin (Eulenburg).

L'accès se termine brusquement; la fin de la crise s'accompagne quelquefois d'éructations gazeuses, d'expectoration glaireuse ou de vomituritions; quelques-uns éprouvent une sensation pénible dans la vessie et un besoin de miction. Chez un malade de Trousseau, l'accès se prolongeait si le sujet ne satisfaisait immédiatement à un besoin d'uriner invincible, et, avait-il quatre accès en une heure, il était forcé d'uriner quatre fois. Il signalait en outre cette particularité qu'au moment où sa crise touchait à sa fin, alors que ses bras s'engourdissaient, il avait un sentiment de mouvement congestif vers la membrane muqueuse nasale. Et Trousseau ajoute : Ces besoins d'uriner très-fréquents et presque irrésistibles qui s'observent également dans certains accès d'asthme, constituent pour moi l'analogie que je crois trouver dans ce cas entre l'asthme et l'angine de poitrine.

Le MODE DE SUCCESSION et la fréquence des accès sont essentiellement variables suivant les individus et suivant l'époque de la maladie chez le même individu. Chaque crise dure en général de quelques secondes à quelques minutes. Il est douteux qu'elle puisse durer, comme on l'a prétendu, quelques heures et surtout quelques jours : ce sont alors de fausses angines.

Souvent le sujet écarte les crises en éloignant les causes qui les lui procurent habituellement, en évitant, par exemple, de marcher contre le vent, etc. Mais quand la maladie s'aggrave et devient plus ancienne, l'influence des causes occasionnelles s'atténue, et les attaques reviennent alors spontanément.

La DURÉE de la maladie est très-variable, suivant la nature des cas.

La TERMINAISON la plus redoutable de cette névrose est la mort subite[1]. Tout le monde n'est pas comme Diderot, qui fut enchanté quand son médecin lui apprit qu'il était atteint d'angine de poitrine, et que ça l'exposait à une mort subite. Sans prévenir le patient, il sera bon cependant d'informer la famille de la possibilité de cette effroyable éventualité, afin de mettre entièrement sa responsabilité à couvert.

La guérison peut survenir de diverses manières. La névrose et la mala-

[1] Armaingaud a récemment attiré l'attention sur le rôle que peut jouer l'angine de poitrine pour produire, dans certains cas, la mort subite chez les nouvelles accouchées.

die fondamentale peuvent guérir en même temps : ce n'est pas le cas le plus fréquent. La maladie, une lésion organique du cœur par exemple, peut progresser et arriver même à tuer plus tard le malade, et cependant on verra l'angine de poitrine s'atténuer et même disparaître. D'autres fois encore, les manifestations de la diathèse peuvent changer, se modifier, se substituer les unes aux autres : des migraines, des manifestations articulaires, de l'épilepsie, peuvent remplacer l'angine de poitrine. On a observé dans quelques cas une sorte de métastase, ou tout au moins de transport sur le testicule.

Anatomie pathologique. — Dans un certain nombre de cas, on a trouvé des lésions cardiaques diverses, altérations valvulaires ou altérations du myocarde. Une lésion trouvée fréquemment est l'athérome de l'aorte, et surtout l'ossification et le rétrécissemeut des artères coronaires du cœur. Eulenburg a relevé plus de vingt-cinq observations de cet ordre. Cependant on ne peut pas regarder cette lésion comme constante et comme étant, à proprement parler, la lésion de l'angine de poitrine, car il y a de nombreux faits dans lesquels cette altération a existé sans angine de poitrine, et surtout (ce qui est plus concluant) des faits très-bien observés d'angine de poitrine sans cette altération.

Il ne faut voir dans toutes ces altérations que des accidents concomitants.

Dans ces derniers temps, l'attention des anatomo-pathologistes s'est plus spécialement portée sur l'état du système nerveux du cœur.

Heine, en 1841, trouve entre autres lésions une altération des rameaux cardiaques du vague et du phrénique chez un malade de Skoda dont Rokitansky fit l'autopsie. — Haddon a publié en 1870 un fait où le phrénique gauche était comprimé par un ganglion bronchique, et présentait une altération consécutive. — Mais les observations les plus intéressantes de cette catégorie sont celles de Lancereaux et de Peter.

Le malade de Lancereaux[1] meurt dans un accès d'angine de poitrine. L'orifice aortique était normal, mais au-dessus une large plaque saillante rétrécissait l'ouverture des artères coronaires ; la tunique externe de l'aorte était rouge et enflammée ; les branches nerveuses du plexus cardiaque, rampant à sa surface ou dans son épaisseur, étaient également enflammées. — Lancereaux attribue l'angine de poitrine à cette inflammation et non au rétrécissement des artères coronaires. Il pense même que dans beaucoup de cas où l'on n'a vu que le rétrécissement des artères coronaires, l'examen du plexus cardiaque, s'il avait été fait, en aurait révélé la lésion.

Chez son malade, Peter[2] trouva une endartérite aortique qui avait ga-

[1] *Gaz. méd.*, 1864, et *Atlas d'anat. pathol.*

[2] *Gaz. des Hôp.*, 1872, et *Clin. médic.*, tom. I.

gné toutes les tuniques de l'artère, puis le péricarde aortique; qui avait sur son passage étranglé et altéré les tubes nerveux du plexus cardiaque, puis s'était communiqué au péricarde pariétal et avait lésé le phrénique. — Il y avait donc névrite cardiaque et névrite du phrénique. — Dans un autre cas analogue, il y avait anévrysme de l'aorte [1].

Ces observations sont fort intéressantes et nous aurons tout à l'heure à nous en servir. Mais seulement cette lésion n'est pas constante. Non-seulement des faits anciens, mais même des faits récents bien observés n'ont rien indiqué du côté de l'aorte et du plexus cardiaque; notamment le cas de Wilson, observé en 1874, et dont nous avons déjà parlé.

Il n'y a donc pas de lésion unique et constante : l'angine de poitrine est toujours une véritable névrose.

Quelle est la PHYSIOLOGIE PATHOLOGIQUE de cette maladie? Quel est son siége? Quel est le mécanisme de ses symptômes?

Jaccoud expose et oppose entre elles quatre théories de nationalités différentes et auxquelles nous nous bornerons, sans énumérer toutes les hypothèses accumulées antérieurement; nous arriverons ainsi plus vite aux idées contemporaines.

L'École anglaise présente trois phases. A la première époque, représentée par Heberden et ses successeurs immédiats, l'angine de poitrine est considérée comme étant toujours le résultat d'une lésion du cœur ou des gros vaisseaux, notamment de l'aorte. Il y a beaucoup de vrai dans cette opinion, que confirment un certain nombre de faits, comme ceux de Lancereaux et de Peter. Mais elle devient une erreur quand on veut la généraliser, car il y a beaucoup d'autopsies négatives.

Dans une deuxième période, l'École anglaise veut préciser davantage le genre de lésion incriminée, et, avec Jenner, attribue toujours la maladie, non à une lésion quelconque du cœur, mais à l'ossification des artères coronaires. Parry développe cette théorie et la fait accepter par beaucoup de médecins. Mais nous avons vu qu'il y a une double série de faits contradictoires qui ne permettent pas de se rallier à cette idée.

Et on revient alors, dans une troisième phase, à une opinion éclectique représentant un peu la première : il y a toujours lésion du cœur ou de l'aorte, ou altération des artères coronaires.

On peut rapprocher de cette théorie anglaise l'idée italienne, qui attribue la névrose, non à une lésion du cœur, mais à la compression de cet organe, mécaniquement produite par un viscère abdominal, comme le foie tuméfié. Cette hypothèse est insoutenable comme théorie générale, et est du reste aujourd'hui complétement abandonnée.

[1] Voy. aussi les faits de Rendu; *Soc. Anat.*, 1874, pag. 295, et de Boncour; *Gaz. des Hôp.*, 1876.

Jusqu'ici l'angine de poitrine est considérée comme une maladie locale. Les Allemands, au contraire, en font une maladie générale ; ils veulent y voir toujours une manifestation de la goutte. (Je parle ici des Allemands anciens, car nous avons vu Eulenburg ne pas comprendre l'influence pathogénique de la goutte sans une lésion cardiaque intermédiaire.) — Il y a là encore un point de vue ingénieux et vrai ; c'est une partie de la vérité, mais ce n'en est qu'une partie, et rien de plus.

Enfin reste l'idée française, qui fait de l'angine de poitrine une *névralgie.*

Jaccoud oppose toutes ces théories les unes aux autres. — Les trois premières sont en effet inconciliables entre elles et exclusives; mais la quatrième n'envisage pas la question sous le même aspect, et par suite n'est pas en opposition avec les précédentes. L'angine de poitrine est une névralgie : cela n'empêche pas qu'elle puisse être d'origine goutteuse (comme le disent les Allemands), ou sous la dépendance d'une lésion cardiaque (comme le veulent les Anglais), ou même par compression du cœur (ainsi que le prétendent les Italiens). — L'opinion française est parfaitement conciliable avec les autres théories, et laisse entière la question de pathogénie et d'étiologie.

Nous admettons donc ce premier point : l'angine de poitrine peut être considérée comme une névralgie. Mais il faut aller plus loin et tâcher de dire, si c'est possible, quel est le siége de cette névralgie.

Cahen prétend que le phénomène initial est la névralgie brachiale et intercostale, qui envahit ensuite le sympathique en provoquant de sa part la congestion des organes thoraciques (Poincaré). Piorry avait vu là aussi une névralgie thoraco-brachiale. Ces névralgies jouent en effet un rôle ; mais ce n'est pas le rôle capital et essentiel : tout le monde est à peu près unanime aujourd'hui pour placer dans le *plexus cardiaque* le siége de la névralgie qui fait le fond de l'angine de poitrine.

Le cœur est insensible à l'état normal ; mais, comme l'intestin et la plupart des organes innervés par le grand sympathique, il devient très-sensible dans certains cas, à l'état pathologique. — Nous admettrons donc que le point de départ de l'angine de poitrine est dans le plexus cardiaque.

On a voulu aller plus loin et isoler dans le plexus cardiaque ce qui vient du pneumogastrique et ce qui vient du grand sympathique. Pour Jaccoud, l'angine de poitrine est une névralgie du pneumogastrique et ne peut être que cela. Je vais reproduire la réfutation humouristique que Peter a présentée de cette subtilité du physiologisme.

«.... Omettant volontairement (comme si cela était cliniquement et physiologiquement possible) l'action probable et nécessaire des filets sympathiques dans toute action morbide exercée sur le plexus cardiaque ; omettant l'état du cœur et celui de l'aorte ; omettant la lésion des nerfs cardiaques, signalée déjà cependant dès 1864 par Lancereaux ; omettant l'idiosyncra-

sie du malade ; omettant tout cela, le Dr Jaccoud ne s'en écrie pas moins : Si la *physiologie* nous enseigne qu'il est un tronc nerveux dont l'excitation peut rendre compte de TOUS (!) les phénomènes symptomatiques de l'angine de poitrine ; si elle (la physiologie) nous apprend en même temps que ce nerf est le SEUL (!) qui soit capable de produire ces désordres fonctionnels, il est de toute évidence que l'incertitude n'a plus de raison d'être et que l'hésitation n'est plus possible. La solution est obtenue claire et *rigoureuse* (!). Eh bien ! toutes ces conditions sont réalisées et la physiologie nous désigne les nerfs pneumogastriques comme le siége PRÉCIS (!) des déterminations symptomatiques de l'*angor pectoris.* (*Nouv. Dictionn. de Méd. et de Chir. prat.*, tom. IV, pag. 503.)

» Je n'ai cité ce passage (où j'ai souligné les mots les plus excessifs), je ne l'ai cité, dis-je, que pour signaler l'abus que l'on peut faire de l'expérimentation physiologique prématurément appliquée à la médecine, cet exemple montrant ce qu'il faut parfois négliger de réel, de certain, de matériel — notions anatomiques et notions symptomatiques — pour interpréter un cas pathologique complexe à l'aide d'une simple expérience de physiologie.

» Notez d'ailleurs qu'ici il n'y a qu'une très-lointaine analogie entre l'expérimentation et l'observation clinique : par une forte excitation du pneumogastrique, on peut bien arrêter momentanément les contractions du cœur, mais on ne tue pas pour cela l'animal par syncope ; car, quels que soient l'intensité du courant et le nombre d'intermittences, on n'obtient jamais l'arrêt du cœur pendant plus de 15 à 30 *secondes.* Après quoi le cœur recommence à se contracter, faiblement d'abord, puis progressivement, plus vite et plus fort, malgré la continuation de l'excitation. C'est ce qui résulte de l'expérience de Weber lui-même, comme de celles de Cl. Bernard et de celles plus récentes de Legros et Onimus. (*Journ. de l'Anat. et de la Physiol. de Robin*, août 1872[1].) »

Nous avons peu à ajouter à l'appréciation de Peter sur cette opinion fort aventurée, et beaucoup plus basée sur la physiologie que sur la clinique.

Le principal argument invoqué par les partisans de cette théorie du vague est l'expérience de Weber; l'excitation du pneumogastrique ralentit les battements de cœur, et dans l'angine de poitrine le cœur est également ralenti; dans les cas très-graves, il finit même par s'arrêter, et le malade succombe à une syncope mortelle. — Mais le ralentissement du cœur n'est pas constant dans l'angine de poitrine.

On ne se décourage pas pour cela et on explique ces cas (regardés comme exceptionnels) par la fatigue du vague qui succède à son excitation, par la paralysie du pneumogastrique. — Mais si on renverse l'explication, qu'on

[1] *Clin. méd.*, pag. 475, en note.

l'applique au grand sympathique, on lui trouvera encore le même degré de vraisemblance; les cas d'*angor pectoris* avec précipitation du cœur sont dus à une excitation du grand sympathique; quand il y a ralentissement du cœur, c'est que le sympathique fatigué est consécutivement paralysé. Donc l'angine de poitrine est une névralgie des seuls filets qui appartiennent au sympathique dans le plexus cardiaque.

Une hypothèse qu'on peut ainsi retourner bout à bout, en lui laissant toute sa vraisemblance, me paraît singulièrement gratuite.

En fait, rien ne prouve dans l'angine de poitrine cet isolement du nerf vague; au contraire, la sensation de mort imminente se rapporte bien mieux aux lésions du sympathique qu'aux lésions du vague; les faits comme ceux de Lancereaux et de Peter prouvent des lésions de tout le plexus cardiaque, et les faits d'altération isolée du pneumogastrique ne reproduisent pas la symptomatologie de l'angine de poitrine.

Nous ne distinguerons donc pas les deux ordres de fibres dans le plexus cardiaque, et nous placerons dans tout cet appareil nerveux le siége principal de l'angine de poitrine.

D'autres auteurs, voulant encore préciser ce siége d'une manière plus exacte, et reconnaissant en même temps la difficulté d'une explication unique, ont cherché alors à établir des variétés. Ainsi, Eulenburg admet quatre formes d'angine de poitrine qu'il est bon de décrire, ne fût-ce que pour se reconnaître dans la nomenclature des Allemands.

Dans l'innervation du cœur, on peut envisager quatre éléments distincts : 1° le système automatique, ganglionnaire, propre, du cœur; 2° son système modérateur (pneumogastrique); 3° son système sympathique; et enfin, 4° les vaso-moteurs du corps tout entier, qui par leur action sur la circulation vasculaire exercent secondairement une influence incontestable sur l'état du cœur lui-même.

L'angine de poitrine peut être, suivant les cas, produite par l'altération d'un de ces quatre appareils, d'où les quatre variétés suivantes :

1. On sait qu'on peut exciter directement le système automatique, ganglionnaire du cœur, par des solutions de substances actives, par exemple ; dans ce cas, la fréquence des battements cardiaques augmente. De la même manière, ce système peut être excité pathologiquement par plusieurs causes : par un sang trop abondant (dans le rétrécissement aortique et en général dans les lésions aortiques), ou par un sang trop peu abondant (dans le rétrécissement des artères coronaires), ou par une lésion du myocarde. L'action du cœur est alors augmentée. — Elle serait au contraire diminuée si le même appareil nerveux était paralysé.

De là, toute une première catégorie de faits : angine de poitrine ganglionnaire, cardio-centrale.

2. Dans certains cas, on observe un ralentissement constant du pouls, pouvant aller même jusqu'à l'arrêt complet du cœur. Alors il y a excita-

tion du pneumogastrique. On placera dans cette catégorie le cas de Heine, dans lequel le nerf vague était lésé, et divers faits, comme ceux d'Eichwald et ceux qu'invoque Jaccoud, dans lesquels on constate des signes de souffrance en d'autres points du domaine du pneumogastrique (larynx, estomac).

On peut encore ranger dans cette classe certaines angines de poitrine d'origine réflexe. Ainsi, on a vu des cas dans lesquels la névrose semblait produite par une lésion abdominale et était soulagée par un traitement dirigé sur le foie malade ; il s'agirait là d'une action réflexe sur le pneumogastrique.

3. Les altérations du système nerveux sympathique fourniront une autre variété d'angine de poitrine, variété dans laquelle se place notamment le fait de Lancereaux.

4. L'état anormal des vaso-moteurs modifiant le tonus des vaisseaux, et par suite la pression du sang, trouble l'activité cardiaque. De là, les cas décrits par Landois comme angines de poitrine vaso-motrices. Nothnagel a cité aussi des faits d'angine de poitrine produits par une crampe vasculaire généralisée avec cœur sain, ordinairement *à frigore*.

Voici la description que Rosenthal donne de cette variété : « L'attaque s'annonce par des symptômes subjectifs : lourdeur, fourmillements, engourdissements, sensation de froid dans les membres, auxquels succèdent une anxiété précordiale et des battements de cœur allant jusqu'à la syncope ; quelquefois on note aussi des douleurs sourdes dans la région du cœur, de la dyspepsie et des vertiges. Comme symptômes objectifs, il y a pâleur extrême de la face, des oreilles, des extrémités ; cyanose des ongles aux doigts et aux orteils ; diminution notable de la sensibilité ; abaissement de température ; sueur froide, visqueuse, sur la peau. Les battements cardiaques sont souvent plus nombreux, d'autres fois irréguliers, rarement diminués ; les bruits du cœur normaux, le pouls radial tendu, mais rarement ralenti ; dans un cas, il y eut émission d'une urine claire, abondante (urines nerveuses). Pour Nothnagel et Eichwald, les battements de cœur seraient causés par le surcroît de résistance que le cœur rencontre de toute part dans les vaisseaux contractés ; l'angoisse et les douleurs précordiales par les efforts exagérés auxquels se livre le cœur [1]. »

Le nerf de Cyon lui-même pourrait peut-être être invoqué aussi comme point de départ d'une cinquième variété d'angine de poitrine ; mais jusqu'ici rien ne le prouve encore.

Il y aurait donc quatre grandes classes d'angine de poitrine :

1. L'angine de poitrine par lésion des centres nerveux cardiaques propres : pouls accéléré (si cet appareil est excité), pouls ralenti (si cet appareil est paralysé).

[1] *Traité clin. des mal. du Syst. nerv.*, trad. Lubanski, pag. 806.

2. Angine de poitrine par lésion du système nerveux modérateur du cœur (nerf vague) : *a*, excitation ou, plus rarement, paralysie directe du pneumogastrique (pouls ralenti dans le premier cas, accéléré dans le second) ; — *b*, excitation réflexe du même nerf.

3. Angine de poitrine par lésion du système sympathique du cœur : pouls accéléré ou ralenti suivant que cet appareil est excité ou paralysé.

4. Angine de poitrine par lésion des vaso-moteurs du corps.

Toutes ces divisions sont curieuses, mais elles sont plus physiologiques que cliniques. La meilleure preuve en est que chacune de ces variétés n'a pas un tableau symptomatique spécial et distinct des autres. Ainsi, la troisième variété reproduit symptomatiquement la première ; la variété par paralysie du vague ressemble à la variété par excitation du sympathique, etc.

Tout cela est artificiel et peu clinique.

Sans entrer dans ces subtilités physiologiques, nous nous contenterons de la théorie générale des névralgies, qui est infiniment plus simple.

L'angine de poitrine est une névralgie du plexus cardiaque pris dans son ensemble. Nous n'avons pas à dissocier dans ce plexus les fibres d'origine diverse, pas plus que nous n'avons cherché à le faire dans le plexus cervical ou le plexus brachial, à propos de la névralgie de ces appareils. Seulement on sait que dans la névralgie d'un nerf donné il y a des irradiations fréquentes et variables sur les nerfs qui ont une origine commune. Rien d'étonnant à ce que nous trouvions ici des irradiations sur le pneumogastrique tout entier ; sur les branches éloignées de ce nerf, chez certains malades ; chez d'autres, au contraire, les irradiations se feront sur le grand sympathique du reste du corps. Dans le premier cas, il y a les faits de Jaccoud ; dans le second, les faits de Landois et Nothnagel. Habituellement même, dans l'angine de poitrine, il y a d'autres irradiations au plexus cervical ou brachial, quelquefois au phrénique.

C'est là une chose très-simple que l'on peut admettre sans recourir à une physiologie transcendante et raffinée : dans toutes les névralgies, les choses se passent de cette manière. Et dans cette analyse de la névrose, nous prenons pour base de notre appréciation la douleur elle-même, c'est-à-dire l'élément vrai, capital, indispensable de l'angine de poitrine ; tandis que les autres discutent et s'appuient, dans leur classification et leur théorie, sur l'état du pouls et la fréquence des battements cardiaques, c'est-à-dire sur un élément accessoire et essentiellement variable suivant les cas.

L'action des diverses causes se comprend ainsi bien suffisamment et rentre dans l'étiologie générale des névralgies. Les lésions locales de différents ordres agissent directement sur les nerfs en question : telles sont les lésions du cœur, des gros vaisseaux, les troubles circulatoires de ces organes, etc. La lésion-cause peut aussi siéger plus haut, sur le trajet de ces mêmes nerfs. Elle peut encore agir à distance sur un point éloigné et par

le mécanisme de l'action réflexe. Enfin et surtout, la cause directe et immédiate est souvent une maladie générale, une maladie diathésique, se manifestant aujourd'hui par cette névralgie et demain par d'autres névralgies, ainsi que le prouvent les faits de Trousseau, de de Capelle, etc., dans lesquels on a vu d'autres névroses sensitives alterner avec l'angine de poitrine.

Il faut donc se méfier des théories exclusives inspirées à chacun par la contemplation enthousiaste et la généralisation hâtive d'un fait personnel, et appliquer là simplement les grands principes cliniques de la doctrine générale des névralgies.

Quand la maladie est bien caractérisée et complète, le DIAGNOSTIC est facile : l'invasion et la disparition subites de l'accès, la santé parfaite dans l'intervalle, l'intensité et le caractère de la douleur, ne peuvent pas tromper.

Les névralgies superficielles, thoracique, brachiale, se distinguent par le siége de la douleur, les phénomènes à la pression. Il faut se tenir sur ses gardes, surtout quand les névralgies accompagnent une maladie du cœur ; pour éviter dans ce cas l'erreur commise par Laënnec, on utilisera la superficialité de la douleur, son siége, l'existence des points à la pression, etc. — L'asthme revient en attaque comme l'angine de poitrine ; mais la dyspnée domine la douleur, tandis que c'est l'inverse dans l'*angor pectoris* ; la durée de l'attaque est aussi beaucoup plus longue dans l'asthme. — Les mêmes caractères serviront au diagnostic différentiel de toutes les dyspnées. — Le vertige épileptique arrête instantanément le sujet au milieu de ses occupations, comme l'angine de poitrine ; mais il suffit en général d'interroger pour que les antécédents et les commémoratifs du malade permettent le diagnostic.

Il n'y a pas de diagnostic à faire entre l'angine de poitrine et certains cas d'hystérie ou de névropathie cérébro-cardiaque, car c'est la véritable angine de poitrine que l'on peut rencontrer dans ces cas.

Une partie importante du diagnostic, ici comme pour toutes les névralgies, est d'en déterminer la nature, l'origine ; de savoir si la névrose est symptomatique d'une lésion locale ou d'un état général. C'est là une considération clinique capitale pour le diagnostic. — Pour établir cette distinction, il faut surtout examiner l'état des fonctions dans l'intervalle des crises. — C'est alors que la lésion, s'il y en a une, apparaît avec ses signes constants. Du reste, c'est du côté du cœur ou de l'aorte que se trouvent en général les altérations, quand il y en a : on explorera donc la région précordiale et on pourra le plus souvent déterminer directement le fait. — Il faut d'ailleurs répéter l'examen s'il a été négatif, car une lésion comme l'anévrysme de l'aorte, par exemple, peut rester physiquement silencieuse pendant quelque temps et donner lieu cependant au syndrome fonctionnel que nous étudions.

Le PRONOSTIC est très-grave : le sujet est toujours sous le coup d'une mort subite possible. Il y a cependant des cas de guérison.

Il y a du reste une distinction à faire. Si l'angine de poitrine est symptomatique de la goutte ou d'une diathèse de cet ordre, la guérison pourra se faire par le simple changement de manifestation ou seulement par la marche naturelle de la maladie. Si au contraire il y a une lésion cardiaque, cette altération peut progresser, ne pas pardonner au malade, et entraîner sa mort, quoique l'angine de poitrine ait disparu depuis longtemps.

C'est là tout ce qu'on peut dire sur le pronostic. Car ce qui concerne la valeur pronostique de la fréquence des attaques ou du mode d'irradiation des douleurs me paraît avoir besoin de confirmation.

Le TRAITEMENT de l'attaque d'*angor pectoris* en elle-même est fort difficile, à cause de la brièveté de la crise et de l'impossibilité où l'on est de rien faire absorber au malade à ce moment. Cependant on aurait obtenu quelques bons résultats par des frictions excitantes ou calmantes (*Datura stramonium*), un vésicatoire ammoniacal et un pansement à la morphine, les inhalations de chloroforme ou d'éther, et dans ces derniers temps de nitrite d'amyle[1]... Tous ces moyens ont donné des succès entre quelques mains et sont restés inefficaces dans d'autres cas.

Ces divers agents, narcotiques, antispasmodiques..., peuvent aussi être continués dans l'intervalle et donner de bons résultats. Ils ont notamment réussi parfois à éloigner des crises jusque-là très-rapprochées, à en diminuer la fréquence.

Laënnec appliquait des plaques d'acier aimanté sur la région précordiale et sur le dos : c'est là une pratique qui pourrait faire considérer l'inventeur de l'auscultation comme le précurseur de Burq et de la métallothérapie[2]. Aujourd'hui, en effet, on est en train de substituer les aimants aux plaques de Burq, et Vigouroux notamment a obtenu à la Salpêtrière des effets fort curieux[3].

« Duchenne rapporte deux observations dans lesquelles il est parvenu, non-seulement à faire cesser complétement et à l'instant même un accès d'angine de poitrine, mais encore à enrayer la marche de cette maladie, et peut-être même, dit-il, à la guérir définitivement.

[1] Du nitrite d'amyle, on peut rapprocher la nitro-glycérine, qui est aussi un dilatant vasculaire. Murrell donne une goutte d'une solution au 100e dans une cuillerée d'eau toutes les quatre heures. Chez une femme, la dose fut élevée jusqu'à 20 gouttes toutes les quatre heures. Les effets observés sont : congestion de la face, pouls accéléré mais plein, puis pâleur consécutive et sensation de faiblesse; l'accoutumance arrive rapidement (*The Lancet*. — *Compendium de Thérap.* de Bouchut, 1880, pag. 84).

[2] Voy. ce que nous avons dit de la Métalloscopie et de la Métallothérapie au chapitre de l'Hémianesthésie cérébrale, et surtout à celui de l'Hystérie.

[3] *Soc. de Biol.*, 23 mars 1878.

» Dans ces deux cas il a appliqué *loco dolenti*, c'est-à-dire au niveau du mamelon gauche et vers la partie supérieure du sternum, l'extrémité des deux fils métalliques excitateurs qui communiquaient avec les conducteurs de son appareil d'induction gradué au maximum, et marchant avec des intermittences très-rapides. »

Onimus[1], qui rapporte ces faits, ajoute que d'abord on ne saurait conclure de ces deux cas isolés à un traitement général, et de plus il ne lui semble pas qu'une excitation aussi violente dans la région précordiale soit sans aucun danger.

Plus récemment on a essayé les courants continus. Eulenburg et Hübner auraient eu des succès.

Tous ces moyens sont encore à l'étude, et il serait prématuré de vouloir conclure. Quand on le peut, on traitera le fond de la névrose, l'état morbide fondamental qui se manifeste par l'angine de poitrine : la goutte sera combattue par la lithine, les eaux minérales, le régime, etc.; l'anémie par le fer, etc., etc. S'il y a une lésion cardiaque, le traitement de cette altération organique devra aussi occuper le premier rang.

Enfin, il y a une série de précautions hygiéniques qui devront être suivies rigoureusement ; le sujet évitera toutes les secousses, toutes les émotions, les excès de tout ordre..., et surtout les causes particulières auxquelles il a déjà reconnu une influence provocatrice sur ses attaques antérieures.

CHAPITRE VIII.

GOÎTRE EXOPHTHALMIQUE[2].

Le goître exophthalmique n'est pas une névralgie. Nous croyons cependant pouvoir en placer ici l'étude, parce que nous ne faisons pas un groupe à part des névroses vaso-motrices. Jusqu'à présent nous avons trouvé tout avantage à rapprocher les névroses sensitives, les névroses vaso-motrices et les névroses trophiques, pour la migraine, l'angine de poitrine, etc. Il y a tout profit à ne pas séparer l'histoire pathologique des vaso-moteurs de l'histoire pathologique des nerfs sensitifs. Nous évitons ainsi des distinctions trop absolues et trop multipliées, et des classifications qui, si elles sont commodes et claires en physiologie, nous semblent un peu artificielles

1 *Guide d'électr.*, pag. 159.

2 Graves ; *Clin. méd.*, trad. Jaccoud. — Trousseau ; *Clin. méd.* — Jaccoud ; *Traité de pathol. int.* — Luton ; art. in *Nouv. Dict. méd. et chir. prat.* — Eulenburg ; art. in *Hdb. von Ziemssen.* — Rosenthal ; *Traité clin. des mal. du Syst. nerv.*

en clinique. — Voilà pourquoi nous allons étudier le goître exophthalmique à la suite de l'angine de poitrine.

Cette névrose est caractérisée par un syndrome clinique qui est composé de trois grands symptômes : exophthalmie, goître et palpitations.

On la désigne quelquefois sous d'autres noms, comme cachexie exophthalmique, maladie de Graves ou de Basedow, suivant qu'on tranche dans un sens ou dans un autre la question de priorité que nous allons exposer.

Dans une leçon clinique faite en 1835 et traduite par Jaccoud, qui en a bien montré la valeur historique, Graves a nettement attiré l'attention sur cette association de symptômes. « J'ai observé récemment chez trois malades, dit-il, des palpitations violentes et prolongées dans des circonstances identiques : c'était chez trois femmes qui présentaient toutes trois un développement anormal de la glande thyroïde. » Il décrit les accès dans lesquels les palpitations augmentaient et le goître aussi ; il cite des cas dans lesquels les battements du cœur s'entendaient à une grande distance, et il distingue soigneusement cette maladie du goître ordinaire. Puis il décrit l'exophthalmie elle-même. « Les yeux, dit-il, avaient pris une expression des plus étranges : on eût dit que les globes oculaires avaient augmenté de volume, car, lorsque la malade dormait ou lorsqu'elle voulait fermer ses yeux, ses paupières ne pouvaient plus les couvrir. » Il signale même un autre signe important, le défaut de rapport entre les battements des radiales et les battements des carotides.

On voit que la description est complète. Si donc on veut donner un nom d'homme au goître exophthalmique, c'est le nom de Graves qu'il faut y attacher et non celui de Basedow, comme le font toujours les Allemands.

C'est en 1840 que Basedow a fait sa description importante et plus complète de cette névrose; il a fixé nettement la valeur de la triade symptomatique.

Avant ces deux observateurs, on avait noté quelques exemples isolés de cette maladie, mais on n'en avait pas fait ressortir l'importance et la spécialité. Ainsi, les observations de Flajani et de Parry, avant Graves, n'ont pas plus de valeur à ce point de vue que celles de Brück et Pauli avant Basedow.

En France, c'est Charcot qui a publié la première observation de goître exophthalmique en 1856. Depuis lors les travaux se sont rapidement multipliés; nous citerons simplement ceux d'Aran et de Trousseau.

L'Étiologie de cette maladie rentre dans l'étiologie générale des névroses. Le goître exophthalmique est très-souvent une manifestation de cet état nerveux, de ce nervosisme, de cette diathèse nerveuse dont nous avons déjà parlé et dont nous avons indiqué les causes. — Ce qui le prouve, c'est la relation que l'on observe en clinique entre le goître exophthalmique et les névroses de tout genre.

Ainsi, l'*hystérie* en est une cause très-fréquente. Graves allait même jusqu'à se demander si la boule hystérique n'était pas un phénomène un peu analogue, et si elle n'était pas due au gonflement thyroïdien passager et à la compression de la trachée pendant les crises. — L'*épilepsie* a des rapports analogues. Gildemeester a vu un malade chez lequel des crises épileptiques durant depuis quelques années disparurent en même temps que se développait un goître exophthalmique qui les remplaça définitivement. C'est une mauvaise interprétation de dire que l'épilepsie est, dans ces cas-là, cause du goître exophthalmique; les deux névroses sont tout simplement des manifestations successives d'un même état morbide fondamental. — Gagnon a aussi montré les relations de la maladie de Graves avec la *chorée*[1]. — Enfin, un certain nombre d'auteurs ont établi les rapports de cette névrose avec l'*aliénation mentale;* Robertson en a encore tout récemment publié un nouveau cas[2].

Tous ces faits-là prouvent déjà l'influence des *maladies générales*, des diathèses, sur le développement du goître exophthalmique. Car, derrière toutes les névroses se succédant ou alternant chez un individu donné, il y a un état morbide général commun qui fait le fond de la maladie. L'attention a encore besoin d'être attirée sur ce côté de la question pour que les faits soient recueillis à ce point de vue.

L'*anémie*, la *chlorose*, peuvent aussi produire le goître exophthalmique; mais ici l'analyse des faits est difficile, surtout en ce qui concerne l'anémie, parce que, cet état étant très-rapidement la conséquence du goître exophthalmique lui-même, la filiation des phénomènes n'est pas aisée à établir.

Les divers états pathologiques de l'*appareil génital* chez la femme peuvent aussi provoquer l'explosion de la névrose. Ainsi, les troubles de la menstruation sont très-souvent notés. On sait que la grossesse entraîne quelquefois le goître ; elle peut aussi faire développer le goître exophthalmique. Les maladies utérines sont également accusées de produire cette affection ; ainsi, le cas de Dobell[3] et celui de Cheadle[4] rentrent dans cette catégorie.

Pour toutes ces causes, on doit s'attendre à trouver l'*hérédité* dans l'étiologie, car beaucoup des états que nous venons d'énumérer sont héréditaires. Le cas déjà cité de Cheadle est particulièrement remarquable sous ce rapport. Cet auteur a constaté en effet l'existence de la maladie chez quatre membres d'une même famille : une tante et trois nièces, dont deux sœurs et une cousine.

Cela dit sur le fond, il y a maintenant les causes qui *déterminent* l'explo-

[1] *Assoc. franç. pour l'avanc. des Sc.*, 1876.
[2] *Rev. des Sc. méd.*, VI, 217.
[3] *Ibid.*, II, 148.
[4] *Ibid.*, VII, 582.

sion de la maladie. Trousseau cite, après Graves et Stokes, des faits dans lesquels des émotions morales ont joué un grand rôle. Des efforts trop considérables peuvent aussi être invoqués assez souvent : on a cité le coït répété ; Walshe, l'ascension d'une montagne ; Wynne Foot, les excès de danse[1].... Mais, je le répète, ce ne sont là évidemment que des causes occasionnelles de l'explosion.

Un mot, en terminant ce paragraphe, de quelques *conditions prédisposantes*. Les femmes sont beaucoup plus souvent atteintes que les hommes ; l'énumération seule des causes précédentes pouvait le faire prévoir (hystérie, chlorose, troubles utérins, etc.). La maladie existe cependant chez l'homme ; le fait cité de Wynne Foot rentrait dans cette catégorie. — L'âge de prédilection semble être l'âge moyen. Le goître exophthalmique est rare dans l'enfance ; Deval cite cependant un cas à 2 ans et demi ; Rosenberg, un autre à 7 ans ; Solbrig, un à 8 ans, et Trousseau, un à 14 ans. Il est rare aussi chez le vieillard ; Stokes cite un fait à 60 ans.

Lebert a remarqué que cette maladie serait plus fréquente dans l'Allemagne du Nord que dans la Suisse et la France. Cette influence du climat est un fait curieux, encore inexpliqué.

SYMPTOMATOLOGIE. — Nous décrirons d'abord les trois symptômes cardinaux qui caractérisent la maladie, puis nous parlerons des autres phénomènes moins importants. Enfin, nous passerons en revue leur ordre de succession et leur mode d'évolution.

1. Voyons d'abord l'état du cœur et des artères. Les *palpitations* constituent un phénomène capital qui se présente souvent le premier ou du moins est perçu tout d'abord. Ces palpitations surviennent par accès et quelquefois avec une grande violence, comme dans ce cas de Graves dans lequel on les entendait à distance ; avec cela, le pouls est augmenté de fréquence, peut aller jusqu'à 150 et 200 pulsations par minute. Cette fréquence du pouls ne s'observe d'abord que pendant les crises ; elle peut persister ensuite d'une manière continue. On observe aussi assez souvent des pulsations épigastriques ; Lebert a constaté des pulsations du foie. Mais un phénomène plus constant, c'est le soulèvement du cou par de fortes pulsations du côté des carotides et des vaisseaux thyroïdiens, même avant le développement du goître. Le pouls radial contraste avec le pouls carotidien par son peu de développement ; c'est l'inverse de ce que l'on observe dans l'insuffisance aortique.

L'examen physique révèle quelquefois une certaine voussure précordiale, des battements perceptibles sur une grande étendue ; à l'auscultation, des claquements forts et nets, comme dans les palpitations nerveuses, et un souffle doux à la base, comme dans les anémies. Ce bruit de souffle se re-

[1] *Rev. des Sc. méd.*, IV, 529.

trouvé dans les carotides et dans la région thyroïdienne. Aran avait constaté l'augmentation d'étendue de la matité précordiale ; Trousseau ne l'a pas retrouvée ; en tout cas, c'est un phénomène qui n'est pas constant.

Debove[1] a récemment attiré l'attention sur les phénomènes d'asystolie qui peuvent se développer, sans lésion valvulaire, chez les malades atteints de goître exophthalmique. Ce sont des accidents analogues à ceux que l'on a décrits sous le nom de cœur forcé et que du reste la digitale fait disparaître.

A propos de cette communication, Féréol ajouta que ces troubles d'innervation peuvent à la longue déterminer une lésion valvulaire et une hypertrophie du cœur.

2. Le *goître* est précédé habituellement par les pulsations thyroïdiennes: la tumeur commence à se développer ultérieurement. Elle ressemble au goître ordinaire, mais ne prend jamais cependant un développement énorme. Le plus souvent régulière et bilatérale, elle peut aussi n'occuper qu'un lobe; et dans ce cas c'est le lobe droit qui serait atteint le plus souvent.

Ce goître présente pendant longtemps des alternatives curieuses de gonflement et d'affaissement; le gonflement survient pendant les crises de palpitations, après les émotions, à l'époque de la menstruation, etc. Puis les lésions fixes s'établissent ; plus tard encore la glande peut s'atrophier.

La tumeur, au moment de son complet développement, peut comprimer la trachée et produire une dyspnée intense. Cela arrive surtout quand l'augmentation de volume est rapide. Trousseau cite un cas aigu dans lequel on dut tout préparer pour la trachéotomie, qui ne fut cependant pas nécessaire. Ce sont là des faits rares. — Le goître peut aussi rendre la voix faible et rauque en gênant le larynx ou plutôt en comprimant les nerfs récurrents.

A la surface de la tumeur rampent des veines dilatées. On sent souvent une sorte de frémissement en la palpant, et on perçoit un souffle doux à l'auscultation.

3. L'*exophthalmie* est le phénomène qui frappe tout de suite et le plus facilement, même le vulgaire. Aussi avait-elle été déjà étudiée en elle-même par les ophthalmologistes, avant les descriptions de Graves et de Basedow.

Les yeux sont hors de la tête; on voit un large cercle blanc formé par la sclérotique autour de l'iris; on peut même arriver à voir les attaches des muscles de l'œil. Ce phénomène donne un aspect étrange à la physionomie: le regard est tout à fait spécial. Chez un malade cité par Trousseau, la procidence du globe oculaire alla jusqu'à la luxation de cet organe, qu'il fallut remettre en place avec le doigt.

L'exophthalmie est à peu près toujours double; on l'a trouvée unilatérale dans quelques cas tout à fait exceptionnels, dont le diagnostic peut même

[1] *Soc. méd. des Hôp.*, 26 mars 1880.

être discuté. — Mais elle se développe à un œil avant l'autre, et souvent reste tout le temps plus accentuée d'un côté que de l'autre.

Le degré de l'exophthalmie varie aussi suivant les crises et les circonstances, et à peu près de la même manière que les palpitations et la tumeur thyroïdienne.

Nous avons ainsi passé en revue les trois grands phénomènes qui caractérisent le goître exophthalmique, mais nous avons quelques mots à dire encore sur l'état des yeux dans cette névrose.

D'après de Græfe, il y aurait ici un caractère spécial que les autres espèces d'exophthalmie ne présentent pas. Le mouvement synergique de la paupière supérieure, qui suit le mouvement du globe oculaire quand le but visuel monte ou descend, serait diminué ou même supprimé. Ce défaut de *consensus* entre le mouvement de la paupière et l'élévation ou l'abaissement de la ligne visuelle ne serait pas le résultat de l'exophthalmie prise en elle-même et à part, et ne s'observerait pas dans les autres exophthalmies, par tumeur de l'orbite par exemple, tandis qu'il apparaîtrait déjà au plus faible degré de la maladie de Basedow. Dans le cours ultérieur de la maladie, on peut même voir ce phénomène disparaître sans que l'exophthalmie soit supprimée ; et cela, soit spontanément, soit par l'action thérapeutique d'injections narcotiques, par exemple.

Pour de Græfe, ce phénomène serait pathognomonique. Il a vu un malade qui ne présentait que ce symptôme et des palpitations : cela lui a suffi pour diagnostiquer la névrose de Graves. Eulenburg, qui rapporte cette opinion de de Græfe, a constaté au contraire l'intégrité des mouvements des paupières dans un cas où la protrusion des globes était très-grande. Il considère donc la manière de voir de de Græfe comme exagérée, mais il reconnaît la fréquence du phénomène et sa valeur séméiologique.

A cause de l'exophthalmie, les paupières sont souvent insuffisantes pour fermer l'œil : cette lagophthalmie entraîne quelquefois des troubles trophiques de la conjonctive et de la cornée : sécheresse, congestion, conjonctivite, épiphora ; plus rarement on observe les troubles plus graves de l'ophthalmie neuro-paralytique : insensibilité de la cornée et inflammation jusqu'à la perforation. Il y a des exemples de perte de l'œil.

L'accommodation est en général intacte, quelquefois diminuée par suite de la moindre mobilité du globe oculaire. — L'acuité visuelle reste longtemps normale ; quelques malades ont présenté cependant de la myopie ou de la presbytie. — Quelquefois les malades éprouvent des sensations visuelles subjectives : taches, mouches, cercle de feu. Rarement on observe de l'amblyopie, et exceptionnellement enfin la cécité (Luton).

D'après Eulenburg, la pupille serait normale dans l'immense majorité des cas ; c'est là un fait important à noter, que nous retrouverons dans la physiologie pathologique. Cependant tous les auteurs ne sont pas d'accord sur ce point.

L'exophthalmie expérimentale chez les animaux s'accompagne ordinairement de dilatation de la pupille. Eulenburg cite aussi des auteurs qui ont trouvé la pupille dilatée dans le goître exophthalmique ; mais il croit que c'était indépendant de la maladie proprement dite, et était dû à la myopie des sujets. Gildemeester a vu la pupille dilatée au début de la maladie, rétrécie plus tard. D'autres ont obtenu des résultats variables. Dans deux cents cas de maladie de Graves, de Græfe n'aurait jamais trouvé la pupille dilatée.

Eulenburg conclut qu'il n'y a pas de modification pupillaire dans la maladie de Basedow, vraie et pure ; on observe au contraire des phénomènes plus ou moins accentués de ce côté, dans les cas où il y a une névrose du grand sympathique cervical secondaire à une tumeur primitive du cou ; alors l'exophthalmie est en général unilatérale et peu développée.

L'examen ophthalmoscopique montre que les milieux ont conservé toute leur transparence. Quelquefois la rétine est hyperémiée ; il y a une dilatation des veines (de Græfe). Dans trois cas, on a constaté des pulsations spontanées de la rétine (Becker).

4. Tels sont les trois grands ordres de symptômes qui caractérisent le goître exophthalmique : palpitations (état du cœur et des vaisseaux), goître et exophthalmie (état de l'œil). A côté de cette triade, il y a d'autres phénomènes encore très-importants, notamment des symptômes variés du côté du *système nerveux*.

Trousseau a insisté sur les modifications de caractère qui marquent cette névrose : la vie devient difficile autour de ces malades ; ils sont irascibles, ingrats, très-exigeants. Le même clinicien a vu une jeune fille, qui était d'un caractère doux, devenir emportée et irrespectueuse jusqu'à la violence.

On a cité des cas de folie survenue dans le cours de la maladie. Robertson a vu notamment un fait d'agitation maniaque [1]; Mackensie et Meynert ont rapporté des exemples analogues.

A la même catégorie peuvent encore être rattachés les faits dans lesquels on a noté de l'irrégularité et de la bizarrerie dans l'appétit. D'autres fois, il y avait céphalée, insomnie, etc.

Cheadle a vu, dans les cas les plus intenses, les vertèbres cervicales sensibles à la pression et à la percussion ; le malade ressentait alors une douleur spontanée dans le cou. — Dans un fait probablement complexe, Féréol a observé des troubles nerveux plus accentués encore : ataxie, tremblement, hyperalgésie, atrophie des membres[2], etc.

Ces divers symptômes se rapportent du reste le plus souvent à la maladie (chlorose, hystérie, etc.) qui accompagne et produit le goître exoph-

[1] *Rev. des Sc. Méd.*, VI, 217.

[2] *Ibid.*, V, 599.

thalmique. Mais enfin tout cela n'en prouve pas moins l'atteinte profonde du système nerveux.

Les sujets atteints de goître exophthalmique éprouvent souvent aussi une *sensation de chaleur* intense, quelquefois accompagnée de sueur. Basedow avait déjà noté le fait. Trousseau, Fournier et Ollivier ont vu des cas où cette sensation était si forte que les malades ne pouvaient pas supporter de couvertures. C'est un phénomène analogue à celui que nous retrouverons dans la paralysie agitante. — Chez une femme de l'Hôpital-Général atteinte de la maladie de Graves, il y a des crises de chaleur qui l'inondent de sueur, et que nous avons calmées, au moins momentanément, par le sulfate d'atropine.

Les auteurs ajoutent qu'en général cependant la température au thermomètre est peu élevée. Il s'agit de la température centrale. Le plus souvent du reste ces sensations de froid ou de chaleur répondent à l'état, non de la température centrale, mais de la température périphérique : ainsi, dans le stade de froid de la fièvre intermittente, il y a refroidissement vrai de la périphérie, et nous verrons que dans la paralysie agitante il y a une élévation positive de la température périphérique. Il est probable que dans le goître exophthalmique également, au moment de ces crises, la température périphérique est augmentée par rapport à la température centrale.

Du reste, dans quelques cas, on a aussi constaté une légère élévation de la température axillaire. Ainsi, Paul, de 0°,5 à 1° ; Teissier, 1° à 2 ; Eulenburg, 0°,5 à 1° (38°,2 à 38°,8). Mais d'autres, comme Charcot et Dumont, ont au contraire trouvé cette température tout à fait normale.

Les *troubles menstruels* sont à peu près constants : il y a désordre, irrégularité, puis suppression. Ce serait là, pour Trousseau, un signe pronostique important. Cette dysménorrhée est souvent accompagnée de leucorrhée. — Cheadle a constaté chez l'une de ses malades que la réapparition des règles coïncida avec un soulagement marqué des phénomènes généraux. De plus, il a observé l'atrophie de l'utérus et l'affaissement temporaire des mamelles : celles-ci reprirent leur volume à la guérison.

Trousseau, dans une de ses observations, rapporte, mais sans y insister, que le malade présentait des taches de *vitiligo*. Depuis lors, N. Raynaud[1] cite trois faits analogues et en ajoute un nouveau de Delasiauve[2]. Ces plaques de vitiligo n'ont pas de siége déterminé ; elles peuvent exister sur toutes les parties du corps ; elles sont discrètes ou quelquefois même confluentes. Leur pathogénie est encore fort obscure et à peu près inexplicable dans l'état actuel de nos connaissances (troubles nerveux ?).

Leube a vu dans un cas un léger sclérème cutané (Eulenburg).

[1] *Arch. gén. de Méd.*, juin 1875.
[2] *Gaz. des Hôp.*, 1874.

L'albuminurie a également été notée dans le goître exophthalmique. D'après Warburton Begbie[1], ce symptôme ne manquerait presque jamais dans cette maladie ; on ne le rencontre pas seulement à une période avancée de la névrose, quand le cœur est atteint dans son fonctionnement régulier, mais déjà presque dès le début des accès. Le phénomène est passager, et, chose remarquable et caractéristique d'après l'auteur, l'albumine se présenterait seulement à certaines heures de la journée ; elle coïnciderait, non avec le moment des palpitations, mais avec celui des repas; immédiatement après l'ingestion des aliments, l'albumine apparaît souvent en grande abondance dans l'urine et y persiste pendant plusieurs heures, tout le temps de la digestion. Le pronostic n'est pas aggravé par l'existence de ce trouble urinaire ; tout cela peut guérir parfaitement. — Warburton Begbie explique ensuite cette albuminurie par une théorie nerveuse compliquée que nous ne reproduirons pas.

Enfin, Trousseau a noté la fréquence de la *raie méningitique*.

On voit que cet ensemble est assez complexe et qu'il y a là, en définitive, une maladie composée du système nerveux. Tous ces signes, un peu disparates, sont reliés entre eux par le système nerveux, qui est leur fond commun, et par la maladie fondamentale unique qu'ils manifestent.

Plus tard, une véritable cachexie s'établit dans beaucoup de cas ; c'est la conséquence naturelle des digestions fausses, de l'albuminurie, du marasme nerveux, etc. On voit alors survenir une anémie croissante, de l'œdème des extrémités inférieures, un dépérissement progressif, etc.

MARCHE, DURÉE, TERMINAISONS. — Voici comment Trousseau établit le tableau de la marche de la maladie et de la succession des symptômes.

Sans raison bien déterminée, on remarque une irritabilité inattendue, un changement profond dans le caractère ; puis la physionomie et surtout le regard prennent un aspect étrange et permanent, une sorte d'air de colère qui persiste d'une manière continue. Les yeux ont un éclat inaccoutumé ; ils paraissent plus grands, et bientôt l'exophthalmie devient nette. Peu après, les malades se plaignent de battements dans la tête, le cou, les globes oculaires, et surtout de palpitations de cœur fréquentes et violentes. En même temps les malades, surtout si ce sont des femmes, remarquent et font remarquer que leur cou grossit; le goître se développe peu à peu avec ses caractères décrits.

Dans d'autres cas, qui sont même, je crois, les plus nombreux, les battements de cœur précèdent tout le reste, surtout l'exophthalmie.

La marche de la maladie est en général lente, progressive, chronique.

Le goître exophthalmique peut guérir. On a vu cette heureuse terminaison coïncider avec le rétablissement des règles, une grossesse (Char-

[1] *Rev. des Sc. méd.*, IV, 133.

cot), etc. La mort peut survenir par hémorrhagie (pulmonaire, cérébrale, gastro-intestinale), par complication pulmonaire ou cardiaque, et surtout par cachexie progressive et dans le marasme.

La durée est très-variable; elle peut aller jusqu'à dix, onze ans, et même plus.

D'autre part, il y a des cas aigus. Trousseau en cite un exemple très-remarquable. Les paroxysmes sont alors plus graves et peuvent même mettre la vie du sujet en danger. Le malade de Trousseau s'aperçoit à 13 ans qu'il devient myope; puis l'exophthalmie et le goître apparaissent, et trois mois après le début de la maladie survient un paroxysme qui met la vie de l'enfant en danger. Tout fut même préparé pour la trachéotomie; mais cependant, sous l'influence d'une saignée, de la glace et de la digitale, tout se calma sans opération et le malade guérit.

Jusqu'ici nous avons toujours donné la triade symptomatique comme caractéristique et comme se présentant à l'état complet dans tous les faits. Mais il y a aussi des *cas frustes* de goître exophthalmique, dans lesquels un quelconque des trois grands phénomènes peut manquer. Trousseau a cité des cas sans goître et des cas sans exophthalmie. Chatterton [1] a récemment encore publié un nouveau fait sans exophthalmie. Sur 58 observations relevées par Busch, les phénomènes cardiaques manquaient trois fois et le goître quatre fois. Rosenthal cite même un fait de Praël et Fischer dans lequel la maladie se bornait à une exophthalmie double : le diagnostic, fort difficile dans ces conditions, était appuyé sur la bilatéralité de l'exophthalmie, le défaut d'harmonie entre les mouvements des yeux et ceux des paupières, et les autres phénomènes généraux.

Dans l'ANATOMIE PATHOLOGIQUE, nous trouvons des lésions de deux ordres à étudier séparément : 1. Lésions du cœur, de la thyroïde et de la cavité orbitaire (lésions secondaires); 2. Lésions du système nerveux et spécialement du sympathique (lésions primitives) (?).

1. Les altérations de la première catégorie ne se trouvent que dans les cas invétérés. D'abord, c'est une simple congestion, des phénomènes analogues à ceux de l'érection; puis, l'irritation se répétant, il y a inflammation avec hypertrophie; et enfin, au bout d'un temps plus long, survient l'atrophie. C'est là ce qui s'observe au corps thyroïde. D'abord les artères, dilatées, sinueuses, présentent de larges anastomoses comme dans les anévrysmes cirsoïdes; les veines sont variqueuses, puis le stroma fibreux s'enflamme et finit ultérieurement par subir la rétraction scléreuse.

Du côté de l'œil, il y a en dehors du globe ampliation de tout le système vasculaire de l'orbite, surtout des veines; quelquefois développement exagéré du tissu cellulaire intra-orbitaire. Le globe oculaire lui-même peut

[1] *Rev. des Sc. méd.*, IV, 529.

être aussi atteint en partie ou en entier, la lésion aboutir à l'atrophie de l'organe (rare).

Les lésions du cœur sont variables, quelquefois même il n'y en a pas. D'autres fois, on trouve de la dilatation, de l'hypertrophie, une lésion valvulaire, de la dégénérescence graisseuse, etc.; une altération quelconque qui n'a rien de spécial ni de constant.

En somme, on voit que dans tout cela il n'y a rien de caractéristique ni de fondamental; ce ne sont du reste que des altérations consécutives secondaires [1].

2. Pour essayer d'édifier une théorie de la maladie, l'attention se porte naturellement, dans les autopsies, sur le système nerveux, et plus spécialement, depuis les expériences de Cl. Bernard, sur l'état du grand sympathique. Jaccoud, dans son *Traité de Pathologie*, a relevé neuf autopsies sur lesquelles des lésions du grand sympathique furent trouvées dans sept cas et manquèrent dans deux. Depuis lors, trois nouvelles autopsies ont été publiées, dont une positive et deux négatives ; ce qui porte à huit contre quatre la proportion des faits avec altération du grand sympathique.

Les faits positifs sont les suivants : 1, Trousseau, Peter et Lancereaux ; 2, Reith ; 3, Cruise et M'Donnel, d'après Moore ; 4, Traube et Recklinghausen ; 5, Biermer ; 6, Virchow ; 7, Heigel ; 8, Knight. — Les faits négatifs ont été observés par : 1, Paul ; 2, Fournier et Ollivier ; 3, Rabejac ; 4, Wilks [2].

Je crois inutile d'entrer dans la description détaillée des lésions trouvées dans ces différents cas. Je me contenterai de dire synthétiquement que : cinq fois la lésion a porté sur le ganglion inférieur, une fois sur le ganglion moyen, une fois sur le ganglion supérieur, une fois simultanément sur les ganglions moyen et supérieur. En général, la lésion était bilatérale, souvent plus accentuée d'un côté que de l'autre. Dans le cas de Knight cependant, le côté gauche était seul atteint; Geigel trouva une lésion de la moelle.

En somme, on voit qu'en faisant abstraction de la variété observée dans les résultats, le nombre des faits négatifs est encore trop considérable pour que nous trouvions là, dans l'anatomie pathologique, une base solide pour établir la théorie du goître exophthalmique [3].

[1] G. Sée n'admet pas que l'hypertrophie du cœur soit secondaire, quand elle existe. Il préfère distinguer deux formes de goître exophthalmique : l'une avec lésion organique du cœur, l'autre dans laquelle le trouble de cet organe est purement fonctionnel et dépendrait d'une parésie du pneumogastrique.

[2] Voy. pour la bibliogr. et les détails des lésions : Eulenburg, *loc. cit.*, pag. 85.

[3] Smith Shingleton (*Med. Times and. Gaz.*, 1878. *Centralbl. f. Nerv.*, I, 11, 287) et Wilhelm (*Petersb. med. chir. Presse*, 1879, 23. *Centralbl. f. Nerv.*, II, 305) ont publié de nouveaux faits avec altération des ganglions du sympathique cervical.

De là, la nécessité d'une discussion de PHYSIOLOGIE PATHOLOGIQUE. Suivant l'exposé même d'Eulenburg, nous étudierons d'abord la physiologie pathologique de chacun des trois grands symptômes mentionnés pris isolément ; puis nous les envisagerons dans leur ensemble et nous essayerons une théorie de la maladie.

La plupart des auteurs, à la suite de Trousseau, ont vu dans le *goître* le résultat d'une hyperémie considérable, et, d'après les expériences de Cl. Bernard, ont rapporté cette hyperémie à une paralysie des vaso-moteurs. Les fortes pulsations artérielles, les pulsations de la tumeur, la variabilité de son volume pendant de longues périodes, etc., sont les arguments invoqués en faveur de cette opinion. — D'autre part cependant, jamais la section du grand sympathique cervical n'a entraîné expérimentalement le goître, même chez des animaux qui y sont sujets endémiquement. Boddaert a bien démontré que le goître se produit quand on lie les veines jugulaires interne et externe et les veines thyroïdiennes inférieures : on peut donc admettre que le goître est le résultat de la congestion ; mais il n'est pas démontré que cette congestion soit produite par la paralysie des vaso-moteurs.

Ce dernier point est si peu démontré que Benedikt a proposé une explication opposée : pour lui, le goître proviendrait de l'excitation des vaso-dilatateurs. On se rappelle l'expérience de Cl. Bernard sur la corde du tympan, celles de Schiff et de Vulpian sur d'autres nerf vaso-dilatateurs analogues. C'est sur ces faits que Benedikt appuie sa théorie du goître. — Seulement c'est une hypothèse entièrement gratuite : rien n'a encore établi l'existence de ces nerfs dilatateurs pour les vaisseaux du corps thyroïde. Benedikt explique d'une manière générale l'action des vaso-dilatateurs sur la circulation par la contraction de fibres musculaires longitudinales qui raccourciraient le tube vasculaire dans sa longueur et l'élargiraient dans son diamètre, et alors, dans le cas particulier actuel, il s'appuie sur ce que ces éléments musculaires lisses longitudinaux existeraient, d'après Möller, dans les artères thyroïdiennes. — C'est une base fragile pour l'hypothèse qu'elle prétend étayer.

L'*exophthalmie* dépend probablement de plusieurs éléments, tels que la congestion, l'hyperémie veineuse, et aussi le développement exagéré de graisse dans le tissu cellulaire de l'orbite.....

1. Il y a d'abord afflux exagéré de sang dans l'orbite : ainsi, les palpitations augmentent l'exophthalmie, et, après la mort du sujet, l'œil rentre facilement dans l'orbite. On sait d'autre part que les efforts, que tout ce qui empêche le retour du sang veineux peut produire un léger degré d'exophthalmie ; on a remarqué la saillie des globes oculaires chez les rats étranglés.

Beaucoup d'autres causes peuvent développer l'exophthalmie, comme la transsudation séreuse dans l'orbite, les tumeurs de cette cavité, etc., mais

la congestion veineuse domine probablement ici ; l'examen ophthalmoscopique confirme cette idée.

Boddaert a produit l'exophthalmie chez les animaux en liant les deux veines jugulaires interne et externe, et en coupant simultanément les deux sympathiques. Cette dernière opération, qui est nécessaire, doit être rapprochée de l'expérience de Ranvier sur la production artificielle de l'œdème. Cette exophthalmie expérimentale de Boddaert dura tout un jour et disparut quand la circulation collatérale fit elle-même disparaître la congestion veineuse.

2. L'accumulation de la graisse a été démontrée directement par plusieurs autopsies.

3. Peut-être y a-t-il aussi une autre cause : la contraction, par excitation du grand sympathique, des muscles lisses découverts dans l'orbite par Müller et Sappey. Claude Bernard a montré en effet que la section du sympathique entraîne la rétraction du bulbe, et l'excitation électrique de ce nerf produit la saillie de cet organe. Pour expliquer ce phénomène, il suffit de se rappeler qu'on trouve chez l'homme une couche épaisse de fibres lisses occupant la fente sphéno-maxillaire, analogue de la membrane orbitaire des animaux, qui est innervée par le grand sympathique, et qui a pour action de tirer la bulbe en avant quand elle se contracte.

On peut faire une objection à l'application de cette théorie à l'exophthalmie de la maladie de Graves : c'est la difficulté d'une excitation permanente du sympathique, d'une contracture constante de ces muscles pendant un long temps. Puis il est douteux qu'une action de cet ordre soit susceptible de produire une saillie de l'œil aussi prononcée que celle que l'on observe dans le goître exophthalmique. Jamais, chez un animal, l'excitation du grand sympathique n'a amené une telle exophthalmie. C'est cette contraction anormale des muscles orbitaires qui expliquerait le défaut d'harmonie des mouvements de la paupière et de l'œil mentionné par de Græfe.

Pour Eulenburg, ce sont les deux premiers éléments mentionnés qui sont les causes principales de l'exophthalmie. Il réserve pour une discussion ultérieure la question de savoir si on peut les rapporter à une action vaso-motrice et trophique.

Reste enfin à expliquer les *palpitations* et l'accélération du pouls.

L'accélération des battements cardiaques peut être due à une excitation du grand sympathique : c'est la première explication essayée.

Friedreich a proposé une théorie inverse : il trouve moyen de mettre l'accélération du pouls sur le compte de la paralysie du grand sympathique. Voici comment : la paralysie du grand sympathique entraîne la dilatation des artères coronaires, d'où un afflux plus grand du sang dans le cœur, d'où excitation du système ganglionnaire propre et accélération des battements.

On peut noter en passant cet exemple curieux de la facilité avec laquelle on retourne une théorie et avec laquelle, grâce à un peu d'imagination, on interprète le même phénomène par deux hypothèses complétement opposées. Tout cela prouve bien la valeur générale de ces explications, prématurément tirées de la physiologie.

Si, de la théorie des symptômes, nous voulons passer maintenant à la *théorie de la maladie*, nous trouverons de bien plus grandes obscurités. Mon but, dans cette étude, sera plutôt de montrer l'inanité des hypothèses admises que de proposer moi-même une nouvelle théorie acceptable et définitive.

Il y a d'abord toute une série de théories qui n'envisagent que la cause générale, le point de départ du goître exophthalmique, sans se préoccuper du mécanisme intime de la production de ses symptômes. Ainsi, Basedow rapportait tout à la chlorose ou à la scrofule. D'autres n'y voient que de l'anémie pure et simple (Begbie, Helfft, Gros). Pour Bouillaud, c'est une dégénérescence de l'organisme analogue au crétinisme. Pour Marchal de Calvi, c'est une des manifestations de la goutte dans le sang. Stokes et d'autres la mettent sous la dépendance d'une maladie cardiaque, etc. — Je n'insiste pas, on trouvera la liste plus complète de ces idées dans le Traité de Poincaré. Du reste, ces diverses théories ne soulèvent même pas la question de mécanisme intime, de physiologie pathologique, que nous avons en vue actuellement.

Sur ce dernier terrain, l'attention générale est concentrée sur le grand sympathique.

D'abord certains auteurs (Piorry, Koeben) considèrent le goitre comme un phénomène primitif comprimant le grand sympathique et entraînant par là consécutivement les autres symptômes de la maladie. — Les faits cliniques ne permettent pas d'admettre cette théorie: le goître et l'exophthalmie sont contemporains: le goître peut même manquer alors que l'exophthalmie est considérable; le goître endémique (souvent d'un volume beaucoup plus grand) n'entraîne pas des phénomènes analogues à ceux de la maladie de Graves; il n'y a pas de mydriase constante dans le goître exophthalmique...... Rien ne permet donc d'établir un rapport de cause à effet entre la tumeur thyroïdienne et la saillie oculaire.

Depuis Aran et Trousseau, on admet beaucoup plus généralement qu'il y a ici une altération, une maladie primitive du grand sympathique qui entraîne secondairement tout le reste.

Seulement, dès qu'on veut sortir de cette formule très-générale et préciser un peu, on rencontre d'immenses difficultés. Il y a en effet dans le tableau symptomatique certains phénomènes qui, comme le goître, se rapporteraient à la section ou à la paralysie du grand sympathique, et d'autres phénomènes qui, comme les palpitations et peut-être l'exophthalmie, se rapporteraient plutôt au contraire à l'excitation de ce même nerf. Tous les

efforts d'imagination accumulés par les auteurs, et dont nous avons vu déjà quelques exemples, ont eu pour but de tourner cette difficulté.

Benedikt met tout sur le compte de l'excitation : en portant sur les vaso-constricteurs elle produit directement les palpitations et l'exophthalmie (fibres lisses), et en portant sur les vaso-dilatateurs elle produit le goître. C'est bien simple.

Pour Rosenthal, c'est encore plus simple : il n'y a que les vaso-dilatateurs qui soient excités. — Cela suffit à produire l'hyperémie du corps thyroïde (goître), de la cavité orbitaire (exophthalmie), du cœur (d'où excitation du système ganglionnaire et accélération).

Friedreich émet aussi une seule hypothèse, mais inverse de la précédente : tout s'explique par la paralysie des vaso-moteurs ordinaires (vaso-constricteurs). C'est le même mécanisme que dans l'excitation des vaso-dilatateurs de Rosenthal. — C'est là la théorie qu'admet Jaccoud.

Eulenburg comprend ce qu'ont de trop ingénieux ces hypothèses, qui, malgré leur contradiction absolue, sont tout aussi acceptables les unes que les autres. Pour lui, il ne voit aucune difficulté à admettre que dans le grand sympathique il y ait à la fois excitation de certaines fibres et paralysie de certaines autres; dans la névrite, il y a bien quelquefois excitation motrice et paralysie sensitive; on a même des exemples qui prouvent la superposition possible de ces états opposés dans les mêmes fibres nerveuses : anesthésie douloureuse, paralysie avec convulsions et contractures. Il se passerait ici quelque chose d'analogue dans le grand sympathique cervical. — C'est encore bien possible.

Enfin, on peut trouver des divergences d'un autre ordre si l'on veut creuser encore plus le sujet et chercher à savoir si le point de départ de l'altération est dans le cordon même du grand sympathique ou dans son centre spinal. Daviller penche vers le centre cilio-spinal de la moelle, tandis qu'Eulenburg et Guttmann trouvent plus de probabilités pour le cordon sympathique cervical [1]...

Il y a du reste toujours une difficulté que l'on peut opposer également à toutes ces théories qui partent du grand sympathique : c'est l'intégrité fréquente, possible, sinon constante, de la pupille. Un état d'excitation ou de paralysie du grand sympathique devrait retentir de ce côté. On voit que nous aboutissons toujours à des hypothèses gratuites et à des contradictions.

[1] Filehne a repris dans ces derniers temps l'étude expérimentale de la maladie de Basedow. Il n'a pu produire les trois symptômes cardinaux que dans un cas, par une lésion des corps restiformes. Il conclut de toutes ses expériences que le goître exophthalmique est dû à des phénomènes paralytiques produits par des altérations de certaines parties de la moelle allongée (*Centralbl. f. Nerv.*, II, 20, 466).

Que conclure de tout cela ? Simplement que la question n'est pas mûre. L'explication physiologique de la maladie de Graves n'est pas trouvée. Mieux vaut, ce me semble, en convenir que d'accumuler des hypothèses gratuites, ce qui n'est pas difficile. Une théorie, dans ces conditions, nuit au lieu de servir.

Il était nécessaire d'indiquer les principales théories du goître exophthalmique pour montrer leur caractère hypothétique et vain. Nous reprenons maintenant la clinique pour terminer rapidement l'étude de cette maladie.

Quand la triade symptomatique est complète, le Diagnostic est facile. Il devient plus difficile quand un signe manque : alors les autres symptômes nerveux prennent une grande valeur ; on cherche le tableau de la névrose.

Dans certains cas, le goître ordinaire, primitif, peut simuler la maladie de Graves : c'est lorsque la tumeur thyroïdienne développe secondairement des phénomènes d'irritation du côté du grand sympathique, qui peuvent donner lieu à des palpitations et à une exophthalmie plus ou moins accusées. Demme cite un fait de goître kystique qui rentrait dans cette catégorie. Pour séparer ces cas-là, comme le fait remarquer Eulenburg, il suffit de constater l'unilatéralité de l'exophthalmie, l'existence de troubles pupillaires et de modifications thermiques, tous phénomènes qui manquent dans la maladie de Graves vraie.

Le Pronostic est en général très-sérieux, en ce sens que la guérison est une terminaison très-rare ; on en a cependant constaté des exemples. Cela dépend évidemment des cas et surtout de leurs causes.

Traitement. — La vue de la tumeur thyroïdienne et l'analogie avec le goître endémique devaient inspirer l'idée d'essayer les préparations iodées. Mais les effets furent à peu près nuls ; d'après quelques auteurs même, cette médication pourrait avoir des suites fâcheuses, puisque l'iodisme constitutionnel produit quelquefois des phénomènes analogues à ceux du goître exophthalmique lui-même. Cependant, dans un travail récent (1875), Cheadle revient sur une conclusion qu'il avait formulée en 1869, à savoir : que le seul médicament susceptible d'amener une amélioration paraît être la teinture d'iode à l'intérieur. Ajoutons que le médicament n'a été administré que dans un seul des nouveaux cas, et que l'amélioration a été suivie d'une rechute sérieuse, caractérisée par de fortes palpitations et un grand épuisement[1].

La présence des palpitations a fait donner les préparations de digitale.

[1] *Rev. des Sc. méd.*, VII, 582. — Guptill aurait traité avec succès un cas de goître exophthalmique par l'iodo-bromure de calcium (*Rev. des Sc. méd.*, III, 841)

« Ne craignez pas de l'employer à de fortes doses, disait Trousseau ; tâtez cependant ces malades, et ne vous arrêtez qu'au moment où vous aurez produit chez eux un commencement d'empoisonnement, lorsqu'ils se plaindront de vertiges, de céphalalgie, de maux de cœur. Le pouls vous indiquera aussi quand vous devrez diminuer ou suspendre les doses. Lorsque le pouls ne battra plus que soixante et dix à soixante fois par minute, interrompez la médication ou bien modérez-en l'action. » Il prescrit la teinture de digitale huit à dix gouttes par heure, et cite un malade qui a pu en prendre cent-neuf gouttes en dix heures sans inconvénient. Wynne Foot, Chatterton[1], ont également obtenu de bons effets de ce médicament. — Seulement il n'agit que sur les palpitations, est indiqué quand les battements sont très-fréquents, et n'a aucune action sur l'exophthalmie et sur le goître.

Contre l'exophthalmie elle-même, de Graefe a préconisé des badigeonnages de teinture d'iode dans le sillon, entre le sourcil et la paupière, en même temps que la compression méthodique.

A côté de ces médications, qui s'adressent à chaque symptôme pris isolément, nous en citerons qui cherchent à les modifier tous à la fois en modifiant l'état du grand sympathique lui-même.

La belladone a été essayée contre la paralysie du grand sympathique cervical. Dans un premier cas, Smith donna cinq gouttes de teinture de belladone toutes les heures pendant le jour. De cent quarante, le pouls tomba à quatre-vingt-dix en deux jours, à quatre-vingts le quatrième jour. Tous les symptômes s'améliorèrent, y compris la diplopie et l'exophthalmie. Le corps thyroïde ne fut pas influencé. Chez une seconde malade, la médication détermina de la céphalalgie, des épistaxis et de l'angine. Néanmoins, au bout d'un mois le pouls était tombé, les palpitations avaient cessé, l'exophthalmie avait diminué[2].

Pour ma part, j'ai très-heureusement modifié les crises de chaleur et de sueur énorme que présentait une malade atteinte de goître exophthalmique, à l'Hôpital-Général, par le sulfate neutre d'atropine à faible dose, suivant la méthode de Vulpian.

La galvanisation peut aussi être considérée comme agissant d'une manière analogue. Von Busch, Eulenburg, Chvostek, ont obtenu de bons résultats par ce moyen : ils ont vu diminuer le volume de la tumeur thyroïdienne et l'exophthalmie. — Onimus recommande également les courants continus. Le plus souvent il a pu arrêter cette affection dans sa marche progressive ; plusieurs fois il a obtenu une diminution considérable dans l'intensité des symptômes, à tel point qu'il a pu considérer certains malades comme à peu près entièrement guéris.

[1] *Rev. des Sc. méd.*, IV, 529.

[2] *Journ. de Thérap.*, II, 1875, pag. 205.

« Dans cette affection, dit Onimus, nous électrisons le grand sympathique en plaçant les rhéophores de chaque côté du cou, au niveau du ganglion cervical supérieur, et nous agissons en même temps du côté du pneumogastrique. Nous employons un courant continu de quinze à vingt éléments pendant huit à dix minutes [1]. »

Partant au contraire de l'idée que le point de départ de la névrose est dans la moelle, et s'appuyant notamment sur la présence de points apophysaires dans certains cas de goître exophthalmique, Armaingaud cite des exemples de maladie de Graves traités avec succès par l'emploi de vésicatoires sur le rachis. Huchard, en rendant compte de ce travail, ajoute que ses observations personnelles confirment ces idées, et qu'il a obtenu « parfois des guérisons de névralgies diverses par l'application de révulsifs sur les points apophysaires, lesquels nous ont paru exister dans certains goitres exophthalmiques [2] ».

Enfin, il ne faut pas oublier de traiter l'état général qui précède et qui suit la triade symptomatique : les toniques de tout ordre (quinquina, fer, etc.) sont indiqués par l'anémie, qui accompagne presque nécessairement cette maladie. Une mention spéciale et une recommandation particulière doivent être faites de l'hydrothérapie. Trousseau la recommandait chaudement. Depuis lors, divers auteurs en ont obtenu des succès qui doivent encourager à essayer cette médication.

Pour G. Sée[3], le meilleur traitement est l'hydrothérapie combinée à la teinture de *Veratrum viride*. Il donne 10, 12, 20 gouttes par jour, en trois ou quatre fois. Il faut continuer l'administration des semaines et même des mois.

CHAPITRE IX.

NÉVRALGIES LOMBAIRES ET SACRÉES.

§ I. Névralgies lombaires. — Nous reprenons l'histoire des névralgies et nous comprendrons dans un même paragraphe toutes les névralgies du plexus lombaire.

Au point de vue de la distribution régionale, on peut distinguer deux grandes variétés : la névralgie lombo-abdominale et la névralgie crurale. Les différentes branches du plexus peuvent du reste être prises isolément ou dans des combinaisons variées suivant les cas, ce qui rend plus simple une description générale.

L'étude un peu précise des névralgies lombaires est récente. On trouve

[1] *Guide d'électrothérapie*, pag. 159. — Wilhelm (*loc. cit.*) a obtenu récemment un beau succès par la galvanisation du sympathique.

[2] *Rev. des Sc. méd.*, X, 549.

[3] *France méd.*, nov. 1878.

peu de chose avant Valleix, sauf pour la névralgie iléo-scrotale, testicule douloureux, irritable, de Cooper et de Chaussier.

ANATOMIQUEMENT, ces nerfs offrent une grande analogie de distribution avec les nerfs intercostaux, qu'ils représentent à la partie inférieure du tronc. — Les nerfs lombaires ont des branches postérieures et antérieures. Les branches *postérieures* traversent les muscles des gouttières et se répandent à la peau en envoyant des rameaux inférieurs qui croisent la crête iliaque et vont à la partie supérieure des fesses; il y a là deux ordres de points importants : 1. à côté des vertèbres lombaires quand les rameaux deviennent superficiels; 2. au niveau de la crête iliaque quand ils passent sur ce point et y deviennent aussi superficiels.

Les branches *antérieures* forment le plexus lombaire; de ce plexus partent des branches collatérales qui répondent à la névralgie lombo-abdominale, et des branches terminales qui répondent à la névralgie crurale et à la névralgie obturatrice.

Les principales branches *collatérales* sont : 1. La grande *abdomino-scrotale* ou *iléo-scrotale;* c'est une branche importante. Ce nerf chemine de dedans en dehors derrière le rein, passe entre le transverse et le petit oblique, un peu au-dessous de la crête iliaque, marche parallèlement à cette crête d'arrière en avant et se divise au niveau de l'épine iliaque antérieure et supérieure. — *a.* Le rameau abdominal continue le trajet du nerf primitif; au niveau du bord externe du grand droit, il donne un premier perforant, et au niveau du bord interne du même muscle un second perforant. — *b.* Le rameau génital gagne le canal inguinal, et à la sortie de ce canal donne des filets à la peau du pubis et des filets à la grande lèvre ou au scrotum.

Les points remarquables sont : les points antérieurs au niveau des grands droits, le point inguinal à la sortie du canal, et le point scrotal à la terminaison du nerf dans la grande lèvre ou dans le scrotum.

2. Le nerf *fémoro-cutané* doit être signalé aussi : il sort du bassin en passant sous le ligament de Fallope, par l'échancrure comprise entre les deux épines iliaques antérieures et se divise. — *a.* Le rameau fémoral devient superficiel un peu au-dessous de l'arcade et innerve la moitié externe et antérieure de la cuisse, jusque vers le genou. — *b.* Le rameau fessier se retourne vers la fesse et la partie supérieure de la région postérieure de la cuisse.

Ces deux nerfs donnent une idée suffisante de la distribution des branches collatérales du plexus lombaire à ces régions.

Comme branches *terminales*, nous trouvons : 1. Le nerf *crural* sort sous le ligament de Fallope, en dehors de l'anneau crural; bientôt après, il traverse l'aponévrose et se divise; de là, un premier point important, à l'aine. Parmi ses branches, le musculo-cutané externe donne trois bran-

ches cutanées qui perforent le couturier à des hauteurs différentes et donnent ainsi des points correspondants. Le nerf saphène interne chemine à la cuisse avec l'artère crurale, traverse l'anneau du troisième adducteur, devient alors superficiel, contourne le condyle interne du fémur et se divise : une branche transversale va se répandre tout autour de la rotule, une branche descendante va jusqu'à la malléole interne et se termine à la partie interne du pied. D'après ce trajet, on aura des points aux environs de la rotule et du condyle interne, au pourtour de la malléole interne et au côté interne du pied.

2. Le nerf *obturateur* sort du bassin par le trou sous-pubien, se perd dans la région et envoie des branches à la partie interne de la cuisse. Il y a un point sous-pubien et un point terminal vers l'anneau du troisième adducteur.

L'ÉTIOLOGIE comprend d'abord toutes les causes ordinaires des névralgies en général. Il n'y a de particulier que quelques causes spéciales de compression locale ; nous citerons les hernies (crurale et obturatrice), l'accumulation des matières fécales, les abcès du psoas, les maladies utérines et vaginales, les maladies articulaires ; la douleur du genou dans la coxalgie peut être considérée comme une névralgie directe et réflexe (Erb).

Valleix signale la blennorrhagie dans quelques observations de ces névralgies ; Mauriac les a vues se développer aussi après l'orchite et l'épididymite blennorrhagiques. Nous reviendrons sur les rapports qui les unissent à l'herpès génital.

Pour la SYMPTOMATOLOGIE, nous étudierons successivement et à part la névralgie lombo-adominale, la névralgie crurale et la névralgie obturatrice.

a. Les points douloureux de la névralgie *lombo-abdominale* sont multiples : un ou plusieurs dans la région lombaire, en arrière ; un point iliaque vers le milieu de la crête iliaque ; un ou plusieurs points abdominaux vers la ligne blanche, au-dessus de la symphyse ; un autre point inguinal ; un autre enfin au scrotum ou aux grandes lèvres ; quelquefois on en trouve aussi un au col utérin, du côté de la névralgie.

Rarement on rencontrera tous ces points réunis ; on peut distinguer trois sous-variétés que l'on trouve isolées ou associées de diverses manières : variété postérieure avec les points lombaires et iliaque ; variété antérieure avec le point abdominal ou hypogastrique ; variété scrotale avec les points inguinal et scrotal.

La pression provoque de la douleur dans quelques-uns de ces points ; de plus, il y a une douleur sourde continue dans plusieurs de ces foyers et sur une plus ou moins grande étendue du nerf. De ces centres partent des élancements, des irradiations douloureuses, dans des sens variables.

La névralgie *testiculaire*, spermatique, *irritable testis* de Cooper, serait

aussi, d'après la plupart des auteurs, une variété de névralgie lombo-abdominale ; pour les Allemands cependant, ce serait une névralgie du grand sympathique. Ce qu'il y a de positif, c'est qu'il y a ici une sensation syncopale particulière ; la vivacité et le caractère spécial de la douleur peuvent faire admettre que le grand sympathique participe à l'altération ; c'est du reste, nous le savons, dans les usages des névralgies ordinaires.—On observe aussi des irradiations dans d'autres nerfs plus ou moins voisins, notamment dans le crural et même dans les intercostaux.

Comme phénomènes secondaires de ces névralgies, Erb a observé des contractions du crémaster et dans d'autres cas du zona. Notta a vu dans ces cas des érections fréquentes avec éjaculation, besoin d'uriner pressant et douloureux ; d'autres fois la leucorrhée.

b. La névralgie du *fémoro-cutané* présente un point fixe vers l'épine iliaque antérieure et supérieure : de là partent des irradiations variées à la partie externe de la cuisse jusque vers le genou.

c. Pour le *crural,* les points douloureux sont à l'aine, aux deux régions de la cuisse répondant aux branches perforantes, aux environs de la rotule et du condyle interne, au pourtour de la malléole interne et au côté interne de la plante du pied. De là, une région douloureuse qui occupe la partie antérieure et interne de la cuisse et la partie interne de la jambe et du pied.

Il y a souvent hyperesthésie ou anesthésie dans le domaine du nerf ; très-fréquemment fourmillements dans le territoire du saphène. Les troubles dans le mouvement sont très-marqués ; la marche est difficile et douloureuse, les muscles de la cuisse sont faibles et comme paralysés, etc. Bousseau a vu de la rougeur, du gonflement, et une sécrétion de sueur exagérée au bord interne du pied dans la névralgie du saphène ; Erb, à qui j'emprunte ces faits, a constaté dans un cas une atrophie très-marquée des muscles de la partie antérieure de la cuisse.

d. Comme exemple de la névralgie du nerf *obturateur*, Le Dentu[1] a cité un malade qui, dans une chute de cheval, reçut une contusion violente sur la fesse et à la partie postérieure de la cuisse. Bientôt il éprouva des élancements douloureux à la partie supérieure et interne de la cuisse, irradiant de là vers le genou et jusqu'au côté interne du talon. La pression était douloureuse au niveau du trou sous-pubien, ainsi qu'au-dessous de l'anneau du troisième adducteur. L'auteur admet dans ce cas une névralgie du nerf obturateur, avec irradiations au saphène interne.

Déjà Romberg avait attiré l'attention sur cette névralgie à propos du diagnostic de la hernie obturatrice, et Erb en dit quelques mots. L'intérêt capital de l'étude de cette névralgie est précisément pour la détermination de la hernie obturatrice dans certains cas difficiles. — Le symptôme essentiel de cette névralgie est la douleur à la partie interne de la cuisse jusqu'au

[1] *Gaz. des Hôp.*, 1874.

genou, avec les points indiqués, et quelquefois aussi avec des irradiations.

La Marche, la Durée et les Terminaisons de ces névralgies ne présentent rien de particulier.

Pour le Diagnostic, il faut d'abord distinguer les douleurs musculaires, lumbago, tour de reins, rhumatisme des parois abdominales ; ici la douleur n'est pas limitée en un point, elle est plus diffuse, ne présente pas d'élancements le long du trajet des nerfs, se produit presque exclusivement pendant les mouvements.....

Les maladies utérines ou vaginales se reconnaîtront à leurs signes propres et par l'examen direct. Souvent, du reste, elles peuvent coexister avec ces névralgies. Dans les coliques néphrétiques, le diagnostic sera d'autant plus difficile que ces névralgies peuvent les compliquer. Cependant les antécédents et l'expulsion des graviers lèveront tous les doutes.

Les lésions articulaires de la hanche rendent tout particulièrement douloureux les mouvements de la cuisse et tous les déplacements imprimés à l'articulation.

Le Traitement ne présente rien de spécial. C'est aux moyens ordinaires que l'on aura recours : vésicatoires volants, injections hypodermiques, électricité, etc.

§ II. Névralgies sacrées. — Nous trouvons d'abord la *Névralgie sciatique*, qui est la grande névralgie sacrée. Nous en parlerons avec quelque détail, puis nous dirons un mot des névralgies des autres branches du plexus sacré.

La névralgie sciatique est certainement la plus importante, avec la névralgie trifaciale. Si même on a spécialement en vue le personnel des hôpitaux, on peut dire que c'est la plus fréquente des névralgies.

C'est Cotugno qui a le premier décrit cette maladie sous le nom d'*ischias*, en 1764. Il y avait bien eu des faits isolés observés par lui, mais pas de description complète. De là vient le nom de maladie de Cotugno, donné encore par quelques auteurs à la sciatique. A la suite de Cotugno, nous citerons Barthez, Chaussier, Valleix, etc., etc. Il faudrait un volume, au dire de Valleix, pour analyser tout ce qui a été écrit sur cette névralgie.

Anatomie. — Le sciatique est un gros nerf qui fait suite au plexus sacré. Ses origines sont toutes celles de ce plexus, c'est-à-dire les branches antérieures des trois premiers nerfs sacrés, et par le tronc lombo-sacré des quatrième et cinquième lombaires. De là, on peut prévoir des points lombaires et des points sacrés, au niveau des apophyses correspondantes et dans leur voisinage.

De ces racines, les branches postérieures perforent les muscles de la gouttière et viennent émerger à la surface ; d'où des points vers l'épine ilia-

que supérieure et postérieure et au-dessous. Enfin, avant de se concentrer en sciatique, le plexus émet plusieurs branches, parmi lesquelles se trouve le petit sciatique ou fessier inférieur ; il sort du bassin par la grande échancrure sciatique et se répand dans la région en donnant des branches qui remontent jusque vers la crête iliaque, d'où un point à l'échancrure sciatique et un point à la crête iliaque.

Le sciatique lui-même sort du bassin, se place entre l'ischion et le grand trochanter (point d'émergence), et continue à la partie postérieure de la cuisse jusqu'au creux poplité ; à l'angle supérieur de cette région, il se divise en sciatique poplité interne et sciatique poplité externe (point de division).

Le sciatique poplité externe donne des rameaux qui entourent l'articulation et la rotule (d'où un point rotulien de terminaison); puis il contourne lui-même la tête du péroné (point péronier), et se divise en tibial antérieur (profond) et musculo-cutané, après avoir donné une branche, saphène péronier, qui va se joindre au saphène externe ou tibial.

Celui-ci chemine entre les jumeaux, émerge, se place en dehors du tendon d'Achille (point malléolaire externe), tandis que le sciatique poplité interne lui-même, devenu tibial postérieur, passe derrière la malléole interne (point malléolaire interne).

Les collatéraux dorsaux des orteils viennent pour la plupart du musculo-cutané, et les collatéraux plantaires du tibial postérieur (points plantaires et points des orteils).

ÉTIOLOGIE. — L'*âge* ne paraît pas être indifférent. D'après les tableaux de Valleix, on ne trouve pas de cas avant 17 ans, et le maximum se produit de 40 à 50 ans. Au point de vue du *sexe*, la maladie serait beaucoup plus fréquente chez les hommes, dans une proportion de 3/5 d'après Valleix, de 4/5 d'après Erb et Eulenburg. Les personnes atteintes sont souvent d'une *constitution* forte : ce sont des hommes robustes. Il n'y a cependant rien d'absolu à ce point de vue. On rencontre quelquefois le *tempérament* nerveux, mais ce n'est pas le cas le plus fréquent.

L'*état névropathique* général peut se manifester par cette névralgie aussi bien que par les autres ; il en est de même de toutes les causes ordinaires déjà énumérées. Le seul côté spécial à indiquer est dans les causes directes.

Le *froid* est très-souvent noté comme cause de sciatique, et fréquemment le froid paraît agir localement. Ainsi, la névralgie éclate chez un sujet qui a couché sur l'herbe mouillée, qui s'est assis sur un banc de pierre ou qui a eu pendant quelque temps les jambes dans l'eau. — La sciatique peut encore être produite par des *traumatismes* directs : blessures de guerre, fractures, piqûres de sangsues, etc.; violents efforts dans les lombes ou dans les membres inférieurs. La *compression* du nerf par un corps étranger, comme chez ce domestique mal assis sur son siége trop étroit dont

nous avons déjà parlé ; par des matières fécales accumulées, des tumeurs pelviennes, tumeurs utérines, anévrysmes, hernies, congestions veineuses pelviennes, hémorrhoïdes ; les lésions de la colonne vertébrale, des méninges et de la moelle peuvent encore donner lieu à cette névralgie.

Il me paraît inutile d'insister.

En tête des SYMPTÔMES est la *douleur*. Les points douloureux, siége de la douleur continue à la pression, dans l'intervalle et indépendamment des crises paroxystiques, seraient au nombre de quatorze d'après Valleix. Mais ils n'ont pas tous la même importance.

Nous trouvons d'abord le point *lombaire*, à l'origine, et le point *sacro-iliaque, postérieur*, qui répond aux racines du plexus sacré. Puis il y a les points du petit sciatique, quand ce nerf est affecté : point *fessier* au sommet de l'échancrure sciatique, répondant à l'issue de ce nerf, sur une ligne qui va de l'épine iliaque antérieure et supérieure au grand trochanter, et point *iliaque* à la terminaison de ce nerf, vers le milieu de la crête.

Un point très-important est le point *trochantérien*, à l'issue du sciatique, à la hanche, entre le trochanter et l'ischion. — A la cuisse, Valleix décrit trois points ; mais ils sont diffus, étendus, et du reste peu naturels au point de vue anatomique. On peut dire qu'à ce niveau il y a plutôt en général une douleur étendue sur toute la hauteur de la cuisse, en arrière.

Le point *poplité* est encore très-important : il correspond à la division du sciatique. Le point *rotulien* est moins constant et répond à la terminaison des branches du poplité externe. Le point *péronier* ou péronéo-tibial a de la valeur : situé vers la tête du péroné, il représente la région où le poplité externe contourne cette partie de l'os. Le long du péroné lui-même règne une douleur diffuse, étendue, sans points circonscrits.

Les points *malléolaires* sont assez fréquents : l'interne répond au poplité interne, tibial postérieur ; l'externe au saphène péronier. Les points du pied dorsaux et plantaires sont beaucoup moins réguliers et importants.

La pression éveille de la douleur, toujours sur un certain nombre de points du trajet du nerf. Le plus souvent (61 fois sur 89 d'après Valleix), c'est dans les mêmes foyers que la douleur spontanée est continue.

Par intervalles surviennent des élancements sous forme d'accès beaucoup plus douloureux que la sensation contusive continue. Partant de un ou de plusieurs foyers indiqués, ces élancements descendent ou montent le long du nerf ; plus rarement ils restent localisés en plusieurs foyers fixes et disséminés.

Les divers mouvements du membre inférieur exaspèrent la douleur et sont eux-mêmes gênés et modifiés par elle. Les changements de position dans le lit déjà rendent la sensation plus vive et font naître des paroxysmes, surtout dans les points de la hanche. Les mouvements de la marche agissent avec bien plus d'énergie : ainsi, des malades de Valleix

qui pouvaient remuer dans leur lit sans souffrir, ne pouvaient pas ensuite faire un pas. Quand le sujet peut marcher un peu, il boîte, en s'appuyant fortement sur la jambe saine. Le professeur Dupré fait souvent remarquer, à sa clinique, que la marche est surtout difficile au début, au moment où le malade se lève, et qu'elle devient plus facile après. Valleix avait aussi noté dans un cas une sorte d'engourdissement qui survenait par la fatigue musculaire et calmait la douleur.

Quelquefois la simple station assise ou même le décubitus dorsal peuvent provoquer la douleur.

La douleur ne se borne pas au nerf sciatique. Les irradiations sont très-fréquentes. Valleix les a constatées dans 12 cas sur 15. C'est la névralgie intercostale qui a été notée le plus souvent (6 fois); puis vient la névralgie lombo-abdominale ; on a même rencontré des névralgies de la tête.

Pour terminer ce qui a trait à l'état de la *sensibilité*, nous mentionnerons, en dehors de la douleur, des sensations variées dans le domaine du nerf malade : fourmillements, picotements, froid, etc. Souvent aussi il y a un léger degré d'hyperesthésie ou d'anesthésie, suivant la loi de Nothnagel ; quelquefois on rencontre des îlots disséminés d'anesthésie circonscrite.

Comme *troubles moteurs*, nous avons vu déjà la gêne de la marche, mais ceci dépend de la douleur. Il y a en outre des troubles directement moteurs.

Dans 7 cas sur 36, et toujours à la période de maximum des cas graves, Valleix a observé des crampes ou des secousses fatigantes et douloureuses dans le membre. C'est une sorte de tic douloureux de la jambe. Ces crampes avaient lieu au sortir du bain, ou à l'entrée au lit, ou au milieu des exacerbations. Chez un malade, le membre tout entier était agité pendant un quart d'heure par ces secousses, qui lui imprimaient des mouvements tels que le pied était tantôt projeté en haut et tantôt retiré, et que le membre était alternativement fléchi ou étendu. Le sujet éprouvait de vives douleurs pendant ces secousses.

On peut aussi avoir des parésies d'intensité variable, certaines paralysies limitées à des groupes musculaires donnés, depuis l'affaiblissement simple jusqu'à la perte complète du mouvement, qui indique en général une lésion du nerf. Nous avons vu ailleurs comment Pierret insiste sur ces paralysies circonscrites, dépendant des altérations des nerfs sensitifs, et comment il en déduit toute une théorie personnelle de l'ataxie locomotrice progressive.

Les altérations du côté des *vaso-moteurs* et les troubles *trophiques* dans le cours de la sciatique ont été très-étudiés dans ces derniers temps. Ainsi, on a noté souvent la pâleur et le refroidissement de la peau avec vive sensation de froid ; dans d'autres cas, il y avait au contraire rougeur et chaleur, avec sécrétion exagérée de sueur ; ces deux phénomènes opposés peuvent alterner sur le même sujet.

Le zona est assez rare, cependant Dumontpallier l'a observé le long du musculo-cutané ; Flies a vu une éruption de nombreux furoncles ; Anstie a constaté une augmentation dans le développement des poils ; Braun a observé même la glycosurie (Erb).

Rosenstein[1] a observé aussi un fait de cette dernière catégorie. Dans un cas de sciatique limitée aux nerfs péroniers et tibiaux, il y avait glycosurie. Il s'est livré à des expériences (section des troncs du sciatique) qui ont donné des résultats analogues. Il admet alors que les deux phénomènes sont le résultat d'une hyperémie veineuse des organes abdominaux. Un traitement approprié guérit dans ce cas les deux symptômes, tandis que le traitement habituel de la sciatique reste impuissant. — Il conclut de cela qu'il ne faut jamais négliger d'examiner les urines dans les cas de sciatique rebelle, limitée aux parties périphériques des nerfs.

Graves aurait constaté dans la sciatique l'hypertrophie musculaire. Mais le phénomène le plus fréquent, qui doit nous arrêter un peu, est l'atrophie musculaire[2].

Cotugno avait déjà beaucoup insisté sur l'atrophie du membre malade, qu'il appelait *ischiadica atrophia ;* mais il désigne ainsi l'émaciation en masse du membre, qu'il n'analyse pas. Il en est de même de quelques cas rapportés par Valleix, Louis, etc., avec amaigrissement. — Lasègue, plus tard Fernet et Landouzy, ont fortement attiré l'attention sur ce phénomène et l'ont analysé cliniquement.

L'atrophie porte sur les muscles seuls, à tel point que la peau et le tissu cellulaire sous-cutané peuvent être et sont le plus souvent hypertrophiés et masquent ainsi au premier abord la diminution de volume des masses musculaires. Cette atrophie n'est pas due au repos du membre, car elle peut survenir très-vite (après quatorze jours dans un cas) et chez des malades qui remuent encore la jambe. C'est une action trophique directe. — Seulement on peut admettre que dans ces cas où il y a atrophie musculaire, le nerf est anatomiquement altéré, est le siége d'une névrite. Se basant sur la présence ou l'absence de ce symptôme, Landouzy distingue alors la sciatique-névralgie et la sciatique-névrite, deux espèces dont le pronostic et le traitement sont différents.

Dans un travail plus récent sur la sciatique et sa nature, Fernet va bien plus loin et admet qu'il y a névrite dans tous les cas de sciatique. A l'appui de son opinion, il cite une observation nouvelle avec névrite macroscopique, sans altération histologique cependant, et quelques autres faits plus ou moins anciens. De plus, par l'exploration directe, il trouve que, du côté malade, le nerf sciatique est plus gros, plus dur, ne se laisse pas diminuer

[1] Anal. in *Gaz. méd.*, 1877, 3.

[2] Voy. sur ce point : Lasègue ; *Arch. de Méd.*, 1864. — Landouzy ; *Ibid.*, 1875 ; *Rev. mens.*, 1878, 1. — Fernet ; *Arch. de Méd.*, 1878, 4.

par la pression et est douloureux partout. Il rappelle les motifs qui avaient poussé Lasègue à faire de la sciatique une maladie à part, distincte des autres névralgies, et cite enfin tous les troubles trophiques comme démontrant la constance de la lésion anatomique.

Ces conclusions me paraissent exagérées. Que dans certains cas il y ait épaississement du nerf, congestion, peut-être même inflammation, quand la sciatique est ancienne et plusieurs fois récidivée, c'est bien possible. Mais de là à dire que la névrite existe dans tous les cas, il y a fort loin. Je ne suis pas même convaincu que tous les faits avec troubles trophiques correspondent à une lésion anatomique du nerf. Rien ne le prouve. Il y a des zonas fugaces derrière lesquels il est difficile de supposer une névrite. Nous ne voyons donc aucun motif de modifier pour la sciatique les considérations générales exposées sur les névralgies en général, soit au point de vue des lésions anatomiques, soit au point de vue des troubles vaso-moteurs et trophiques qui peuvent les accompagner.

Notons, sur l'état du sciatique, qu'Eulenburg a trouvé des modifications dans l'excitabilité électrique de ce nerf, et qu'Erb n'a pas, de son côté, retrouvé le même fait.

Nous n'avons rien de spécial à dire sur les *phénomènes généraux*, qui, s'ils existent, dépendent de la cause de la névralgie et non de la sciatique elle-même.

Rien de général à dire sur la marche, la durée et les terminaisons.

Les caractères que nous avons énumérés sont assez nets pour que le DIAGNOSTIC soit le plus souvent facile. Le rhumatisme articulaire localisé à la hanche, le rhumatisme musculaire, la coxalgie avec sa douleur du genou, ont des signes propres que la sciatique ne présente pas et n'ont pas certains signes qu'offre la sciatique.

Un diagnostic important à faire est celui de l'origine de la sciatique : Y a-t-il, par exemple, lésion de la colonne vertébrale ou de la moelle ? Un caractère essentiel et qui doit toujours attirer l'attention est la bilatéralité. Une sciatique rebelle et bilatérale est suspecte. On recherchera alors les signes directs de l'altération présumée dans les os ou dans l'axe spinal.

Le PRONOSTIC dépend de la cause.

Le TRAITEMENT n'a rien de spécial pour ce qui a trait à l'indication causale. Pour la douleur elle-même, les injections de morphine peuvent être employées.

Hammond conseille, dans ce cas, d'atteindre le nerf avec l'extrémité libre de la canule et de faire alors l'injection. La pratique n'en est pas difficile, dit-il. « Choisissez un endroit dans la partie postérieure de la cuisse, à peu près à quatre pouces du grand trochanter et à un pouce en dehors de la ligne médiane ; enfoncez la pointe de la canule perpendiculairement et

à une profondeur qui varie généralement de un à deux pouces, vous atteindrez presque infailliblement le nerf, ainsi que le témoigne la sensation légère de tressaillement accusée par le malade dans les parties situées au-dessous du point lésé. Vous injectez ensuite la quantité voulue et vous retirez la seringue. Si le nerf n'a pas été atteint, l'injection n'en doit pas moins être faite;... le traitement n'est pas seulement palliatif, souvent il est aussi curateur. »

On pratique aussi quelquefois des cautérisations à l'acide sulfurique ou au fer rouge. Les vésicatoires, même sans morphine, rendent de grands services. On a cautérisé le lobule de l'oreille avec succès..... Tout cela a été déjà énuméré et discuté.

L'électricité est préconisée par beaucoup de médecins. Le courant faradique agit comme excitant de la peau; c'est une sorte de moxa électrique. Erb recommande plutôt le courant galvanique ; un pôle est placé à l'origine du nerf et l'autre aux points douloureux. l en aurait obtenu de bons effets, même dans des cas anciens.

On a préconisé d'autres moyens, comme l'huile de térébenthine (1 à 5 gr. pour 35 de miel, deux cuillerées à café).

Les bains sulfureux, l'hydrothérapie, qui sont souvent fort utiles, s'adressent surtout à la cause, à certains états morbides déterminés.

Enfin, il y a les moyens chirurgicaux. Les opérations radicales, comme la section, ont été assez souvent pratiquées pour de petits rameaux ; mais on ne peut naturellement y recourir que très-exceptionnellement pour le tronc même du sciatique, à cause de la paralysie consécutive. Il n'en est pas de même des moyens plus récemment proposés ; Patruban et Nussbaum ont eu des succès par la dénudation et l'élongation du nerf malade.

Tout n'est pas dit sur les névralgies sacrées quand on a décrit la sciatique. Il y a encore la NÉVRALGIE DU HONTEUX INTERNE, qui n'est cependant étudiée nulle part. Non-seulement les traités de pathologie, mais encore les livres spéciaux sur les névralgies, ceux de Valleix, Axenfeld, etc., ne nomment même pas cette maladie.

Quelques auteurs, comme Fabre [1] et Vidal (de Cassis) [2], étudient bien dans un chapitre spécial les névroses ou les névralgies de l'urèthre; mais ils décrivent là en bloc une série de phénomènes peu semblables entre eux et ne parlent nullement de ce type à part, bien arrêté, de la névralgie du honteux interne. Nous n'avons absolument pu trouver dans la littérature médicale que deux courtes descriptions de la maladie en question, l'une dans Masius et van Lair [3], l'autre dans le Traité de Erb [4].

[1] *Biblioth. de méd. prat.*, tom. IV, pag. 203.

[2] *Pathol. externe*, tom. IV, pag. 515.

[3] *Symptomatologie*, tom. II, pag. 916.

[4] *Loc. cit.*, pag. 166.

Cette névralgie existe cependant, avec des caractères bien nets, tout à fait spéciaux; et il est important de la connaître afin d'éviter des erreurs de diagnostic qui pourraient entraîner des hésitations ou des fautes thérapeutiques graves. Bourguignon raconte en effet que « un de nos confrères de Paris, affecté d'une simple névralgie, a été opéré de la taille par un ex-chirurgien de l'Hôtel-Dieu bien connu par l'aveu de ses erreurs».

J'ai eu récemment l'occasion d'observer un fait qui donnera une bonne idée de l'aspect clinique de cette névralgie. Un homme qui avait des hémorrhoïdes depuis fort longtemps fut pris, un jour, de vives douleurs survenant par accès très-aigus, séparés par des intermissions complètes. La douleur partait du périnée, cheminait tout le long de la verge jusqu'au gland, puis s'éparpillait là, et disparaissait. En même temps il éprouvait le besoin d'uriner. La miction était facile, l'urine normale. Mais à la fin, au moment de l'expulsion des dernières gouttes d'urine, survenait de nouveau une crise de douleurs atroce. Le cathétérisme n'avait révélé rien d'anormal dans la vessie. Il fut du reste complétement guéri par l'opium à haute dose.

J'ai pu réunir autour de ce fait quelques autres observations analogues, éparses dans les divers Recueils, qui se rapportent toutes au honteux interne[1].

On sait en effet que ce nerf se détache du plexus sacré, vient au périnée, puis se divise, donne des rameaux aux divers muscles du périnée et la branche dorsale de la verge qui va jusqu'au bout du pénis. — Ce trajet anatomique explique très-bien la symptomatologie décrite; c'est surtout une douleur étendue sur tout le trajet de ce nerf avec des points douloureux, particulièrement au périnée.

Les *causes* principales de cette névralgie paraissent être, en dehors des conditions étiologiques générales connues, les hémorrhoïdes, les lésions et les tumeurs du périnée ou de l'urèthre.

Le *diagnostic* est important, car souvent les malades sont sondés, traités pour un rétrécissement ou une pierre, taillés même quelquefois alors

[1] Voici l'indication bibliographique des six cas que j'ai pu recueillir (indépendamment de ceux de Mauriac, dont nous parlerons tout à l'heure) : 1. Caucanas; *Névralgie du pénis* (*Acad. de Méd.*, 25 sept. 1828; *Arch. gén. de Méd.*, tom. XVIII, pag. 449). — 2. Gutherz; *Ein Fall von Neuralgia gonorrhoica* (*Deutsche Klin.*, 34; *Jahresber.*, 1852, pag. 291). — 3 Allier; *De la compression des artères dans le traitement des névralgies* (*Rev. de Thérap.*, 1854, nº 6, *Jahresber.*, 1854, pag. 39).— 4. Bruchon; *Note sur un cas d'uréthralgie intermittente guérie par le sulfate de quinine à l'intérieur* (*Bull. de la Soc. de méd. de Besançon*, 1857; *Rev. thérap. du Midi*, 1857, pag. 316). — 5. Costes; *Sur un cas d'uréthralgie* (*Journ. de méd. de Bordeaux*, mars 1859; *Jahresber.*, 1860, pag. 32). — 6 Corbel; *Névralgie intermittente du canal de l'urèthre. Rétrécissement mou; uréthrotomie. Guérison* (*Gaz. des Hôp.*, 1866, pag. 310).

qu'ils ont une simple névralgie. Le caractère capital pour ce diagnostic est dans l'intégrité de l'urine et de la miction. De plus, il n'y a pas de douleur dans le testicule ou ailleurs, ce qui distingue de la névralgie lombo-abdominale et de sa variété testiculaire.

Le *traitement* ne présente pas d'indication particulière.

Comme APPENDICE à l'étude de cette névralgie, nous dirons un mot de l'herpès névralgique des organes génitaux, récemment décrit par Mauriac[1], et qui peut être considéré comme le zona des névralgies génitales.

On remarque assez souvent qu'une lésion bénigne, toute locale, de la muqueuse préputiale; que trois ou quatre érosions superficielles, indolentes d'abord, donnent lieu à des phénomènes douloureux qui, primitivement confinés sur le prépuce, s'étendent de tous côtés, envahissent le fourreau, le périnée, les fesses, les cuisses, les jambes, le pied, etc. Ces irradiations douloureuses sont tout à fait hors de proportion avec la bénignité de l'état local. On voit souvent ces phénomènes récidiver avec le même appareil symptomatique.

Comme dans le zona ordinaire, la névropathie douloureuse peut précéder, accompagner et suivre l'éruption des vésicules.

En même temps que cette douleur névralgique dans les nerfs génitaux et les nerfs des membres inférieurs, on observe souvent de l'hyperesthésie et plus tard l'anesthésie de diverses régions. Quelquefois aussi il y a un écoulement muqueux et transparent qui peut être symptomatique de la névralgie, comme les troubles sécrétoires que nous avons rencontrés dans les autres maladies de cet ordre.

Pour M. Mauriac, c'est là le zona des divers nerfs du plexus sacré et spécialement des branches nerveuses qui se distribuent au pénis, aux bourses et au périnée. Cette maladie dépend d'un état général, disposition constitutionnelle, arthritis plus souvent que dartre. L'étiologie locale n'agit que comme cause occasionnelle[2].

La névralgie du PLEXUS COCCYGIEN n'est pas habituellement décrite. Cependant on peut faire rentrer dans cette catégorie au moins un certain nombre des cas de COCCYGODYNIE publiés par Simpson et différents autres auteurs (Krukenberg, Nott, Erichsen, Scanzoni[3]).

Le *symptôme* principal de cette névralgie est une douleur dans la région coccygienne, ressentie surtout quand le malade est assis ou quand il marche, souvent aussi pendant la miction et la défécation. Elle s'irradie fréquemment vers le périnée, la vessie et même la hanche. Les malades

[1] *Gaz. des Hôp.*, 1876. — *Leçons;* Paris, Delahaye, 1877.
[2] *Rev. des Sc. méd.*, tom. IX, pag. 218.
[3] Voy. Erb., *loc. cit.* — Rosenthal, *loc. cit.*

s'asseoient souvent sur une fesse, de côté, ou en mettant une main sous le siége. Toutes les secousses et la pression de bas en haut exagèrent la douleur.

Comme *étiologie*, nous noterons les traumatismes divers, les différentes maladies du coccyx ou même de la glande coccygienne. La maladie est du reste plus fréquente chez la femme et succède alors à un accouchement difficile, à une lésion interne, à l'hystérie, etc.

Pour le *traitement*, Scanzoni recommande les sangsues, les bains chauds, les compressses chaudes et émollientes, les injections hypodermiques de morphine. Gosselin préconise l'usage des coussins à air et les purgatifs doux.

On a eu quelquefois recours à une intervention chirurgicale dans des cas très-rebelles. Nott (dans l'Amérique du Nord) a fait l'extirpation du coccyx. Simpson a pratiqué la section sous-cutanée des muscles et des ligaments s'insérant au coccyx et puis l'excision de l'os.

Seeligmüller a guéri par la faradisation une coccygodinie datant de douze ans ; il appliquait le pôle négatif dans le canal cervical (?) et le pôle positif sur le sacrum.

CHAPITRE X.

ASPHYXIE LOCALE ET GANGRÈNE SYMÉTRIQUE DES EXTRÉMITÉS [1].

La maladie dont nous abordons l'étude est une sorte de névrose vasomotrice caractérisée par une crampe symétrique des vaso-constricteurs, pouvant entraîner jusqu'à la gangrène. Décrite pour la première fois par M. Raynaud, en 1862, elle consiste essentiellement dans une gangrène sèche, symétrique, sans altération vasculaire appréciable, sans thrombose ni embolie. C'est une gangrène d'origine nerveuse qui peut frapper les membres inférieurs ou supérieurs, ou même les oreilles et le nez.

Nous empruntons surtout les éléments de notre description aux travaux de M. Raynaud, en y ajoutant quelques traits plus récemment acquis.

Symptomatologie. — I. L'*asphyxie locale* est le premier degré de la gangrène symétrique. Elle la précède à peu près toujours, mais peut ne pas en être suivie. Cet état se présente sous deux formes principales : 1. L'extrémité atteinte devient complétement exsangue et se décolore. La peau est envahie par une pâleur analogue à la pâleur subite que présente le corps tout entier dans la syncope, quand le cœur s'arrête. C'est pour ce motif qu'on appelle assez improprement cette forme : *syncope locale*.

[1] M. Raynaud ; Th. Paris, 1862. — *Gangrène symétr. des extrémités,* in *Nouv. Dictionn. méd. et chirurg. prat.*, 1872. — *Arch. gén. de Méd.*, 1874.

— 2. L'afflux du sang artériel manque seul, mais il y a stase veineuse et dans les capillaires ; de là, une teinte livide. C'est l'asphyxie locale proprement dite.

Ces deux formes cliniques sont très-intimement liées : elles peuvent se succéder sur les mêmes points ou se présenter simultanément sur différents points d'un même doigt ou d'un orteil.

a. La syncope locale, dans sa forme la plus simple, est parfaitement compatible avec la santé. Ainsi, certaines personnes sous l'influence du froid, d'autres même, plus impressionnables, sous une influence nerveuse inappréciable, voient leurs doigts successivement pâlir, se refroidir. C'est la sensation de *doigt mort*, qui peut persister un temps variable, sans douleur. C'est là un phénomène analogue à la rougeur de la face dans une émotion, ou à la pâleur de la figure après un effroi : c'est toujours une action sur les vaso-moteurs.

La peau devient blanche, exsangue ; la sensibilité est anéantie ; les doigts sont complétement étrangers au sujet, qui ne peut pas les remuer. Après l'accès, il se fait une sorte de réaction qui donne la sensation douloureuse de l'onglée.

Ce sont les troubles circulatoires qui débutent et qui tiennent tout sous leur dépendance. Le pouls peut devenir presque imperceptible pendant l'accès.

b. Dans l'asphyxie locale, il y a une teinte cyanosée variable : blanc, bleuâtre, transparente, ou violette ardoisée, ou même noirâtre jusqu'à la couleur d'une tache d'encre. Si l'on appuie dessus, on produit une tache blanche qui ne disparaît que très-lentement. Tout cela indique la lenteur de la circulation capillaire. Souvent il y a un peu de gonflement dans le voisinage ; quelquefois aussi des marbrures veineuses livides s'élèvent de là à des hauteurs variables.

Ici la douleur est presque constante, quelquefois très-vive, avec un engourdissement pénible, puis une sensation de brûlure et des élancements. Mais, avec tout cela, l'anesthésie cutanée est complète : le sujet ne peut pas saisir les objets.

A la période de réaction qui succède, il y a des fourmillements agaçants, comparés à une brûlure et à l'action de l'ortie. La couleur précédente disparaît et la rougeur envahit la peau, qui devient d'abord d'une rougeur foncée et reprend ensuite son incarnat normal.

C'est là un état très-analogue à la cyanose que présentent les cardiaques, par exemple ; seulement ici la douleur est en plus, et puis surtout il y a intermittence dans les phénomènes.

En parfaite santé, plusieurs personnes éprouvent un certain nombre de ces phénomènes, pendant l'hiver.

II. La *gangrène symétrique* a un début variable, les deux états que nous venons de décrire pouvant se combiner de manières très-diverses. —

Dans un premier cas, les parties paraissent exsangues, pâles, puis prennent une teinte lilas, avec fourmillements, élancements et onglée ; les bouts des doigts deviennent ensuite violacés. — Dans un second cas, la rougeur livide commence et le malade croit avoir des engelures ; mais bientôt les douleurs sont de plus en plus aiguës, les marbrures livides se montrent dans le voisinage et la lésion s'accentue.

Les doigts deviennent bientôt noirs et insensibles ; une petite phlyctène se développe, remplie de liquide séro-purulent ; elle se rompt et laisse le derme à nu. On croirait à un début de gangrène grave. Non : l'excoriation persiste quelques jours ; puis les parties se raniment, se cicatrisent, se rétractent, et il reste une sorte de tubercule conique, souvent immédiatement sous-jacent à l'ongle.

La guérison n'est que momentanée ; puis la même série de phénomènes se reproduit. M. Raynaud a vu cet état se renouveler ainsi pendant deux ans, toujours avec des intervalles de rémission passagère.

A une époque plus avancée, on voit sur la pulpe de tous les doigts un grand nombre de petites cicatrices blanches, déprimées, très-dures, qui sont comme les stigmates de la maladie, prouvant qu'elle ne s'est pas arrêtée à l'épiderme, mais qu'elle a atteint la couche superficielle du derme. Tous les ongles peuvent tomber simultanément à un moment donné.

Ce qui frappe le plus dans cette forme de la maladie, c'est la disposition effilée du bout des doigts, la dureté de leur tissu, leur aspect flétri et comme chagriné.

Ce parcheminement peut aussi survenir sans phlyctènes antérieures ; la peau prend une coloration fauve, elle est amincie, desséchée, ridée ; le doigt prend une forme conique. Ensuite, on observe une espèce de desquamation : des pellicules épaisses, d'une dureté ligneuse, s'enlèvent par lambeaux.

D'autres fois (surtout chez les enfants) les phlyctènes ne se rompent pas et se dessèchent après quelques jours ; le liquide se résorbe ; l'épiderme brunit et se détache par plaques, laissant une peau rose très-lisse, qui reprend bientôt son aspect normal.

La gangrène peut, du reste, aussi se manifester d'emblée sans phlyctènes. Il y a alors tendance à la momification ; l'ongle devient complétement noir, la phalange entière prend une teinte de plus en plus foncée et arrive à un noir de charbon. Au bout de quelques jours, il se forme un cercle inflammatoire à la base de l'orteil et par traînées irrégulières. La suppuration s'établit tout autour ; l'eschare devient mobile et se détache ; elle est du reste peu profonde et n'a pas plus d'un ou deux millimètres d'épaisseur. Les bourgeons charnus apparaissent nombreux, et tout se cicatrise rapidement.

Ces diverses formes peuvent se trouver réunies sur le même sujet dans les cas graves, et se présenter simultanément sur plusieurs points du corps.

Un phénomène important à noter à côté de la lésion elle-même est la *douleur*, qui prend bientôt une intensité effrayante. Elle ne reste pas bornée aux extrémités et s'irradie dans tout le membre. C'est une sensation de brûlure, de déchirement, revenant par accès qui coïncident avec une augmentation manifeste de la teinte cyanosée. Cet état peut arracher des hurlements de souffrance même à des personnes d'un naturel doux et patient. Quelquefois aussi, dans l'intervalle des crises, il reste un agacement et une irritabilité extrêmes.

Un fait remarquable est l'intégrité des autres fonctions, et même de la nutrition dans les parties voisines. Ainsi, M. Raynaud insiste sur le spectacle étrange que présente un nez presque entièrement noir au milieu d'un visage frais et vermeil. La respiration, la digestion, etc., sont parfaitement normales. On a noté quelquefois une prostration intellectuelle pouvant aller jusqu'à l'hébétude.

L'appareil circulatoire ne présente souvent aucune espèce d'altération. Dans un cas, nous avons cependant observé un léger degré d'athérome, que révélait seulement un petit plateau sur le tracé sphygmographique. En tout cas, il n'y a rien de constant de ce côté.

Dans une observation récente qui a de l'importance au point de vue de la physiologie pathologique, M. Raynaud a constaté des troubles irréguliers du côté de la vue, et a noté à l'ophthalmoscope le rétrécissement périphérique de l'artère centrale de la rétine.

Le *siége* le plus habituel des lésions que nous venons de décrire est aux extrémités (doigts et orteils) ; plus rarement au nez et aux oreilles. La gangrène de ces dernières parties est extrêmement rare.

Ainsi, M. Raynaud disait dans sa thèse, en 1862 : « Le nez, le pavillon des oreilles, se montrent quelquefois plus ou moins atteints ; mais *je ne sache pas que jusqu'ici on y ait noté une mortification complète.* Le lobule et les ailes du nez présentent, il est vrai, une coloration noire ; des marbrures livides s'étendent jusqu'à la joue, mais cette coloration disparaît à la pression, pour reparaître ensuite. Les parties se raniment peu à peu, sans même passer par la période de desquamation[1] ».

Dix ans plus tard, M. Raynaud reproduisait le même passage et ajoutait: « *Une seule fois*, j'ai vu se former de toutes petites cicatrices à la pointe du nez[2] ».

Ainsi, M. Raynaud, qui a mieux que personne connu et analysé les cas de gangrène symétrique des extrémités, n'a trouvé qu'une fois de véritables eschares au bout du nez et aux oreilles. Depuis lors, Fischer[3] a publié un autre fait analogue. La rareté de cette localisation n'en reste pas moins établie.

[1] Th citée, pag. 117.
[2] Article cité, pag. 642.
[3] *Rev. des Sc. méd.*, VI, pag. 498.

C'est là ce qui fait l'intérêt d'une observation que nous avons récemment publiée, et dans laquelle la gangrène symétrique, non-seulement avait frappé le bout du nez et le pavillon des oreilles, mais encore s'était exclusivement localisée en ces régions [1].

La MARCHE de cette maladie est continue ou présente des intermissions. M. Raynaud distingue trois périodes dans son évolution : 1. La période d'invasion est insidieuse, caractérisée par les phénomènes d'asphyxie locale ; elle dure de quelques jours à un mois ; 2. Dans la période d'état, avec les accès de douleurs, commence le développement de la gangrène ; elle dure une dizaine de jours ; 3. Enfin la période d'élimination des escharres s'étend de vingt jours à dix mois ; sa durée moyenne est le plus souvent de trois ou quatre mois.

Il n'y a pas d'ordre régulier dans l'envahissement successif des parties.

La TERMINAISON est le plus souvent favorable, même dans les cas qui paraissent graves. Seulement la maladie laisse habituellement des traces indélébiles : une sorte de sclérème des parties atteintes.

Nous n'avons pas encore parlé de l'ÉTIOLOGIE.

Les femmes sont beaucoup plus sujettes à cette maladie que les hommes : elles représenteraient les 4/5 des sujets atteints. Dans plusieurs cas, on a noté la suppression menstruelle au début des accidents (cause occasionnelle ?), et on a constaté la réapparition des règles lors de la guérison.

L'âge le plus favorable semble être de 18 à 30 ans ; c'est à proprement parler une gangrène juvénile ou de l'adulte. — Le tempérament nerveux a été souvent noté, mais pas toujours.

L'action du froid [2] est incontestable, surtout sur les accidents du début ; cependant il faut se garder de voir dans la maladie de M. Raynaud de

[1] *Montpellier médical*, juin 1878.

[2] J'ai été consulté récemment par une jeune femme qui, pendant tout un hiver, avait pris la mauvaise habitude de dormir en donnant la main à son enfant couché dans un lit voisin. J'ai attribué à ce refroidissement les accidents suivants dont cette main était le siége.

Par moments, l'extrémité des doigts devient rouge, turgide, gonflée ; il y a un peu de sueur locale ; souvent des fourmillements précèdent la crise. La rougeur siége surtout aux faces palmaire et dorsale de la première phalange. Les doigts sont, à ces moments, animés de petits tremblotements, surtout s'ils ne sont pas appuyés, et la malade n'a plus de force dans cette main. Tout cela disparaît dans l'intervalle des crises. Le médius et l'annulaire sont le plus souvent pris, quelquefois exclusivement. Souvent le médius est alors roidi en extension et l'annulaire en flexion. Des douleurs assez vives partent de ces régions et s'irradient le long du bras jusqu'à l'épaule, où elles sont fortes. — Dans ces derniers temps les crises se sont accompagnées de vertiges et d'un peu d'éblouissement.

simples phénomènes de congélation. La maladie une fois constituée évolue parfaitement en été aussi bien qu'en hiver.

M. Raynaud a vu, dans un cas, le diabète sucré coïncider avec l'asphyxie locale. Mais, d'une manière générale, il n'admet pas l'action étiologique des maladies antérieures.

Depuis lors, quelques faits nouveaux ont été publiés qui méritent d'être mentionnés à ce point de vue.

L'impaludisme notamment a été constaté plusieurs fois. En 1869, Rey a publié un premier cas observé chez un individu qui avait eu les fièvres au Sénégal et les avait vues récidiver à son arrivée en France [1]. En 1873, Mourson observe l'asphyxie locale à la suite d'un accès de fièvre intermittente, et attire formellement l'attention sur ce fait de la coïncidence de l'impaludisme [2]. Fischer a vu aussi un cas du même ordre [3], et Calmettes a consacré un récent travail aux rapports de l'asphyxie locale des extrémités avec la fièvre intermittente paludéenne [4]. Enfin, dans le cas personnel que nous avons déjà cité, le malade était en puissance très-manifeste de rhumatisme et d'impaludisme.

Quand une coïncidence se répète aussi souvent, elle commence à mériter attention et semble prendre une vraie valeur étiologique.

Physiologie pathologique et Nature. — M. Raynaud admet qu'il y a dans cette maladie contracture des petites artérioles ; ce serait une crampe tétanique du grand sympathique. C'est la théorie généralement admise aujourd'hui.

Weber cependant suppose plutôt une crampe des muscles peauciers, des fibres dartoïques du derme, qui comprimeraient les petits vaisseaux et produiraient ainsi le même résultat final. Mais cette théorie n'a pas rallié beaucoup de partisans, et M. Raynaud paraît l'avoir définitivement ruinée en montrant directement, par l'ophthalmoscope, le resserrement des petits vaisseaux dans le fond de l'œil.

On admet donc généralement qu'il y a resserrement spasmodique des petits vaisseaux d'origine nerveuse.

Il est plus difficile d'aller plus loin et de dire si le point de départ est dans la moelle ou à la périphérie. M. Raynaud pense plutôt à une origine centrale, à un point de départ spinal, à cause de la symétrie des altérations [5].

[1] *Arch. de Méd. nav.*, 1869, pag. 211.

[2] *Ibid.*, 1873, pag. 364.

[3] *Arch. f. klin. Med.*, XVIII, 2, 1875, pag. 335. Anal. *Rev. des Sc. méd.*, VI, 498. — Dans un autre fait du même auteur, la maladie succéda à un typhus exanthématique.

[4] *Gaz. méd.*, 1876, 44, pag. 529.

[5] Cette bilatéralité symétrique n'existait ni chez la malade dont nous avons parlé en note, pag. 709, ni chez une malade dont Straus a parlé récemment à la *Société médicale des Hôpitaux* (26 mars 1880).

Mais Vulpian trouve l'argument insuffisant et ne se prononce pas. — Nous laisserons prudemment cette dernière question dans le doute.

L'asphyxie locale des extrémités est donc une névrose du grand sympathique ; c'est quelque chose d'analogue à la migraine, au goître exophthalmique, à l'angine de poitrine, ou, pour mieux dire, à une partie de ces différentes névroses. — De plus, et c'est là une chose qu'il faut se bien rappeler, l'asphyxie locale n'est pas une maladie vraie ; ce n'est pas un état morbide, c'est un simple symptôme, un acte morbide. Ce qui le prouve, c'est qu'on rencontre fréquemment ce syndrome clinique à titre d'épiphénomène, de partie constituante, dans des maladies plus complexes.

Armaingaud[1] a notamment décrit un cas d'hystérie ou de névrose complexe dans lequel l'asphyxie locale figure comme symptôme au même titre qu'une névralgie, une attaque convulsive ou une crise de sommeil.

Une jeune fille de 24 ans est d'abord atteinte de névralgie cervico-brachiale, puis elle présente des accès d'hystérie convulsive, puis enfin des accès réguliers revenant tous les jours avec le type suivant : 1° Il y avait deux accès de sommeil d'un quart d'heure à une heure, vers 11 heures du matin à 2 heures de l'après-midi ; 2° A 5 heures et demie du soir survenait une congestion locale des deux yeux pendant deux heures, accompagnée et suivie d'une asphyxie locale des extrémités ; 3° A 6 heures et 5 minutes commençait une névralgie intercostale droite qui cessait brusquement à 6 heures et demie précises. Enfin, la chromhydrose des paupières vint s'ajouter à la fin de la maladie. De plus, Armaingaud constata l'existence d'un point apophysaire à la deuxième vertèbre lombaire ; ce point était sensible à la pression, même pendant le sommeil de la malade, qui tressaillait alors et sanglotait sans s'éveiller.

Armaingaud admet qu'il s'agit là d'une forme vaso-motrice intermittente de l'hystérie, et pense à une origine centrale.

Tout récemment, Lereboullet[2] a fait connaître, sous le nom d'asphyxie locale du membre supérieur droit, l'histoire d'un malade sur lequel nous devrons revenir, mais chez lequel il nous semble que l'asphyxie locale ne figurait aussi qu'à titre de symptôme, de phénomène particulier, au milieu de plusieurs autres.

Ce sujet, âgé de 22 ans, a été atteint dès l'âge de 12 ans d'une impotence fonctionnelle du bras avec difficulté considérable dans l'abduction et l'élévation du bras, faiblesse musculaire, sans paralysie ni atrophie. En même temps survenait une anesthésie presque complète, avec analgésie absolue de la main et de l'avant-bras. Cette anesthésie occupe toute la sphère du plexus brachial. Les parties anesthésiées sont notablement refroidies. Il existe même, à certains jours, une différence de température de 8° à 10°

[1] *Rev. des Sc. méd.*, X, 548.

[2] *Soc. méd. des Hôp.*, 22 mars 1878. — *Gaz. hebd.*, 1878, 13.

entre la main gauche et la main droite. La couleur des régions malades est d'un rouge violacé avec plaques noirâtres, sans ulcérations. Les phalangettes sont rouges, cuisantes, peut-être un peu atrophiées.

Nous avons observé à l'hôpital Saint-Éloi un malade qui présente de grandes analogies avec celui de Lereboullet, et dont nous résumerons l'histoire à propos des paralysies du plexus brachial. Seulement, chez lui les phénomènes d'asphyxie locale sont à peu près nuls ; en tout cas, ils sont bien moins développés que dans le cas précédent. Ce qui prouve bien que ce n'est là qu'un élément de la maladie, et un élément essentiellement variable.

D'un autre côté, nous observons actuellement un malade atteint d'atrophie musculaire progressive et qui présente de curieux phénomènes de paralysie vaso-motrice limités à la première phalange de tous les doigts et quelquefois aux éminences thénar et hypothénar. Vulpian [1] a également insisté sur les modifications de la circulation locale dans les régions atteintes par l'atrophie. Chez un de ses malades, les mains étaient toujours violacées, livides, et elles donnent, quand on les touche, une sensation de froid considérable.

On ne peut s'empêcher, du reste, de rapprocher la malade dont j'ai parlé en note, pag. 709, de ces cas d'atrophie musculaire progressive, et je me demande si, chez elle, ces crises d'asphyxie locale et de tremblotement ne présagent pas une amyotrophie progressive.

Il faut encore mettre dans le même paragraphe les malades comme celui dont Straus [2] a récemment parlé et à propos duquel il a cité les récentes publications de Weir Mitchell [3], Vulpian, Sigerson et Allen Sturge; il s'agissait d'une paralysie vaso-motrice limitée à un pied [4].

Enfin, nous avons publié, avec Apolinario, un fait curieux de sclérodermie [5] dans lequel il y a eu aussi asphyxie locale des extrémités [6]; ce

[1] *Clin. de la Charité.*

[2] *Soc. méd. des Hôp.*, 26 mars 1880.

[3] *Amer. Journ.*, juillet 1878.

[4] Voy. ce que nous disons plus loin à propos des paralysies complexes du plexus brachial.

[5] *Montpellier médical*, 1878, 1.

[6] Nous avons rapproché de notre observation cinq autres faits de Ball, Dufour, Hallopeau, Liouville et Coliez, tendant tous à la même démonstration. Depuis lors, d'autres faits analogues et confirmatifs ont été publiés. Voy. notamment Bernhardt et Schwabach ; *Rev. des Sc. méd.*, VIII, 275.—Rapin; *Ibid.*, VIII, 275. — Wynne Foot ; *Ibid.*, IX, 225.— Plus récemment encore, Favier a repris dans sa thèse (Paris, 1880, n° 166) cette question des rapports entre la sclérodermie spontanée et la gangrène symétrique des extrémités et est arrivé à des conclusions semblables aux nôtres. —Voy. aussi Moriez : *Gaz. hebdom. de Montpellier*, août 1880.

qui nous a amené à formuler, sur les rapports de ces deux maladies, des conclusions que nous allons reproduire.

« Nous croyons pouvoir conclure que l'asphyxie locale des extrémités et la sclérodermie ne doivent pas être considérées comme deux maladies distinctes, puisqu'on les trouve fréquemment superposées sur le même sujet ; il faut les considérer simplement comme des variétés d'une même maladie, ou, pour mieux dire, comme des syndromes cliniques pouvant être la manifestation de la même maladie.

» L'assimilation que l'on établit entre la trophonévrose faciale et la sclérodermie, on peut l'établir entre l'asphyxie locale des extrémités et la sclérodermie.

» Pour ce qui concerne les deux premiers états, on admet qu'il y a des cas de sclérodermie faciale pure, des cas de sclérodermie avec face intacte et des cas de sclérodermie généralisée ; mais ce ne sont que des formes, des variétés. De même ici, il y a des cas d'asphyxie locale pure, il y a des cas de sclérodermie pure, et il y a des cas de sclérodermie et d'asphyxie locale ; mais ce ne sont que des formes, des variétés.

» Quand un malade atteint d'atrophie musculaire progressive présente des phénomènes de paralysie labio-glosso-laryngée, on admet (avec Charcot) que ce sujet ne présente pas deux maladies superposées (comme le voulait Duchenne), mais simplement une forme complexe, bulbo-spinale, d'une même maladie.

» De même ici, quand un sujet présente, comme notre malade, les symptômes superposés de la sclérodermie et de l'asphyxie locale des extrémités, on ne doit pas dire qu'il a deux maladies superposées, mais seulement une forme complexe d'une seule maladie.

» Ce qui revient à dire que l'asphyxie locale des extrémités et la sclérodermie ne sont pas véritablement des *maladies*, comme on le dit généralement ; ce sont simplement des manifestations de maladie, des syndromes cliniques, ou, pour parler le langage de l'École, des *actes morbides*. »

Cette dernière phrase peut exprimer notre conclusion sur la nature de l'asphyxie locale et de la gangrène symétrique des extrémités.

DIAGNOSTIC. — On distinguera l'onglée, qui a le même tableau symptomatique, par le refroidissement intense, qui est sa condition étiologique constante. L'existence des crises et des intermissions qui les séparent fera exclure l'idée de cyanose congénitale ou de cyanose d'origine cardiaque.

Si c'est la douleur qui ouvre la scène morbide, on peut penser à un rhumatisme ou à une névralgie. Mais un examen attentif dissipera tous les doutes. Les engelures sont difficiles à distinguer ; la saison et le tempérament du sujet seront cependant de puissants éléments du diagnostic.

La gangrène sénile n'est pas symétrique, elle est plus étendue, limitée à un seul foyer ; l'âge est avancé ; les vaisseaux sont oblitérés. — L'ergo-

tisme gangréneux se distingue par les commémoratifs et les autres signes de l'intoxication.

Le Pronostic est bénin. C'est là un fait que l'expérience seule pouvait indiquer et auquel *à priori* on ne s'attendrait pas. Gubler a vu l'unique cas de mort que l'on connaisse ; il survint par les progrès de la maladie, dans le marasme et l'épuisement.

Partant de l'idée d'une excitation médullaire entraînant le spasme des artérioles, M. Raynaud préconise pour le Traitement les courants continus et spécialement le courant spinal descendant.

On se sert de vingt-cinq ou trente éléments Daniel ou Trouvé. On applique le pôle positif sur la cinquième vertèbre cervicale, et le pôle négatif vers la dernière lombaire ou au sacrum ; on peut ensuite remonter ce dernier vers la huitième dorsale. On fait une séance par jour, de dix à quinze minutes.

Si quelques phénomènes d'intolérance se manifestent, tels que céphalalgie, constriction à la gorge, excitation générale, on diminue le nombre des éléments et on fait passer quelques courants centrifuges sur les membres malades.

Armaingaud a guéri sa malade par ce même moyen employé en même temps qu'il appliquait un vésicatoire sur le point apophysaire.

CHAPITRE XI.

MAL PLANTAIRE PERFORANT[1].

Quoique habituellement étudié par les chirurgiens, le mal plantaire perforant appartient à la pathologie interne par beaucoup de points, et notamment par sa pathogénie, qui le relie, au moins dans certains cas, aux maladies du système nerveux.

Le mal plantaire n'était pas connu avant 1852. Il était confondu avec les cors dans le *Manuel du pédicure*, ou bien les chirurgiens l'englobaient dans les ulcères ordinaires. Il fut décrit pour la première fois par Nélaton, en 1852, et peu de temps après par Vésignié, d'Abbeville. Le premier l'appelle : *affection singulière des os du pied* ; le second : *mal perforant*

[1] Nélaton ; *Gaz. des Hôp.*, 1852. — Vésignié ; *Gaz. des Hôp.*; 1852.—Lucain ; Th. Montpellier, 1868. — Poncet ; *Rec. Mém. méd. milit.*, 1864, et *Gaz. hebd.*, 1872. — Joly ; Th. Paris, 1872. — Duplay et Morat ; *Arch. de Méd.*, 1873. — Bernard : Th. Paris, 1874, 329. — Soulages ; *Ibid.*, 488. — Queyssac ; *Ibid.*, 1875, 479. — Fischer ; *Arch. f. klin. Chir.*, XVIII. 2, pag. 305 ; Anal. in *Rev. des Sc. méd.*, VI, 264. — Puel ; 1876, *Rev. des Sc. méd.*, X, 233. — Mathieu ; Th. Montpellier, 1878, 34. — Arnozan ; Th. d'agrég.; Paris, 1880.

plantaire. Depuis lors, il a paru une série de travaux, parmi lesquels je citerai la Thèse de Lucain, soutenue à Montpellier en 1868, et le Mémoire de Duplay et Morat en 1873.

DESCRIPTION SYMPTOMATIQUE. — La lésion se développe en général sur un point du pied qui appuie sur le sol, et spécialement au niveau des articulations métatarso-phalangiennes du premier et du cinquième orteil, puis sur le talon. Du reste, ce siége varie quand, par un motif étranger quelconque, ce sont d'autres points du pied qui portent plus particulièrement sur le sol. — On peut distinguer quatre périodes dans l'évolution de cette lésion.

A la première période, on constate le plus souvent une production cornée : il se forme un cor ou un durillon. L'épiderme s'épaissit, mais sans douleur, et le sujet ne consulte naturellement pas le médecin à cette phase.

A la deuxième période, le frottement et la marche développent des bourses muqueuses sous-épidermiques, des séreuses artificielles ; l'épiderme est soulevé, détaché des parties profondes et séparé par un liquide séreux, qui devient ensuite purulent. L'épiderme se perfore plus tard, et il reste un ulcère entouré d'un bord épidermique épais, avec un léger pertuis central allant vers les parties profondes.

D'autres fois, il se forme un petit épanchement sanguin sous l'épiderme, et l'altération évolue ensuite, comme précédemment. — D'autres fois encore le malade gratte son durillon et met ainsi le derme à nu.

Dans certains cas, l'ulcère se forme plus rapidement et sans avoir été précédé par l'épaississement de l'épiderme. Sans cause apparente, on voit se développer une ampoule pleine de sérosité louche, qui se crève ensuite et laisse le derme à nu, comme après l'application d'un vésicatoire : c'est alors une forme à part, spéciale, de mal plantaire ; variété sans bourrelet épaissi autour de l'ulcère.

L'ulcère a habituellement les dimensions d'une pièce de 50 centimes et ne dépasse pas celles d'une pièce de 2 francs. Il est entouré d'un bourrelet très-dur qui peut s'avancer plus ou moins vers le centre de la lésion. Le fond de l'ulcère présente souvent des villosités coniques serrées qui forment comme un velours grossier.

A la troisième période, les parties plus profondes, sous-dermiques, s'enflamment ; les gaînes synoviales tendineuses, synoviales articulaires, etc., sont le siége d'une inflammation progressive qui ne se résout pas, mais passe à la suppuration et creuse l'ulcère. — Le plus souvent, on n'observe pas de retentissement général : on n'a jamais noté d'infection purulente.

Dans une quatrième phase, les os eux-mêmes sont atteints, ainsi que les articulations. Il y a ostéite et carie le plus souvent, rarement nécrose. Dans les articulations, le cartilage d'encroûtement disparaît, les têtes os-

seuses sont mises à nu, puis se carient et diminuent de volume. Les mouvements de l'articulation deviennent plus étendus et donnent une sensation de crépitation manifeste, due à la rugosité des surfaces en contact. Quelquefois même des mouvements entièrement anormaux peuvent se développer.

Voilà les phénomènes essentiels qui concernent la marche de l'ulcère lui-même. Il faut maintenant mentionner quelques autres signes bien étudiés par Morat et Duplay.

D'abord la diminution ou l'abolition de la sensibilité cutanée est un fait constant dans une certaine étendue au niveau et au voisinage de l'ulcération ; tous les genres de sensibilité sont également atteints. La distribution et les limites de cette anesthésie sont plus ou moins irrégulières ; elle s'étend à la face plantaire du pied, frappe les orteils, remonte plus ou moins haut à la jambe.

Dans quelques observations, des douleurs fulgurantes ont précédé le développement de l'ulcère.

A côté de cela, il faut noter les phénomènes que l'on peut considérer comme des troubles trophiques : épaississement notable de la peau en divers points du pied, poils augmentés de nombre et de volume, ongles incurvés longitudinalement et latéralement en griffes, épais, jaunâtres, avec une surface fendillée et rugueuse. — La sécrétion sudorale est quelquefois exagérée et tout particulièrement fétide ; d'autres fois elle est au contraire diminuée ou supprimée.

Le tissu cellulaire sous-cutané est dur, empâté, résistant, comme dans le sclérème.

Dans certains cas, il y a des ankyloses plus ou moins complètes des articulations voisines, ou encore des subluxations accentuant la disposition des articulations et des phalanges en griffes. Il peut même exister des déformations du pied et des paralysies véritables.

On a observé également des éruptions cutanées, comme l'inflammation érythémateuse ou eczémateuse; des œdèmes inflammatoires; des phlegmons à marche subaiguë et aboutissant rarement à la suppuration, qui disparaissent souvent après 24 ou 36 heures de repos; quelquefois même il peut y avoir des gangrènes partielles.

Signalons enfin, pour terminer le tableau sommaire des symptômes, la coïncidence possible du mal perforant et du *mal dorsal des orteils* décrit par Dubrueil[1]. Cette lésion commence par un durillon ; puis survient l'inflammation de la bourse séreuse accidentelle qui est dessous ; l'abcès s'ouvre et une fistule s'établit; il y a souvent arthrite avec altération des surfaces articulaires. Bernard a cité un cas dans lequel on constata à la fois le mal dorsal et le mal plantaire.

[1] *Gaz. des Hôp.*, 1870.

La NATURE de la maladie que nous étudions est fort difficile à déterminer. C'est une question qui a exercé la sagacité de tous les observateurs. Je n'ai certes pas l'intention d'énumérer et de discuter toutes les théories, toutes les hypothèses qui ont été proposées. Il y a une tendance assez générale aujourd'hui à rapporter cette lésion au système nerveux : c'est là le seul côté de la question qui doive nous occuper ici.

Lucain, en 1868, établissait trois classes de maux perforants: les premiers se rattachent aux ulcères proprement dits, les deuxièmes dépendent d'une altération du système nerveux, les troisièmes se rapportent à une lésion du système vasculaire. — Cette division reste vraie encore aujourd'hui. Les efforts ont été jusqu'à présent insuffisants pour rattacher *tous* les cas au système nerveux; je crois donc que les trois classes établies par Lucain existent; seulement nous n'avons à nous occuper ici que de la deuxième.

Lucain cite d'abord des faits dans lesquels il y a eu un traumatisme portant sur le système nerveux central ou périphérique. Ainsi, Dolbeau a vu un mal perforant après une compression de la moelle produite par une fracture des vertèbres. Dans un cas de Lucain, l'ulcère a succédé à la compression du sciatique correspondant par une fracture du fémur.

Il peut aussi y avoir une maladie spontanée, non traumatique, du système nerveux. Ainsi, Sézary a vu le mal plantaire se développer dans l'atrophie musculaire progressive.

Tels sont les faits, fort intéressants, réunis par Lucain en 1868. — Morat et Duplay ont repris et complété d'une manière remarquable l'étude de cette catégorie d'ulcères perforants. Déjà Poncet (1864-1872) avait décrit les lésions des nerfs dans cette maladie, qu'il avait aussi rapprochée de la lèpre anesthésique.

Duplay et Morat ont pu étudier six cas, et ils ont trouvé dans les tubes nerveux une lésion dégénérative analogue à celle qui se produit après la section des nerfs, et en même temps une inflammation du tissu conjonctif interstitiel. Ces auteurs pensent dès-lors que le mal plantaire perforant doit être rangé parmi les troubles trophiques consécutifs aux lésions du système nerveux, et citent de nouvelles observations à l'appui de cette opinion.

Ainsi, dans deux cas l'ulcère s'était développé après une blessure du sciatique par une balle; dans un autre, le sciatique était comprimé par une tumeur hydatique; enfin, dans une observation, le mal plantaire débuta dans le cours d'une ataxie locomotrice progressive.

C'est le développement complet et la démonstration clinique des propositions et des divisions de Lucain, l'étude détaillée de sa deuxième classe.

Fischer, qui vient de résumer dans un grand travail toutes les théories émises sur le mal perforant, accepte en définitive les idées de Morat et Duplay, et cite sept observations nouvelles. Dans le premier de ces faits, il y avait un myxome de la moelle; dans le deuxième, une hémiplégie an-

cienne; dans le troisième, une blessure du sciatique; dans le quatrième, une luxation traumatique du fémur; dans le cinquième, une fracture consolidée vicieusement; dans le sixième, un coup de feu à la fesse avait blessé le sciatique; dans le septième enfin, le sujet avait éprouvé des névralgies et des troubles variés de sensibilité dans le membre inférieur.

Dans une Thèse que Mathieu vient de soutenir devant la Faculté, nous trouvons également plusieurs observations intéressantes au point de vue qui nous occupe. Ainsi, chez deux malades, l'ulcère perforant a succédé à un traumatisme du sciatique ayant entraîné immédiatement la paralysie de la jambe. Un autre a éprouvé fréquemment des crampes dans la jambe pendant la période de temps qui a précédé le développement du mal plantaire. Une femme a eu des sciatiques répétées, puis, un mois avant l'apparition de l'ulcère, « fourmillements, crampes dans le membre inférieur gauche, qui quelques jours après perdit toute sensibilité à la douleur et s'affaiblit considérablement » .

Nous-même avons observé un mal plantaire perforant aux deux pieds chez la jeune femme atteinte de sclérodermie et d'asphyxie locale des extrémités dont nous avons parlé plus haut et dont nous avons publié l'histoire. Chez elle, la participation du système nerveux était marquée, en dehors de l'asphyxie locale, par les plaques d'anesthésie que nous avons constatées dans plusieurs régions de son corps.

Comme Conclusion, nous dirons qu'il paraît exister incontestablement un mal plantaire perforant en rapport avec des lésions du système nerveux. Mais maintenant, dire que tous les cas de la maladie de Nélaton rentrent dans cette catégorie et reconnaissent cette pathogénie, serait une exagération que la clinique n'autorise pas, du moins encore. Et nous croyons que, jusqu'à nouvel ordre, la division de Lucain peut être conservée.

Seulement, il suffit qu'il y ait des cas de mal plantaire d'origine nerveuse (et il en existe un nombre imposant) pour justifier la courte étude que nous avons faite ici de cette maladie étrange.

CHAPITRE XII.

IRRITATION SPINALE.

(*Névralgie générale. — Névropathie cérébro-cardiaque*[1].)

Arrivé au terme de l'étude des maladies des nerfs sensitifs et vasomoteurs et des névroses correspondantes, nous devons, avant de passer

[1] J. Frank; *Pathol. int.*, tom. II (Bibliogr. antérieure).— Valleix; *Union méd.*, 1847; *Bull. de Thérap.*, 1848; *Guide du médecin praticien*, tom. I, — Fonssagrives; *Arch. Méd.*, 1856.— Armaingaud; *Du point douloureux apophys. dans*

aux maladies des nerfs moteurs et aux névroses motrices, parler de cet état étudié par Valleix et Fonssagrives sous le nom de NÉVRALGIE GÉNÉRALE.

Seulement cette maladie est actuellement décrite comme une variété d'un autre état plus général, assez mal défini, mais vrai en clinique, l'IRRITATION SPINALE, qui peut se présenter aussi sous d'autres formes, parmi lesquelles est la NÉVROPATHIE CÉRÉBRO-CARDIAQUE de Krishaber.

Nous devons donc décrire tout cela ici, quoique le point de départ de ces névroses soit probablement cérébro-spinal, et qu'on puisse en placer ainsi l'étude à côté de celle de l'hystérie et des autres grandes névroses. Mais au fond cette question de classement importe peu, et l'existence de la névralgie générale dans le groupe justifie son étude actuelle.

Il s'agit donc de décrire cet ensemble clinique qui constitue le nervosisme, qui est le tempérament nerveux porté à sa plus haute puissance et devenu maladie; c'est la diathèse nerveuse de quelques auteurs; ce sont les vapeurs et les affections vaporeuses de Pomme et des anciens; c'est l'irritation spinale de Brown et de Hammond, le nervosisme de Bouchut, etc., etc.

La description, en est très-difficile. Il y a en effet une multitude de formes très-variées; on pourrait presque en compter autant que de sujets atteints. Pour nous y reconnaître un peu, nous décrirons d'abord quelques formes cliniques des mieux arrêtées, comme la névralgie générale, la névropathie cérébro-cardiaque, etc. Et puis nous donnerons la partie commune de la description, l'étiologie et le traitement. — Nous n'envisageons donc d'abord que le côté symptomatique.

I. NÉVRALGIE GÉNÉRALE (Valleix). — Dans la plupart des cas, la maladie débute lentement et graduellement. Un malaise se développe avec des douleurs vagues qui s'accentuent ensuite, en même temps que le sujet est envahi par la tristesse et sent ses forces décroître.

1. La *douleur*, qui est le phénomène capital, a tous les caractères d'une douleur névralgique disséminée sur toute la surface du corps. Il y a des points limités, plus ou moins éloignés les uns des autres, sensibles à la pression; ils sont parfois le siége et le point de départ d'élancements, et sont situés là où nous avons décrit les divers points douloureux des névralgies particulières : le long de la colonne vertébrale, dans les espaces intercostaux, etc., etc. Dans un cas de Valleix, presque tous les points

les névralgies et de l'irritation spinale (*Bordeaux médic.*, 1872, pag. 251). — Jaccoud; *Append. aux prem. édit. de la Pathol. interne* (Bibliogr. complète). — Brochin; art. *Maladies nerveuses*, in *Dictionn. encycl.* — Erb; art. *Irritation spinale*, in *Hdb. de Ziemssen.* — Luton; art. *Névroses*, in *Nouv. Dictionn. Méd. et Chir. prat.* — Rosenthal; *loc. cit.* — Krishaber; *Gaz. hebd.*, 1872; art. *Névropathie cérébro-cardiaque*, in *Dictionn. encycl.* — Voy. aussi Hammond, *loc. cit.*, pag. 430.

décrits étaient atteints, et dans d'autres faits il y en avait un très-grand nombre. La vivacité de ces douleurs est variable. La région malade présente aussi quelquefois une anesthésie qui n'est fixe ni comme degré ni comme limites.

La névralgie est donc, à proprement parler, l'élément capital de cet état.

2. On a noté encore l'*affaiblissement* des membres, particulièrement des membres supérieurs. Valleix a observé chez tous ses malades un tremblement des membres supérieurs analogue à celui des alcooliques : quand le bras est étendu, les doigts écartés, le tremblement s'empare des doigts et gagne ensuite les poignets.

3. Les sujets éprouvent aussi des *éblouissements* et des *étourdissements*, surtout quand ils veulent marcher. Dans certains cas, le malade est toujours prêt à tomber d'un côté ou de l'autre; il marche comme un homme ivre et a besoin de s'appuyer aux murailles.

L'intelligence peut être atteinte. On constate un peu d'affaiblissement, un certain air d'hébétude et une assez grande lenteur dans les réponses. Les malades sont tristes et découragés.

L'état général est parfaitement normal.

II. NÉVROPATHIE CÉRÉBRO-CARDIAQUE (Krishaber). — Cette variété se rapproche de la précédente par l'existence de douleurs névralgiques multiples et de phénomènes cérébraux, comme le vertige et l'étourdissement; mais elle s'en distingue par une accentuation beaucoup plus grande des phénomènes cérébraux et par la présence de troubles circulatoires.

Elle est caractérisée par quatre groupes de symptômes : 1. Troubles des sens; 2. Troubles de locomotion; 3. Troubles de circulation; 4. Symptômes secondaires.

Un individu est pris, au milieu d'une occupation quelconque et sans aucun épiphénomène, d'une sensation particulière à la tête, bouffée ou flot qui monte; instantanément il y a obnubilation des sens, bourdonnements d'oreille, photopsie ; en même temps, le sujet éprouve une vive angoisse dans la région du cœur, avec palpitations, malaise excessif et impressionnabilité générale. Simultanément ou quelques moments après, surviennent les vertiges, la titubation, quelquefois même une paraplégie, et le malade tombe. Ou bien, au contraire, il est dans une agitation extrême ; il marche malgré lui. Ou bien encore il a une défaillance et tombe en syncope.

Les phénomènes s'atténuent ensuite un peu, sans disparaître entièrement; les accès se répètent, et au bout d'un certain temps les symptômes finissent par devenir continus.

Le *sommeil* se trouble dès le début. L'insomnie est complète, ou bien le sommeil est agité et entrecoupé par des cauchemars, des rêves, où les impressions tristes dominent, qui réveillent le malade en sursaut et le

poursuivent encore pendant la veille, sous forme d'hallucinations. — On a là, dans l'état du sommeil, un bon signe pour distinguer la forme légère de la forme grave.

Le *vertige* est un symptôme des plus caractéristiques. Il peut se présenter sous des formes très-variées. Les objets tournent, ou bien le sol se soulève, se creuse, semble osciller comme un bateau ; les sujets ont la sensation de tourbillons qui les entraînent, de précipices ouverts sous leurs pas ; ils se sentent soulevés du sol, etc. — Ces phénomènes rendent la marche très-difficile, et quelquefois même la station debout est impossible. Les malades sont entraînés à droite ou à gauche ; quelquefois ils peuvent courir, mais non marcher.

Le vertige est d'abord à peu près continu et spontané. Puis il devient discontinu et ne se produit que quand il est provoqué, quand le sujet incline la tête, quand il regarde en l'air les nuages en mouvement ou en bas l'eau qui coule, quand il est vivement impressionné par une cause quelconque, etc.

Cet état vertigineux peut s'accompagner de nausées et de vomissements. C'est du reste ce qui arrive dans toute espèce de vertiges portés à un certain degré d'intensité.

Le malade a aussi des *étourdissements* ; il perd par moment toute conscience et toute notion des lieux et des personnes qui l'entourent. Et ces absences surviennent sous l'influence d'une circonstance extérieure, d'une impression physique quelconque : passage d'une voiture, pénétration d'un rayon de soleil, etc.

Parfois on observe également une sorte d'ivresse : le sujet éprouve des sensations étranges ; un certain degré de surexcitation intellectuelle succède souvent aux périodes d'abattement qu'entraînent les crises de rêves et d'hallucinations.

Tous les *sens* sont hyperesthésiés et perturbés.

Du côté de la *vue*, nous avons déjà noté le vertige, qui peut dans une certaine limite être rapporté à un état anormal de ce sens. De plus, les objets n'apparaissent pas au malade tels qu'ils sont, tels qu'il les voyait avant sa maladie. Les sensations sont faussées. Les sujets en arrivent à ne pas se reconnaître eux-mêmes dans une glace. Il leur semble qu'ils ont été transportés dans une autre planète, au milieu d'un monde nouveau. Quelquefois de la diplopie, de l'amblyopie, ou même une cécité transitoire, viennent compléter le tableau. Ou bien c'est une photophobie pénible qui oblige les malades à porter des verres d'un bleu foncé.

L'*ouïe* elle-même est hyperesthésiée. Des sons qui n'ont en soi rien de désagréable, des sons musicaux, irritent le sujet, deviennent intolérables. Le bruit d'une plume courant sur le papier, le tic-tac d'une montre, le mettent dans un état affreux. Pour fuir ce supplice, il se condamne au silence et à l'isolement. Sans excitation extérieure aucune, il peut encore éprouver divers tintements et des bourdonnements d'oreille ; le vertige

augmente avec ces bruits subjectifs. Des bruits anormaux et imaginaires troublent son sommeil et l'éveillent : de sorte que tout revient ainsi ou à peu près à de l'hyperesthésie sensorielle.

L'*odorat* et le *goût* peuvent aussi être atteints, quoique moins souvent : les malades ne reconnaissent pas les substances dont ils appréciaient jusque-là très-bien les qualités.

La *peau* est quelquefois hyperesthésiée : le seul frottement des vêtements irrite les malades. Ils ont en même temps des névralgies multiples : du côté du trijumeau, du plexus brachial ou sacré. On a noté assez fréquemment une névralgie de l'oreille.

Les sujets éprouvent encore des sensations anormales ; il leur semble que leur corps est plongé dans un milieu étrange, qu'il est entouré d'une sorte de vêtement isolant qui s'est interposé entre lui et le milieu extérieur ordinaire. Le malade n'est pas lui-même ; il n'a pas la conscience habituelle de son être.

Toutes ces perversions sensorielles ont un caractère commun qui est fondamental : elles n'en imposent pas au malade. Le jugement est absolument intact ; il n'y a pas de conception délirante malgré cette accumulation de sensations fausses. C'est là ce qui distingue cet état des vésanies. Le malade est le premier à reconnaître l'erreur de ses sens et l'existence des hallucinations qui le tourmentent. — En somme, l'intelligence n'est pas fondamentalement frappée.

On peut observer simplement quelques troubles de la mémoire et puis les effets fâcheux qu'exercent habituellement sur l'état intellectuel les souffrances prolongées, quelle que soit leur nature : abattement, tristesse, tendance au suicide. Tout cela n'a rien de spécial à la maladie.

Le *cœur* est atteint et présente des troubles qui ont imposé le nom de cérébro-cardiaque à cette névropathie. Il y a une irritabilité extrême du système vasculaire ; le moindre mouvement, l'acte de se lever ou de s'allonger, précipitent le pouls de 30 à 40 pulsations.

Le sujet éprouve de fréquents accès de violentes palpitations qui surviennent spontanément ou sous l'influence de causes insignifiantes. Il ressent de plus dans la région précordiale une douleur intense qui reproduit le tableau clinique de l'angine de poitrine, que nous avons déjà décrite avec toutes ses variétés, sur lesquelles il est inutile de revenir.

Enfin, on a noté aussi quelques troubles *moteurs*, tels que : parésie de certains groupes musculaires, quelquefois même paralysie ; d'autres fois (plus rarement) contractures, etc.

Je ferai remarquer, en terminant, que le fait dominant dans toute cette forme d'irritation spinale que Krishaber appelle névropathie cérébro-cardiaque, est une excitation avec perversion des sens, ou, pour mieux dire, de tout le système sensitif ; les troubles moteurs peuvent être considérés comme secondaires, de nature réflexe, si l'on veut.

Armaingaud, qui a pris une grande part à la restauration de l'irritation spinale en France, ne veut pas identifier, avec Jaccoud, cette maladie et la névropathie cérébro-cardiaque [1]. Et en effet, dit-il, les phénomènes cérébraux ne sont pas constants dans l'irritation spinale et les points apophysaires manquent dans la névropathie cérébro-cardiaque ; il ne veut donc reconnaître qu'un lien de parenté entre ces deux névroses.

Au fond, nous n'en disons pas davantage en faisant de ces deux états des formes cliniques et distinctes, mais susceptibles d'être rapprochées dans un même chapitre. Les symptômes cérébraux et sensoriels sont simplement beaucoup plus accentués dans la maladie de Krishaber. Ils peuvent s'aggraver encore plus, occuper toute la scène, et nous avons des types qui, quand ils sont graves, confinent à la vésanie, mais qui, à leurs degrés inférieurs, sont parfaitement compatibles avec un état mental très-sain. — Nous reproduirons le suivant comme exemple.

III. Peur des espaces. — Ce nom général peut s'appliquer à deux ordres de troubles psychiques qui, quoique opposés en apparence, présentent cependant de grandes analogies : la peur des espaces *ouverts* ou *agoraphobie*[2], et la peur des espaces *fermés* ou *claustrophobie*.

Pour la première[3], nous ne saurions mieux faire que de citer ici la description saisissante que Legrand du Saulle a récemment donnée de cette névrose émotive[4].

« La peur des espaces, compatible d'ordinaire avec toutes les apparences de la plus robuste santé, se produit fréquemment au moment même où le névropathe quitte une rue et arrive à une place, et elle se traduit par une angoisse soudaine ou serrement de cœur instantané. Le malade, en proie alors à une indéfinissable émotion, se trouve isolé du monde entier à l'aspect du vide qui s'offre à lui, et il s'épouvante sans mesure, malgré le peu de fondement de sa frayeur et malgré les plus sages et les plus tranquillisantes exhortations qu'il s'adresse spontanément à lui-même ; il se sent

1 *Bordeaux médic.*, 1874, pag. 273.

2 Westphall ; *Arch. f. Psych. u. Nerv. Krank.*, 1872. — Cordes ; *Ibid.* — Webber ; *The Boston med. and surg. Journal.*, nov. 1872. — Williams ; *Ibid.* — Perroud ; *Lyon médical*, 1873. — Barduzzi ; *Il Raccoglitore medico*, 1875. — Voy. aussi le travail de O. Berger sur les *Névroses émotives*, Anal. *Centralbl.*, 1878, nº 16, pag. 296.

3 Hippocrate paraît avoir connu cette affection, comme le prouve le passage suivant (*Épid.* V, 251) : « Démoclès paraissait avoir la vue obscurcie et le corps tout relâché ; il n'aurait passé ni près d'un précipice, ni sur un pont, ni par dessus le fossé le moins profond ; mais il pouvait cheminer dans le fossé même. Cela lui arriva pendant quelque temps. » (Cité par Ritti, *Gaz. hebdomad.*, 1880, 4, 50.)

4 *Gaz. des Hôp.*, 1877, nº 123.

comme anéanti, n'ose pas descendre du trottoir sur la chaussée, ne fait un pas ni en avant ni en arrière, n'avance ni ne recule, tremble de tous ses membres, pâlit, frissonne, rougit, se couvre de sueur, s'alarme de plus en plus, se soutient à peine sur ses jambes chancelantes, et reste douloureusement convaincu qu'il ne pourra jamais affronter ce vide, ce lieu désert, et traverser l'espace qui se présente. Que l'on vienne tout à coup à plonger son regard dans un gouffre profond, que l'on s'imagine être au-dessus d'un cratère brûlant, que l'on croie traverser le Niagara sur une corde rigide, ou que l'on se sente rouler dans un précipice, et l'impression perçue ne pourra pas être plus pénible, plus terrifiante que celle qui est provoquée par la peur des espaces.

» Rien ne s'oppose cependant à la marche de cet homme affolé qui piétine sans faire de chemin. Ce qui le démontre, c'est que, pour mettre en fuite sa terreur, pour le rappeler à sa quiétude normale et lui restituer son courage, il suffit de la présence d'un compagnon, du bras d'un passant, de la main d'un enfant, de l'apparition d'une lueur de lanterne, de la rencontre d'une voiture, du secours possible d'une arme, de l'appui d'une canne et même de la possession d'un parapluie ! Que l'agoraphobe se rapproche des maisons, et il redevient vaillant ; qu'il s'engage dans une rue étroite, et il se rassérène aussitôt ; qu'il aborde une personne de sa connaissance, et il se rassure ; qu'il ne se sente plus seul, et il reprend de la bravoure. La pensée d'être abandonné dans le vide le glace d'effroi, et la conviction d'une assistance, quelle qu'elle soit, l'apaise sans effort. La vue inopinée d'un espace soustrait instantanément ses forces, et la confiance basée sur le plus fugitif espoir, sur un leurre, les lui rend aussitôt. Point de peur sans le vide, point de calme sans l'apparence d'un semblant de protection.

» La peur des espaces se produit également dans des rues sans boutiques ou dont les boutiques sont fermées, à l'église, au concert, au théâtre, en présence de longues murailles, d'une façade monumentale et lisse, d'une perspective fuyante, d'un pont aux arches nombreuses, d'une longue voûte soutenue par des colonnes, dans un lieu parfois où se presse la foule, dans une réunion en plein air, dans une enceinte à ciel ouvert, sans plafond, et même dans une voiture publique. Cet état anxieux, qui consiste surtout dans un sentiment de crainte exagéré et absurde en face du vide, s'accompagne d'ordinaire de faiblesse subite des jambes, de suractivité circulatoire passagère, de fourmillements vagues, d'une sensation d'engourdissement commençant, de froid, de chaleur, de sueur glacée, de tremblement, d'envies de pleurer, d'appréhensions ridicules, de préoccupations hypochondriaques, de lamentations à demi-voix et de trouble général véritablement pénible, avec alternatives diverses de coloration faciale et d'expression physiognomonique.... L'intelligence est saine et la liberté morale entière.

» De quoi le malade a-t-il donc peur ? De divaguer, de pleurer, de

crier, de tomber, d'avoir un étourdissement, de s'évanouir, d'être frappé d'apoplexie, d'être considéré comme un poltron, de servir de risée, de passer pour un fou, d'avoir envie d'aller à la garde-robe, de disparaître à jamais, d'entrer dans le néant ; mais le plus souvent il a peur... d'avoir peur. Il se rend un compte exact de l'émotion qu'il éprouve, de la perturbation qu'il subit, et il se raisonne, se blâme et s'adresse à lui-même une allocution courageuse ; mais il continue à avoir peur, voit l'espace s'allonger à l'infini, dans une perspective démesurée, croit que ses pas se rapetissent, que le vide s'accroît au fur et à mesure qu'il avance, et il ne retrouve le calme qu'en apercevant un passant, en s'appuyant sur une canne ou un bras, en longeant les maisons ou en s'engageant dans une petite rue. Qu'il soit un jour très-préoccupé par une affaire, livré à une profonde réflexion ou distrait par une agréable nouvelle, et la frayeur, à la même place, ne se manifestera point. Qu'il quitte la ville et aille à la campagne, et il se pourra, dans quelques cas, que la vue de grandes plaines verdoyantes soit supportée sans le moindre malaise.

»... Le malade est d'autant plus apte à avoir une angoisse qu'il est à jeun ou éloigné de l'heure de son dernier repas, et d'autant moins disposé à être anxieux qu'il sort de table, qu'il a fait un bon dîner et qu'il a bu un vin généreux...

»... La peur des espaces se produit chez certains malades dans un lieu très-fréquenté ou dans les foules. L'angoisse est alors absolument la même qu'en présence d'une place ; elle s'impose soudainement et elle est amenée d'une façon presque invariable par ce raisonnement : Je ne peux pas sortir, je vais avoir une crise, tout le monde va faire attention à moi et se moquer : je suis perdu ! »

La claustrophobie ou clitrophobie est de description plus récente [1].

Le fait suivant de M. Ball rendra bien compte de cet état, qui confine du reste à l'aliénation mentale.

« A divers moments, mais surtout pendant la nuit, ce jeune homme était saisi d'une terreur panique à l'idée de se voir enfermé seul. Lorsqu'il se trouvait dans une pièce quelconque, il tenait essentiellement à ce que portes et fenêtres restassent ouvertes. S'il était en compagnie, ce sentiment perdait de son intensité, et, par égard pour ses visiteurs, il consentait à laisser fermer les issues. Mais pendant la nuit, il était d'une bien plus grande intolérance : il fallait que les fenêtres de sa chambre à coucher restassent ouvertes ; de plus, les gens de la maison avaient défense expresse de fermer la porte de sa chambre, et, ce qui était difficile à obtenir, de fermer la porte de l'appartement. Il lui est arrivé plus d'une fois de se

[1] Raggi ; *Riv. clin. di Bologna*, 1878. *Ann. univ. d. medic.* Anal. in *Centralbl. f. Nerv.*, I, 252. — Ball.; *Ann. méd.-psychol.*, nov. 1879. — Ritti ; *Gaz. hebdom.*, 1880, 4, 50.

lever la nuit pour s'assurer que ses ordres étaient rigoureusement exécutés. Enfin, pris d'une inquiétude irrésistible, il se voyait presque obligé de descendre, au milieu de la nuit, dans la cour de la maison, et même de se faire ouvrir la porte cochère, pour errer toute la nuit dans les rues, jusqu'aux premières lueurs du jour.»

Ajoutons, dit Ritti, que ce malade éprouvait, comme on l'observe dans l'agoraphobie, une angoisse constrictive « comparable, dit Ball, à celle qu'on pourrait ressentir en rampant à travers un passage de plus en plus étroit, jusqu'au point où, collé contre les parois, on ne pourrait plus ni avancer ni reculer. C'est au moment où il lui semblait se trouver dans cette position intolérable que, frappé d'une terreur extrême, il prenait la clef des champs.»

« Il serait intéressant, ajoute Ritti, de comparer la claustrophobie et l'agoraphobie, d'indiquer surtout la similitude existant entre les symptômes accessoires : l'angoisse constrictive, la diminution de la peur quand le malade n'est plus seul, etc.»

Nous paraissons nous être éloigné beaucoup du type le plus connu sous le nom d'irritation spinale [1]. Mais il faut savoir qu'à côté de ces cas, qui confinent à l'aliénation mentale, il y a beaucoup de formes moins accentuées, qui peuvent servir de termes de transition entre ces diverses névroses et justifient notre description à cette place.

IV. Forme rachialgique (*irritation spinale proprement dite*). — D'après Armaingaud, l'irritation spinale est caractérisée par « une douleur perçue le long de la colonne vertébrale, provoquée surtout par la pression sur les apophyses épineuses, présentant des irradiations très-variées et accompagnée de troubles fonctionnels multiples, et entre autres de congestions locales dans les différentes parties du corps, et presque constamment de perte des forces et d'amaigrissement ».

En d'autres termes, cette variété présente beaucoup de traits des deux premières formes que nous avons décrites ; seulement la douleur rachialgique prend une importance capitale et domine la scène.

Cette *rachialgie* est en général le premier phénomène noté. Le début est graduel. Le malade éprouve d'abord une sorte de gêne dans le dos entre les omoplates, gêne qui ne se produit que par intervalles, à l'occasion des efforts et des fatigues. Puis les accès se rapprochent, leur intensité augmente et la douleur finit par devenir continue. — Cette sensation pénible occupe un siége variable dans la colonne vertébrale, plus souvent en haut

[1] Si je ne craignais de faire un néologisme, je substituerais au mot trop étroit d'*irritation spinale* l'expression plus large et cliniquement plus juste d'*irritation cérébro-spinale*. On comprendrait mieux alors les diverses variétés de cet état, à prédominance cérébrale, spinale ou mixte, suivant le cas.

qu'en bas ; elle est aggravée par tous les mouvements et s'exaspère spontanément par moments dans les crises de la maladie.

Toutes les parties correspondantes ont une vive sensibilité à la pression, au passage de l'éponge mouillée, chaude ou froide, à l'électricité. Armaingaud a beaucoup insisté sur l'existence et la valeur des points apophysaires dans ces cas ; il faut toujours les rechercher, même en l'absence de toute sensation spontanée, accusée par le malade. Pour cela, il suffit d'appuyer successivement sur chaque apophyse épineuse et aussi sur les apophyses transverses.

La peau est souvent hyperesthésiée ; les vêtements mêmes gênent le sujet.

Il éprouve encore des douleurs dans d'autres parties du corps : ce sont des *douleurs névralgiques* dans diverses régions, quelquefois aussi dans les viscères. Leur intensité et leur durée sont d'ailleurs variables. Ces névralgies peuvent s'accompagner de sensation anormale dans ces parties : fourmillements, picotements, brûlure, etc. — Il n'y aurait jamais d'anesthésie proprement dite.

Du côté de la *motilité*, les malades éprouvent une fatigue rapide ; le travail devient difficile, puis impossible, surtout le travail de main et exigeant de la précision : piano, écriture ; tous ces mouvements sont gênés, à cause des douleurs qu'ils provoquent. Il y a en général une sorte de parésie diffuse, mais rien de plus, et jamais de paralysie vraie.

D'autres fois, on observe quelques spasmes : contractions fibrillaires, secousses, mouvements choréiformes.

Les *vaso-moteurs* offrent un haut degré d'excitabilité : la pâleur et la rougeur des extrémités sont fréquentes et alternent à de courts intervalles.

Il y a aussi une excitabilité *psychique* extrême, insomnie...., et une réunion plus ou moins complète des phénomènes de la seconde variété.

Sans établir de distinction formelle, on peut cependant reconnaître dans ce type général de l'irritation spinale quelques sous-variétés, suivant le siège plus spécial de la douleur spinale.—1. Quand la rachialgie a son foyer principal en haut (type cervical), on observe surtout la céphalalgie, le vertige, l'insomnie, les nausées, les vomissements, les névralgies cervico-occipitales ou cervico-brachiales, la dyspnée, les battements de cœur, le hoquet. — 2. Quand la rachialgie a son foyer principal en bas (type dorso-lombaire) on observe surtout : les névralgies lombaires et sacrées, les coliques, l'ovaralgie, les crampes vésicales, la faiblesse des jambes.

Mais il est évident qu'il n'y a rien de cliniquement absolu dans cette division un peu théorique.

Armaingaud étend considérablement la notion de l'irritation spinale, et, en lui reconnaissant trois degrés, il y englobe presque toutes les névroses sensitives et vaso-motrices.

« Les névralgies, dit-il, avec douleur apophysaire d'une part, certaines

névroses vaso-motrices et hypercriniques d'autre part, semblent n'être que des formes incomplètes, des degrés différents, ou des formes variées de cette même affection.

« Dans les premières, le symptôme douleur existe seul (point apophysaire et névralgie). Dans les secondes, les troubles vaso-moteurs ou sécrétoires existent seuls (ou tout au moins priment les autres symptômes). Enfin, dans le degré le plus avancé ou la forme la plus complète, les trois ordres de phénomènes morbides sont réunis.

» Il y aurait donc trois formes ou degrés principaux d'irritation spinale. » — Cette conception de l'irritation spinale, qui n'a rien d'irrationnel ni d'anticlinique en soi, a peut-être le tort de rendre la notion de cet état un peu confuse à force de la généraliser et de l'étendre.

V. Forme neurasthénique (*faiblesse nerveuse*). — Ce type se distingue de la forme précédente en ce que les phénomènes de dépression spinale dominent au lieu de l'excitation spinale. C'est ce que Leyden appelle irritation spinale suite de pertes séminales, et ce que Beard et Rokwel ont nommé névrosthénie ou neurasthénie.

Les malades se plaignent d'abord de *troubles moteurs* : grande faiblesse et fatigue rapide dans les jambes ; sensation de lassitude dans les membres inférieurs et dans tout le corps, comme après une longue course, et apparaissant déjà le matin au lit quand le sujet se lève. Ils sont incapables de se tenir longtemps debout. La station prolongée entraîne chez eux la fatigue et le relâchement musculaire. S'ils marchent un peu, ils ont du tremblement dans les jambes et éprouvent des douleurs dans les muscles. — Il peut y avoir des phénomènes analogues, mais moins accusés, dans les membres supérieurs.

La *douleur* rachidienne existe ici comme dans la forme rachialgique, et avec les mêmes caractères ou à peu près ; mais elle est bien plus légère. Quelquefois on éprouve des douleurs plus ou moins vives dans les divers nerfs ; jamais elles n'atteignent l'intensité qu'elles ont dans notre quatrième variété.

Il y a aussi quelques sensations anormales et quelques troubles vasomoteurs, comme dans le dernier type décrit.

Les *fonctions génitales* présentent des troubles importants que l'on peut caractériser par ces mots : faiblesse excitable. L'érection et la puissance virile sont diminuées ; mais dans le coït l'éjaculation est rapide et il y a d'autre part impossibilité de répéter le coït à de courts intervalles. Chaque rapprochement entraîne une grande fatigue, une sueur abondante, etc. Le sujet a des pollutions fréquentes, sans qu'on observe de spermatorrhée vraie : c'est l'issue du liquide prostatique qui est particulièrement facile.

Tels sont les phénomènes importants dans cette forme clinique de l'irritation spinale. En même temps on pourra noter souvent de l'insomnie.

L'intégrité des fonctions intellectuelles et des sens est complète. Mais l'esprit est en général très-frappé par cette situation pénible : les sujets deviennent hypochondriaques, craignent les débuts de l'ataxie locomotrice ou de toute autre maladie de la moelle.

C'est dans cette dernière forme que l'on pourrait classer le fait publié récemment par Ganghofner comme exemple de l'irritation spinale à forme abdominale de Leyden, survenue par suite de la présence dans l'hypochondre droit d'un rein mobile[1].

Je crois inutile d'insister davantage et de multiplier indéfiniment les types cliniques de l'irritation spinale. Cette description séparée de formes particulières n'est faite du reste que pour faciliter l'étude. Rarement on retrouvera dans les faits cliniques un seul de ces types isolé et distinct. Toutes ces variétés se combinent de mille manières et donnent ainsi dans chaque cas particulier des tableaux symptomatiques complexes et multiples que l'on peut dès à présent prévoir.

Reprenant maintenant l'histoire générale de l'irritation spinale, nous dirons un mot de sa Marche, de sa Durée et de ses Terminaisons.

Le début est ordinairement lent et progressif. Il peut cependant être rapide, notamment dans la forme cérébro-cardiaque. Mais, quel que soit le début, la marche devient ensuite le plus souvent graduelle et chronique. D'après Krishaber, les formes graves débuteraient plus vite et évolueraient plus rapidement.

La marche est continue, mais habituellement elle présente de fortes

[1] Le 5 novembre 1874, la malade, qui avait eu de violentes douleurs dans l'hypochondre droit (où on sentait la tumeur, considérée comme un rein mobile) et qui s'essayait à marcher après la disparition de ses douleurs, se plaignit de ne pouvoir faire quelques pas que péniblement et avec des aides ; en avançant les pieds, elle ne pouvait les élever au-dessus du sol. En même temps, elle éprouvait de la faiblesse des bras et des jambes. Dans les mouvements un peu compliqués, les mains étaient prises de tremblement. L'excitabilité galvanique des troncs nerveux était diminuée, l'excitation faradique normale, ainsi que celle des muscles. La malade éprouvait en même temps une constipation opiniâtre et ressentait une vive douleur dans l'hypochondre droit, revenant par accès. Le 13 décembre, il existait des douleurs continuelles le long de toute la colonne vertébrale et dans le sacrum; les apophyses vertébrales étaient sensibles à la pression, entre les omoplates principalement, sans lésions appréciables (déviation, etc.) ; à la fin du mois de décembre, on vit survenir en outre des douleurs fulgurantes du tronc et de tous les membres ; ceux-ci étaient le siége de sensations de froid et de fourmillements, de contractions fibrillaires dans les avant-bras et de tremblements, principalement à droite... Guérison par les courants continus, malgré la persistance de la tumeur dans l'hypochondre droit. (*Prag. med. Wochenschr.*, 1876. — Anal. *Rev. des Sc. méd.*, XI, 154.)

rémissions. La maladie est dans ce cas composée d'une série de poussées et d'améliorations.

La durée est bien difficile à préciser. Elle serait indéfinie pour la névralgie générale, d'après Valleix ; elle serait de deux à quatre ans pour les cas graves de névropathie cérébro-cardiaque, d'après Krishaber. En somme, on ne peut pas formuler de donnée générale.

La terminaison la plus fréquente est la guérison, quelquefois le *statu quo* indéfini, s'il n'y a pas d'intervention thérapeutique ; mais en tout cas cette maladie ne se termine pas par la mort.

Au point de vue de l'ÉTIOLOGIE, on peut dire que toutes les formes étudiées se développent sur un terrain commun : tempérament nerveux et souvent hérédité névropathique ; c'est cet état de nervosisme dont nous avons parlé plusieurs fois et dont nous avons indiqué les causes à propos de l'étiologie de la névralgie en général.

Nous mentionnerons d'une manière spéciale les excès vénériens, qui produisent plus particulièrement notre cinquième type, la forme neurasthénique; les excès intellectuels; les boissons excitantes, le café, le thé, quelquefois l'alcool; assez souvent le tabac, l'opium.

Dans quelques cas, on a trouvé des maladies locales (de l'utérus ou de l'intestin par exemple).

Mais la principale cause à rechercher, c'est l'état général, l'état morbide antérieur. Le plus souvent il y a une diathèse dont le syndrome clinique de l'irritation spinale n'est qu'une manifestation. — Fonssagrives a spécialement attiré l'attention sur le rôle étiologique du rhumatisme et de l'impaludisme pour la névralgie générale.

J'insisterai très-peu sur le chapitre de la PHYSIOLOGIE PATHOLOGIQUE et sur ce qu'on appelle la NATURE de la maladie. Au fond, ce n'est là que la question du mécanisme pathogénique, et cette question est encore profondément obscure et purement hypothétique.

Ce qui domine incontestablement dans cette névrose est l'excitation du système nerveux sensitif. Cet état d'excitation s'allie avec une faiblesse que l'on ne peut pas nier, avec un défaut de résistance de ce même système nerveux, qui s'épuise aussi vite qu'il s'excite facilement.

C'est cette association de faiblesse et d'excitabilité qui fait le fond de la maladie. De là, le mot de faiblesse irritable souvent prononcé; de là, la pensée très-répandue d'anémie spinale ou cérébro-spinale. C'est l'idée de Hammond notamment, adoptée par Jaccoud et par d'autres.

Dans un travail récent, Hammond s'efforce même de prouver que les affections décrites sous les noms d'irritation spinale, d'hystérie, de congestion médullaire, doivent être dénommées anémie spinale postérieure, et qu'en effet elles ne sont dues qu'à une anémie des cordons postérieurs de la

[1] *Rev. des Sc. méd.*, X. III.

moelle[1]. Ollivier et Stilling admettent au contraire une hyperémie des centres nerveux dans l'irritation spinale. Beard et Rockwell supposent tantôt de l'anémie, tantôt de l'hyperémie. Hirsch ne croit qu'à une altération purement dynamique.

Je crois sans utilité d'accumuler et de discuter toutes ces hypothèses aussi gratuites, et dont aucune n'a pour elle la moindre apparence de démonstration anatomique. — Contentons-nous pour le moment de voir dans l'irritation spinale une grande névrose de sensibilité qui pourrait nous servir de transition entre les névroses purement sensitives, que nous avons étudiées, et les névroses générales cérébro-spinales, que nous étudierons plus loin.

Pour faire le Diagnostic de l'irritation spinale, il faut éliminer toute une série de névroses.

L'hystérie, l'hypochondrie, sont fréquemment associées à la maladie actuelle; l'irritation spinale peut en faire partie sans suffire à les constituer. Pour l'épilepsie, on pourrait confondre le simple vertige épileptique; mais les autres signes du mal caduc empêcheront les erreurs. — On éliminera l'aliénation mentale par l'intégrité du jugement, l'état intellectuel malgré la présence des hallucinations. — Les vertiges *a stomacho læso*, *ab aure læsa*, se distingueront par leurs caractères spéciaux et particulièrement par l'existence de la lésion initiale, point de départ de l'état vertigineux.

Les intoxications, comme le *delirium tremens*, le saturnisme, l'hydrargyrisme, etc., ont, en dehors des signes de l'irritation spinale, une symptomatologie particulière, une étiologie en général facile à retrouver.

La question diagnostique la plus grave, celle qui a le plus d'importance au point de vue du pronostic, est de savoir si le symptôme observé répond ou non, dans un cas donné, à une maladie organique de la moelle ou du cerveau. Les principaux éléments de cette question sont : la diffusion et la mobilité des phénomènes, qui sont bien plus grandes dans la névrose pure; l'absence de phénomènes objectifs en rapport avec des phénomènes subjectifs aussi bruyants; le tempérament nerveux du sujet, l'absence ou la présence des signes propres à chacune des maladies organiques soupçonnées.

Le Pronostic, sans gravité aucune pour la vie du sujet, présente une certaine gravité au point de vue de la curabilité. L'irritation spinale constitue en tout cas une infirmité très-pénible, et qui par suite peut influer sur le moral et sur l'état général de la personne atteinte.

Le Traitement prophylactique est capital et consiste surtout dans des prescriptions hygiéniques : proscription complète de tous les excitants

(café, thé, alcool, tabac), des fatigues (intellectuelles, corporelles, sexuelles), des causes anémiantes et débilitantes, quelle que soit leur nature.

Si la cause est connue, si l'on est parvenu à déchiffrer l'état morbide fondamental, c'est de ce côté que devront converger les efforts. L'anémie, la syphilis, etc., entraînent immédiatement leurs indications respectives.

Il faut ensuite s'adresser au système nerveux lui-même; le remède principal contre cet état de faiblesse et d'excitabilité est l'hydrothérapie. — On a aussi préconisé l'électricité, qui ne peut guère agir que contre les phénomènes des crises mêmes. — Armaingaud s'est très-bien trouvé, dans les cas où il y avait des points apophysaires, d'applications dérivatives locales au niveau de ces foyers douloureux.

En somme, on devra s'inspirer, dans l'ensemble, des règles déjà posées plusieurs fois pour le traitement des diverses manifestations de ce nervosisme protéiforme, que nous étudions depuis le commencement de cet article.

ARTICLE III.

Maladies des nerfs moteurs et mixtes. — Névroses motrices.

CHAPITRE PREMIER.

PARALYSIES PÉRIPHÉRIQUES EN GÉNÉRAL[1].

Nous avons achevé l'étude des maladies des nerfs sensitifs, vaso-moteurs et trophiques, et des névroses sensitives, vaso-motrices et trophiques. Nous abordons maintenant l'histoire des *nerfs moteurs*, auxquels nous joindrons la description de quelques *névroses motrices* simples.

Les nerfs moteurs sont tout d'abord susceptibles de deux grands ordres de troubles opposés : *paralysies* et *convulsions*, c'est-à-dire défaut de mouvement et mouvement anormal. Je dis pour les convulsions : mouvement anormal plutôt que mouvement exagéré, parce que les convulsions ne sont pas toujours des phénomènes d'excitation, d'hyperkinésie, à proprement parler : certains tremblements, par exemple, expriment de la faiblesse musculaire plutôt qu'une exagération de fonction.

Nous commencerons par les paralysies, et nous étudierons d'abord les *paralysies périphériques* en général. En faisant l'histoire sommaire de ces paralysies et en indiquant leurs caractères, nous aurons surtout en vue de les opposer aux autres paralysies que nous connaissons déjà (paralysies cérébrales et spinales), afin d'en établir le diagnostic différentiel. Nous suivrons surtout, pour cela, la remarquable exposition de Erb.

La paralysie périphérique n'est pas définie de la même manière, suivant qu'on adopte une division *physiologique* ou une division *clinique*.

Physiologiquement, on distingue dans tout mouvement : un point de départ qui est dans un centre, la conduction de cette impulsion, et enfin la contraction du muscle même. De là, trois espèces de paralysie : paralysie des centres, paralysie des conducteurs, paralysie des muscles. Seulement, il faut remarquer qu'ici les conducteurs comprennent non-seulement les nerfs, mais la moelle et une partie du cerveau lui-même. Les paralysies d'origine

[1] Desplats ; Th. d'agrég. Paris, 1875. — Erb, in *Hdb. Ziemssen.* — Rosenthal; *loc. cit.*

centrale ne comprennent donc véritablement que celles qui sont produites par une lésion de l'écorce grise dans la zone motrice; tout le reste appartient aux conducteurs, la capsule interne comme le sciatique; leurs lésions entraînent donc des paralysies périphériques. — Cette division des paralysies basée sur la physiologie est rationnelle, mais elle n'est pas clinique.

Cliniquement, on préfère les diviser en paralysies : cérébrale, spinale, périphérique et musculaire. Nous verrons que symptomatiquement chacune de ces catégories a des caractères cliniques assez tranchés pour qu'on puisse la reconnaître au lit du malade, et pour que ce classement devienne utile au praticien.

Nous ne comprenons donc sous le nom de paralysies périphériques que les paralysies produites par les altérations des nerfs, depuis le trou de conjugaison ou depuis l'origine apparente au cerveau jusqu'au muscle même.

ÉTIOLOGIE. — En tête des causes de paralysie périphérique, il faut placer les *traumatismes*, auxquels les nerfs sont naturellement bien plus exposés que la moelle ou le cerveau. Les nerfs moteurs paraissent même être être plus fortement impressionnés et d'une manière plus durable que les nerfs sensitifs.— Je n'ai pas besoin maintenant d'énumérer les divers traumatismes possibles. On comprend que quand un nerf est rompu ou seulement fortement contusionné et profondément altéré, la paralysie en découle. Mais un fait plus curieux, c'est que la compression peut entraîner la paralysie sans produire de lésion appréciable : le pouvoir de conduction du nerf est suspendu pour un temps.

Weir Mitchell a fait à ce point de vue de curieuses expériences. Une pression de 18 à 20 pouces de mercure, maintenue sur un nerf pendant quinze secondes, interrompt complétement la conduction (pour les excitations volontaires et pour les excitations électriques). Quand on fait cesser cette compression, la fonction revient bientôt, quoique la myéline soit complétement divisée au point comprimé. Le cylindre-axe reste intact dans ces expériences. Mais on comprend qu'une pression plus forte et plus prolongée puisse le diviser aussi et produire ainsi une paralysie plus tenace.

C'est de cette manière (par compression) qu'agissent les maladies des organes voisins du nerf atteint (tumeurs, lésions de différents ordres).

Le *froid* peut également être mis à côté de ce premier ordre de causes. C'est une cause fréquente de paralysie périphérique : il exerce facilement son action sur les nerfs superficiels.

Rosenthal a étudié expérimentalement l'action directe du froid sur les nerfs, en appliquant sur lui-même de la glace, pendant deux à quatre minutes, sur les nerfs du bras ou du pied, en des points facilement accessibles sur le cubital, en particulier dans la gouttière olécrânienne. On observe dans ces conditions : 1. Pour la sensibilité, d'abord une exaltation douloureuse, puis de l'engourdissement ; 2. Pour la motilité, d'abord une aug-

mentation d'excitabilité (une excitation électrique à peine ressentie dans les conditions normales détermine déjà une contraction musculaire) ; puis la réaction des muscles s'affaiblit et finit par se supprimer presque complétement; 3. Enfin, il y a un abaissement initial de température de 0°,5 à 1°; puis une élévation thermique qui augmente à mesure que la conductibilité nerveuse est plus profondément troublée.

Le froid peut agir de cette manière. Il ne trouble que la fonction dans les cas légers, mais détermine des altérations anatomiques consécutives dans les cas plus sérieux.

Certains *poisons* et certaines *maladies* paraissent enfin agir spécialement sur les nerfs périphériques. — Ainsi, on sait que le curare influence les extrémités des nerfs moteurs. Certaines observations semblent indiquer que l'intoxication saturnine, la diphthérie, paralysent aussi les nerfs ; il est vrai que d'autres faits montrent plutôt une action centrale. Ce sont là des questions encore à l'étude et sur lesquelles nous devrons revenir.

Symptômes. — 1. La forme, le *mode de distribution* de la paralysie est la première chose à noter et a une grande importance pour le diagnostic.

La forme classique de la paralysie cérébrale est l'hémiplégie ; la forme classique de la paralysie spinale peut être aussi l'hémiplégie, mais est surtout la paraplégie ; la forme classique de la paralysie périphérique est la monoplégie, circonscrite à un domaine nerveux. C'est là un fait important. Il ne faut cependant pas en exagérer la valeur.

Le cerveau peut, lui aussi, donner des paralysies très-dissociées, quand la lésion siége dans l'écorce, par exemple. La dissociation sera même quelquefois poussée plus loin que dans les paralysies périphériques. Ainsi, j'ai vu à l'hôpital Saint-Éloi, et Landouzy a revu plusieurs fois, des paralysies d'origine cérébrale portant sur une branche seulement du moteur oculaire commun. Dans ces cas-là, le fait seul de la dissociation ne prouve pas l'origine périphérique de la paralysie, et il faut avoir recours à d'autres signes.

Certaines lésions spinales peuvent bien aussi frapper isolément tel ou tel muscle, tel ou tel groupe musculaire : c'est ce qui arrive, par exemple, dans l'atrophie musculaire progressive et dans la paralysie atrophique de l'enfance. Mais alors la distribution de la paralysie est irrégulière ; elle ne correspond pas au territoire d'un nerf isolé. C'est plutôt avec les paralysies myopathiques qu'avec les paralysies nerveuses qu'on pourrait confondre ces cas. — La paralysie des seuls muscles innervés par un nerf donné a donc déjà une grande valeur séméiologique pour le diagnostic de l'origine des accidents.

2. Il est important d'examiner l'état des mouvements *réflexes*, des mouvements *associés* et des mouvements *automatiques*. — Chacun sait ce qu'est un mouvement réflexe. Il y a un mouvement associé quand le bras

paralysé se meut chez un hémiplégique à l'occasion d'un mouvement volontaire de l'autre bras, ou bien quand le malade se mouche ou éternue. Les mouvements automatiques sont les mouvements involontaires, comme la respiration, etc.

La suppression complète de tous les mouvements indique une origine périphérique de la paralysie. Dans les paralysies cérébrales, les réflexes sont en général conservés ; dans les paralysies spinales, ils le sont habituellement ; ils peuvent même être exagérés (au-dessous de la lésion, par exemple); ils disparaissent seulement quand le centre de réflexion lui-même est détruit dans la moelle.

D'après Hitzig, les mouvements associés se produiraient quand la lésion est au-dessus du point d'association et de coordination des mouvements volontaires, c'est-à-dire quand elle est centrale, et ne peuvent plus se produire au contraire quand l'altération est périphérique.

Les mouvements automatiques ne sont supprimés, dans le cas où la paralysie est périphérique, que dans le domaine même du nerf atteint, mais pas dans les autres territoires. Ainsi, par exemple, la respiration (le plus important des mouvements automatiques) est en général intacte dans la paralysie périphérique ; elle est au contraire souvent atteinte dans les paralysies par lésion du cerveau, ou surtout de la moelle cervicale et de la moelle allongée. — Il en est de même de la circulation.

On peut placer à côté des précédents les signes tirés de la miction et de la défécation.

La présence de troubles du côté de ces fonctions (soit rétention, soit incontinence) indique en général une paralysie spinale ; en tout cas, ils ne répondent pas à une paralysie périphérique.

3. L'état de la *sensibilité* est important à noter dans les paralysies périphériques, surtout au point de vue de la forme et du mode de distribution de l'anesthésie.

Dans les paralysies cérébrales, quand il y a anesthésie, c'est une hémianesthésie siégeant du même côté que l'hémiplégie motrice. Dans les maladies de la moelle, l'hémianesthésie peut exister aussi, mais on la trouve alors le plus souvent du côté opposé à la paralysie. Dans d'autres cas de lésion médullaire, l'anesthésie est paraplégique et bilatérale. Enfin, dans quelques autres maladies, comme le tabes dorsal, l'anesthésie est disséminée plus ou moins irrégulièrement en différents points du corps ; mais alors il n'y a pas de paralysie vraie, et on ne peut retrouver aucun rapport entre les régions malades au point de vue moteur et au point de vue sensitif.

Ce qui caractérise au contraire l'anesthésie d'origine périphérique, c'est sa limitation exacte au domaine d'un nerf et, quand il s'agit d'un nerf mixte, au domaine du nerf qui est frappé dans sa motilité.

Les phénomènes d'excitation de la sensibilité, l'hyperesthésie et la dou-

leur, appartiennent très-bien aux lésions des nerfs et peuvent accompagner les paralysies périphériques, mais on peut les rencontrer aussi dans certaines lésions spinales ; elles n'excluent, à proprement parler, que les paralysies cérébrales pures. Les lésions de l'encéphale ne s'accompagnent guère de douleur périphérique que quand la moelle est elle-même le siége d'altérations secondaires descendantes.

Erb insiste sur ce fait (qui a son importance séméiologique) qu'on n'observerait jamais dans les paralysies d'origine périphérique ces retards dans la perception des sensations qui signalent certaines maladies spinales, l'ataxie locomotrice par exemple.

4. L'intégrité des fonctions *psychiques* a une grande importance pour distinguer les paralysies périphériques des paralysies cérébrales, mais c'est un caractère que présentent aussi les maladies spinales pures.

5. J'arrive maintenant aux troubles *vaso-moteurs* et *trophiques*, catégorie importante de phénomènes que Charcot et les contemporains ont bien étudiés.

Expérimentalement, la section ou l'écrasement d'un nerf entraîne des troubles vaso-moteurs et trophiques que l'on retrouve dans beaucoup de cas cliniques de paralysie périphérique, notamment à la suite des traumatismes. On note d'abord de l'hyperémie, la dilatation vasculaire, l'élévation de température locale dans les parties paralysées : ce sont là des signes de paralysie du grand sympathique. L'atonie même des vaisseaux entraîne souvent plus tard une diminution dans l'afflux du sang, et par suite du refroidissement. On a noté de l'œdème ou de la sueur.

Il y a ensuite d'autres troubles véritablement trophiques. On observe notamment : 1. Du côté de la peau, des éruptions vésiculeuses dessinant extérieurement le trajet du nerf, zona traumatique de Charcot, éruptions eczémateuses des chirurgiens américains ; des éruptions pemphigoïdes également observées par Charcot, caractérisées par des bulles qui reparaissaient à plusieurs reprises dans le domaine du nerf lésé et laissaient des cicatrices indélébiles ; une rougeur diffuse qui rappelle l'érythème *pernio* et certaines tuméfactions de la peau et du tissu cellulaire sous-cutané qui simulent le phlegmon (faux phlegmon) ; la peau lisse, *glossy-skin* des Américains, peau unie, pâle, avec l'épiderme fendillé et les ongles également fendillés et recourbés ; les glandes sudoripares atrophiées et leur sécrétion diminuée, quelque chose d'analogue à ce que nous avons décrit dans l'hémiatrophie faciale progressive. La croissance des poils peut être modifiée, augmentée ou diminuée ; la résistance de la peau aux agents extérieurs est devenue bien moindre qu'à l'état normal ; le froid, un corps irritant, un sinapisme, produisent des ulcérations ; le contact prolongé de corps durs ou rugueux, le simple décubitus, entraînent des eschares. — 2. Les muscles présentent un état d'atrophie remarquable, sur lequel nous devrons revenir tout à l'heure. — 3. Du côté des articulations, se passent

des phénomènes qui rappellent le rhumatisme articulaire subaigu : ce sont des arthropathies à développement rapide, aboutissant vite à l'ankylose. — 4. Les os s'atrophient et perdent de leur poids : il y a un temps d'arrêt dans leur accroissement[1].

Un fait curieux, c'est que le tissu conjonctif s'hypertrophie quand tout le reste s'atrophie : il y a cirrhose dans les muscles, et les membres qui présentent de l'atrophie musculaire ont des téguments non-seulement normaux, mais qui prennent même une épaisseur énorme, ce qui peut, à un premier examen, faire illusion sur la réalité de l'atrophie. Landouzy, qui a insisté sur ce fait dans un travail que nous avons antérieurement cité, croit que cette adipose luxuriante sous-cutanée ne se produirait que dans les amyotrophies secondaires et jamais dans la maladie d'Aran-Duchenne.

Ces troubles vaso-moteurs et trophiques n'appartiennent pas en propre aux paralysies périphériques. Nous les avons étudiés déjà dans les maladies cérébrales et spinales (paralysie ou excitation du grand sympathique, arthropathies, atrophie musculaire, eschares, etc.). Mais le mode de distribution de ces divers phénomènes a une certaine valeur diagnostique.

Ainsi, l'eschare est sur la fesse du côté paralysé dans les lésions cérébrales ; au sacrum, sur la ligne médiane dans les altérations de la moelle, et au contraire dans le domaine du nerf atteint dans les paralysies périphériques. L'atrophie musculaire est disséminée dans les maladies de la moelle : hémiplégique si elle complique une maladie du cerveau, circonscrite au domaine du nerf s'il y a altération périphérique, etc.

Il y a une question importante à étudier et que l'on peut rattacher à l'histoire des troubles trophiques : c'est l'*état anatomique* des *nerfs* et des *muscles* atteints dans les paralysies périphériques.

Ces altérations ne se produisent pas toujours. Dans certains cas fugaces, il n'y a pas de lésion appréciable ou durable. Mais le plus souvent elles se développent, et, quand elles existent, cela indique surtout (mais non exclusivement) l'origine périphérique de la paralysie. D'autre part, suivant leur gravité, elles peuvent rendre la paralysie incurable.

Il est d'autant plus utile d'étudier cette question qu'elle n'a pas seulement un intérêt anatomo-pathologique. Il semble que l'on puisse, au lit même du malade, reconnaître l'existence et le degré de ces lésions. Dans l'examen électrique fait avec méthode, on a un moyen de suivre cliniquement l'état des muscles et des nerfs, et de déduire par suite de cette appréciation une série de renseignements utiles pour le diagnostic, le pronostic et le traitement.

Pour les nerfs, nous avons déjà décrit, à propos de la névrite (pag. 561) les lésions observées après la section de ces cordons, le mode de dégénération et de régénération. Ces lésions des nerfs sectionnés sont celles que

[1] Voy. Talamon; *Rev. mensuelle*, juillet 1878

présentent aussi les nerfs contusionnés, etc., et qu'on observe même dans beaucoup de cas de lésions spontanées médicales (dans certaines paralysies rhumatismales par exemple).

Nous n'y reviendrons pas et passerons immédiatement à la description sommaire des altérations que présentent les muscles dans les mêmes circonstances[1].

Après la section d'un nerf comme le sciatique, on observe d'abord, du côté des muscles, de l'atrophie; ils diminuent de volume, de consistance, et changent de couleur; ils deviennent pâles, jaunâtres, feuille morte ou blanchâtres. Au microscope, on constate une atrophie vraie, diminution du calibre des faisceaux musculaires avec conservation de la striation; en même temps, les noyaux intra-musculaires sont devenus très-abondants; les éléments jeunes, les globules blancs, infiltrent tout; un tissu de granulation est interposé entre les faisceaux primitifs. Plus tard, on voit que ce tissu embryonnaire a formé un tissu fibrillaire ondulé, adulte, distribué en cloisons épaisses : c'est une véritable cirrhose musculaire. L'atrophie des fibres musculaires devient alors extrême; mais cependant, même après des années, on en trouve encore ayant conservé leur striation. Les fibres ne disparaissent définitivement que dans les lésions incurables et après un temps très-long.

Si le nerf sectionné se réunit et se régénère, les muscles peuvent aussi récupérer leurs usages normaux. Si cependant la régénération nerveuse se fait trop attendre, la lésion musculaire est irréparable.

Sans insister sur la question de théorie et de physiologie pathologique, qui se présente toujours de la même manière et avec la même incertitude, nous allons passer aux moyens de suivre cliniquement ces altérations anatomiques. Nous trouverons là une série de caractères importants.

6. Nous dirons d'abord un mot des divers modes d'*exploration électrique*[2] des nerfs et des muscles, et des résultats obtenus physiologiquement. C'est un point trop ignoré ou trop négligé par la généralité des praticiens, qui électrisent presque au hasard et croient avoir tout fait en promenant des électrodes sur un membre paralysé. L'analyse précise des parties atteintes a une grande importance pour l'électrisation; le mode d'emploi, le lieu d'application, etc., sont des éléments d'une importance capitale pour le succès de l'électrothérapie.

On applique le courant induit ou le courant continu. Le courant induit (interrompu) provoque des contractions d'abord cloniques dans les muscles

[1] Voy. Vulpian : *Arch. Physiol.*, 1871-72. — Straus ; art. *Muscles*, in *Nouveau Dictionn. Méd. et Chir. prat.*

[2] Erb ; *loc. cit.*, pag. 384. — Straus ; *loc. cit.*, pag. 324. — Legros et Onimus; art. *Musculaire* (système) (*Physiol.*), in *Dictionn. encycl.* — Voy. également : Teissier fils ; Th. d'agrég.; Paris, 1878.

et ensuite le tétanos; on peut l'appliquer sur les muscles ou sur les nerfs. Duchenne s'est immortalisé en étudiant et en réglementant l'emploi de ce moyen; il a fondé l'électrisation localisée, c'est-à-dire l'art d'explorer par le courant faradique l'état de chaque muscle et de chaque nerf.

Un exemple montrera l'importance de ce mode d'examen. Il est à l'Hôpital-Général un malade qui paraît avoir un état bizarre de la motilité: il n'y a pas de mouvement qui lui soit positivement impossible; seulement il fatigue toujours beaucoup pour mouvoir ses membres et ne le fait qu'avec une extrême lenteur et en s'y prenant à plusieurs fois. En examinant muscle par muscle la contractilité faradique chez cet homme, nous avons vu très-nettement l'origine de cet état. Un certain nombre de muscles déterminés ne fonctionnent plus ou ne fonctionnent qu'incomplétement. Comme ces muscles sont épars, les mouvements sont possibles, mais ils ne le sont que par des suppléances; le malade est obligé d'employer des biais, des subterfuges, pour exécuter les mouvements commandés. De là, cette lenteur et cette fatigue qui étaient inexplicables avant la faradisation localisée.

Les effets du courant électrique sur les muscles et les nerfs sont toujours fortement diminués et atténués en clinique, parce que l'action ne s'exerce qu'à travers la peau, qui oppose de la résistance, même quand elle est mouillée. Ainsi, un certain temps après la section d'un nerf, l'électrisation à travers la peau ne donne plus aucun résultat, et Vulpian a montré qu'à ce moment le muscle et le nerf mis à nu étaient encore excitables. Cela prouve que les résultats obtenus en clinique ne représentent pas d'une manière absolue la vérité, mais cela ne les empêche pas d'être comparables entre eux, et par suite d'avoir une valeur séméiologique.

On peut explorer les muscles et les nerfs. Pour cela, on place les deux pôles sur la partie à étudier, ou bien un pôle sur le nerf, l'autre sur le muscle, ou encore un sur la colonne vertébrale, l'autre sur le nerf, etc.

Pour apprécier séparément le rôle de chacun des pôles, les Allemands procèdent de la manière suivante : Ils mettent un pôle sur le muscle ou le nerf à examiner, et l'autre pôle n'importe où sur le corps, au niveau du sternum par exemple ; le pôle placé sur l'organe à étudier est le pôle actif ou différent ; l'autre est le pôle indifférent. On prend successivement le pôle positif et le pôle négatif comme pôle différent, et on détermine ainsi l'action isolée de chacun d'eux sur le muscle ou sur le nerf. C'est la méthode polaire.

Pour avoir des points de comparaison et apprécier les variations dans l'excitabilité, on part du principe (qui est démontré) que les nerfs symétriques des deux côtés ou bien que des nerfs différents, mais placés à la même profondeur sous la peau, réagissent en général de la même manière, sous l'influence du même courant.

L'action des courants continus, à l'état physiologique, est assez compliquée. Erb l'a étudiée par la méthode polaire, que nous indiquions tout à

l'heure. A l'état physiologique, il est indifférent d'agir sur le nerf ou sur le muscle. Les effets varient suivant l'intensité du courant employé et suivant la nature du pôle appliqué sur l'organe (négatif ou positif) ; enfin, il faut examiner séparément ce qui se passe au moment de la fermeture et au moment de l'ouverture du courant. On voit déjà qu'il y a plusieurs cas. Voici ce qui se passerait dans ces diverses conditions.

1. Avec un courant faible, le pôle négatif donne une forte secousse au moment de la fermeture, tandis que le pôle positif ne donne rien.

2. Avec un courant moyen, le pôle négatif donne une forte secousse à la fermeture et rien à l'ouverture ; le pôle positif une secousse faible à l'ouverture et à la fermeture.

3. Avec un courant fort, le pôle négatif donne une secousse tétanique à la fermeture et une faible secousse à l'ouverture ; le pôle positif, une vive secousse à l'ouverture et à la fermeture.

Pour abréger le discours, les Allemands représentent chacune de ces lois par une formule qui peut être facilement imitée en français. On appelle le pôle positif *Anode*, et par abréviation *An* ; le pôle négatif *Kathode*, et par abréviation *Ka*. Nous désignerons par *F* la *fermeture* du courant et par *O* l'*ouverture* du courant, et enfin *S* voudra dire *secousse* et *Te* contraction *tétanique*.

Cela posé, si nous voulons exprimer qu'avec le courant faible le pôle négatif donne une secousse au moment de la fermeture du courant, nous écrirons KaFS. Les trois principes que nous avons énoncés plus haut se résumeront alors de la manière suivante :

1. Courant faible : KaFS.
2. Courant moyen : KaFS. AnFS. AnOS.
3. Courant fort : KaFTe. KaOS. AnFS. AnOS[1].

Si l'on veut une loi générale résumant toutes ces propositions, on voit que le pôle négatif excite plus que le pôle positif, et excite plus à la fermeture qu'à l'ouverture du courant ; le pôle positif excite moins et à peu près également à la fermeture et à l'ouverture.

Voilà ce qu'il est bon de connaître sur l'ensemble des résultats physiologiques.

Passons maintenant à l'examen des parties paralysées. On peut, avec Erb, diviser en trois catégories les modes de réaction électrique des nerfs et des muscles paralysés.

1. Dans un premier groupe de paralysie, il n'y a aucune modification

[1] Pour pouvoir lire les auteurs allemands, il faut connaître la manière dont ils écrivent ces annotations. *An* et *Ka* ont la même signification. La fermeture du courant s'exprime par S (*Schliessung*), l'ouverture par O (*Oeffnung*), la secousse par Z (*Zückung*) et le tétanos par Te. De là, pour les trois cas, les formules suivantes : 1. KaSZ. — 2. KaSZ. AnSZ. AnOZ. — 3. KaSTe. KaOZ, AnSZ. AnOZ.

de l'excitabilité électrique des muscles ou des nerfs au courant induit et au courant continu. C'est la règle dans les paralysies cérébrales, dans certaines paralysies spinales et dans les paralysies périphériques légères.

2. Dans une seconde catégorie de faits, il y a des modifications dans la *quantité* de l'excitabilité électrique : elle est augmentée ou diminuée.

a. Il y a *augmentation* : au courant induit, les nerfs et les muscles réagissent plus fortement par le même courant, et le minimum de contraction s'obtient avec un courant plus faible qu'à l'état normal. Au courant continu, la secousse du pôle négatif à la fermeture (KaFS) se produit avec un courant plus faible, le tétanos survient plus facilement. Les secousses par le pôle positif s'obtiennent aussi avec moins d'intensité du courant, etc. — On ne peut apprécier sûrement et facilement ces altérations qu'en comparant le côté malade au côté sain. Dans les paraplégies, c'est fort difficile : on ne peut en effet comparer que sous toutes réserves aux parties similaires d'autres individus sains.

Cette augmentation dans l'excitabilité électrique ne se rencontre que rarement dans les paralysies : dans les premiers stades de certaines paralysies cérébrales, dans certaines paralysies spinales et spécialement dans quelques formes de tabes. Enfin Ranvier, Eulenburg et d'autres l'ont notée au début des paralysies périphériques ; mais c'est un phénomène transitoire.

b. S'il y a *diminution*, il faut un courant induit plus fort pour amener la contraction ; le même courant produit une contraction moindre. D'autre part, l'action du courant continu est diminuée à tous ses degrés. Cette altération peut aller jusqu'à la disparition complète de l'excitabilité faradique et galvanique.

Cette modification est beaucoup plus fréquente dans les paralysies que la précédente. Très-rare dans les paralysies cérébrales, elle n'y apparaît même jamais que tardivement. Certaines paralysies spinales avec atrophie musculaire, comme la paralysie atrophique de l'enfance, la présentent prématurément, mais elle est surtout très-fréquente et importante dans les paralysies périphériques, dans lesquelles on constate en même temps les altérations qualitatives du troisième groupe, que nous allons passer en revue.

3. L'excitabilité électrique peut être modifiée, non plus dans sa quantité, mais dans sa *qualité* : il y a ce que Erb appelle *Entartungs-Reaction*, réaction dégénérative ou de dégénérescence. Le fait qui forme la base de cette réaction anormale a d'abord été signalé en France par Hallé, en 1801, mais il a été surtout étudié en Allemagne et tout spécialement par Erb.

C'est dans la paralysie du facial qu'on a remarqué tout d'abord que des muscles complétement inexcitables par les courants faradiques réagissaient au contraire avec une facilité exagérée au courant galvanique. On généralisa ensuite l'observation à la paralysie des différents nerfs du corps, et en même temps on analysa le phénomène de près et avec soin.

Le premier fait à noter, dans ce cas, c'est que le nerf et le muscle, qui normalement réagissent de la même manière, doivent être ici envisagés séparément et soigneusement distingués l'un de l'autre. Beaucoup d'erreurs proviennent de ce qu'on ne fait pas toujours suffisamment cette distinction.

Voyons d'abord le *nerf*. Quelquefois, tout à fait au début, il y a une très-légère augmentation d'excitabilité [1]; mais le phénomène est de courte durée et n'a pas l'importance de ce qu'on observe ensuite. Dès le second ou troisième jour, survient la diminution progressive de l'excitabilité faradique et galvanique. Il faut un courant plus fort pour obtenir le minimum de contraction, et un courant donné entraîne une contraction moindre. Du septième au douzième jour, l'excitabilité disparaît totalement; aucun courant ne provoque plus de contraction [2]. Si la paralysie est incurable, les choses en restent là. Si, au contraire, la terminaison doit être heureuse, on voit à un certain moment l'excitabilité reparaître graduellement et s'accroître, tout en restant très-longtemps au-dessous de l'état normal, même quand la paralysie est guérie.

Chose curieuse et qui paraît paradoxale, le mouvement volontaire revient avant l'excitabilité électrique : les propriétés des conducteurs pour les impulsions volontaires reparaissent dans les nerfs avant les propriétés des mêmes conducteurs pour les courants électriques. C'est là un fait difficile à expliquer.

Dans les expériences sur les animaux, Erb a vu que dans la régénération du nerf les mouvements volontaires passent dès que la continuité du cylindre-axe est rétablie; mais il faut la reformation de la myéline (ce qui ne se produit qu'ultérieurement) pour que le nerf redevienne excitable à l'électricité. A ce moment même (sans myéline), le nerf qui n'est pas directement excitable par l'électricité peut conduire des excitations autres que les excitations volontaires, l'excitation électrique elle-même. Ainsi, électrisez au-dessus de la lésion : le nerf incomplétement régénéré conduira l'excitation, et le muscle se contractera. Erb conclut de ses observations que cliniquement la réapparition des mouvements volontaires sans retour de l'excitabilité électrique veut dire restauration du cylindre-axe sans formation de myéline.

Vulpian conteste la valeur de ces expériences curieuses. En tout cas, il faut retenir le fait, qui, tout bizarre qu'il paraît, existe réellement en clinique.

[1] Filehne a observé un fait analogue chez les animaux, tout de suite après la section d'un nerf (Eulenburg).

[2] Eulenburg fait remarquer que la perte de la réaction électrique va, comme l'altération elle-même, des gros troncs vers les rameaux de la périphérie, de telle sorte qu'à un certain moment les petits rameaux musculaires peuvent encore réagir alors que les gros troncs ne réagissent plus.

Pour compléter la description de l'*Entartungs-Reaction*, il reste à parler des phénomènes présentés par les *muscles*.

Les nerfs se comportent de la même manière pour les deux espèces de courants (continus et induits); mais les muscles n'agissent pas de même.

Le courant faradique produit dans les muscles quelque chose d'analogue à ce que nous avons observé dans les nerfs : c'est-à-dire la diminution assez rapide de l'excitabilité et sa disparition complète dans le cours de la deuxième semaine. L'excitation par l'électropuncture ou sur le muscle dénudé persiste beaucoup plus longtemps. — Cette excitabilité reste perdue ou revient peu à peu à l'état normal, absolument comme pour les nerfs.

Au courant galvanique, la marche est toute différente. L'excitabilité diminue, comme l'excitabilité faradique, pendant la première semaine; mais dès la deuxième semaine, elle recommence à croître et s'élève graduellement, en présentant des modifications dans la qualité de la secousse (forme et mode de contraction).

Les muscles réagissent bientôt avec une intensité de courant qui ne fait pas contracter les muscles sains : deux éléments de pile peuvent suffire. De plus, les contractions ainsi produites diffèrent des contractions normales; elles sont traînantes, comme progressives, au lieu d'être brèves et en éclair; elles deviennent un peu analogues aux contractions des fibres lisses et restent soutenues pendant le passage du courant. En même temps, la loi des secousses, telle que nous l'avons posée plus haut, est altérée. La secousse de fermeture par pôle positif (AnFS), nulle à l'état normal pour des courants faibles, se développe progressivement, devient égale et finit par devenir supérieure à la secousse de fermeture par pôle négatif (KaFS). Inversement, la secousse d'ouverture par pôle négatif (KaOS) se développe, égale et dépasse la secousse d'ouverture par le pôle positif (AnOS). Il y a ainsi renversement complet des règles physiologiques.

Cet état peut durer trois, six, huit semaines; puis l'excitabilité galvanique exagérée diminue progressivement; les altérations qualitatives de la secousse durent plus longtemps. Un courant de plus en plus fort devient nécessaire pour faire contracter le muscle, et dans les cas incurables toute excitabilité finit par disparaître. La secousse de fermeture par pôle positif (AnFS) est le dernier signe de vie du muscle : elle ne disparaît qu'à la fin.

Si, au contraire, il y a régénération et marche vers la guérison, pendant que l'excitabilité exagérée diminue, la réaction reprend ses caractères normaux. L'excitabilité descend ordinairement au-dessous du taux normal et y reste même après la guérison.

Le retour de l'excitabilité galvanique du muscle est donc indépendant de la régénération du nerf et du retour de la motilité : on l'observe dans les cas incurables comme dans ceux qui se terminent par la guérison. Cette excitabilité peut persister anormale alors même que le nerf se restaure;

de là, dans certains cas, des contrastes entre la réaction du nerf et celle du muscle.

On n'a pas de théorie bien satisfaisante pour expliquer la différence de réaction du muscle au courant galvanique et au courant faradique. Neumann admet que dans ces circonstances le muscle a perdu la faculté de réagir sous l'influence d'un courant de courte durée, tandis qu'il réagit encore, mais anormalement, sous l'influence d'un courant prolongé. Le courant induit, qui est toujours très-court, n'excite pas. Le courant continu, au contraire, qui est long, excite ; si on le rend très-court, il n'excite plus [1]. On ignore du reste pourquoi et comment le muscle perd cette faculté. — Cette explication ne me paraît pas rendre suffisamment compte de l'exagération d'excitabilité galvanique que présentent les muscles dans ces conditions.

Il y a encore un caractère à rapprocher des précédents pour spécifier la réaction de dégénérescence : c'est la manière dont les muscles paralysés répondent aux excitations mécaniques. Si l'on percute avec le doigt ou avec un marteau à percussion, le muscle donne une contraction longue et soutenue. Ce mode de réaction mécanique n'est pas absolument parallèle à la marche de l'excitabilité galvanique ; mais ce sont cependant des phénomènes du même ordre et qui se suivent.

Tout l'intérêt clinique de l'étude que nous venons de faire est dans les rapports que Erb établit entre cet état de la réaction électrique et l'état anatomique des nerfs et des muscles. La marche de l'excitabilité du nerf est en parfait rapport avec la marche de la lésion, et puis de la régénération de cet organe. La petite période d'exagération du début serait d'accord avec l'activité du processus, admise par Ranvier ; puis cette excitabilité diminue quand le nerf s'altère, et reparaît quand il se restaure.

Pour le muscle, le parallélisme est moins clair. La diminution de l'excitabilité au début serait en rapport, non avec l'altération du muscle, mais avec l'altération des terminaisons intra-musculaires des nerfs moteurs. Puis l'élévation de l'excitabilité galvanique répond au commencement des altérations musculaires. Les progrès ultérieurs de cette lésion et la disparition atrophique du tissu musculaire correspondent à la descente terminale et définitive de cette excitabilité.

Il ne faut pas exagérer la valeur de ces déductions. Vulpian a en effet contesté la généralité de certains faits et certaines interprétations de Erb. Celui-ci maintient cependant contre Vulpian l'exactitude de ses observa-

[1] « La conclusion de Neumann est d'ailleurs en accord avec les faits déjà antérieurement établis par Bezold et Fick ; ces expérimentateurs avaient en effet prouvé que ce n'est pas seulement la variation de l'intensité du courant qui influe sur la production de l'excitation, mais que c'est aussi la longueur du temps pendant lequel le courant traverse le nerf ou le muscle avec une intensité constante. » (Hammond ; *Traité*, pag. 35.)

tions. Peut-être est-il trop absolu dans ses affirmations ; mais enfin ce sont toujours là des faits intéressants à noter et à contrôler [1].

Terminons ce paragraphe par les deux conclusions cliniques et pratiques que Erb déduit de ces études : 1. Partout où l'on trouve la réaction de dégénérescence (*Entartungs-Reaction*), il y a des altérations anatomiques notables dans les nerfs et les muscles ; 2. Là où nous trouvons cette réaction, nous avons affaire à une paralysie périphérique. Cette dernière règle a des exceptions, comme la paralysie atrophique de l'enfance, qui a une origine spinale, et la paralysie saturnine, qui peut avoir une origine centrale ; mais comme dans ces maladies il y a d'autres signes qui permettent en général le diagnostic, les phénomènes que nous avons analysés conservent une grande valeur séméiologique dans la question qui nous occupe.

Nous reviendrons du reste sur tout cela à propos de la paralysie du facial, dans le chapitre suivant.

Nous n'avons plus que quelques mots à ajouter sur les principes généraux du Traitement des paralysies périphériques.

1. On peut quelquefois lutter contre l'élément étiologique : éloigner une cause de compression, une tumeur, une esquille, un abcès, etc.; traiter une plaie, un traumatisme; quelquefois, dans les cas graves, faire une opération pour libérer le nerf. S'il y a une origine diathésique, une intoxication, on dirigera les efforts thérapeutiques de ce côté.

2. En tête des moyens dits antiparalytiques, nous avons l'électricité. Duchenne a préconisé le courant induit et Remak le courant continu, comme souverains dans les paralysies. Erb reconnaît que l'un et l'autre ont des propriétés antiparalytiques, mais qu'ils ont des indications différentes encore mal déterminées par la clinique; le courant galvanique aurait, en plus des actions du courant faradique, une action causale dans certains cas.

Un courant d'induction un peu fort est indiqué pour exciter et mettre en jeu des nerfs engourdis plutôt que des nerfs interrompus ; leur emploi est très-fréquent et leur utilité incontestable dans la paralysie périphérique, quand la cause de paralysie ne persiste pas. Il rend aussi des services dans les paralysies cérébrales en excitant les muscles, et aussi par son action à distance, qui excite les fibres de communication encore existantes [2]. Cet effet d'excitation peut être obtenu localement ou à distance, directement ou par action réflexe. De plus, le courant (surtout le courant continu) augmenterait aussi l'excitabilité des nerfs et restaurerait les muscles fatigués ou surmenés. Enfin, il y a une action sur la nutrition des muscles; le cou-

[1] Onimus vient de trouver plusieurs signes de la réaction de dégénérescence dans un cas de paralysie obstétricale du plexus brachial, qui a guéri rapidement. (*Académie des Sc.*, 1878.)

[2] Comparez nos expériences sur l'électrisation dans l'hémianesthésie, pag. 210.

rant galvanique peut, dans une certaine limite, prévenir ou réparer l'atrophie.

« Il y a toujours, dit Onimus, une atrophie musculaire plus ou moins grande; il faut donc diriger le traitement sur les nerfs et sur les muscles, et employer en même temps les courants continus et les courants induits : les courants continus, pour agir sur la nutrition générale et surtout pour ramener l'excitabilité des nerfs; les courants induits, pour agir sur le fonctionnement des muscles.

» Dans l'application des courants continus, on place le pôle positif sur la moelle, et dans tous les cas au-dessus du point lésé ; le pôle négatif est placé sur le point lésé ou un peu au-dessous, afin de comprendre la partie malade du nerf entre les deux pôles. On emploiera, suivant les cas, de 30 à 60 éléments. »

On devra aussi utiliser la gymnastique bien surveillée, les mouvements réglés, actifs et passifs. C'est un moyen d'exciter la nutrition des nerfs et des muscles, et de les exciter par le fonctionnement.

Comme moyens internes, on a prescrit la noix vomique, la strychnine, la brucine; mais cela ne fait pas grand'chose dans la plupart des cas.

J'ai plus de confiance dans les moyens externes, comme les frictions, bains, douches, excitants cutanés de tout ordre, et les eaux minérales, comme La Malou et mieux encore Balaruc.

CHAPITRE II.

PARALYSIE DU FACIAL [1].

Nous commençons l'étude particulière des diverses paralysies périphériques par celle du facial, une des mieux connues, des plus fréquentes et des plus importantes. Nous ne parlerons d'abord que de la paralysie unilatérale de la septième paire. Nous dirons ensuite un mot de la diplégie faciale.

Cette paralysie était connue symptomatiquement et décrite par les anciens, seulement ils ne rapportaient pas les phénomènes observés à leur véritable cause. Arétée la décrit bien et indique six éléments étiologiques susceptibles de la développer : *vulnus*, *ictus*, *frigus*, *cruditas*, *venus*, *vinolentia*.

Ch. Bell, en faisant connaître le vrai rôle physiologique du facial, en 1855, éclaire par là même son histoire pathologique, d'où le nom de paralysie de Ch. Bell, donné à cette maladie par certains auteurs, et notamment par Graves.

Puis les travaux cliniques se multiplient ; j'aurai occasion de citer les principaux au cours même de cette étude.

1. Erb, Troisier, Gintrac ; art. *Paral. faciale*, in *Recueils cités*. — Poincaré, Rosenthal, *loc. cit.*

Étiologie. — La cause la plus fréquente de la paralysie est le *refroidissement*. On qualifie souvent de rhumatismale cette paralysie *à frigore*; ce n'est cependant pas la même chose, mais les deux éléments peuvent coïncider fréquemment. Il est commun de voir naître la paralysie de la septième paire chez des sujets qui ont couché dans une chambre froide et humide, dans un lit voisin d'un mur encore frais, qui se sont exposés à un courant d'air vif, qui ont voyagé dans une voiture où une vitre manquait, etc. Dans tous ces cas, il semble qu'il y ait action locale directe.

Bérard a admis que dans toutes ces circonstances il y a un gonflement inflammatoire du nerf. Depuis lors ce fait a été accepté par tout le monde, quoiqu'il ne repose sur aucune espèce de preuve. Erb se range à cet avis, et va même plus loin : il suppose que la lésion siége dans des points différents, suivant le plus ou moins de gravité de la paralysie. Ainsi, dans les cas légers, la lésion serait hors du canal de Fallope, d'où une compression légère. Dans les cas graves, la lésion siégerait dans le canal de Fallope, d'où une forte compression entraînant la dégénération du nerf, etc.

Les *traumatismes* agissent, comme le froid, sur la périphérie du nerf. Une contusion sur la tête, sur l'apophyse orbitaire externe, des blessures produites par un instrument quelconque dans la région du facial, certains grands traumatismes chirurgicaux, par exemple les opérations sur la parotide, etc., peuvent entraîner la paralysie de la septième paire.

La paralysie faciale des nouveau-nés, qui a été particulièrement étudiée par Landouzy, est le plus souvent due à la compression exercée par le forceps, plus rarement à une tumeur située dans le bassin de la mère, etc.

Les lésions spontanées de différents ordres siégeant dans la région parotidienne peuvent aussi, par compression, produire des paralysies analogues aux paralysies traumatiques.

Les altérations de l'*oreille* sont encore une cause fréquente de la maladie de Ch. Bell, et doivent être mises à côté des précédentes. L'otite intervient si souvent dans l'étiologie de la paralysie faciale, que Deleau et Roche ont même soutenu que c'en était la cause unique. C'est là une exagération qui prouve seulement l'importance clinique de cet élément.

Ce sont les lésions de l'oreille interne qui entraînent le plus souvent cette paralysie, mais les lésions de l'oreille moyenne peuvent aussi la produire. Les auteurs admettent qu'il y a quelquefois, dans ces cas-là, propagation de l'inflammation de la caisse du tympan au nerf, qui n'en est séparé que par une mince lamelle. Gruber [1] a récemment publié un fait intéressant de paralysie faciale guérie par la ponction de la membrane du tympan et l'issue du pus contenu dans la caisse. — Craig va plus loin, et aurait même vu la paralysie faciale produite par l'accumulation du cérumen dans le

[1] *Rev. Sc. méd.*, III, 392.

conduit auditif externe, paralysie disparaissant et reparaissant avec le bouchon de l'oreille.

Les lésions du rocher, les fractures de la base du crâne, etc., entraîneront encore cette paralysie.

Il y a ensuite des *causes intra-crâniennes*, qui influencent le nerf avant qu'il pénètre dans le conduit auditif interne. Ainsi, les lésions de la base du crâne, de la base du cerveau, de la protubérance, agissent de cette manière. Et dans tous ces cas, la paralysie du facial est toujours une paralysie périphérique ; c'est ce qui arrive encore dans l'hémiplégie alterne de Gubler.

Mais au-delà, les lésions qui paralysent le facial ne produisent plus des paralysies périphériques, mais des paralysies centrales ; ce n'est plus le nerf qui est altéré, mais le cerveau. Nous n'avons pas à parler ici de ces causes intra-cérébrales, pas même des lésions corticales qui peuvent produire des paralysies du facial tout aussi circonscrites que les lésions périphériques : ce serait sortir de notre sujet actuel.

En somme, on voit qu'il y a toute une série de causes locales diverses et faciles à prévoir, pouvant agir sur un point quelconque de tout le parcours du nerf.

Il y a ensuite quelques causes plus *générales* dont le mécanisme d'action est moins précis, bien moins connu et plus variable. Ainsi, la syphilis peut produire la paralysie de la septième paire à ses diverses périodes et par différents mécanismes ; nous devrons y revenir plus tard. Il en est de même de la diphthérie, et aussi, quoiqu'à un moindre degré, du typhus, de la scarlatine, etc.

Le Symptôme capital est la paralysie de tous les muscles innervés par le facial, c'est-à-dire à peu près de tous les muscles de la face, sauf ceux de la mastication, dont les nerfs viennent du trijumeau. La septième paire est à proprement parler le nerf de la mimique faciale : il y a donc perte de cette mimique d'un côté de la figure. Le malade ne rit, ne souffle, ne pleure que d'un côté. Déjà, au repos, on constate certaines anomalies que les mouvements exagèrent ; dans les cas très-légers, on ne perçoit ces troubles qu'à l'occasion même des mouvements.

La bouche est déviée et la commissure du côté sain soulevée par les muscles congénères non paralysés, dont le tonus n'est plus contre-balancé. La partie est plus flasque, elle tombe plus en avant et forme comme un masque. Les rides s'effacent et disparaissent de ce côté de la figure, à cause de l'absence des contractions musculaires. C'est ce qui a fait dire à Romberg que la paralysie faciale est le meilleur des cosmétiques pour faire disparaître les signes de vieillesse ; seulement, comme l'ajoute très-bien Jaccoud, il faut que la paralysie soit double pour que le sujet y gagne réellement autre chose qu'une laide grimace.

L'aile du nez n'est plus soulevée à chaque mouvement d'inspiration, car c'est là une contraction active. Chez ces malades, au contraire, la pression atmosphérique déprime l'aile du nez, du côté paralysé, à chaque mouvement d'inspiration. Chez les animaux comme les chevaux, pour lesquels ce mouvement des naseaux est capital dans l'exercice de la respiration, la paralysie des deux nerfs faciaux peut entraîner l'asphyxie.

Les mouvements des lèvres sont également supprimés d'un côté : le malade ne peut plus siffler ni souffler ; la prononciation de certaines lettres, notamment des labiales *b*, *p*, est très-difficile ou impossible. Quand le malade rit ou parle, sa grimace naturelle s'accentue. La joue est aussi paralysée (buccinateur) ; à chaque mouvement respiratoire, elle est soulevée passivement comme un voile lâche.

Il suit de là que la préhension des aliments avec les lèvres est fort gênée et la migration naturelle des aliments dans la bouche est également difficile : le malade perd ce qu'il mange entre les arcades dentaires et la joue. Chez certains animaux, la section double du facial peut entraîner la mort par défaut d'alimentation, par inanition.

Les plis du front ont disparu du côté paralysé, ou bien ils sont sensiblement abaissés par rapport à ceux du côté opposé, et en tout cas deviennent moins profonds.

L'œil ne peut plus se fermer, les paupières ne se rejoignent plus, à cause de la paralysie de l'orbiculaire. Cette occlusion est impossible volontairement ou par réflexe (clignement). C'est là un fait assez important dans l'histoire de la paralysie du nerf facial : on sait qu'il manque quand la paralysie faciale est d'origine centrale.

Les larmes ne sont plus bien répandues sur le globe oculaire et régulièrement dirigées vers le point d'issue, à cause de l'absence du clignotement habituel et aussi de la paralysie du muscle de Horner : d'où épiphora.

Ces troubles dans l'excitation des larmes, l'ouverture constante de l'œil, même pendant le sommeil (lagophthalmie), entraînent souvent des altérations de la conjonctive et de la cornée, congestion qui peut aller jusqu'à l'inflammation et à l'ulcération. Ainsi Spencer Watson [1] a vu une kératite ulcéreuse produite dans ces conditions et rapidement guérie par la fermeture artificielle de l'œil. Mais ce sont là, en tout cas, des phénomènes tardifs, mécaniques, et bien distincts des troubles trophiques qui se présentent par exemple dans les lésions du trijumeau.

Les vrais troubles trophiques, quand il s'en produit ici, sont du côté des muscles et de la peau : c'est l'atrophie musculaire, ou simplement l'aspect lisse et l'amincissement de la peau.

En général, la langue n'est pas déviée. Dans l'hémiplégie d'origine centrale, elle est en général déviée, notamment par le génioglosse (qui est

[1] *Rev. Sc. méd.*, II, 413.

innervé par l'hypoglosse). Quelquefois cependant, même dans la paralysie faciale pure, il y a une certaine déviation : elle se fait alors tantôt d'un côté, tantôt de l'autre. Quand la déviation se fait vers le côté paralysé, on l'explique par l'inégalité d'ouverture de la bouche, qui donne une issue plus facile à la langue du côté paralysé que de l'autre. — En tout cas, c'est là un fait rare et nullement essentiel.

Voilà le tableau des principaux symptômes de la paralysie faciale : on peut les décrire et presque les imaginer le scalpel à la main, comme disait Bérard. Ils se présentent en général quel que soit le siége de la lésion, notamment quand il y a compression à la sortie du trou stylo-mastoïdien.

Nous allons étudier maintenant quelques autres signes moins constants et qui ne se présentent que lorsque la lésion est située plus haut, dans le canal de Fallope, et paralyse par suite d'autres rameaux issus de la septième paire.

Tout à fait à la fin de son trajet dans le canal de Fallope, tout près du trou stylo-mastoïdien, le facial émet le nerf occipito-auriculaire, qui va se distribuer notamment dans les muscles du pavillon de l'oreille. Si la lésion siége un peu plus haut que tout à l'heure, au-dessus du point d'émergence de ces rameaux, aux symptômes énumérés précédemment s'ajoutera la paralysie des muscles de l'oreille. Seulement ces muscles sont très-peu actifs chez l'homme, d'où des difficultés pour constater ce signe chez la plupart des sujets. Cependant Berger a observé un malade qui avait normalement la faculté de mouvoir ses oreilles et qui la perdit pendant toute la durée de la paralysie.

Un peu plus haut, toujours dans le canal de Fallope, le facial émet une autre branche bien plus importante : la corde du tympan. Quand le nerf est paralysé au-dessus de ce point, on constate des troubles intéressants dans le goût et dans la sécrétion salivaire, dont la physiologie pathologique mérite de nous arrêter un peu.

Les altérations du goût sont assez fréquentes dans la paralysie du facial : tantôt c'est une diminution ou même une abolition complète de cette sensibilité spéciale dans les deux tiers antérieurs de la langue ; tantôt c'est un retard considérable dans la perception des sensations gustatives ; tantôt encore c'est une saveur anormale perçue par le sujet : goût métallique, acide, etc. — Le fait clinique est incontestable et admis par tous. Mais l'explication physiologique complète en est encore fort obscure.

Longet attribuait ces phénomènes à la sécheresse plus grande de la langue dans les cas de paralysie faciale : il n'admettait donc pas une action directe du facial sur le goût. Cette idée est généralement abandonnée aujourd'hui, et cela pour deux raisons qui semblent péremptoires : d'abord la sécheresse de la langue, existât-elle dans la maladie de Ch. Bell, n'entraîne pas de pareilles perturbations dans l'exercice du goût, et puis cette prétendue sécheresse n'existe pas, n'a pas été remarquée dans la plupart des cas de paralysie faciale accompagnée de troubles gustatifs.

Aujourd'hui on admet assez généralement que le facial exerce une certaine action sur le goût par l'intermédiaire de la corde du tympan. Seulement Cl. Bernard admettait là une influence motrice plutôt qu'une intervention véritable dans le jeu de la sensibilité spéciale : la corde du tympan agirait sur les fibres musculaires sous-muqueuses et agiterait par là les papilles dans le bain sapide qui revêt la langue, multipliant ainsi les contacts, facilitant et développant la perception de l'impression gustative. Quand cette action accessoire du fonctionnement sensoriel vient à manquer (par paralysie du facial), le goût est très-gêné. Cl. Bernard ajoute à l'appui de son idée que, soit expérimentalement, soit cliniquement, on n'observerait jamais dans la paralysie du facial une abolition complète du goût, mais simplement un retard dans la perception, qu'il explique précisément par le mécanisme que nous venons d'indiquer.

Il y a ensuite une série d'auteurs qui admettent au contraire une action directe du facial dans la transmission du goût, qui lui reconnaissent un vrai rôle de sensibilité spéciale [1].

Le glosso-pharyngien est le nerf gustatif à la partie postérieure de la langue et le lingual à la partie antérieure. Dans la région du glosso-pharyngien, on ne peut pas séparer la sensibilité générale et la sensibilité spéciale : ce sont les mêmes conducteurs pour les deux ordres de transmission. Mais dans la région du lingual, c'est tout différent. On voit dans certains cas (notamment dans les lésions du facial) la sensibilité spéciale disparaître, tandis que la sensibilité générale persiste. Si l'une et l'autre passent par le lingual, elles ne viennent pas ensemble du trijumeau. — On a été ainsi amené à attribuer la sensibilité spéciale à la corde du tympan.

En 1869, Lussana examine un homme qui avait été opéré dans l'oreille par un charlatan qui lui avait coupé la corde du tympan : il avait perdu le goût dans les deux tiers antérieurs de la langue. Lussana fait alors des expériences qui confirment cette observation. La destruction simultanée du glosso-pharyngien et de la corde du tympan abolissent complétement le goût, tout en laissant persister la sensibilité tactile du lingual. Schiff fait la contre-épreuve : la section du lingual abolit la sensibilité tactile et laisse intacte la sensibilité gustative.

Lussana et Schiff arrivent à cette conclusion commune, que les sensations gustatives de la partie antérieure de la langue passent par la corde du tympan. Mais de là, où vont-elles ? Ici commencent les divergences.

D'après Lussana, le véritable nerf gustatif serait le nerf de Wrisberg et la corde du tympan, qui en serait le prolongement. La marche naturelle et directe des impressions gustatives est donc la suivante : lingual, corde du tympan (accolement au facial), nerf de Wrisberg.

[1] Voy. M. Duval; art. *Goût*, in *Nouv. Dictionn. Méd. et Chir. prat.*

M. Duval[1] a, dans des expériences récentes, précisé l'hypothèse de Lussana en montrant que l'origine centrale de la corde du tympan serait un filet erratique, un dernier rameau du glosso-pharyngien, qui deviendrait ainsi le nerf gustatif vrai et unique pour toute la langue.

Mais on remarque cliniquement que quand la lésion est trop haut, dans les paralysies faciales d'origine centrale, il n'y a pas en général de troubles gustatifs. Ce fait n'est pas constant, car nous avons trouvé l'abolition du goût dans un cas de paralysie labio-glosso-laryngée [2]. Mais enfin il se présente, et n'est pas expliqué par l'hypothèse de Lussana.

Schiff a adopté une autre théorie : le nerf gustatif n'est accolé au facial que sur une partie de son trajet, puis il retourne au trijumeau. L'impression passerait, d'après ce physiologiste, par le lingual, la corde du tympan, qui s'accolerait au facial jusqu'au ganglion géniculé; là, au lieu de continuer avec le facial, l'impression passerait dans le grand pétreux superficiel, irait au ganglion spéno-palatin, puis au nerf maxillaire supérieur et au tronc du trijumeau. — On voit qu'il y a là un trajet fort compliqué, et que du reste Schiff ne donne pas comme constant, ce qui expliquerait les résultats souvent contradictoires des vivisections et des observations cliniques.

Stich a fait une hypothèse encore plus étrange : l'impression gustative passe toujours par la corde du tympan ; mais de là, au lieu de remonter le facial, elle le descend vers la périphérie, et alors, par les anastomoses périphériques, rejoint le trijumeau à ses terminaisons et remonte par le nerf maxillaire supérieur dans le trijumeau.

Vulpian [3] a dernièrement soumis ces interprétations à un nouveau contrôle expérimental.

D'abord l'altération du ganglion sphéno-palatin n'entraîne la dégénérescence, ni du grand nerf pétreux superficiel (Prévost), ni de la corde du tympan : donc le passage supposé par Schiff n'est pas exact. D'un autre côté, la section du facial et du nerf de Wrisberg avant l'entrée dans le conduit auditif interne entraîne l'altération du facial, mais laisse parfaitement intactes les fibres de la corde du tympan, ce qui ruine la filiation admise par Lussana et par M. Duval. Cependant on pourrait objecter encore, ajoute Vulpian, que la corde du tympan a son centre trophique dans le ganglion géniculé, qui remplirait à l'égard de ce rameau nerveux le rôle que jouent les ganglions des racines postérieures par rapport à ces racines.

Vulpian a ensuite fait des sections du trijumeau, mais l'expérience réussit très-difficilement dans des conditions démonstratives. Une fois cependant, tout le nerf trijumeau avait été coupé, sauf une partie de la branche

[1] *Soc. de Biol.*, 30 mars 1878.
[2] *Montpellier médical*, juin 1878.
[3] *Acad. des Sc.*, 29 avril 1878.

maxillaire supérieure, et le nerf facial avait échappé à toute atteinte de l'instrument ; la corde du tympan était complétement altérée.

Ces faits font penser à Vulpian que c'est plutôt du trijumeau que du facial ou du nerf de Wrisberg qu'émanerait la corde du tympan, sans préciser par où elle en viendrait. L'éminent physiologiste reconnaît du reste lui-même en terminant (et avec raison) que toutes les incertitudes de la question ne paraissent pas complétement dissipées.

Rouget a sur cette question une théorie qui peut être rangée à côté des précédentes dans ce que l'on peut appeler les théories trifaciales. D'après Bimar [1], qui a exposé et discuté ces idées dans sa Thèse inaugurale, la partie antérieure de la langue ne percevrait jamais de véritables saveurs ; le goût ne s'exercerait, à proprement parler, qu'à la base de cet organe et par l'intermédiaire du glosso-pharyngien ; à la pointe, on ne percevrait que des sensations pseudo-gustatives : le lingual, le trijumeau, seraient les agents naturels de cette fonction, qui rentrerait dans la sensibilité générale.

Il y a des faits cliniques qui semblent en opposition formelle avec cette théorie. J'ai déjà cité un malade de l'Hôpital-Général qui est atteint de paralysie labio-glosso-laryngée et qui a perdu complétement le goût, quoique la sensibilité tactile de la langue soit parfaitement conservée. Il a été déjà publié un certain nombre de faits de dissociation analogue. Ainsi, M. Donnel [2] a vu chez un sujet l'abolition du goût par paralysie du facial avec conservation de la sensibilité générale. Althaus a trouvé, au contraire, l'abolition de la sensibilité tactile par paralysie du trijumeau, avec conservation du goût [3].

Les faits de cette catégorie peuvent être objectés à toutes les théories trifaciales, à toutes les théories qui veulent faire de la cinquième paire le nerf gustatif ou pseudo-gustatif de la partie antérieure de la langue.

En somme, et pour résumer cette discussion, que nous avons un peu développée parce que la question est à l'ordre du jour et encore pleine d'obscurités, on voit que l'on peut classer en trois grandes catégories les théories proposées sur la physiologie du goût et les rapports de ce sens avec le facial.

1. Dans un premier système, le *facial* a une action directe, motrice, sur l'exercice du goût : c'est la théorie de Cl. Bernard.

2. Dans un second système, le *trijumeau* est le nerf gustatif de la partie antérieure de la langue. Parmi les physiologistes partisans de cette théorie, les uns font passer l'impression directement par le lingual et le trijumeau (Rouget) ; d'autres par le lingual, la corde du tympan et le grand

[1] Th. Montpellier, 1875.

[2] *Rev. Sc. méd.*, VII, 166.

[3] Voy. également le fait de Nixon ; *Rev. Sc. méd.*, IX, 604.

nerf pétreux superficiel (Schiff) ; d'autres par le lingual, la corde du tympan, la partie périphérique du facial et le trijumeau (Stich) ; d'autres ne se prononcent pas sur le trajet précis (Vulpian).

3. Dans un troisième système, le goût a un nerf spécial, distinct du facial et du trijumeau, dans la partie antérieure de la langue : le nerf de Wrisberg et le glosso-pharyngien (M. Duval).

Ces discussions physiologiques ont un retentissement nécessaire sur la séméiologie et la physiologie pathologique de la paralysie du facial. Dans chacune de ces théories, en effet, la possibilité et la nature des troubles gustatifs dans la maladie de Ch. Bell sont conçues d'une manière différente.

Dans l'hypothèse de Rouget, on comprend mal les troubles gustatifs quand le facial seul est altéré ; dans la théorie de Cl. Bernard, au contraire, on les comprend très-bien, et ils peuvent se produire quel que soit le siége de l'altération de la septième paire. Si l'idée de Schiff se vérifie, le facial n'est mêlé à l'exercice du goût que dans une portion de son trajet entre le point d'émergence de la corde du tympan et le ganglion géniculé : la présence des troubles gustatifs dans un cas de paralysie faciale indiquerait donc que la lésion siége dans ce point-là précisément ; d'après Stich, au contraire, il faudrait que l'altération siégeât entre l'émergence de la corde du tympan et la périphérie, etc., etc.

On voit que ces questions ne sont pas indifférentes pour le clinicien. Si elles étaient arrivées à un degré suffisant de clarté et de certitude, elles pourraient fournir des éléments fort utiles pour le diagnostic. Mais, dans l'état où elles sont, je crois qu'il serait imprudent de trop sérieusement s'appuyer sur elles. Il faut réunir de nombreux faits cliniques, les analyser soigneusement, et puis on essayera de conclure.

Pour le moment, il semble être démontré par les observations recueillies scientifiquement que les troubles du goût apparaissent dans la paralysie du facial quand la lésion est placée assez haut au-dessus de l'origine de la corde du tympan, et ils deviennent ensuite beaucoup plus rares quand la lésion siége encore plus haut, du côté des centres. — Voilà la seule conclusion que nous proposerons à titre provisoire.

Au même point où apparaissent les modifications dans le goût, se développent aussi les troubles dans la *sécrétion salivaire*. On connaît l'expérience de Cl. Bernard : la corde du tympan est un nerf sécréteur ; il exerce une action hypercrinique sur la salivation. Quand la lésion produisant la paralysie du facial siégera au-dessus de l'issue de ce nerf, elle devra diminuer la sécrétion salivaire.

Ce fait n'est pas toujours observé en clinique. Arnold l'a constaté cependant en 1838, Romberg et d'autres plus tard : les malades se plaignent alors de sécheresse dans la moitié correspondante de la bouche, ils disent que l'eau ne leur coule pas dans cette moitié de la cavité buccale.

Au-dessus de la corde du tympan, le facial émet encore des branches

importantes qui vont à l'*oreille* et agissent sur la tension de la membrane du tympan. Au ganglion géniculé même, il donne le petit pétreux, qui va au ganglion otique, et par là au muscle interne du marteau ; plus bas, il donne un filet qui va au muscle de l'étrier. Or, le muscle interne du marteau tend la membrane du tympan, et le muscle de l'étrier au contraire paraît la distendre. C'est en faisant varier cette tension de la membrane du tympan qu'on augmente ou qu'on diminue, qu'on renforce ou qu'on modère l'intensité des sons transmis ; on réalise les *forte* ou les *piano*, comme dit Poincaré. On comprend donc que la paralysie du facial, quand la lésion siége au-delà de l'origine d'un de ces nerfs ou de tous les deux, doit influer sur l'ouïe.

Le fait a été en effet constaté cliniquement. Je ne parle pas, bien entendu, des cas dans lesquels il y avait une maladie de l'oreille antérieure ou concomitante. Mais, l'oreille étant saine, on a observé des phénomènes auditifs qui étaient sous la seule dépendance de l'altération du facial.

Roux, parlant à l'Institut d'une paralysie faciale dont il était atteint lui-même, signale un ébranlement douloureux de sa membrane du tympan par des sons un peu forts. Wolff observe aussi un fait analogue, et Landouzy a fait une étude complète de la question en 1850. L'exaltation de l'ouïe est très-souvent constatée dans l'hémiplégie faciale et du côté paralysé ; elle apparaît et disparaît avec la paralysie. Pour en constater l'existence, il est quelquefois nécessaire d'impressionner l'ouïe par un bruit éclatant et d'autant plus intense qu'on s'éloigne davantage du début de l'affection. Landouzy se servait d'un pistolet, d'abord avec une simple capsule, puis à poudre, et le faisait détoner derrière le malade. — Il ne s'agit donc pas, comme le remarquait Dechambre, d'une hyperacousie vraie, c'est-à-dire d'une aptitude plus grande à percevoir des sons faibles ou à une distance plus considérable ; c'est un ébranlement douloureux de la membrane du tympan, dû à ce que cette membrane ne peut pas se mettre au degré de tension voulu par l'intensité du bruit perçu.

Landouzy et les auteurs français attribuent ce phénomène uniquement à la paralysie du muscle interne du marteau ; ils en font par suite le signe d'une lésion siégeant sur le facial, au-dessus du ganglion géniculé. Erb et les Allemands tiennent compte du muscle de l'étrier, dont le nerf naît plus bas : le symptôme peut donc alors se présenter déjà quand la lésion est un peu au-dessous du ganglion géniculé.

Nous arrivons maintenant, en remontant le tronc du facial, au ganglion géniculé lui-même. En dehors de la branche déjà mentionnée pour le ganglion otique, c'est là que naît le grand pétreux superficiel pour le ganglion sphéno-palatin. Par l'intermédiaire de ces ganglions, le facial innerve les muscles du *voile du palais*, péristaphylin interne et palato-staphylin (ganglion de Meckel), péristaphylin externe (ganglion otique). Ces muscles relèvent la luette, le voile du palais, et tendent le voile du palais ;

leur paralysie d'un côté déviera la luette et rendra le voile flasque et inégal.

Cliniquement, on a en effet constaté assez souvent la déviation de la luette. Debrou a voulu infirmer ces observations en montrant que physiologiquement déjà la luette est déviée chez certaines personnes. Mais Diday et d'autres ont vu la déviation de la luette, dans un cas de paralysie faciale, disparaître peu à peu en même temps que cette paralysie, ce qui prouvait bien la nature pathologique du phénomène.

Dans quelques cas aussi, les deux piliers du voile ont été entraînés dans le même sens que la luette, et présentent une courbure moins prononcée que celle de l'autre côté. On a noté encore du nasonnement, etc.

Ces troubles ne se produisent que quand la lésion siége au ganglion géniculé ou plus haut.

D'après l'hypothèse de Schiff, au-dessus du ganglion géniculé, les troubles du goût disparaîtraient aussi. Mais nous avons vu que ce fait a encore besoin d'être éclairci cliniquement.

Pour résumer tous les signes que nous venons d'indiquer, on remarquera que tous ces phénomènes sont des paralysies, des troubles moteurs multiples, que l'on peut considérer comme étant tous du même ordre. L'action sur les sens est elle-même indirecte. Le facial agit seulement sur les muscles qui facilitent l'exercice de ces sens. Ainsi, la paralysie de l'aile du nez empêche l'acte de flairer et gêne l'odorat ; la paralysie de l'orbiculaire empêche la fermeture et le clignement de l'œil et gêne la vue ; la paralysie du muscle de l'étrier et du muscle interne du marteau empêche l'accommodation auditive et gêne l'ouïe ; la paralysie des fibres lisses de la langue gêne, suivant la théorie de Cl. Bernard, l'exercice du goût dans la partie antérieure de cet organe.

Cette manière de concevoir les choses est très-simple et réduit ce tableau complexe à un seul phénomène : la paralysie motrice.

Nous avons à étudier maintenant l'état des muscles paralysés, et tout spécialement leur *état électrique*. Nous aurons particulièrement en vue la paralysie rhumatismale de la septième paire.

Erb distingue trois formes : une légère, une grave et une moyenne.

1. Dans la forme légère, il n'y a aucune espèce de modification dans l'excitabilité électrique, soit galvanique, soit faradique, dans les muscles ou dans les nerfs. Tout réagit comme dans l'état sain et pendant toute la durée de la paralysie. Dans tous ces cas, le pronostic est très-favorable : ces paralysies guérissent en deux ou trois semaines, spontanément ou par n'importe quelle médication. C'est une forme essentiellement bénigne.

2. Dans le type grave, on retrouve complétement tous les phénomènes de la réaction de dégénérescence déjà décrits : diminution, puis abolition de l'excitabilité galvanique et faradique des nerfs ; perte de l'excitabilité faradique des muscles ; augmentation quantitative et altération qualitative de l'excitabilité galvanique des muscles ; augmentation de leur excitabilité

mécanique. Ces formes de paralysie rhumatismale présentent les mêmes phénomènes et la même marche que les paralysies traumatiques, ce qui fait penser qu'il doit y avoir dans ces cas les mêmes lésions.

Le pronostic est ici essentiellement défavorable, la durée toujours assez longue, de deux, quatre, six mois et plus. Souvent encore, plusieurs années après la guérison de la paralysie, il y a une certaine lourdeur dans les mouvements, de légères contractures et des secousses musculaires.

3. On peut supposer maintenant tous les termes de transition entre ces deux formes extrêmes, d'où les formes moyennes.

Ici la réaction de dégénérescence n'est pas complète : les phénomènes musculaires sont bien ceux de cette réaction, mais l'excitabilité des nerfs ne disparaît pas entièrement, elle diminue seulement pour les deux espèces de courants. Dès la fin de la première semaine, on remarque cette diminution de l'excitabilité du nerf : il faut un plus fort courant que du côté sain pour produire la contraction minima, le même courant fait naître une contraction moindre que du côté sain ; mais les choses ne dépassent pas ce degré, et tout revient ensuite à l'état normal. Malgré cela, dans le cours de la deuxième ou, plus rarement, de la troisième semaine, les muscles présentent les anomalies de contractions décrites, et à ce moment, le nerf n'étant plus malade, le contraste est très-net entre l'excitation directe ou indirecte du muscle. L'excitation directe donne une contraction lente, soutenue ; la secousse par pôle positif à la fermeture (AnFS) est plus forte que la secousse par pôle négatif à la fermeture (KaFS). L'excitation indirecte (par le nerf) donne une contraction courte, instantanée, et la secousse par pôle négatif à la fermeture (KaFS) est plus forte que la secousse par pôle positif à la fermeture (AnFS).

Le pronostic est en général relativement favorable. Ces paralysies guérissent en quatre ou cinq semaines, et la motilité peut revenir bien avant que les phénomènes musculaires décrits aient tous disparu.

Cette classification des paralysies rhumatismales de Erb est fort intéressante pour le pronostic. Elle souffre néanmoins des exceptions. Brenner cite un cas léger guéri en peu de temps, et qui présenta cependant le deuxième jour une légère diminution de l'excitabilité galvanique et faradique, qui disparut bientôt. Le même auteur rapporte un autre cas qui avait les apparences d'une forme grave, avec réaction de dégénérescence complète, et qui guérit cependant en six semaines.

Les paralysies traumatiques présentent en général la réaction de dégénérescence typique. Pour les paralysies par compression, cela dépend de l'intensité de la compression : quand elle est grave, il y a réaction de dégénérescence ; quand elle est légère, il n'y a absolument rien.

Onimus[1] a signalé un fait intéressant qui permettrait de distinguer les

[1] *Rev. Sc. méd.*, V, 140.

paralysies traumatiques des paralysies rhumatismales. C'est l'apparition beaucoup plus rapide des phénomènes électriques dans les paralysies rhumatismales que dans les paralysies traumatiques. Ainsi, il cite des faits où ces signes apparurent dès les premiers jours, surtout le troisième jour, dans des paralysies rhumatismales, tandis qu'ils n'apparaissent pas avant le vingt-deuxième dans les cas traumatiques. Cela viendrait de ce que le froid agirait directement sur la terminaison des nerfs (nerfs intra-musculaires), tandis que le traumatisme, agissant sur le tronc nerveux, n'influencerait que plus tard les extrémités.

Les réactions électriques indiquées se retrouvent dans toutes les paralysies faciales périphériques, même quand elles dépendent d'une cause intra-crânienne. Rosenthal a cité plusieurs observations intéressantes dans lesquelles cette réaction avait permis de diagnostiquer l'origine extra-cérébrale, quoique intra-crânienne, de certaines paralysies produites par des tumeurs de la base du cerveau, par exemple.

Un autre caractère présenté par les muscles dans la paralysie faciale est l'absence de mouvements *réflexes* et de mouvements *associés*.

Les réflexes des paupières, du nez, etc., sont abolis, tandis qu'ils sont conservés dans les paralysies centrales. Il en est de même des mouvements associés que l'on peut trouver conservés dans les paralysies centrales. Je citerai, par exemple, la respiration, le rire, etc.

On a attiré récemment l'attention sur ce fait que les mouvements associés réapparaissent quand la guérison se produit. Les premiers mouvements exécutés apparaissent souvent sous cette forme. Si le malade cherche à fermer un œil, l'angle de la bouche du même côté est tiré en haut et en dehors; quand il veut ouvrir la bouche, il ferme l'œil, etc. On ne constate pas en général de phénomènes analogues dans les muscles innervés par le trijumeau ni dans les muscles du bras. Ces secousses peuvent aussi se produire par voie réflexe, à la suite d'une excitation du trijumeau à la peau, du nerf optique, etc. Quelquefois ces mouvements sont tout à fait spontanés; on observe quelques secousses par intervalles dans l'œil ou dans la bouche, comme un léger tic convulsif. Plus rarement on voit les crampes s'étendre, même au facial du côté opposé ou à des nerfs plus ou moins éloignés.

Hitzig attribue ces phénomènes à un état anormal d'excitabilité de la moelle allongée, produit (par un mécanisme inconnu) par la paralysie faciale périphérique. — Ils se présentent dans la terminaison des paralysies rhumatismales graves ou traumatiques et peuvent durer très-longtemps. On les a vus persister huit et même treize ans.

Dans la même catégorie de phénomènes, il faut placer les contractures secondaires des muscles paralysés. Duchenne a décrit cette contracture envahissant un ou plusieurs des muscles précédemment paralysés, et produisant ainsi une déviation de la face inverse de la précédente. Chaque muscle

développe alors l'action expressive qui lui est propre. Cliniquement, un retour trop rapide de la tonicité dans un muscle indiquerait l'envahissement prochain de la contracture. — Hitzig a repris l'étude de ces contractures, qu'il rapproche des mouvements associés et des convulsions que nous avons décrits : il les attribue à la même cause.

S'appuyant sur les travaux récents concernant la sécrétion sudorale et l'action de la pilocarpine, Straus[1] a eu l'idée d'explorer la *réaction sudorale* de la peau à la pilocarpine dans certaines lésions nerveuses et spécialement dans la paralysie faciale. — On peut pour cela, ou provoquer une sueur générale par une injection de 1 à 2 centigr. de nitrate ou de chlorhydrate de pilocarpine, ou ne produire qu'une sudation locale par une faible dose de 1 à 4 milligr.

Il résulte de ces recherches que : 1. Dans les paralysies d'origine centrale, la sueur de la peau du côté sain et celle du côté paralysé n'offrent aucune différence appréciable, ni pour le moment d'apparition, ni pour la quantité de sueur provoquée. 2. Dans les paralysies de la variété grave (avec réaction de dégénérescence), on constate dans la plupart des cas (4 fois sur 5) un retard manifeste, variant d'une demi-minute à deux minutes, de la sudation du côté malade sur le côté sain. 3. Enfin, dans la forme légère de la paralysie périphérique (sans réaction de dégénérescence), la réaction sudorale de la peau est normale, comme dans les paralysies centrales.

Il y aurait là une sorte de réaction de dégénérescence des nerfs sudoraux et des glandes sudorales parallèle à la réaction de dégénérescence des nerfs et des muscles. Cette dernière est cependant plus nette, parce que le facial est la seule source d'innervation motrice des muscles en question, tandis que ce nerf ne contient qu'une partie des nerfs sudoraux de la peau de la face, la plus grande partie provenant sans doute du trijumeau (Vulpian et Raymond).

On peut rapprocher de ces observations les résultats obtenus dans le service de Letiévant et rapportés dans la thèse d'agrégation de Bouveret, d'après lesquels la fonction sudorale, explorée à l'aide de la pilocarpine, est diminuée ou abolie dans les régions cutanées anesthésiées par des sections nerveuses.

MARCHE, DURÉE, TERMINAISONS. — Dans la paralysie *à frigore* ou rhumatismale, le début est en général rapide; quelquefois il y a certains phénomènes prodromiques, comme la douleur dans la face et dans la tête[2],

[1] Straus ; *Gaz. méd* , 1880, 2, 3 et 5 ; *Rev. génér.*, in *Rev. Sc. méd.*, XVI, 321. — Bouveret ; Th. d'agrég. Paris, 1880. — Bloch, Th. Paris, 1880.

[2] Webber a récemment attiré l'attention sur la douleur qui accompagnerait la paralysie dans plus de la moitié des cas. Elle siége surtout dans l'oreille, derrière l'oreille, et sur le trajet du maxillaire inférieur; quelquefois elle est plus générali-

des troubles de l'ouïe, etc.; puis la paralysie débute et atteint rapidement toutes les branches. Dans les cas légers, la motilité peut commencer à revenir au huitième, dixième jour, et la guérison est complète en deux ou trois semaines. La durée est plus longue dans les cas moyens. Dans les cas graves, la motilité ne revient pas avant le deuxième ou le troisième mois, et il faut encore deux ou trois autres mois pour que la guérison soit complète. C'est dans ces derniers que se présentent habituellement les divers troubles de motilité décrits : contractures, mouvements associés, etc.

Dans les paralysies traumatiques, il y a des cas légers et des graves, à durée variable. Dans les paralysies par compression, tout dépend de la gravité et de la persistance de la cause et de la lésion. Dans les paralysies centrales, tout varie également suivant l'altération.

Duchenne indique de la manière suivante l'ordre dans lequel les muscles recouvrent ordinairement le mouvement : buccinateur, grand zygomatique, petit zygomatique, élévateur commun de l'aile du nez et de la lèvre supérieure, pinnal radié, carré, triangulaire des lèvres, releveur de la houppe du menton, orbiculaire des lèvres, orbiculaire des paupières, frontal et sourcilier, triangulaire du nez et dilatateur de l'aile du nez. — Cette liste a une certaine importance, car si un muscle paraît retrouver le mouvement prématurément avant son tour, ce serait, d'après Duchenne, un signe de contracture prochaine.

Le Diagnostic de la paralysie faciale est en général facile ; il y a quelques difficultés seulement si elle est très-limitée, ce qui n'arrive pas dans la paralysie périphérique. L'important est de savoir si la paralysie que l'on constate est d'origine centrale ou périphérique.

Si toutes les branches sont atteintes, elle est plutôt périphérique ; si l'orbiculaire des paupières reste intact, elle est plutôt centrale. L'absence des réflexes, la réaction électrique décrite (perte de la contractilité faradique et galvanique pour le nerf, perte de la contractilité faradique avec exaltation de la contractilité galvanique pour le muscle), sont des signes de paralysie périphérique. Pour les paralysies centrales, on a au contraire l'hémiplégie, les phénomènes intellectuels, etc.

Peut-on aller plus loin ? Une paralysie périphérique étant donnée, peut-on préciser en quel point de son trajet le nerf facial est atteint ? Erb le croit et donne des règles que nous avons déjà indiquées : 1. La lésion porte sur le tronc du facial, en dehors du canal de Fallope : il y a paralysie des muscles de la face et rien autre. 2. La lésion siége dans le canal de Fallope, au-dessus du point d'émergence de la corde du tympan et celle du nerf du

sée. Webber l'attribue, soit à des filets de la cinquième paire, soit surtout au rameau auriculaire du pneumogastrique qui s'anastomose avec le facial (*Rev. Sc méd.*, XI, 149.)

muscle de l'étrier : mêmes signes que tout à l'heure, et en plus paralysie du goût et diminution de la sécrétion salivaire. 4. La lésion est entre l'émergence du nerf du muscle de l'étrier et le ganglion géniculé : mêmes signes, plus la finesse exagérée de l'ouïe, ou plutôt hyperalgésie auditive. 5. L'altération est au ganglion géniculé : mêmes signes, plus la paralysie du voile du palais et de la luette. 6. La lésion siége au-dessus du ganglion géniculé : mêmes signes, moins les troubles du goût.

On trouvera l'élément principal du Pronostic dans les signes électriques indiqués, qui permettent de ranger un cas donné de paralysie faciale dans une des trois formes : légère, moyenne ou grave.

Traitement. — On devra d'abord remplir l'indication causale quand on le pourra : ainsi, j'ai cité un fait dans lequel la guérison avait été amenée par l'ouverture de la membrane du tympan, donnant issue au pus de l'oreille moyenne ; de même, si le nerf était comprimé par une lésion syphilitique, on devrait agir en conséquence.

Comme traitement direct, on prescrit quelquefois la strychnine et les excitants de différents ordres. Si la paralysie est de nature rhumatismale, les bains de vapeur rendraient des services, mais le traitement local le plus employé est l'électricité.

Les deux ordres de courant ont été préconisés à outrance et, chose curieuse, chacun d'eux a été accusé de tous les accidents par les partisans de l'autre mode d'électrisation. C'est notamment ce qu'ont fait Duchenne pour le courant faradique contre le courant galvanique, et Remak pour le courant continu contre le courant interrompu. Nous indiquerons les règles de l'emploi de ces deux moyens, posées par Duchenne et par Erb.

Sous l'influence de la *faradisation* localisée, la tonicité reparaît progressivement dans les muscles paralysés ; on peut électriser le nerf facial ou chacun des muscles paralysés. Ce dernier procédé est préférable au premier, qui facilite et augmente la contracture. En localisant le courant sur chaque muscle, on peut prolonger inégalement son action suivant la lenteur de la guérison particulière de ce muscle et les menaces d'apparition des contractures.

On emploiera d'abord les courants à intermittences rapides ; puis on les ralentira quand la tonicité aura reparu, et on n'en permettra que une à quatre par seconde, pour éviter les contractures.

Du reste, malgré la contracture elle-même, on peut continuer la faradisation, mais avec des intermittences lentes et dans des séances courtes et éloignées.

La *galvanisation* est nécessaire, d'après Erb, pour les cas graves. Dans les premières semaines, on fait le traitement périphérique des rameaux nerveux et des muscles une fois par semaine ; dès que les premières traces

de motilité reparaissent, on rapprochera et on régularisera les séances. On emploiera un courant d'une intensité variable suivant les malades (de six à dix éléments).

C. Paul[1] place le pôle positif sur l'apophyse mastoïde ou sur le tronc du facial à la sortie de la parotide, et le pôle négatif sur le muscle à modifier et le plus près possible du point où le nerf pénètre dans le muscle. Il emploie de quinze à vingt-cinq éléments[2]. On fait passer le courant de deux à cinq minutes, puis on change le sens. Les séances durent un quart d'heure.

Dans les cas de paralysie faciale de cause périphérique, dit Onimus[3], on obtient une guérison presque toujours certaine et souvent rapide par l'action des courants continus.

Comme Appendice à l'étude de la paralysie du facial, nous devons étudier séparément la *paralysie faciale des nouveau-nés* et la *paralysie faciale double*.

C'est P. Dubois qui a le premier attiré l'attention sur la paralysie faciale des nouveau-nés ; il l'attribue à la pression du forceps sur le nerf de la septième paire. Quelques auteurs avaient bien déjà observé le phénomène, mais ils l'avaient attribué à la compression du cerveau. Landouzy en fit l'objet de sa Thèse inaugurale, qui est un travail complet sur la question (1839).

Étiologie. — Les cuillers du forceps, placées aux extrémités du diamètre transversal de la tête de l'enfant, peuvent comprimer le facial à sa sortie du rocher, et cela d'autant plus facilement que l'apophyse mastoïde et le maxillaire inférieur sont peu développés. Quelquefois aussi, sans que le forceps ait été appliqué, la tête a pu être comprimée par une tumeur intra-pelvienne, par l'angle sacro-vertébral saillant, l'ischion, etc.

Symptômes. — Quand l'enfant est au repos et les yeux ouverts, on ne remarque rien d'anormal. Cela vient de ce qu'il n'y a pas de mimique, pas d'expression de figure chez le nouveau-né. Mais dès que l'enfant crie, ou plutôt du moment où il va crier, tous les mouvements variés dont la face est le siége sont d'une asymétrie complète ; la bouche se tord, le côté paralysé est entraîné passivement, etc. Cet état anormal persiste tout le temps que l'enfant crie ; puis tout paraît rentrer dans l'ordre.

Dans certains cas, toutes les branches du facial sont frappées (œil et bouche) ; d'autres fois la branche supérieure ou la branche inférieure est atteinte (œil ou bouche). Quand l'orbiculaire des paupières est frappé, la

[1] *Soc. Thérap.*, 1873.

[2] Ces questions d'intensité ne sont pas précises, parce que tous les auteurs ne se servent pas des mêmes piles.

[3] *Loc. cit.*, pag. 151.

lagophthalmie est un signe facile à constater pendant le sommeil de l'enfant.

Ordinairement éphémère, cette paralysie disparaît en général le jour même ou quelques jours après. La *Durée* peut être de quelques heures à deux mois. Duchenne a cependant observé deux cas dans lesquels la paralysie persistait à 5 ans et demi et à 15 ans. C'est tout à fait exceptionnel.

Le *Pronostic* est bénin ; la paralysie ne peut préoccuper un peu que par la gêne qu'elle apporte souvent à la succion.

Parrot et Troisier[1] ont récemment eu l'occasion d'étudier les *lésions* du nerf dans trois cas de cet ordre. Ce sont les lésions de compression. Mais quand la compression est assez forte pour produire des altérations graves, le plus souvent le traumatisme général a été violent et entraîne la mort d'un autre côté.

Comme *Traitement*, on prescrira surtout des soins hygiéniques. Troisier recommande de ne pas serrer les vêtements autour de la tête et du cou des enfants, de les coucher sur le dos, en plaçant à contre-jour l'œil qui reste toujours ouvert ; de faire couler le lait dans la bouche si l'enfant ne tète pas. — On pourrait même employer un faible courant galvanique ou faradique ; mais c'est le plus souvent inutile, et il vaut mieux l'éviter.

Ch. Bell constata un exemple de PARALYSIE FACIALE DOUBLE (*diplégie faciale*) en 1836 ; puis Constantin James en observe un autre à la consultation de Magendie, en 1841. Le vrai travail important sur la question est dû à Davaine, en 1852 ; plus tard, nous citerons Wachsmuth et Pierreson.

L'*Étiologie* comprend les mêmes causes que pour la paralysie unilatérale du facial : seulement il faut qu'elles agissent bilatéralement. Ainsi, une chute peut fracturer les deux temporaux ; la scrofule et la syphilis produisent des lésions des deux oreilles ; le froid agit sur les nerfs des deux côtés, etc.

Symptomatiquement, la figure ne présente aucune asymétrie au repos. Seulement la face est sans expression, le sujet a un masque sans mimique possible. Les impressions ne se traduisent plus que par les changements de coloration des joues. D'autre part, le clignement des paupières a disparu ; il y a une lagophthalmie double, épiphora des deux côtés. Le front ne présente point de rides ; les joues sont flasques. Les aliments et la salive ne circulent pas et sortent incessamment de la bouche. Les narines s'affaissent dans l'inspiration. Les malades ne peuvent ni cracher, ni siffler, ni souffler. Ils sont gênés pour prononcer certaines lettres, comme les voyelles *a*, *o*, *u* et les consonnes *l*, *m*, *n*, *p*. Si la lésion siége plus haut, les mouvements de la langue même peuvent être gênés. La voix est nasonnée ; les liquides passent dans le nez. Le goût est diminué.

Les mouvements de mastication et la sensibilité générale sont conservés

[1] *Arch. de Tocol.*, 1876.

Le plus souvent, les deux paralysies faciales se superposent successivement. De même, la guérison peut arriver d'un côté avant de se présenter de l'autre. Dans les deux cas, il y a une période initiale et une période terminale, où la face est tordue et déviée, comme dans la paralysie ordinaire de la septième paire.

Trousseau a insisté sur le *Diagnostic* différentiel de la diplégie faciale et de la paralysie labio-glosso-laryngée. Dans ce dernier cas, la maladie ne s'étend pas à la partie supérieure de la face; la mimique n'est pas abolie, et les malades, mourant par la paralysie des muscles respiratoires, conservent encore assez de jeu dans la physionomie pour exprimer leur reconnaissance aux personnes qui les soignent. De plus, les mouvements de la langue et la déglutition sont beaucoup plus altérés. Les réactions électriques ne sont également pas les mêmes.

Il faut encore distinguer la paralysie double faciale de cette forme de paralysie glosso-labiée, d'origine cérébrale, sur laquelle Lépine[1] a récemment attiré l'attention, et qui est produite par une double lésion siégeant symétriquement dans les deux hémisphères cérébraux. Le meilleur signe distinctif sera la persistance des réflexes dans cette dernière forme de paralysie, qui s'accompagne, de plus, des autres symptômes d'altération centrale.

Pour le reste de l'histoire de la diplégie faciale, on n'a qu'à se reporter à la description générale de la maladie de Ch. Bell.

CHAPITRE III.

PARALYSIE DES NERFS MOTEURS DE L'ŒIL[2].

L'étude complète de ces paralysies appartient plutôt à l'ophthalmologie. Cependant, comme elles se rencontrent dans bien des cas médicaux, la méningite, le refroidissement, les maladies cérébro-spinales, etc., nous devons en dire un mot pour remplir notre cadre, sans insister cependant sur les détails.

Anatomie et Physiologie. — On sait que trois paires crâniennes contribuent à la moitié du globe oculaire : la troisième paire (oculo-moteur commun), la quatrième paire (pathétique) et la sixième paire (oculo-moteur externe).

Le premier de ces nerfs, né d'un noyau situé près de la ligne médiane

1. *Rev. mensuelle*, 1877, 12, et 1878, 6. — Rosenthal vient de publier un fait analogue (*Beitr. z. Kenntniss d. motor. Rindencentren des Menschenhirnes.— Wiener Mediz. Press*, 1878.

2. Gintrac, art. *Face* ; et Panas, art. *Oculo-moteur* (nerf), in *Nouv. Dictionn. Méd. et Chir. prat.* — Erb, *loc. cit.* — Landouzy ; *Arch. de Méd.*, 1877.

de la protubérance, vient émerger à la face interne du pédoncule, sur le côté de l'espace interpédonculaire. De là, il se dirige en avant, pénètre dans le sinus caverneux, puis dans l'orbite par la partie la plus large de la fente sphénoïdale, et se divise en deux branches : la supérieure, qui fournit au droit supérieur et à l'élévateur de la paupière supérieure; l'inférieure, qui fournit au droit interne, au droit inférieur et au petit oblique. Par cette dernière branche, le même nerf fournit au ganglion ophthalmique, et par là au muscle ciliaire et à l'iris.

Le pathétique émerge en arrière des tubercules quadrijumeaux, contourne la protubérance et la face inférieure du pédoncule cérébral, gagne le sinus caverneux, pénètre dans l'orbite à la partie interne de la fente sphénoïdale et se termine dans le grand oblique.

Le nerf de la sixième paire sort dans le sillon situé entre le bulbe et la protubérance, va toujours à l'orbite par le sinus caverneux et la fente sphénoïdale, et se distribue au droit externe.

Pour la physiologie de ces nerfs, il faut se rappeler que le droit interne et le droit externe portent l'œil en dedans ou en dehors; le droit inférieur le porte en bas et en dedans, le droit supérieur en haut et en dedans; le grand oblique en bas et en dehors, et le petit oblique en haut et en dehors, ces deux derniers en imprimant un mouvement de roulement au globe.

Le plus souvent, un acte donné quelconque de l'œil, comme l'élévation ou l'abaissement, résulte de l'action combinée de deux ordres de muscles : le droit supérieur et le petit oblique pour l'élévation, le droit inférieur et le grand oblique pour l'abaissement.

De plus, la troisième paire agit sur l'iris pour contracter la pupille (il est antagoniste du grand sympathique) et par les muscles ciliaires agit sur l'accommodation.

Tous ces renseignements sont nécessaires pour comprendre l'histoire de ces paralysies et spécialement leur étiologie et leurs symptômes.

Étiologie. — Les causes peuvent agir sur les nerfs, sur les centres ou sur l'état général.

Le *refroidissement* a une action incontestable. Panas émet cependant des doutes en disant que le rôle de l'ataxie locomotrice et des maladies analogues dans la pathogénie de ces paralysies était inconnu il y a peu de temps encore, ce qui rend suspectes un certain nombre des observations publiées.

Il existe pourtant des faits positifs de paralysie rhumatismale et de paralysie *à frigore*, spécialement pour la troisième et la sixième paire. Ces paralysies peuvent même persister au point d'entraîner la sclérose du nerf, comme on l'a constaté dans un cas cité par Erb.

Les *traumatismes* peuvent agir de différentes manières : coup sur l'œil, corps de différente nature pénétrant dans l'orbite, fractures et autres lésions de la base du crâne, etc.

Une *compression* mécanique peut être exercée par des tumeurs de l'orbite où de la base du crâne (anévrysmes, périarthrites, etc.) C'est ainsi qu'agit l'anévrysme de la carotide interne ou la simple dilatation de cette artère, comme cela arrivait dans ce cas de Lebert où une tumeur cérébrale comprimait la carotide interne, qui, tendue et dilatée, comprimait le moteur oculaire externe.

On a noté aussi la propagation de l'inflammation dans certains cas de méningite de la base, d'érysipèle de la face, etc.

Dans les lésions *centrales* qui peuvent produire des paralysies oculaires, on a toujours cité celles qui siégent à la base du cerveau et du mésocéphale; il faut aujourd'hui y ajouter les lésions corticales. Leur existence a été bien mise en lumière dans le fait que nous avons publié nous-même et dans les observations réunies par Landouzy. Quand les altérations siégent dans l'écorce cérébrale, les paralysies peuvent être plus dissociées que quand la lésion siége à la base : ainsi, le seul rameau de l'élévateur de la paupière supérieure a été trouvé intéressé dans une série de cas de cet ordre. Le siége plus précis que doit occuper la lésion dans l'écorce pour produire ces phénomènes est encore incomplétement déterminé. Il semble qu'il faille le chercher en dehors de la zone motrice commune, dans la région du pli courbe.

Les lésions du *cervelet* doivent aussi être signalées ici. L'influence de cette partie de l'encéphale sur les mouvements des globes oculaires semble démontrée aujourd'hui par la physiologie expérimentale et par la clinique[1].

Il est impropre de dire que les maladies de la *moelle* peuvent produire les paralysies oculaires. Ce sont en réalité des maladies cérébro-spinales, à localisation principale mais non exclusive sur la moelle, comme l'ataxie locomotrice progressive, la sclérose en plaques ou la paralysie générale, qui entraînent ces paralysies. Galezowski, Magnan, ont démontré que dans ces cas on peut observer toutes les combinaisons possibles de troubles moteurs oculaires.

Enfin, certaines *maladies générales* entraînent quelquefois ces paralysies par des mécanismes variés. Ainsi, la syphilis les produira par des lésions osseuses, par des gommes intra-crâniennes, ou directement par des altérations des nerfs. La diphthérie peut aussi frapper quelquefois certaines branches de la troisième paire. Erb cite encore les maladies aiguës et certaines intoxications par le tabac, l'alcool, etc., et Cohn (de Breslau)[2] le diabète sucré.

L'étiologie peut être décrite en général pour tous les nerfs moteurs de l'œil pris ensemble ; mais pour la SYMPTOMATOLOGIE, il est indispensable

[1] Voyez l'observation que nous avons publiée dans le *Montpellier médic.*, juillet 1878.

[2] *Knapp's Arch.*, VII, 133. *Centralbl. f. Nerv.*, II, 14.

de distinguer. Nous commencerons cependant par rappeler quelques généralités bonnes à connaître; elles sont dues à de Græfe, et nous les citons d'après Erb.

On peut d'abord apprécier la perte ou la diminution d'activité musculaire directement dans le muscle atteint, pris en lui-même et à part; pour cela, on constate la diminution d'excursion du globe oculaire dans le sens du muscle paralysé. Mais s'il s'agit d'une simple parésie, ce moyen est peu précis.

Les phénomènes principaux sont fournis par le trouble apporté dans les mouvements associés des deux yeux, trouble apporté dans la synergie des deux yeux nécessaire pour la vision directe et surtout trouble dans la position relative des globes (strabisme paralytique) et trouble dans la position relative des axes visuels (diplopie). Dans les mouvements synergiques des deux yeux, un œil restant en retard sur l'autre, il en résulte objectivement le strabisme et subjectivement la diplopie.

Dans ce cas, la distance des deux images perçues augmente quand, en déplaçant l'objet fixé, on se rapproche du domaine du muscle paralysé: c'est là le caractère différentiel de chaque strabisme. Ainsi, si le muscle droit interne est paralysé à droite, si on rapproche l'objet du nez, la distance des images augmente. C'est là le caractère de ce strabisme particulier.

Voici encore une autre règle posée par de Græfe pour trouver l'œil malade par l'examen de la diplopie. L'écartement des images est maximum d'un côté : à gauche, à droite, en haut ou en bas ; l'œil dont l'image est de ce côté par rapport à l'image de l'autre œil est l'œil malade. Ainsi, si le maximum d'écartement se produit quand l'objet est à gauche, c'est l'œil dont l'image est le plus à gauche qui est malade. Supposez, par exemple, une paralysie du droit externe gauche : le maximum d'écartement se produira, d'après la première règle, quand l'objet est à gauche ; or, à ce moment, l'image de l'œil gauche sera à gauche de l'image de l'œil droit. On dit qu'il y a diplopie directe et on conclut que l'œil gauche est malade. Si au contraire c'est le droit interne qui est paralysé, le maximum se produira encore quand l'objet sera à gauche, mais c'est l'œil droit qui aura son image à gauche de l'autre ; la diplopie sera croisée, et l'on conclura que l'œil droit est malade.

Il va sans dire que pratiquement, pour découvrir quelle est l'image qui est à gauche et celle qui est à droite, il suffit de faire fermer un œil en demandant au malade si c'est l'image droite ou l'image gauche qui disparaît.

On peut aussi poser le principe suivant : Dans le strabisme convergent, la diplopie est homonyme ou directe; dans le strabisme divergent, la diplopie est croisée. On se rendra facilement compte de la chose avec une figure que chacun peut faire. Une image étant sur la *fovea*, si une autre image tombe à droite de la *fovea*, l'objet est vu à gauche du premier ; si elle tombe à gauche, il est vu à droite. Il s'ensuit que dans chaque œil, si

l'image tombe en dedans de la *fovea* (strabisme convergent), l'objet est vu en dehors (diplopie directe); si elle tombe en dehors (strabisme divergent), il est vu en dedans (diplopie croisée).

Quelquefois la diplopie est très-faible et les malades ne s'en doutent pas; ou bien ils sont parvenus à corriger cette infirmité d'une manière ou d'une autre. Un bon moyen dans ce cas pour découvrir la diplopie est de placer un verre coloré devant un œil, en attirant fortement l'attention du malade : une image étant alors rouge, tandis que l'autre ne l'est pas, le sujet les distingue bien l'une de l'autre.

C'est même là un moyen de constater la diplopie physiologique. Quand on fixe un objet, tout autre objet situé en avant ou en arrière du premier est vu double. Fermez alternativement chaque œil, et vous voyez ce second objet apparaître successivement à gauche et à droite du premier; ou bien mettez un verre rouge devant un œil, et vous constaterez aussi le phénomène [1].

Un autre bon signe pour reconnaître une paralysie peu intense d'un muscle oculaire est l'entraînement secondaire de l'œil sain. Ainsi, supposez une paralysie du droit externe à gauche; faites fixer un objet en dehors par l'œil gauche seul : à cause même de sa paralysie, le malade fait de violents efforts pour porter l'œil à gauche. Un effort synergique a lieu de l'autre côté, et l'œil droit est fortement entraîné vers le nez. La déviation de l'œil sain est ainsi beaucoup plus grande que celle de l'œil malade.

Cette déviation secondaire et provoquée de l'œil sain est toujours beaucoup plus marquée que la déviation primitive et spontanée (en sens inverse) de l'œil malade. Elle permet de distinguer les paralysies peu intenses et les paralysies des muscles qui, comme celle de l'oblique supérieur, entraînent naturellement une faible déviation de l'œil.

Une autre conséquence importante des paralysies que nous étudions est pour le patient une fausse localisation des objets vus. Quand il fixe avec l'œil malade, il se rend mal compte de la situation exacte des choses. S'il cherche à toucher un objet qu'il regarde avec son seul œil malade, il se trompera. S'il y a, par exemple, paralysie du droit externe, il ira trop en dehors, et puis ramènera son doigt en dedans vers l'objet. De même si en marchant il cherche à se diriger vers un but précis.

S'il y a paralysie simultanée de plusieurs muscles de l'œil, ce phénomène croît, devient très-gênant, notamment dans la marche. Le malade est continuellement obligé de corriger ses impressions; puis, ces fausses localisations finissent par lui donner la même sensation que si les objets eux-mêmes se déplaçaient; d'où le vertige, qui peut aller jusqu'à entraîner des vomissements.

Certains auteurs attribuent ces vertiges à la diplopie (Panas). Le vertige

[1] Javal, art. *Diplopie*, in *Nouv. Dictionn. Méd. et Chir. prat.*

par diplopie ne se produit que dans la vision binoculaire, tandis que le vertige par fausses localisations a lieu dans la vision monoculaire.

Le malade fait en même temps, pour mouvoir son œil, des efforts musculaires qui peuvent devenir très-gênants.

Pour tous ces motifs, le sujet cherche à corriger son infirmité, à en conjurer tous les inconvénients. Ainsi, il fermera l'œil malade pour éviter la diplopie, ou bien il inclinera la tête de telle manière que les images viennent se faire sur des points correspondants des deux rétines, et que la diplopie disparaisse. Ces attitudes de la tête sont remarquables et caractéristiques pour la paralysie de chacun des muscles oculaires.

Quand la paralysie est déjà un peu ancienne, les malades apprennent aussi à neutraliser une image. Quelquefois ils s'habituent à neutraliser alternativement l'une ou l'autre image, si le strabisme est bilatéral. Mais s'il est monolatéral, la neutralisation porte toujours sur le même œil, et la sensibilité de la rétine en souffre. Voilà pourquoi les anciens strabiques (de l'enfance) ne voient pas double. Mais on peut le plus souvent faire réapparaître leur diplopie avec des verres colorés. Ou bien encore, si l'on dispose dans un stéréoscope deux pains à cacheter placés de telle sorte qu'ils se fusionnent pour tout le monde, le strabique les voit double (Javal).

Notons encore l'exploration des yeux avec les prismes, qui par leur déviation corrigent la déviation des images et peuvent faire disparaître la diplopie. C'est un moyen de mesurer en même temps que de corriger le strabisme.

Enfin, la contracture des antagonistes peut se produire par défaut de compensation, excès d'activité ; elle exagère alors considérablement la déviation déjà produite par la paralysie. La contracture peut également frapper certains muscles sains ; ce sont ceux qui présentent la déviation secondaire dont nous avons déjà parlé. Cette déviation secondaire peut entraîner le spasme de ce muscle et celui des autres muscles innervés par la même paire, de tout l'oculo-moteur commun par exemple[1].

Il faut aussi se méfier, dans l'appréciation des paralysies, d'autres phénomènes curieux qui peuvent se passer dans l'œil sain. Ainsi, la synergie des deux yeux peut être conservée malgré la paralysie de la sixième paire ; le droit interne de l'œil sain, qui doit se contracter en même temps que le muscle malade, dans les mouvements synergiques, oscille en contractions courtes, insuffisantes, comme le droit externe paralysé lui-même. C'est là ce qu'on peut appeler l'inaction conjuguée du droit interne du côté sain. Mais si l'on couvre l'œil malade, l'œil sain fonctionne régulièrement, parce qu'il n'y a plus de mouvements synergiques[2].

Ce sont là des phénomènes qui font admettre une sorte de vasselage d'un

[1] Parinaud ; *Gaz. hebd.*, 1874, 46.

[2] Féréol ; *Gaz. des Hôp.*, 1877, 90 et 93.

œil à l'autre, par habitude d'association, surtout quand l'œil malade est le meilleur comme acuité visuelle[1].

Cela posé d'une manière générale pour tous les nerfs moteurs de l'œil, nous pouvons aborder maintenant la symptomatologie particulière de la paralysie de chacun d'eux, symptomatologie que la physiologie permet du reste de prévoir facilement.

I. *Oculo-moteur commun.* — Dans la paralysie complète de toutes les branches de ce nerf, ce qui frappe tout d'abord le malade et le médecin, c'est le ptosis : l'œil est plus ou moins complétement fermé, et le sujet fait de vains efforts pour l'ouvrir. Il cherche à y suppléer avec le muscle fronto-sourcilier, qui est fortement contracté de ce côté. Quelquefois le malade abaisse tant qu'il peut le globe oculaire avec le grand oblique, et puis il renverse fortement la tête en arrière, pour y voir. C'est là une attitude caractéristique (Panas).

L'œil est immobile ; le mouvement n'est plus possible qu'en dehors et en bas ; tous les efforts musculaires aboutissent aux mouvements des deux muscles restés sains : le droit externe et le grand oblique ; peu à peu, alors, des contractures secondaires s'établissent dans ces muscles et immobilisent complétement l'œil. — Notez qu'avant cela, quand le malade abaisse l'œil, c'est en le faisant tourner en même temps autour de son axe (grand oblique).

On constate aussi la dilatation et l'immobilité de la pupille. Ce symptôme peut cependant ne pas se présenter dans des cas de paralysie complète de la troisième paire ; on admet alors une anomalie anatomique : le filet de l'iris, qu'Adamück considère comme ayant une origine indépendante, peut s'accoler à une autre paire, la sixième par exemple. La mydriase est du reste modérée et peut encore être exagérée par l'atropine quand le grand sympathique n'est pas atteint. — L'accommodation n'est pas supprimée, mais elle est plus ou moins gênée.

Il y a le plus souvent diplopie : elle est horizontale et un peu verticale. Les deux images sont à côté l'une de l'autre, à cause de la paralysie du droit interne, et, comme le strabisme est divergent, la diplopie est croisée (l'image de l'œil malade est du côté opposé à cet œil). Mais la paralysie du droit inférieur d'une part, du droit supérieur et du petit oblique d'autre part, entraîne un peu de diplopie verticale, quand le regard est au-dessus ou au-dessous du plan horizontal : l'image fautive est au-dessus de l'autre si on lève le regard, et au-dessous si on le baisse. La diplopie augmente quand l'objet se rapproche et quand il est porté vers le muscle paralysé (droit interne), c'est-à-dire vers l'œil sain.

Le malade peut ne pas éprouver de diplopie; il obtient ce résultat, soit en inclinant la tête, soit en neutralisant l'image fautive ; résultat qui peut être obtenu déjà deux ou trois semaines après le début de la paralysie (Panas).

[1] Revillout ; *Gaz. des Hôp.*, 1377, 98.

Quelquefois il y a une légère exophthalmie paralytique, à cause du relâchement général de presque tous les muscles du globe.

Les vertiges ne se produisent que quand il n'y a pas de ptosis.

Les diverses branches peuvent être atteintes isolément, ou bien leurs paralysies partielles peuvent s'associer de différentes manières. La symptomatologie est facile à prévoir dans chacun de ces cas.

1. La paralysie de l'*élévateur de la paupière supérieure* entraîne le ptosis que nous avons déjà décrit.

2. Dans la paralysie du *droit supérieur*, l'œil ne peut pas ou presque pas dépasser en haut la direction horizontale ; l'œil est porté en bas et un peu en dehors par l'action de l'oblique inférieur (grand oblique) ; les deux images sont superposées, celle de l'œil malade étant dessus. La distance des images augmente avec l'élévation de l'objet, la diplopie disparaît quand l'objet est au-dessus du méridien horizontal. L'entraînement secondaire de l'œil sain se fait en haut. La tête est abaissée pour corriger la diplopie. Tous ces phénomènes s'exagèrent s'il y a contracture du droit inférieur.

3. Pour la paralysie du *droit interne* et du *droit inférieur*, le tableau symptomatique est facile à imaginer.

4. Le *petit oblique* porte le globe oculaire en haut et en dehors, mais sa paralysie ne produit pas de déviation bien manifeste de l'œil. Le plus souvent, pour constater cette paralysie, il faut observer l'entraînement secondaire de l'œil sain. En somme, il y un léger strabisme interne qui s'accentue dans les mouvements en haut et en dehors ; la diplopie est verticale et homonyme[1].

4. La paralysie des filets de l'*iris* entraîne la mydriase.

5. S'il y a parésie de l'*accommodation*, on constate l'éloignement du *punctum proximum*, l'impossibilité de fixer à courte distance, de lire une petite écriture, etc. C'est là un des phénomènes les plus constants de la paralysie diphthéritique (Erb).

II. La paralysie du *nerf pathétique* est difficile à reconnaître, parce que le grand oblique se contracte rarement isolément. Ce muscle porte l'œil en bas et en dehors, d'où déviation du globe en haut et en dedans ; « la tête est inclinée en bas et latéralement vers l'épaule du côté paralysé, afin de combattre le défaut de rotation de l'œil dans ce sens. Il existe surtout une diplopie spéciale dans la moitié inférieure du champ visuel; les images sont homonymes; l'image fausse est située sur un plan inférieur par rapport à l'image vraie; une grande fatigue de la vision, de la céphalalgie, des vertiges, des étourdissements, sont la conséquence de cette diplopie fatigante; de plus, dans quelques cas particuliers, une contracture secondaire du petit oblique peut se produire et causer de la diplopie dans tout le champ visuel[2].

[1] Voy. Cuignet ; *Journ. d'Ophthal.*, août et septembre 1872.

[2] Robin ; Th. d'agrég. Paris, 1880.

III. La paralysie du nerf *oculo-moteur externe* entraîne un symptôme très-simple : l'œil n'est pas mu en dehors, ou il ne l'est qu'avec des tremblements et des secousses. Plus tard, quand il y a contracture du droit interne, l'œil reste en dedans de la ligne médiane.

La déviation du globe est en dedans, le strabisme convergent, la diplopie en dehors du champ visuel, latérale et homonyme [1]. La tête est tournée vers le côté malade. Il y a une fausse projection des images en dehors du champ visuel. Les vertiges sont modérés.

C'est la plus fréquente des paralysies oculaires rhumatismales. Elle se présente souvent isolée.

Graux [2] a insisté, dans ces derniers temps, sur la paralysie du moteur oculaire externe avec paralysie conjuguée du droit interne du côté opposé. Cette étude, basée sur les recherches anatomiques de Duval, les expériences physiologiques de Laborde et les observations cliniques de Féréol, l'a conduit aux conclusions suivantes :

1. Il existe sur le plancher du quatrième ventricule une région très-limitée (*eminentia teres*, noyau de la sixième paire) dont les altérations pathologiques se traduisent par un symptôme caractéristique : la paralysie du muscle droit externe d'un œil avec inaction conjuguée du muscle droit interne de l'autre œil ; paralysie de la sixième paire avec déviation conjuguée de l'œil du côté opposé à la paralysie; déviation conjuguée des yeux (forme paralytique).

2. Cette paralysie du muscle droit interne n'est pas dans certains cas absolue; elle apparaît ou disparaît selon le muscle de l'autre œil avec lequel ce droit interne paralysé entre en synergie : ainsi, le muscle droit interne est paralysé dans la vision binoculaire à distance, parce que dans ce cas il agit avec son congénère le droit externe, lui-même paralysé; au contraire, ce muscle droit interne retrouve son action si on le fait se contracter avec son homonyme le droit interne de l'autre œil, qui est sain (vision binoculaire de près).

3. Et réciproquement, au point de vue du diagnostic, la présence de ce symptôme permet d'affirmer, de la façon la plus précise, que le noyau de la sixième paire est intéressé.

4. Jamais la paralysie du droit interne de l'œil sain ne s'observe dans les paralysies périphériques de la sixième paire, si près que la lésion soit du noyau.

5. Il est possible de mettre en opposition cette forme (paralysie centrale

[1] Dans un certain nombre de cas de paralysie de ce muscle, Cuignet a observé une diplopie « avec images homonymes et superposées de telle façon qu'elles sont absolument contraires dans les positions de haut et dans celles de bas». (*Journal d'Ophthal.*, octobre 1872. — *Rev. des Sc. méd.*, I, 377.)

[2] Th. Paris, 1878.

de la sixième paire) et la forme ordinairement décrite (paralysie périphérique de la sixième paire) en disant que la déviation secondaire de l'œil sain consiste dans le premier cas en un strabisme externe, dans le second en un strabisme interne.

Cette combinaison symptomatique s'explique par ce fait qu'il y a un faisceau anastomotique unissant le noyau de la sixième paire d'un côté au noyau de la troisième paire du côté opposé (Duval l'a constaté chez le chat, le singe, etc.), et qu'ainsi le muscle droit interne serait innervé, non-seulement par le noyau de l'oculo-moteur commun correspondant, mais aussi par le noyau de l'oculo-moteur externe du côté opposé pour les mouvements conjugués de latéralité.

La Marche, la Durée et la Terminaison de ces paralysies sont variables suivant la nature de la maladie. Le début est subit ou graduel : il s'annonce par la gêne de la vue d'abord, puis la diplopie ou la chute de la paupière. Survient ensuite une période stationnaire; puis les symptômes s'aggravent par la contracture secondaire des antagonistes. On constate quelquefois la disparition et la réapparition de ces paralysies, dans le tabes par exemple. S'il doit y avoir guérison, l'amélioration est progressive. Si la paralysie est incurable, le strabisme est persistant, avec correction de la diplopie. — Quelquefois on peut voir apparaître un strabisme permanent à l'œil sain par fatigue fonctionnelle ou entraînement secondaire exagéré du muscle.

Les paralysies ataxiques disparaissent sans traitement; elles sont souvent fugaces. Les paralysies rhumatismales durent peu de temps, quelques semaines, rarement plus. On observe plus de ténacité dans les paralysies syphilitiques et surtout dans les paralysies d'origine cérébrale.

Le Diagnostic est en général facile avec la méthode d'exploration et la connaissance des signes indiqués. La nature de la cause se tire des symptômes concomitants.

Le siége de la lésion est difficile à préciser. L'électrisation isolée du nerf ou du muscle ne peut pas, en effet, se faire; il faut se fier alors aux autres symptômes de la maladie : signes cérébraux, mésocéphaliques ; lésions d'autres nerfs crâniens, de l'orbite, etc.

Le Pronostic dépend des maladies. Le plus souvent il est variable dans les paralysies traumatiques et par compression, douteux dans les cas syphilitiques, souvent heureux dans les cas diphthéritiques.

Comme Traitement, on s'adressera d'abord à la cause : bains de vapeur, sudorifiques, s'il y a rhumatisme; traitement direct, local, s'il y a traumatisme; frictions mercurielles, iodure de potassium, s'il y a syphilis; toniques.

La strychnine peut être ordonnée contre la paralysie même.

En fait d'électrisation, Erb préfère la galvanisation à la faradisation : le pôle positif étant au cou, on promène le pôle négatif sur les paupières fermées, au niveau des muscles paralysés. On emploie des courants faibles pendant deux ou trois minutes, sans variations fortes. — Panas choisit, d'après Benedikt, les points d'émergence des filets sensitifs de la cinquième paire pour provoquer des réflexes utiles. — On peut aussi employer la faradisation avec le pinceau sur la paupière ou même sur la sclérotique; les séances seront de fort courte durée, avec emploi de courants très-faibles.

On peut faire exécuter aux muscles paralysés une gymnastique réglée en déplaçant les objets à fixer.

Le traitement prothétique ou chirurgical ne s'adresse pas à la paralysie elle-même, mais il cherche à pallier les troubles fonctionnels qui l'accompagnent et les conséquences qui en résultent. Nous en dirons un mot d'après Panas.

On emploie les verres prismatiques. Les prismes sont trop lourds s'ils sont gros ; alors on met devant les deux yeux des verres prismatiques qui, par leur double action, corrigent la vue anormale.— On peut aussi annuler l'action d'un œil par un verre noir. — Contre le ptosis, on a imaginé un petit suspenseur approprié, ou bien on diminue par une opération la hauteur de ce voile.

Contre la paralysie d'un muscle ne dépassant pas trois millimètres, Panas conseille la ténotomie simple de l'antagoniste. Si la déviation est plus grande, ajoutez la suture conjonctivale de Critchett, ou l'avancement du tendon du muscle parétique. On ne fait pas d'opération s'il n'y a pas de diplopie. Pour certains muscles, il vaut mieux opérer le congénère du côté sain (Panas).

Tout cela est compliqué et mériterait une étude approfondie. Je me contente de le signaler à titre de renseignements, en déclinant toute compétence pour l'apprécier.

CHAPITRE IV.

PARALYSIE DES AUTRES NERFS CRANIENS.

§ Ier. Paralysie du trijumeau. — La paralysie de la partie sensitive de la cinquième paire a déjà été décrite ; nous n'étudierons donc ici que la paralysie de sa portion motrice (nerf masticateur).

La portion motrice du trijumeau se distribue à plusieurs muscles, parmi lesquels il faut citer les muscles de la mastication : masséter, temporal, ptérygoïdiens interne et externe. Ce sont les seuls qui nous intéressent ici au point de vue clinique.

Étiologie. — Cette paralysie est rare. Ces nerfs, profondément situés

et bien protégés, sont rarement atteints par le traumatisme ou les refroidissements. Les causes les plus fréquentes de leur paralysie sont les lésions intra-crâniennes de la base : périostite, exostoses, carie ; extravasats, anévrysmes, tumeurs de toute sorte comprimant la troisième branche de la cinquième paire ; les affections cérébrales, de la protubérance ou de la moelle allongée. Certaines paralysies bulbaires peuvent s'accompagner de paralysie double des nerfs masticateurs. Duchenne a même attribué à ce signe une valeur pronostique exagérée dans la paralysie labio-glosso-laryngée.

Les *Symptômes* sont très-simples. — Quand la paralysie est unilatérale, il y a difficulté ou impossibilité de mâcher d'un côté, le malade ne mâche que du côté sain ; à la vue et au toucher, on constate que d'un côté il n'y a pas de contraction du masséter ou du temporal ; tandis que du côté sain on retrouve le gonflement et la dureté caractéristique. Le mouvement latéral de la mâchoire vers la partie saine est impossible, à cause de la paralysie des ptérygoïdiens.

Quand il y a parésie bilatérale, le sujet éprouve une grande fatigue dans la mastication : il ne peut plus mâcher le pain sec ou dur, la viande ; il fait des poses en mâchant ; et enfin, si la paralysie est complète, le maxillaire inférieur tombe sans force. Souvent il y atrophie des muscles. — Des contractures secondaires peuvent aussi se développer et fixer le maxillaire eu haut.

Barwinkel[1] a récemment publié un fait remarquable de diplégie du trijumeau : la mâchoire inférieure restait constamment abaissée ; le malade pouvait la mouvoir transversalement, mais les mouvements d'élévation étaient complétement abolis. Les muscles temporaux paraissaient presque entièrement atrophiés ; les courants faradiques les plus énergiques n'y déterminaient aucune contraction ; la galvanisation ne provoquait qu'une faible réaction ; la mastication était devenue impossible. Le facial, l'hypoglosse, étaient intacts ; il y avait seulement un ptosis double[2].

Erb a trouvé dans un cas d'origine périphérique une abolition complète de l'excitabilité faradique et galvanique.

Le plus souvent cette paralysie ne se présente pas à l'état isolé. Il y a en même temps anesthésie du trijumeau[3], paralysie de la troisième paire ou d'autres nerfs.

Lucæ aurait observé aussi dans cette maladie la paralysie du muscle tenseur du tympan, qui est innervé par le même nerf : d'où de l'hyperacousie et des sensations auditives anormales.

[1] *D. Arch. f. klin. Med.*, XII, 606.

[2] *Rev. des Sc. méd.*, III, 623.

[3] Voy. un cas de Archer ; *Brit. med. Journ.*, octobre 1873. — *Rev. Sc. méd.*, XV, 166.

Le *Diagnostic* est en général assez aisé avec les signes que nous avons indiqués. Le *Pronostic* est variable suivant la cause, et le *Traitement* comprend les moyens ordinaires, tels que l'électrisation, etc.

§ II. Paralysie du pneumogastrique. — Nous embrassons simultanément l'étude du vague lui-même et de la branche interne du spinal. C'est indispensable en clinique.

Il me paraît inutile de rappeler la distribution et les fonctions de ce nerf important. Il fournit au larynx, au cœur, à l'appareil respiratoire, à l'estomac. Nous reviendrons du reste sur tous ces détails anatomiques à propos de la symptomatologie.

L'histoire de la paralysie de ce nerf est fort difficile à tracer si l'on veut s'en tenir aux faits cliniques et ne pas édifier, d'après la physiologie, un tableau symptomatique de fantaisie. Nous essayerons de l'indiquer cependant en nous servant surtout du travail de Guttmann[1] et de quelques observations récemment publiées.

Guttmann range les *Causes* en trois catégories : compression, traumatismes, lésions du nerf.

1. La compression est la cause la plus fréquente : tumeurs du cou, ganglions lymphatiques, cervicaux ou bronchiques, anévrysmes des grosses artères, tumeurs du médiastin, etc.—2. Parmi les traumatismes, nous signalerons ceux que les chirurgiens produisent pour enlever les tumeurs du cou. Galien avait déjà indiqué l'aphonie survenant après l'extirpation des strumes au cou. On a rapporté quelques cas récents du même ordre. Il peut aussi y avoir des traumatismes accidentels, une plaie sectionnant le vague au cou.—3. Le troisième groupe est encore très-peu fourni ; il comprend les névromes, l'inflammation chronique, les lésions diphthéritiques du nerf lui-même. — A cette catégorie on pourrait peut-être joindre certaines causes générales : l'hystérie, la syphilis, la fièvre intermittente, le choléra, diverses intoxications, l'anémie, le refroidissement et même la peur[2].

Les *Symptômes* sont difficiles à démêler, d'autant plus que les mêmes causes qui agissent sur le vague peuvent quelquefois produire l'excitation de ce nerf au lieu de la paralysie, c'est-à-dire des phénomènes précisément inverses. Quelquefois aussi, sur le même sujet, on peut observer alternativement des phénomènes d'excitation et de dépression.

Les plus nets, les plus fréquents, les mieux connus parmi ces signes sont ceux qui se présentent du côté du *larynx* quand la lésion siége de manière à les produire. Nous les résumerons d'après le travail de Poyet.

[1] Guttmann ; *Zur Kenntniss der Vagus-Lähmung beim Menschen. Virchow's Arch.*, LIX, 51.

[2] Voy. Poyet ; Th. Paris : *Sur les paral. du larynx*. Anal. par Brochin. *Gaz. des Hôp.*, 1877, 60.

Au laryngoscope, quand la paralysie est complète, la corde vocale paralysée est immobilisée, le bord libre le plus souvent occupe la ligne médiane et divise l'aire glottique comme la perpendiculaire dans un triangle isocèle. L'aryténoïde correspondant n'opère plus ses mouvements de rotation sur son axe. La corde vocale paraît plus courte que l'autre, à cause de sa laxité et parce qu'elle est masquée par l'aryténoïde. — Si les deux cordes sont paralysées, elles apparaissent généralement écartées, comme pour une respiration tranquille : paralysie des constricteurs. S'il y a paralysie des dilatateurs, l'asphyxie survient.

Dans les paralysies incomplètes, le diagnostic est difficile. Dans la paralysie des constricteurs de la glotte, la corde est immobilisée dans une portion intermédiaire à la phonation et à la respiration ; le bord libre est en croissant et la corde est plus courte : l'aphonie est le plus souvent complète.

S'il y a paralysie des dilatateurs de la glotte, la corde est immobile et son bord libre divise la glotte en deux parties égales ; la respiration est gênée, s'accompagne quelquefois de bruit de drapeau. La voix est conservée ; seulement elle est dure et monotone.

D'après Feith[1], le symptôme le plus caractéristique dans ce cas est une inspiration dyspnéique, prolongée, sifflante, perceptible à distance, contrastant avec une expiration relativement facile et courte[2].

Dans la paralysie des phonateurs, les mouvements des aryténoïdes sont intacts et libres ; il y a défaut de rapprochement de la partie moyenne du bord libre des cordes inférieures ; rougeur de la muqueuse ; pas de gêne respiratoire, dysphonie très-marquée.

Si les crico-aryténoïdiens sont paralysés, la voix parlée est bonne, mais la voix chantée est impossible[3].

La *respiration* présente aussi des altérations dans la paralysie du vague. Dans quelques cas types, la respiration est ralentie ; les mouvements sont moins fréquents et les inspirations plus profondes. Ce phénomène a été observé chez quelques sujets, qui reproduisent ainsi l'état des animaux après la section du pneumogastrique.

D'autres fois on a observé les phénomènes inverses : des crises de dyspnée avec 160 ou 170 mouvements respiratoires à la minute. Ce symptôme peut être rapporté à l'excitation du vague ou même à sa paralysie ; ainsi, d'après Bischoff[4], ce pourrait être une paralysie des fibres d'arrêt que J. Rosenthal admet dans les nerfs récurrents.

[1] Feith ; *De la paralysie des deux muscles dilatateurs de la glotte*. (*Berl. klin. Wochenschr.*, 1874, 49, 523.)

[2] *Rev. des Sc. méd.*, V, 558.

[3] Voy. aussi sur ce point : Nicolas Duranty ; *Diagn. des paral. motrices des muscles du larynx*. (*Gaz. méd.*, 1872. — *Rev. Sc. méd.*, I, 146.)

[4] *Rev. des Sc. Méd.*, IV, 163.

Dans un cas, récemment publié par Tuczek[1], de paralysie du vague, le diaphragme se mit tout à fait au repos, les côtes supérieures travaillaient fortement, et de plus les limites du poumon, à la percussion, s'étendirent dans tous les sens ; on constata une véritable distension du poumon par l'air[2].

Ce fait est intéressant à rapprocher de ce que Gerlach[3] a récemment constaté sur les chiens et les lapins. En faisant la respiration artificielle chez ces animaux curarisés, et en mettant la trachée en communication avec un manomètre, on a vu ce dernier monter de 6 à 12^{mms} quand on excitait au cou le bout périphérique du pneumogastrique coupé. Ce qui fait admettre par Gerlach que le vague innerve les muscles lisses du poumon. Cette expérience explique dans une certaine limite la dilatation pulmonaire observée par Tuczek dans son cas de paralysie du vague.

Le pneumogastrique a aussi une action sur la circulation et la nutrition du poumon : la section ou la paralysie de ce nerf entraîne la dilatation des vaisseaux pulmonaires, une congestion sanguine et une infiltration séreuse du parenchyme. Les lésions du vague peuvent même produire des troubles trophiques vrais et très-accentués dans le poumon : pneumonie caséeuse et tuberculisation. C'est à ce mécanisme que certains auteurs attribuent le développement de ces lésions à la suite de l'anévrysme de l'aorte[4].

Michaelson[5] a comparé les lésions pulmonaires qui se produisent à la suite de la section des deux nerfs vagues ou des deux récurrents.

Dans le premier cas, elles ont surtout leur siége dans les parties moyenne et inférieure du poumon ; dans le second, elles occupent principalement la base ; celles-là consistent en œdème, hyperémie allant souvent jusqu'à la splénisation, et s'accompagnant d'hémorrhagies et d'emphysème vicariant ; celles-ci sont des pneumonies catarrhales qui souvent subissent la caséification ; elles sont tardives, tandis que les premières succèdent immédiatement à la section des nerfs vagues.

Steiner[6] se rattache, pour expliquer les altérations pulmonaires après la

[1] *Deut. Arch. f. klin. Med.*, XXI, 102.

[2] *Centralbl.*, 1878, 256.

[3] *Pflüger's Arch.*, XIII, 491.

[4] Voy. Hanot ; *Du rapport entre l'anévrysme de la crosse de l'aorte et la pneumonie caséeuse.* (*Arch. de Méd.*, juillet, août et septembre 1876.) — Dans un récent travail, Fernet est même arrivé à cette conclusion étrange que la pneumonie franche, aiguë, dite fibrineuse, est un herpès du poumon, et cet herpès est un trouble trophique placé sous la dépendance d'une névrite du pneumogastrique. (*Pneum. aiguë et névrite du pneumog. pathog. de la pneum. France méd.*, 1878, 23 et 24. Anal. *Arch. de Méd.*, juillet 1878.)

[5] *Centralbl.*, 1879, 390. — *Rev. des Sc. méd.*, XIV, 493.

[6] *Arch. f. Anat. u. Phys.*, 218. — *Rev. des Sc. méd.*, XIII, 118.

section du vague, à la théorie de Traube (et peut-être de Cl. Bernard), d'après laquelle la principale cause de la pneumonie, et par conséquent de la mort, est la paralysie de l'œsophage : les mucosités qui s'accumulent au-dessus du cardia tombent dans le larynx, et, oblitérant les ramifications trachéales, produisent l'hépatisation du poumon.

La section des faisceaux sensitifs (externes d'après Steiner) du vague ne donne pas de pneumonie aux lapins opérés, tandis que la section des faisceaux moteurs, avec ou sans ligature de l'œsophage, la provoque presque toujours. On éviterait cette pneumonie en attachant les lapins sur le dos et en les entourant d'ouate (pour empêcher le refroidissement).

L'action sur le *cœur* est inverse de celle que nous venons d'étudier sur la respiration. Dans les cas types, en même temps que ralentissement de la respiration, il y a accélération considérable du cœur. Quelquefois cette accélération cardiaque est le seul signe noté. Dans un fait de Hayem, le cœur battait de 120 à 160 par minute ; dans celui de Tuczek, on compte 190 et jusqu'à 208 pulsations à la minute ; le pouls radial était petit et inappréciable. — L'excitation du pneumogastrique entraîne au contraire le ralentissement des contractions cardiaques.

Eichhorst[1] a récemment montré que le pneumogastrique avait aussi une influence trophique sur le cœur. Cela s'observe chez les oiseaux et surtout les pigeons, chez lesquels la pneumonie ne se développe pas après la section du vague, comme chez les chiens et les lapins. On constate une altération graisseuse très-manifeste et parfois très-avancée des fibres striées du myocarde. On peut même trouver cette lésion chez les chiens et les lapins quand ceux-ci ne succombent pas à la pneumonie[2].

Mentionnons aussi le rôle que Putjatin[3] a voulu faire jouer aux altérations des ganglions nerveux du cœur dans la pathogénie des maladies de cet organe.

Dans quelques cas, on a noté des phénomènes du côté du *tube digestif*. Dans la paralysie des rameaux pharyngiens du pneumogastrique, dit Rosenthal, la déglutition est très-embarrassée, presque impossible même au cas d'affection bilatérale.

Dans deux cas, il y avait une polyphagie énorme avec besoin insatiable ; le sujet n'éprouvait jamais la sensation de satiété. Dans un des faits, on trouva une atrophie des deux pneumogastriques (Swan), et dans l'autre de

[1] Berlin, in-8°, 1879. Anal. in *Rev. des Sc. méd.*, XIV, 97.

[2] Ces faits sont intéressants et peuvent servir à expliquer comment les excitations douloureuses, en se répétant, peuvent produire sur le cœur un retentissement non-seulement fonctionnel, mais aussi plus tard trophique. Ajoutons cependant que l'interprétation de Eichhorst a été contestée par Anrep et par Wassiljew (*Centralbl. f. Nerv.*, III, 222), qui ne veulent voir dans la lésion cardiaque qu'un processus atrophique, suite de l'inanition à laquelle l'animal succombe.

[3] *Virch. Arch.*, CXXIV, 461. *Centralbl. f. Nerv.*, II, 83.

petits névromes rougeâtres sur ces nerfs (Bignardi). — Expérimentalement, on a des résultats analogues : d'après Legallois, Brachet, etc., les animaux montrent, après la section du pneumogastrique au cou, une faim insatiable (Rosenthal).

Dans une autre observation de paralysie du vague (Johnson), le sujet n'éprouvait au contraire jamais la sensation de faim ou de soif ; il y avait ramollissement de la moelle allongée et une compression des origines du pneumogastrique à gauche par une dilatation anévrysmale de l'artère vertébrale. — On a pu constater un phénomène tout à fait analogue chez un malade longtemps couché au n° 8 de la salle Saint-Charles, à l'Hôpital-Général, et qui était atteint de paralysie labio-glosso-laryngée[1].

Voilà tout ce que me paraît pouvoir donner, à l'heure actuelle, le dépouillement des observations cliniques de paralysie du pneumogastrique. Ce ne sont encore que des résultats éminemment peu précis et que l'avenir devra compléter.

§ III. Paralysie du spinal[2].—Le spinal prend naissance d'un double système de racines, bulbaires et médullaires. Les racines bulbaires sortent au-dessous de celles du pneumogastrique. Les racines médullaires viennent de la moelle cervicale, à sa partie supérieure, jusque vers la cinquième paire cervicale et même la première dorsale ; elles remontent entre les racines spinales antérieures et postérieures, s'accolent aux racines bulbaires, et le tronc, formé de l'ensemble, sort par le trou déchiré postérieur ; aussitôt après, il se divise en branche interne et branche externe.

La branche interne, venue des racines bulbaires, se jette dans le plexus gangliforme, et sa paralysie a été décrite avec celle du vague. La branche externe, venue des racines médullaires, descend au cou, donne des rameaux au sterno-cléido-mastoïdien, qu'elle croise par derrière, et va se terminer dans le trapèze. C'est le nerf moteur de ces deux muscles. Au fond, voilà le seul point important en clinique.

Il faut noter de plus que ces deux muscles reçoivent aussi des rameaux du plexus cervical qui s'anastomosent avec les premiers.

Étiologie. — Les paralysies du spinal sont rares. Le refroidissement, le rhumatisme, frappent surtout la branche externe ; on peut aussi accuser divers traumatismes portant sur le cou ; la compression par des lésions variées de la base du crâne ou de la colonne vertébrale, des tumeurs, des ganglions malades, des abcès, etc. L'atrophie musculaire progressive peut également frapper ce domaine nerveux ; Rosenthal en cite un exemple.

Le *Symptôme* essentiel est la paralysie du sterno-cléido-mastoïdien et du trapèze. Ces deux muscles peuvent être atteints isolément ou ensemble, d'un côté ou des deux côtés à la fois.

[1] Voir un résumé de son observat. in *Montpellier méd.*, juin 1878.

[2] Erb, Poincaré, Rosenthal ; *loc. cit.* — Duchenne ; *Élect. localisée.*

S'il y a paralysie unilatérale du *sterno-cléido-mastoïdien*, le malade ne peut pas tourner la tête du côté opposé ; la tête est même habituellement un peu tournée par l'antagoniste, le menton vers le muscle paralysé. Mais ces phénomènes ne sont pas complets à cause de la suppléance faite par les autres muscles et aussi par les autres nerfs.

Le meilleur signe est encore l'absence de relief au moment de la contraction du muscle. Quand le malade veut tourner la tête, si on résiste sur le menton, le muscle dessine une forte saillie qui se produit plus ici que du côté sain.

Si la paralysie persiste quelque temps, la contracture du sterno-cléido-mastoïdien sain peut entraîner la tête de côté, et alors les mouvements passifs de la tête deviennent eux-mêmes impossibles.

Si la paralysie est bilatérale, la tête reste droite ; elle ne peut tourner qu'avec de grandes difficultés et par la contraction de muscles suppléants. L'absence des reliefs musculaires est beaucoup plus caractéristique. S'il y a même atrophie musculaire, le cou paraît amaigri, les masses musculaires ayant disparu.

Duchenne a bien analysé les signes de la paralysie des diverses portions du *trapèze*.

1. La portion claviculaire va des insertions supérieures, occipitales et cervicales, au tiers externe du bord supérieur de la clavicule. Il suffit de faire élever volontairement les épaules ou de faire exécuter au sujet une grande inspiration pour la voir se contracter. Duchenne a remarqué que ce muscle peut être paralysé pour l'élévation volontaire de l'épaule et se contracter encore régulièrement pour la respiration ; le fait inverse a également été observé : ces deux fonctions sont donc indépendantes et tiennent probablement à une double innervation. On peut rappeler à ce sujet les expériences de Cl. Bernard, qui a établi que le spinal est en quelque sorte le nerf de la voix, qu'il agit encore dans le même but sur le muscle trapèze en retenant le thorax dans l'expiration, ce qui est indispensable pour produire les sons du langage habituel et du chant.

2. La portion moyenne du trapèze descend de ses insertions vertébrales à l'acromion et à l'épine de l'omoplate. S'il y a paralysie, le moignon de l'épaule est abaissé dans le repos musculaire. Si le faisceau de l'acromion est complétement détruit, l'omoplate bascule ; la partie supérieure du bord spinal s'éloigne et la partie inférieure se rapproche de la colonne vertébrale. L'angulaire de l'omoplate soutient l'os par son angle postérieur comme un triangle suspendu par son sommet, et supplée de son mieux au muscle paralysé.

3. La portion inférieure du trapèze s'étend horizontalement ou de haut en bas vers les apophyses épineuses. Il maintient ordinairement l'omoplate à sa distance normale de la colonne vertébrale. Si ce muscle est paralysé, le scapulum est porté en dehors et en avant. Le dos s'arrondit transversa-

lement ; la clavicule et le moignon de l'épaule sont plus saillants en avant et la face antérieure de la poitrine se creuse. Toutes ces modifications de position de l'omoplate sont très-nettes par la comparaison avec celui du côté sain, si la paralysie est unilatérale.

Quand les trois portions du trapèze sont paralysées à la fois, les signes que nous venons d'indiquer se superposent : l'épaule semble prête à se détacher du tronc ; le poids du membre supérieur l'entraîne, et il tiraille souvent douloureusement les attaches du trapèze.

Si la paralysie est bilatérale, les phénomènes s'observent semblables des deux côtés.

Enfin, le trapèze et le sterno-cléido-mastoïdien peuvent être simultanément paralysés : alors on voit se joindre le plus souvent aux symptômes indiqués les signes de paralysie de la branche interne du spinal que nous avons décrits avec le pneumogastrique.

La réaction électrique des muscles est dans cette paralysie comme dans toutes les autres ; Erb a trouvé une fois la réaction de dégénérescence. Tout cela dépend de la cause et de la gravité de la maladie.

Le *Diagnostic* se fera par les signes que nous venons d'indiquer. Il faut se méfier des muscles qui peuvent suppléer le trapèze paralysé : l'angulaire de l'omoplate par exemple. Pour distinguer de la contracture des muscles antagonistes, qui peut produire la même déviation, on se basera surtout sur la possibilité des mouvements passifs communiqués.

Le *Pronostic* dépend de la cause et du degré des troubles de nutrition (atrophie musculaire).

Dans le *Traitement*, on remplit l'indication causale quand on le peut ; puis on emploie l'électricité, ainsi que nous l'avons indiqué. Dans les cas anciens, invétérés, on prescrit l'orthopédie, la gymnastique active et passive, la ténotomie et les appareils de soutien.

§ IV. Paralysie du grand hypoglosse[1]. — Né dans le sillon qui sépare l'olive et la pyramide antérieure, par plusieurs racines, le grand hypoglosse sort du crâne par le trou condylien antérieur, descend au cou, y décrit une grande courbure à concavité antéro-supérieure, et va se distribuer dans les muscles de la langue.

Nous n'avons pas besoin d'insister sur les détails anatomiques ou physiologiques : c'est le nerf moteur de la langue.

Étiologie. — La paralysie de l'hypoglosse est fréquente dans les lésions cérébrales ; elle est rarement de cause périphérique. Ainsi, dans les hémiplégies complètes la langue est déviée ; quand la lésion siége dans la région corticale des circonvolutions, il faut, pour que la langue soit intéressée, que l'altération siége à la partie inférieure de la région

[1] Erb, Poincaré, Rosenthal ; *loc. cit.*

motrice, dans le voisinage de la scissure de Sylvius. Dans le bulbe se trouve le noyau d'origine même du grand hypoglosse : c'est ainsi qu'on voit ce nerf intéressé dans diverses formes de paralysie labio-glosso-laryngée ; dans l'atrophie musculaire progressive (quand elle s'étend au bulbe) ; dans quelques cas de tabes (faits de Vidal et de Cuffer que nous avons cités ailleurs) ; et même dans la sclérose secondaire descendante, quand elle s'étend aux cellules grises motrices (comme nous en avons publié récemment un exemple [1]).

Nous ne faisons qu'indiquer cette catégorie de lésions, n'ayant à nous occuper réellement que des paralysies périphériques, qui sont du reste très-rares.

Weir Mitchell a observé un fait curieux dans ce genre. Un sujet reçoit un coup de revolver à la gorge ; la balle pénètre au côté gauche du cou à 3,5 centim., en arrière et au-dessous de l'angle de la mâchoire : il en résulte une paralysie motrice d'une moitié de la langue avec conservation de la sensibilité.

La cause la plus fréquente de la paralysie de l'hypoglosse est la compression du nerf par des lésions de nature variée. C'est ce qui est arrivé notamment dans quatre faits cités par Poincaré : dans l'un, la compression interrompait la continuité (Jobert) ; dans un deuxième, il y avait une tumeur hydatique (Choisy et Montaut) ; dans un autre, une tumeur probablement cancéreuse (Clarke), et dans le dernier, un séquestre dont l'extraction guérit toute la maladie (Bayet).

Symptômes. — Dans la paralysie unilatérale, quand la langue est au repos dans la bouche, on ne voit habituellement rien. Si on la fait tirer au dehors, elle est déviée vers le côté paralysé, ce qui est dû à l'action du génioglosse sain, lequel dirige toujours la pointe de la langue du côté opposé au sien. Les mouvements de la langue sont en même temps difficiles dans le côté malade, aisés dans le côté sain.

Si au contraire la paralysie est double, la langue est comme collée, immobile, au fond de la cavité buccale ; elle présente quelquefois de légères contractions fibrillaires à sa surface et entre en tremblement dans les mouvements. Si la paralysie n'est pas complète, les mouvements s'exécutent encore, mais avec peine et secousses.

Il y a de plus des troubles importants du côté de la mastication et de l'articulation des sons. C'est l'acte intermédiaire entre la mastication et la déglutition qui est tout particulièrement gêné : la langue ne peut pas ramasser et réunir, balayer et refouler dans le pharynx les aliments égarés entre les arcades dentaires et la joue ; de plus, elle ne peut pas s'appliquer au palais, ce qui est utile pour empêcher les aliments de refluer en avant et pour faciliter par suite l'acte même de la déglutition.

[1] *Montpellier méd.*, juin 1878.

Les sons tout d'abord mal articulés dans la paralysie légère sont : *s*, *sch*, *l*, *é*, *i*; et plus tard : *k*, *g*, *r*, etc. Dans les cas plus sérieux de paralysie bilatérale, la parole devient complétement inarticulée et inintelligible. Il faut savoir bien distinguer ces faits, quand le malade ne peut plus parler, de ceux dans lesquels il y a aphonie, aphasie, mutité, etc. : c'est l'appareil phonateur de l'articulation des sons et non de la production des mots ou de la voix qui est altéré et gêné. — Dans les degrés plus légers de paralysie, la parole est encore possible, mais on ne peut pas la régler et la diriger aussi bien : le chant devient impossible.

Il peut y avoir atrophie musculaire : la langue apparaît alors toute ridée et plissée; on a constaté notamment l'hémiatrophie de cet organe. Cette lésion trophique se produit tout particulièrement quand le noyau bulbaire est atteint.

Le *Diagnostic* est en général facile. A cause de l'importance de l'organe intéressé, les troubles moteurs de la langue se reconnaissent vite. Il est utile d'être fixé sur l'origine de la paralysie ; on le fera surtout par la constatation des phénomènes concomitants : ainsi, l'hémiplégie indiquera une origine cérébrale, la paralysie des lèvres une origine bulbaire, etc.

Le *Pronostic* est variable suivant la cause.

Le *Traitement* n'a rien de spécial. On peut électriser la langue directement ou l'hypoglosse au cou.

CHAPITRE V.

PARALYSIE DES NERFS DU TRONC[1].

Les paralysies des nerfs du tronc sont difficiles à décrire et même à classer. Les branches musculaires sont nombreuses et les paralysies s'associent de façons très-diverses. La seule manière de s'y reconnaître et de les étudier méthodiquement est de décrire isolément et successivement les symptômes de la paralysie de chaque branche nerveuse, c'est-à-dire de chaque grand muscle, en insistant plus particulièrement sur quelques types cliniques mieux définis et plus importants.

Une pareille étude ne peut que se baser continuellement sur les beaux travaux et les descriptions de Duchenne.

1. Grand et petit pectoral. — Ces muscles sont innervés par le grand et petit thoracique antérieur du plexus brachial ; ils sont rarement paralysés seuls, mais ils peuvent être intéressés dans des traumatismes complexes portant sur le plexus brachial, dans certaines maladies spinales,

[1] Erb, Duchenne ; *loc. cit.*

comme l'atrophie musculaire progressive, ou dans des maladies cérébrales avec hémiplégie.

Dans ces cas, il y a diminution ou suppression du mouvement d'adduction du bras vers le thorax, incapacité de porter la main vers l'épaule du côté opposé et de résister à l'abduction passive du bras.

Si en même temps les muscles sont atrophiés, la fosse sous-claviculaire est plus profonde ; les côtes et les espaces intercostaux apparaissent plus nettement ; la paroi antérieure du creux axillaire est réduite à une mince cloison de peau.

2. Le RHOMBOÏDE et l'ANGULAIRE DE L'OMOPLATE s'insèrent au bord spinal et à l'angle postérieur de l'omoplate, et vont de là aux apophyses épineuses situées au-dessous. D'après Duchenne, ils n'élèveraient pas le moignon de l'épaule. C'est autour de l'angle externe resté fixe qu'ils feraient basculer l'omoplate et l'élèveraient en rapprochant son angle inférieur de la colonne vertébrale.

La paralysie de ces muscles est très-difficile à reconnaître, parce qu'au repos la position de l'omoplate ne paraît pas modifiée. Le malade éprouve des difficultés pour élever fortement cet os.

Si le trapèze est paralysé en même temps, le sujet ne peut absolument plus rapprocher l'omoplate de la colonne vertébrale et les deux omoplates l'un de l'autre ; de plus, cet os est abaissé du côté malade par rapport à l'autre.

Ces muscles sont innervés par des branches du plexus brachial.

3. La paralysie du GRAND DORSAL est très-rare. On l'observe quelquefois dans l'atrophie musculaire progressive. Elle n'entraîne pas de déformation sensible au repos. Mais le malade ne peut pas ou ne peut que difficilement serrer le bras contre le tronc en le faisant un peu tourner en dedans ; le bras étant en l'air, il ne peut pas l'éloigner fortement du corps ; il a de la peine à porter la main au siége. D'autre part, quand le bras est immobilisé, il soulève difficilement le tronc (acte de grimper).[1]

Tous ces mouvements, notamment la rotation du bras, ne deviennent pas du reste impossibles, car ils peuvent être exécutés par plusieurs muscles.

C'est toujours une branche du plexus brachial qui est en cause.

4. Le SOUS-ÉPINEUX et le PETIT ROND sont rotateurs du bras en dehors. Le premier est innervé par la branche sus-scapulaire du plexus brachial, le second par une branche du nerf circonflexe.

La paralysie de ces muscles rend difficiles certains actes dans lesquels intervient ce mouvement de rotation, par exemple l'acte d'écrire, de transporter la main de gauche à droite. Ces muscles ne sont pas seuls à intervenir là, mais leur abstention suffit à rendre l'acte difficile. Il en est

de même dans les ouvrages de couture, pour tirer l'aiguille. Quand le bras est tourné en dedans, le sujet éprouve de la difficulté à le faire tourner en dehors. La chose est facile à montrer en faisant fléchir au malade l'avant-bras sur le bras à angle droit : la main sert alors d'indicateur.

5. Le SOUS-SCAPULAIRE et le GRAND ROND sont, avec une partie du grand dorsal, rotateurs du bras en dedans. Ils sont innervés par les nerfs sous-scapulaires du plexus brachial.

Quand ces muscles sont paralysés, tous les mouvements, toutes les manipulations de la main de l'autre côté du tronc ou de la tête sont difficiles ou impossibles. Le bras tourné en dehors ne peut être activement ramené en dedans. Le bras se maintient habituellement dans une rotation externe anormale.

On distinguera cet état de la contracture des antagonistes, toujours par la possibilité des mouvements passifs et communiqués.

6. La plus fréquente parmi les paralysies isolées des différents muscles du tronc, étudiée déjà depuis longtemps, la paralysie du GRAND DENTELÉ, a été l'objet de nombreux travaux que O. Berger a résumés dans un mémoire paru à Breslau en 1873.

Étiologie. — Ce muscle est innervé par une branche spéciale du plexus brachial : nerf thoracique postérieur ou long thoracique.

Ce nerf, superficiel sur une partie de son trajet, est exposé aux traumatismes et aux refroidissements. Dans les observations publiées, on note le séjour dans un endroit humide, le décubitus sur une terre froide ou près d'un mur incomplétement sec , des traumatismes sur l'épaule , de trop lourds fardeaux portés sur la même région , des blessures de tout genre, compression, etc. Le grand dentelé peut être même intéressé dans les efforts exagérés des muscles de l'épaule. On a également observé un cas de cette paralysie développé après le typhus. Elle est rare ou passe inaperçue dans la plupart des lésions centrales, et est au contraire assez fréquente dans l'atrophie musculaire progressive.

Symptômes. — Au repos, quand le bras est pendant le long du corps, la déformation est minime et difficile à percevoir ; elle est décrite cependant par O. Berger : par l'action non contrebalancée des antagonistes (rhomboïde, angulaire de l'omoplate et trapèze) , l'omoplate est soulevé et rapproché de la colonne vertébrale; en même temps il a tourné sur son axe de manière que son angle inférieur (*unterer*) est plus près de la colonne vertébrale, son bord antérieur plus en dehors et son bord interne dirigé en haut et en dehors; légère disposition en aile du bord interne et particulièrement de l'angle inférieur.

Cette déformation de l'épaule, le bras pendant au repos le long du corps, n'était pas admise par Duchenne.

Dans ces derniers temps, Lewinski[1] a repris cette question et a montré, après une étude consciencieuse, que la vérité est du côté de Duchenne. Ce qui a donné lieu, dit-il, à l'interprétation erronée des savants allemands, c'est la rareté excessive de la paralysie pure du grand dentelé. Dans toute la littérature, ajoute-t-il, on ne peut guère citer que le cas observé par Burch, cas dans lequel l'épaule ne présentait rien d'anormal.

Nous pouvons donc admettre, avec Duchenne, que dans la paralysie pure du grand dentelé il n'y a pas de déformation sensible de l'épaule[2].

Mais les signes vraiment importants de cette paralysie apparaissent quand le malade veut lever le bras, ce qu'il ne peut faire que jusqu'à l'horizontale. Quand il écarte le bras du tronc, la déformation décrite tout à l'heure s'accentue, l'angle inférieur se rapproche de la colonne et le bord spinal s'écarte du thorax, au point que le scapulum peut faire une aile complète avec gouttière profonde entre son bord spinal et le thorax. Bientôt le mouvement d'abduction et d'élévation du bras ne peut plus s'accomplir, et le bras ne dépasse pas l'horizontale.

On peut s'assurer cependant que ce n'est pas la paralysie du deltoïde qui empêche l'élévation plus complète du membre supérieur. Si l'on immobilise fortement avec la main le scapulum contre la poitrine, et si l'on porte en avant l'angle inférieur de cet os, le sujet peut élever le bras verticalement.

Quelquefois aussi les malades parviennent à lever le bras malgré la paralysie du grand dentelé, à l'aide d'un biais. D'abord, en inclinant fortement le tronc du côté opposé, ils parviennent à élever un peu plus le membre supérieur. De plus, une malade de Erb renversait la partie supérieure du corps en arrière, et par un mouvement d'oscillation elle lançait son bras en haut, en produisant en même temps une luxation de la tête de l'humérus en bas.

Si l'on écarte le bras jusqu'à l'horizontale, sans le porter en avant et en le laissant dans le plan du corps, le bord spinal se rapproche de la colonne vertébrale, et, si la paralysie du grand dentelé est double, on voit dans ce mouvement, fait simultanément des deux côtés, les deux bords spinaux de l'omoplate se toucher presque. — Une fois ce premier mouvement exécuté, si l'on porte en avant le bras maintenu horizontal, le bord spinal s'écarte graduellement du thorax et forme une aile, en creusant la gouttière décrite, par laquelle on peut toucher la fosse sous-scapulaire. Normalement, au contraire, si le grand dentelé n'est pas paralysé, le bord spinal du sca-

[1] *Arch, f. path. Anat. u. Phys.*, LXXIV, 473. — *Rev. des Sc. méd.*, XIV, 493.

[2] Ajoutons cependant que les Allemands ne se sont pas tous rangés à l'opinion de Duchenne et de Lewinski. Voy. Senator, *Centralbl. f. Nerv.*, III, 54 ; Baümler, *Arch. f. klin. Med.*, XXV, et *Centralbl. f. Nerv.*, III, 221 ; et Bernhardt, *Arch. f. klin. Med.*, XXIV, 380, et *Rev. des Sc. méd.*, XV, 181.

pulum ne quitte pas le thorax dans ce mouvement. — Quand la paralysie est bilatérale, il y a une large gouttière entre les deux omoplates, au fond de laquelle on voit la saillie des rhomboïdes.

Cette impossibilité où est le malade de dépasser avec le bras la direction horizontale est caractéristique. Mais d'autres mouvements peuvent aussi être gênés ou empêchés. Ainsi, les sujets ont de la peine à croiser les bras sur la poitrine, à porter l'épaule en avant, par exemple dans les armes, ou à résister quand on tire leur épaule en arrière.

L'action du grand dentelé et de sa paralysie sur la respiration paraît nulle, même quand la maladie est bilatérale ; c'est là du moins l'opinion des Allemands et de Berger. Duchenne attribuait au contraire un rôle accessoire à ce muscle dans les grandes inspirations.

La sensibilité est rarement atteinte dans la paralysie du grand dentelé. On a noté quelquefois des douleurs prodromiques dans le domaine du nerf sus-claviculaire du plexus brachial. Quand il y a anesthésie ou hyperesthésie, c'est le plus souvent dû à l'action simultanée de la même cause sur les branches du plexus brachial autres que le thoracique postérieur.

Souvent le muscle présente une atrophie manifeste, non-seulement dans l'atrophie musculaire progressive, mais aussi dans les paralysies périphériques traumatiques graves. Ce trouble trophique manque au contraire dans les paralysies d'origine centrale et dans les paralysies rhumatismales ou par compression légère.

Au point de vue de l'électrisation, les paralysies graves (rhumatismales ou traumatiques) présentent la réaction de dégénérescence déjà décrite. Dans l'atrophie musculaire progressive, il y a simple diminution de l'excitabilité électrique. Dans les paralysies centrales ou par compression légère, on ne constate aucune modification ou seulement une légère diminution de la contractilité électrique.

Marche. Durée. Terminaisons. — Après un début brusque ou graduel, la paralysie reste dans un état stationnaire pendant plus ou moins longtemps, souvent durant plusieurs mois, puis guérit progressivement.

Les paralysies rhumatismales ou par compression légère guérissent généralement ; les paralysies traumatiques ont toujours une longue durée et sont souvent incurables. L'incurabilité est encore plus de règle dans l'atrophie musculaire progressive. Même dans les cas favorables, le sujet garde longtemps une grande faiblesse dans les muscles et une tendance marquée aux récidives.

Dans les cas prolongés, on voit souvent survenir la contracture des antagonistes, qui va en augmentant et aggrave tous les symptômes.

Le *Diagnostic* se base sur le signe capital déjà indiqué : l'impossibilité de lever le bras au-dessus de l'horizontale, sauf quand on maintient fortement l'épaule. Cette paralysie se distinguera de la contracture des anta-

gonistes, comme toujours, par la possibilité des mouvements passifs et communiqués.

Le *Pronostic* se tire des éléments que nous venons de décrire.

7. Paralysie des muscles rachidiens. — Nous comprendrons dans ce chapitre tous les muscles qui interviennent pour maintenir l'attitude du rachis, soit pour fléchir, soit pour étendre, et dont la paralysie entraîne par suite des déformations importantes à connaître : ce sont les déviations paralytiques de la colonne vertébrale.

Les déviations peuvent être de trois espèces; on les appelle : lordose, quand la convexité anormale est en avant; cyphose, si cette convexité est en arrière; scoliose, si elle est latérale, à droite ou à gauche. — Toute cette question a été étudiée avec beaucoup de soin par Duchenne.

Étiologie. — Souvent les sujets présentent une sorte de faiblesse héréditaire de ces muscles, faiblesse qui se développe dans la jeunesse et entraîne progressivement la déviation; il y a même des races dans lesquelles on retrouve d'une manière plus habituelle cette tendance, sur laquelle nous reviendrons.

Le rhumatisme peut aussi entraîner la paralysie d'un ou plusieurs de ces muscles; les traumatismes peuvent également les atteindre. Très-rarement on observe des paralysies de cet ordre à la suite des lésions cérébrales; plus souvent on les rencontre après les lésions spinales : dans la paraplégie, l'atrophie musculaire progressive, la paralysie atrophique de l'enfance. J'ai récemment observé à l'hôpital Saint-Éloi un cas remarquable de cette dernière catégorie, dans lequel il y avait une scoliose très-marquée par paralysie unilatérale des muscles rachidiens.

Enfin, dans un certain nombre de faits, on ne retrouve pas de cause appréciable à la déviation.

Symptômes. — Duchenne a bien analysé l'action physiologique et pathologique des divers muscles rachidiens.

La masse superficielle des muscles postérieurs doit être divisée, au point de vue physiologique, en deux groupes : les spinaux lombaires, qui, de leurs attaches fixes inférieures, vont aux quatre ou cinq dernières côtes et aux apophyses transverses des vertèbres lombaires, et les spinaux dorsaux, qui vont plus haut à la région dorsale. — Les premiers de ces muscles, quand ils agissent bilatéralement, sont extenseurs des vertèbres lombaires et dorsales inférieures; les seconds sont extenseurs des vertèbres dorsales. Chacun de ces groupes musculaires agissant d'un seul côté, est fléchisseur latéral. Aucun n'est rotateur.

Les spinaux profonds, transversaire épineux, sont rotateurs et extenseurs quand ils agissent des deux côtés.

Les antagonistes de tous ces muscles extenseurs, les fléchisseurs de la colonne vertébrale, sont les muscles de l'abdomen. Le degré d'inclinaison

du bassin et de la courbure lombo-sacrée résulte de l'équilibre établi, chez chaque individu, entre la force des extenseurs lombaires et celle des fléchisseurs abdominaux.

Ajoutons que les spinaux lombaires ont une plus grande force que les spinaux dorsaux et interviennent plus puissamment, soit dans la station physiologique, soit dans les déformations pathologiques.

La *paralysie des spinaux lombaires* entraîne une incurvation à convexité antérieure, une forme spéciale de lordose. Les spinaux lombaires ne retenant plus en effet le rachis dans la station, tout le poids des viscères porte en avant sur les muscles abdominaux; alors le malade rejette fortement son tronc en arrière, comme quand on porte un poids en avant; il se renverse fortement en arrière : d'où une lordose dans laquelle la verticale des apophyses épineuses dorsales les plus saillantes tombe bien en arrière du sacrum, à 10 ou 15 centim. de cet os, tandis que normalement elle en est très-près.

Quand le malade marche, s'il porte la partie supérieure du tronc trop en avant, il ne peut plus le retenir, et tombe ou se penche de plus en plus d'arrière en avant. Il lui est impossible en général de redresser le tronc sans l'aide des mains, et il est alors curieux de le voir, appuyant ses mains sur ses jambes, faire tous ses efforts avec le bras et l'épaule pour repousser en arrière le tronc, que les extenseurs lombaires ne peuvent plus tirer de ce côté.

La démarche est caractéristique : le corps fortement renversé en arrière et la tête un peu en avant. De plus, le tronc oscille pendant la marche, à cause de l'absence de la contraction, synchrone au mouvement de la jambe, des extenseurs lombaires du même côté.

Le plus souvent il y a atrophie, en même temps que paralysie. Alors les reliefs musculaires ont disparu ; les apophyses épineuses et transverses des vertèbres deviennent saillantes, etc.

La *paralysie des muscles abdominaux* ou *fléchisseurs* entraîne aussi une lordose, mais différente de la précédente et facile à distinguer par ce signe que la verticale des apophyses épineuses dorsales les plus saillantes tombe en avant et non en arrière du sacrum. Par un mécanisme inverse du précédent, le corps ne peut plus être soutenu par les fléchisseurs quand il est porté en arrière. Alors le malade porte fortement le bassin en avant, de manière à ce que les spinaux lombaires supportent toute la charge. Mais en même temps, pour ramener la ligne de gravité dans l'axe de sustentation, il contracte vigoureusement ses spinaux lombaires, d'où une ensellure considérable et une lordose.

Les fesses sont plus saillantes qu'à l'état normal, tandis que dans la première espèce de lordose les fesses étaient au contraire plus aplaties.

On voit qu'ici nous avons, en définitive, une simple exagération de l'ensellure physiologique.

Duchenne pense même que les personnes et les races qui ont une ensellure physiologique très-prononcée la doivent précisément à une faiblesse native des muscles abdominaux. En effet, chez les femmes qui ont cette disposition naturelle du tronc, la grossesse distend beaucoup plus le ventre, et les parois reviennent moins facilement sur elles-mêmes après une ou plusieurs grossesses.

En même temps, les malades atteints de paralysie des muscles abdominaux ne peuvent pas, quand ils sont dans le décubitus dorsal, se relever, s'asseoir sur leur séant, sans l'aide de leurs mains. Il y a actuellement à l'Hôpital-Général un sujet qui présente ce phénomène à un haut degré : il ne peut pas se relever, quand il est couché, sans se servir avec ses mains de cordes fixées au pied de son lit ; cet état est dû chez lui à une paralysie manifeste des grands droits de l'abdomen.

On note encore chez les sujets un affaiblissement dans la puissance et une grande difficulté dans l'exécution des mouvements respiratoires, et spécialement de l'expiration et de tous les réflexes expirateurs, tels que : toux, expectoration, éternuement, cris, etc. Un paraplégique chez lequel les muscles abdominaux sont frappés, s'il contracte une bronchite, ne peut ni tousser, ni cracher facilement.

La miction et la défécation sont également gênées, à cause de l'absence de pression abdominale. Le ventre est gros et flasque. En marchant, les sujets portent le corps en avant, pour compenser l'action prédominante des spinaux lombaires.

Quand il y a atrophie musculaire, les masses des grands droits et des autres muscles de la paroi abdominale disparaissent ; en tout cas, ils ne produisent pas de relief visible sous la peau, dans les efforts que fait le malade pour se redresser.

La *paralysie des spinaux dorsaux et cervicaux*, au lieu de produire une déviation analogue à celle qu'entraîne la paralysie des spinaux lombaires, donne naissance à la cyphose : la colonne s'incurve en avant de plus en plus ; la ligne verticale des apophyses épineuses saillantes tombe toujours en arrière du sacrum ; mais cela vient de ce que le malade renverse le bassin. La courbure du rachis est en réalité à convexité postérieure.

Cette cyphose peut du reste être corrigée par le malade au prix d'un violent effort et d'une grande fatigue, et disparaît dans le décubitus dorsal sur un plan résistant.

La tête tombe en avant, d'où une attitude spéciale.

La paralysie *unilatérale* des spinaux lombaires entraîne une scoliose par action continue du muscle sain, qui n'est plus contre-balancé par son congénère. De plus, à cause de l'indépendance fonctionnelle des spinaux lombaires et des spinaux dorsaux, ceux-ci entraînent, par leur contraction au-dessus, une courbure de compensation inverse de la précédente.

La scoliose est le plus souvent assez peu accusée quand elle est produite

par la seule action musculaire; mais, lorsque cette action se continue pendant un certain temps, les vertèbres elles-mêmes se déforment progressivement dans le sens de l'incurvation.

Un exemple fera bien comprendre l'importance de la connaissance de ces faits pour éviter dans certains cas des erreurs considérables de diagnostic et de pronostic. On nous a mené à la clinique médicale de l'hôpital Saint-Éloi un enfant de six ou sept ans chez lequel on reconnaissait rapidement une déviation très-marquée de la colonne vertébrale et une impotence accentuée des deux membres inférieurs : il ne pouvait marcher qu'avec des béquilles ou sur ses genoux et ses mains. On élimina très-vite l'idée de déviation par rachitisme de la colonne ; l'intégrité des autres os, soit comme courbures, soit comme têtes articulaires, permit notamment de ne pas s'arrêter à ce diagnostic.

Mais en présence de ce double syndrome : déviation du rachis et paraplégie, il était rationnel de penser d'abord que la lésion de la colonne vertébrale était primitive et avait entraîné secondairement les troubles moteurs des membres : la pensée du mal de Pott venait donc naturellement à l'esprit. — Ce n'était cependant pas là la maladie de cet enfant : sa déviation du rachis était secondaire à une paralysie unilatérale des spinaux lombaires, et notre petit sujet était atteint de paralysie atrophique de l'enfance.

Voici les signes qui nous permirent de faire le diagnostic différentiel et qui serviront dans tous les cas semblables : il n'y avait pas la gibbosité caractéristique du mal de Pott; aucun point douloureux le long de la colonne vertébrale, et aucune trace d'abcès par congestion; l'état général était excellent et aucun antécédent ne révélait la scrofule ou la tuberculose chez lui ou chez ses parents. La déviation de la colonne était une scoliose très-marquée quand le poids du corps de l'enfant pesait sur le rachis, mais qu'on pouvait faire disparaître en le soutenant sous les épaules; il y avait une diminution de volume considérable de la masse sacro-lombaire d'un côté. De plus, les jambes ne présentaient pas une paraplégie générale, mais certains muscles étaient paralysés et atrophiés, d'une manière éparse et diffuse dans les membres inférieurs. Ainsi, il avait un pied-bot équin d'un côté, un valgus de l'autre, tous les deux paralytiques ; l'atrophie des demi-tendineux, demi-membraneux et biceps d'un côté, permettait une luxation en arrière du genou toutes les fois que l'enfant marchait; l'exploration électrique isolait nettement certains muscles qui ne réagissaient pas et dont l'impuissance expliquait précisément les déformations des membres. Enfin nous sûmes que la maladie avait débuté par une fièvre mal définie, à la suite de laquelle les quatre membres avaient été paralysés ; puis les accidents avaient rétrocédé et s'étaient fixés sur les muscles dont nous constations l'atrophie.

Le doute n'était donc pas permis : c'était bien une paralysie atrophique de l'enfance qui avait entraîné, entre autres déformations, une scoliose, au

même titre et par le même mécanisme que le pied-bot ou la luxation du genou.

On comprend l'importance qu'avait ce diagnostic, car le pronostic et le traitement de cette maladie sont entièrement différents du pronostic et du traitement du mal de Pott.

Le *Traitement* de toutes ces paralysies est justiciable des mêmes principes. On s'adressera à la cause toutes les fois que ce sera possible. Puis on instituera le traitement local par l'électrisation continue ou interrompue. Seulement il y a pour cela une grande utilité à bien préciser ce diagnostic par les principes indiqués pour bien localiser le courant aux nerfs ou aux muscles atteints : c'est là le principe très-utile de l'électrisation localisée posé par Duchenne.

La gymnastique bien combinée et basée sur la connaissance de la physiologie des mouvements est également utile. Enfin, dans certains cas, on appliquera des appareils prothétiques variés.

Il est impossible d'insister sur ce dernier point sans sortir de notre cadre. Nous dirons seulement un mot sur le principe des appareils de Duchenne; cela donnera une idée de tout le reste.

Dans les cas de lordose par faiblesse des muscles abdominaux, il fait faire un corset spécial qui peut maintenir fortement le ventre sans serrer le thorax. Contre la cyphose cervico-dorsale, on emploie des brassières (ceinture des épaules) qui maintiennent les épaules en arrière et rapprochent les omoplates de la ligne médiane. Contre la scoliose encore peu développée, Duchenne conseille un moyen très-simple qui vaudrait mieux que tous les corsets : il consiste à faire asseoir le malade sur un siége dont une moitié est plus élevée que l'autre ; cette situation entraîne une inclinaison nécessaire de la colonne qui détruit peu à peu l'autre inclinaison. Si la déviation est plus accentuée, on fait des corsets avec tuteurs et forces élastiques dont on trouvera la description dans le livre de Duchenne et dans tous les traités spéciaux plus récents.

8. PARALYSIE DES MUSCLES DE LA RESPIRATION ; PARALYSIE DU DIAPHRAGME. — Duchenne a analysé, toujours par l'électrisation localisée, l'action du diaphragme, des intercostaux, des inspirateurs auxiliaires et des expirateurs.

L'excitation du diaphragme produit l'élévation des côtes diaphragmatiques et leur mouvement en dehors ; en même temps le diamètre antéro-postérieur du thorax augmente, mais d'une manière à peine sensible. Pour produire cet effet, il faut qu'il prenne un point d'appui sur les viscères abdominaux, et pour cela les parois abdominales doivent être intactes. — Chez l'animal éventré, le diaphragme tire au contraire en dedans et devient un muscle expirateur.

Les intercostaux seraient tous inspirateurs, d'après Duchenne ; cepen-

dant ils jouent un rôle moins important que le diaphragme. La suppression de leur action n'entraîne pas la mort, mais ce sont les seuls muscles qui puissent suppléer provisoirement le diaphragme.

Les inspirateurs auxiliaires sont : les scalènes, le sterno-cléido-mastoïdien, la portion claviculaire des trapèzes, les petits pectoraux, les sous-claviers. Pour qu'ils agissent, il faut que la tête soit bien fixée par ses extenseurs, comme le splénius, qui devient encore, à ce titre, un auxiliaire de l'inspiration.

Les muscles expirateurs seraient extrinsèques et intrinsèques. Les extrinsèques sont les muscles de l'abdomen, le petit dentelé postérieur et inférieur, le triangulaire du sternum. Ces muscles ne sont pas nécessaires à la respiration normale ; ils interviennent seulement dans l'expiration avec effort, le chant, le cri, la toux, etc. Les muscles intrinsèques, ou de Reissessen, interviendraient au contraire d'une manière très-active et très-utile dans l'expiration normale.

Cela posé, la paralysie la plus importante à étudier est celle du *diaphragme*. C'est la seule qui soit décrite à part.

Étiologie. — La paralysie du diaphragme peut succéder à l'inflammation des organes voisins, pleurésie, péritonite. Elle se produit quelquefois aussi dans l'atrophie musculaire progressive, à une période déjà avancée de la maladie, et précipite alors la mort. On la trouve encore dans l'hystérie et dans l'intoxication saturnine. Voilà les quatre causes observées et notées par Duchenne. Oppolzer a vu cette paralysie se développer à la puberté sans cause connue. Le refroidissement a été constaté quelquefois, comme aussi la compression ou le traumatisme du nerf phrénique au cou.

La paralysie est en général bilatérale : elle frappe tout le diaphragme. Quelquefois cependant elle est unilatérale ou partielle.

Parmi les *Symptômes*, il y en a un qui constitue un caractère important : dans l'inspiration, l'épigastre et les hypochondres se dépriment au lieu de se dilater, en même temps que le thorax augmente de volume ; les mouvements se produisent en sens inverse au moment de l'expiration.

S'il y a simple parésie, ces phénomènes n'apparaissent que dans les respirations grandes ou agitées ; la respiration tranquille reste normale. Si la paralysie est unilatérale, le phénomène ne se produit que d'un côté.

En même temps la fréquence des mouvements respiratoires est exagérée. Pendant le sommeil, la respiration se fait assez régulièrement ; mais que le sujet fasse un effort pour marcher ou pour parler, à la moindre impression sa respiration s'accélère. Tous les muscles inspirateurs extraordinaires entrent alors en jeu ; la face rougit et le malade étouffe.

Tout cela vient du défaut d'amplitude suffisante que présente son inspiration. Le malade ne peut pas inspirer longuement sans être suffoqué ; s'il veut soupirer, il sent ses viscères abdominaux remonter dans la poitrine et l'étouffer.

La phonation n'est pas perdue, mais la voix est faible, et la plus légère émission de son entraîne de l'essoufflement. L'expectoration est difficile, quelquefois même impossible. La défécation exige de grands efforts et se fait avec peine.

Tel est le tableau clinique tracé par Duchenne, qui a le premier décrit ce symptôme.

La réaction électrique du phrénique est en général conservée ; Eulenburg l'a trouvée diminuée dans un cas.

Pour le *Diagnostic*, le signe indiqué plus haut sur le renversement de la voussure abdominale paraît tout à fait caractéristique. Il le devient encore plus si on le voit disparaître par l'électrisation du phrénique. — On pensera à l'atrophie du diaphragme si déjà d'autres muscles sont atrophiés dans d'autres parties du corps ; on admettra une simple paralysie si c'est le premier phénomène de cet ordre qui se présente. — Le diagnostic de cause et de nature se tirera ensuite de l'histoire même de la maladie.

Pronostic. — S'il n'y a pas de complication, un sujet peut survivre à la paralysie du diaphragme ; mais la moindre bronchite peut devenir mortelle, à cause de l'impossibilité où est le malade de respirer largement, de cracher, etc.

Le *Traitement* est variable suivant la cause.

Dans l'atrophie musculaire progressive, Duchenne s'est bien trouvé de la faradisation localisée. On pourrait enrayer la marche de la maladie, même à ce moment, ramener et rétablir la nutrition dans un certain nombre de muscles. On peut aussi prolonger la vie par l'excitation électrique des phréniques.

La guérison est relativement facile dans les paralysies hystériques ou saturnines.

Se basant sur les faits et sur les résultats indiqués, Duchenne préconise également la faradisation cutanée et la faradisation des phréniques, comme moyen de respiration artificielle, contre les asphyxies de différents ordres, par l'oxyde de carbone, le chloroforme, l'opium, etc.

CHAPITRE VI.

PARALYSIE DES NERFS DES MEMBRES.

§ I. MEMBRE SUPÉRIEUR[1]. — Les paralysies des nerfs du membre supérieur sont très-fréquentes. — On les rencontre sous des formes va-

[1] Erb, Duchenne ; *loc. cit.* — Lequesne, Th. Paris, 1868, 105. — Laféron ; *Ibid.*, 112. — Chapoy ; *Ibid.*, 1874, 174. — Bourgeot ; *Ibid.*, 1872, 271. — Landry ; *Ibid.*, 1876, — Boulian ; Th. Montpellier, 1872, 87. — Panas, *Arch. gén. Méd.*, 1873. — Tranchant ; Th. Paris, 1873. — Avezou ; Th. Paris, 1879.

riées et complexes, à cause des diverses associations que peuvent présenter les différents nerfs du bras. Nous commencerons par l'analyse : cela nous paraît indispensable, et nous étudierons d'abord successivement les paralysies isolées du nerf circonflexe, du nerf musculo-cutané, du radial, du médian et du cubital ; puis nous dirons un mot de quelques associations de ces formes simples et de divers types cliniques de paralysies plus complexes.

1. Paralysie du nerf circonflexe ou axillaire. — C'est la paralysie du deltoïde. Il est vrai que le petit rond est aussi innervé par le nerf circonflexe, et que d'un autre côté le deltoïde reçoit des rameaux du thoracique antérieur. Mais enfin, cliniquement, la paralysie du nerf axillaire peut être confondue avec la paralysie du deltoïde.

Dans l'*Étiologie*, nous signalerons les traumatismes qui atteignent l'épaule, l'articulation scapulo-humérale, qui blessent ou contondent le nerf ou le muscle lui-même. C'est ainsi qu'agissent un coup, une chute sur l'épaule ou la luxation de l'humérus. Des maladies variées de l'articulation, lésions rhumatismales ou autres, peuvent aussi entraîner l'altération consécutive du nerf ou du muscle. C'est dans cette catégorie que rentrent les atrophies musculaires consécutives aux lésions articulaires, que Valtat a bien étudiées dans ces derniers temps.

Le refroidissement est encore une des causes les plus fréquentes. Enfin on peut accuser des maladies diverses, comme l'intoxication saturnine, l'atrophie musculaire progressive, les lésions centrales, etc.

Symptômes. — Toute élévation du bras est impossible : le membre supérieur pend immobile le long du corps et ne peut pas en être éloigné. Dans les efforts faits par le sujet pour écarter le bras du tronc, le deltoïde ne se contracte pas, ce qui est facile à apprécier par la vue et le toucher, et ce qui distingue ces cas de ceux où le membre est immobilisé par ankylose. L'élévation du bras est également impossible en avant.

L'articulation scapulo-humérale est lâche, le muscle souvent atrophié, ce que révèle l'exploration directe. Si l'atrophie est considérable, on constate un creux profond entre la tête de l'humérus et la surface articulaire de l'omoplate.

L'articulation et la masse même du muscle sont fréquemment le siége de douleurs ; on reconnaît plus rarement quelques troubles de sensibilité dans le reste du domaine de l'axillaire.

L'excitabilité électrique peut être normale au début, puis diminuée ultérieurement ; c'est ce qui arrive en particulier dans l'atrophie musculaire progressive et dans le rhumatisme de l'épaule. D'autres fois on a trouvé la réaction de dégénérescence sur plusieurs parties du muscle. Rarement l'intégrité est complète et persiste tout le temps.

Si la guérison doit avoir lieu, les mouvements reviennent peu à peu ; le

malade commence à soulever le bras jusqu'à l'horizontale, puis à la verticale, à moins que le grand dentelé ne soit atteint en même temps. L'atrophie et les modifications de l'excitabilité électrique diminuent parallèlement.

Le *Diagnostic* devra se faire surtout pour les lésions articulaires et spécialement pour l'ankylose : le défaut de contraction visible du deltoïde pendant les efforts du sujet et la possibilité des mouvements passifs et communiqués démontreront qu'il y a paralysie et non pas ankylose.

Le *Pronostic* est variable suivant les cas, et spécialement suivant la cause.

2. Paralysie du nerf musculo-cutané. — Le musculo-cutané innerve trois muscles de la partie antérieure du bras : le biceps, le coraco-brachial et le brachial antérieur. L'action principale de ces muscles est la flexion de l'avant-bras sur le bras. De là, ce signe capital de la paralysie de ce nerf : faiblesse ou impossibilité de ce mouvement de flexion.

Le long supinateur agit bien aussi dans le sens de la flexion, mais surtout quand l'avant-bras est en pronation ; quand, au contraire, l'avant-bras est en supination, il n'agit pas du tout ou très-faiblement. Le signe, que nous venons d'indiquer, de la paralysie du musculo-cutané apparaîtra donc beaucoup plus net dans cette position de l'avant-bras (en supination).

On sait aussi que ce nerf se distribue à la peau de la partie externe de l'avant-bras. L'anesthésie de cette région pourra donc se rencontrer dans la paralysie du musculo-cutané, et sera dans ce cas très-utile pour fixer le diagnostic.

La paralysie de ce nerf se présente du reste rarement à l'état isolé, et son histoire étiologique, pronostique, etc., se confond avec celle de la paralysie des autres nerfs du plexus brachial.

3. Paralysie du nerf radial. — C'est incontestablement la plus importante et la mieux étudiée des paralysies du bras ; elle a été, surtout dans ces derniers temps, l'objet de nombreux travaux : nous en avons déjà cité quelques-uns en tête de ce chapitre et nous aurons occasion d'en mentionner d'autres.

Sans insister sur l'historique, je rappellerai simplement qu'avant notre siècle la paralysie du radial n'était pas isolée des autres paralysies du bras. On me permettra de dire que c'est en 1828 que, d'après Chapoy, fut publiée la première observation de paralysie du radial par un médecin de nos pays auquel m'attachent aujourd'hui d'étroits liens de parenté, le Dr Alphonse Menard (de Lunel). Ensuite parurent des observations très-nombreuses et des monographies de divers genres.

Étiologie. — La paralysie du radial est fréquente. Une chose remarquable, c'est que, même quand le bras est paralysé dans sa totalité, il y a

souvent prédominance sur les extenseurs, et la guérison est plus lente que dans les fléchisseurs.

Jusque dans ces derniers temps, on ne concevait pas qu'il pût y avoir une paralysie isolée du radial d'origine cérébrale; des faits de cet ordre existent cependant aujourd'hui. Nous avons cité ailleurs une observation de Mahot dans laquelle il y avait paralysie parfaitement circonscrite des extenseurs de l'avant-bras, avec une lésion limitée de l'écorce cérébrale. Dans les expérimentations faites par ablation sur les circonvolutions cérébrales, Carville et Duret et d'autres ont produit surtout des paralysies limitées aux extenseurs. Il y a donc là toute une première catégorie de faits de paralysie du radial dont l'existence est aujourd'hui bien démontrée et dont nous avons parlé dans la première partie.

On a vu également des lésions limitées de la moelle, et particulièrement des cornes antérieures de la substance grise, produire des paralysies très-circonscrites aussi ; témoin ce serrurier dont parle Hallopeau, et chez lequel une myélite diffuse à marche descendante débuta brusquement par une paralysie des deux nerfs radiaux.

Mais ici nous avons plus spécialement à étudier les causes qui agissent directement sur le nerf lui-même. — Dans cet ordre d'idées, nous trouvons tout d'abord la grande classe des *traumatismes*, et en tête des traumatismes, la *compression*.

Panas a, en 1871, fortement attiré l'attention sur le rôle de la compression dans la pathogénie de la paralysie du radial, même dans les faits que l'on considérait autrefois comme *à frigore* ou d'origine rhumatismale. Les malades sont pris en général pendant le sommeil, et plus spécialement pendant le sommeil lourd de l'ivresse ou de la fatigue, et le bras paralysé se trouve être celui sur lequel le malade était couché. De plus, la paralysie ne survient pas seulement si le sujet était couché sur une pierre froide ou la terre humide, mais même quand il a dormi dans un lit chaud et qu'il ne présente d'autre part aucun antécédent rhumatismal personnel ou héréditaire. Dans tous ces cas, le nerf radial a été comprimé, et il est toujours comprimé au même point de son trajet. Dans la gouttière de torsion de l'humérus, le nerf devient superficiel au niveau du bord de l'humérus, à l'union de son tiers inférieur et de son tiers moyen ; de là, il descend dans un sillon où il est facilement compressible entre la tête du sujet d'un côté, et de l'autre une pierre, une table ou un lit.

Panas fait remarquer comme un argument à l'appui de son opinion, que le rameau du triceps naît avant ce point, et que toujours le triceps est indemne de la paralysie, tandis que le long supinateur est au contraire toujours atteint.

Panas a peut-être exagéré dans ce travail la rareté des cas *à frigore*, mais il a eu le mérite de mettre en lumière le fait vrai de la fréquence de la paralysie du radial par compression, compression pouvant s'exercer

même dans le décubitus, surtout quand le sommeil est rendu plus lourd par l'ivresse ou une grande fatigue, et que le sujet ne change pas ainsi la position vicieuse qu'il a prise en s'endormant.

La compression explique encore certaines paralysies professionnelles. Ainsi, Bachon a signalé en 1864, dans les *Mémoires de Médecine militaire*, la paralysie des porteurs d'eau de Rennes. Dans cette ville, on porte l'eau dans de grands vases en fer-blanc qu'on appelle buies, qui, remplies d'eau, pèsent 38 kilogram. On applique sur la poitrine le ventre de cette espèce de cruche, et on passe le bras dans l'anse pour retenir solidement la buie. Le bras est ainsi comprimé à sa partie postérieure et externe, et il y a tous les ans plusieurs cas de paralysie du radial dus à cette cause.

Brenner, en 1866, a signalé à Saint-Pétersbourg des paralysies analogues : chez les cochers russes, qui s'endorment la guide fortement serrée autour du bras ; chez les prisonniers, qui, en Russie, sont maintenus par des chaînes qui rapprochent les bras en arrière ; chez les enfants russes, qui ont les bras serrés contre le corps et restent longtemps couchés sur le même côté.

Je signalerai enfin la paralysie des béquilles : Hérard, dans une leçon clinique, et Laféron, dans sa Thèse inaugurale, ont attiré l'attention sur cette paralysie, qui peut porter sur tout le plexus brachial, mais qui porte le plus souvent sur le radial seul. Dans les hôpitaux où on se sert de béquille à une seule branche et non garnie, la traverse exerce une pression que Laféron, par ses expériences sur le cadavre, a vu porter plus spécialement sur le nerf radial. Le poids du corps et la forte contraction des adducteurs qui maintiennent la crosse favorisent la compression. Ainsi, un malade d'Hérard, après une fracture de jambe, marchait avec deux béquilles, appuyant fortement surtout sur celle du côté malade. Un jour, après une course un peu plus longue que d'habitude, il sentit un engourdissement qui devint quelques heures après une paralysie complète [1].

Il y a encore d'autres causes de compression banales : luxation de l'épaule ou même du coude; quelquefois lacs placés pour la réduction; fractures qui peuvent comprimer par les fragments, par le cal ou par l'appareil appliqué; lésions osseuses, anévrysmes; tumeurs de divers ordres.

La paralysie du radial s'observe encore parmi les paralysies obstétricales ; mais nous devrons revenir sur ce groupe, parce que le plus souvent il comprend des paralysies plus complexes.

A côté de la compression, on peut placer la *contusion*, qui est comme une compression subite et de courte durée : c'est ainsi qu'agiront un coup de bâton, un projectile, un éclat d'obus, etc.

Les auteurs parlent quelquefois aussi de *commotion* du nerf radial. Malgaigne plaçait dans cette catégorie la plupart des paralysies suites de

[1] Voy. encore sur ce point *Gaz. des Hôp.*, 1877, 101.

luxations. Chapoy classe encore dans le même groupe un fait de Bourgeot, dans lequel la paralysie du radial survint après un coup sur l'olécrâne, et des faits de paralysie du même nerf produite par la foudre. C'est là un groupe encore mal défini comme pathogénie, qu'on pourrait rapprocher des paralysies dites réflexes.

A la même classe de traumatismes assez vagues, il faut rattacher ce que l'on appelle les paralysies par fausse position, celles qui surviennent après des positions forcées, anormales et prolongées du membre supérieur. Quelquefois il s'agit alors de compression pure et simple; d'autres fois c'est plutôt une sorte d'épuisement nerveux, dit Chapoy, par excès d'activité. Ainsi, Mitchell cite un malade dont les extenseurs furent paralysés après une extension excessive, maintenue pendant plusieurs mois; Piorry raconte aussi un fait de paralysie des extenseurs survenue à la suite d'une contracture des fléchisseurs.

Enfin, pour en finir avec le traumatisme, nous citerons les *plaies* véritables. Il y a rarement une division nette et complète du nerf, comme on la produit en physiologie expérimentale. La plaie est plus souvent contuse, comme dans le cas de Gillette, après une morsure de cheval[1]. Paget a vu le médian et le radial coupés par une scie circulaire. Un certain nombre de cas d'excision chirurgicale de ce nerf ont été publiés, notamment par Schuh, Cooper, Morton, etc.

Après les traumatismes, signalons le *froid*. Le travail de Panas a réduit certainement le nombre des paralysies *à frigore*, mais il ne doit pas les faire supprimer entièrement.

Ainsi, Chapoy cite de curieuses observations dans lesquelles la paralysie du radial se développa chez des sujets ayant des antécédents rhumatismaux héréditaires, ou bien après l'exposition du bras à une portière de chemin de fer, ou encore le bras étant resté hors du lit avec une fenêtre ouverte dans la chambre, ou pendant une attaque de rhumatisme aigu, ou en plein jour après une immersion répétée dans l'eau chaude et l'eau froide, ou après un sommeil fait sur une chaise, les bras croisés sur la poitrine, ou encore au moment où le sujet sortait d'un lieu chaud par un temps froid, et en manches de chemise, pour fermer sa boutique. Dans tous ces cas, on ne peut pas invoquer la compression, et c'est bien le froid qui est en cause.

J'ai vu personnellement un sujet, qui était rhumatisant depuis fort longtemps, se lever un jour sans rien d'anormal, sortir à six heures du matin par un temps vif en hiver dans un pays froid, et sentir quelques instants après une paralysie complète des extenseurs qui fut du reste de courte durée. — La malade de Duplay[2], qui était blanchisseuse et qui vit sa paralysie se développer après une matinée où elle avait eu constamment les

[1] *Union méd.*, 1873, 22. — *Rev. des Sc. méd.*, I, 917.
[2] *Progr. méd.*, 1877, n° 13.

bras dans l'eau, ne put pas non plus attribuer cet accident à la compression pendant le sommeil.

Tous ces faits établissent donc, contre tous les raisonnements, le rôle pathogénique du refroidissement.

Quant à séparer maintenant les paralysies *à frigore* des paralysies rhumatismales, c'est fort difficile. Le plus habituellement cependant, il doit y avoir rhumatisme. Le froid ne produit pas une paralysie du radial chez le premier venu; mais ce n'est pas absolument constant[1].

Il y aurait encore des paralysies *à calore*, comme celles qu'ont citées Onimus et Legros, et qui se développent après des brûlures n'intéressant pas directement le nerf radial. Mais elles me paraissent rentrer dans les paralysies réflexes dont la pathogénie est inconnue, et ne doivent nullement être rapprochées des précédentes.

Restent les *intoxications* et les *maladies générales*. On connaît la paralysie des extenseurs dans l'intoxication saturnine; la question importante de l'origine de cette paralysie et du siége de la lésion sera mieux placée dans la dernière partie du livre; nous ne nous en occuperons donc pas ici. L'alcoolisme paraît aussi pouvoir produire la paralysie du radial sans complication de saturnisme ou de compression[2].

Bernhardt a cité récemment un cas développé à la suite d'un typhus exanthématique[3].

[1] Richet, tout en repoussant la théorie admise par Panas, ramène l'action du froid à un phénomène de compression. « Il fait remarquer que le radial est, de tous les nerfs mixtes de l'organisme, le seul ou à peu près le seul qui se paralyse isolément; de même que parmi les nerfs moteurs le nerf facial est le seul qui, en dehors de toute cause centrale, puisse se paralyser par l'action du froid. Or, ces deux nerfs sont l'un et l'autre enfermés dans une sorte de gouttière osseuse qui les maintient immobiles. Il suffit que les parois du canal ostéo-fibreux qui les enchâsse augmentent de volume, pour que sur-le-champ il y ait compression du nerf et paralysie. Voilà pourquoi, à l'exclusion de tous les autres nerfs, le radial et le facial peuvent être paralysés par l'impression du froid brusque. Ainsi que l'expérience journalière l'enseigne chez les rhumatisants, le froid gonfle et dilate les tissus fibreux : c'est donc la compression qui est en réalité la cause des paralysies du radial et du facial. Mais ce n'est pas la compression telle que M. Panas la comprend, c'est la compression par le froid. » (Th. Paris, 1877. — An. *Rev. Sc. méd.*, XI, 37.) — Nous avons déjà vu Erb émettre une idée analogue pour la paralysie de la septième paire. Ce n'en est pas moins là une pure hypothèse que rien ne me paraît démontrer en clinique. Il me semble aussi inexact de dire que le facial et le radial sont les seuls nerfs que le froid puisse paralyser : les nerfs moteurs de l'œil, les autres nerfs du membre supérieur, les nerfs du membre inférieur, etc., peuvent aussi, quoique plus rarement, être frappés par la même influence.

[2] Voy. le fait de Féréol rapporté par Revillout. *Gaz. des Hôp.*, 1877, 101.

[3] *Rev. Sc. méd.*, IV, 498.

Symptômes. — Chacun sait ce que l'on éprouve quand on s'éveille avec le bras engourdi, endormi, comme on dit, par une fausse position : on a une paralysie presque complète de la sensibilité et de la motilité ; on ne sent rien et on ne peut pas mouvoir son bras, qui paraît gros et lourd ; puis, après une ou deux minutes, la sensibilité revient, mais hyperesthésiée, avec des sensations perverties, exagérées, telles qu'engourdissement, picotements. Puis ce sont les fourmillements, un état de malaise, des mouvements indécis. L'état normal se rétablit dans un espace de temps qui peut varier de quelques minutes à un quart d'heure. — Voilà ce qu'on observe quand on suspend la compression, sans qu'elle ait duré trop longtemps.

Si l'on analyse ce qui se passe pendant qu'on exerce la compression, on voit, au début de l'expérience, les mêmes phénomènes se présenter dans un ordre inverse. Ils ont été très-bien étudiés par Vulpian. D'abord ce sont les fourmillements ; puis, après un petit temps d'arrêt, l'hyperesthésie et les sensations variées ; l'hyperesthésie gagne ensuite les parties profondes et les sensibilités se perdent en s'altérant ; l'engourdissement devient véritable et complet.

Ces phénomènes, très-simples et bien connus de tous, donnent une bonne idée de ce qu'on éprouve au début de beaucoup de paralysies du radial, notamment dans les paralysies par compression. Même en dehors de cette cause, si la paralysie commence en état de veille, on peut sentir d'abord des fourmillements et un engourdissement progressif. Si la compression est lente et graduelle, le début se fait peu à peu silencieusement.

Je ne parle pas, bien entendu, des cas dans lesquels la nature de la cause même entraîne certaines complications, comme la douleur qui accompagne les plaies, les traumatismes, les chocs, les blessures de guerre, etc.

Après ces divers prodromes ou sans aucun signe précurseur (comme cela arrive notamment quand la paralysie débute la nuit pendant le sommeil), le malade présente les caractères complets et spéciaux que Duchenne a déjà bien étudiés et décrits en 1850.

Le radial innerve le muscle triceps et tous les muscles du groupe des extenseurs à l'avant-bras. Dans la paralysie de ce nerf, l'attitude du bras sera donc caractéristique : l'avant-bras est fléchi, la main est à angle droit sur l'avant-bras et en pronation ; les doigts sont fléchis dans l'intérieur de la main, et le malade ne peut redresser ni la main ni les doigts. Cette position est facile à analyser et à comprendre par la physiologie des divers muscles qui sont paralysés.

Le sujet ne peut ni redresser le poignet infléchi à angle droit, ni le mouvoir latéralement, quand il est posé sur un plan horizontal, ce qui est dû à la paralysie des radiaux et du cubital postérieur.

Pour les supinateurs, voici comment Duchenne reconnaît s'ils sont paralysés. — L'avant-bras étant dans la demi-flexion et la demi-pronation,

on engage le malade à fléchir davantage et on s'oppose au mouvement; si le long supinateur est paralysé, on ne sent aucun effort et on ne voit pas le muscle se durcir. — Le bras étant dans l'extension et la pronation, si la supination ne peut être obtenue sans que le biceps se contracte énergiquement et mette l'avant-bras en demi-flexion, cela veut dire qu'il y a paralysie du court supinateur, car c'est le seul muscle supinateur indépendant, tandis que le biceps est à la fois supinateur et fléchisseur.

D'un autre côté, le sujet ne peut étendre ses premières phalanges fléchies sur le métacarpe : paralysie de l'extenseur commun.

Quand les doigts sont ainsi infléchis dans la paume de la main, il ne peut pas les écarter ou les rapprocher ; cela ne prouve pas la paralysie des interosseux. Pour constater l'état de ces muscles, on maintient les premières phalanges relevées sur le métacarpe ; alors le malade ne peut étendre ses deux dernières phalanges sur les premières que si les interosseux sont intacts.

Chose remarquable, quand on se fait serrer la main par un sujet atteint de paralysie du radial, on constate que les fléchisseurs sont moins forts que d'habitude. Cela est dû simplement à ce que les points d'insertion des fléchisseurs sont plus rapprochés qu'à l'état normal. Il y a une expérience très-simple que chacun peut faire et qui expliquera bien la chose : si on serre un dynamomètre la main étant dans l'extension, l'aiguille déviera de 25, par exemple ; si on serre le même dynamomètre la main étant sur le prolongement de l'avant-bras, on n'obtiendra plus que 20 ; si on refait le même essai la main étant en flexion, on n'aura plus que 12. Et, en effet, chez les malades dont je parle et qui ont une paralysie du radial, si on maintient leur poignet solidement relevé, les fléchisseurs retrouvent leur vigueur et se contractent avec énergie.

A la longue, l'inaction et le raccourcissement continus des fléchisseurs et des interosseux finissent par les paralyser aussi. On remédie en général à cela en facilitant l'exercice de ces muscles par l'électricité ou en tenant le poignet relevé à l'aide d'un appareil spécial.

Dans les paralysies *à frigore* et dans celles par compression, le rameau du triceps est en général épargné ; cependant on a trouvé parfois toutes les branches atteintes. Ainsi, dans une observation de Tranchant, la flexion de l'avant-bras s'exécutait fort bien, mais l'extension ne pouvait pas se faire.

D'autres fois, mais plus rarement, une partie seule du radial est paralysée ; le tableau ci-dessus est alors incomplet. Tel est, par exemple, le fait de Chapoy dans lequel le long supinateur était seul paralysé. Nous verrons tout à l'heure que dans les paralysies saturnines, au contraire, les supinateurs restent indemnes.

L'état de la *sensibilité* dans la paralysie du radial surprend tout d'abord ; elle est en effet sans rapport avec l'état de la motilité. Quelquefois on note bien au début une légère anesthésie, que Broca compare à une sorte de

stupeur du nerf ; mais cette anesthésie se dissipe rapidement, et le plus souvent même on ne constate absolument rien de ce côté. C'est ce qu'ont constaté notamment Lannelongue[1] et Dieulafoy[2] dans des faits publiés récemment. — Et cependant le radial est un nerf mixte.

On explique aujourd'hui cette apparente anomalie par la sensibilité récurrente et par les expériences d'Arloing et Tripier, dont nous avons déjà parlé à propos des névralgies[3]. L'explication est assez satisfaisante en effet.

Mais il ne faut pas oublier aussi qu'il n'y a rien de bien irrationnel à admettre que le froid, par exemple, prive un nerf de sa conductibilité motrice et non de sa conductibilité sensitive. La chose peut même être admise pour les paralysies par compression. On sait en effet que la compression de la moelle par une lésion quelconque produit en général une paraplégie avec conservation de la sensibilité. Il ne faut pas dire cependant que la substance grise soit plus comprimée que les faisceaux blancs, et Vulpian est obligé de se demander si peut-être les tubes nerveux moteurs, à égale compression, ne sont pas plus paralysés que les tubes nerveux sensitifs, c'est-à-dire, ajoute-t-il, la quantité d'influx passant par ces deux sortes de tubes nerveux étant la même dans un cas de compression les intéressant les uns et les autres, celle qui passe par le tube nerveux sensitif suffit peut-être encore pour provoquer des sensations plus ou moins intactes, alors que celle qui est transmise en sens inverse par les tubes nerveux moteurs ne suffirait pas pour exciter des contractions musculaires[4]. — Dieulafoy semble se ranger, avec Onimus, à une opinion analogue. Ce qu'on peut admettre, dit-il, c'est que la résistance de la fibre sensitive est supérieure à la résistance de la fibre motrice. Ce qu'on peut admettre encore, c'est que les fonctions de sensibilité sont plus difficilement abolies que les fonctions de motilité.

Quoi qu'il en soit du reste de l'explication, il faut retenir le fait clinique ; c'est l'essentiel.

La *réaction électrique* ne présente rien qui soit spécial à cette paralysie. Dans les cas de compression légère par les béquilles ou par le décubitus, dans les paralysies rhumatismales ou *à frigore* peu graves, l'excitabilité électrique est en général normale ou faiblement diminuée. Dans certains cas, quand la lésion persiste, on peut se servir de ces caractères pour préciser le siége exact de cette altération. L'excitation au-dessous de la lésion reste active, tandis que l'excitation au-dessus ne produit rien.

L'opposition que Dieulafoy voit entre la paralysie du radial et la para-

[1] *Gaz. des Hôp.*, 1872. — *Rev. Sc. méd.*, I, 334.
[2] *Gaz. hebdom.*, 1878, no 22.
[3] Voy. plus haut, pag. 583.
[4] *Mal. du Syst. nerv.*, pag. 31.

lysie du facial, au point de vue électrique, ne tient qu'à la différence de degré qu'il y a entre ces deux paralysies [1].

Dans un seul cas, Erb a constaté cette réaction de dégénérescence que nous avons décrite ailleurs.

Dans un autre fait, Vulpian [2] a vu les muscles se contracter très-bien sous l'influence de l'électricité, tandis que le nerf électrisé ne faisait pas contracter les muscles; et cependant le nerf avait conservé ses fonctions, puisqu'il était sensible. Vulpian concluait de cette observation que le froid agit, comme le curare, sur les plaques terminales des nerfs moteurs. — Le fait est possible, mais la démonstration me paraît peu rigoureuse, Vulpian admettant comme tout le monde que les propriétés de conduction motrice peuvent être abolies dans un nerf sans que ses propriétés de conduction sensitive le soient.

La paralysie du radial peut s'accompagner de *lésions trophiques*; quand l'altération est d'une certaine gravité et dure depuis quelque temps, il y a atrophie musculaire.

De plus, on a constaté dans un certain nombre de cas une lésion assez curieuse : c'est la tumeur dorsale du poignet. D'abord observée depuis de Haën dans la paralysie saturnine des extenseurs, elle se retrouve, comme Gubler l'a montré le premier, dans les paralysies du radial d'origine quelconque, même dans la paralysie traumatique de ce nerf (Nicaise).

Suivant la description de Renaut, c'est un gonflement indolent, rarement accompagné de rougeur, donnant au doigt une sensation d'épaississement des tendons extenseurs, pouvant varier de volume dans la même journée, parfois accompagnée de ténosite crépitante au niveau de l'avant-bras. Anatomiquement, elle correspond à un état fongueux des tendons et de leur gaîne synoviale, qui est ordinairement injectée. Cette tumeur peut disparaître totalement sans laisser de traces.

Charcot voit là un trouble trophique analogue aux arthropathies; Erb ajoute à cet élément pathogénique l'idée mécanique du tiraillement des tendons extenseurs, que produit la position constante de la main. Il n'est du reste pas impossible que ces deux éléments interviennent dans la production de ce phénomène curieux.

Dans le *Diagnostic*, il faut d'abord reconnaître que la déviation observée dans la main est bien due à une paralysie et non à une contracture ou à des rétractions cicatricielles ou autres. Pour cela, il suffit de voir si les mouvements passifs communiqués sont possibles, si on peut relever artificiellement la main.

Cela posé, on reconnaîtra que c'est le radial qui est paralysé par l'analyse soignée des muscles atteints. On éliminera aussi par là les maladies comme l'atrophie musculaire progressive.

[1] Voy. Onimus ; *Gaz. hebd.*, 1878, 25.
[2] *Soc. de Biol.*, 1873. — *Rev. des Sc. méd.*, II, 688.

Vient ensuite la question de la paralysie saturnine. D'abord on recherchera les signes ordinaires, antérieurs ou actuels, de l'intoxication saturnine. Ainsi, il faut se méfier des coliques sèches suivies de paralysie des extenseurs; leur nombre, en dehors de l'intoxication saturnine, devient de plus en plus restreint. Le plomb s'introduit sous tant de formes et si aisément dans l'économie, qu'on retrouve souvent cette étiologie dans des cas où tout d'abord on avait tenté de l'écarter *à priori*. Enfin, il y a le signe important indiqué par Duchenne : l'immunité, dans la paralysie saturnine, des supinateurs, et spécialement du long supinateur. Nous avons indiqué le moyen de reconnaître cliniquement si ces muscles sont atteints ou non.

L'intoxication saturnine éliminée, il faut essayer de reconnaître la cause de la paralysie du radial. Si la lésion est centrale, on trouve d'autres signes de l'altération cérébrale, et même, si la paralysie est limitée, comme dans le cas de Mahot, la réaction électrique peut mettre sur la voie. — D'autres fois les commémoratifs, la connaissance du refroidissement, de la compression, du traumatisme, serviront énormément. La participation ou l'immunité du triceps, en indiquant la hauteur de la lésion, est aussi importante à connaître : ainsi, le décubitus et les béquilles agissent différemment à ce point de vue.

La *Marche*, la *Durée*, les *Terminaisons* et le *Pronostic* sont variables suivant les espèces.

Si la compression a été légère ou si c'est une paralysie *à frigore*, la durée peut être éphémère; d'autres fois elle peut s'étendre à une ou deux semaines, ou encore quatre, six semaines ou même des mois. Brenner en a vu durer des années. — Le mouvement revient progressivement, et dans tous les cas le pronostic est absolument favorable.

La paralysie des béquilles est encore plus bénigne. Elle ne dépasse pas une à deux semaines, si la cause est écartée et si l'on institue un traitement approprié.

Dans les cas traumatiques graves, les choses se passent comme pour tous les autres nerfs. Le pronostic varie suivant le traumatisme lui-même. Dans les paralysies cérébrales, les troubles du radial sont plus tenaces que les autres.

Nous parlerons du *Traitement* après avoir étudié les paralysies des autres nerfs du bras.

4. Paralysie du nerf médian. — *Étiologie.* — Cette paralysie est moins fréquente que la précédente; elle se présente rarement seule. La paralysie rhumatismale ou *à frigore* du médian est une exception. Les traumatismes sont des causes plus fréquentes. Ainsi, la saignée, les plaies, la compression, les fractures, etc., la produisent. Pour cela, les traumatismes peuvent porter sur le bras ou en haut du poignet. Schnitzer[1] a rapporté

[1] *Centralbl.*, 1878, pag. 190.

deux faits dans lesquels une luxation de l'épaule avait produit la paralysie de ce seul nerf.

La névrite, les névromes [1], peuvent encore entraîner cette paralysie. On l'a observée après certaines maladies aiguës. Enfin, sous l'influence d'une cause centrale, elle peut faire partie du tableau symptomatique, dans l'hémiplégie, l'atrophie musculaire progressive, etc.

Symptômes. — Le médian innerve tous les muscles de la région antérieure de l'avant-bras (fléchisseurs et pronateurs), sauf le cubital antérieur et les deux faisceaux internes du fléchisseur profond des doigts ; tous les muscles du pouce, sauf l'adducteur, et enfin les deux premiers lombricaux.

Le fléchisseur superficiel est fléchisseur de la deuxième phalange sur la première : ce mouvement devient donc impossible dans la paralysie du médian. Le fléchisseur profond fléchit la troisième phalange sur la deuxième ; ce mouvement devient encore impossible pour l'indicateur et le médius. Les interosseux conservent leur action ; la première phalange se fléchit donc encore sur le métacarpe, et, si le malade fait un effort, il produit cette flexion en même temps qu'il étend les deux dernières phalanges par les lombricaux.

De tout cela résulte une position particulière des doigts qui va en s'accentuant de plus en plus : la deuxième et la troisième phalange sont en extension sur la première phalange fléchie, ce qui constitue une griffe spéciale [2].

La paralysie de tous les muscles du pouce, sauf de l'adducteur, rend l'opposition impossible. En même temps, le premier métacarpien se place sur le plan du deuxième métacarpien ; le pouce regarde en avant comme les autres doigts, et est serré contre les autres. On a ainsi ce que l'on appelle la *main de singe*.

« La main de l'homme, dit Duchenne, perd son caractère distinctif, c'est-à-dire que l'attitude du pouce, qui indique qu'elle est destinée à servir son intelligence, attitude dans laquelle le pouce se trouve toujours prêt à tenir, ou la plume qui sert sa pensée, ou l'instrument avec lequel il exécute les merveilles d'habileté manuelle créées par son imagination. Cette déformation du pouce de l'homme rappelle l'attitude du pouce, qui chez le singe est le cachet de la bête, en indiquant qu'il est destiné à ramper à quatre pattes quand il ne grimpe pas. »

La flexion de la main sur l'avant-bras n'est possible qu'avec une forte adduction (par le cubital antérieur). La pronation de la main est presque complètement impossible, et ne se fait plus qu'un peu par le long supinateur.

[1] Le fait de Notta a trait à un névrome, et Kraussold a récemment publié un cas de sarcome de ce nerf. (*Centralbl.*, 1878, pag. 8.)

[2] Voy. les planches de la Thèse de Meillet (Paris, 1874), reproduites dans l'art. *Main* de Le Dentu, in *Nouv. Dictionn. Méd. et Chir. prat.*

Tous ces traits donnent à la paralysie du médian un aspect tout spécial que complète, quand elle existe, l'atrophie des muscles de la région antérieure de l'avant-bras et de l'éminence thénar.

Les troubles de *sensibilité* sont variables. Ils peuvent manquer complétement, témoin le cas de Richet, dans lequel la sensibilité persista après la section du médian et qui fut un des points de départ des recherches contemporaines sur la sensibilité récurrente.

Dans les cas où les troubles sensitifs existent, voici quelle en est la distribution classique ou théorique. Le médian donne la sensibilité à la moitié externe de la paume de la main, à la face palmaire des trois premiers doigts et à la moitié externe de la face palmaire du quatrième. Des travaux récents (Henle, Richelot, Bernhardt) forcent à ajouter à ce domaine sensitif du médian la face dorsale des deux dernières phalanges de l'index, du médius et la moitié externe des deux dernières phalanges de l'annulaire. Bernhardt[1], notamment, a vu deux faits cliniques survenus après traumatisme qui confirmaient ce mode de distribution. Dans un travail déjà cité, Schnitzer a conclu de ses observations que chez quelques personnes la face dorsale de la deuxième phalange du pouce, la face dorsale de la première phalange du deuxième et du troisième doigt, et la moitié externe de la face dorsale de l'annulaire, peuvent recevoir leur sensibilité du médian concurremment avec les sources d'innervation ordinaires. Dans une observation de paralysie traumatique simultanée du médian et du radial, Jacobi[2] a confirmé, au moins en partie, ces résultats.

La sensibilité récurrente ne supplée pas toujours le médian paralysé : Erb cite des cas d'anesthésie très-nette par paralysie du médian, malgré l'intégrité du cubital et du radial.

Dans un travail récent, après avoir analysé un certain nombre d'observations consciencieuses, Avezou[3] conclut que dans un grand nombre de cas la distribution nerveuse décrite par Richelot se trouve confirmée, mais qu'aussi, « à côté de cette disposition qui peut servir de type, on constate très-fréquemment des variantes sur différents individus. Ainsi, tantôt on voit le médian envoyer ses filets à la totalité de la face dorsale de la phalange unguéale du pouce; tantôt ce nerf ne donne pas de filets à la face dorsale de l'annulaire ; tantôt enfin le petit doigt reçoit des filets qui, venus des branches palmaires, se distribuent à la totalité ou à la moitié seulement de la face dorsale de ses deux dernières phalanges. »

Les *troubles trophiques* ont été observés aux trois premiers doigts (peau lisse, ulcérations, bulles de pemphigus, croissance anormale des poils ou

[1] *Arch. f. Psych.*, V, 555.
[2] *Centralbl.*, 1878, pag. 190.
[3] Th. Paris, 1879.

des ongles, eschares[1], etc.). Sander a vu, après un traumatisme du nerf médian, des éruptions de vésicules qui laissèrent six cicatrices aux points suivants : 1. médius, sur la partie médiane de la face palmaire de la troisième phalange, au voisinage de la pulpe digitale ; 2. face dorsale de la deuxième phalange du même doigt, près du bord radial ; 3. index, première phalange au milieu de la face palmaire ; 4. seconde phalange du même doigt, à l'endroit où son bord radial se continue avec la face palmaire; 5. dans la paume, en avant de l'éminence thénar, sur le prolongement de l'espace interdigital compris entre le second et le troisième doigt; 6. au milieu de la première phalange du pouce[2].

5. La PARALYSIE DU NERF CUBITAL est justiciable de l'*étiologie* ordinaire. Ce sont les traumatismes qui agissent le plus souvent. Ainsi, Chalot a cité une paralysie de ce nerf développée après une chute faite sur un morceau de verre à la partie interne du poignet[3]. La pression, les plaies, les fractures, les luxations, etc., agissent de la même manière. Panas[4] a vu cette paralysie produite, dans un cas, par un petit os sésamoïde développé au milieu du ligament latéral interne de l'articulation du coude ; dans un autre, par une fracture de la trochlée consolidée depuis douze ans; dans un autre encore, par une arthrite sèche. Dans tous ces faits, il y avait eu névrite consécutive. Duchenne cite les travailleurs qui appuient fortement du coude sur un plan résistant. Dans le travail déjà cité, Panas parle d'un homme qui fût pris de douleurs, puis de paralysie dans le cubital, après avoir fait de violents efforts pour ramer. Erb a observé un cas de névrome du cubital et Rohden une névrite du même nerf[5].

Symptômes. — Le cubital innerve le cubital antérieur, les faisceaux internes du fléchisseur profond, les interosseux et une partie des lombricaux, l'adducteur du pouce et tous les muscles de l'éminence hypothénar.

La flexion cubitale et l'adduction de la main sont limitées par la paralysie du cubital antérieur ; la troisième phalange ne peut plus être fléchie, par paralysie du fléchisseur profond ; les mouvements du petit doigt sont presque impossibles, par paralysie de l'éminence hypothénar; la flexion de la première phalange et l'extension des deux dernières phalanges sont impossibles, ainsi que les mouvements d'adduction et d'abduction des doigts, par paralysie des interosseux; il est impossible de porter le pouce en dedans et de serrer le premier et le deuxième métacarpien, par paralysie de l'adducteur du pouce.

1 Voyez notamment l'observation de Duret, *Gaz. méd.*, 1876, 1, pag. 7, et celle de Notta, *Soc. Chir.*, 1876.

2 *Rev. Sc. méd.*, XI, 631.

3 *Montpellier méd.*, juin 1876.

4 *Acad. Méd.*, février 1877.

5 Anal. *Gaz. des Hôp.*, 1877, 120.

La paralysie des interosseux, en particulier, donne lieu à une griffe spéciale. Quand le malade veut mettre la main à plat, la première phalange se renverse en extension forcée, et la deuxième au contraire se fléchit. Cette position se maintient même dans le repos musculaire.

Pour les troubles de *sensibilité*, nous pourrions reproduire ici les mêmes considérations que pour la paralysie du radial et du médian. Quand ils existent, ils frappent la face interne de la paume et du dos de la main, le petit doigt et la face interne de l'annulaire à la paume ; le cinquième, le quatrième et la face interne du troisième doigt au dos.

Comme troubles *trophiques*, on a noté l'atrophie des muscles, la disparition de l'éminence hypothénar, les sillons devenus profonds entre les os du métacarpe. Dans l'observation déjà citée de Chalot, la peau était lisse, sèche, unie ; les ongles croissaient moins vite, et il y avait une tuméfaction douloureuse avec demi-ankylose de la dernière articulation de l'annulaire.

L'excitation *électrique* donne en général les résultats ordinaires. Dans un fait observé par Remak[1], le nerf était resté excitable à l'avant-bras, mais ne l'était plus au bras ; peut-être cela vient-il simplement de la position plus superficielle du nerf dans la première région, ou bien cela tient-il au siége de la lésion. Dans un cas de Bernhardt[2], la contractilité galvanique du nerf était augmentée sans qu'il y eût des signes de réaction de dégénérescence.

6. PARALYSIES COMPLEXES DU MEMBRE SUPÉRIEUR. — Nous indiquerons dans ce paragraphe : 1. Le retentissement que certaines paralysies d'abord circonscrites peuvent avoir ensuite sur les autres nerfs du bras ; 2. Les paralysies portant d'emblée sur plusieurs des branches du plexus brachial.

1. Avezou a bien décrit les accidents de la première catégorie. Nous reproduisons ici textuellement les conclusions de sa Thèse.

1. La contusion d'un des troncs nerveux du bras (cubital, radial, médian, circonflexe), indépendamment de la paralysie immédiate et des fourmillements douloureux qu'elle détermine parfois, peut entraîner plus tard des accidents multiples, les uns localisés à la région du nerf contus, les autres s'étendant aux régions des nerfs voisins, plus rarement aux membres du côté opposé.

2. Parmi les accidents, on note des arthropathies, un changement de coloration de la peau qui devient luisante et violacée ; des éruptions diverses, la déformation des ongles, en un mot tous les troubles trophiques qui ont été signalés et décrits par MM. Charcot, Weir Mitchell, Mougeot, etc., à la suite des lésions irritatives des nerfs périphériques.

[1] *Rev. des Sc. méd.*, V, 694.
[2] *Ibid.*, VIII, 216.

3. Une lésion traumatique intéressant une branche nerveuse des extrémités digitales peut avoir des conséquences aussi graves que la contusion ou l'écrasement d'un gros tronc nerveux ; dans certains cas, rares à la vérité, on voit survenir, à la suite d'un petit traumatisme portant sur un seul doigt, des troubles fonctionnels et des troubles de nutrition qui envahissent les doigts voisins, la main, l'avant-bras, et qui retentissent au besoin sur les organes viscéraux et sur les autres membres.

4. D'autres lésions chirurgicales des doigts, telles que les panaris, les brûlures, les gelures, etc., peuvent avoir des conséquences analogues.

B. En second lieu, nous avons les paralysies plus ou moins étendues du plexus brachial.

En tête des *causes* de ces paralysies, sont les traumatismes. Ainsi, les luxations de l'épaule peuvent produire des paralysies en portant sur le plexus tout entier : le bras est alors paralysé dans son ensemble, y compris le deltoïde. Les fractures de l'humérus, les luxations ou fractures du coude et de l'avant-bras, agiront d'une manière plus précise sur une ou plusieurs branches, le radial ou le médian, par exemple.

Quoique agissant plus spécialement sur le radial, les béquilles entraînent aussi des paralysies de tout le plexus.

Le rhumatisme peut se localiser sur le radial seul, mais produire également des paralysies plus complexes. Duchenne n'avait jamais vu de paralysie complète de l'avant-bras et de la main, d'origine rhumatismale. C'est dire qu'elles sont rares. Elles existent cependant. Bourgeot en a réuni trois observations. Erb parle aussi de combinaisons variées, sans citer de faits particuliers.

C'est dans cette catégorie d'observations ou tout à fait à côté qu'il faut placer le cas remarquable de Straus[1], de paralysie spontanée portant sur tout le plexus brachial, le médian excepté.

Nous avons ensuite les paralysies obstétricales de Duchenne. Danyau, en 1851, décrivit des faits de paralysie du membre supérieur, suite d'un traumatisme du plexus brachial produit par l'application du forceps. Duchenne a repris et développé cette étude, et a constaté ces paralysies même dans des cas d'accouchement sans forceps.

L'application du forceps produit des paralysies du membre supérieur qui peuvent être accompagnées ou non de paralysie faciale. Bénignes en général, ces paralysies ne sont cependant pas toutes susceptibles de guérison ou ne guérissent que difficilement. J'ai vu une petite fille de 3 ans dont le bras était encore impotent des suites d'une paralysie obstétricale.

En dehors de l'application du forceps, dans certains accouchements le dégagement des bras peut être laborieux : la version, les présentations du siége après l'issue de la tête, des tractions exercées sur l'épaule, peuvent

[1] *Gaz. hebd.*, 1880, 244.

entraîner la paralysie d'un ou de plusieurs muscles, quelquefois suivie d'atrophie au membre supérieur.

Ce sont en général le deltoïde, le sous-épineux, le biceps et le brachial antérieur qui sont paralysés, la main conservant ses mouvements[1].

Le pronostic est favorable, pourvu, dit Duchenne, que la paralysie soit prise à temps et traitée par la faradisation localisée. Les paralysies obstétricales peuvent être compliquées de fractures, de luxations ; ces altérations rendent alors le diagnostic plus difficile.

Erb a observé deux cas semblables à ceux de Duchenne et confirme de tous points sa description.

Le même auteur[2] a de plus attiré l'attention sur une forme spéciale de paralysie du plexus brachial dans laquelle on observait toujours le même groupement des muscles atteints.

Dans ces cas, le deltoïde, le biceps et le coraco-brachial sont constamment atteints ; le long supinateur l'est presque toujours ; plus rarement la paralysie s'étend au court supinateur et au domaine de distribution du nerf médian.

Ce groupement spécial, qui ne peut être fortuit, doit répondre à une localisation anatomique particulière, et Erb arrive à placer le point de départ de ces paralysies dans les racines et spécialement dans le cinquième et le sixième nerf cervical (les racines inférieures du plexus brachial fournissant au contraire au cubital, qui est ici constamment épargné).

Remak[3] a observé également de ces faits de paralysie radiculaire.

Enfin il ne faudrait pas croire que toutes les paralysies du plexus brachial, même quand elles sont circonscrites à ces nerfs, soient toujours d'origine périphérique ou radiculaire[4]. Voici un exemple que j'ai récemment observé de paralysie du bras où j'ai tout lieu de supposer une origine centrale, et qui montrera la nécessité et les éléments de ce diagnostic différentiel.

Un jeune ouvrier serrurier, vigoureux et trapu, se livre de bonne heure à de grands excès alcooliques (absinthe et liqueurs). Sans antécédents héréditaires ni diathésiques, il s'est luxé l'épaule droite à 3 ans et le coude du même côté à 11, en même temps qu'il se fracturait le cubitus immédiatement au-dessous de l'olécrâne. Depuis lors, il éprouvait par moments une certaine fatigue dans ce bras. Enfin, il y a un an, il a eu un phlegmon diffus de la main et de l'avant-bras, toujours du même côté.

[1] Bailly et Onimus viennent d'observer un cas remarquable de paralysie obstétricale du plexus brachial avec réaction de dégénérescence type, et qui a cependant guéri assez rapidement, (*Acad. des Sc.*, 13 mai 1878.)

[2] *Verhandl. d. Heidelb. Naturhist. med. Ver.*, 1875. Cit. Straus.

[3] *Berl. klin. Woch.*, 1877, 9.

[4] Voy. les faits réunis par Mallebay ; *Des paral. partielles du membre supérieur d'orig. corticale* ; Th. Paris, 1878.

Le 1er mars 1878, le soir en se couchant, L... sent des fourmillements dans toute la partie droite du corps ; le lendemain il va travailler, mais s'aperçoit qu'il ne sent plus les instruments dans la main droite, qui laisse échapper ce qu'elle tient. Les fourmillements disparurent les jours suivants, mais l'anesthésie persista et une paralysie motrice envahit progressivement ce bras et se compléta bientôt. De plus, quelques jours après, il fut pris d'un bégaiement qui a persisté depuis.

Il entra le 26 mars au service de la clinique médicale, dont j'étais alors chargé. — On constate une paralysie motrice incomplète du bras droit avec conservation de la réaction électrique, et une anesthésie absolue depuis le bout des doigts jusqu'à la racine du membre ; cette anesthésie s'étend en plus au cou, à la nuque, au pavillon de l'oreille, à la partie supérieure de la face, tout cela à droite seulement ; la sensibilité n'est que diminuée dans le domaine du maxillaire supérieur et semble anormale dans le domaine du maxillaire inférieur. Enfin, il y a hémianesthésie incomplète du thorax, toujours à droite, hémianesthésie qui va en diminuant de haut en bas jusqu'au niveau des insertions costo-diaphragmatiques. Au-dessous, tout est normal. La sensibilité est également abolie dans la narine droite, sur la moitié droite de la langue et au niveau de la conjonctive, avec intégrité des sens.

Le bégaiement varie d'intensité suivant les moments.

Le membre paralysé est beaucoup plus froid au toucher que le bras du côté opposé. Le thermomètre confirme cette appréciation. La température extérieure étant de 19°,9, l'aisselle donne 36°,9 à gauche et 36°,5 à droite, et la paume de la main donne 30°,6 du côté sain et 21°,8 seulement du côté malade.—Ce qui constitue une différence de 9 degrés entre les deux mains.

Cette curieuse observation se résume donc en une paralysie motrice incomplète avec anesthésie absolue du bras droit, refroidissement considérable, et en même temps anesthésie dans le domaine du plexus cervical, de quelques intercostaux et d'une partie du trijumeau. La complexité des phénomènes et l'intégrité de la réaction électrique m'ont fait plutôt penser à une origine centrale. Mais on voit qu'il y a là beaucoup de signes de la paralysie simple du plexus brachial.

Un point de cette observation sur lequel j'insisterai en terminant, c'est le refroidissement extrême du membre. Ce phénomène a été noté dans plusieurs cas de paralysie du plexus brachial.

Ainsi, Terrillon[1] a observé un cas de contusion du bras avec paralysie, s'accompagnant de modifications thermiques remarquables. La différence de température entre les deux membres supérieurs a atteint jusqu'à 7°, le membre paralysé étant le plus froid. Le volume des artères n'était pas modifié.

[1] *Soc. Biol.*, 17 février 1877.

Seeligmüller[1] a publié deux faits dans lesquels il y avait, en même temps que la paralysie totale du plexus brachial, une excitation traumatique du sympathique du même côté, avec dilatation de la pupille.

Plus récemment, Lereboullet[2] a présenté à la Société médicale des Hôpitaux l'observation d'un fait qui présente de très-grandes analogies avec le nôtre. Ce malade, âgé de 22 ans, a été atteint d'une impotence fonctionnelle du bras avec difficulté considérable dans l'abduction et l'élévation du membre supérieur, faiblesse musculaire sans paralysie vraie ni atrophie. Il existe aussi, dans toute la sphère du plexus brachial, une anesthésie presque complète, analgésie absolue de la main et de l'avant-bras. Les parties anesthésiées sont notablement refroidies ; la différence de température entre la main droite et la main gauche atteint même, à certains jours, 8° à 10°. — Il y avait aussi, chez ce sujet, des phénomènes d'asphyxie locale des extrémités.

Le même jour, Proust présentait à la même Société un cas de paralysie du bras gauche qu'il rattachait à une lésion artérielle (artérite syphilitique?) avec abolition de la sensibilité ; le membre était pâle, refroidi, etc.; enfin il était impossible de retrouver aucune trace de pulsations dans les artères du membre, y compris l'artère axillaire.

Enfin, dans le cas récent que nous avons cité plus haut, Straus parle aussi de troubles vaso-moteurs remarquables : distension vaso-paralytique et refroidissement[3].

Il y a là toute une catégorie de faits curieux, encore mal étudiés, qu'il était bon de signaler en passant.

7. Traitement général des paralysies du membre supérieur. — Quand il y a une cause traumatique, il faut commencer par le traitement de cette cause en éloignant le corps étranger, la cicatrice vicieuse, en soignant la fracture, la luxation, la plaie, en enlevant le névrome, etc.

Ici se pose la question de l'utilité de la suture des nerfs sectionnés chirurgicalement ou accidentellement. Une discussion a eu lieu encore en 1876 sur ce point à la Société de Chirurgie, à propos d'une résection de 0,03 centim. de nerf faite par Notta pour un névrome. On ne peut pas conclure de la réapparition de la sensibilité dans ces cas à la restauration du nerf. Cependant Le Dentu pense qu'il faut toujours tenter cette suture. Terrier, au contraire, attribue à la suture les troubles trophiques que Notta et d'autres ont observés à la main[4] (?).

[1] *Arch. f. klin. Med.* — Cit. *Centrabl.*, 1878, pag. 12.

[2] *Soc. Méd. des Hôp.*, 22 mars 1878.

[3] V. ce qui a été déjà dit (p. 712) à propos de l'asphyxie locale des extrémités.

[4] *Rev. Sc. méd.*, X, 287. — Richelot a présenté un nouveau cas de section incomplète et de suture du nerf médian, qu'il a analysé avec soin avant et après l'opération et après la guérison définitive. (*Soc. de Chir.*, 13 mars 1878.)

Contre la cause rhumatismale, on emploiera les sudorifiques, les bains de vapeur, les traitements internes, etc.

Contre la paralysie elle-même, l'électrisation sera indiquée suivant les principes et le mode d'emploi que nous avons plusieurs fois étudiés. Remak utilise spécialement le traitement galvanique de la moelle et des nerfs.

Enfin, on trouvera dans le livre de Duchenne et dans les Traités spéciaux la description d'une série de gantelets et d'appareils variés pour la prothèse du bras et de la main.

§ II. Membre inférieur. — Les paralysies des nerfs du membre inférieur sont moins fréquentes et moins importantes que celles du membre supérieur. Elles ont été surtout observées dans les maladies des centres, et spécialement dans les maladies de la moelle ; mais nous n'étudions ici que les paralysies périphériques.

Nous suivrons toujours dans ces études les descriptions combinées de Duchenne et de Erb.

1. Paralysie du nerf crural. — *Étiologie.* — La paralysie de ce nerf est assez rare. Elle peut être produite par un traumatisme portant sur la colonne vertébrale ou le bassin, par des tumeurs ou des hémorrhagies au niveau de la queue de cheval, par le psoïtis, des abcès du psoas iliaque, des fractures du fémur, des luxations coxo-fémorales, des blessures au bas-ventre ou à la cuisse, des lésions du genou (?), le froissement du plexus lombaire pendant l'accouchement, certaines maladies aiguës, etc.

Symptômes. — Le crural innerve le psoas iliaque, le triceps et le couturier, c'est-à-dire l'ensemble des muscles fléchisseurs de la cuisse sur le bassin, l'extenseur de la jambe sur la cuisse et un fléchisseur avec rotation de la jambe sur la cuisse. — Il innerve bien aussi le pectiné et le moyen adducteur ; mais comme ces muscles, surtout le second, reçoivent aussi des filets nerveux de l'obturateur, la paralysie du crural n'a que peu d'influence sur l'adduction.

On prévoit d'après cela que le symptôme capital est ici le trouble apporté dans la flexion de la cuisse et l'extension de la jambe.

Le malade ne peut pas fléchir la cuisse ou relever le tronc pour s'asseoir quand il est allongé ; il ne peut pas étendre la jambe quand il est assis ; la jambe verticale, il ne peut pas la porter en avant pour lancer le pied. — Tous ces muscles intervenant puissamment dans la station debout et dans la marche, ces actes deviennent peu sûrs et difficiles ; le malade ne peut ni courir, ni sauter, ni même s'asseoir. — Si la paralysie est bilatérale, la progression devient impossible.

Les troubles de sensibilité peuvent manquer ; quand ils existent, ils frappent les deux tiers inférieurs de la cuisse, la région du genou et le

long du côté interne de la jambe jusqu'au bord interne du pied (par le saphène). — Si le plexus lombaire était atteint plus haut dans ses branches supérieures, l'anesthésie s'étendrait à la région inguinale, au bas-ventre, au scrotum[1], etc.

Quelquefois les malades éprouvent des sensations de fourmillements, engourdissement et refroidissement positif.

Assez souvent il y a atrophie musculaire. Si elle est peu accusée, il faut avoir recours à la mensuration pour la constater. Mais si elle est assez développée, elle entraîne une déformation visible de la cuisse à la partie antérieure. L'atrophie peut être partielle et ne frapper que quelques muscles.

Les muscles atteints restent flasques et détendus quand on les électrise ou que le malade fait effort pour les contracter. L'excitabilité électrique subit du reste des modifications variables suivant les principes déjà exposés.

2. La PARALYSIE DU NERF OBTURATEUR est encore plus rarement isolée que la précédente. Elle l'accompagne souvent et est produite par les mêmes *causes*. Nous y ajouterons simplement la compression possible de ce nerf par une hernie obturatrice.

Symptômes. — L'obturateur innerve l'obturateur externe, le droit interne, le moyen, le petit et le grand adducteur; et d'une manière plus générale les muscles adducteurs de la cuisse, et, pour la plupart aussi, rotateurs en dehors.

Dans la paralysie de ce nerf, le malade ne peut donc pas porter la cuisse en dedans, serrer ses cuisses l'une contre l'autre, placer l'une sur l'autre; la rotation du membre en dehors et même sa flexion sur le bassin sont difficiles. — La marche est également gênée et la jambe malade est bientôt fatiguée.

Quelquefois on observe certains troubles de la sensibilité du côté interne de la cuisse jusque vers le genou.

3. PARALYSIE DES NERFS DU PLEXUS SACRÉ (*sauf le sciatique*). — Les nerfs *fessiers* sont rarement atteints seuls. Le plexus sacré, en totalité ou en partie variable, est lésé par des causes diverses analogues à celles que nous avons déjà mentionnées pour le plexus lombaire.

Ces nerfs se distribuent aux muscles fessiers, tenseur du fascia, obturateur interne et pyramidal. Ces diverses paralysies sont très-difficiles à ana-

[1] Nous donnons ci-contre deux figures empruntées au *Traité d'anatomie* de Beaunis et Bouchard, qui résument la distribution des différents nerfs sensitifs à la surface du corps. Elles serviront d'abord à comprendre la symptomatologie des paralysies que nous décrivons, et aussi on pourra les utiliser comme schémas d'inscription pour dessiner les anesthésies trouvées au lit du malade.

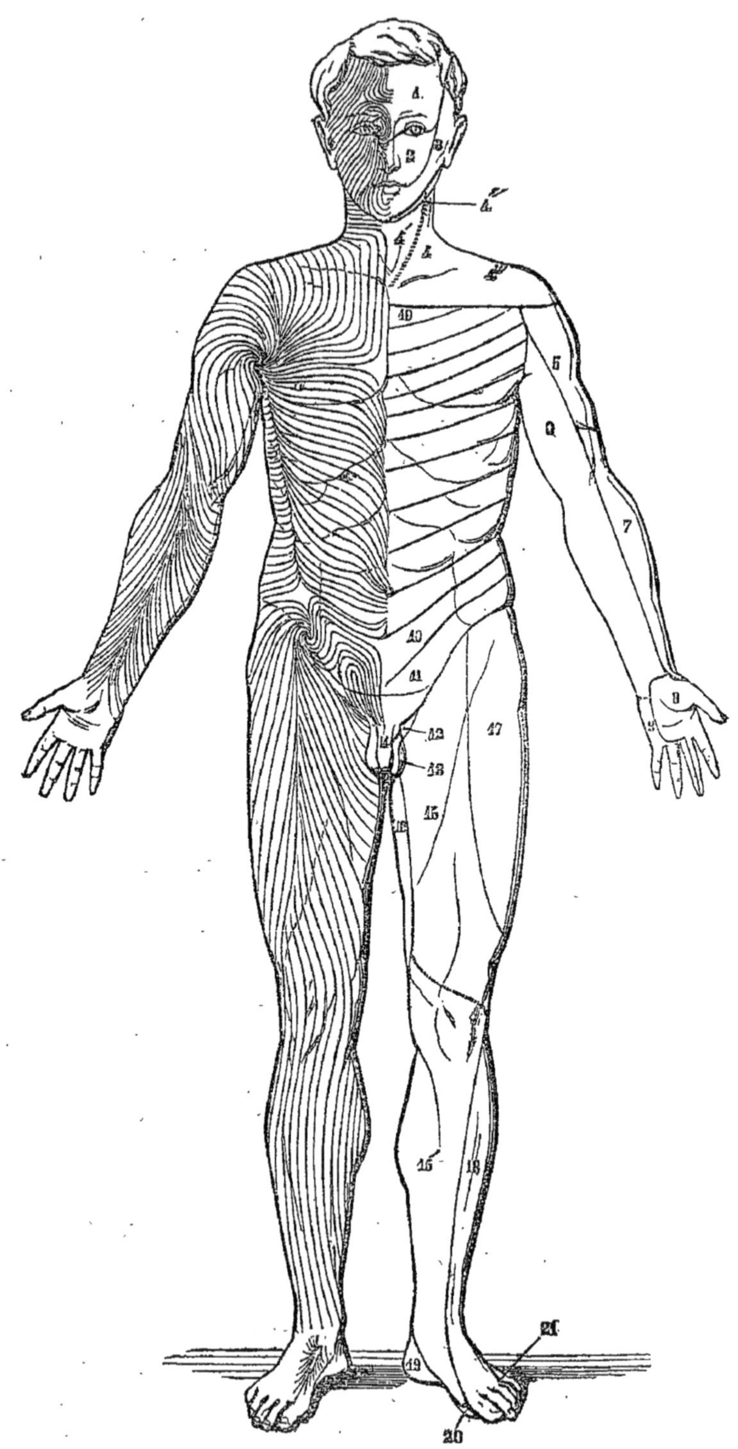

Fig. 33.

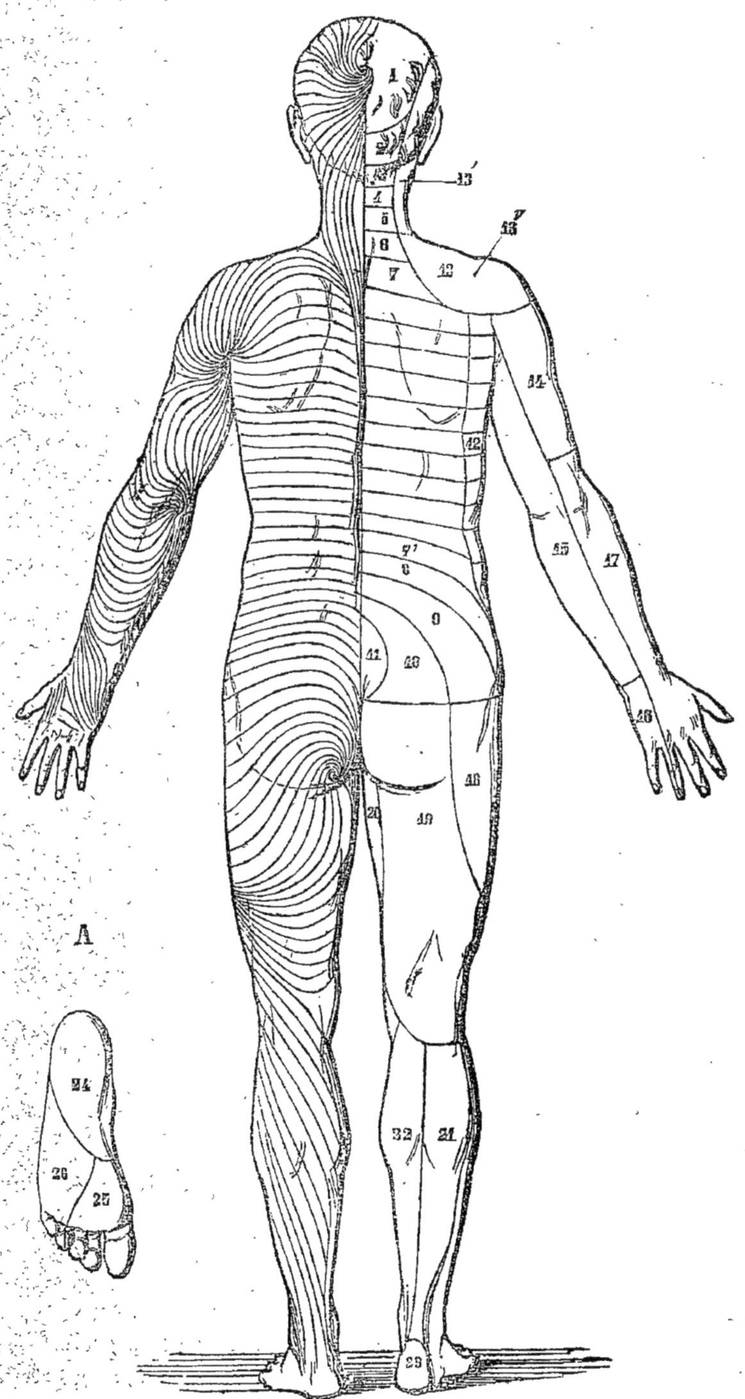

Fig. 34.

Fig. 33. — *Topographie de l'innervation cutanée. Face antérieure.* — 1. Région innervée par le nerf ophthalmique de Willis. — 2. Maxillaire supérieur. — 3. Maxillaire inférieur. — 4. Plexus cervical. — 4'. Branche cervicale superficielle. — 4''. Branche auriculaire. — 4'''. Branches descendantes. — 5. Nerf circonflexe. — 6. Brachial cutané interne. — 7. Musculo-cutané. — 8. Médian. — 9. Cubital. — 10 à 10. Nerfs intercostaux. — 11. Branches abdomino-scrotales. — 12. Branche génito-crurale. — 13. Nerf sciatique. — 14. Honteux interne. — 15. Nerf crural. — 15'. Saphène interne. — 16. Nerf obturateur. — 17. Nerf fémoro-cutané. — 18. — Sciatique poplité externe. — 19. Tibial postérieur. — 20. Plantaire interne. — 21. Saphène externe.

Fig. 34. — *Face postérieure.* — 1. Branche postérieure du deuxième nerf cervical. — 2, 3, 4, 5, 6. *Idem* des troisième, quatrième, cinquième, sixième et septième nerfs cervicaux. — 7 à 7. Branches postérieures des nerfs dorsaux. — 8. Premier, 9. deuxième, 10. troisième nerf lombaire. — 11. Quatrième et cinquième nerfs lombaires et nerfs sacrés. — 12. Nerfs intercostaux. — 13. Plexus cervical. — 13'. Branches auriculaire et mastoïdienne. — 13''. Branches descendantes. — 14. Nerf circonflexe. — 15. Brachial cutané interne. — 16. Cubital. — 17. Radial. — 18. Branche fémoro-cutanée. — 19. Nerf ischiatique. — 20. Nerf obturateur. — 21. Sciatique poplité externe. — 22. Saphène interne. — 23. Sciatique poplité interne.

A. Plante du pied. — 24. Branche plantaire du nerf tibial postérieur. — 25. Nerf plantaire interne. — 26. Nerf plantaire externe.

lyser, parce que la plupart de ces muscles ne sont pas seuls chargés des mouvements qu'ils exécutent. Je renverrai donc pour les détails aux ouvrages de physiologie, et spécialement aux livres de Duchenne.

Un certain nombre de mouvements sont gênés, limités ou impossibles : la rotation de la cuisse en dedans et en dehors, la flexion, l'abduction. Il y a de l'incertitude dans la marche et dans la station debout, le grand fessier notamment fixant le tronc et en compensant le poids. L'ascension est aussi particulièrement difficile (Erb). Le redressement du tronc incliné en avant est également malaisé.

Les troubles de sensibilité ne surviennent en général dans cette paralysie que si d'autres nerfs sont simultanément atteints.

L'atrophie des muscles est assez fréquente et particulièrement remarquable dans la paralysie unilatérale : la fesse correspondante a perdu son volume et sa convexité ; les muscles sont flasques et mous, et on arrive facilement à toucher l'os.

4. Paralysie du sciatique. — C'est de beaucoup la plus fréquente et la plus importante de toutes les paralysies du membre inférieur.

Étiologie. — Les traumatismes et les compressions de tout ordre s'exerçant sur un point quelconque du tronc ou de ses branches sont les causes les plus fréquentes.

Ainsi, les plaies directes du nerf, accidentelles ou chirurgicales (extirpation de tumeurs, ténotomie), les fractures des vertèbres après un coup ou une chute sur le siége, la contusion du nerf; les accouchements laborieux pouvant produire chez la mère une contusion par la tête de l'enfant, chez l'enfant une contusion par traction sur les pieds, des luxations de la hanche, la compression par une cicatrice, par des tumeurs du petit bassin, les lésions du nerf lui-même, etc., pourront développer cette paralysie. Dans un cas remarquable de commotion ou de contusion de la moelle produite par une balle de revolver reçue à la région lombaire, j'ai vu[1] un état d'hyperesthésie très-marqué dans les deux jambes, et j'ai cité à cette occasion des faits de commotion spinale ayant entraîné des paralysies passagères du sciatique.

Le froid et le rhumatisme peuvent encore produire cette paralysie, mais plus rarement. Dans les sciatiques graves avec atrophie musculaire, à la suite de certaines maladies aiguës, dans l'hystérie, etc., on observe la paralysie du sciatique.

Symptômes. — Pour suivre la marche que nous nous sommes imposée dans tous ces chapitres, nous commencerons par l'analyse, par l'étude des cas particuliers bien limités. Nous reconstituerons ensuite facilement le tableau clinique des cas où la paralysie est plus complète et généralisée. — Nous allons donc prendre, muscle par muscle, les signes de la paralysie individuelle de chaque rameau nerveux, en commençant par le domaine du *sciatique poplité externe.*

Duchenne a trouvé la paralysie isolée du *long péronier latéral* chez des individus dont les pieds étaient restés longtemps plongés dans l'eau froide: véritables exemples de paralysie *à frigore* ou rhumatismale du musculo-cutané; d'autres fois il y avait eu coup reçu sur la partie externe de la jambe: paralysie traumatique. Ordinairement enfin ces troubles moteurs apparaissent sans autre cause apparente qu'une grande fatigue, une longue marche ou une station trop prolongée chez des individus à voûte plantaire peu développée.

La principale action du long péronier (action qu'il exerce seul) consiste à abaisser le talon antérieur, la saillie sous-métatarsienne sur laquelle le pied repose, le pilier antérieur de la voûte plantaire; il sert donc à maintenir cette voûte et surtout à lui conserver sa concavité habituelle.

Dès-lors, quand ce muscle est paralysé, il en résulte un pied plat. En même temps, le malade ne peut pas faire porter cette saillie sur le sol et ne peut pas l'abaisser; il marche exclusivement sur le bord externe du pied en avant. Cette position anormale ne peut pas durer; elle devient douloureuse, et, sous l'influence de la contraction et de la contracture secondaire des antagonistes, le pied se met en abduction sur la jambe, et bientôt il y a un

[1] *Montpellier méd.*, mars et avril 1878.

pied plat valgus douloureux. — Pour Duchenne, ce serait là la pathogénie ordinaire du pied plat valgus accidentel ou congénital.

On comprend l'importance thérapeutique du fait : la faradisation du long péronier latéral peut suffire à améliorer cette situation, sans qu'il y ait besoin de recourir à la ténotomie [1].

Le *court péronier latéral* est un abducteur, et le seul abducteur indépendant. Le long extenseur des orteils est bien abducteur aussi, mais il ne produit ce mouvement qu'en fléchissant le pied, et le long péronier latéral est encore abducteur, mais en étendant le pied.

Dans la paralysie du court péronier, le sujet ne peut pas porter son pied en abduction sans produire simultanément la flexion ou l'extension. De plus, le pied a une tendance à se tourner sur son bord externe et à devenir varus, notamment par l'action du jambier postérieur.

Duchenne a rencontré deux fois l'atrophie isolée de ce muscle.

Le *jambier antérieur* préside à trois mouvements normaux : la flexion du pied sur la jambe, l'élévation du bord interne du pied et l'abduction du pied.

Après la paralysie de ce muscle, la flexion n'est pas impossible : le long extenseur l'assure, mais en abduction, au lieu de la produire en adduction, comme le fait le jambier antérieur. De plus, la force de flexion est diminuée et le pied a une grande tendance à devenir équin. — La flexion en abduction peut aussi être faite pendant quelque temps par l'extenseur propre du gros orteil ; on voit alors cet orteil fortement étendu dans les efforts que fait le sujet pour fléchir le pied et le porter en dedans. Du reste, ce muscle se fatigue vite, et alors le mouvement devient impossible. De plus, le malade a de la peine à élever le bord interne du pied.

Le *long extenseur des orteils* joue un rôle analogue au précédent, sauf qu'il agit dans l'abduction au lieu d'agir dans l'adduction. On voit donc comment les conséquences de ces paralysies seront analogues, en tenant compte de cette différence.

De plus, ce muscle, l'*extenseur propre du gros orteil* et le *pédieux* agissent sur les orteils eux-mêmes : ils étendent les premières phalanges.

Si maintenant tout le *poplité externe* est paralysé, on a une paralysie de tous les muscles de la région antérieure de la jambe : le pied pend en bas, ne peut pas être relevé, fléchi ; l'abduction est impossible et l'adduction est très-imparfaite. Dans la marche, la pointe du pied râcle le sol. Les malades suppléent à l'extension du pied en soulevant très-haut la jambe et en projetant ensuite en avant le pied, dont ils appliquent d'abord sur le sol

[1] Voy. Chalot ; *Du pied plat et du pied creux valgus accidentels*. Th. Montp., 1877, nº 23.

la pointe et le bord externe, ce qui donne quelque chose de caractéristique à la démarche de ces sujets[1].

Ultérieurement, les déformations sont aggravées par la contracture des muscles du mollet.

Passons au domaine du *sciatique poplité interne.*

Le principal usage du *triceps sural* est d'étendre fortement le pied, et puis de le dévier de manière à le faire reposer sur le bord externe en même temps que la pointe va un peu en dedans et le talon en dehors.

Quand ce muscle est paralysé, le talon s'abaisse, et en même temps le talon antérieur est également entraîné en bas par le long péronier : d'où un talus pied creux. — Les sujets ne peuvent pas se tenir sur la pointe des pieds, etc.

Le *jambier postérieur* est un adducteur réel et indépendant, comme le court péronier est abducteur.

Duchenne n'en a jamais observé de paralysie isolée ; mais on peut déduire les signes de cette paralysie en renversant ceux de la paralysie du court péronier : impossibilité de l'adduction indépendante et difficulté pour relever le bord interne du pied.

La paralysie des *fléchisseurs des orteils* entraîne l'impossibilité de fléchir les deux dernières phalanges, etc.

Les *interosseux* meuvent latéralement les orteils, fléchissent la première phalange et étendent les deux dernières. D'où, dans leur paralysie, des griffes spéciales faciles à prévoir, par analogie avec celles que nous avons décrites pour la main. — Toutes ces notions sont importantes à connaître et à retenir pour la pathogénie des divers pieds bots.

Si le *poplité interne* est paralysé dans son ensemble, on a une paralysie de tous les muscles de la partie postérieure de la jambe, paralysie de l'extension du pied, de la flexion des orteils et de leurs mouvements latéraux.

Enfin, le tronc du *sciatique* lui-même peut être atteint au-dessus de sa

[1] On observe quelquefois la paralysie isolée du sciatique poplité externe après un accouchement laborieux. Cette particularité avait fait admettre à Lefèvre que ce nerf était la continuation du nerf lombo-sacré, lequel aurait pu être comprimé isolément au détroit supérieur. Mais, dans des recherches récentes, Féré s'est élevé contre cette manière de voir et a conclu que :

1. Le sciatique poplité externe ne provient pas uniquement du nerf lombo-sacré.
2. Non-seulement le lombo-sacré, mais aussi la partie de la quatrième paire lombaire, qui va au plexus sacré, ne fournissent pas exclusivement au sciatique poplité externe ; mais ils se divisent à peu près également entre les deux branches principales du nerf sciatique.
3. Même en admettant la possibilité de la compression isolée du lombo-sacré au détroit supérieur, la localisation exclusive après un accouchement laborieux de la paralysie du sciatique poplité externe reste inexpliquée. (*Soc. Anat.*, février 1879.)

division ; alors les fléchisseurs de la jambe sur la cuisse sont également paralysés (*demi-tendineux*, *demi-membraneux* et *biceps*) : les malades ne peuvent ni fléchir le genou, ni rapprocher le pied du siége, ni s'opposer à l'extension passive de la jambe.

Si la paralysie du sciatique est complète, le malade peut encore marcher, mais en se servant de sa jambe comme d'une échasse ou d'une jambe de bois, la mettant en mouvement par les muscles de la cuisse et la projetant ainsi en avant. La marche est très-imparfaite ; mais enfin le sujet peut encore progresser, même avec une paralysie bilatérale du sciatique.

Les troubles de la *sensibilité* accompagnent habituellement cette paralysie ; leur distribution varie suivant le domaine du nerf atteint.

La paralysie du poplité externe entraîne l'anesthésie à la région antérieure et externe de la jambe, au dos du pied et sur la plus grande partie des orteils. Celle du poplité interne l'entraîne à la face postérieure de la jambe, à la plante du pied et à la face plantaire des orteils. Si la lésion siégeait dans la moelle, à l'origine du nerf ou un peu plus haut, l'insensibilité s'étendrait à la région sacrée, au scrotum et au pénis (ou aux grandes lèvres), à l'urèthre, à la vessie et au rectum.

Les troubles de *circulation* sont fréquents dans le membre paralysé, tels que stase, cyanose, coloration rouge-bleuâtre, marbrée, et refroidissement de la peau. Plus rarement et d'une manière transitoire, on a noté une élévation locale de température au début des paralysies traumatiques.

Les troubles *trophiques* sont assez fréquents dans les paralysies graves du sciatique, et surtout l'atrophie des muscles. Erb a vu de l'hypertrophie dans un cas ; d'autres fois ce sont de l'herpès, du pemphigus, des eschares en divers points, etc.

Quand la lésion est centrale, il peut aussi y avoir paralysie du gros intestin et de la vessie.

Rien de spécial à dire pour l'exploration électrique.

Tous les signes indiqués suffiront en général pour fixer le *Diagnostic* et pour permettre même de préciser facilement le siége de la lésion, quelquefois sa nature, et par suite son *Pronostic*.

5. Enfin, comme au membre supérieur, on observe le plus souvent des PARALYSIES COMPLEXES, constituées par des associations variées des paralysies particulières que nous venons de décrire. Nous citerons comme exemple le fait suivant que nous avons observé à l'hôpital Saint-Eloi, et dans lequel, à la suite d'un traumatisme, la paralysie avait frappé spécialement le crural et le sciatique poplité externe.

Un soldat du 2e génie, âgé de 22 ans, était en état d'ivresse le jour de Pâques (21 avril 1878) ; il se laissa choir du haut du rempart de la Citadelle, à peu près de la hauteur d'un second étage. Il lui est impossible d'expliquer comment et sur quelle partie du corps il est tombé. Quand il

revint à lui, il ne pouvait pas marcher, la jambe droite était incapable de tout mouvement. Apporté d'abord à la clinique chirurgicale, on le place dans une gouttière de Bonnet ; puis on le chloroformise et on s'assure qu'il n'y a rien dans l'articulation. On l'envoie alors dans mon service, à la clinique médicale, le 15 mai.

Le pied est en équin ; le malade ne peut pas le relever ni étendre les orteils. La flexion au genou est possible, mais l'extension est impossible. Il ne peut pas soulever le membre dans son ensemble et détacher le talon du lit. En somme, la paralysie porte sur les muscles de la région antérieure du membre inférieur. L'excitabilité électrique des nerfs et des muscles est fortement diminuée pour le courant d'induction. La sensibilité est très-obscure à la partie antéro-externe de la jambe droite.

On commence immédiatement la faradisation des muscles paralysés. On fait une séance tous les deux jours. Le pied est relevé à angle droit par le courant induit après deux séances. Le 23 mai, le malade détache spontanément le talon du lit. Le 3 juin, il relève bien la jambe tout seul ; la sensibilité est revenue dans les parties anesthésiées. Le 10 juin, il appuie le pied par terre et fait quelques pas en s'appuyant sur une canne. Mais il est vite fatigué et ne peut guère se tenir debout, à cause de la faiblesse du triceps. L'amélioration continue, et le 30 juin, quand nous quittons le service, il marche sans canne ni point d'appui. Cependant les muscles paralysés n'ont pas encore recouvré leur intégrité complète.

CHAPITRE VII.

IMPOTENCE FONCTIONNELLE.

Nous avons terminé l'étude des paralysies des différents nerfs de l'économie. Avant d'entreprendre la description des convulsions et contractures de ces mêmes nerfs, nous allons nous occuper des SPASMES FONCTIONNELS ou IMPOTENCE FONCTIONNELLE[1]. Ces troubles nous serviront de transition naturelle, car ils sont constitués à la fois par de la paralysie et des convulsions.

On comprend en effet sous ce nom une série d'états dont la crampe des écrivains est le type, et qui consistent en divers troubles de motilité produits par un fonctionnement musculaire donné et à l'occasion de ce fonctionnement. Le mot « crampe des écrivains » est trop étroit, parce qu'il ne s'applique qu'à un des exemples de ce groupe : les écrivains ne sont

[1] J. Simon ; Art. *Crampe des écrivains*, in *Nouv. Dictionn. Méd. et Chir. prat.* — Duchenne ; *Électris. local.*, 3e édit., pag. 1021. — Gallard ; *Clin. méd.*, pag. 445. — Erb ; Art. *Schreibekrampf*, in *Hdb. Ziemssen*, pag. 310. — Eulenburg ; *Lehrb. der Nervenkrank.*, 2e édit., tom. II, pag. 194 et 252.

pas les seuls à être frappés. De plus, ce n'est pas toujours une crampe, ni toujours un spasme.

Le mot « impotence fonctionnelle » me paraît être le meilleur, car la paralysie, le tremblement, les convulsions, tout ce que l'on observe dans ces cas, a pour aboutissant commun : l'impotence fonctionnelle.

Nous décrirons d'abord à part la crampe des écrivains, et puis nous grouperons dans un second paragraphe les autres faits d'impotence fonctionnelle.

I. Crampe des écrivains. — *Étiologie.* — C'est l'abus de l'écriture qui est la principale cause de cette crampe ; on la rencontrera donc surtout chez les secrétaires, les gens de bureau, les écrivains, les savants, etc. Cependant il ne faudrait pas croire que le développement de cette maladie fût absolument en rapport avec la quantité de pages et le nombre de lignes écrites.

Il y a un certain nombre de circonstances qui ont une influence adjuvante incontestable. Telles sont les mauvaises dispositions matérielles pour écrire : quand on est sur une table incommode, qu'on écrit au bas d'un registre la main non appuyée, quand il faut faire des efforts considérables et anormaux pour tenir une plume.

De plus, dans les administrations, Gallard a remarqué que la crampe frappe plutôt les fonctionnaires d'un ordre élevé que les commis inférieurs, qui écrivent cependant beaucoup plus ; ce qui influe ici, c'est le travail cérébral continuel se produisant en même temps que le travail mécanique de la main et étant le plus souvent dirigé dans un sens différent. Ainsi, ces employés supérieurs donnent beaucoup de signatures ; pour cela, ou ils les donnent sans y faire attention, et alors ils réfléchissent à autre chose pendant que leur main travaille ; ou bien ils sont préoccupés de parcourir rapidement les pièces qu'on leur fait signer, et leur esprit travaille encore beaucoup ; et ces personnes ont la crampe des écrivains, quoiqu'au fond leur travail physique, matériel, soit peu intense.

D'autres circonstances se retrouvent encore ici, comme dans toutes les maladies du système nerveux, les préoccupations morales, par exemple. Un employé observé par Gallard craignait de perdre sa place à cause de sa mauvaise écriture ; il prenait des leçons, et il fut atteint de la crampe pendant qu'il luttait ainsi entre son ancienne et sa nouvelle manière d'écrire.

L'hérédité joue encore quelquefois un rôle curieux. Ainsi, Gallard cite un notaire qui fut pris avec sa sœur et sa mère, quoique ces deux dernières ne fissent pas le moindre excès d'écriture. — Le même clinicien a bien mis en lumière l'influence des diathèses rhumatismale ou surtout goutteuse sur le développement de ces spasmes; il a aussi noté un eczéma chez quelques malades. Enfin, le froid et les traumatismes ont pu être invoqués comme causes occasionnelles.

Il est intéressant de voir ainsi les états généraux, les maladies constitutionnelles, les tempéraments morbides, intervenir dans le développement d'une maladie qui paraît si complétement locale, dont la cause paraît si directe et si absolument circonscrite.

Felton [1] avait émis l'idée que les plumes métalliques étaient l'origine de la crampe des écrivains; on a même appelé cette maladie *Steel pen palsy*, et on s'appuyait sur cette hypothèse que l'électricité du corps est conduite au dehors par l'acier, d'où l'affaiblissement du bras (!).

La théorie est au moins étrange et le fait lui-même n'est nullement prouvé.

Les *Symptômes* se présentent sous des formes variées. 1. Quelquefois c'est une simple contraction indolente anormale d'un ou plusieurs muscles qui ne sont plus dans l'état synergique voulu pour le mouvement désiré. Ainsi, l'index s'étend, se détache de la plume; ou bien il y a extension brusque d'une phalange ou flexion des autres... Ces mouvements anormaux, qui s'observent le plus souvent dans les muscles des doigts, peuvent aussi se passer dans le poignet. Duchenne a vu, chez un sujet, un mouvement de supination qui retournait brusquement le bec de la plume en l'air dès que le sujet voulait écrire.

Au lieu de cette contraction simple et indolente, on observe quelquefois une véritable crampe. Dans un cas de Gallard, il y avait flexion forcée et douloureuse à briser le porte-plume.

Ces contractions ne se produisent d'abord que quand le malade a beaucoup écrit, et elles durent peu; mais plus tard elles prennent naissance dès que le sujet commence à écrire, dès qu'il prend la plume ; dans certains cas même, il lui suffit de penser à écrire et de vouloir le faire.

2. Au lieu de cela, on peut observer un tremblement ou des mouvements choréiformes. Ainsi, Duchenne cite un avocat qui était pris de tremblement dans la main et l'avant-bras dès qu'il écrivait , et chez lequel ce tremblement était augmenté par l'insistance qu'il mettait à écrire, par l'idée d'écrire ou encore quand on le regardait écrire. Un malade de Gallard avait d'abord, quand il commençait, une écriture nette et facile, puis la fatigue survenait très-rapidement : alors se produisaient des mouvements irréguliers et désordonnés dans les doigts; la plume était projetée sur le papier contre la volonté du malade et sans qu'il s'expliquât même le fait.

3. Il y a enfin la forme paralytique. Duchenne cite un secrétaire qui, dès qu'il avait écrit quelques lignes, sentait la main et l'avant-bras cloués au bureau, quoique ses doigts fonctionnassent encore bien : c'était une paralysie du sous-scapulaire. Un teneur de livres avait une paralysie de l'adducteur du pouce dès qu'il avait écrit pendant peu de temps : la plume lui échappait des doigts.

[1] Cité par Beard dans un travail anal. in *Journ. Thérap.*, 1877, IV, 637.

Quelle que soit la forme symptomatique de ce trouble, on constate un fait remarquable, au moins pendant longtemps : c'est que ce trouble n'apparaît que quand le malade écrit ; tous les autres mouvements de la main restent possibles. — Ce caractère se trouve au début de la maladie; mais si le cas devient plus grave et plus ancien, les autres mouvements peu étendus de la main, exigeant une action coordonnée des doigts, deviennent également impossibles : le malade ne peut plus jouer du piano, coudre, rouler une cigarette. Les grands mouvements des mêmes muscles restent en général intacts.

Une autre particularité à noter, parce qu'elle a de l'importance pour le pronostic et le traitement, c'est qu'on a vu dans quelques cas le phénomène se reproduire quand le malade eut appris à écrire de la main gauche.

Au point de vue de la sensibilité, la contraction anormale est quelquefois une véritable crampe, c'est-à-dire s'accompagne de douleur ; mais ce n'est pas le cas le plus fréquent. La contraction est souvent indolente ; seulement elle entraîne facilement une sensation de fatigue, qui augmente rapidement si le malade persiste à essayer le même mouvement.

D'après Erb, les malades souffriraient souvent dans le dos, au niveau des apophyses épineuses, et dans un cas il y avait hémicranie. Quelquefois ce sont des sensations variées de fourmillements ou d'engourdissement dans le domaine du nerf malade. Müller, atteint lui-même, éprouvait dans les doigts de petits chocs analogues à des secousses électriques.

Quelquefois, mais rarement, on a noté de l'anesthésie. Gallard l'a observée dans un cas qui était probablement plus complexe.

Il n'est pas très-rare de trouver chez ces mêmes malades d'autres troubles du système nerveux, tels que différentes formes de crampes dans d'autres parties du corps, de la faiblesse des extrémités, de la paraplégie avec tremblement, une impressionnabilité psychique extrême, et en tout cas un tempérament nerveux développé où les attributs du nervosisme (Erb).

L'exploration électrique indique le plus souvent un état normal et est sans intérêt. Eulenburg et d'autres ont cependant observé quelquefois les signes d'une réaction de dégénérescence au début.

Marche, Durée et *Terminaisons*. — Le début est le plus souvent graduel : les doigts deviennent moins flexibles et moins dociles pour tenir la plume, ils se raidissent ou s'engourdissent ; puis survient une des formes particulières que nous avons décrites (spasme, tremblement ou paralysie), d'abord transitoire, puis de longue durée, etc.

La maladie est le plus souvent longue ; elle peut durer toute la vie. Elle ne présente aucune gravité, mais la guérison et même l'amélioration sont fort difficiles à obtenir.

Le *Diagnostic* se fait par les caractères que nous avons indiqués, et tout spécialement par ce fait que l'acte d'écrire et les mouvement délicats et ordonnés de la main sont seuls empêchés, les grands mouvements restant possibles.

Quant à la *Nature* de la crampe des écrivains, la discussion est ouverte et ne paraît pas avoir abouti encore à une conclusion précise. Duchenne exclut l'idée de localisation musculaire : il ne comprendrait pas, dit-il, un muscle ne pouvant pas agir pour un acte donné et agissant pour d'autres. Il préfère l'origine centrale, qui explique notamment le fait de l'extension de la crampe à gauche, quand le malade change de main pour écrire. Il ne se prononce pas du reste d'une manière plus précise sur le siége exact de l'altération initiale.

Les Allemands admettent aussi que le point de départ est dans les centres, du côté des régions qui président spécialement à la coordination de certains actes donnés.

Poore, au contraire, a défendu de nouveau la théorie musculaire, en montrant que la fatigue fonctionnelle gagne successivement les divers muscles qui entrent en action pour suppléer ceux qui ont été primitivement atteints.

Dans un travail récent[1], il soutient toujours la théorie périphérique. Il classerait volontiers la crampe des écrivains parmi les névralgies, c'est-à-dire avec des affections dont les phénomènes sont purement locaux et qui tiennent, de l'avis de tous, non-seulement à des conditions modifiant le territoire sensitif, mais encore à un changement moléculaire survenu dans un point quelconque de la fibre sensitive, soit avant, soit après la réunion de celle-ci au centre nerveux.

On voit que la question est encore obscure et indécise.

La crampe des écrivains est très-rebelle à tous les *traitements*. Les calmants, les narcotiques, les antispasmodiques échouent le plus souvent. On a réussi en comprimant les muscles de l'avant-bras avec une bande : ainsi, Dally a employé la bande de caoutchouc d'Esmarch[2] ; d'autres ont combiné le massage et les injections de strychnine[3], ont fait des injections d'atropine[4] etc. ; mais ce sont là des faits isolés.

Stromeyer a obtenu un succès par la ténotomie du muscle contracturé. Dieffenbach, Langenbeck, ont suivi cette voie, mais sans avoir de bons résultats. Tuppert en est arrivé, d'après Erb, à faire cinquante ténotomies sur un bras sans obtenir autre chose que de l'amélioration.

L'électrisation paraît moins héroïque ici que dans d'autres maladies du même ordre. Duchenne a souvent constaté l'insuccès des courants induits ; il n'a eu quelques bons effets que dans de rares cas particuliers. Les courants continus vaudraient mieux, d'après les recherches récentes.

Les méthodes d'électrisation préconisées par Georges Beard[5] sont les

[1] *The Lancet*, 1878, 236. *Rev. des Sc. méd.*, XIV, 576.
[2] *Soc. de Thérap.*, 16 juin 1877.
[3] Voy. Bianchi ; *Rev. des Sc. méd.*, II, 148.
[4] Voy. Reubeuvance ; *Ibid.*, II, 149.
[5] Anal. in *Journ. Thérap.*, 1877, IV, 836.

suivantes : galvanisation locale et permanente des nerfs et des muscles affectés ; courants faibles à travers la moelle, le nerf et le muscle ; faradisation douce des muscles, brosse électrique, et de temps en temps, quand le système nerveux est troublé, une galvanisation centrale.

Bouchut[1] rappelle que beaucoup de personnes se guérissent de la crampe des écrivains avec une plume à manche métallique de cuivre, seul ou entouré d'un fil de zinc avec fil de cuivre, ou avec une plume d'aluminium, ou avec une plume d'or et d'argent. Il rapproche ce fait des succès obtenus par Burq avec les applications métalliques contre certaines contractures des doigts.

Enfin, le repos est certainement le meilleur, pour ne pas dire le seul remède. Il faut suspendre toute écriture, si c'est possible. Sinon on doit s'ingénier à ne pas prendre, en écrivant, la position ordinaire ; pour cela, chaque malade a des moyens personnels. Il se sert d'appareils, de porte-plumes spéciaux, dont on trouvera la description et la représentation même dans le livre de Gallard : ce sont des anneaux variés pour maintenir les doigts dans une position fixe, de gros porte-plumes appuyant sur la paume de la main, avec planchette supportant le tout, etc. C. Paul[2] fait placer dans le creux de la main des malades une balle en caoutchouc. Tout cela n'est du reste pas toujours héroïque.

II. Autres exemples d'impotence fonctionnelle. — Duchenne a bien montré que la crampe des écrivains n'est pas un fait unique et isolé ; que c'est simplement un cas particulier de tout un groupe d'affections analogues, d'impotence fonctionnelle à formes variées. — Le siége en est naturellement variable suivant l'acte habituel, suivant la profession du sujet. — Le mot « professionnel » vaudrait pour cela mieux que le mot « fonctionnel » pour qualifier les troubles moteurs que nous étudions.

Voici quelques exemples cités par Duchenne.

Chez un *tailleur*, le bras tournait violemment en dedans par la contracture du sous-scapulaire, dès qu'il avait fait quelques points. Les mêmes troubles ne se produisaient pas quand il exécutait d'autres mouvements.

Chez un *maître d'armes*, le bras qui tenait l'épée tournait sur son axe en dedans, et l'avant-bras s'étendait vivement et fortement quand il se mettait en garde.

Chez un *ferblantier*, le deltoïde et le biceps du bras qui tenait le marteau se contracturaient douloureusement quand il voulait travailler.

Chez un *tourneur*, les fléchisseurs du pied se contractaient dès qu'il l'appliquait sur la planche pour mouvoir le tour ; et ces contractions ne se produisaient pas quand il marchait ou exécutait tout autre mouvement volontaire.

[1] *Compendium annuel de Thérap.*, 1880, 66.
[2] *Soc. Thérapeut.*, 16 juin 1877.

Andral cite un sujet qui avait abusé de la *lecture*, et chez lequel la tête tournait involontairement à droite dès qu'il lisait.

Un *savant*, ayant beaucoup travaillé sur les manuscrits, avait une diplopie par contracture du droit interne dès qu'il fixait un objet.

Un *étudiant*, ayant trop travaillé ses examens, éprouva des crampes dans les tempes, le front et les yeux ; ses sourcils s'élevaient et ses paupières se fermaient. Il ne put pas guérir, et se tua de désespoir. Que cette histoire dramatique n'effraie cependant pas trop mes lecteurs : ces faits-là sont très-rares !

Un *paveur* avait une contracture fonctionnelle des sterno-cléido-mastoïdiens, avec lesquels il immobilisait sa tête quand il maniait la demoiselle.

Un curé de campagne qui avait abusé du *serpent*, éprouvait à certains moments, dans l'inspiration, une crampe unilatérale des muscles de l'abdomen.

Enfin, les *pianistes*, les *fleuristes*, les *violonistes*, etc., présentent des phénomènes tout à fait analogues à ceux de la crampe des écrivains.

Depuis la publication de ces faits, réunis par Duchenne, on en a recueilli un certain nombre d'autres. Ainsi, Onimus[1] a signalé la crampe des *employés du télégraphe*, du moins de ceux qui se servent du télégraphe Morse : la crampe frappe les doigts qui manœuvrent le manipulateur. Pour les guérir, il faut les faire reposer ou les mettre au télégraphe Hugues. Onimus a bien montré le parallélisme de cette maladie et de la crampe des écrivains. Ainsi, ce n'est pas seulement la répétition de l'acte, mais le plus ou moins d'irritabilité du sujet qui influe sur le développement du spasme ; le travail intellectuel simultané est considérable, et l'attention doit être soutenue pendant la transmission. Quand on change la direction du mouvement ordinaire, le spasme disparaît, mais momentanément ; de même qu'il reparaît dans la main gauche de l'écrivain, etc., etc.

Wilde[2] a observé, chez une *ouvrière en cigares*, un spasme fonctionnel caractérisé par des contractions cloniques doubles des fléchisseurs de tous les doigts, avec paresthésies et douleurs névralgiformes s'irradiant vers l'épaule.

Eulenburg décrit encore, d'après Basedow, le spasme des *laitières*. Chaque fois qu'elles veulent traire, il y a contracture douloureuse dans les fléchisseurs des doigts et de la main, tandis que tous les autres mouvements s'exécutent facilement.

Schulz a étudié également la crampe des danseurs ou plutôt des *danseuses* ; elle se développe surtout chez les danseuses solistes, et presque exclusivement à la suite de l'exercice qui consiste à progresser sur la

[1] *Gaz. méd.*, 1875, 15, et *Soc. Biol.*, 9 mars 1878.
[2] *Diss. Breslau*, 1878 (Cit. Eulenburg).

pointe des pieds. Tout le poids du corps repose alors sur la pointe de la deuxième phalange du gros orteil, tenu complétement vertical et immobile. On observe alors surtout des contractions anormales du fléchisseur du gros orteil, aussi bien que des autres muscles innervés par le nerf tibial, avec sensation douloureuse (Eulenburg).

Richey[1] a observé un fait qu'on peut encore rapprocher des précédents: c'est un spasme clonique des paupières supérieures chez un employé du chemin de fer qui avait beaucoup travaillé, notamment à la lumière artificielle ; ce spasme, qui survenait dès que le malade fixait un objet et l'empêchait de travailler, guérit par le repos et les toniques.

Récemment Weir Mitchell[2] a publié une série de faits très-intéressants, sous le titre de « spasmes fonctionnels ». Seulement il généralise beaucoup la définition de Duchenne, et comprend sous ce nom tous les spasmes survenant après une fonction, même après une fonction physiologique et non surmenée, comme la marche ordinaire. C'est là une extension qui me paraît exagérée et qui aboutirait à absorber dans cette catégorie de faits toutes les convulsions musculaires.

Ainsi, il parle d'un enfant de 6 ans dont la jambe gauche allait bien quand il marchait ; mais, dès qu'il levait les orteils de la jambe droite, un spasme soudain s'emparait du jambier antérieur et du péronier antérieur, qui exagéraient la flexion du pied.

Je ne puis pas voir là des spasmes fonctionnels ou professionnels vrais: ce sont des spasmes ordinaires, comme nous les étudierons par la suite.

Ces faits peuvent bien être d'accord avec la lettre de la définition de Duchenne, mais pas avec l'idée qu'on se fait généralement de l'impotence fonctionnelle, idée qui implique toujours abus d'un acte et troubles consécutifs dans l'accomplissement de cet acte même.

Il en est de même de l'observation, récemment publiée par Krishaber[3], de spasme fonctionnel des muscles de la face et du cou.

Nous trouvons du reste aussi, dans le même travail de Weir Mitchell, d'autres faits qui rentrent bien dans notre cadre. Tel est l'exemple de cet *horloger* qui ne pouvait plus saisir une petite vis sans que ses doigts fussent pris de convulsions toniques qui les appliquaient contre l'objet lui-même. — Wilde a également observé des faits de crampes chez les horlogers.

Il ne nous paraît pas nécessaire d'insister plus longuement sur ces troubles ; il suffit d'avoir indiqué le groupe. Les symptômes de chaque cas particulier se déduiront du reste de l'étude que nous allons entreprendre maintenant. Nous avons en effet terminé tout ce qui a trait aux paralysies,

[1] *Rev. des Sc. méd.*, XI, 658.

[2] *Des spasmes fonctionnels* (*Progr. méd.*, 1877, 12 et 13).

[3] *Soc. Biol.*, 16 mars 1878.

aux akinésies des nerfs moteurs, et nous allons passer aux HYPERKINÉSIES variées (CONVULSIONS et CONTRACTURES) de ces mêmes nerfs.

CHAPITRE VIII.

CONVULSIONS DU TRIJUMEAU, DU FACIAL, DE L'HYPOGLOSSE, DU SPINAL ET DES NERFS RACHIDIENS.

§ I. CONVULSIONS DU NERF TRIJUMEAU[1]. — Les convulsions du trijumeau sont quelquefois désignées par d'autres noms : spasme masticateur de la face, trismus. — Nous réunissons ici toutes les variétés : convulsions cloniques et toniques.

Symptômes. — Le domaine moteur de ce nerf comprend les masséters, les temporaux et les ptérygoïdiens.

Outre la division en spasme tonique et spasme clonique, il faut encore se rappeler que les convulsions peuvent être unilatérales ou bilatérales.

Dans le *spasme tonique*, le maxillaire inférieur est fortement fixé en haut, les deux rangées de dents énergiquement serrées l'une contre l'autre : c'est le trismus. Le malade ne peut pas ouvrir la bouche, on ne peut pas même la lui ouvrir ; l'alimentation spontanée ou artificielle devient impossible par cette voie, il faut profiter des interstices laissés par les dents ou administrer des lavements. Les muscles masséters sont fortement tendus comme des cordes, d'un côté ou des deux côtés. Quelquefois, mais pas toujours, les sujets éprouvent en même temps une vive douleur.

Si tous les muscles ne sont pas également atteints, le maxillaire inférieur peut être porté un peu en avant ou en arrière, ou même latéralement, comme dans un cas de Leube, où les ptérygoïdiens étaient atteints d'un seul côté.

Dans le *spasme clonique*, la mâchoire inférieure est agitée plus ou moins fortement et plus ou moins régulièrement, soit dans le sens vertical, soit dans le sens horizontal. — Verticalement, c'est le claquement des dents, comme on l'observe dans le frisson de la fièvre ou même dans d'autres espèces de frisson. Horizontalement, c'est le grincement des dents, qui est un signe fâcheux dans beaucoup de lésions intra-crâniennes, mais qui peut aussi se produire à titre de phénomène nerveux, sans signification aucune. — Enfin, le maxillaire peut être agité de convulsions irrégulières non rhythmiques : c'est ce que l'on observe dans quelques grandes névroses, comme l'hystérie ou l'épilepsie.

On peut observer en même temps d'autres phénomènes concomitants, qui ne dépendent pas de la convulsion elle-même : la névralgie trifaciale, par exemple, des douleurs dentaires, etc.

[1] Erb, *loc. cit.*

Consécutivement on a noté des troubles variés, tels que : inflammation, ulcérations de la langue, des lèvres ou de la bouche, et toutes les conséquences ultérieures d'une nutrition insuffisante.

Étiologie. — Il y a d'abord une série de maladies, comme les lésions cérébrales et certaines névroses, qui produisent le trismus ou les convulsions cloniques du trijumeau, mais au milieu d'un tableau symptomatique complexe. Je citerai : la méningite, l'apoplexie, les tumeurs cérébrales; l'épilepsie, l'hystérie, la chorée, le tétanos, la fièvre à son premier stade, etc.

En dehors de ces faits, le nerf peut être périphériquement et directement irrité par diverses causes : névrite, compression, tumeurs ; plus souvent refroidissement.

Enfin, l'origine réflexe semble être plus fréquente encore : le point de départ est alors dans un nerf sensitif quelconque, mais plus spécialement dans le trijumeau et la troisième branche du trijumeau : on a vu le trismus sympathique d'une névralgie dentaire et disparaissant après l'avulsion de la dent ; le même phénomène se produit dans la dentition, dans les maladies du maxillaire inférieur (os ou périoste), etc. Le point de départ peut être aussi dans des parties plus éloignées : trismus après blessure d'un doigt, symptomatique de vers intestinaux, etc.

Duplay a vu une contracture du facial et du trijumeau après un coup de pied de cheval sur l'os malaire du même côté, et Terrier une contracture des mêmes muscles et du sterno-mastoïdien à la suite d'une plaie siégeant au niveau de la protubérance occipitale externe.

Le *Diagnostic* est en général facile. Le trismus peut être confondu avec l'ankylose temporo-maxillaire ; les antécédents et l'état des muscles permettent la distinction, que le chloroforme trancherait définitivement.

Le *Pronostic* dépend de la cause : bénin, si la convulsion est d'origine rhumatismale ou *à frigore ;* grave, si elle dépend d'une lésion cérébrale ou du tétanos.

Le *Traitement* s'adressera bien à la cause quand la névrose sera réflexe (dent cariée, vers intestinaux). S'il s'agit de rhumatisme, les sudorifiques, les révulsifs cutanés, etc., seront indiqués.

Directement, contre la convulsion on a employé l'électrisation ; mais il faut agir avec une grande prudence et préférer le courant continu. On peut employer les excitants cutanés (sinapismes, vésicatoires), les narcotiques à l'intérieur (opium, morphine, *Cannabis indica*, atropine, etc.) ou en injections sous-cutanées ; l'iodure de potassium, le valérianate de zinc, etc.

Dans les cas qui se prolongent, on peut essayer des moyens mécaniques et progressifs pour écarter les dents, mais cela ne réussit pas toujours et on peut même augmenter ainsi le trismus. — On fait prendre au malade des aliments liquides concentrés (lait, œuf, jus de viande, soupe) ; on les introduit par la sonde, que l'on fait passer par un interstice dentaire ou par le nez, ou bien on fait prendre des lavements alimentaires.

§ II. CONVULSIONS DU FACIAL [1]. — Nous dirons d'abord un mot des *convulsions toniques*, qui dans le domaine de la septième paire sont plus rares que les convulsions cloniques.

La contracture unilatérale du facial est assez fréquente après la paralysie rhumatismale de ce nerf ; elle a été bien décrite par Duchenne dans ce cas, mais elle se présente bien rarement dans d'autres circonstances [2]. — Cette contracture apparaît graduellement et envahit successivement les divers muscles de la face, et peu à peu elle dévie ainsi la figure du côté opposé à celui de la déviation primitive produite par la paralysie.

Quand cette contracture est complète, on observe la raideur ou la déviation d'une moitié de la face, qui reste immobile dans la mimique, dans le jeu de la physionomie ; l'œil est plus fermé que l'autre, etc.

Dans les *convulsions cloniques*, Erb étudie à part la convulsion diffuse et la convulsion partielle. C'est une division utile à garder, au moins pour la description symptomatique.

La convulsion *diffuse* de la face constitue le *tic convulsif non douloureux* des auteurs. Signalé déjà par Arétée et observé par tous les anciens, il a été étudié à part à notre époque. Nous citerons le travail de François de Louvain en 1843, qui a été le point de départ d'une série de Mémoires parus depuis.

Les *Causes* en sont souvent inconnues et la maladie paraît spontanée. D'autres fois on retrouve l'influence des éléments pathogéniques généraux des affections nerveuses ; ce qui le prouve notamment, ce sont les cas où l'on constate une hérédité manifeste. Ainsi, Blache a observé trois enfants dans la même famille ; Piédagnel a vu la mère et la fille ; Delasiauve, le frère et la sœur ; Gintrac, deux frères ; Rosenthal, la mère, un fils, une fille et deux autres parents du côté maternel, frappés de la même maladie. — Les émotions et l'imitation ont aussi une influence pathogénique reconnue par tout le monde.

Les causes peuvent encore agir directement ou par voie réflexe sur le facial. — Directement, ce sont les mêmes genres d'agents que pour la paralysie du facial, tels que plaies, contusion de la face, surtout à la région orbitaire (peut-être y a-t-il alors action réflexe) ; les traumatismes chirurgicaux, compression par une tumeur, etc. — Ainsi, Schuh a vu ces convulsions produites par un cholestéatome à la base du cerveau ; Romberg, par une inflammation des ganglions lymphatiques au-devant du tronc du facial ; Oppolzer, par une carie du rocher ; Rosenthal et Remak, par une

[1] Duchenne ; *Électr. local.* — Erb ; *Hdb. Ziemssen.* — Troisier ; *Dict. encycl.* — Gintrac ; *Nouv. Dictionn. Méd. et Chir. prat.* — Rosenthal ; *Mal. Syst. nerv.* — Eulenburg ; *Lehrb. d. Nervenkrank.*, tom. II.

[2] Nous avons déjà cité un fait de Duplay et un fait de Terrier de contracture traumatique du facial.

otite ; Debrou, par l'ouverture d'un abcès à la région parotidienne, par l'ablation de diverses tumeurs à la face. — Du reste, nous pourrions reproduire ici toutes les causes de paralysie du facial, puisque l'un de ces états peut se transformer en l'autre.

L'action réflexe a surtout son point de départ dans le trijumeau. Ainsi, le tic douloureux peut se transformer en tic non douloureux ; par suite, toutes les causes de névralgie trifaciale peuvent être inscrites ici : dents cariées, corps étrangers, etc. — Le froid a une double action possible, par l'intermédiaire de la cinquième et de la septième paire.

Quelquefois l'action réflexe a son point de départ plus éloigné : vers intestinaux, maladies utérines, etc.

L'action centrale sur le facial peut encore produire des effets analogues, que l'on doit exclure du tic douloureux vrai, mais qu'il faut connaître pour les distinguer de celui-ci. C'est surtout quand la lésion siégera à la partie inférieure de la zone motrice corticale que ces phénomènes se produiront.

Enfin les causes générales, comme le rhumatisme, peuvent aussi être invoquées, ainsi que les névroses plus complexes, comme la chorée.

Symptômes. — Le phénomène caractéristique est une contraction rapide des muscles innervés par le facial, d'où une grimace difficile à décrire, analogue à l'effet d'un courant électrique ; les lèvres, l'aile du nez, sont soulevées et produisent une expression de rire sardonique ; les yeux clignotent, le front se plisse.... Romberg a même vu des mouvements dans le pavillon de l'oreille. — Ces phénomènes sont d'autant plus remarquables en général qu'ils ne se produisent que d'un côté, et le contraste est extrême avec l'autre moitié de la figure, qui garde son expression ordinaire.

Chacune des secousses dure très-peu de temps, mais elles se succèdent, et par leur réunion forment un accès. La maladie est ainsi formée d'une série de paroxysmes séparés par des repos. Ces paroxysmes, de durée variable, sont d'abord provoqués par des causes internes, telles que les émotions, une fatigue, un mouvement des muscles atteints, ou seulement l'attention portée par le malade à son infirmité ; mais plus tard ces crises surviennent spontanément ou sous l'influence de causes futiles.

Certains muscles, comme le stylo-hyoïdien, le digastrique et le voile du palais, restent le plus souvent indemnes.

Ces convulsions s'irradient quelquefois aux muscles voisins appartenant à un autre domaine nerveux, par exemple à l'hypoglosse (langue), au masticateur, au spinal (trapèze, sterno-cléido-mastoïdien).

Les crises ne s'accompagnent d'aucun phénomène douloureux : de là son nom même de tic non douloureux.

Malgré tous ces troubles de motilité, il n'y a pas de paralysie ; l'action volontaire s'exerce dans des conditions parfaitement normales sur ces muscles, dans l'intervalle des paroxysmes ; rarement on observe une légère diminution de motilité. — On ne constate aussi aucune modification sen-

sible dans la réaction électrique du facial et des muscles qu'il innerve; ni troubles vaso-moteurs ni troubles sécrétoires.

Dans un cas, Bouvin a noté un goût salé tout particulier dans la bouche, et dans un autre Erb a constaté un bruit dans l'oreille pendant l'accès.

Græfe, Remak, Hitzig, ont attiré l'attention sur ce que l'on appelle les points d'arrêt. Dans beaucoup de cas de convulsion, il y aurait certains points particuliers sur lesquels il suffit de presser pour arrêter les spasmes. Ces points d'arrêt se rencontrent quelquefois dans le tic non douloureux : ce sont les points mêmes de la névralgie trifaciale. Græfe a décrit en outre d'autres points secondaires qui se développent dans le cours de la maladie, sont plus ou moins éloignés des premiers et ne déterminent qu'un arrêt incomplet.

Les accès peuvent durer même la nuit pendant le sommeil ; d'autres fois ils disparaissent. D'après Jaccoud, cette dernière circonstance prouverait que la maladie est d'origine réflexe.

J'arrive aux convulsions *partielles*. Le tic général que nous venons de décrire débute souvent par quelques muscles auxquels il semble limité, et puis il se généralise ultérieurement. En dehors de ces faits, il y a aussi des cas où le sujet a un tic circonscrit dans certains muscles de la face et restant toujours circonscrit à ces muscles. Ainsi, il aura par moments une crampe des zygomatiques et le rire sardonique ; ou bien un spasme dans l'élévateur du nez et de la lèvre supérieure, ou même dans les muscles de l'oreille.

Un mot spécial doit être consacré aux convulsions limitées à l'orbiculaire des paupières : elles constituent le *blépharospasme* ou le *clignotement*, suivant qu'elles sont toniques ou cloniques.

Le blépharospasme a été bien étudié par de Græfe. L'œil se ferme par accès intermittents de plus ou moins de durée, de quelques minutes à quelques heures ; la durée peut même s'étendre à des semaines et à des mois, et la cécité peut terminer la scène. Il est difficile de décrire les bizarres contractions, les grimaces, que font les sujets pour lutter à l'aide des antagonistes contre ce blépharospasme. L'action de la lumière, les efforts d'accommodation, l'occlusion des yeux ou leur ouverture pour un examen, les émotions, etc., provoquent des crises, qui surviennent tout d'un coup ; les yeux se ferment subitement.

Quelquefois, en pressant sur certains points, on peut déterminer la réouverture également brusque de l'œil. On trouve habituellement ces points suspensifs quand on les cherche; souvent les malades les découvrent eux-mêmes. L'effet de la pression sur ces points d'arrêt se maintient en général quelque temps ; d'autres fois cependant il ne dure que pendant la pression.

Ces points sont ceux de la névalgie trifaciale, et spécialement le sus-orbitaire. On peut aussi en trouver au niveau de la colonne cervicale ou

même au plexus brachial. Le repos peut encore être obtenu par la galvanisation de ces points (Remak).

Le blépharospasme est le plus souvent d'origine réflexe, par excitation du trijumeau et de ses branches oculaires. C'est ainsi qu'agissent toutes les inflammations de l'œil, scrofuleuses ou herpétiques; les ulcérations de la conjonctive et de la cornée ; les traumatismes et les corps étrangers du globe oculaire ; la névralgie sus-orbitaire, etc. — Ainsi encore agissent les ulcérations buccales, les dents cariées et les diverses névralgies du trijumeau. — Quoique la cause soit unilatérale, le spasme se produit en général des deux côtés.

Le clignotement est présenté par bien des gens, même physiologiquement, sous l'influence d'une lumière vive. En général, il précède le blépharospasme et y conduit. L'étiologie est la même que celle des convulsions toniques. Son histoire ne présente rien de spécial[1].

A. Robin[2] a cité des faits qui prouvent le rôle étiologique que peuvent jouer la méningite, la chorée, l'hystérie et même l'épilepsie, dans la production du blépharospasme. Les lésions corticales (pli courbe, Féré) peuvent aussi développer ce symptôme.

La *Marche* de ces convulsions est irrégulière et variable suivant les cas, le plus souvent progressive et chronique. La *Durée* est quelquefois indéfinie et peut s'étendre à toute la vie ; la maladie peut cependant aussi guérir. La guérison radicale et rapide est la *Terminaison* la plus rare ; la guérison partielle avec récidives est ce que l'on observe le plus souvent. Le *Pronostic* varie, d'après ce que nous venons de dire. Le *Diagnostic* est en général aisé ; la maladie est facile à voir et à reconnaître ; le seul point important est d'en déterminer la cause et de savoir notamment si elle est d'origine centrale ou périphérique.

Le *Traitement* s'adressera d'abord à la cause : au refroidissement ou au rhumatisme, par les sudorifiques, les bains de vapeur, etc.; aux causes périphériques connues, par une action directe : avulsion d'une dent cariée, traitement d'une ulcération, ophthalmie. On a même tenté la névrotomie du nerf sensible en cause.

Comme traitement direct, on préconise beaucoup l'électricité. Benedikt déclare que tous les cas récents sont guéris par ce moyen, mais que les cas anciens résistent. Erb a vu, au contraire, beaucoup de cas récents résister à tous les genres d'applications électriques, et il considère une certaine ancienneté de la maladie comme un élément de succès. On emploie de préférence le courant galvanique descendant, allant du nerf au muscle. — Dans les cas qui s'y prêtent, on peut pratiquer l'électrisation des points d'arrêt.

[1] Nous avons placé parmi les spasmes fonctionnels un fait intéressant, observé par Richey, de convulsions cloniques des paupières supérieures.

[2] Th. d'agrég. citée, pag. 172.

La considération et le traitement du point d'arrêt auraient, d'après de Græfe, une importance toute spéciale dans le blépharospasme.

Les narcotiques, injections sous-cutanées de morphine, chloroforme, atropine ; le curare, les antispasmodiques divers, ont été essayés.

De violents efforts de volonté suffisent quelquefois pour faire disparaître un tic ; de Græfe en a cité un exemple pour le blépharospasme. Duchenne recommande beaucoup l'intimidation pour arrêter un tic au début, chez les enfants. Si les punitions ne suffisent pas, on pratique une électrisation douloureuse, les yeux bandés, et on menace de recommencer si le tic continue.

On a encore préconisé la section du facial, malgré la paralysie qui en résulte, ou la simple pression prolongée de ce nerf. Dieffenbach a même pratiqué la section sous-cutanée d'un muscle atteint[1].

§ III. CONVULSIONS DE L'HYPOGLOSSE. — Les convulsions de ce nerf sont très-rarement isolées ; elles ne sont assez fréquentes que dans les névroses plus complexes. — On peut observer dans la langue des mouvements variés, dans les divers muscles des contractions fibrillaires, ou des convulsions toniques déformant la langue d'une manière bizarre.

Eulenburg cite quelques observations rapportées par divers auteurs. Ainsi, Fleury a vu chez un sujet des convulsions cloniques ou toniques dans les muscles innervés par la douzième paire toutes les fois qu'il essayait de parler ou que seulement il en avait l'intention : c'était une espèce de spasme fonctionnel. Dans le cas de Valleix, c'était une crampe tonique qui fixait la langue immobile contre la voûte palatine. Dans un fait de Pauthel, c'étaient au contraire des convulsions cloniques.

Comme étiologie, on a noté des lésions de l'écorce cérébrale (centres corticaux) ou du bulbe, des névroses, comme la chorée, l'épilepsie ou l'hystérie ; des réflexes, spécialement de la cinquième paire ; l'atrophie musculaire progressive et la paralysie labio-glosso-laryngée.

L'étude spéciale de ces convulsions n'est en somme pas faite, et même ne paraît pas possible dans l'état actuel des documents réunis.

[1] Eulenburg a récemment fait connaître un cas de prosopospasme grave, qui est résumé par le titre suivant de l'observation : « Blépharospasme et tic convulsif de la moitié gauche de la face, durant depuis plusieurs années, avec hyperalgésie, points douloureux et par moment irradiations étendues ; galvanisation, injections de morphine, atropine, curare, etc, sans résultats, ainsi que la névrotomie du sus-orbitaire ; extension du nerf facial (Hüter) ; disparition de la convulsion, mais en même temps paralysie totale consécutive de tous les rameaux faciaux ; suppression du goût dans la moitié antérieure de la partie gauche de la langue ; forme moyenne de la réaction de dégénérescence ; retour des convulsions cloniques-toniques dans les muscles des lèvres à gauche, disparition de la paralysie. » (*Centralbl. f. Nerv.*, III, 113.)

§ IV. Convulsions du spinal. — L'*Étiologie* est très-obscure dans la plupart des cas. Tout ce que l'on sait de net, c'est que la cause peut siéger en des points très-variés du trajet du nerf. Du côté des centres, ce sont les tumeurs, les ramollissements, les hémorrhagies dans le cerveau, dans l'écorce corticale notamment ; d'autre part, les lésions de la moelle et de la colonne vertébrale[1] ; puis enfin des lésions périphériques des nerfs eux-mêmes.

Le refroidissement, l'humidité, agissant sur le corps en sueur, ont produit ces convulsions ; il y a aussi les causes réflexes, comme la dentition, les vers intestinaux, les maladies utérines, les troubles digestifs ; quelquefois même les émotions morales.

Enfin on a noté l'état puerpéral et le typhus.

Les *Symptômes* varient suivant que les convulsions sont cloniques ou toniques.

1. Les convulsions *cloniques* peuvent frapper le sterno-cléido-mastoïdien et le trapèze d'un côté ou des deux côtés, ou un seul de ces deux muscles.

Si le sterno-cléido-mastoïdien est pris, on observe un mouvement caractéristique de la tête ; le menton est tourné du côté opposé au muscle malade et porté en haut ; la nuque est abaissée, l'oreille et l'apophyse mastoïde sont rapprochées de l'épaule du côté atteint. C'est une forme de tic rotatoire qui fait exécuter au malade une sorte de mouvement de dédain. Chez un sujet que j'ai observé il y a quelque temps, la tête exécutait un mouvement analogue à celui que l'on fait quand on est gêné par son faux-col. Quand le trapèze est atteint, la tête est tirée en bas du côté malade, avec une légère rotation du menton vers le côté opposé et élévation de l'épaule, le scapulum se rapprochant de la colonne vertébrale. Le type varie du reste suivant la partie du muscle frappée.

La tête peut même être fortement tirée en arrière, l'occiput et l'épaule se touchant presque et le menton montant au contraire en l'air. C'est ce qui arrive chez une femme qui était à l'hôpital Saint-Éloi en 1878 et qui est prise, dès qu'elle marche, d'une convulsion complexe des muscles du dos et de la nuque d'un côté, et tout spécialement du trapèze. La convulsion, clonique d'abord, devient bientôt tonique si la malade ne se couche pas[2].

Si les deux muscles sont frappés simultanément, on observe les mouvements combinés des deux derniers types, avec prédominance variable de l'un ou de l'autre muscle.

Si la crampe est bilatérale, le plus souvent la tête oscille, branle d'un

[1] Eulenburg a vu se développer une crampe tonique persistante du spinal droit après une chute de cheval sur la colonne vertébrale.

[2] Desnos a récemment (8 janvier 1880) présenté à la *Soc. méd. des Hôp.* une curieuse malade atteinte de spasme du sterno-cléido-mastoïdien gauche.

côté à l'autre, et le menton tourne aussi de gauche à droite et de droite à gauche. Plus rarement le spasme est synergique des deux côtés et entraîne des mouvements d'inclinaison et de redressement alternatifs de la tête, ce qui constitue une sorte de salutation continuelle. Ce genre de convulsions s'observe surtout chez les enfants sous la dépendance de la dentition.

Assez souvent l'état convulsif est continu, à peine interrompu par le sommeil ; quelquefois même il peut troubler profondément le repos de la nuit. — D'autres fois il revient par paroxysmes de durée et de fréquence variables, avec une ténacité qui constitue une vraie torture ponr toute la vie. La marche, la parole, les émotions, provoquent ces crises.

On observe des irradiations musculaires qui se produisent à certains moments au maximum de la crise : à la face, dans les masticateurs, dans les yeux, les épaules ou les bras.

Souvent les malades éprouvent une grande sensation de fatigue dans les muscles convulsés. Quelquefois ils ressentent une vraie douleur à la nuque, à l'occiput, au bras ou à l'épaule, avec fourmillement dans ces régions. Cette douleur rachidienne existe très-nette chez la malade que nous avons observée à Saint-Éloi.

Les points d'arrêt sont assez rares : quand ils existent, c'est sur le trajet du spinal, au plexus brachial ou à la colonne vertébrale, ou même sur les muscles malades.

La maladie peut avoir des conséquences éloignées sur la mastication, l'alimentation, la parole, le sommeil ; de là quelquefois des retentissements psychiques.

2. Les convulsions *toniques* frappent le plus souvent le sterno-cléido-mastoïdien seul ; quelquefois les deux muscles, mais rarement le trapèze seul.

Elles ont pour conséquence d'immobiliser la tête dans une des positions que nous avons décrites tout à l'heure : *caput obstipum spasticum* (Erb). Si les deux sterno-cléido-mastoïdiens sont atteints, la tête est fortement inclinée sur la poitrine (Duchenne). En même temps on apprécie, à la vue et au toucher, la saillie et le rebord très-nets de la masse musculaire contracturée. Il y a de la douleur au début, qui disparaît en général assez rapidement : la contracture est le plus souvent indolente. Le muscle peut s'hypertrophier, mais le plus souvent il s'atrophie. Chez les sujets encore jeunes, la déviation permanente de la tête entraîne une déviation consécutive de la colonne vertébrale, à convexité du côté sain.

Marche, Durée et *Terminaisons*. — Le début est graduel et progressif. Quelques cas graves débutent cependant subitement. Quelquefois on observe plus tard un temps d'arrêt dans les progrès du mal ou même la guérison des formes moyennes ; mais le plus souvent la ténacité est extrême.

La guérison est donc relativement rare ; le *statu quo* est la terminaison

la plus habituelle. On observe aussi le passage à une forme convulsive plus grave (épilepsie) ou l'envahissement progressif par la paralysie.

Le *Diagnostic* n'est difficile que dans les cas où les symptômes sont réduits, peu accusés ; on en trouvera la caractéristique dans la connaissance exacte du mouvement produit par la contraction de chacun de ces muscles, contraction qu'on peut étudier à tout moment, en la provoquant par l'électricité.

A l'état tonique, on distinguera de la paralysie des antagonistes par l'impossibilité des mouvements passifs et la présence d'un relief musculaire très-accusé.

Le plus difficile est de diagnostiquer la cause et spécialement la nature et le siége de cette cause.

Le *Pronostic* dépend des éléments mêmes que nous avons envisagés à l'étiologie.

Le *Traitement* causal ne présente rien de spécial. Pour le traitement direct, on préconise l'électrisation et spécialement les courants continus descendants.

Les injections de morphine, d'atropine, de curare ; les applications de chloroforme, d'éther, paraissent avoir rendu des services vrais. Il en est de même du valérianate de zinc, du bromure de potassium, etc. — Busch a eu de bons résultats par l'application de traits de feu le long de la colonne vertébrale : la guérison est survenue dans trois cas, et il n'y a eu aucun effet dans le quatrième.

On a fait la myotomie et la neurotomie ; ces opérations entraînent la paralysie et n'ont pas donné grand résultat à Michel et Busch.

Dans les formes toniques, on a quelquefois pu placer un appareil prothétique pendant le sommeil chloroformique ou après la ténotomie.

§ V. Convulsions des nerfs rachidiens. — Les nerfs rachidiens présentent des variétés très-grandes de spasmes en combinaisons diverses. Nous analyserons d'abord les signes particuliers de la convulsion isolée des principaux muscles.

Quand le *splénius* se contracte, la tête est inclinée en arrière et sur le côté contracturé ; on constate le gonflement et le durcissement du splénius en haut, à l'émergence du trapèze. — Cette contracture est différente de celle du trapèze, en ce que le splénius tourne la tête de son côté et non du côté opposé, et aussi par la forme de la position des saillies musculaires.

Duchenne a observé la contracture, et Erb la convulsion clonique de ce muscle.

L'*oblique inférieur de la tête* entraîne la rotation latérale horizontale de la tête, par secousses (tic rotatoire) ou en contracture : le menton et l'apophyse mastoïde ne sont pas élevés. — Le spasme clonique de ce muscle est très-pénible ; on pouvait voir, il y a quelques années, dans les rues de

Montpellier, un individu dont la tête se déviait ainsi graduellement; il était obligé de la ramener avec la main, et puis le mouvement rotatoire reprenait. Quand ils parlent ou qu'ils marchent, ces malades retiennent leur tête avec la main.

Les muscles *profonds de la nuque* produisent le renversement de la tête en arrière quand le spasme est bilatéral ou la flexion du côté atteint dans les lésions unilatérales. — Il est difficile d'entrer dans une analyse clinique plus précise.

Duchenne a bien indiqué les signes de la contracture des *rhomboïdes* : 1° élévation plus ou moins grande de l'angle inférieur du scapulum, avec rapprochement de la ligne médiane, sans abaissement du moignon de l'épaule ; 2° direction oblique de bas en haut et de dedans en dehors de ce même bord spinal du scapulum ; 3° tumeur située en dedans de ce même bord spinal et se prolongeant vers la fosse sus-épineuse ; 4° quelquefois crépitation appréciable, par l'ouïe et le toucher, de cette tumeur pendant les mouvements imprimés au scapulum ou au bras ; 5° disparition de la difformité du scapulum et des tumeurs pendant l'élévation volontaire du bras du côté malade.

Si la contracture de l'*angulaire de l'omoplate* complique la précédente, il y a en plus inclinaison latérale de la tête.

Dans la contracture du *deltoïde*, observée par Duchenne, le bras est écarté du tronc, en dehors ; de plus, par le poids du bras s'exerçant sur le scapulum, l'acromion se déprime et l'angle inférieur s'élève et se rapproche de la ligne médiane, le bord spinal s'éloignant en même temps du thorax.

Dans des convulsions cloniques de ce muscle, Erb a vu des secousses élevant le bras et le portant alternativement plus ou moins en avant ou en arrière.

Le *grand dorsal*, le *sous-scapulaire*, le *grand pectoral*, etc., ne méritent pas une mention spéciale, qui peut se déduire de leur physiologie ; nous en avons déjà parlé à propos de la paralysie de ces muscles.

Les convulsions des muscles du *bras* ne nous arrêteront pas non plus. Les généralités, comme étiologie, sont communes et connues : causes centrales, périphériques, réflexes, générales (rhumatisme, etc.) Les formes symptomatiques sont très-variées, les convulsions peuvent frapper quelques muscles isolés ou un nombre variable successivement ou simultanément.

Quelques mots sur celles du *membre inférieur*, qui méritent une description spéciale.

La contracture de la *hanche* est produite par un spasme tonique du psoas-iliaque, du carré des lombes et de quelques autres muscles de la partie interne de la cuisse, ce qui entraîne une forte flexion de la cuisse sur le bassin ; le pied est relevé et le sujet incline fortement en marchant du côté malade. L'extension passive n'est pas possible sans de vives douleurs. — Cette contracture s'observe dans le psoïtis, par voie réflexe, etc.

La convulsion du *triceps fémoral* produit la raideur de la jambe en extension sur la cuisse ; Eulenburg et Erb ont observé des cas de convulsions cloniques de ce muscle.

La contracture des *adducteurs* a été également observée, quelquefois bilatéralement ; les membres inférieurs sont accolés l'un contre l'autre et on ne peut pas écarter les cuisses.

Remak a observé une convulsion des *fessiers* : c'était une crampe rhythmique synchrone dans le bras droit et la jambe gauche, alternant avec la même crampe dans le bras gauche et la jambe droite ; à la jambe, il y avait crampe des fessiers ; dans la marche, le membre était tiré en arrière et fixe.

Les fléchisseurs de la jambe (*demi-tendineux*, *demi-membraneux* et *biceps*) entraînent la flexion du genou jusqu'à amener le contact du talon avec la fesse.

Duchenne a bien décrit la contracture du *long péronier latéral*, qui entraîne un pied creux valgus spécial. Les caractères cliniques sont les suivants : 1. Abaissement de la saillie sous-métatarsienne et augmentation de la voûte plantaire ; 2. Diminution du diamètre transverse de l'avant-pied, au niveau des têtes des métatarsiens et torsion de l'avant-pied sur l'arrière-pied produisant des plis obliques à la face plantaire ; 3. Mouvement de valgus dans l'articulation calcanéo-astragalienne ; 4. Relief du tendon du long péronier latéral au-dessus de la malléole externe ; 5. Enfin, contracture secondaire du court péronier et du long extenseur des orteils.

Il ne faut pas s'en laisser imposer seulement par l'aspect du pied pendant la marche ; à ce moment, il peut simuler un pied plat valgus. — Duchenne fait ensuite le diagnostic différentiel très-soigné des autres espèces de pied creux valgus ; nous renvoyons à son travail sans pouvoir y insister.

Jobert de Lamballe a observé des contractions convulsives rhythmiques du court péronier, avec un bruit perceptible, quand le tendon du muscle contracté revenait dans sa position au moment du relâchement. Produites par le froid, elles furent guéries par la ténotomie.

Erb a vu une contracture dans tout le domaine du nerf *péronier*. Weir Mitchell a cité aussi des faits remarquables de cet ordre dans le travail dont nous avons déjà parlé à propos des spasmes fonctionnels.

Dans le domaine du *tibial*, les contractures sont plus fréquentes ; les crampes au mollet se produisent dans une série de circonstances. S'il y a contracture de ces muscles, le talon est très-haut, la pointe du pied en bas et les orteils fléchis : le pied est équin.

On peut avoir enfin des convulsions diffuses plus ou moins étendues dans tout le membre inférieur : dans l'hystérie, l'épilepsie, les maladies de la moelle, etc., etc.

§ VI. Muscles respiratoires. — Nous n'avons plus que quelques

mots à dire des spasmes des muscles respiratoires, qui méritent une mention spéciale.

La *contracture du diaphragme* a été décrite expérimentalement, théoriquement en quelque sorte, par Duchenne, en 1853, et observée ensuite cliniquement chez l'homme par Valette.

Quand le diaphragme se contracture, la base du thorax s'agrandit surtout transversalement; l'épigastre et les hypochondres se soulèvent; la suffocation est extrême. Le malade respire le plus possible par le haut de la poitrine, la tête renversée en arrière, les épaules élevées; tous les muscles extraordinaires de la respiration entrent en jeu. Puis ces mouvements de respiration s'affaiblissent, se ralentissent, et l'asphyxie se développe. Si la contracture se prolonge, la mort est inévitable. — La contracture de la moitié du diaphragme gêne fortement la respiration, mais n'amène pas l'asphyxie.

Les causes le plus souvent notées sont : le refroidissement, le rhumatisme, la tétanie, etc.

Il faut employer un traitement énergique et immédiat : inhalations de chloroforme, morphine et surtout applications électriques, galvaniques, ou mieux faradiques (?).

La convulsion *clonique* du diaphragme constitue le hoquet, dont l'étude appartient plutôt à la séméiologie pure. Larcher le définit : une tension subite du diaphragme, immédiatement suivie d'une bruyante éructation, d'une respiration incomplète et d'un mouvement naturel d'expiration. Erb y voit des contractions brusques, énergiques et courtes du diaphragme, accompagnées d'un bruit inspirateur qui est coupé tout à fait subitement par la fermeture de la glotte.

Il y a du reste des variétés symptomatiques très-grandes. Les secousses sont plus ou moins vives et généralisées, plus ou moins rapprochées; elles durent plus ou moins longtemps et s'accompagnent d'un bruit d'une intensité variable.

Comme étiologie et valeur pronostique, on trouve aussi entre les divers hoquets des différences énormes. D'un côté, c'est un état physiologique très-fréquent chez les enfants, qui chez l'adulte accompagne quelques digestions difficiles ou peut même se produire sans cause connue; quelquefois il naît par imitation, et certaines personnes peuvent l'avoir à volonté. D'un autre côté, c'est un signe d'agonie dans beaucoup de maladies. Entre ces deux extrêmes, on trouve le hoquet comme symptôme de bon nombre de maladies diverses du diaphragme et de son voisinage.

Nous croyons inutile d'insister ici sur la valeur clinique et le traitement [1] de ce symptôme.

[1] Regoni a fait disparaître un hoquet tenace (survenu à la suite d'une indigestion) par des pulvérisations d'éther au creux épigastrique et sur chaque côté du cou. (*London med. Record*, juin 1879. — *Compend. Thérap.*, Bouchut 1880, 184.)

A côté de ces formes classiques et bien connues des convulsions des muscles de la respiration, Erb en décrit quelques autres.

Le *spasme inspirateur* est une convulsion spasmodique et plus ou moins fréquente, non-seulement du diaphragme, mais de tous les muscles inspirateurs, même extraordinaires. Il en décrit des observations. L'expiration est ensuite naturelle.

Chez les hystériques, on observe aussi une forme de spasme caractérisée par des respirations courtes et fréquentes, comme celles d'un chien haletant.

L'*éternument* est une forte inspiration accompagnée d'une sensation particulière dans le nez, suivie d'une violente expiration explosive pendant laquelle l'air s'échappe surtout par la bouche. Il peut se reproduire très-souvent, des centaines et des milliers de fois de suite, dans quelques cas particuliers, physiologiques ou pathologiques.

Dans le *bâillement*, il y a une série plus ou moins grande du mouvement suivant : inspiration profonde, lente, bruyante, avec bouche ouverte et contraction particulière des muscles de la cavité buccale et de la gorge, suivie d'une expiration assez sonore et traînante.

La *toux* est une expiration brusque, convulsive, avec relâchement du diaphragme et fermeture de la glotte.

Les *rires*, les *sanglots*, sont aussi des spasmes expirateurs.

Les détails que comporteraient ces questions appartiennent à la physiologie et à la séméiologie, et ne sont nullement du ressort de la pathologie médicale.

CHAPITRE IX.

TÉTANIE[1].

On désigne sous ce nom une névrose caractérisée par des crises intermittentes de contractures frappant les extrémités.

C'est Dance qui en a donné la première description en 1831. Les Allemands désignent bien Steinheim comme ayant décrit le premier cette névrose dès 1830 ; il a pu l'observer en effet. Mais c'est Dance qui l'a séparée, en a fait une maladie à part, distincte du rhumatisme ordinaire, un groupe clinique particulier, sous le nom de tétanos intermittent. Ce sont les Français qui ont non-seulement découvert, mais encore seuls décrit la tétanie pendant longtemps. Riegel lui-même en témoigne dans un récent article des

[1] Dance ; *Arch. de Méd.*, 1831. — Simon ; *Nouv. Dict. de Méd. et de Chirurg. prat.* — Simon ; *Progr. médic.*, 1876, 49 et 50. — Erb, in *Hdb. Ziemssen.* — Eulenburg ; *Lehrb.*, tom. II. — Riegel ; *Arch. f. klin Med.* (bibliogr. très-complète). — Manouvriez ; *Arch. de Physiol.*, 1877, 2.

Archives de médecine clinique qui contient une bibliographie très-soignée. Les travaux des Allemands sur cette question ne commencent qu'en 1876, avec le Mémoire de Kussmaul.

Cette névrose porte, dans les divers ouvrages, des noms variés : tétanos intermittent (Dance), contracture essentielle (Constant), contracture des extrémités (article de J. Simon), etc. Le mot tétanie (Corvisart) est l'expression le plus souvent employée.

Étiologie. — La tétanie est une maladie de l'enfance. Cependant Trousseau a trouvé un maximum de fréquence de 17 à 30 ans, et Corvisart de 17 à 21. Mais cela n'empêche pas qu'il y ait un autre maximum dans les premiers âges de la vie : de 1 à 3 ans, d'après Rilliet et Barthez. La puberté est aussi un âge de prédilection pour le développement de cette maladie.

Une statistique générale donne une égalité sensible entre les deux sexes ; parmi les auteurs, en effet, les uns donnent plus aux hommes, les autres aux femmes. Cela dépend des cas et des conditions d'observation. Les hommes sont peut-être plus exposés par leurs professions, leurs occupations, au refroidissement et aux causes analogues ; mais les femmes y sont aussi prédisposées par les diverses phases de la vie puerpérale.

Ainsi, tout d'abord, la lactation est un puissant élément étiologique. Le fait a été bien mis en lumière en 1848 par Trousseau, qui l'exagéra d'abord et se contenta ensuite de lui attribuer une grande importance : ce sont les contractures des nourrices. Sur 41 cas observés d'abord, il y en avait 40 dans le quartier des accouchées. Delpech et Lasègue confirmèrent le fait de cette fréquence.

Trousseau ne cherche pas pourquoi l'état puerpéral entraîne facilement la tétanie. Depuis lors on a essayé des explications. Les uns la rapportent à l'albuminurie et à l'urémie que présentent souvent ces femmes ; d'autres l'attribuent à l'anémie consécutive, d'autres à la fatigue que les nourrices éprouvent en portant les enfants sur leurs bras, d'autres à une disposition spéciale aux refroidissements que les femmes présenteraient à ce moment-là, etc. Le nombre même de ces hypothèses prouve qu'on ne sait encore rien de précis sur le mode pathogénique.

La menstruation et la grossesse jouent un rôle moindre. Il y a cependant des cas dans lesquels l'établissement des règles entraîna l'apparition des contractures ; mais aussi il y en a d'autres (cités par Tonnelé notamment) dans lesquels l'apparition des règles a fait cesser les contractures. Delpech cite un cas dans lequel la tétanie apparut à la suppression des règles.

Au point de vue des professions, certains auteurs ont vu une prédisposition chez les tailleurs, les cordonniers, et en général dans les professions où il y a un exercice assidu et attentif des doigts. Mais la chose est peu admise aujourd'hui. Le nombre des enfants atteints est absolument contre

cette statistique, qu'explique très-simplement la fréquence des occupations manuelles dans le personnel des hôpitaux.

Les troubles du tube digestif, et spécialement les diarrhées, paraissent avoir une véritable valeur étiologique. Tonnelé a attiré l'attention sur ce fait en 1832. Trousseau attribue à la diarrhée un rôle capital et la retrouve chez presque tous ses malades, mais il cite aussi des faits inverses dans lesquels les contractures coïncidaient avec la constipation et disparurent quand on eut fait disparaître cette dernière. Les diarrhées paraissent agir du reste en débilitant l'organisme, ce qui facilite toujours le développement des maladies du système nerveux.

Il faut compter encore la tétanie parmi les conséquences si variées de la dentition chez les enfants. Tonnelé l'admet, mais Trousseau paraît peu disposé à partager son avis.

Il y a un désaccord analogue sur le rôle des vers intestinaux. Tonnelé cite deux cas suivis de mort dans lesquels on trouva chez l'un 7 ou 8 et chez l'autre 35 lombrics. D'autres auteurs, comme Imbert-Gourbeyre, citent des cas dans lesquels la guérison de la tétanie coïncida avec l'expulsion d'entozoaires. Riegel a observé récemment un fait du même ordre qui a été l'occasion du travail cité auquel nous faisons de nombreux emprunts. — Il y a donc là un groupe d'observations assez important qu'il ne faut pas rejeter légèrement.

L'influence du froid est reconnue par tous les auteurs. On a remarqué une fréquence beaucoup plus grande de la maladie dans les saisons froides.

Le rhumatisme joue aussi un rôle très-important ; il avait été déjà noté par Steinheim, Delpech, Trousseau, et un grand nombre d'auteurs ont publié des observations qui mettent la chose hors de doute. Trousseau voit même dans le rhumatisme, non une simple cause occasionnelle, mais une cause complète, suivant la doctrine pathogénique des névroses, que nous avons souvent exposée. Il y a là un rapport clinique incontestable.

Un certain rôle a été accordé à diverses épidémies infectieuses : ainsi, Trousseau a constaté beaucoup de cas de tétanie lors de l'épidémie de choléra de 1854 ; Culman, Aran, Grisolle, ont observé des cas analogues, et la tétanie a été reconnue à la suite du typhus, de la fièvre intermittente, des fièvres longues, de la maladie de Bright, et aussi dans le cours même du typhus et de quelques maladies graves[1].

Enfin, l'influence psychique a été notée d'une manière incontestable par beaucoup d'observateurs ; c'est à cette classe que nous rattacherons les faits de contagion nerveuse et les épidémies de tétanie. Ainsi, en 1846 sévit une épidémie en Belgique, spécialement dans les prisons de Bruxelles, Namur, etc. Cela souleva une grande discussion à l'Académie de Belgique ; la maladie fut généralement attribuée à l'encombrement des prisons ; les

[1] Voy. Bucquoy ; *Rev. des Sc. méd.*, VIII, 835.

ouvriers qui travaillaient au dehors furent épargnés. D'autres médecins émirent cependant des doutes sur la réalité de la maladie, et l'assimilèrent plutôt à l'acrodynie qui avait sévi à Paris en 1828-29.

D'autres fois ces épidémies se sont produites dans le cours et à la suite d'une épidémie de fièvre typhoïde.

D'autres fois enfin, on a observé des faits plus nets et plus curieux, comme la récente épidémie étudiée à Gentilly par J. Simon, et dont nous dirons quelques mots, la prenant pour exemple.

Dans le courant d'octobre 1876 se manifestèrent quatre cas isolés, justiciables probablement de l'étiologie habituelle commune ; à partir du 6 novembre, l'épidémie véritable apparaît : onze cas de tétanie éclatent le même jour et s'élèvent à vingt-huit dans les dix jours qui suivent. Chose remarquable, tous les cas éclatèrent dans l'école des filles ; la maladie frappa même un instant l'institutrice elle-même. On n'observa aucun cas chez les garçons, dont l'école est sur le même terre-plein et qui sont soumis aux mêmes exercices et aux mêmes conditions d'existence. La simulation put bien être invoquée peut-être pour quelques cas, mais pas pour tous.

Il y a là un véritable exemple de contagion nerveuse, d'épidémie de névrose, comme nous en retrouverons maintenant à plusieurs reprises. Le 16 novembre, on ferma la classe des filles, et l'épidémie s'arrêta. Tout était à peu près guéri le 29 novembre. Les premiers cas, qui avaient eu un point de départ banal et qui constituèrent l'origine de tous les autres, furent du reste les plus tenaces et cédèrent les derniers.

Se basant sur l'intermittence même de la forme symptomatique, pour laquelle il avait choisi le nom de tétanos intermittent, Dance regarda cette névrose comme une forme tétanique de la fièvre intermittente, comme une sorte d'accès grave larvé. Les observations ultérieures ne paraissent pas avoir confirmé cette manière de voir. Riegel ne cite qu'une observation de Perrin qui puisse rentrer dans cette catégorie : Un homme de 48 ans, qui avait des rhumatismes depuis plusieurs années et qui, quatre ans avant, avait gardé une fièvre quarte pendant six mois, eut une tétanie partielle à type hebdomadaire, avec fièvre et gonflements articulaires, qui disparut après le septième accès et reparut six semaines plus tard, tous les trois jours.

Symptomatologie. — Quand la crise de contractures est précédée de prodromes, on observe quelques phénomènes sensitifs. Manouvriez les divise en précoces et tardifs, suivant qu'ils apparaissent plusieurs mois ou quelques jours seulement avant les contractures.

S'ils sont précoces, ce sont des douleurs arthralgiques dans les genoux, de l'engourdissement et des fourmillements dans les mains, une sensation pénible de raideur dans les doigts, une amblyopie passagère, etc. — S'ils

sont tardifs, ce sont des douleurs et de l'engourdissement dans les parties qui doivent être atteintes. Souvent, en même temps, on observe du malaise général, de la céphalalgie et de la courbature.

D'autres fois, il n'y a point de prodromes. La crise de contractures débute subitement, immédiatement. Ainsi, dans un tiers des cas observés à Gentilly, la contracture apparut sans symptômes précurseurs. La crise survient alors brusquement, avec des caractères différents.

Les spasmes frappent le plus souvent les extrémités supérieures. La main prend habituellement une position à peu près caractéristique ; le pouce en forte adduction, les deux bords de la main rapprochés l'un de l'autre, les doigts accolés ; la main prend une forme conique que Trousseau a comparée à la main de l'accoucheur quand il l'introduit dans le vagin. C'est la forme la plus fréquente.

D'autres fois on observe un type de flexion plus accentuée, les ongles appuyant dans la paume de la main, comme chez les vieux hémiplégiques, et ayant pu même, un cas d'Hérard le constate, entraîner des eschares dans là main.

La flexion peut être plus accusée à l'index qu'aux autres doigts, la contracture limitée au pouce et à l'éminence thénar. Exceptionnellement, Hérard a observé un type d'extension. Les poignets sont également en flexion ; la raideur peut aussi envahir le bras et même l'épaule.

Assez souvent et notamment dans les formes légères, la contracture reste limitée aux extrémités supérieures. Mais d'autres fois les membres inférieurs sont atteints également, ou du moins les pieds et les orteils. Dans certains cas, ce sont des crampes sans contractures ; dans d'autres, la contracture est complète : les orteils sont fléchis ou étendus, le pied est dans l'extension forcée sur la jambe, la pointe tournée en dedans. Exceptionnellement, on a observé la disposition inverse : la pointe du pied relevée et le talon sur le sol.

Les cuisses sont très-rarement atteintes ; cependant Constant a noté les cuisses fortement tirées en dedans et croisées par une contracture des adducteurs. — Jamais ou presque jamais on ne voit les membres inférieurs seuls atteints.

Le plus souvent, dans les formes bénignes ou moyennes, la maladie se limite aux extrémités ; mais d'autres fois, dans les formes plus sérieuses, le tronc peut être atteint : les muscles de la poitrine, le diaphragme, les muscles de l'abdomen ; d'où résulte alors une forte dyspnée avec menace d'asphyxie et une incurvation du tronc : en avant si les muscles abdominaux sont frappés sur le côté, si ce sont les muscles latéraux ; en arrière si ce sont les muscles postérieurs du tronc.

La contracture peut être localisée aux muscles de la hanche d'un seul côté, et simuler une coxalgie, comme dans un cas de Béclard. Ce sont des faits rares, mais importants à connaître pour le diagnostic. Mattei a vu aussi

deux cas dans lesquels les contractures restèrent limitées aux muscles abdominaux. Mais le plus souvent les extrémités sont atteintes simultanément.

Plus exceptionnellement encore, on a noté d'autres modes d'extension. Rilliet et Barthez ont vu la maladie étendue aux muscles de la mâchoire; Marotte, au visage, à l'œil, au sterno-cléido-mastoïdien; Trousseau, à la région sus-hyoïdienne, à la langue, au larynx et au pharynx.

Quand ces divers muscles importants se prennent, c'est une forme grave, notamment quand le malade ne peut pas parler ou ne peut pas respirer pendant la crise. Il est du reste rare de voir l'accès se généraliser à tous les muscles indiqués.

Le degré de raideur des muscles atteints est variable; ordinairement elle n'est pas assez forte pour que la volonté ou un effort ne puisse la vaincre. D'autres fois les mouvements communiqués deviennent impossibles.

Les muscles contracturés forment des saillies dures, élastiques, sous la peau, comme des cordons rigides tendus. Du reste, il est aussi difficile de fléchir les doigts que de les étendre : la contracture porte sur les extenseurs comme sur les fléchisseurs, quoique plus accentuée sur ces derniers. Parfois il y a quelques alternatives dans l'état de contraction, sans que les muscles reviennent à un relâchement complet.

Les troubles de *sensibilité* peuvent manquer; mais le plus souvent le sujet éprouve des douleurs dans les régions atteintes, douleurs de crampes exagérées par l'exploration, par l'extension, par tous les mouvements volontaires ou provoqués des muscles. Ces douleurs se propagent quelquefois, comme des névralgies, le long des nerfs et peuvent passer d'un nerf à l'autre. Le malade accuse aussi des sensations variées de fourmillement, engourdissement et picotements.

La sensibilité tactile est plus ou moins émoussée. Ainsi, Trousseau dit que les malades perdent la faculté d'apprécier le volume, la dureté des objets, qui sont comme enveloppés d'une étoffe épaisse; ils croient marcher sur un tapis.

Manouvriez a étudié tous ces troubles de plus près.

Dans tous les cas, il y aurait, d'après lui, paralysie sensitive de la peau et des muqueuses, ayant une tendance à prédominer aux extrémités : hyposthésie rarement générale, prédominant dans un des côtés du corps, souvent plus marquée aux doigts ; anesthésie des muqueuses linguale et staphylo-palatine, de la cornée et de la conjonctive oculaires; analgésie et hypalgésie, marquées surtout aux membres supérieurs.

Manouvriez dédouble même cette sensibilité à la douleur. Chez un malade, il y avait une analgésie ordinaire, mais il sentit la douleur pathologique produite par des phlyctènes développées en ces points. Cela me paraît être plutôt une simple question de degré dans l'excitation. — Il y a aussi perte ou diminution de la sensibilité thermique et de la sensibilité au chatouillement.

Tous ces troubles de sensibilité survivent à la maladie pendant un temps assez long, de quatre à six semaines.

De plus, ces phénomènes ne s'étant pas présentés dans un cas de tétanos observé par lui, Manouvriez voit dans leur existence un signe diagnostique important.

Dans quelques cas, on a noté de la rougeur et un gonflement œdémateux de la peau autour des articulations, parfois de la sueur des extrémités. Le plus souvent, il n'y a pas de phénomènes généraux ; les fonctions organiques sont saines ; le pouls peut être précipité par la douleur pendant les accès ; quelquefois même on observe une certaine fièvre qui peut souvent être rapportée à l'état morbide qui a précédé et occasionné la tétanie. Quelquefois on a noté une céphalalgie plus ou moins violente, avec intégrité toujours parfaite des fonctions intellectuelles.

Chez les enfants, Rilliet et Barthez ont vu les accès se compliquer de convulsions. C'est là un phénomène banal à cet âge de la vie, et qui peut se rencontrer dans toute espèce de maladies.

Erb a étudié l'état électrique des nerfs dans la tétanie. Divers observateurs avaient déjà constaté l'exagération de l'excitabilité électrique des nerfs moteurs. Erb a analysé le phénomène de plus près. Tous les nerfs moteurs du corps accessibles à l'exploration électrique, sauf le facial, ont leur excitabilité faradique et galvanique exagérée. Le plus haut degré de cette excitabilité se présente au moment où les crises de tétanie sont les plus fortes et les plus fréquentes. Quand elles deviennent plus rares, l'excitabilité diminue, et, quand la maladie est guérie, l'état redevient normal. On trouve ainsi un parallélisme complet entre les contractures et l'excitabilité électrique. — C'est là un signe clinique qui a sa valeur.

Marche, Durée et Terminaisons. — La maladie est essentiellement composée d'accès successifs séparés par des intervalles de calme et de repos complets. L'accès peut durer de quelques minutes à plusieurs heures; ils se succèdent par séries qui forment des attaques. L'accès cesse brusquement ou graduellement. Dans le dernier cas, la rémission est moins complète et les extrémités gardent un certain degré de fixité avec impuissance musculaire.

Le malade conserve aussi quelquefois après l'accès, même quand la contracture ne doit pas se reproduire, de la courbature, de l'engourdissement et de la céphalalgie. — Les accès s'étendent en général de la périphérie et des extrémités vers la racine des membres et le centre.

Trousseau a indiqué un signe qui aurait une certaine valeur diagnostique. Dans l'intervalle des accès, on peut à volonté faire reparaître les contractures, même disparues depuis 72 heures, en comprimant les membres affectés sur le trajet des principaux cordons nerveux ou sur les vais-

seaux. Il découvrit ce fait curieux en serrant une bande de saignée, qui provoqua une crise.

Le fait a été retrouvé et confirmé par les observations ultérieures, et on l'a donné comme un bon signe pour reconnaître si la maladie dure ou non encore. De plus, ce symptôme ne se constate dans aucune autre maladie convulsive, d'où sa valeur diagnostique ; Kussmaul, Riegel, ont en effet vérifié que ce signe ne se rencontre pas dans les autres névroses convulsives.

Seulement Kussmaul s'écarte de l'opinion de Trousseau sur un point : il produit des contractures en comprimant l'artère principale du membre, mais il n'y parvient pas en comprimant les nerfs. Riegel au contraire a, comme Trousseau, provoqué les accès des deux manières ; toutefois la compression du nerf entraîne des crises plus faibles que la compression du vaisseau.

La durée de la maladie varie de plusieurs jours, deux septénaires habituellement, à plusieurs mois, avec des alternatives d'amendement et d'exaspération. — La guérison est la terminaison habituelle.

Constant a vu une fièvre éruptive intercurrente guérir la tétanie ; Moutard-Martin, une variole suspendre les manifestations de la névrose, qui reparut après la fièvre : *febris spasmos solvit.* — La mort ne peut survenir que par complications, notamment chez les enfants par des convulsions ; c'est là le seul élément qui peut assombrir le PRONOSTIC.

A ce dernier point de vue, Trousseau distingue trois formes ou plutôt trois degrés dans la gravité de la maladie. 1. Les contractures sont limitées aux extrémités, les accès ne sont pas très-fréquents ; il n'y a pas de phénomènes généraux ; 2. Les muscles du tronc sont atteints en partie, les accès sont plus intenses et plus fréquents ; il y a quelques troubles généraux, tels que : perte d'appétit, sueurs profuses, fièvre ; 3. Les muscles de la face et les masticateurs, les muscles de la respiration, le diaphragme, sont atteints ; les accès sont effrayants et rappellent le tétanos.

ANATOMIE PATHOLOGIQUE. — La tétanie n'a pas de lésion caractéristique. Dans beaucoup de cas, on ne trouve absolument rien. D'autres fois, dans quelques faits de Tonnelé, par exemple, on a constaté une coloration rosée de la substance grise et une légère infiltration sous-arachnoïdienne, lésions qui peuvent être regardées comme consécutives aux contractures.

On a aussi trouvé quelques lésions plus accentuées. Ainsi, Trousseau a vu l'hypérémie des méninges et un ramollissement à la partie supérieure de la moelle ; Ferrario a constaté des traces d'inflammation de la moelle et de ses enveloppes ; Kussmaul, une myélite. Tous ces faits doivent être considérés comme complexes et ne représentent pas la tétanie vraie.

Récemment, Langhans[1] a trouvé, dans un cas semblable, une altération

[1] *Virch. Arch.*, LXIV, 169.

de la commissure blanche antérieure et des cornes grises antérieures. C'était une lésion vasculaire (périartérite et périphlébite) consistant dans l'épaississement de la tunique adventice des artérioles et des veines, surtout prononcé au renflement cervical, mais se retrouvant aussi au renflement lombaire et dans les régions qui avoisinent les renflements. C'est là un fait isolé qui ne peut pas être généralisé.

Bouchut a constaté dans trois cas une hyperémie marquée de la pie-mère à la base du cerveau, particulièrement au pont de Varole, à la moelle allongée et à la moelle cervicale ; dans deux de ces cas, qui étaient plus récents, la pie-mère paraissait fortement injectée et rouge ; dans le troisième, qui était plus ancien, elle était foncée, noirâtre, parsemée de taches ecchymotiques. Bouchut pense que l'hyperémie, particulièrement de la région cervicale de la moelle, est le substratum anatomique de la tétanie, et il s'appuie sur l'hyperémie de la papille, qu'il constate pendant la vie à l'ophthalmoscope, et qu'il attribue à une lésion du sympathique cervical.

Dans un nouveau fait qu'il a observé avec Dusch et Erb, Schultze[1] a trouvé à la partie supérieure de la moelle cervicale un foyer scléreux (déjà visible à l'œil nu) long de 1 à 1,5 centim., dans le cordon latéral gauche, gagnant un peu la substance grise sur ce point. La moelle, plus résistante qu'à l'état normal, était parcourue sur toute sa hauteur par des cloisons assez épaisses de tissu conjonctif. Schultze ne rapporte pas du reste la tétanie à cette lésion ; il cite, au contraire, le fait pour montrer la possibilité d'une coïncidence qui, à première vue, pourrait faire penser à tort qu'on a trouvé la lésion de cette névrose.

Ne pouvant donc pas préciser autrement la Nature de la maladie, nous nous contenterons de dire que la tétanie est une névrose. — Si l'on veut encore localiser cette névrose, on se trouve en présence d'opinions divergentes.

On ne peut guère penser à en mettre le point de départ dans les muscles eux-mêmes : les muscles homologues sont atteints symétriquement, il y a de l'anesthésie, etc. Mais on peut penser aux nerfs moteurs. Delpech et Hasse considèrent la tétanie comme une affection des nerfs périphériques. L'état électrique constaté prouve bien qu'en effet il y a quelque chose de ce côté, une altération quelconque, une excitabilité plus grande. Mais la généralisation des phénomènes, leur distribution bilatérale symétrique, les troubles de la sensibilité, semblent indiquer que le point de départ est plutôt central. L'absence des phénomènes intellectuels, l'intégrité électrique du facial, malgré les contractures qui peuvent atteindre ce nerf, tout cela fait plutôt penser à la moelle qu'au cerveau. La majorité des auteurs admet, je crois, l'origine spinale de cette névrose.

[1] *Centralbl. f. Nerv.*, I, 185.

En somme, la question est fort obscure et assez oiseuse tant qu'elle ne peut aboutir qu'à des hypothèses gratuites.

L'absence habituelle de fièvre et le caractère intermittent des crises paroxystiques avec intervalles de repos, sont les principaux éléments du DIAGNOSTIC. Il faut surtout distinguer la tétanie des contractures qui se présentent dans les fièvres graves et dans les maladies des centres cérébro-spinaux.

Les cas graves avec trismus pourraient seuls être confondus avec le tétanos ; l'intermittence des phénomènes, les crises, les troubles de sensibilité et la moindre gravité, lèveraient en général tous les doutes.

Pour le TRAITEMENT, on emploie les liniments belladonés, opiacés ou chloroformisés à l'extérieur ; les préparations d'opium ou de belladone à l'intérieur. — Ces petits moyens suffisent ordinairement. Si le cas est plus grave, on peut pratiquer des inhalations chloroformiques. S'il y a une indication spéciale, les émissions sanguines ou les toniques conviendraient suivant les cas.

J. Simon repousse énergiquement l'électricité et la strychnine comme excitants de la moelle. D'autres, au contraire, préconisent la faradisation cutanée ou la faradisation des antagonistes. Stich et Erb ont eu surtout de bons effets avec le courant continu.

Il faut se rappeler enfin que quelquefois un anthelminthique opportunément administré a guéri la maladie.

CHAPITRE X.

TÉTANOS[1].

Le TÉTANOS est en général plutôt décrit et étudié par les chirurgiens. Cependant on doit en parler, en pathologie interne, dans les maladies du système nerveux, car cette névrose peut se rattacher à bien d'autres causes que les traumatismes.

Chacun sait ce qu'est une contraction tétanique produite dans un muscle sous l'influence d'un courant électrique puissant ou prolongé, par exemple. Le tétanos est un état caractérisé par un ensemble de convulsions toniques continues, de contractures portant sur un grand nombre de muscles du corps.

Au fond, ce n'est pas une maladie ; le tétanos, comme toutes les névroses, est un acte morbide.

[1] Bauer; art. *Hdb. Ziemssen.* — Rosenthal; *loc. cit.* — Richelot; *Revue générale*, in *Rev. des Sc. méd.*, X, 2, et XI, 1. — Eulenburg, *loc. cit.*, II.

Il avait été symptomatiquement reconnu par les anciens. Hippocrate et Arétée surtout en donnent déjà une bonne description. Les progrès de l'anatomie pathologique n'ont pas apporté grande lumière dans son histoire, mais les progrès de l'observation clinique et de la chirurgie d'armée dans les grandes guerres du siècle ont développé considérablement son étude clinique. On trouvera notamment dans la *Revue* de Richelot une énumération bibliographique très-complète de tous les travaux récents.

On établit cliniquement des variétés dont la distinction remonte jusqu'à Hippocrate. On dit qu'il y a *opisthotonos* quand le renversement se fait en arrière, *emprosthotonos* s'il se fait en avant, *pleurosthotonos* s'il se fait par côté, *orthotonos* si le corps reste droit. Enfin le *trismus* est le tétanos limité aux mâchoires. — Ce ne sont là évidemment que des subdivisions symptomatiques.

Étiologie. — Certains auteurs admettent quatre espèces étiologiques: le tétanos traumatique, le tétanos *à frigore*, le tétanos idiopathique et le tétanos toxique. Je crois parfaitement inutile de tant multiplier les divisions. D'abord les cas idiopathiques sont simplement ceux dont on ignore la cause; mais il y en a toujours une, générale ou locale, intérieure ou extérieure. Le tétanos est toujours symptomatique.

Il me semble suffisant de distinguer le tétanos traumatique et le tétanos non traumatique ou médical, cette dernière espèce étant du reste beaucoup plus rare que la première.

En tout cas, il y a toujours des *conditions prédisposantes*, dont il faut d'abord parler.

Toutes les statistiques portent plus d'hommes que de femmes. Rosenthal donne trois quarts d'hommes pour un quart de femmes. C'est que si les femmes ont l'état puerpéral, dans lequel le tétanos se produit assez fréquemment, les hommes sont beaucoup plus exposés aux traumatismes, et spécialement aux traumatismes de guerre, qui sont la cause habituelle de la maladie.

Au point de vue de l'âge, les nouveau-nés sont assez exposés, dans les premiers jours de leur vie, à un tétanos sur lequel nous reviendrons[1]. En dehors de cela, le maximum de fréquence est de 15 à 20 ans d'après Friedreich, de 10 à 30 d'après Thamhayn; c'est l'âge des traumatismes et surtout l'âge de la guerre.

Les climats sont loin d'être indifférents : tout le monde connaît la fréquence de la maladie dans les régions tropicales. Ainsi, par exemple, tandis qu'à Vienne Rosenthal compte 2,39 cas de tétanos pour 1000 malades et qu'à l'hôpital de Guy on en compte 1,13 pour 1000, à Bombay on en

[1] Voy. sur l'excitabilité des nerfs chez le nouveau-né : Soltmann ; *Centralbl.*, 1878, nº 19, pag. 348.

observé 7,3 pour 1000. Sous les tropiques, les bœufs et les chevaux sont aussi sujets à un tétanos presque toujours mortel par asphyxie. Dans tous ces pays, le tétanos, au lieu d'être un accident très-rare, est endémique et se produit sous le plus futile prétexte. Cest ainsi que Fonssagrives et Devaine l'ont signalé dans l'Inde, et Mittchel à la Nouvelle-Orléans, après une injection hypodermique de sulfate de quinine dans la fièvre intermittente. (Quelques rares exemples de ces faits ont du reste été observés aussi dans nos pays.)

Les nègres sont beaucoup plus sujets que les blancs à contracter le tétanos, et la gravité de la maladie semble aussi être plus grande chez eux. Peat compte 1,3 cas de tétanos pour 100 chez les nègres et seulement 0,77 pour 100 chez les blancs ; la mortalité est représentée par 71,4 pour 100 chez les nègres et 61,9 pour 100 chez les blancs. Chopard a voulu ramener cette influence des races à une simple question de refroidissement, les nègres étant, par leur nudité et par leur défaut de soins, plus accessibles à ces causes occasionnelles de la maladie.

Si nous passons maintenant à l'étude directe des *causes traumatiques*, nous pouvons chercher à déterminer, avec Bauer, les éléments particuliers des traumatismes qui influent plus spécialement sur le développement du tétanos.

1. Le genre de blessure n'a qu'une influence très-limitée. On trouve surtout dans les statistiques des plaies contuses avec pénétration et séjour de corps étranger, mais l'on trouve aussi des cas développés après des sections nettes, même après de simples piqûres ; il y a également des faits dans lesquels le traumatisme n'avait déterminé aucune lésion apparente, tels que chute sur la tête ou sur le dos, sans altération extérieure et appréciable.

2. L'étendue et la grandeur de la blessure ne font rien non plus. Car si l'on trouve le tétanos après de grands traumatismes, comme les fractures, les brûlures, les amputations, on le voit aussi se développer après des blessures insignifiantes, auxquelles le malade n'a pour ainsi dire pas fait attention. On en a observé des exemples après une extraction de dents, après une application de ventouses scarifiées, après une piqûre d'abeille ou par une arête de poisson, après l'application d'un vésicatoire, d'un séton, etc.

3. Quant au siége de la blessure, la région du corps atteinte ne paraît pas être indifférente. Ainsi, le tétanos est surtout fréquent après les blessures des extrémités. On peut objecter que les blessures sont elles-mêmes plus fréquentes dans ces régions. Mais, d'après Curling, on peut représenter par 317 sur 510 la fréquence des blessures des extrémités, tandis qu'on représente par 110 sur 128 la fréquence du tétanos après les blessures des extrémités. Cette dernière proportion est beaucoup plus grande. Dans un relevé de 365 cas fait par Thamhayn, les régions blessées se classeraient ainsi par ordre de fréquence : main et doigts, cuisse et jambe, pied et orteils, tête, face et cou, bras et avant-bras.

4. La nature de la plaie, sa tendance plus ou moins grande vers la guérison ou ses complications, n'ont pas grande influence. D'après Watson, la fréquence du tétanos serait plus grande dans les plaies compliquées, dans les pertes de substance avec arrêt de la suppuration. On a dit aussi que la rougeur, le gonflement, la sensibilité exagérée, prédisposent. Mais toutes ces assertions sont renversées par les exemples nombreux que l'on possède de tétanos survenu après des traumatismes insignifiants.

5. Les contractures peuvent se développer après la cicatrisation. D'après Rosenthal, ce serait même pendant la période de cicatrisation que le tétanos se développerait le plus souvent. En tout cas, le temps qui peut s'écouler entre le traumatisme et le développement de la névrose est pour ainsi dire indéterminé.

6. Le mauvais traitement des plaies aurait, d'après certains auteurs, une réelle influence. Ainsi, Rose, Dazille, auraient souvent évité le tétanos en soignant les plaies des nègres qu'on fouette à Saint-Domingue. Bauer ajoute que la fréquence du tétanos a diminué dans les dernières années, et que cela vient des progrès introduits dans le mode de pansement des plaies. On n'aurait pas observé dans la guerre d'Amérique et dans la guerre franco-allemande autant de cas de tétanos qu'autrefois. Ainsi, dans le corps de Werder il y a eu 24,262 malades, dont 7,182 blessés et seulement 45 cas de tétanos.

7. Enfin le froid, les variations atmosphériques, les conditions climatériques, ont une influence incontestable sur le développement du tétanos traumatique. Dans la campagne d'Égypte, Larrey a vu le tétanos se développer surtout quand les blessés avaient été exposés au vent et au mauvais temps. D'autres signalent l'influence de l'air froid, humide. Après un combat, Huck a vu le tétanos survenir chez neuf blessés qui étaient restés toute une nuit exposés au froid dans une tente ouverte.

Ce rôle joué par le froid dans le développement du tétanos chez les blessés nous conduit à la seconde catégorie de faits, à l'étude du tétanos non traumatique. — En tête de l'étiologie de ce second groupe, nous trouvons en effet le *froid*, qui peut agir directement et tout seul[1].

Un enfant, cité par Mirbeck, était en sueur quand un compagnon de jeu lui jette à la poitrine un verre d'eau glacée ; le spasme se déclare immédiatement, et au troisième jour l'enfant était mort. On peut comparer cette action à une action traumatique, mais actuellement constatons le fait en en réservant la théorie. Un médecin distingué de la marine, le Dr Granger[2], a rapporté récemment dans sa Thèse quatre observations de tétanos spontané dans lesquelles le refroidissement était bien net. Une femme était montée sur

[1] Hippocrate avait dit déjà : « Le froid provoque des spasmes, du tétanos... » (*Aphor.*, Ve section, no 17, tom. IV, édit. Littré.)

[2] Th. Montpellier, 1877, no 28. — Voy. aussi Alessandri; Th. Montp., 1874.

le pont vers deux heures du matin, peu couverte et en transpiration; un homme s'était couché sous l'embouchure de la manche, à vent tribord d'arrière, exposé au grand courant d'air froid descendant par cette manche; un troisième malade était couché, presque nu et et en transpiration, sous la ralingue de la grand'voile goëlette; et enfin le quatrième sujet était couché sur le pont, par un temps froid et humide, sous la ralingue de fond de la grand'voile. — Blachez[1] a récemment observé deux nouveaux faits analogues: dans un cas, un garçon de lavoir transportait sur ses épaules le linge mouillé des lessiveuses, et vit le tétanos débuter par cette région; dans l'autre, un terrassier fut trempé par une forte averse, garda toute la journée des vêtements mouillés, et dès le lendemain eut un commencement de trismus. — Hausen[2] a également publié un fait de tetanos *à frigore* dans son travail sur le tétanos essentiel.

On a encore vu le tétanos se développer après un séjour dans un endroit froid et humide, après un sommeil fait sur la terre mouillée, etc. Cela nous conduit au tétanos *rhumatismal*.

Bright a vu le tétanos se développer dans le cours d'un rhumatisme aigu avec pleurésie et péricardite. Dionis[3] a vu un soldat pris de douleurs vagues dans les articulations, envoyé à la salle de police comme paresseux, présenter tout d'un coup un tétanos. Dès que le tétanos eut été guéri par les bains tièdes, les douleurs articulaires rhumatismales reparurent. L'assertion de Blachez est donc trop absolue quand il affirme que le tétanos n'a *jamais* été observé à titre de manifestation de la diathèse rhumatismale. Cependant il faut reconnaître que les faits réunis sont encore peu nombreux, si l'on veut se montrer sévère sur leur choix. C'est une question à reprendre.

Certains auteurs nient même le tétanos de cause médicale, ce qu'on appelle improprement le tétanos essentiel. Ils s'appuient, pour soutenir cette idée, sur les cas où la maladie, essentielle en apparenee, a pu être rapportée ensuite à une lésion interne bien caractérisée. Tel est, par exemple, le fait de Rosenthal. Dans le cours d'une pneumonie, à la suite d'un lavement, un sujet sent une douleur à l'anus; puis le tétanos apparaît et emporte le malade. A l'autopsie, on trouve une ulcération du rectum à laquelle on put rattacher le développement du tétanos.

Il ne faut cependant rien exagérer. Il y a des cas où le tétanos est de cause médicale, non chirurgicale. L'état général du sujet a une grande influence sur le développement de la névrose, même après le traumatisme. Nous avons vu que cela ne dépend pas en effet de la nature, de l'étendue, de la gravité de la plaie, et qu'au contraire les conditions particulières de l'individu font beaucoup.

[1] *Gaz. hebd.*, 1878, I.
[2] *Rev. des Sc. méd.*, VI, 126.
[3] *Soc. méd. des Hôp.*, 11 janvier 1878.

L'état moral lui-même joue un grand rôle. Ainsi, les observations de Wiltshire[1] et de Lardier[2] font bien ressortir cette influence, notamment dans le développement du tétanos puerpéral. On a souvent remarqué aussi que cette redoutable complication est plus fréquente chez les vaincus que chez les vainqueurs.

L'état général influe donc sur le développement du tétanos traumatique, et, de plus, il y a des cas où l'état général suffit à produire le tétanos, sans traumatisme aucun. Parmi ces états généraux susceptibles de se développer, il faut citer l'*impaludisme*. Coural[3] a rapporté des faits très-intéressants de fièvre tétanique, de tétanos intermittent, cédant au sulfate de quinine[4].

Dans la même catégorie encore, nous placerons ce que l'on appelle le tétanos *toxique*. En tête des poisons susceptibles de le produire, figure la strychnine : l'opisthotonos strychnique ressemble beaucoup au tétanos. Outre les faits expérimentaux, il y a encore les observations curieuses d'empoisonnement par la strychnine, qui prouveraient cette proposition. Ces faits sont rares, mais on en trouvera un très-curieux exemple dans l'histoire de l'empoisonnement de l'archevêque de Quito, récemment racontée par Domec[5].

La brucine agit comme la strychnine, mais un peu plus faiblememt. La thébaïne (opium) est aussi un poison fortement convulsivant. L'ergotisme spasmodique dans quelques cas graves, l'ergotine, la picrotoxine, la caféine, peuvent encore développer des accidents tétaniformes analogues.

En somme, le tétanos peut, comme toutes les névroses, être produit par une lésion locale (traumatique ou autre, plaie ou vers intestinaux) ou par un état général. Nous reviendrons sur ce point à propos de la physiologie pathologique.

Le tétanos des *nouveau-nés*, qui est relativement assez fréquent, peut, suivant les cas, ressortir de mécanismes différents. Il y a d'abord un certain nombre de cas qui sont franchement traumatiques. Ainsi, la plaie ombilicale pendant son évolution, par ses complications ou même après sa cicatrisation, a été souvent incriminée. D'autres fois il y a eu des plaies accidentelles (Ribemont) ou chirurgicales (la circoncision, Löwenstein).

Dans beaucoup de cas aussi, d'après Parrot, ce tétanos serait simplement une forme particulière de l'encéphalopathie urémique. Enfin, dans

[1] *Rev. des Sc. méd.*, I, 206.

[2] *Ibid.*, V, 177.

[3] *Montpellier médical*, 1864.

[4] Fenomenow (*Centralbl. f. Nerv.*, I, 290) vient de publier aussi un fait du même ordre. Seulement le cas n'est pas bien probant, car la fièvre intermittente se développa chez un soldat déjà blessé (devant Plewna), et la part du traumatisme semble difficile a faire nettement, quoi qu'en dise l'auteur.

[5] *Montpellier médic.*, décembre 1877.

une série d'autres faits cités par Rosenthal, on a trouvé des lésions variées du cerveau, des méninges, etc.

En somme, la pathogénie et l'étiologie sont multiples.

Les SYMPTÔMES apparaissent un temps très-variable après l'action de la cause. Ainsi, Robinson a vu un nègre blessé au doigt avec un fragment de porcelaine avoir le tétanos demi-heure après. Grötzner raconte qu'un amputé fut pris de tétanos au moment où l'on comprimait le nerf crural dans une ligature, et mourut en six heures. Au contraire, Ward a vu dix semaines et Friedreich trois mois s'écouler entre le traumatisme et le développement des accidents. Le plus habituellement, cet intervalle serait de cinq à dix jours. Dans les cas rhumatismaux, c'est bientôt après le refroidissement que les phénomènes se révèlent. Chez les nouveau-nés, c'est de quatre ou huit jours, quelquefois même quatorze jours après la naissance.

Le début des convulsions est rarement brusque; le plus souvent on observe des prodrômes pendant un temps variable, tels que : frissons, oppression, tiraillements douloureux à la nuque, raideur de certains muscles, douleurs lancinantes partant surtout de la blessure, bâillements, embarras de la déglutition et de la parole (Rosenthal). — Ensuite viennent les contractures.

Exceptionnellement, on a vu les spasmes commencer par la partie lésée et rayonner de là en se généralisant. Le plus souvent le début se fait par la mâchoire. Le malade peut encore ouvrir la bouche, avaler et même mâcher; mais il sent de la raideur et de la gêne à la nuque. Il peut aller ainsi pendant quelques jours, se levant et se trouvant bien. Puis souvent les accidents s'aggravent tout d'un coup.

Alors les mâchoires sont complétement serrées; les dents, fortement appliquées les unes contre les autres, peuvent rendre malaisée et impossible l'introduction même de liquide en petite quantité. On ne peut pas parvenir à ouvrir artificiellement la bouche du patient.

La parole devient très-difficile, à cause de la gêne apportée dans les mouvements de la langue, et aussi par la participation à la maladie des muscles du larynx. La mimique du visage est aussi modifiée d'une manière toute particulière : le front est ridé, les sourcils sont tirés en haut, les yeux fixes et immobiles, les pupilles le plus souvent rétrécies ; rarement il y a strabisme. La bouche est agrandie; les dents apparaissent quelquefois non recouvertes par les lèvres; le sillon naso-labial est profond. De là, dans la figure, des expressions très-variées : les malades ont le regard anxieux, effrayé, avec un air féroce en même temps; et dans la bouche il y a au contraire une expression demi-riante, demi-pleurarde, quelquefois un rire sardonique. Souvent les malades ont l'air vieilli, à cause de l'accentuation des sillons et des rides; Farr cite un homme de 26 ans qui paraissait en avoir 60 (Bauer).

En même temps, la raideur de la nuque, qui était déjà marquée dès le début, s'accentue et fixe de plus en plus la tête en arrière. La colonne vertébrale se courbe en concavité postérieure; la poitrine se bombe fortement en avant et le corps finit par reposer en arc sur l'occiput et le sacrum. Le ventre est aplati et tous les muscles en sont tendus et durs comme une planche. C'est le tableau de l'opisthotonos complet.

C'est là la forme la plus fréquente. L'emprosthotonos est très-rare. Friedreich ne l'a trouvé que 3 fois sur 522 cas, et le pleurosthotonos une seule fois. Quelquefois on observe l'orthotonos.

Les extrémités ne sont atteintes que rarement. Cela est vrai surtout des membres supérieurs, qui, même d'après certains auteurs, resteraient toujours indemnes. Ceci est une exagération d'un fait vrai. — L'extension domine en général dans les membres; quelques articulations peuvent cependant être en flexion. — Bauer signale l'érection spasmodique comme pouvant s'ajouter au tableau que nous venons de tracer d'après sa description.

Certains auteurs (Bowmann, Todd) ont avancé que les contractures pouvaient quelquefois avoir une telle violence qu'il se produisait des déchirures des muscles, surtout de leurs faisceaux primitifs; les faisceaux musculaires présentent alors des ruptures transversales sans lésions du sarcolemme. Rosenthal a vu, dans un cas de tétanos après empoisonnement par la strychnine, le muscle cardiaque, sain en apparence, présenter sur plusieurs points différents des ruptures transversales nombreuses de fibres musculaires avec extravasations sanguines, les unes ponctuées, les autres rappelant par leur disposition élégante des branches de corail.

Quelquefois les contractures tétaniques peuvent rester telles quelles, sans modification aucune, depuis le commencement jusqu'à la fin. Mais le plus souvent il y a des crises pendant lesquelles les convulsions toniques augmentent brusquement d'intensité; les muscles restent ainsi quelque temps, puis reviennent à leur état antérieur de relâchement relatif.

A ces moments de paroxysme, la contraction simultanée des antagonistes empêche un déplacement considérable du corps, mais l'opisthotonos s'accentue violemment. La tête s'enfonce dans l'oreiller, le tronc forme un arc en avant et les membres sont étendus pendant que le corps tout entier est secoué. La langue peut à ce moment être entre les dents et être fortement mordue.

Ces accès peuvent se répéter assez souvent pour représenter des espèces de convulsions cloniques. Pendant ces crises, les malades deviennent cyanosés; ils éprouvent une sensation de suffocation par constriction du pharynx et de la glotte, avec un état d'anxiété indicible.

La fréquence de ces accès est très-variable suivant les cas. Assez éloignés au début, ils s'espacent encore plus et disparaissent si la terminaison doit être heureuse ; ils vont au contraire en se rapprochant quand la mort

menace. Le plus souvent, on ne les observe pas seulement le jour ; la nuit paraît même, dans certains cas, en augmenter l'intensité. Leur durée est variable.

Ces paroxysmes peuvent survenir spontanément ou sous l'influence de provocations insignifiantes, telles que la seule intention d'exécuter un mouvement volontaire, la moindre excitation cutanée, un simple attouchement, une secousse imprimée au lit, un léger courant d'air. Les crampes peuvent saisir le malade au moment et à l'occasion de la déglutition, et la crise prend alors l'aspect d'une véritable hydrophobie. On a remarqué qu'une forte excitation, comme la piqûre d'une aiguille, ne provoquera pas quelquefois une crise, tandis qu'il suffira de tâter le pouls pour la provoquer. — Dans les cas traumatiques, il peut y avoir une espèce d'aura à ces crises, qui part de la plaie.

Ces phénomènes d'excitation motrice constituent évidemment le symptôme capital de la maladie. On a cependant aussi noté des *paralysies* à côté de ces contractures.

Ainsi, Rose a vu une paralysie du facial dans deux cas où le traumatisme siégeait précisément dans le domaine de ce nerf ; toute la maladie serait due d'après lui, dans ces cas, à une névrite ascendante de la septième paire. On a en outre noté de la faiblesse ou des parésies après cessation des contractures. Mais ce sont là des phénomènes d'un tout autre ordre.

Les *fonctions intellectuelles* sont intactes. Exceptionnellement et peu avant la mort, on peut noter du délire. — Les sens sont également intacts.

L'insomnie est habituelle, à cause des contractures. Mais dans les cas heureux où le sommeil vient, les spasmes cessent pendant le sommeil, pour reparaître au réveil.

Le plus souvent l'opisthotonos s'accompagne de *douleurs* qui peuvent arracher des cris au malade. Ce sont des douleurs analogues à celles qui accompagnent les crampes, au mollet par exemple. Très-souvent aussi les malades éprouvent une vive douleur à la pression au creux de l'estomac.

Outre ces douleurs musculaires, il y a souvent aussi de l'*hyperesthésie*. Tscharner et Demme notamment l'ont constatée. On a également observé, mais rarement, une diminution de la sensibilité tactile et thermique, d'autres fois des sensations anormales.

A titre d'exceptions très-rares, on a cité des faits où les crises ne s'accompagnaient d'aucune douleur, et G. Blanc a même vu un malade chez lequel les contractures les plus violentes produisaient un chatouillement agréable (!).

La peau est le plus souvent couverte de sueur.

Dans l'intervalle des crises, la *respiration* ne présente que de faibles modifications ; il y a de vingt à vingt-quatre mouvements respiratoires au

moins par minute, seulement ils s'accompagnent d'efforts et d'une vive sensation de résistance. Pendant les crises, la gêne devient véritable, la cyanose se prononce, le malade manque d'air. Il y a spasme des muscles de la respiration et de la glotte.

Le *pouls*, peu influencé dans les intervalles, se précipite de dix à douze pulsations pendant l'accès. On a quelquefois noté une fréquence énorme, jusqu'à 180 pulsations ; mais alors c'est dans le stade qui précède immédiatement la mort. Nous avons cité un cas de Rosenthal qui prouve la possibilité d'une crampe toxique grave du cœur. Le cœur peut aussi s'arrêter en diastole (dans les expériences sur les animaux) par l'augmentation des résistances ou l'excitation du vague.

On a encore noté des contractures très-prononcées du côté des artérioles. Liston a vu dans un cas une amputation ne pas donner une goutte de sang.

Pour terminer l'histoire symptomatique du tétanos, il nous reste à étudier la marche de la *température* dans le cours de cette névrose.

L'élévation de la température a été notée, il y a longtemps déjà, dans le tétanos par De Haën notamment et plus tard par Bright et Prévost; on discutait cependant pour savoir si dans cette maladie il y a ou non de la fièvre. Récemment Wunderlich a réattiré l'attention sur cette question.

Il y a des cas de tétanos dans lesquels on n'observe pas ou on n'observe que très-peu d'élévation de la température, d'autres où la fièvre est due à l'état de la plaie ou à des complications d'un ordre quelconque. Mais d'autres fois aussi on voit la température s'élever énormément, le plus souvent peu de temps avant la mort; elle peut atteindre 44°,75 (Wunderlich) sous l'aisselle, et continue à monter encore un certain temps après la mort. Ce fait, souvent constaté par Wunderlich, peut cependant manquer aussi, même dans les cas mortels.

Charcot et Bouchard, Leyden, Billroth et Fick, plus récemment Mouron, ont montré que la température s'élève aussi d'une manière analogue dans les convulsions tétaniques provoquées artificiellement par la faradisation ou la strychnine.

Cette élévation de température est difficile à expliquer et a fait naître diverses théories.

On peut d'abord éliminer tout de suite l'opinion qui veut toujours l'attribuer à des complications fébriles. Ces complications n'existent pas constamment et ne peuvent pas rendre compte du phénomène.

D'autres, comme Peter, attribuent cette hyperthermie à l'asphyxie. Brown-Sequard avait déjà montré que la chaleur augmente dans le rectum et sous la peau dans les cas d'asphyxie rapide, au moment où la sensibilité disparaît. Peter pense aussi que quand l'asphyxie arrive, à la fin du tétanos, le sang s'accumule dans les voies veineuses, où il est normalement plus chaud que dans les artères, ne se rafraîchit plus dans les voies aérien-

nes, et alors sa température s'élève. — Mais le thermomètre monte dans bien des cas de tétanos où les puissances respiratoires ne sont pas atteintes ou ne le sont que très-peu, et l'asphyxie ne peut pas expliquer l'énorme élévation de température que l'on observe.

Une théorie plus généralement admise et plus probable rapporte cette chaleur anormale à la contraction musculaire. — C'est là une source incontestable de chaleur. Les physiologistes ont mis le fait en évidence par divers procédés, en prenant la température d'un muscle avant et pendant la contraction chez les animaux. La chose est aussi facile à montrer chez l'homme. Un thermomètre placé sur l'avant-bras d'un sujet au repos marque, par exemple, de 33° à 34°. Si alors le sujet fait contracter ses muscles, s'il remue les doigts, roule une bande, serre un dynamomètre, etc., la température s'élève de 1° et quelquefois 2°. Si alors on interrompt le travail, le thermomètre monte encore pendant deux ou trois minutes, reste stationnaire pendant cinq minutes et redescend ensuite au degré qu'il marquait primitivement au repos. Nous avons très-nettement constaté ces faits dans les expériences que nous avons instituées avec Apolinario, à l'occasion de la température périphérique dans la paralysie agitante [1].

Les contractions musculaires sont donc une source de chaleur; les contractions pathologiques élèvent par suite la température locale, périphérique (nous le verrons à propos de la paralysie agitante). Mais il s'agit de savoir si elles augmentent aussi la température centrale.

Charcot et Bouchard ont montré que, conformément aux expériences de Béclard, les convulsions toniques élèvent la température, tandis que les convulsions cloniques ne l'élèvent pas. Et c'est par ces contractions énergiques sans travail produit, qu'ils expliquent l'élévation de température dans le tétanos.

Mouron a récemment repris cette question et a étayé cette théorie sur de nouvelles expériences. Il a voulu montrer que si, dans le tétanos strychnique, on supprime la contraction musculaire sans supprimer l'action du poison sur le système nerveux, on supprime cependant l'hyperthermie. Pour cela, il a préalablement curarisé les animaux, qui ne présentent pas alors de spasmes toniques par la strychnisation. Or, dans ces cas il n'y a pas élévation de température; au contraire, il y aurait plutôt un léger abaissement.

Richelot combat énergiquement cette théorie. D'abord il répond à Mouron : Rien ne prouve que le curare, antérieurement administré, ne fausse pas complétement le mode d'action de la strychnine; d'un autre côté, l'hyperthermie est très-irrégulière dans le tétanos, nullement en rapport avec la marche et l'intensité des contractions toniques [2]. Bien plus, on a vu

[1] *Progr. médic.*, 1878.

[2] Les deux faits observés par Blachez sont un nouvel argument contre la théorie

des cas avec contractures généralisées très-intenses, et dans lesquels le thermomètre ne marquait que 38° au rectum.

Richelot repousse donc entièrement cette théorie musculaire et admet que dans le tétanos il y a véritablement une fièvre directement produite par l'excitation de la moelle, sans qu'il soit nécessaire de considérer la contraction comme un élément pathogénique intermédiaire. La fièvre est produite par l'augmentation des combustions locales, mais le système nerveux a une action incontestable sur la nutrition des tissus, et par suite sur ces combustions.

Il s'appuie à cette occasion, pour défendre sa théorie, sur le travail de Parinaud : la section de la moelle diminue les combustions intimes, diminue les sources de chaleur, et en même temps, par la paralysie vaso-motrice qu'elle entraîne, augmente les pertes de chaleur; d'où un refroidissement central. — Par un double effet inverse, l'excitation de la moelle élèvera la température centrale.

L'hyperthermie du tétanos serait donc une véritable fièvre, et cette fièvre serait, comme les contractures elles-mêmes, sous la dépendance directe de la suractivité de la moelle.

Avant de conclure, nous devons dire un mot de l'état des *excrétions* dans le tétanos, car cette nouvelle question pourrait éclairer la première.

Pour l'*urine*, nous ne parlerons pas de l'albumine ni du sucre, qui ont été trouvés dans quelques cas, mais non d'une manière constante. Tout l'intérêt se concentre sur l'urée. Et ici les résultats sont contradictoires.

Huppert a trouvé une augmentation dans la quantité d'urée avec des variations journalières énormes. Senator, au contraire, n'a pas constaté d'augmentation d'urée dans deux cas. Mouron a trouvé une diminution de l'urée dans le sang. Jones, au contraire, montre l'urée augmentée pendant la période active du mal et décroissant au-dessous du chiffre normal après la disparition des spasmes. — Senator a trouvé la créatine et la créatinine diminuées dans l'urine.

Tous ces résultats sont trop contradictoires pour servir de fondement sérieux à une hypothèse quelconque. La théorie de Richelot paraît dès-lors trop absolue, car l'urée devrait toujours être augmentée, si c'était une vraie fièvre avec augmentation des combustions. Les objections de Richelot prouvent cependant aussi que la théorie de la contraction musculaire n'est pas vraie non plus dans un sens trop absolu. — Dès-lors on ne peut rien con-

musculaire. Chez ces deux sujets, la raideur généralisée a persisté sans modification sensible pendant plus de vingt jours. Chez le premier, la température tombait à 38°,2 dès le dixième jour. Chez le second, elle ne s'est jamais élevée à 1 degré au-dessus de la normale. Chez tous deux, ajoute Blachez, il s'agissait bien de contractions permanentes statiques, les seules qui, d'après Charcot et Bouchard, pourraient déterminer une élévation de température.

clure, sinon que la question est encore fort obscure et pourrait bien dépendre d'éléments multiples en tête desquels nous placerions la contraction musculaire et l'action directe du système nerveux.

Nous mentionnerons enfin quelques autres phénomènes moins importants pour compléter le tableau clinique de la maladie. La langue est en général sèche, la soif intense. L'appétit peut être normal, et, si les aliments peuvent être introduits, ils sont bien digérés. La constipation est opiniâtre; l'odeur et la sécheresse des selles sont en rapport avec le séjour des matières dans l'intestin. Quelquefois il y a rétention ou rarement incontinence d'urine pendant les crises.

Un mot enfin sur le tétanos et le trismus des nouveau-nés. Il se montre dans les cinquième ou sixième jour qui suivent la chute du cordon, dit Rosenthal. Il s'annonce par quelques prodromes, tels que sommeil agité, convulsions isolées, relâchement des traits du visage; les enfants ne peuvent plus teter et refusent le sein. L'attaque débute par le trismus, des contorsions dans la face et des troubles dans la déglutition. Ensuite les crampes toniques s'étendent au cou, aux muscles respiratoires, à ceux du dos (assez souvent opisthotonos) et des extrémités. Les attaques se reproduisent spontanément, de plus en plus fortes et de plus en plus fréquentes, et se terminent presque toujours par la mort, après deux ou trois jours, avec des symptômes de collapsus.

Marche, Durée et Terminaisons. — Débutant en général par les masséters, les contractures suivent dans l'envahissement une sorte de marche descendante, les extrémités étant atteintes en dernier lieu, quand elles le sont.

Les spasmes toniques, une fois établis, sont continus. Cependant il y a des paroxysmes à certains moments, avec exacerbation de tous les phénomènes; nous les avons décrits.

La mort est la règle, et le plus souvent elle survient à courte échéance. Elle a lieu du reste par des mécanismes variés.

Le principal intérêt est dans la recherche des signes pronostiques qui annoncent la gravité plus grande de la maladie et le danger plus prochain de mort. — D'abord la plupart des auteurs admettent que le tétanos rhumatismal, le tétanos spontané, est moins grave que le tétanos chirurgical. Cela paraît démontré, quoiqu'on ne puisse pas l'établir sûrement sur des statistiques irréprochables. — D'un autre côté, plus l'explosion du tétanos est rapprochée de la blessure, plus le danger semble grand. Ainsi, on aurait de 96 à 97 pour cent de mortalité quand il éclate dans les dix premiers jours, et seulement de 84 à 87 pour les autres cas.

La fréquence et l'intensité des paroxysmes sont naturellement un signe de danger, de même que l'acuité de la maladie, c'est-à-dire la rapidité avec laquelle les accidents atteignent leur maximum. — Plus le tétanos dure,

plus il a des chances de guérir. D'après Hippocrate, il guérirait toujours quand il dépasse le quatrième jour; c'est une exagération, mais le principe est exact.

Quand la maladie guérit, les accès s'espacent et deviennent moins forts; il peut rester pendant quelque temps diverses anomalies de contraction musculaire, quelquefois même des paralysies.

Anatomie pathologique. — La raideur musculaire tombe en général assez rapidement après la mort, et en tout cas il y a une période de relâchement entre cette raideur tétanique de la vie et la raideur cadavérique, qui n'a rien de commun avec la première comme essence. — L'intérêt des autopsies est tout entier du côté du système nerveux.

Dans un certain nombre de cas, déjà anciennement, on a trouvé des lésions des nerfs périphériques partant de la plaie ou du traumatisme, origine des accidents. Ainsi Lepelletier, Froriep, Curling, ont trouvé les altérations de la névrite ascendante, et Laveran vient d'en publier un nouvel exemple [1]. Mais ces résultats ne sont pas constants ; il faut donc chercher dans les centres nerveux.

Le cerveau a été trouvé lésé dans quelques cas : il a présenté de la congestion ou même des lésions plus avancées; mais ce n'est pas la règle.

Richelot a bien résumé ce qui a trait aux altérations de la moelle. Plusieurs observateurs ont trouvé une véritable inflammation de l'axe spinal depuis Rokitansky, Bouchard, Arloing et Tripier, et surtout Michaud : prolifération nucléaire dans la névroglie, myélite centrale suraiguë ; plaques de désintégration granuleuse de Lockhart Clarke, regardées par Michaud comme des foyers d'exsudation péri-vasculaire. Broca a trouvé un véritable ramollissement; James Tyson, John Elixher, etc., également [2].

[1] *Arch. de Physiol.*, 1877, pag. 695.

[2] Ross (*Med. Times and Gaz.*, 1879. — *Rev. des Sc. méd.*, XIV, 481) a comparé l'anatomie pathologique du tétanos et de l'hydrophobie. Voici ce qu'il a trouvé dans les centres nerveux : 1. Un engorgement vasculaire avec extravasation d'une substance granuleuse et migration de leucocytes ; 2. une dégénérescence jaune des cellules ganglionnaires ; 3. un grand nombre de corps colloïdes et de la sclérose miliaire. Dans la moelle, les lésions les plus marquées sont situées à droite et à gauche du canal central ; mais les cornes antérieures et postérieures de la substance grise sont atteintes aussi. Dans le tétanos, les colonnes de Clarke sont toujours altérées ; les lésions de ces organes sont moins accentuées dans l'hydrophobie. Dans le tétanos, les cellules qui composent le noyau de la portion inférieure de l'hypoglosse et le noyau de l'accessoire du spinal sont presque entièrement détruites... Dans deux cas de tétanos, Ross a observé des lésions vasculaires et des corps colloïdes dans l'écorce et dans la substance blanche sous-jacente du cervelet... Les lésions sont plus marquées dans le cervelet pour le tétanos, dans le cerveau pour l'hydrophobie. Ce fait explique pourquoi dans

Il y a donc des cas de tétanos avec myélite véritable, mais ils ne sont pas tous accompagnés de cette altération ; je dirai même que le plus grand nombre ne la présente pas.

Dans les faits les plus nombreux, c'est l'hyperémie que l'on rencontre : congestion intense de la moelle, du bulbe, pouvant aller jusqu'à l'hémorrhagie ; processus quelquefois accompagné d'un commencement d'irritation proliférative. — Il y a des observations nombreuses qui rentrent dans cette catégorie ; mais cependant elle ne comprend pas tous les cas.

D'abord, bien souvent ces altérations congestives peuvent parfaitement être secondaires à l'état de contractures. Et puis Richelot a réuni des observations positives, dans lesquelles les examens des centres nerveux ont été faits par Hayem, Cornil et Ranvier, et dans lesquelles on n'a absolument rien trouvé.

Le tétanos n'a donc pas de lésion caractérisque; c'est toujours une vraie névrose. Quand il y a des lésions, elles sont secondaires ou indépendantes. C'est là conclusion de la majorité des observateurs, et de Vulpian, qui admet que le tétanos est déterminé par une irritation de la substance propre de l'organe, irritation dont le microscope ne saurait directement révéler l'existence.

Physiologie pathologique. — Le tétanos est donc une névrose uniquement caractérisée par ses symptômes, par l'état d'excitabilité extrême de la moelle.

Richelot, après avoir discuté une série de théories pathogéniques, range simplement le tétanos au sommet de l'échelle des réflexes qui peuvent être produits par le traumatisme. Depuis l'*état de vigilance* des muscles, noté dans la région blessée par Verneuil, et depuis les névralgies traumatiques dont nous avons parlé ailleurs, jusqu'au tétanos vrai, il trouve une gradation complète des spasmes intermédiaires, et il classe tout cela dans les névroses traumatiques. Le tétanos dit idiopathique rentre encore dans la même catégorie, ajoute-t-il. Car, ou bien le froid agit comme un traumatisme, ou bien la cause reste inconnue et cachée ; voilà tout.

Il y a beaucoup de vrai dans cette théorie, que nous trouvons trop étroite, et nous ne voyons pas la nécessité de chercher ici une autre théorie étiologique que la théorie générale des névroses, qui peuvent être, ou la

le tétanos les actions toniques du corps sont surtout troublées et dans l'hydrophobie les actions psychiques. — Coats (*The Lancet*, 1877, 882. — *Rev. des Sc. méd.*, XIII, 461), faisant la même comparaison, trouve au contraire de grandes analogies dans la distribution des lésions, et attribue les différences cliniques présentées par les deux maladies à la différence de nature des deux poisons.

Voy. aussi les recherches de Woods (*Lancet*, 1878. — *Rev. des Sc. méd.*, XIII, 462) et Aufrecht (*D. med. Woch.*, 1878, 14. — *Rev. des Sc. méd.*, XIII, 463), qui ont insisté sur les lésions de la moelle dans le tétanos.

conséquence réflexe ou directe d'un état local, ou, dans d'autres cas, la manifestation directe d'un état général.

Nous croyons inutile d'insister : la théorie pathogénique générale des névroses exposée déjà à propos de l'étiologie des névralgies, de la migraine, paraît être tout ce que l'on peut dire ici sur la physiologie pathologique du tétanos.

Quant à la théorie qui, avec Velpeau, Thompson, etc., veut voir dans le tétanos une maladie zymotique, avec altération dyscrasique constante produite par un ferment spécial, elle me paraît être une pure hypothèse. Rien ne prouve l'existence de ce miasme à part, et cette théorie trop exclusive ne rendrait pas compte des faits où la section d'un nerf malade, l'extraction d'un corps étranger, la chute d'une ligature, la réduction d'une fracture avec déplacement considérable, ont suffi à faire promptement cesser des accidents tétaniques (Rosenthal).

Le tétanos n'est pas une maladie spécifique ; c'est une simple névrose, c'est-à-dire un acte morbide fonctionnel.

Diagnostic. — Les accidents tétaniformes qui peuvent se présenter dans le cours de la fièvre typhoïde, des exanthèmes aigus, etc., se distingueront par les autres symptômes, signes propres à ces maladies. Une simple contracture du trijumeau se reconnaît à l'intégrité de toutes les autres fonctions, de tous les autres muscles, et à la présence d'autres phénomènes en rapport avec la lésion trifaciale. La méningite spinale se sépare par la fièvre, la marche des phénomènes, l'absence d'intermissions, les phénomènes moteurs persistants. La tétanie frappe les extrémités au lieu de la mâchoire ou du tronc, présente des troubles multiples de sensibilité ; il y a de plus le phénomène de Trousseau, etc.

Nous ne parlons pas du diagnostic différentiel de la catalepsie, de l'hystérie, et en général des maladies que nous ne connaissons pas encore.

Traitement. — Richelot a récemment résumé et soumis à une saine critique tous les moyens proposés contre le tétanos.

Au point de vue prophylactique, on évitera les refroidissements, on pansera les plaies le mieux possible. Ensuite, même une fois que les spasmes auront commencé, la chaleur et le repos seront indispensables à maintenir autour du malade : c'est ce que l'on a appelé le traitement par l'édredon. La chambre sera maintenue obscure, avec un tapis sur le parquet ; on fermera les portes doucement, on oblitérera avec du coton le conduit auditif externe du sujet, on lui évitera toutes les impressions extérieures qui seraient une cause d'exacerbation pour les spasmes.

Cela fait, l'attention doit être attirée sur l'état local ; souvent une intervention facile pourra faire tout disparaître. C'est ce qu'ont obtenu notamment, Rizzoli par l'ablation d'un ongle incarné, et Larrey par la destruc-

tion d'une cicatrice avec le fer rouge. Quand ces moyens simples ne sont pas applicables, certains chirurgiens recourent à l'amputation pour supprimer la cause. Je crois cependant qu'il ne faut tenter cette grande opération que si elle est indiquée d'autre part ou si tout au moins elle n'est pas contre-indiquée par l'état du malade.

Quand il peut choisir, Richelot préfère la névrotomie. Partisan de la théorie de l'action réflexe, il est grand pronateur de la névrotomie pour supprimer la voie centripète qui transmet l'excitation du traumatisme à la moelle. Et il faut faire cela vite, de bonne heure; il faut sauter sur le nerf, dit-il, avant que la moelle soit lancée et que par son excitation secondaire propre elle puisse suffire à entretenir par elle-même l'état spasmodique.

La distension, l'élongation des nerfs, la neurothripsie, sont des procédés encore difficiles à apprécier d'après les documents actuels, et en tout cas ne paraissent pas supérieurs à la névrotomie [1].

Du côté du traitement interne, c'est le chloral qui doit surtout être examiné et discuté. Employé par Langenbeck contre le trismus, le chloral fut prescrit avec plein succès par Verneuil en 1870, et depuis lors a eu des fortunes différentes.

Cet agent ne guérit pas toujours, mais il rend toujours des services qu'il faut se garder de négliger. Il doit être employé à des doses assez élevées; ces doses varieront du reste suivant les cas, de manière à procurer et à entretenir un état continu de sommeil ou de somnolence. Il faut se bien rappeler que s'il calme les contractures, c'est momentanément, et qu'il faut en continuer l'action, qui risquerait autrement de s'épuiser.

On a beaucoup discuté sur l'emploi des injections intraveineuses de chloral, tant prônées par Oré (de Bordeaux). C'est un excellent moyen physiologique, c'est le plus efficace pour obtenir la chloralisation; aussi est-il très-employé dans les expériences sur les animaux. Il ne paraît pas présenter, à condition d'être bien appliqué, les inconvénients et les dangers qu'on lui a reprochés à la Société de Chirurgie. Mais cependant il faut n'y recourir que si les autres modes d'administration sont impossibles. On essaie d'abord par la bouche, puis on a le lavement, et enfin l'injection veineuse comme dernière ressource.

Le chloral a sur les autres narcotiques l'avantage de ne pas troubler, comme l'opium, l'appétit et les fonctions digestives.

Gardariano [2] a préconisé les avantages de la médication par les inhalations de chloroforme et l'ingestion du chloral. On fait respirer le chloroforme au moment des crises tétaniques et pendant leur durée. Puis on donne le chloral à l'intérieur, par la bouche si c'est possible, sinon en lavement,

[1] Voy. sur ce point, outre les travaux cités à propos des névralgies : *Gaz. hebd.*, 1878, nº 14, pag. 222, et *Arch. de Méd.*, juillet 1878.

[2] Th. Paris, 1879. Anal. in *Compendium Thérap.* de Bouchut, 1880, 67.

pour prévenir le retour des accès. — A l'appui de sa thèse, Gardariano cite un bel exemple de guérison.

Cullimore[1] a obtenu un succès dans un cas de tétanos consécutif à une amputation d'orteil, en prescrivant, dès l'apparition des symptômes, des injections hypodermiques d'atropine dans le tissu cellulaire de la région dorsale. La dose fut de 0,001 milligram. le premier jour et de 0,0015 les six jours suivants. On ne fit d'abord que trois injections par jour, puis on les renouvela toutes les quatre heures.

Dans une thèse récemment soutenue à Strasbourg[2], Demetriades Constantinus a discuté les effets comparés du curare, de la fève de Calabar et du chloral dans le traitement du tétanos. Il donne la préférence au chloral. Mais à tous les médicaments il préfère le traitement chirurgical, et spécialement l'extension des nerfs, faite le plus tôt et le plus haut possible.

Tous les autres moyens médicaux essayés et préconisés contre le tétanos, même le nitrite d'amyle et le jaborandi, ne paraissent pas avoir encore fait leurs preuves.

Richelot repousse entièrement les bains, à cause du déplacement souvent très-pénible que leur administration nécessite pour le malade. Les bains chauds ont cependant donné de bons résultats, notamment dans les deux cas de tétanos spontané récemment observés par Blachez et dans celui de Dionis (d'Auxerre).

Blachez donnait des bains de 35° prolongés pendant deux heures; c'est à partir du moment où cette médication fut instituée que l'on vit la détente se produire et la convalescence s'annoncer. Les difficultés pratiques sont aisément surmontées, dit-il, avec un peu de patience et de précautions; et il ajoute que l'emploi d'une baignoire de grande dimension les lèverait complétement.

Dionis prescrivit un bain tiède prolongé à 33° : le malade devait rester dans le bain jusqu'à ce qu'un résultat fût obtenu. Mis au bain dans un état tétanique complet, le malade en fut retiré six heures après, souple comme un gant; il put s'asseoir sur une chaise et même il fut possible de le faire manger.

Ces résultats sont trop remarquables pour qu'on n'essaie pas de cette médication dans les cas analogues.

Reste enfin l'électrisation par les courants continus descendants, qui ont été préconisés contre toutes les contractures ; nous avons déjà mentionné plusieurs fois cette propriété qu'on leur attribue, mais toujours sans détails. —Nous pouvons en dire ici quelques mots, que nous empruntons à la remarquable Thèse du Dr J. Teissier.

L'action paralysante du courant continu est démontrée par les expé-

[1] *The Lancet*, juin 1879. — Anal. in *Compend.* de Bouchut, 184.
[2] *Centralbl. f. Nerv.*, I, 290,

riences suivantes : 1° Un courant galvanique passant à travers un nerf empêche ce nerf d'être excité par un courant faradique (Hiffelsheim); les choses se passent de la même manière pour le pneumogastrique (Frank, de Tarcanoff); 2° Un courant qui traverse une grenouille strychnisée fait cesser les secousses tétaniques qu'elle présente (Vulpian, Cl. Bernard); 3° L'application d'un courant descendant sur la moelle épinière des chiens choréiques diminue notablement l'étendue de ces contractions presque rhythmiques (Onimus).

On peut conclure de tout cela, avec Teissier, qu'il existe des conditions dans lesquelles le courant de pile exerce une action paralysante sur le système moteur.

Ces faits devaient encourager à essayer les courants continus contre toutes les contractures et même contre le tétanos. On paraît avoir incontestablement obtenu des effets sédatifs, c'est-à-dire que le malade éprouve un soulagement, les contractures diminuent ou même disparaissent ; mais la maladie, qu'on peut croire avoir guérie, continue sa marche vers une terminaison tout aussi fatale. C'est ce qui semble ressortir des observations de Dubrueil, Le Fort, Verneuil, etc. Cependant Mendel aurait eu des succès complets dans deux cas (Teissier).

Voici comment Onimus conseille d'agir : « Les courants doivent surtout être appliqués à direction descendante sur la colonnne vertébrale, c'est-à-dire que l'on placera le pôle positif sur la nuque et le pôle négatif au niveau des dernières vertèbres lombaires. L'intensité du courant doit être moyenne, et plutôt faible que trop énergique (15 à 25 éléments). La durée d'application doit être relativement longue. Il ne faut pas changer souvent les rhéophores de place, et l'on doit employer une pile à courant très-constant. »

CHAPITRE XI.

CATALEPSIE.

La CATALEPSIE[1] est une névrose fort curieuse encore très-obscure, que les uns considèrent comme une maladie, d'autres comme un symptôme, dont certains nient l'existence en dehors de l'aliénation mentale. Elle est caractérisée cliniquement par la suspension des manifestations intellectuelles et volontaires, et surtout par l'aptitude qu'ont les muscles de la vie de relation à garder les attitudes qu'on leur imprime.

[1] Marcé ; in *Nouv. Dict. Méd. et Chir. prat.* — Linas ; in *Dict. encycl.* — Eulenburg ; in *Hdb. Ziemssen.* — Rosenthal, *loc. cit.* — Voy. encore des faits de Glas et Dovertie ; *Rev. des Sc. méd.*, VI, 579, et de Krafft-Ebing ; *Rev. des Sc. méd.*, IV, 579.

Vaguement entrevue par Hippocrate, elle est décrite par Galien, qui en donne la première observation. C'est Asclépiade de Bithynie (100 ans avant Jésus-Christ), et surtout Cœlius Aurelianus, qui ont employé les premiers le mot catalepsie, κατάληψις, de καταλαμβάνειν, saisir : ce mot rappelle le saisissement qui s'empare des malades au moment de leur crise et les immobilise.

Étiologie. — La catalepsie appartient à la famille des grandes névroses que l'on peut appeler constitutionnelles, et qui, comme l'hystérie, l'épilepsie et l'aliénation mentale, contractent entre elles des rapports très-étroits. C'est là le premier fait étiologique à mettre en lumière, et tout d'abord nous montrerons les relations de la catalepsie avec l'aliénation mentale et l'hystérie.

L'*aliénation mentale* a des rapports si intimes et si fréquents avec la névrose que nous étudions, qu'un aliéniste éminent, le professeur Cavalier, affirme que les deux choses marchent toujours ensemble, et qu'il n'a jamais vu un cataleptique qui ne fût pas aliéné. Je crois que la proposition ainsi formulée est exagérée ; mais enfin la coïncidence est extrêmement fréquente.

Les formes d'aliénation qui s'allient le plus souvent avec la catalepsie sont les formes lypémaniaques. L'élément stupeur est déjà presque un état semi-cataleptique. Toutes les fois que le délire est dépressif, avec des idées de persécution, par exemple, tout le monde a remarqué l'immobilité fréquente du sujet, le manque d'expression de ses traits, la lenteur et la difficulté de ses réponses, en général monosyllabiques.

On a bien aussi observé quelquefois la catalepsie dans des cas de manie; mais c'est rare, et le plus souvent c'est dans les formes dépressives qu'on la constate.

D'autre part et en se plaçant à un autre point de vue, on remarque que l'état mental des cataleptiques est rarement dans une intégrité absolue. Souvent le délire précède ou suit l'attaque de catalepsie. La malade de l'hôpital Cochin[1] dont on a tant parlé dans ces derniers temps, avait des hallucinations à ces périodes.

Quelquefois les troubles dans l'état mental prennent des proportions considérables ; d'autres fois ils sont réduits : l'intelligence a peu d'étendue, elle est susceptible de peu de développement, ou bien elle présente des lacunes, ou encore les sujets ont une impressionnabilité extrême, offrent le caractère des hystériques, etc.

Les rapports de la catalepsie avec l'aliénation mentale et avec les troubles psychiques sont donc intimes. Mais on ne peut pas dire pour cela que tous les cataleptiques soient aliénés. Nous avons observé nous-même à

[1] *Arch. de Méd.*, octobre 1875 et mars 1877.

l'hôpital Saint-Éloi, en 1870, un caporal cataleptique dont on trouverera l'observation dans la Thèse de Louis[1], et qui n'était nullement aliéné.

A côté de l'aliénation mentale est l'*hystérie*. Très-souvent la catalepsie est précédée ou suivie de divers phénomènes hystériques : elle est une véritable manifestation de l'hystérie. On trouvera le type de ces associations chez la malade de Cochin, qui avait eu de l'anurie et des vomissements, la boule, les attaques convulsives, etc., avant de présenter la catalepsie.

Quoique l'on puisse quelquefois invoquer cette névrose, même dans les cas où la catalepsie s'observe chez l'homme, cependant les cataleptiques ne sont pas toujours hystériques, comme le voulait Lieutaud.

Les autres névroses se rencontrent moins souvent. Sauvages a décrit l'histoire d'une malade curieuse, chez laquelle il y avait *somnambulisme* et catalepsie. L'attaque commençait par la catalepsie ; puis survenait le somnambulisme, puis encore la catalepsie, et enfin la malade se réveillait sans se rien rappeler.

L'*extase* est un état très-voisin de la catalepsie à certains point de vue, et les deux névroses peuvent se trouver mêlées.

L'*épilepsie* peut aussi avoir des rapports, soit que l'attaque d'épilepsie se termine par la catalepsie, soit que les attaques d'épilepsie et de catalepsie alternent.

Le *tétanos*, qui d'un certain côté n'est qu'un degré de plus de la catalepsie, la complique quelquefois.

Favrot parle d'un sujet chez lequel la *chorée* et la catalepsie se remplaçaient, l'une le jour et l'autre la nuit.

Enfin, on peut voir plusieurs de ces névroses se superposer chez le même sujet, comme chez ce malade de Mesnet qui cumulait l'hystérie, la catalepsie, l'extase et le somnambulisme. Tant il est vrai que toutes ces névroses ne sont en réalité que des manifestations, des actes morbides.

D'après tout cela, l'étiologie seconde se confond naturellement avec les causes de l'hystérie, de l'aliénation mentale et de toutes les névroses ; nous n'avons pas à y insister. En dehors de cela, il y a une grande obscurité dans la connaissance des causes.

L'*hérédité* joue un certain rôle. Sauvages cite deux sœurs cataleptiques et Millardet deux frères jumeaux.

Comme *âge*, cette névrose est rare chez les enfants et chez les vieillards; c'est une maladie de la jeunesse : elle éclate en général avant 30 ans.

Au point de vue du *sexe*, il paraît incontestable que les femmes sont plus souvent atteintes, quoique, comme le dit Linas, toutes les statistiques ne le démontrent pas. Mais la fréquence de l'hystérie et des épidémies de

[1] Th. Paris, 1875.

névroses chez la femme rend cette prépondérance inévitable. — De même, le *tempérament* nerveux est un élément de prédisposition.

Linas montre que toutes les *professions* peuvent être atteintes. Cependant la fréquence la plus grande des cas serait pour les religieux, les étudiants et les soldats.

Toutes les affections *psychiques* déprimant le moral prédisposent à la catalepsie, comme du reste à toutes les névroses. Ainsi agissent les revers de fortune ou d'amour, l'exaltation religieuse, etc. Les impressions vives, les émotions, sont surtout des causes occasionnelles du développement de la maladie. Jones a vu un homme frappé à l'occasion de la mort subite de sa femme; Rosenthal, après une frayeur intense.

Les *excès de table* ou quelquefois le simple travail de la digestion peuvent provoquer la crise : c'était le cas de ce malade de Puel dont les accès venaient toujours après le repas et variaient d'heure quand il changeait le moment de son dîner. — Les *vers intestinaux* peuvent encore être le point de départ de la catalepsie.

D'après Eulenburg, les *traumatismes* et les influences *atmosphériques* ont été des causes déterminantes dans quelques cas. Jamieson a vu une attaque de catalepsie survenir après un coup violent sur la jambe; antérieurement le sujet avait eu une première attaque de la névrose à la suite d'une frayeur. D'après Hartmann, la maladie a débuté à la suite d'un abcès puerpéral du sein.

La foudre peut aussi jeter les sujets dans un état analogue à la catalepsie, et cet état persister même après la mort. Tout le monde connaît les huit moissonneurs de Cardan qui furent foudroyés pendant qu'ils prenaient leur repas sous un arbre, et qui conservèrent tous l'attitude qu'ils avaient au moment de la mort. Ainsi que le fait remarquer Linas, la peur peut quelquefois agir au moins autant que la foudre, comme chez ces deux domestiques frappés de catalepsie aux deux bouts de Genève, au moment où éclata un violent coup de tonnerre.

L'influence des *maladies générales* a été peu étudiée. Elle est réelle cependant. Le professeur Combal cite un cas qui était sous la dépendance de la goutte. La malaria a été notée par Boerhaave, Dionis, etc. La catalepsie peut même alors être guérie par le quinquina. Linas, qui cite ces faits, ajoute que la chose est toute naturelle pour ceux qui regardent la fièvre intermittente comme une névrose. Il n'est pas nécessaire d'adopter cette hypothèse pour admettre et comprendre la manifestation cataleptique de l'impaludisme. Une maladie générale, une intoxication, une diathèse, l'impaludisme, peuvent se manifester par une névrose, comme la catalepsie, sans que les accès de fièvre classiques soient eux-mêmes de la nature des névroses.

Landry a vu la catalepsie succéder à un rhumatisme articulaire aigu, Taupin à une fièvre typhoïde, Rostan à une pneumonie.

Un fait curieux dans l'étiologie de la catalepsie est la *contagion :* on a observé de véritables épidémies de cette névrose. La simulation peut très-bien en imposer dans certains cas, mais la contagion nerveuse est en dehors de ces faits. Les grandes épidémies convulsives du moyen âge, du XVIe, du XVIIe et du XVIIIe siècle, présentaient toutes les névroses et toutes les vésanies réunies, et parmi elles on rencontrait très-souvent la catalepsie. — Il est du reste inutile d'insister sur le récit de ces faits, que l'on trouvera aujourd'hui partout.

Nous avons enfin à parler de la catalepsie *artificielle*, des moyens de provoquer la catalepsie. On raconte que les fakirs de l'Inde, en contemplant le bout de leur nez, prennent des poses extraordinaires et se plongent dans une immobilité prolongée ; les marabouts tombent dans le sommeil sacré en fixant la lame brillante d'un poignard ; les solitaires du mont Athos se jetteraient même dans de longues catalepsies en contemplant fixement leur nombril.

Il faut faire dans tout cela la part de la fable et des jongleries ; mais on peut y voir aussi des exemples de la catalepsie que l'on provoque par la fixation d'un objet lumineux, de ce que James Braid (de Manchester) a scientifiquement expérimenté le premier et qui constitue le braidisme ou hypnotisme.

Chez des sujets cataleptiques ou même chez des hystériques, chez certaines personnes impressionnables, d'un tempérament nerveux très-accusé, on fait fixer un objet brillant, la boule d'un thermomètre par exemple, que l'on place sur la ligne médiane du visage, à quelques pouces de distance et un peu au-dessous des yeux. Après trois ou quatre minutes, les pupilles se contractent, puis se dilatent ; les paupières oscillent rapidement, puis s'abaissent, et le sujet est endormi. Alors, à peu près constamment, il y a anesthésie et catalepsie.

Une fois le sujet plongé dans cet état, on a pu pratiquer des opérations chirurgicales sans qu'il s'en doute.

Si la catalepsie ne s'établit pas d'une manière complète ou si elle tarde à se manifester, on peut engager les malades à faire volontairement un effort pour garder la position donnée à leurs membres ; cet effort devient alors constant et involontaire, et la catalepsie est complète.

Pendant cet état, il se produirait des choses curieuses garanties par Braid, Azam, etc. Ainsi, si l'opérateur place un doigt sur la main du sujet et un autre doigt sur sa face ou sur sa tête, il se produit dans tout le corps du patient un frémissement douloureux comme une commotion électrique. De plus, quand on place le sujet dans une attitude donnée, exprimant par exemple l'orgueil, l'humilité ou la colère, aussitôt ses idées sont portées vers ces sentiments, et son visage et ses paroles les expriment. On suggère ainsi au patient, par son attitude, l'idée d'une action donnée : l'idée de grimper, sauter, combattre, lever un fardeau, tirer à soi, vient immé-

diatement à son esprit si ses membres sont placés dans la position correspondante à chacun de ces actes.

On fait cesser l'attaque en pratiquant des frictions sur les paupières, ou en soufflant sur le front, ou en dirigeant sur le visage un courant d'air froid et intense. De plus, Azam a vu que si l'on frictionne un seul œil, ou si l'on souffle seulement sur une moitié de la figure, la catalepsie cesse dans cette moitié du corps et persiste dans l'autre (Linas).

On voit immédiatement les analogies que présentent ces pratiques avec les passes magnétiques, avec l'habitude que prennent certains individus de regarder fixement les yeux pour jeter la patiente dans un état de catalepsie artificielle.

Lasègue a attiré l'attention sur un autre procédé beaucoup plus simple encore pour provoquer les phénomènes cataleptiques. On réussit de cette manière chez les hystériques calmes, somnolentes, demi-torpides, réagissant peu : il suffit d'appliquer deux doigts sur les paupières, qu'on maintient ainsi fermées. Aussitôt la patiente éprouve une sensation d'engourdissement particulier ; puis elle se meut et parle avec une paresse croissante ; puis elle cesse complétement de répondre et s'endort d'un sommeil profond, si profond qu'on peut l'appeler à haute voix, frapper vivement et près de son oreille sur un objet sonore : elle continue à dormir. On arrive ainsi graduellement aux extrêmes de la catalepsie spontanée et on produit dans les muscles l'état cataleptique véritable.

Depuis notre première édition, Charcot[1] a fait à la Salpêtrière, sur ses hystéro-épileptiques, de très-curieuses expériences d'hypnotisme et de catalepsie provoqués qui ont fait courir tout Paris. — Nous reproduisons l'analyse, que nous avons déjà donnée ailleurs[2], de ces recherches.

On fait fixer à la malade une lumière (lampe Bourbouze, lumière Drummond, lumière électrique). Après quelques secondes ou quelques minutes, et parfois d'une manière instantanée, survient un état cataleptique complet. A ce moment, si l'on donne une attitude correspondant à un sentiment quelconque, les traits de la figure expriment immédiatement le même sentiment : ainsi, l'expression devient dure si l'on donne aux membres une attitude tragique ou menaçante, etc.

On supprime brusquement la lumière (en l'éteignant ou en fermant les paupières de la malade) : un état de léthargie ou de carus remplace la catalepsie. La malade tombe et reste dans la résolution la plus complète. Seulement les muscles sont dans un état d'hyperexcitabilité tout spécial. La moindre excitation mécanique d'un muscle (en pressant ou en frottant légèrement) provoque une contraction qui survit souvent à l'excitation et devient une contracture permanente ; mêmes phénomènes si l'on excite

1 *Progr. méd.*, 1878, 51.
2 *Montpellier méd.*, janvier 1879.

un nerf moteur. «Ainsi, il suffit d'une légère pression faite en avant du lobule de l'oreille, au point où émerge le facial, pour amener la contraction des muscles du même côté de la face;» à la même période, il y a un frémissement constant de la paupière inférieure, la convulsion des globes oculaires dans diverses directions et la persistance de l'anesthésie totale et absolue.

Si l'on excite alors fortement la malade, elle entre dans une troisième phase de somnambulisme vrai. «Si on l'appelle un peu vivement, elle se lève et se dirige, les yeux fermés ou demi-clos, vers l'interpellateur. On peut la faire écrire, coudre, etc.» Le sens musculaire supplée à la vue. Elle répond même parfois aux questions qu'on lui pose avec plus de précision qu'à l'état normal.

Si l'on souffle sur le visage ou si l'on comprime l'ovaire siége de l'ovarie, cet état se dissipe. Au moment où la malade revient à elle, elle est prise d'un spasme pharyngien qui amène un peu d'écume entre ses lèvres. «Dans aucun cas nous ne l'avons vue conserver le souvenir de ce qui s'est passé pendant le sommeil.»

Voilà la série des phénomènes. En variant les expériences, on peut obtenir des résultats très-curieux.

La disparition brusque de la lumière fait passer la malade de la catalepsie à la léthargie. Si alors on fait reparaître la lumière, la catalepsie revient à son tour. Et les deux états peuvent se succéder alternativement, au gré de l'expérimentateur, suivant qu'il maintient ouverts ou fermés les yeux de la malade.

Bien plus : chez une malade en catalepsie, on ferme l'œil droit et on laisse l'autre ouvert; elle reste cataleptique à gauche et devient léthargique à droite.

D'autre part, si après avoir produit une contracture pendant la léthargie on réveille la malade, tout disparaît. Mais si à ce moment, au lieu de la réveiller, on la replonge en catalepsie, «la contracture persiste tout le temps que dure la catalepsie, pour se résoudre au moment où on la plonge de nouveau dans le sommeil. Si l'on provoque le réveil pendant qu'elle est cataleptique et contracturée, la contracture persiste alors indéfiniment et la malade, revenue à elle, a une contracture permanente. Il faut, pour la débarrasser, la plonger de nouveau dans l'état de somniation.»

Chez les hystériques ainsi affectées de contractures permanentes artificielles, le système musculaire est dans un état spécial que Charcot appelle diathèse de contracture : un aimant, par exemple, suffit à provoquer des contractures en un point, et la contracture, détournée ainsi, quitte alors les muscles primitivement atteints.

D'un autre côté, on peut reproduire avec les vibrations sonores tous les mêmes phénomènes qu'avec la lumière. Les malades sont assises sur la boîte de renforcement d'un fort diapason. Ce diapason, en métal de cloche,

vibre soixante-quatre fois à la seconde. Il est mis en vibration : bientôt les sujets entrent en catalepsie ; on arrête brusquement le diapason, elles tombent en léthargie ; si on laisse les vibrations s'épuiser d'elles-mêmes ou si, pendant leur durée, on ferme les yeux de la malade, la catalepsie n'en persiste pas moins.

De plus, après ces diverses expériences, la malade reste dans un état d'excitabilité spéciale qui la fait, pendant un quart d'heure ou une demi-heure , tomber en catalepsie spontanée.

Enfin des phénomènes tout à fait semblables peuvent être provoqués en faisant simplement fixer à la malade les yeux d'une autre personne, quelle qu'elle soit.

A cette analyse des expériences de Charcot, nous ajoutions que pour notre part nous avons dans notre service à l'Hôpital-Général un malade qui présente des phénomènes analogues, quoique ce soit un homme et qu'il ne soit pas hystérique. Ce sujet, atteint d'une maladie complexe des centres nerveux (sclérose en plaques ?) présente en définitive des phénomènes d'ataxie locomotrice et d'hémianesthésie cérébrale [1].

Or, en lui mettant les doigts sur les paupières (procédé Lasègue), on le plonge dans un état composé de léthargie et de rigidité musculaire (état cataleptiforme ou plus souvent contractures) que l'on dissipe en soufflant sur les paupières et qui s'accompagne d'une inconscience complète et d'une perte de souvenir absolue. Maintenant, on peut même provoquer ces crises d'une manière beaucoup plus simple : il suffit de faire fermer les yeux au malade et de lui dire de porter sur la tête son bras gauche (côté anesthésié).

Plus récemment encore, la question de l'hypnotisme et de la catalepsie expérimentale a été reprise en Allemagne, spécialement à Breslau[2]. C'est à propos des exploits d'un magnétiseur danois nommé Hausen, que les professeurs de cette Université ont étudié ce problème et sont arrivés à des conclusions qui confirment celles de Charcot.

Voici les principaux symptômes de l'état hypnotique, constatés par Heidenhain.

1. Une dépression plus ou moins considérable des facultés sensorielles. Les perceptions existent encore, mais ne sont plus transformées en sensations réelles. Tel, un homme plongé dans ses réflexions évite les passants dans la rue sans s'apercevoir de leur présence.

2. Suppression de tous les mouvements volontaires. L'hypnotisé devient un automate qui répète machinalement tous les actes dont il acquiert la vague notion : il marche quand on marche bruyamment devant lui, et quand on le menace du poing il répète ce geste.

[1] *Gaz. hebd.*, 1878, 18.

[2] Voy. *Gaz. hebd.*, 1880, 32, et aussi *Centralbl. f. Nerv.*, III, 176, 185, 246 et 291.

3. Analgésie relative. Toutes les impressions paraissent d'ailleurs perçues moins nettement qu'à l'état normal.

4. Augmentation de la réflectivité de tous les muscles striés ; une friction, même légère, suffit pour amener une contraction tonique de tous les muscles d'un bras.

Les muscles de l'accommodation sont particulièrement sensibles à ce point de vue. Il faut ajouter, comme symptômes accessoires et maintes fois constatés, l'augmentation de fréquence du pouls et de la respiration, et une véritable crise sudorale à la fin de l'accès.

D'après Berger, le sensorium n'est pas toujours aboli, il est souvent bien conservé ; l'analgésie est alors remplacée par de l'hyperalgésie Le même auteur a obtenu, par l'apposition de la main chaude sur la nuque du sujet en expérience, ce singulier résultat d'exagérer l'automatisme dont il a été parlé plus haut. Le sujet répète « comme un phonographe, d'une voix monotone », toutes les paroles prononcées devant lui, même en langue étrangère.

Heidenhain et Grützner ont constaté qu'en pratiquant des frictions lentes et douces sur la région frontale et occipitale du côté droit, on déterminait à gauche un état cataleptique des extrémités supérieure et inférieure, ainsi qu'une cécité temporaire des couleurs. Aussitôt après le début des frictions, on constate, d'après Cohn, une contraction tonique des muscles de l'accommodation (phénomène constant) ; puis, chez quelques-uns, le sens des couleurs disparaît totalement, tandis que le sens de la lumière et de l'espace demeure intact ; l'œil est convulsé sous la paupière supérieure et les malades perdent connaissance. On peut arriver à hypnotiser l'œil seul, sans participation des extrémités, en échauffant l'autre œil au moyen de la main doucement appliquée. Un homme qui avait perdu depuis sa naissance le sens des couleurs, l'acquit transitoirement dans un œil ainsi hypnotisé.

Ces faits, comme dit Zuber, à qui nous empruntons ces détails, ne diffèrent pas essentiellement de ceux qui nous ont été révélés par Charcot. — Seulement ils ont été observés sur des hommes, comme le cas personnel dont nous parlions plus haut, et, à ce titre, ils ont un intérêt spécial.

Cela dit sur tous ces phénomènes étranges, dont la pathogénie nous échappe encore, nous revenons à l'histoire clinique de la vraie catalepsie.

Symptômes. — On observe rarement des prodromes. Quand il y en a, ce sont les prodromes ordinaires de l'attaque d'hystérie : céphalalgie, vertiges, douleur épigastrique, constriction à la gorge, palpitations, bâillements, soupirs, troubles de la vue, crampes, fourmillements, etc. — Il n'y a du reste pas de règle fixe pour l'apparition et la nature de ces phénomènes.

Le plus souvent le début est absolument brusque, coïncidant fréquemment avec le moment d'une émotion vive. Le sujet est alors saisi au milieu

de ses occupations habituelles et est subitement immobilisé dans la situation même, quelle qu'elle soit, qu'il a au moment de l'attaque.

Ainsi, Tissot cite une petite fille de 5 ans qui, vivement choquée un jour de voir sa sœur saisir avant elle à table un morceau qu'elle désirait, tomba en catalepsie et resta raide, le bras ainsi étendu vers le plat, pendant une heure. C'est bien là le saisissement qu'exprime le mot κατάληψις. Henry François a vu un militaire qui, au milieu d'une querelle avec un camarade, saisit une bouteille pour le frapper et reste tout d'un coup immobile, raide, sans mouvements, le bras en l'air. Fehr parle d'un magistrat qui, injurié au milieu de son réquisitoire, demeure muet, la bouche béante, les yeux ouverts et menaçants, et le poing tendu vers l'insulteur. Un homme, observé par Frank, fut pris en montant une échelle, un autre en jouant aux cartes. Boerhaave a vu un malade pris en saluant son médecin qui s'en allait. — Toujours le malade est immobilisé au milieu même d'un mouvement inachevé.

Pendant l'attaque même, *stipitis* ou *trunci instar mortui ritu jacens*, le sujet est inanimé comme un arbre, gisant comme un mort, disaient les anciens. Et, en effet, c'est une sorte de mort apparente. Il y a immobilité et raideur, avec conservation presque indéfinie de la position dans laquelle l'accès a surpris le malade.

Si l'on saisit alors ses membres, on éprouve à les fléchir une demi-résistance; ce n'est ni la flaccidité d'un membre paralysé ni la rigidité d'un muscle toniquement convulsé. Les membres se laissent gouverner comme de la *cire molle;* c'est là l'expression classique, qui est très-exacte.

On fléchit la cuisse sur le bassin, la jambe sur la cuisse; on en fait autant de l'autre côté. On fléchit le bras de diverses manières. Le malade reste dans cet état, ne reposant quelquefois que sur le dos, sur la partie inférieure du tronc, dans la position la plus grotesque et la plus fatigante; il ne bouge pas et reste là très-longtemps sans présenter de fatigue ni de relâchement musculaire.

Si on veut le faire changer de place, on le pousse : il glisse comme une masse inerte.

Les muscles de la face sont eux-mêmes immobilisés, d'où la persistance d'une expression donnée, celle qu'avait la figure au moment de l'attaque. Les yeux sont ouverts et fixes.

Toutes les sensibilités sont abolies. On peut piquer, couper, brûler : rien n'est senti. L'intelligence, la conscience et le souvenir ont complétement disparu.

C'est ainsi que les choses se passent, du moins dans les attaques complètes ; mais en même temps le poumon respire normalement, quoique lentement. Le pouls conserve son rhythme en perdant quelquefois un peu de fréquence, et les fonctions digestives peuvent s'accomplir avec une régularité parfaite.

Souvent aussi l'attaque est plus ou moins incomplète, fruste. Quelques-uns des caractères indiqués manquent, ou sont réduits, ou atténués. Ainsi, la rigidité caractéristique existe, mais épargne certains muscles. La face peut rester indemne : les sujets peuvent remuer les yeux, les paupières : *palpebrant ægrotantes*, disait Cœlius Aurelianus. D'autres ont la liberté de leurs mains. Chez certains, il y a une raideur hémiplégique ou même plus restreinte, à un seul membre par exemple.

Pour la sensibilité aussi, il peut y avoir des immunités variées et plus ou moins bizarres. Certains malades se remuent quand on les touche, perçoivent les sensations de contact ou de chaleur, etc. D'autres voient les personnes et les objets qui les entourent, le plus souvent sans les reconnaître; ils clignent de l'œil à l'approche d'un objet.

D'autres encore ont le sens de l'ouïe conservé, ils reconnaissent les personnes à la voix, manifestent par leurs larmes et par l'expression de leur physionomie qu'ils entendent ce qu'on leur dit et regrettent de ne pas pouvoir répondre. Tulpius parle du fait curieux d'un cataleptique qui demeura dans l'attaque jusqu'à ce qu'on eût crié à ses oreilles qu'on lui accordait ce qu'il désirait.

L'odorat et le goût peuvent aussi être conservés. Ainsi, si l'on présente une odeur agréable, certains sujets font de larges inspirations pour en jouir; si elle est au contraire fétide, ils cherchent à l'éviter. De même pour les saveurs.

Dans quelques cas plus rares, on a noté de l'hyperesthésie. Dans un fait de Lasègue, il y avait anesthésie d'un côté et hyperesthésie de l'autre.

L'intelligence peut être conservée. Les sujets regrettent de ne pas pouvoir répondre, l'expriment par leur figure pendant l'attaque ou même en parlent après. Une malade de Favrot disait après l'attaque : « Il m'était impossible de bouger; on aurait approché de moi un fer rouge que je n'aurais pu m'éloigner ». La volonté est donc intacte, mais l'instrument manque pour l'exécution.

Rosenthal a examiné dans deux cas la réaction électrique : dans l'un elle était normale, dans l'autre il y avait une augmentation manifeste de la contractilité électro-musculaire et de l'excitabilité galvanique des troncs et plexus nerveux. Chose remarquable : chez ce sujet, qui avait une flexibilité cireuse très-marquée, l'attitude obtenue par l'excitation faradique de ses extenseurs ou des fléchisseurs du bras ou par la galvanisation des nerfs correspondants, disparaissait dès qu'on cessait l'électrisation, et la main reprenait la position qu'elle avait avant. Benedickt a constaté que l'excitabilité galvanique était augmentée dans les nerfs; l'excitabilité faradique du muscle était plutôt diminuée.

La température a été prise avec soin chez le malade que nous avons observé à l'hôpital Saint-Éloi et dont nous avons déjà dit un mot. Il eut : 38°,9 le matin de l'attaque; 37°,8 le soir; 39°,1 et 38° le lendemain; puis

38° et 38°,6; 37°,6; 37°,4; 37°,5; le retour à l'état normal était complet. C'est là un fait intéressant. La majorité des auteurs au contraire, Skoda entre autres, parle plutôt de refroidissement dans l'attaque, diminution de température pouvant aller, disent-ils, jusqu'au froid de cadavre. Pau de Saint-Martin a cependant constaté une augmentation de deux ou trois dixièmes de degré.

Je ne parlerai pas des phénomènes extraordinaires signalés par quelques auteurs, comme la vision et l'ouïe s'exerçant par le creux de l'estomac ou par le bout des doigts. Leur constatation n'est pas suffisamment scientifique.

La fin de l'attaque est souvent brusque. Le malade reprend ses sens, la faculté de mouvoir ses muscles, etc., et achève quelquefois même alors la phrase et le mouvement interrompus par l'attaque.

Ainsi, Lacassagne a observé un camarade de collége qui fut pris d'un accès au moment où il prononçait le mot *charivari*; le mot fut prononcé en deux fois avec un intervalle de deux heures entre la troisième et la quatrième syllabe; le même sujet, jouant des morceaux de piano à quatre mains, était fréquemment arrêté par un accès; ses mains restaient en l'air et retombaient demi-heure ou une heure après, pour reprendre le morceau à l'endroit précis où il avait été laissé. Une dame de Lyon, observée par Petetin, surprise par un accès au milieu d'une conversation, termina en s'éveillant, trois heures après, la phrase qu'elle avait commencée.

D'autres fois la terminaison est moins brusque; on observe des bâillements, des soupirs, un peu d'engourdissement, beaucoup de fatigue, et tout rentre dans l'ordre. Du reste, quand l'attaque a été complète, le sujet ne conserve aucun souvenir de ce qui s'est passé pendant la crise.

La Durée de l'attaque est essentiellement variable, depuis une à deux minutes jusqu'à six mois. Les faits de cette dernière durée sont du reste exceptionnels; ils sont en général composés d'une série d'accès avec des intermissions de durée et d'intensité variables.

L'intervalle des attaques peut varier dans les mêmes proportions. Les symptômes, dans ces périodes intercalaires, changeront naturellement avec les maladies mêlées à la catalepsie; ils peuvent être nuls ou bien correspondre à l'hystérie, etc.

La Marche de la maladie, dans son ensemble, est longue en général et presque toujours chronique. Il n'y a d'exception que pour les faits rares dans lesquels le traumatisme joue un certain rôle ou bien qui sont sous la dépendance de la malaria. Le nombre des accès est du reste variable pendant le cours total de la maladie. La malade de Baron en eut 740 en deux ans, et celle de Puel 1200 en trente mois.

La Terminaison est en général la guérison. Elle peut arriver sans incident spécial. Elle peut aussi être amenée par le retour des règles supprimées. Dans un cas, elle a coïncidé avec une épistaxis.

Quelquefois la maladie peut se transformer en d'autres névroses, ou, pour mieux dire, d'autres manifestations du même état morbide se substituent à la précédente.

Certains auteurs admettent une terminaison possible par la mort. Mais Linas déclare que cette assertion ne s'appuie sur aucun fait vraiment démonstratif.

Nous devons aborder maintenant l'étude moins précise et moins concluante de l'ANATOMIE et de la PHYSIOLOGIE PATHOLOGIQUES de cette névrose.

Les autopsies sont peu nombreuses et ne sont pas concordantes. Des observations déjà anciennes ont montré des troubles circulatoires et œdémateux dans le cerveau, ce qui a fait conclure à Bourdin que l'altération anatomique la plus fréquente serait l'augmentation de sérosité ou l'hydropisie du cerveau.

Nous citerons aussi deux faits plus récents. Dans un cas de Schwartz, il y avait hydropisie cérébrale et ramollissement de la couche optique et du corps strié, surtout à gauche ; de plus, à la face postérieure de la moelle, depuis la région cervicale jusqu'à la région lombaire, une substance d'un brun rougeâtre, gélatineuse, recouvrait la dure-mère et y adhérait par places. Dans le fait de Meissner, on trouva dans la fosse cérébrale antérieure, au-dessus de l'ethmoïde, un épithélioma partant de la dure-mère; le tiers antérieur de l'hémisphère droit était fortement ramolli jusqu'au niveau de l'écorce, ainsi que la partie externe du corps strié droit.

Mais, d'autre part, il y a des observations de Rostan, de Lasègue, etc., dans lesquelles on n'a trouvé aucune espèce de lésion.

La catalepsie reste donc, jusqu'à nouvel ordre, une névrose.

Quelle est maintenant la physiologie pathologique de ce syndrome bizarre? Quel est le siége probable de cette névrose? — En tout cas, quelle que soit la conclusion à laquelle nous arriverons après ce court exposé, il ne faut pas s'y attacher d'une manière trop absolue ni surtout faire comme Baron, qui, attribuant la catalepsie à une accumulation de matière crasse dans le cerveau, faillit, à cause de sa théorie, faire trépaner un individu cataleptique qui guérit bientôt après.

La catalepsie est tout d'abord un trouble essentiellement musculaire. Quelle en est la nature intime? Ce n'est ni une paralysie ni une convulsion ordinaires; c'est un état spécial, tout à fait à part, du système musculaire. Cet état ne doit pas être confondu avec la contraction ; il est même indépendant de la contraction, puisque l'immobilité s'obtient et se maintient à n'importe quel degré de contraction et de raccourcissement. C'est en réalité une exagération de la *force de situation fixe* de Barthez.

Chacun connaît le fait classique et souvent cité de Milon de Crotone, maintenant ses doigts fermés sur une grenade avec une force telle que

personne ne pouvait lui faire ouvrir la main, et cependant ne broyant pas la grenade par un excès de contraction, immobilisant par suite avec une grande énergie ses muscles à un degré voulu de raccourcissement. S'il avait résisté par une contraction énergique des fléchisseurs, avec une tendance continuelle au raccourcissement, il aurait infailliblement brisé le fruit quand l'effort opposé venait à cesser ; ce qui n'arrivait pas. — Il déployait donc là, non pas sa force de contraction, mais sa force de situation fixe.

Nous appelons ainsi, après Barthez, la force que chacun de nous a d'arrêter un muscle à la longueur qu'il veut et de le fixer là avec énergie. — La catalepsie est l'exagération de cette force de situation fixe, développée au point de lutter contre la pesanteur et de la vaincre.

Voilà tout ce qu'on peut dire, à mon sens, sur la physiologie de cette névrose.

Les auteurs contemporains vont plus loin : ils comparent l'état cataleptique à l'état des animaux écervelés, chez lesquels la volonté ne s'exerce plus à cause de l'ablation des hémisphères. Dans la catalepsie, dit Rosenthal, il y a résistance anormale à la transmission dans les ganglions moteurs et dans la couronne rayonnante, qui part de l'écorce et donne l'impulsion aux racines antérieures ; l'excitation volontaire étant alors réduite au minimum, aucune résistance ne sera plus opposée aux incitations réflexes.

D'abord, le fait de cette interruption et de cette résistance exagérée n'est prouvé par rien : ni par les expériences chez les animaux, dont l'état, après l'ablation des hémisphères, ne ressemble guère à la catalepsie ; ni par les autopsies, comme celles de Schwartz et de Meissner, que nous avons citées.

De plus, en supposant la chose possible, l'interruption d'action cérébrale et l'exagération des réflexes qui en est la conséquence ne reproduisent en rien un état analogue à la catalepsie. Chez un malade paraplégique, avec myélite diffuse transverse, l'action cérébrale ne s'exerce plus sur les jambes, les réflexes sont exagérés au-dessous de la lésion et l'état des membres inférieurs ne peut en rien être comparé à la catalepsie.

L'état cataleptique est donc un état à part ; c'est l'exagération de cette force de situation fixe que nous verrons tout à l'heure affaiblie au contraire dans une autre névrose, la paralysie agitante. Quant au siége et au point de départ de cette altération, l'état actuel de la science nous empêche de formuler même une hypothèse plausible.

Le caractère essentiel pour le Diagnostic est l'état des muscles tel que nous l'avons décrit.

On distingue cette névrose du tétanos et des différentes espèces de contractures par la flexibilité de cire des muscles et la facilité qu'on a à chan-

ger la position des membres chez le cataleptique. L'hystérie coïncide souvent avec la catalepsie ; on la reconnaîtra par les autres phénomènes hystériques, qui sont faciles à discerner. L'apoplexie, le coma, la léthargie, entraînent la résolution des muscles : les membres soulevés retombent inertes. Dans la syncope, il y a arrêt des battements du cœur.

Le diagnostic différentiel de la rigidité cadavérique et de la mort réelle a une importance capitale : on aurait, dit-on, enterré comme mortes de simples cataleptiques. — La rigidité cadavérique une fois surmontée ne peut renaître, ce qui est un signe essentiel. On ne peut pas imposer à un mort une attitude donnée et la lui voir garder presque indéfiniment. De plus, il y a l'absence du pouls, le silence du cœur, etc.

Enfin il faut savoir se tenir en garde contre la catalepsie simulée, soit par des aliénés, soit par mauvais vouloir, soit pour tout autre motif. Dans ces cas, les sujets soutiennent difficilement leurs membres dans une position pénible, ils n'y parviennent que pour peu de temps et au prix de contractions musculaires énergiques dont on peut s'apercevoir, et avec des signes d'une extrême fatigue. De plus, il est fort difficile de simuler l'anesthésie absolue.

Le Pronostic est sans gravité pour la vie. La maladie ne pourrait tuer que par des complications. — Mais c'est toujours une affection sérieuse, qui prouve chez le sujet qui en est atteint un état de nervosisme intense dont les manifestations pourront varier ultérieurement, mais disparaîtront difficilement.

Cette névrose aggrave, d'après Linas, le pronostic des maladies auxquelles elle s'ajoute; elle entrave notamment la marche et le traitement de l'hystérie, et imprime une marque d'incurabilité aux maladies mentales.

Le Traitement peut viser l'accès ou la maladie elle-même.

Pendant une attaque de catalepsie, on essaie d'abord de tous les excitants sensoriels : éther, vinaigre, ammoniaque, odeurs fortes, cheveux brûlés sous le nez. On sait que tous les antispasmodiques sont volatils, la plupart odorants, et agissent au moins en grande partie par cette odoréité et par voie d'inhalation.

On pourra aussi exciter la peau avec de l'eau, par la chaleur, le chatouillement, le pinceau électrique. Nous avons vu que les frictions intenses font cesser la catalepsie provoquée; elles peuvent être utiles aussi dans les cas spontanés; on les fera avec des liniments variés ou même avec la main ou une flanelle sèche.

On a essayé également les inhalations de chloroforme.

Contre la maladie elle-même, nous instituerons le traitement général de l'hystérie et de toutes les affections nerveuses du même ordre. On s'adressera au fond diathésique quand on peut le découvrir.

On essayera les antispasmodiques variés et surtout les agents qui ont sur

le système nerveux une action sédative plus durable, comme le bromure de potassium, et surtout l'hydrothérapie, qui est incontestablement le meilleur des toniques et des antispasmodiques.

Les anthelminthiques, les emménagogues, le sulfate de quinine, répondront à des indications spéciales.

Pau de Saint-Martin a traité et guéri un malade par la catalepsie provoquée au moyen de l'hypnotisme. C'est une sorte de méthode substitutive: *similia similibus*.

Le traitement moral est indispensable dans une maladie où l'état intellectuel est si rarement dans un état d'intégrité complète. On prescrira l'hygiène morale générale de tous les gens disposés aux affections du système nerveux, et spécialement aux formes psychiques de ces affections.

CHAPITRE XII.

PARALYSIE AGITANTE[1].

La paralysie agitante est une névrose caractérisée par un tremblement spécial et une diminution progressive de la puissance musculaire.

Historique. — Le tremblement est connu de tout temps ; Galien en distinguait déjà deux espèces : le tremblement passif ou paralytique, τρόμος, et le tremblement actif ou convulsif, παλμός. Van Swieten a bien développé cette distinction clinique en considérant comme actif celui qui se produit dans les mouvements. Nous verrons ce qu'il faut penser de cette double assimilation; mais en tout cas il y a là un classement utile à conserver.

La description particulière de la paralysie agitante, de cette espèce à part de tremblement, de cette névrose spéciale, est due à Parkinson (1815), d'où le nom de maladie de Parkinson, que Charcot propose de lui donner. Elle a été étudiée plus tard par Sée et par Trousseau au point de vue de ses rapports avec la chorée. Mais elle a été surtout l'objet de travaux importants à la Salpêtrière, où Vulpian et principalement Charcot et leurs élèves, comme Ordenstein, l'ont soigneusement séparée d'une autre maladie à tremblement que nous connaissons déjà, la sclérose en plaques.

Étiologie. — Comme âge, c'est une maladie de la seconde moitié de la vie. Rare avant 40 ans, elle apparaît le plus souvent après 60. C'est dans les hospices de vieillards qu'on l'observe le plus fréquemment : nous en avions trois cas récemment à l'Hôpital-Général. Quelques faits cependant ont été observés chez des individus plus jeunes. Ainsi, Duchenne a vu

[1] Charcot ; *Leç. sur les mal. du Syst. nerv. Progr. méd.*, 1876, 49. — Eulenburg ; *Hdb. Ziemssen*. — Rosenthal, *loc. cit.*

la maladie se développer à 20 ans, Fioupe à 15 ou 16 ans, Meschede à 12 ans, et Richard[1] même à 3 ans; Jones[2] a spécialement étudié les formes présentées dans l'enfance.

Le sexe paraît indifférent; cependant les hommes sont peut-être plus souvent atteints.

La maladie serait plus fréquente en Angleterre et dans l'Amérique du Nord que dans les autres pays, qu'en Allemagne notamment, où elle serait rare. D'après Sanders, il y aurait dans l'année 22 cas de mort par paralysie agitante en Angleterre, dont 8 femmes et 14 hommes. Est-ce parce que tout le monde connaît mieux cette maladie dans le pays de Parkinson, ou bien est-ce parce qu'elle y est plus fréquente qu'elle y a été d'abord étudiée?

Le développement de la maladie est favorisé par toutes les mauvaises conditions hygiéniques ou morales susceptibles de débiliter l'organisme et de prédisposer aux maladies du système nerveux.

Les émotions vives sont souvent la cause occasionnelle de l'explosion de la maladie. Charcot raconte l'histoire d'une malade dont le mari était garde municipal et faisait partie des troupes qui combattirent les insurgés en 1832; elle vit son cheval revenir seul à la caserne, en fut vivement impressionnée, craignit un malheur, et commença à trembler le jour même. Hillairet parle d'un père qui vit tuer son fils sous ses yeux et tomba malade immédiatement; Oppolzer, d'un bourgeois de Vienne effrayé par l'éclatement d'une bombe à ses côtés; Kohts a vu des cas analogues au siége de Strasbourg et Fioupe au siége de Paris. Van Swieten avait déjà signalé l'influence d'un coup de tonnerre.

Le refroidissement a été également noté assez souvent. Betz a vu la maladie se développer après un lavage avec de l'eau froide de la tête et des mains, le corps étant en sueur; Charcot l'a observée chez une femme qui habitait un rez-de-chaussée très-humide, et de plus vendait des gaufres en plein vent.

Charcot cite encore l'influence pathogénique de l'irritation de certains nerfs périphériques, après une blessure ou une contusion. Ainsi, Door parle d'une jeune fille de dix-neuf ans qui s'enfonce une épine sous un ongle du pied droit; elle ressent sur-le-champ une vive douleur et bientôt après un tremblement qui, d'abord circonscrit au pied blessé, se généralise progressivement. Cependant, comme ce tremblement disparut plus tard entièrement, Charcot doute que ce fût là une vraie paralysie agitante. Mais il a observé lui-même une femme qui se contusionna violemment la cuisse gauche en tombant de voiture; bientôt elle éprouva dans le membre blessé une douleur vive occupant le trajet du sciatique, et peu après un tremble-

[1] *Rev. des Sc. méd.*, VI. 720.
[2] *Ibid.*, II, 686.

ment se déclara dans toute l'étendue du membre. Il devint permanent et s'étendit aux autres membres. Un autre malade vit la paralysie agitante se développer après une douleur violente ressentie sur le parcours des nerfs de la jambe et du pied ; le tremblement commença par ces parties[1].

Je signalerai enfin un ordre de faits sur lesquels les auteurs n'ont pas encore attiré l'attention : c'est une paralysie agitante hémilatérale post-hémiplégique, analogue à l'hémichorée post-hémiplégique. Il y a eu à l'Hôpital-Général une femme hémiplégique à droite, sans anesthésie, qui présentait un tremblement du bras droit cessant dans les mouvements volontaires (ce n'est donc pas le tremblement ordinaire des hémiplégiques). De plus, elle portait la tête en avant, avait l'attitude caractéristique dont nous parlerons tout à l'heure, et éprouvait des sensations de chaleur. En un mot, elle présentait tout le tableau symptomatique de la paralysie agitante, tel que nous allons le décrire[2].

Symptômes. — D'après Charcot, à qui nous emprunterons la plupart des traits de cette description, le début peut être brusque ou graduel.

Dans le premier cas, à la suite d'une cause morale vive, d'une terreur profonde, le tremblement survient tout à coup ; il peut frapper tous les membres à la fois ou commencer par une partie du corps. Avant de s'établir d'une manière définitive, il présente une série d'amendements et d'exacerbations alternatifs.

Le début lent est plus fréquent ; la maladie est alors insidieuse. Le tremblement reste d'abord limité à un pied, à la main ou même au pouce ; dès ce moment, il présente les caractères sur lesquels nous reviendrons. Souvent ce tremblement est transitoire, passager. Il survient sans qu'on s'y attende, à certains moments, en plein repos. Puis il envahit, comme de proche en proche, mais sans règle fixe de progression, les autres parties du corps ; de la main il passe, par exemple, au pied du même côté, puis à l'autre côté. Charcot a vu deux fois le mode d'envahissement croisé, qui est plus rare. La forme hémiplégique ou paraplégique est plus commune pendant un certain temps. — La tête reste toujours indemne.

Charcot insiste sur un autre mode de début progressif moins fréquent. Avant le tremblement, le sujet éprouve un sentiment de fatigue très-remarquable, ou bien des douleurs rhumatoïdes ou névralgiques, quelquefois très-vives, dans les membres mêmes qui seront le siége du tremblement. — Ce mode de début s'observerait surtout dans les cas traumatiques.

La période d'état est la même, quel que soit le mode de début. Le tremblement reste le phénomène capital et présente des caractères importants.

[1] Charcot vient de signaler deux autres observations du même genre (*Progr. méd.*, 1878, 18).

[2] Voy. un fait analogue dans les *Mélanges* de Demange, cités plus loin.

Il se produit au repos et se suspend dans les mouvements volontaires ; c'est là le caractère essentiel qui le sépare du tremblement de la sclérose en plaques ; dans ce dernier cas, en effet, il ne se produit au contraire qu'à l'occasion des mouvements, et va toujours en s'aggravant tant que le mouvement dure et se prolonge.

Cette suspension du tremblement par les mouvements volontaires ne se présente que dans les cas encore récents et peu développés. Plus tard ce caractère peut disparaître. Mais le tremblement persiste toujours au repos.

Au début, les mouvements peuvent ne pas être continus pendant le repos ; on les voit survenir alors à certains moments, sans cause apparente, ou bien quand on examine et qu'on interroge le malade, quand lui-même pense à son infirmité et s'en préoccupe[1], etc. Plus tard, le tremblement devient continu. Diverses circonstances analogues aux précédentes exagèrent du reste toujours ce tremblement, et on voit survenir quelquefois, même spontanément, des crises ou des paroxysmes remarquables.

Ce tremblement peut être limité à une extrémité, à la main par exemple : les doigts sont alors animés d'oscillations rhythmiques ayant une certaine régularité et même une sorte de coordination. Les malades ont l'air de filer de la laine, de rouler un crayon, une boulette de papier, de faire des pilules ; d'autres émiettent du pain. Ce sont là des caractères spéciaux à la paralysie agitante, bien étudiés déjà par Gubler quand il était interne à la Salpêtrière.

L'écriture est naturellement modifiée par ces mouvements anormaux. Si l'affection est au début, l'écriture paraît normale ; mais à la loupe on constate déjà des irrégularités, des parties plus accusées et plus larges que d'autres. Plus tard les altérations deviennent évidentes à l'œil nu ; les jambages des lettres sont irréguliers et sinueux ; ce tremblement de l'écriture a une amplitude très-limitée.

Le tremblement s'étend ensuite et se généralise plus ou moins suivant les cas. Mais la tête reste en dehors et ne tremble pas. C'est là un caractère important sur lequel Charcot a insisté, sur lequel il est revenu, et qui différencie encore cette maladie de la sclérose en plaques. Quand la tête paraît trembler, c'est un simple phénomène de transmission facile à analyser[2].

Les muscles de la face ne sont pas en général agités non plus, ils restent immobiles ; le regard est très-fixe ; la figure a une expression permanente de tristesse, parfois d'hébétude. Les muscles de la mâchoire inférieure, qui

[1] Magnan (*Soc. de Biol.*, 13 déc. 1879) a observé un malade qui présentait tous les signes de la paralysie agitante et chez lequel le tremblement ne se produisait que sous l'influence d'efforts ou de mouvements exigeant une certaine attention.

[2] Il y a cependant des faits exceptionnels. Voy. notamment les observations de Westphal (*Char. Ann.*, 1877, 405. — *Rev. des Sc. méd.*, XIV, 143).

resteraient toujours indemnes d'après Charcot, ont été trouvés atteints par Rosenthal. La langue peut avoir des tremblements quand elle est dans la bouche et surtout quand elle est hors de la bouche. Les lèvres peuvent être serrées l'une contre l'autre, la bouche est pincée ; une malade trouvait ses lèvres collées. Les muscles des paupières peuvent aussi être atteints. En somme, la face est moins nécessairement intacte que la tête.

Il n'y a pas d'embarras réel de la parole, dit Charcot, mais le discours est lent, saccadé, et la parole brève. Il semble que la prononciation de chaque mot coûte un effort. Quelquefois la parole est tremblante, entrecoupée; mais c'est par un phénomène de transmission, quand l'agitation du corps est violente, comme chez un sujet lancé au trot d'un cheval et peu habitué à l'équitation.

La déglutition reste possible pour les aliments, et cependant, dans beaucoup de cas, la salive coule incessamment hors de la bouche. Cette infirmité est due souvent à la position du malade, qui est très-courbé en avant.

Quelques malades éprouvent un sentiment d'oppression, mais les muscles de la respiration sont en général indemnes.

Parkinson avait déjà signalé l'attitude spéciale de la tête chez ces malades : elle est fortement inclinée en avant et fixée dans cette position. Cette direction de la tête fait partie de l'attitude générale de ces malades, attitude caractéristique, que Charcot a bien décrite[1].

Dans la station debout, le tronc est incliné en avant, voûté, et la tête également en avant. De plus, les membres supérieurs ont aussi une attitude fixe; les coudes faiblement écartés du tronc, les avant-bras légèrement fléchis sur les bras ; les mains, sur les avant-bras, reposent sur la ceinture. Cette position était bien nette chez nos malades de l'Hôpital-Général. Chez une des femmes même, l'inclinaison du tronc était énorme : elle était presque pliée en deux. Chez un autre sujet que l'on peut rencontrer en ville et dont on peut diagnostiquer la maladie en le voyant simplement passer, les mains sont en arrière au lieu d'être en avant, mais il s'en va la tête en avant, un peu voûté, les deux bras écartés du tronc, arrondis, les deux mains symétriquement placées sur la ceinture en arrière et constamment animées d'un léger tremblement très-régulier dans les doigts.

Toutes ces attitudes sont dues à un état spécial de rigidité que présente le système musculaire et sur lequel Charcot a attiré l'attention. Quand ce symptôme s'annonce, ce sont des crampes suivies de raideur d'abord passagère, puis plus ou moins durables et s'exagérant par moments en véritables paroxysmes. La raideur devient ensuite permanente et impose alors les attitudes que nous venons d'indiquer.

Quelquefois aussi ces rigidités entraînent à la longue des déformations spéciales dans les mains. Le plus souvent le pouce et l'index sont allongés,

[1] Voy. la Planche annexée à la 2e édit. de son livre.

rapprochés comme pour écrire. Les doigts, médiocrement inclinés vers la paume de la main, sont déviés en masse vers le bord cubital. De plus, dans leurs articulations, ils présentent une série de flexions et d'extensions alternatives, comme dans le rhumatisme chronique progressif. Seulement il n'y a ici ni tuméfaction, ni bourrelets osseux, ni craquements.

Aux membres inférieurs, cette rigidité peut simuler une paralysie avec contractures. Les cuisses, dans l'adduction, sont serrées l'une contre l'autre, les jambes en demi-flexion, les pieds raides, étendus et dirigés en dedans en pied bot varus équin ; les orteils sont relevés et recourbés en griffes par l'extension des phalanges et la flexion des phalangettes.

Il n'y a pas de contractures vraies, pas de trémulation épileptoïde, comme dans la sclérose latérale. — On observe seulement une sorte de soudure des articulations produite par l'immobilisation forcée et prolongée dans une situation fixe donnée.

En général, cette rigidité musculaire ne se prononce que dans les phases avancées de la maladie. Quelquefois cependant elle peut précéder le tremblement ou même le remplacer : ce sont les cas frustes.

En dehors de cette rigidité, qui est déjà une cause de gêne dans la motilité, il y a une autre source d'embarras pour les mouvements : c'est un ralentissement dans l'exécution des impulsions motrices volontaires, sans affaiblissement musculaire réel. Il s'écoule un certain temps entre la pensée et l'acte, entre la volonté et sa réalisation : l'acte s'accomplit, mais lentement et avec une fatigue extrême.

Charcot admet que ce n'est pas là une véritable paralysie et que la force dynamométrique est bien conservée. Bourneville cite cependant des cas dans lesquels la force dynamométrique était notablement diminuée. En réalité, je crois qu'il doit y avoir là de vraies parésies disséminées qui, sans empêcher absolument les actes, rendent les suppléances musculaires nécessaires, et par suite entraînent de la lenteur dans l'exécution et une grande fatigue à la suite.

Cette appréciation m'est inspirée par un malade qui (sans avoir de paralysie agitante) présente, à l'Hôpital-Général, une lenteur extrême à faire tous les mouvements et une fatigue considérable. En analysant de près son état, surtout à l'aide de la faradisation localisée, j'ai vu qu'il s'agissait de vraies paralysies qui seulement portaient sur des muscles épars, dont l'impotence ne rendait aucun mouvement impossible, mais les rendait tous difficiles et fatigants.

On comprend que s'il en est ainsi dans la paralysie agitante, suivant que la parésie portera sur tel ou tel muscle, la force des fléchisseurs, que mesure le dynamomètre, sera conservée ou diminuée. Ce qui explique les résultats contradictoires obtenus par Charcot et Bourneville.

Nous avons encore quelques signes importants à mentionner dans l'histoire symptomatique de la paralysie agitante.

D'abord ces malades présentent souvent un phénomène curieux dans leur démarche : c'est une tendance à la propulsion ou à la rétropulsion. Ils se lèvent avec lenteur et avec peine de leur siége, hésitent à se mettre en marche ; puis, une fois lancés, ils prennent malgré eux l'allure d'une course rapide. Après quelques mètres, ils se précipitent de telle sorte que si un banc, un mur ne les arrêtaient pas, ils tomberaient infailliblement.

Chez d'autres ou quelquefois chez les mêmes, il y a tendance au recul, rétropulsion. Seulement le phénomène peut échapper au malade ; il faut souvent le rechercher et même le provoquer. Ainsi, une femme étant debout, on la tire, même légèrement, à l'improviste, par son jupon, en arrière : aussitôt elle marche à reculons ; le mouvement rétrograde se précipite très-vite et deviendrait dangereux si l'on ne prenait des précautions.

Ce symptôme n'est pas pathognomonique ; il manque dans certains cas et se trouve dans d'autres maladies. Nous avons cité plus haut l'exemple observé par Pierret dans l'atrophie musculaire progressive [1].

A côté de tous ces phénomènes moteurs, il y a aussi des sensations désagréables éprouvées par le sujet. D'abord, dans beaucoup de cas, c'est un besoin incessant de changer de place. Chez une des vieilles de l'Hôpital-Général, ce phénomène est très-net. On est perpétuellement obligé de modifier sa position d'une manière ou d'une autre. Quand elle est assise, on la lève un instant ; puis elle se rasseoit à gauche ou à droite, etc.; c'est là l'origine d'un malaise continuel et de ces exigences désagréables qui font que notre malade est si gênante pour tout le monde, surtout la nuit : elle empêche souvent toute la salle de dormir.

Charcot a bien attiré l'attention sur une sensation habituelle de chaleur excessive qu'éprouvent les paralysés agitants. Ainsi, notre malade est toujours trop couverte en plein hiver ; elle a de plus de véritables crises pendant lesquelles ses vêtements la brûlent ; elle se plaint d'avoir en elle un feu qui lui dévore tout le corps. La peau est continuellement humide et se couvre souvent d'une abondante sueur ; celle-ci se produit sous la plus futile influence, après une légère émotion, etc. La nuit, la malade se découvre constamment et ne supporte que le drap en toute saison.

Charcot, qui a très-bien étudié ce signe, a cherché à le mettre en rapport avec l'état de la température centrale ; il l'a trouvée toujours normale, et ses observations ont été confirmées par tous les observateurs. Le fait se trouve ainsi en rapport avec la théorie exprimée à propos du tétanos : les mouvements de la paralysie agitante, rentrant dans la catégorie des convulsions cloniques, ne doivent pas élever la température centrale.

[1] Debove a décrit chez une de ses malades un phénomène de latéropulsion oculaire qui rendait la lecture fort difficile et qui serait tout à fait comparable à la propulsion et la rétropulsion (*Soc. méd. des Hôp.*, 25 janv. 1878, *Progr. méd.*, 1878, 7). — Neumann a plus récemment observé un fait du même ordre (*Progr. méd.*, 1879, 32).

Nous avons été amené à étudier, avec Apolinario[1], la température *périphérique* chez la femme atteinte de paralysie agitante dont nous avons déjà souvent parlé. On sait en effet que, dans la période de froid de la fièvre intermittente, la température centrale est élevée, mais la température périphérique est abaissée, de sorte que la sensation de froid éprouvée par le malade correspond à une diminution réelle de la température périphérique. On pouvait supposer que dans la paralysie agitante il se passait un fait inverse, et que la sensation de chaleur éprouvée par le sujet correspondait à une élévation réelle de la température périphérique.

Pour apprécier le fait, on ne doit pas placer le thermomètre dans la main, et cela pour plusieurs raisons : d'abord le malade a beaucoup de peine à appliquer ses doigts sur le thermomètre, à cause des mouvements incessants dont ils sont animés ; de plus, chez l'individu sain que l'on prend pour terme de comparaison, l'acte de fermer la main augmente la température, à cause des contractions musculaires.

Il vaut mieux appliquer le thermomètre sur l'avant-bras, avec de la ouate et une bande. En se plaçant dans ces conditions, on trouve 36°,8 chez la malade atteinte de paralysie agitante, et seulement 33°,6 chez diverses personnes saines. Si du reste le sujet sain se met à mouvoir les doigts, à contracter ses muscles de l'avant-bras, il produit une élévation thermique de 1° à 2°.

Les mouvements incessants de la paralysie agitante sont donc une cause positive de chaleur, qui ne suffit pas à élever la température centrale, à cause des déperditions parallèles, mais qui augmente notablement la température périphérique de plus de 3°, et contribue ainsi puissamment à produire cette sensation de chaleur dont la physiologie pathologique était encore complétement inconnue.

On a cherché à voir si l'urine est modifiée dans la paralysie agitante. Bence Jones a constaté en effet que dans d'autres maladies avec grande dépense musculaire, comme la chorée et le *delirium tremens*, l'urine présente des modifications et notamment une augmentation dans la proportion des sulfates. A l'instigation de Charcot, Regnard[2] a fait des recherches et a trouvé une quantité d'urée normale et une diminution dans la quantité des sulfates. Du reste, Lehmann, Vogel et d'autres ont obtenu dans la chorée des résultats opposés à ceux de Bence Jones. Plus récemment, Chéron[3] a constaté une augmentation dans la quantité des phosphates ; cette phosphaturie serait un phénomène essentiel dans la paralysie agitante et précéderait même le tremblement.

La question est encore à l'étude.

[1] *Progr. médic.*, 1878.
[2] *Ibid.*, 1877.
[3] *Ibid.*, 1877, n° 48.

A la période terminale de la maladie, les fonctions cérébrales peuvent être atteintes, et on observe de l'hypochondrie, de la mélancolie, de l'affaissement intellectuel, etc. La nutrition s'altère aussi ; les malades ne peuvent plus bouger de leur lit ou de leur chaise. L'atrophie graisseuse s'empare des muscles ; souvent l'amaigrissement est extrême. Les sujets deviennent gâteux, avec des eschares au sacrum. Ils peuvent succomber par épuisement du système nerveux, par cette sorte de phthisie nerveuse, de tabes, qui est la terminaison commune de l'ataxie locomotrice, de la sclérose en plaques, etc. Un des malades de l'Hôpital-Général est ainsi plongé dans le marasme, avec œdème, anasarque, diarrhée colliquative, etc. Plus souvent encore la paralysie agitante se termine par une maladie intercurrente, et tout spécialement par une pneumonie ; peut-être, comme le fait remarquer Charcot, cette affection est-elle plus facilement contractée à cause de l'habitude que prennent les malades de se découvrir continuellement et en toute saison.

Je ne parlerai pas de phénomènes rares qu'on a aussi observés dans la maladie de Parkinson, mais qui sont probablement de pures coïncidences, comme le satyriasis et la glycosurie, notés par exemple par Topinard.

La névrose ne se présente pas toujours nécessairement sous la forme complète que nous venons d'analyser. Il y a des cas frustes dans lesquels le tremblement peut être très-réduit, limité aux doigts, par exemple ; il peut même manquer complétement. Le diagnostic se fait alors par l'attitude du sujet, la rigidité musculaire, les sensations de chaleur, etc.

C'est à cause de l'existence de ces cas frustes que Charcot préfère le nom de maladie de Parkinson, qui ne préjuge rien, à celui de la paralysie agitante, qui semble impliquer l'agitation, le tremblement.

La Marche de la paralysie agitante est essentiellement lente et progressive. La Durée peut en être très-longue et s'étendre jusqu'à une trentaine d'années. La Terminaison est toujours fatale, par un des mécanismes que nous avons indiqués.

Anatomie pathologique. — Dans un certain nombre d'autopsies, on a observé des lésions de la moelle. Ainsi, Lebert a trouvé un foyer scléreux à la partie supérieure de la moelle ; Cohn, une atrophie de la moelle à la hauteur de la deuxième vertèbre cervicale ; Cayley et Murchison, un épaississement scléreux de l'écorce de la moelle avec travées épaissies du tissu conjonctif pénétrant de là dans la moelle, cette lésion siégeant aux régions cervicale et dorsale ; en même temps le canal central était élargi et rempli de cellules plus ou moins semblables aux leucocytes et distinctes de l'épithélium normal. — Dans trois cas observés par Charcot et Joffroy, le canal central de la moelle était oblitéré par la prolifération des éléments épithéliaux qui tapissent l'épendyme, la prolifération des noyaux qui

entourent l'épendyme ; les cellules nerveuses présentaient une pigmentation très-prononcée, principalement dans la colonne vésiculeuse de Clarke. Demange[1] a récemment observé un fait du même ordre et a conclu de son travail que, dans la paralysie agitante, « les lésions anatomiques sont caractérisées par une inflammation lente, portant surtout sur la substance grise périépendymaire, sur les racines postérieures et plus particulièrement sur la colonne vésiculeuse de Clarke, aboutissant des racines sensitives ; c'est donc sur le système sensitif de la moelle et sur son analogue au bulbe que se concentrerait le processus inflammatoire ; et, si l'on n'observe pas de troubles plus marqués de la sensibilité, tels que des anesthésies, comme dans l'ataxie locomotrice, c'est que la lésion semble, d'après les faits connus, rester en quelque sorte à la phase d'irritation sans arriver jusqu'à celle de sclérose définitive[2]. »

Dans d'autres observations, on a rencontré des lésions de l'encéphale. Ainsi, Marshal Hall a trouvé une sclérose du pont de Varole et des tubercules quadrijumeaux ; Cohn, une atrophie cérébrale ; Rosenthal, un ramollissement du pont et d'une partie de la moelle allongée ; Leyden, un sarcome de la couche optique gauche avec un fort ramollissement du pont ; Chvosteck, une encéphalite et une sclérose de la corne d'Ammon.

Dans une troisième catégorie de faits, il y avait des lésions à la fois de la moelle et de l'encéphale. Déjà Parkinson avait trouvé une augmentation de volume, avec induration du pont de Varole, de la moelle allongée et de la portion cervicale de la moelle ; les nerfs de la langue et du bras étaient comme tendineux. Dans un fait de Stoffella et Oppolzer, il y avait atrophie du cerveau avec hydropisie secondaire des ventricules et des méninges, un kyste apoplectique dans la couche optique, le pont et la moelle allongée fortement indurés, les artères de la base calcifiées, les cordons latéraux de la moelle, à la région lombaire particulièrement, traversés par des traînées opaques grises, formées, comme les indurations du pont et de la moelle, de tissu conjonctif de nouvelle formation. — Skoda a trouvé dans un cas une sclérose de diverses parties des centres, et Meschede une inflammation diffuse de diverses parties du système nerveux. — Ces derniers faits se rapportent plutôt à la sclérose en plaques qu'à la paralysie agitante.

Enfin, on a enregistré toute une quatrième catégorie de faits sans lésion d'aucune sorte. Ollivier, Simon, Kühne et Charcot (dans trois faits antérieurs à ceux déjà cités) n'ont rien trouvé ou n'ont rencontré que des lésions banales de sénilité.

On voit donc que quelquefois il n'y a pas de lésion, en tout cas il n'y a pas de lésion constante ; la paralysie agitante reste donc une vraie névrose. — Il faut cependant chercher toujours, à l'avenir, tout particu-

[1] *Mél. de clin. méd. et d'anat. pathol.*, 1880.
[2] Voy. aussi le travail de Herterich, anal. in *Centralbl. f. Nerv.*, XII, 57.

lièrement dans la direction des dernières lésions constatées par Charcot et Joffroy : oblitération du canal central et myélite péri-épendymaire.

Physiologie pathologique. — Le symptôme capital est évidemment le tremblement. Quelle est donc la physiologie pathologique du tremblement ?

Quand la contraction musculaire se fait normalement, le raccourcissement s'opère tout d'un trait ; si la contraction est anormale, insuffisante, le muscle se raccourcit, puis se relâche une série de fois avant de s'arrêter en contraction. C'est là un tremblement.

De même, un courant électrique un peu fort raccourcit le muscle et le maintient court ; il le tétanise. Mais si les interruptions sont moins rapides ou le courant moins fort, le muscle se contracte, puis se relâche, se contracte encore, etc. C'est toujours le même tremblement.

Tel est le tremblement qui se produit dans les actes, à l'occasion des contractions volontaires : les muscles qui doivent se contracter se contractent, mais ils se contractent mal, et une série de secousses remplace la contraction unique voulue.

Quand le tremblement se produit au repos, le phénomène est analogue. Seulement le trouble ne porte pas sur la contraction active proprement dite, mais sur la force de situation fixe[1]. Dans une position donnée, qui ne change pas, les muscles doivent être immobilisés à une longueur voulue, invariable, par leur force de situation fixe. Si cette force est lésée, le raccourcissement nécessaire ne se maintient pas ; le muscle revient, une série de fois et par saccades à la longueur voulue, au lieu de s'y immobiliser.

Le tremblement au repos (paralysie agitante) est donc à la force de situation fixe ce que le tremblement dans les actes (sclérose en plaques) est à la contraction.

L'une et l'autre forme de tremblement sont donc, d'après cette explication, un signe de faiblesse. Je ne puis pas admettre, avec les auteurs, que le tremblement au repos soit convulsif, tandis que le tremblement dans l'acte est paralytique. L'un et l'autre expriment la faiblesse ; seulement l'un exprime la faiblesse de la contraction vraie, ordinaire ; l'autre, la faiblesse de la force de situation fixe.

Cette force de situation fixe de Barthez, qu'on néglige trop d'habitude, et que nous avons appris à connaître à propos de la catalepsie, peut donc être lésée de deux manières : par excès (catalepsie) ou par défaut (paralysie agitante). — Ces deux maladies sont des névroses de la force de situation fixe.

[1] Voy. plus haut, au chapitre de la *Catalepsie* (pag 885), ce que nous avons dit de la *force de situation fixe*.

Cette manière de considérer les choses me paraît jeter un certain jour sur les autres phénomènes de la maladie. La tendance à la propulsion notamment est un symptôme resté inexpliqué ; il devient assez clair dans notre théorie. Pour s'arrêter en marchant ou pour régler sa marche, pour résister à l'inertie, il faut mettre en jeu sa force de situation fixe. Le cataleptique s'arrête court ; il s'arrête trop ; il s'immobilise, sans que sa volonté intervienne, dans toutes les positions qu'on lui donne. Le paralysé agitant, au contraire, ne peut pas s'arrêter ; il se précipite en avant ou en arrière, sans que rien l'entrave. Tous les mouvements musculaires exécutés sont très-réguliers, mais le sujet ne peut plus les modérer, les immobiliser.

Chez un malade que nous avons observé à l'hôpital Saint-Éloi, on remarquait nettement que cette propulsion survenait quand il était fatigué. Ce n'est donc pas un phénomène d'excitation, un phénomène convulsif, mais au contraire un phénomène de faiblesse, une conséquence de l'affaiblissement de la force de situation fixe.

De même, quand le sujet est arrêté, assis ou couché, ce besoin incessant de se mouvoir, de changer de place, que nous avons signalé, manifeste encore le même état : l'impossibilité de s'immobiliser longtemps dans une situation fixe quelconque.

Barthez avait très-bien compris les faits dont je parle, et dès 1774, c'est-à-dire quarante ans avant Parkinson, il avait signalé que certaines espèces de chorée (danse de Saint-Guy) sont caractérisées précisément par l'impossibilité de la situation fixe. Cette donnée n'a pas été reprise depuis.

Les contemporains, Ordenstein en particulier, ne parlent que de tonus; c'est absolument insuffisant. Jaccoud dit bien innervation de stabilité, mais il revient immédiatement à la tonicité, dont il fait un synonyme du mot précédent. En tout cas, personne ne cite Barthez.

Voilà tout ce que nous croyons pouvoir dire sur la physiologie pathologique de cette névrose. Le siége de l'altération reste profondément inconnu; le point de départ nous échappe, comme pour la catalepsie. Les progrès ultérieurs de l'anatomie pathologique pourront seuls mettre sur la voie.

Diagnostic. — La sclérose en plaques (qui est la maladie la plus facile à confondre avec la paralysie agitante), se distinguera par les caractères du tremblement, qui ne se produit que dans les actes, par les mouvements propres de la tête qu'on n'observe jamais dans la maladie de Parkinson, par les autres phénomènes, tels que vertiges, diplopie, etc., que la localisation encéphalique des plaques scléreuses peut seule expliquer.

Les tremblements toxiques (alcoolisme, hydrargyrisme, saturnisme) et le tremblement sénile se reconnaissent à la présence simultanée des autres signes connus de ces intoxications ou de la vieillesse, ou par l'absence des

phénomènes qui, comme l'attitude, la propulsion, les sensations de chaleur, etc., n'appartiennent qu'à la paralysie agitante.

Le PRONOSTIC est essentiellement défavorable; l'amélioration ou la guérison sont très-rares, exceptionnelles. La maladie se termine presque toujours par la mort, mais après une très-longue durée.

TRAITEMENT. — Eulenburg cite un certain nombre de faits de guérison publiés, et il les discute tous. En tout cas, une chose remarquable, c'est que chacun de ces succès a été obtenu par un médicament différent, et que chacun des médicaments a échoué dans une série d'autres circonstances. On en arrive donc à conclure, comme Charcot, qu'il est difficile de faire honneur de ces guérisons au traitement employé.

Citons quelques exemples. Elliotson emploie le sous-carbonate de fer; Brown-Sequard le chlorure de baryum; Jones, l'hyoscyamine (Charcot a obtenu aussi, avec ce moyen, quelques bons effets, à titre de palliatif); Villemin, l'iodure de potassium; Betz, les bains chauds; Russel, Reynolds et Remak, les courants continus; Trousseau, la strychnine (entre les mains de Charcot, elle a paru augmenter le tremblement); d'autres, l'ergot de seigle, la belladone, l'opium, la fève de Calabar, le nitrate d'argent (qui a quelquefois fait du mal); Eulenburg, les injections sous-cutanées d'arséniate de potasse (moyen qui n'a donné que des insuccès complets à Bourneville, ainsi que le bromure de camphre).

Tous ces résultats sont peu encourageants; mais il vaut mieux les connaître que d'être exposé à une désillusion.

CHAPITRE XIII.

CHORÉE[1].

Comme définition de la chorée, nous reproduirons simplement la description sommaire qu'en a magistralement tracée Sydenham.

« La danse de Saint-Guy, en latin *chorea sancti Viti*, est une sorte de convulsion qui arrive principalement aux enfants de l'un et l'autre sexe, depuis l'âge de 10 ans jusqu'à l'âge de la puberté. Elle commence d'abord par une espèce de boîtement ou plutôt de faiblesse d'une jambe, que le malade tourne comme font les insensés. Ensuite elle attaque le bras du même côté. Ce bras étant appliqué sur la poitrine ou ailleurs, le malade ne

[1] Sydenham ; tom. I, pag. 364. — J. Simon ; art. in *Nouv. Dict. de Méd. et de Chir. prat.*— Ziemssen, in *Hdb.* — G. Sée ; *De la Chorée. Rapports du rhumatisme et des maladies du cœur avec les affections nerveuses et convulsives.* (*Mém. de l'Acad. de Méd.*, tom. XV, pag. 375, 1850.) — Rosenthal; *loc. cit.* — Serre; Th. Montpellier, 1872, nº 70.

saurait le retenir un moment dans la même situation, et, quelque effort qu'il fasse pour en venir à bout, la distorsion convulsive de cette partie la fait continuellement changer de place. Avant que le malade puisse porter à sa bouche un verre plein de liqueur, il fait mille gestes et mille contours. Ne pouvant l'y porter en droite ligne parce que sa main est écartée par la convulsion, il le tourne de côté et d'autre jusqu'à ce que ses lèvres se trouvent à la portée du verre ; il sable promptement sa boisson et l'avale tout d'un trait. On dirait qu'il ne cherche qu'à faire rire les assistants.»

HISTORIQUE. — Jusqu'à G. Sée, on admettait qu'Hippocrate avait entrevu et que Galien et Pline avaient connu la chorée. G. Sée a dit que tous ces auteurs n'avaient décrit qu'une paralysie incomplète des membres inférieurs. — Cependant Galien, en décrivant la scélotyrbe, parle des malades qui ne peuvent pas marcher droit, vacillent de droite à gauche, embrouillent leurs pieds l'un dans l'autre et sont obligés, en marchant, de lever la jambe comme ceux qui montent une côte difficile. Ce n'est guère là le tableau de la paraplégie, et on peut bien admettre, ce me semble, que la scélotyrbe désignait à la fois la chorée et l'ataxie.

Au moyen âge, la confusion s'établit d'une manière encore plus complète sur la chorée, et on désigne sous un même nom des états complexes et différents. Au XIVe siècle, raconte G. Sée, la peste noire vint jeter la terreur et la consternation dans toutes les contrées de l'Allemagne ; une sorte de vertige religieux s'empare des populations effarées, les porte même aux pratiques les plus superstitieuses, que les papes condamnent, mais qui fanatisent le peuple. La misère, les excès, les crimes, ajoutent leur influence, et bientôt éclate dans les forêts du Rhin une sorte de transport, de frénésie extatique, qui, sous le nom de danse de Saint-Guy, devient pendant deux siècles l'effroi et la terreur des populations.

Ce nom de danse de Saint-Guy venait de ce que les malades se rendaient en pèlerinage, pour être guéris, à la chapelle de Saint-Guy, à Dresselhausen, dans le district d'Ulm, en Souabe. Ce saint, martyr sous Dioclétien, aurait eu tous les ans, au mois de mai, le pouvoir de guérir ce mal, dont on prétendait qu'il avait été lui-même atteint.

A ce moment, la confusion est à son comble, et sous les noms de danse de Saint-Guy, dansomanie, folie extatique, convulsions démoniaques, etc., on comprend toutes les affections névropathiques mystiques qui devaient aboutir aux accès des convulsionnaires de Saint-Médard et de Vernon.

La description de ces grandes névroses épidémiques est certainement très-intéressante, mais elle nous entraînerait trop loin et appartient plutôt aujourd'hui à l'histoire de la médecine qu'à la pathologie interne.

C'est Sydenham qui inaugure, au XVIIe siècle, la période moderne et scientifique dans l'histoire de la chorée. C'est lui qui prononça le premier le mot de chorée et donna une description que j'ai citée en commençant.

Après lui, la chorée fut sérieusement étudiée en Angleterre, en Allemagne et en France, où Bouteille donne son Traité en 1810 ; ce qui nous conduit aux travaux contemporains.

Étiologie. — L'*âge* n'est pas indifférent. Nous avons vu Sydenham désigner le temps, qui va de 10 ans à la puberté. C'est en effet une maladie de l'enfance. Les auteurs modernes admettent cependant, avec Sée, que le maximum est plutôt de 6 à 11 ans, et puis de 11 à 15 ans. La chorée se rencontre aussi chez l'adulte ; j'en ai observé un cas qui avait débuté à 34 ans. Jeffreys, Bouteille, Powel et Matton en ont vu à 60 et 70 ans ; ce sont là des faits très-rares. D'autre part, Simon et Constant en ont vu des exemples chez des enfants très-jeunes. Monod, Fox, Richter, et plus récemment Heller[1], ont observé la chorée congénitale, ou du moins la chorée se développant tout de suite après la naissance. Tout cela est exceptionnel.

Pour ce qui est du *sexe*, toutes les statistiques portent une plus grande proportion de femmes : deux sur trois, trois sur quatre, ou même quatre sur cinq.

L'*hérédité* a une influence incontestable. On peut retrouver la chorée elle-même chez les ascendants. Ainsi, Dorfmüller a vu deux sœurs et leur père choréiques. Sée a réuni 18 exemples de chorée chez le père ou la mère de choréiques. Huntington parle d'une famille irlandaise dans laquelle la chorée se transmit pendant plusieurs générations. D'autres fois (et c'est le cas le plus fréquent), on trouve dans l'hérédité d'autres névroses : hystérie, épilepsie, aliénation mentale, et diverses manifestations du nervosisme. Ce fait est mentionné dans de nombreuses observations.

Le *tempérament* nerveux et, d'après Sée, le tempérament lymphatico-nerveux, disposent à la chorée.

De plus, on a remarqué certaines *idiosyncrasies*. Ainsi, Frank affirme que cette névrose est très-répandue dans la race juive. Il n'est point étonnant, ajoute-t-il, qu'une nation accoutumée à gesticuler soit surtout sujette à une maladie gesticulatoire. L'explication est assez curieuse. La maladie paraît aussi être plus fréquente dans les pays froids, et on en observe un plus grand nombre de cas en automne et en hiver.

Tout ce qui affaiblit le système nerveux : éducation mal dirigée, études prématurées, mauvaise alimentation, mauvaises conditions hygiéniques, masturbation, excès sexuels, etc., tout cela dispose à la chorée, comme du reste à toutes les autres névroses.

Nous devons encore une mention spéciale à la vie puerpérale, à différentes périodes de la vie génitale, comme les troubles de menstruation et surtout la *grossesse*.

[1] *Rev. des Sc. méd.*, VIII, 410.

La chorée des femmes enceintes, *chorea gravidarum*, forme la plus grande partie des chorées d'adultes [1]. Elle se développe surtout dans le cours de la première grossesse : les deux tiers des femmes citées étaient des primipares ; chez les autres c'était une seconde grossesse, sauf chez deux, qui étaient, l'une à sa quatrième et l'autre à sa cinquième gestation. — C'est dans les quatre premiers mois surtout que se développe cette chorée, et il n'est pas nécessaire que la femme ait été déjà choréique dans son enfance. Du reste, cette cause n'est jamais unique pour produire la névrose.

Depuis le travail de Jaccoud, basé sur 31 observations, on a publié un certain nombre de faits nouveaux. Robert Barnes en a réuni 58 cas en 1859, et Bodo Wenzel en a ajouté 8 autres en 1874 [2]. — Mais les conclusions générales n'ont pas été modifiées.

Tous les éléments étiologiques que nous venons de passer en revue ne suffisent pas à produire la chorée, ils déterminent la forme nerveuse que prend la maladie ; mais le plus souvent on trouve derrière cette névrose une maladie vraie, un état morbide, et plus spécialement une diathèse.

En tête, il faut placer le *rhumatisme*.

La coïncidence du rhumatisme et de la chorée avait été entrevue avant G. Sée. Mais c'est ce médecin qui en a évidemment fait ressortir la fréquence et l'importance comme loi clinique. D'après lui, les choses peuvent se présenter de trois manières : dans une première catégorie de faits, qui sont les plus nombreux (5 sur 7), le rhumatisme articulaire précède la chorée ; dans un deuxième groupe, la chorée se présente avec un rhumatisme articulaire concomitant ou consécutif ; dans une troisième série enfin, la chorée s'accompagne d'autres manifestations rhumatismales non articulaires, telles que : endocardite, synovites tendineuses, etc. Sée considère alors ces inflammations séreuses et la chorée comme des manifestations simultanées d'une cause commune, le rhumatisme.

J'ajouterai même que dans certains cas la chorée peut être chez un sujet l'unique manifestation d'un rhumatisme héréditaire. Dans une famille que j'ai pu observer récemment, le père avait eu un rhumatisme chronique très-tenace et très-long, auquel il finit par succomber. Deux enfants ont été choréiques. L'une a eu la danse de Saint-Guy à 6 ans ; peu après la guérison de cette névrose, elle sentit des palpitations, de l'essoufflement, et elle a aujourd'hui une insuffisance mitrale caractérisée. L'autre a eu la chorée à 13 ans et ne présente aucune autre manifestation rhumatismale. — Je n'hésite pas à voir dans la chorée de ces deux enfants un symptôme du rhumatisme que le père leur a transmis ; et cependant ni l'une ni

[1] Voy. Jaccoud ; *Clin. de la Charité.*

[2] Voy. aussi la discussion qui a eu lieu à la Société gynécologique de Berlin, 1875. (*Rev. des Sc. méd.*, VII, 202.)

l'autre n'a eu de phénomènes articulaires, et l'une d'elles n'a pas d'autre manifestation rhumatismale abarticulaire.

Ces rapports de la chorée avec le rhumatisme sont incontestables; toutefois on les a exagérés. Ainsi, Botrel est arrivé à dire que la chorée est toujours une affection rhumatismale, et trouve sa raison physiologique dans un rhumatisme des centres nerveux.

L'exagération est manifeste. Nous avons vu et tout le monde a vu des cas de chorée soigneusement analysés à ce point de vue, et dans lesquels on ne trouvait aucune espèce d'antécédent rhumatismal. Il y a même des faits de chorée avec endocardite dans lesquels le rhumatisme n'est qu'une hypothèse ; on peut en effet, dans ces cas, admettre, avec Broadbent, une endocardite primitive et une chorée secondairement développée et rattachée à une origine embolique; ou bien on peut penser, avec Parkinson, que l'endocardite est secondaire et complique la chorée, comme Labadie-Lagrave, Bouchut, l'ont vue compliquer la diphthérie, l'érysipèle et diverses autres maladies; ou enfin la chorée et l'endocardite peuvent être des manifestations simultanées d'un état morbide commun autre que le rhumatisme.

Les autres diathèses peuvent en effet se rencontrer aussi derrière la chorée, quoique moins fréquemment que le rhumatisme.

C'est la *scrofule* qui doit venir immédiatement, en deuxième ligne. Les deux Frank avaient constaté des traces de scrofule chez beaucoup de choréiques. G. Sée, sur 128 choréiques, a trouvé 4 phthisiques, 16 scrofuleux et 3 rachitiques.

J'ai observé à l'hôpital Saint-Éloi un malade dont on trouvera l'histoire complète dans la Thèse de Serre, et qui est particulièrement intéressant à ce point de vue. Jusqu'à 17 ans, il avait eu des manifestations scrofuleuses variées : engorgements ganglionnaires répétés passant à la suppuration, carie du troisième métacarpien, etc. A 17 ans, les manifestations s'arrêtent et le nervosisme se développe. Il devient sombre de caractère, impressionnable, facilement émotionné : le bruit d'un marteau tombant derrière lui sur une enclume le fait sauter. Cet état nerveux va en s'accentuant jusqu'à l'explosion de la chorée elle-même. Rien de rhumatismal ni chez lui ni dans sa famille.

La diathèse *syphilitique* a également assez souvent déterminé la chorée, qui peut guérir alors par l'iodure de potassium. — Les diathèses *tuberculeuse*, *herpétique*, etc., se manifestent aussi de cette manière.

Les *fièvres* peuvent encore produire la chorée, spécialement dans la période de convalescence. Bright, Bouteille, Sée, l'ont observée à la suite de la rougeole; de Haën, Lallalba, à la suite de la variole ; Rilliet et Barthez, Sée, après la fièvre typhoïde; Hufeland après la fièvre intermittente. Stefanini [1] attribue aussi au miasme paludéen une espèce particulière de cho-

[1] *Rev. des Sc. méd.*, VIII, 221.

rée dite chorée électrique, qui ne s'observe qu'à Pavie et dans le Milanais. D'autres enfin l'ont vue se développer après la miliaire et après des fièvres indéterminées.

On peut encore rattacher la production de la chorée au mal de Bright (Lacaze, Sée); à la chlorose, à l'anémie, à l'hystérie (Charcot), etc.

Ces états généraux correspondent à autant de chorées qui sont symptomatiques et non essentielles ; le nombre de ces dernières est extraordinairement rare. Quelquefois aussi la chorée est symptomatique d'un *état local*, soit du système nerveux, soit d'un organe plus ou moins éloigné.

La première catégorie d'altérations sera étudiée à l'anatomie pathologique. Quant aux lésions de la seconde espèce, Stoll et beaucoup d'autres depuis ont rattaché la chorée aux vers intestinaux; certains ont incriminé les maladies gastriques, et Thomasius même le fromage (!). On a accusé aussi la piqûre de certains insectes, grande mouche et araignée, surtout tarentule, de produire la chorée chez les moissonneurs et les travailleurs; mais ces faits sont plus qu'hypothétiques.

Enfin on a vu des cas développés sous l'influence de traumatismes éloignés : écharde sous un ongle, petit abcès au pied contenant un fragment d'aiguille, etc.

Que la névrose soit sous la dépendance d'un état général ou d'un état local, qu'elle soit produite par réflexe ou directement, les vives *émotions*, les impressions subites, interviennent encore le plus souvent pour déterminer l'apparition de la maladie.

Ainsi, le sujet scrofuleux dont nous avons déjà parlé travaillait en 1869 à l'arsenal de Toulon : il voit un homme tomber à l'eau et se noyer sous ses yeux sans qu'il puisse lui porter secours; il perd connaissance pendant deux heures, puis devient choréique. Il guérit. — En 1870, les Prussiens arrivent à sa ferme près de Rouen, saccagent et pillent toute sa propriété, et fusillent sous ses yeux son père âgé de 73 ans; sa tante, âgée de 76 ans, meurt de douleur; lui-même perd immédiatement connaissance et se réveille choréique pour la seconde fois. — Il me paraît inutile de citer d'autres exemples; ils fourmillent au reste dans les auteurs.

Signalons enfin l'*imitation*, la contagion nerveuse, qui joue un grand rôle dans le développement de certaines chorées; on a observé de véritables *épidémies* de cette névrose.

Tout le monde connaît l'épidémie de chorée qui sévit dans l'hôpital de Harlem, et dans laquelle Boerhaave dut menacer les enfants du cautère actuel pour faire cesser la maladie. On a vu l'imitation propager la chorée aux cinq enfants d'une même famille et à la domestique de la maison.

Cependant il faut remarquer que les vraies et grandes épidémies se rapportent le plus souvent à des névroses complexes, à la grande chorée, plutôt qu'à la chorée simple que nous étudions ici.

Symptômes. — Une période prodromique de durée variable est assez fréquente; elle porte sur l'état général et sur l'état intellectuel; on observe un changement dans le caractère de l'enfant : de gai, il devient capricieux, impressionnable, s'inquiète ou s'irrite pour rien. L'activité intellectuelle baisse et surtout la force d'attention diminue; les enfants sont inattentifs, oublieux; on s'aperçoit à l'école de leur instabilité psychique, à laquelle se joint bientôt l'instabilité motrice. Ils éprouvent des inquiétudes dans les membres, ne peuvent pas tenir en place, se déplacent sans besoin. Déjà, si on les observe soigneusement, on reconnaît quelques mouvements saccadés et involontaires.

Schmitt[1] a insisté sur des cas dans lesquels les prodromes sont constitués par des symptômes d'irritation spinale : douleur à la pression des apophyses épineuses, surtout aux régions dorsale et lombaire et au niveau d'un nombre variable de vertèbres; douleurs rhumatoïdes à l'épaule, à la nuque; douleurs de tête moins accusées; démangeaisons à l'anus et à l'orifice des fosses nasales faisant penser à la présence de vers intestinaux; lassitude générale, incertitude dans la marche. Les malades voient parfois des étincelles, ne peuvent ni lire ni fixer longtemps. Ils ont de l'insomnie, des rêves pénibles et pendant le jour de violentes terreurs. — Ces prodromes durèrent seize jours dans une observation.

Quelquefois le début est brusque, notamment après une émotion vive.— Exceptionnellement on a noté un début par une attaque d'hystérie ou d'épilepsie, par une fièvre cérébrale avec délire et vomissements.

Quel que soit le mode de début, une fois la chorée confirmée, les mouvements convulsifs forment le phénomène capital.

Le tableau commence par les bras et plus souvent par un bras; le malade ne peut pas tenir les objets qu'il tient dans les doigts, il les laisse aller; l'écriture devient confuse, illisible. Puis viennent des secousses involontaires dans les bras, les épaules, la face, secousses que les sujets cherchent à dissimuler dans des mouvements volontaires variés. Mais bientôt ils ne peuvent plus les masquer ou les maîtriser ; souvent même leurs efforts augmentent l'intensité des mouvements.

Les phénomènes se généralisent ensuite et atteignent leur apogée. Voici, d'après J. Simon, la description d'une chorée complète frappant tous les muscles.

Les muscles de la face s'agitent rapidement et de mille manières, d'où une mimique bizarre, des expressions variées et grotesques dans la figure, qui représentent l'orgueil, la tristesse, l'indignation, l'épanouissement, le mépris, la sympathie. Le front se plisse ou se déplisse, et la calotte du cuir chevelu est alternativement tirée ou éloignée. Les sourcils se rapprochent ou s'écartent, se relèvent et s'abaissent. Les paupières battent. Les

[1] *Rev. des Sc. méd.*, III, 174.

lèvres sont tirées en grimaces de toutes sortes. Les yeux oscillent dans leur orbite, tournant sur eux-mêmes, d'où une expression tout à fait étrange. La langue frappe quelquefois le palais avec un claquement spécial, analogue à celui que font entendre les cochers, ou bien le malade sort la langue et l'agite dans tous les sens hors de la bouche.

La parole est plus ou moins altérée, il y a de l'hésitation, de l'embarras dans l'articulation des mots, du bégaiement. Le malade profite de ses moments de calme relatif pour articuler et parler. La voix est émise par saccades et souvent avec des intonations fausses surajoutées.

Ce qui manque surtout, du reste, c'est l'expiration régulière et soutenue. Les choréiques ne peuvent pas chanter. Quelquefois ils ne peuvent bien dire qu'une syllabe dans une expiration. L'amélioration de leur état peut précisément se mesurer au nombre de syllabes qu'ils disent dans une expiration. Ziemssen a vu aussi l'état choréique des muscles du larynx entraîner l'impossibilité de soutenir et de moduler les sons, d'où une voix particulièrement monotone.

La mastication et la déglutition sont quelquefois très-difficiles. — Les sphincters sont intacts, mais ne résistent que difficilement à l'expulsion stercorale provoquée par les contractions abdominales et viscérales.

Le malade a toutes les peines à porter son verre à la bouche, et, quand les lèvres touchent enfin, il profite de ce moment pour avaler d'un trait le liquide que projetterait au loin une nouvelle contraction. — Le cou s'incline, se relève, se tord, se redresse ou se courbe sur lui-même.

Les fonctions respiratoires et digestives peuvent aussi être gênées par les convulsions du tronc.

La démarche est des plus bizarres, à cause des convulsions des membres inférieurs : le choréique lève tout d'un coup une jambe, la projette sur le côté; il sautille, tombe quelquefois.

On peut imaginer du reste une série de combinaisons variées que présentent tous les mouvements dans les divers cas particuliers; le tableau n'est évidemment pas complet chez chaque malade.

En somme, la maladie est caractérisée par des contractions anormales survenant, soit à l'occasion des mouvements volontaires et les troublant, soit au repos, dans l'intervalle de tout mouvement, sous l'influence d'une cause quelconque ou spontanément.

Ces mouvements ne se généralisent pas d'emblée ; ils frappent un côté d'abord et restent plus accentués de ce côté, qui est le plus souvent le côté gauche.

On observe aussi de véritables hémichorées, mais assez rarement. Sur 223 cas, G. Sée a relevé 47 hémichorées, 16 chorées partielles et 159 chorées générales. — Pye-Smith a compté 33 hémichorées sur 150 cas. Le côté gauche est plus souvent atteint, dans une proportion de 37 contre 27, d'après Sée, et de 18 contre 15, d'après Pye-Smith.

J. Simon ajoute que, même dans les cas d'hémichorée, la délimitation à une moitié du corps n'est qu'apparente et n'est jamais rigoureuse. La tête et la face notamment participent souvent aux convulsions. — La vraie délimitation hémilatérale se trouve dans les hémichorées præ ou post-hémiplégiques, qui forment une variété à part.

Quelquefois les mouvements anormaux sont plus limités encore, à un membre par exemple ; le plus souvent cependant ces cas-là représentent un début ou un reliquat de chorée plus générale. — Quelques auteurs ont également observé la forme croisée, bras gauche et jambe droite, ou réciproquement. — Landouzy[1] a récemment constaté une forme paraplégique.

Les auteurs font remarquer que les muscles atteints éprouvent peu de fatigue, malgré les mouvements considérables qu'ils exécutent. Il y a simplement de la faiblesse générale.

Le sommeil fait en général cesser les convulsions choréiques, qui reparaissent au réveil. Dans des cas exceptionnels, le sommeil est agité, de courte durée, avec des rêves pénibles et effrayants. Quelquefois même, mais rarement, la chorée peut persister dans le sommeil, 6 fois sur 158 cas d'après G. Sée.

Cyon admet que les faits de cette dernière espèce seraient tous d'origine réflexe, ayant leur point de départ dans une endocardite ou une péricardite rhumatismale, dans des maladies utérines, dans la présence de vers intestinaux ou dans des maladies de la peau. Contre cette opinion, Ziemssen fait remarquer que la persistance de la chorée pendant le sommeil est infiniment plus rare que les cas de chorée réflexe.

Le sommeil artificiel du chloroforme ou du chloral supprime aussi les convulsions choréiques, qui reparaissent au réveil, surtout aux premiers mouvements volontaires.

Quelques auteurs ont cité des faits dans lesquels certains mouvements faisaient cesser ou produisaient la chorée. Ainsi, Tulpius parle d'une hystérique qui n'avait de convulsions que quand elle était assise, et Thirmaier parle d'un homme que les crampes mettaient sur pied quand il cherchait à s'asseoir ou à se coucher. Ces deux cas sont du reste uniques, et par suite peu concluants.

Rosenthal et Benedikt ont constaté dans des cas différents une augmentation de l'excitabilité électrique dans la chorée.

Triboulet, Rousse et Perigault, Mohammed-Saïd, ont trouvé les nerfs douloureux avec des points sensibles à la pression sur leur trajet, dans le côté hémichoréique s'il n'y en a qu'un d'affecté, et dans les deux côtés si la chorée est générale.

Hasse, Rosenthal, Ziemssen et d'autres, ont constaté la dilatation de la pupille avec paresse ou immobilité à la lumière. Quand un côté est plus

[1] *Rev. des Sc. méd.*, III, 626.

pris que l'autre, la pupille correspondante est plus dilatée. Cette dilatation disparaît avec la chorée elle-même. Rosenthal a vu cette dilatation ne pas disparaître par l'application d'un électrode fin entre la sclérotique et la conjonctive, et l'attribue alors à une crampe du dilatateur de la pupille, produite par excitation du centre cilio-spinal (?).

La *sensibilité* est atteinte dans un nombre de cas assez restreint ; ces troubles frappent les parties qui présentent déjà des convulsions. Je laisse bien entendu de côté l'hémichorée post-paralytique, qui coïncide souvent avec l'hémianesthésie d'origine cérébrale.

Quelquefois les sujets éprouvent des douleurs dans les masses musculaires, dans la continuité des membres sans siége précis, dans les articulations, etc. ; souvent de la céphalalgie, plus souvent encore de l'hyperesthésie des téguments.

Gubler insistait spécialement sur des douleurs particulièrement localisées dans les extrémités osseuses, au niveau des points d'ossification apophysaires, qu'il considérait comme des douleurs de croissance[1].

Des troubles *psychiques*, à des degrés divers, peuvent être constatés dans plus des deux tiers des cas de chorée. Marcé a établi qu'on peut étudier dans l'état mental des choréiques quatre éléments, quelquefois isolés, le plus souvent associés : 1. Troubles de sensibilité morale : changement notable du caractère, qui devient bizarre et irritable ; 2. Troubles de l'intelligence : diminution de la mémoire, grande mobilité dans les idées, impossibilité de fixer son attention sur un sujet ; 3. Hallucinations au réveil, pendant les rêves, ou surtout dans l'état intermédiaire à la veille et au sommeil ; phénomènes souvent limités à la vue, plus rarement étendus à l'ouïe et à la sensibilité tactile, qui se rencontrent surtout dans la chorée hystérique, mais peuvent accompagner quelquefois la chorée pure ; 4. Dès le début ou dans le cours de la névrose, il y a quelquefois un délire maniaque ; état fort grave, qui dans la moitié des cas amène la mort au milieu de formidables accidents ataxiques, et qui, même dans les cas heureux, laisse souvent après lui divers troubles intellectuels de durée variable.

Hasse met ces troubles intellectuels sous la dépendance de la faiblesse et de l'anémie entraînées par les convulsions, tandis que Ziemssen y voit un symptôme direct de l'état du système nerveux qui se manifeste aussi par la chorée.

L'état du *cœur* est particulièrement intéressant à noter dans la chorée. Les malades ont souvent des palpitations ou tout au moins une fréquence plus grande du pouls, quelquefois avec un certain degré d'arhythmie.

Dans certains cas, il y a une vraie chorée du cœur. Reeves veut même

[1] Cit. Leblanc ; *Journ. Thérap.*, 1879, 250.

[2] Voy., sur le côté médico-légal de cette question : Rigal ; *Ann. d'Hyg. et de Méd. légale*, 1873.

que cette chorée existe comme une espèce à part, et il désigne sous ce nom certaines crises de palpitations nerveuses.

Souvent aussi les troubles cardiaques répondent à la chlorose et à l'anémie, qui sont fréquentes dans cette maladie ; il y a alors palpitations, souffle à la base, etc. — Enfin, on peut encore avoir affaire à une lésion organique du cœur, altération valvulaire, endocardite avec hypertrophie consécutive et avec ses signes physiques habituels, mais avec très-peu de signes fonctionnels généralisés. — Nous reviendrons sur les rapports de cette endocardite avec la chorée, à propos de l'anatomie et de la physiologie pathologiques.

L'état de l'*urine* paraît variable dans cette névrose. Bence Jones a trouvé une augmentation constante dans la quantité d'urée éliminée. Stiebel et Veghelm ont constaté une diminution de la chaux, d'autres une élimination abondante d'urates ; Handfield Jones, une quantité d'urée et d'acide phosphorique souvent augmentée à l'apogée de la maladie et diminuée dans la convalescence. Tait, dans un cas mortel, chez une femme enceinte, a trouvé beaucoup de sucre dans l'urine, qui avait 1031 de densité ; pas d'albumine et une diminution des chlorures.

La question est encore à l'étude. En tout cas, la température axillaire a toujours été trouvée normale et n'a jamais dépassé 38°.

Nous devons dire quelques mots, en terminant cette symptomatologie, de deux variétés de chorée : l'athétose et la chorée électrique.

Nous avons déjà parlé de l'*athétose* (pag. 199). Nous rappellerons donc seulement ici que c'est une variété de chorée caractérisée par ce fait que les mouvements, ordinairement limités aux doigts et aux orteils, sont très-lents, n'ont pas la brusquerie de la chorée vulgaire et ressemblent à des mouvements volontaires. Ils ont en même temps une très-grande amplitude et entraînent des déplacements énormes des divers segments des doigts; ils produisent presque des subluxations.

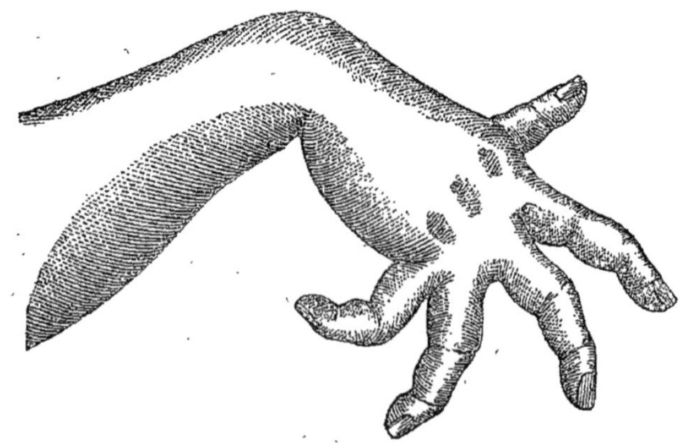

Fig. 35. — Main d'athétosique.

Sous le nom de *chorée électrique*, Dubini a décrit le premier, en 1846, une maladie qui ne paraît guère avoir de la chorée que le nom.

Ce sont de fortes secousses se succédant à intervalles déterminés, avec fièvre, pouvant laisser des paralysies à leur suite, se terminant le plus souvent (36 fois sur 38) par la mort, après laquelle on trouve une congestion de la moelle et un épanchement séreux dans les méninges.

Hœrtel de Birkenfeld a repris la question en 1848 et montré que cette maladie, distincte de la chorée vraie, est une irritation congestive de la moelle se terminant quelquefois par une apoplexie spinale.

En 1857, Pignacca (de Pavie) a fait un Mémoire sur ce sujet, et enfin, en 1875, Stefanini a publié deux nouvelles observations, dont l'une avec myélite et l'autre avec congestion des centres nerveux.

C'est donc là une maladie aiguë de la moelle se manifestant par des mouvements choréiformes et peut-être, d'après Stefanini, sous la dépendance de l'impaludisme. — En tout cas, ce n'est pas une chorée vulgaire.

Nous réserverons la chorée rhythmique de l'hystérie pour l'étude de cette dernière névrose.

Nous avons terminé la description des symptômes de la chorée ; nous devons voir maintenant comment ils s'enchaînent, c'est-à-dire étudier la Marche, la Durée et les Terminaisons de cette névrose.

Le début est en général progressif et la marche essentiellement chronique.

La durée est très-variable. Sée donne 69 jours comme moyenne de 117 cas, Wicke 89 jours sur 125 cas; d'après Moynier, la maladie serait plus courte chez les jeunes filles (33 à 37 jours) que chez les garçons (74 à 81 jours); mais je crois qu'il est seul à avoir avancé cette proposition. Les cas de chorée qui durent plusieurs années et même toute la vie sont habituellement symptomatiques d'une lésion du cerveau ou de la moelle, et n'appartiennent pas à la chorée vulgaire.

Certains auteurs ont admis dans la chorée une sorte de marche cyclique, mais on ne la retrouve que dans la majorité des cas.

La guérison est la terminaison habituelle de la chorée, qui disparaît ordinairement sans laisser de traces. Quelquefois elle laisse des troubles passagers de la motilité, ou plus rarement des troubles intellectuels persistants, parfois avec paralysies.

Les récidives sont du reste fréquentes. Sée, sur 158 cas, a observé 37 récidives, dont 17 arrêtées à la deuxième attaque, 13 arrivées à la troisième et 6 à la quatrième; dans un cas il y a eu sept attaques. Rufz et Romberg ont aussi observé jusqu'à 6 récidives. L'intervalle des récidives peut être seulement d'un mois, quelquefois de deux à trois ans. Le plus souvent, dit J. Simon, la maladie se reproduit annuellement et de préférence pendant l'automne. Cette dernière assertion est contestée par Wicke, qui trouve

au contraire, sur 35 récidives : 13 au printemps, 12 en hiver, 9 en automne et 1 en été.

La mort chez les enfants est tout à fait exceptionnelle et ne s'observe guère que par des complications. Elle est plus fréquente chez l'adulte, et spécialement dans la grossesse. Ainsi, Wenzel a compté 18 morts sur 66 faits de cette dernière catégorie.

Dans beaucoup de cas mortels, les symptômes prennent en peu de jours une intensité énorme, puis le collapsus succède aux convulsions ; le coma, avec selles involontaires, précède la mort. Les mouvements choréiques cessent avec l'apparition du coma, ou en tout cas diminuent considérablement pendant cette période terminale.

Anatomie pathologique. — Je rappellerai d'abord une espèce de chorée dont nous avons parlé plus haut, et qui correspond à une lésion nette, précise, à siége constant : l'hémichorée præ ou post-hémiplégique. Ces mouvements choréiques hémilatéraux ont été étudiés d'abord par Weir Mitchell, ensuite par Charcot et ses élèves, Raymond spécialement ; ils coïncident souvent avec l'hémianesthésie d'origine cérébrale et correspondent à une lésion dont le siége est analogue à celui de l'hémianesthésie dans la capsule interne.

Il y a là toute une catégorie de faits bien nets de chorées symptomatiques avec lésion cérébrale, qui doivent être mises et maintenues à part.

D'après l'École anglaise, la plupart des chorées ordinaires devraient être rangées dans une catégorie analogue et attribuées à des causes cérébrales. Todd avait déjà soutenu cette idée en s'appuyant sur la forme hémilatérale de certaines chorées, la coïncidence fréquente de l'hémiplégie et les pesées comparatives faites par Aitken du corps strié et de la couche optique.

Kirkes a ensuite lié la chorée à l'endocardite, les produits inflammatoires des valvules se mêlant au sang et altérant les fonctions des centres nerveux. Broadbent a précisé davantage et admis des lésions du corps strié et de la couche optique, principalement dues à des embolies parties du cœur malade. Suivant l'étendue de l'embolie, on observe des combinaisons variées de la chorée avec d'autres symptômes cérébraux, tels que délire, manie, troubles de sensibilité, etc. Les ganglions de la base pourraient du reste être altérés autrement que par embolies, par lésions spontanées, par traumatismes ou par action réflexe d'origine périphérique.

Voilà la théorie anglaise. Il faut reconnaître qu'un certain nombre d'autopsies concordent avec ces données[1].

Ainsi, Tückwell a trouvé un ramollissement bilatéral, plus accentué à

[1] Je résume toute cette partie de la question d'après l'exposé très-complet de Ziemssen.

droite qu'à gauche, dans le lobe cérébral moyen. Gray a constaté une oblitération embolique de l'artère basilaire, des deux vertébrales et des deux cérébrales moyennes, avec ramollissement des lobes moyen et antérieur et de la partie dorsale de la moelle. Fox a rencontré des embolies microscopiques dans le corps strié.

Tous ces faits concorderaient dans une certaine mesure avec les observations de Charcot. En dehors de cela, nous ne trouvons que des relations plus ou moins complexes.

Froriep a vu la face antérieure de la moelle allongée comprimée par l'apophyse odontoïde agrandie. — Romberg, dans trois autopsies, a trouvé : atrophie cérébrale et hydrocéphalie, hydrocéphalie et ramollissement au voisinage des ventricules, ramollissement de la moelle cervicale et dorsale. Frerichs a observé l'hyperémie du cerveau et de ses enveloppes et une pachyméningite hémorrhagique.

Rokitansky a constaté une prolifération du tissu conjonctif interstitiel dans les centres nerveux, Steiner une hyperplasie conjonctive dans la moelle avec de la sérosité et une hémorrhagie dans le canal central ; dans un autre cas, il y avait hyperémie du cerveau et de la moelle avec sérosité dans le canal ; dans un autre cas encore, un exsudat séreux, trouble, remplissait le canal médullaire. Dans un fait de Meynert, les altérations portaient sur la substance grise des ganglions centraux et de l'écorce cérébrale.

Elischer a décrit une lésion plus étendue encore portant sur le cerveau, la moelle et les nerfs : processus diffus de nature irritative sur tout le système nerveux ; prolifération nucléaire dans le tissu conjonctif des nerfs et le long des vaisseaux de la moelle, épaississement et calcification de l'adventice des vaisseaux de la couche optique et du corps strié, etc. Ces processus irritatifs sont suivis de métamorphoses régressives. — Il y aurait là un agent d'irritation portant sur tout le système nerveux, sur tous les conducteurs, et atteignant en certains points une plus grande activité.

Golgi a trouvé dans un cas, compliqué du reste d'état mental, des lésions multiples et complexes qu'il rapporte à l'encéphalite chronique interstitielle (quelque chose d'analogue aux lésions de la démence paralytique).

A ces faits, analysés par Ziemssen, j'ajouterai une observation de Wrany[1], avec ramollissement de l'insula de Reil et du noyau lenticulaire, et sept autres de Dickinson[2] avec des lésions de divers points de l'encéphale et notamment des corps striés. Ce dernier auteur admet une congestion cérébrale d'origine rhumatismale ou autre, qui constituerait le substratum anatomique de la chorée. La lésion cardiaque, du reste fréquente, serait secondaire.

[1] *Rev. des Sc. méd.*, I, 220.
[2] *Ibid.*, VII, 65.

On pourrait aussi ajouter ici le fait de Landouzy que nous avons cité à propos de l'athétose, et dans lequel il y avait une ancienne lésion du noyau extra-ventriculaire du corps strié.

Un mot encore, avant de conclure, sur les résultats de l'*expérimentation.*

Raymond a confirmé les données cliniques de Charcot. Avec l'appareil de Veyssière, il lève la partie postérieure de la couche optique et détruit la capsule interne chez un chien. L'animal, une fois revenu de la secousse de l'opération, présente du côté opposé des secousses involontaires rappelant plus ou moins la chorée.

Antérieurement (1866), Chauveau avait fait des expériences tendant à attribuer au contraire à la moelle le rôle prépondérant dans la chorée : chez des chiens choréiques, il coupe la moelle, les mouvements choréiques persistent : il en conclut que ni le cerveau ni le cervelet ne sont le siége de l'excitation et que c'est la moelle qui est le point de départ. Mais l'incision de la moelle dorsale diminua les mouvements convulsifs de la queue et des membres inférieurs.

Legros et Onimus ont également fait des expériences sur des chiens choréiques. Quand on excitait les cordons postérieurs de la moelle avec un scalpel, les mouvements choréiques s'exagéraient dans une proportion énorme. Ils disparaissaient au contraire si l'on refroidissait la moelle avec un courant d'air, et réapparaissaient par l'application d'eau chaude. L'excision des racines postérieures ne diminuait pas les secousses, mais l'excision des cordons postérieurs et des cornes postérieures les diminuait, et l'excision plus profonde les faisait entièrement disparaître. Ces expérimentateurs concluent de ces faits que le siége de la chorée doit être dans les cellules nerveuses des cornes postérieures ou dans les fibres qui relient ces cornes aux cellules motrices.

Rosenthal, chez un chien choréique, fait une injection de petites graines de fleurs par la carotide interne gauche. L'animal perd les mouvements volontaires, mais les convulsions choréiques deviennent plus violentes. On trouve à l'autopsie une embolie de l'artère sylvienne gauche. Ces troubles circulatoires, en suspendant le fonctionnement des ganglions moteurs, avaient augmenté les mouvements choréiques ; probablement, ajoute Rosenthal, par irritation des centres de coordination situés dans le mésocéphale et le cervelet.

Il est facile de voir, au milieu de tout cela, que la plus grande confusion règne encore dans toutes les questions d'anatomie et de physiologie pathologiques de la chorée. Il n'y a rien de définitif ; on n'a surtout rien acquis de général.

La danse de Saint-Guy reste donc toujours une névrose sans lésion fixe. Seulement les observations de Charcot (Raymond, Oulmont, etc.) et les faits analogues de l'École anglaise prouvent qu'il y a un grand nombre de

chorées symptomatiques de lésions cérébrales, et doivent attirer tout spécialement l'attention sur ces régions, dans toutes les autopsies de choréique qu'on peut être appelé à faire dans l'avenir.

DIAGNOSTIC. — Il faut d'abord distinguer les mouvements choréiques des diverses espèces de tremblement. Le tremblement est formé d'oscillations rhythmiques, de part et d'autre de la position normale; les mouvements choréiques, au contraire, sont des contractions vraies, mais folles et anormales; le membre est entraîné de ci de là, irrégulièrement. Ces caractères séparent nettement la chorée de la paralysie agitante, de la sclérose en plaques et de toutes les autres espèces de tremblement.

Les contractions anormales et irrégulières du choréique ressemblent plutôt aux mouvements de l'ataxique. Seulement les mouvements du choréique se produisent au repos, comme dans les mouvements volontaires; ils ne sont pas exagérés par l'occlusion des yeux, etc.

Physiologiquement, il y a les mêmes rapports entre la chorée et l'ataxie locomotrice qu'entre la paralysie agitante et la sclérose en plaques. Dans ces deux dernières maladies, le trouble porte sur la contraction musculaire; dans les deux premières, les contractions se font bien, mais les muscles qui se contractent ne devraient pas le faire. Dans la paralysie agitante et la chorée, ces troubles se présentent au repos; dans la sclérose en plaques et l'ataxie locomotrice, ils ne se produisent que dans les mouvements volontaires.

L'attaque d'hystérie se distingue par ses mouvements à très-grande amplitude, par la cessation rapide des accidents, leur caractère paroxystique, par les autres manifestations hystériques, etc. Du reste, l'hystérie peut se manifester, dans l'intervalle des attaques, par des mouvements choréiques classiques ou par des chorées rhythmiques spéciales que nous décrirons plus tard.

Enfin, on doit chercher à déterminer, étant donné le diagnostic de la névrose, si l'on a affaire à une chorée symptomatique de lésion cérébrale ou à la chorée vulgaire. Dans le premier cas, on aura une forme toujours hémichoréique, le début brusque apoplectiforme, l'hémiplégie, souvent l'hémianesthésie, les autres phénomènes cérébraux et les antécédents du malade.

PRONOSTIC. — La chorée n'est peut-être pas aussi bénigne qu'on le dit généralement. Il y a beaucoup de cas légers, qui durent peu et disparaissent pour toujours; mais les cas sérieux durent longtemps et récidivent facilement.

Anstie[1] avance que la danse de Saint-Guy est bien moins grave quand

[1] *Rev. des Sc. méd.*, V, 139.

elle se développe avant la puberté que si elle se développe après. L'absence de complications, de phénomènes psychiques, est un bon signe. Dans les familles prédisposées à la folie, la chorée serait peu grave, mais elle serait un signe précurseur de dégradation mentale. Anstie ajoute que quand la durée de la maladie dépasse six semaines à deux mois, le traitement échoue.

TRAITEMENT[1]. — Les saignées, préconisées par Sydenham et par Bouteille, sont aujourd'hui abandonnées. Nous trouverons du reste un assez grand désordre dans la thérapeutique de cette névrose.

L'indication causale se présente quelquefois, quand il y a des vers intestinaux[2], quand il y a lieu de favoriser l'établissement de la menstruation, quand il y a quelque diathèse, comme la syphilis, le rhumatisme (bains de vapeur et surtout bains sulfureux), la scrofule (iode, iodure de potassium), etc. Si le cerveau ou la moelle sont en cause, il y a peu de ressource en général, mais enfin c'est de ce côté qu'on dirigera un traitement approprié.

Nous prescrirons en même temps le régime général des maladies nerveuses : repos intellectuel et moral, bonnes conditions physiques, distractions, grand air, etc. — On y associera un régime tonique : quinquina, souvent le fer.

La gymnastique, préconisée par Blache, fortifie le système nerveux et régularise les actions musculaires. On prescrit d'abord des mouvements simples et cadencés. L'enfant étant dans la position verticale, on lui fait fléchir et étendre les genoux, frapper le sol, allonger les bras, produire un mouvement de balancement régulier du corps avec chants rhythmés. Plus tard, on a recours au pas réglé, à la course, saut, trapèze. Ces manœuvres doivent être répétées tous les jours, sans atteindre jamais la fatigue[3].

Parmi les agents médicamenteux, tous les antispasmodiques ont été employés : valériane, assa fœtida, oxyde de zinc (pilules de Meglin). Ils peuvent rendre quelques services, mais uniquement comme moyen adjuvant du traitement.

Les narcotiques, les agents comme l'opium, la belladone, ne sont guère indiqués que dans les cas graves sans sommeil et contre l'insomnie elle-

[1] Voy. pour tout ce qui suit l'excellente *Revue critique* de Leblanc, in *Journ. de Thérap.*, 1879.

[2] Voy. le fait de Wade ; *Rev. des Sc. méd.*, I, 860.

[3] Récamier envoyait les enfants atteints de la danse de Saint-Guy suivre au pas les tambours battant la retraite. Trousseau les faisait placer devant l'instrument appelé métronome ou encore devant le long balancier d'une horloge de village, et leur commandait de mettre leurs mouvements en mesure avec les oscillations cadencées de ces objets (Leblanc).

même. Dans ce cas, le chloral vaut mieux. Gairdner, Frerichs, Russel, Bouchut, Verdalle, ont vu la chorée guérir par ce moyen. Gœltz et Auger l'ont traitée avec succès par les lavements de chloral[1]. — Le chloroforme a été aussi employé en inhalations jusqu'à narcose complète ou incomplète, mais l'indication s'en présente rarement. Zeigler a récemment obtenu des succès avec le nitrite d'amyle en inhalations, de 3 à 6 ou 10 gouttes, trois fois par jour[2].

Oulmont a préconisé l'hyoscyamine : deux à six pilules par jour de 1 milligr. chacune ; l'amélioration survenait vers le huitième ou le neuvième jour du traitement. Sur 5 adultes traités ainsi, 2 ont été guéris et 3 très-améliorés. La durée totale du traitement a été de 20-60 jours[3].

Bouchut a administré l'ésérine à 24 enfants. Ce moyen arrête les mouvements pendant la durée de son action, et peu à peu les modère de façon à guérir la maladie dans une moyenne de temps de dix jours. On fait des injections sous-cutanées de 2 à 5 milligr., et l'action dure de une à deux ou trois heures. Elle s'épuise rapidement, mais peut être renouvelée. On donne ainsi jusqu'à 15 à 20 milligr. par jour[4]. Cadet de Gassicourt n'a obtenu aucun résultat avec le même moyen[5].

La strychnine est préconisée par Trousseau ; elle paraît peu utile et souvent dangereuse. Dickinson[6] a vu cependant un cas extrêmement grave de chorée, contre lequel tous les traitements avaient été impuissants, guérir complétement en 14 jours par l'usage de 5 minimes de teinture éthérée de phosphore et de 3 minimes de teinture de noix vomique. Le sulfate d'aniline, recommandé par Turnbull, est abandonné.

Dans un cas de chorée rhumatismale très-intense, Dresch donna à une petite fille de 10 ans 6 gram. de salicylate de soude. Il y eut quelques vomissements, de l'insomnie, quelques phénomènes cérébraux, mais cela n'eut pas de suites et la névrose fut guérie en huit jours. Bouchut[7], qui rapporte ce fait, ajoute que plusieurs de ses malades ont été très-améliorés par ce médicament.

Ziemssen insiste sur les préparations arsenicales, données déjà par Romberg, Aran et Guersant. On les emploie à doses assez élevées : 5 à 8 gouttes chez les enfants, 8 à 12 chez les adultes, de liqueur de Fowler, trois fois par jour. L'amélioration survient après huit jours, et quatorze jours

1. *Gaz. hebd.*, 1875, 50.
2. *Rev. des Sc. méd.*, XII, 131.
3. *Bull. de Thérap.*, LXXXIX, 1875.
4. *Ibid.*, 1875.
5. *Journ. de Thérap.*, 1875.
6. *Dubl. Journ. of med. Sc.*, janvier 1879. — *Compendium ann. de Thérap.*, de Bouchut, 1880, 6.
7. Même recueil, pag. 34.

suffisent pour réduire la chorée au minimum[1]. Eulenburg et Lewis Smyth ont employé ces mêmes agents en injections hypodermiques, mais c'est une opération très-douloureuse pour un résultat douteux.

Perroud préconise aussi les injections hypodermiques de liqueur de Fowler : 4 à 5 gouttes par injection et une injection tous les jours ou seulement tous les deux ou trois jours. Sur 29 chorées, 16 (simples et récentes) soumises au seul traitement arsenical ont guéri ; 10 des 13 autres (anciennes et récidives, soumises à des traitements complexes et aux injections d'arsenic), ont également guéri, mais après un temps plus considérable[2].

L'électricité a été essayée. Le courant induit aurait réussi quelquefois entre les mains de Duchenne et de Becquerel. Les auteurs contemporains préfèrent le courant continu ; quelques-uns galvanisent le sympathique, d'autres la moelle, d'autres les nerfs de la moelle ou les nerfs seuls. Nous avons déjà cité les expériences qui prouvent l'action paralysante des courants continus, spécialement chez les chiens choréiques. — C'est une question encore à l'étude.

L'électrisation, dit Leblanc, doit être pratiquée sur la région vertébrale avec un courant ascendant tellement faible que les malades en aient d'abord simplement conscience. Les séances, quotidiennes, d'une durée initiale d'une minute à une minute et demie, peuvent être graduellement prolongées jusqu'à deux ou trois minutes.

En somme, ajoute le même auteur, cette méthode est d'une puissance incontestable, mais il arrive souvent, pour elle comme pour d'autres moyens de traitement, qu'après avoir produit dès les premières séances une amélioration marquée, elle paraisse ensuite n'avoir plus que des effets beaucoup moins puissants.

L'hydrothérapie est un puissant moyen. Dupuytren prescrivait des bains froids donnés par immersion et par surprise. « Il faisait saisir le malade par deux personnes qui lui tenaient, l'une les deux bras, l'autre les deux jambes, et le plongeaient rapidement dans une baignoire d'eau froide, d'où elles le sortaient aussitôt. Cette immersion était répétée cinq à six fois dans l'espace d'un quart d'heure ou de vingt minutes ; puis, essuyés avec soin et vêtus, les malades devaient prendre un certain exercice pendant une heure environ.

« Ces bains ou immersions peuvent être remplacés par de simples lotions froides ou, plus avantageusement, par des douches en pluie, répétées deux à trois fois dans le courant de la journée et durant chacune à peine une à deux minutes » (Leblanc).

[1] Voy. le fait d'Henrot ; *Soc. méd. Reims, Bull.*, 1873, 11, et plus récemment le travail de Pomel ; *Bull. de Thérap.*, 1880, 2.

[2] *Lyon médical.* — Anal. in *Compendium* de Bouchut, 101. Voy. aussi les Thèses de Pomel (Paris, 1879) et Garin (Lyon, 1879).

Les pulvérisations d'éther (avec l'appareil de Richardson) le long de la colonne vertébrale rentrent dans la même catégorie de moyens, car elles paraissent agir par le refroidissement.

Une séance de trois à cinq minutes tous les jours suffit dans les cas légers ; « on peut en faire deux, trois et quatre dans les cas graves. Il n'est pas exceptionnel de remarquer une amélioration dès la première séance et, d'après les observations de M. Jaccoud, confirmées par celles de Zimberlin, de Rose, de Lyons en Angleterre et du Dr Mazade, la guérison est souvent complète en quelques jours.

» Nous devons ajouter que la méthode n'a pas donné des résultats aussi satisfaisants entre les mains d'autres praticiens, parmi lesquels nous citerons Henri Roger, Bergeron, Schutzenberger, etc. » (Leblanc).

Les bains sulfureux, d'abord préconisés par Baudelocque, comptent de nombreux partisans (Blache, Grisolle, Trousseau, Sée, Simon) ; un bain par jour, d'une heure au plus, à 30 ou 31° (15 à 30 gram. de sulfure de potassium pour 100 litres d'eau). L'amélioration, écrit Blache, se manifeste ordinairement après le deuxième ou le troisième bain, rarement est-on obligé d'en faire prendre plus de dix à douze, et dans un cas, même, on vit un enfant ne plus présenter aucun mouvement choréique dès le cinquième bain (Leblanc).

Je signalerai enfin la méthode perturbatrice de Gillette par le tartre stibié[1]. Le premier jour, on administre 0gr,20 dans 100 gram. d'eau sucrée, par cuillerée, d'heure en heure ; le deuxième jour, 0gr,40 ; le troisième jour, 0gr,60. On s'arrête deux à quatre jours ; il y a amélioration sensible de la chorée. On recommence une série de trois jours, en donnant 0gr,25, puis 0gr,50 et enfin 0gr,75. Après une seconde interruption, on fait une nouvelle série de 0gr,50, 0gr,60 et 0gr,90. On cherche à obtenir la tolérance.

Bouley et Marotte, au contraire, ne craignent pas de produire des vomissements et de la diarrhée. Ils donnent 0 gr,50 le premier jour, 1 gram. le lendemain, et en deux fois, à une heure d'intervalle.

C'est là une méthode perturbatrice dangereuse. En tout cas, c'est l'action hypocinétique de l'émétique que l'on cherche à utiliser[2].

Fulton[3] a traité avec succès une chorée généralisée et rebelle avec les injections hypodermiques de curare.

On injecte d'abord 3 dixièmes de milligr. ; puis on augmente tous les jours de la même quantité. On éleva ainsi la dose jusqu'à 2 milligr. et demi ; la guérison fut complète en six semaines. On n'a pas constaté le moindre accident pendant tout ce traitement.

[1] Voy. Peslerbe ; Th. Montpellier, 1877.

[2] Voy. notre Thèse d'agrégation ; Paris, 1875.

[3] *Austral. med. Journ.*, 1879, 273, et *Paris médical*.

A la fin de ce chapitre et comme résumé du traitement, nous allons donner le tableau par lequel Leblanc termine la Revue critique que nous avons plusieurs fois citée.

Tableau résumé du traitement rationnel de la chorée.

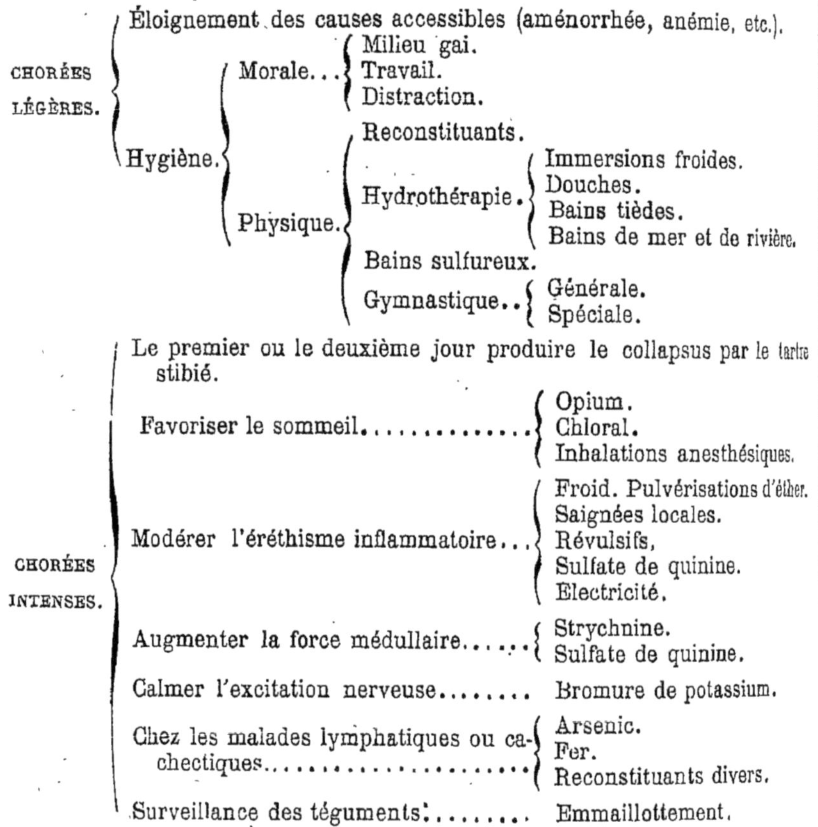

- CHORÉES LÉGÈRES.
  - Éloignement des causes accessibles (aménorrhée, anémie, etc.).
  - Hygiène.
    - Morale...
      - Milieu gai.
      - Travail.
      - Distraction.
    - Physique.
      - Reconstituants.
      - Hydrothérapie.
        - Immersions froides.
        - Douches.
        - Bains tièdes.
        - Bains de mer et de rivière.
      - Bains sulfureux.
      - Gymnastique..
        - Générale.
        - Spéciale.
- CHORÉES INTENSES.
  - Le premier ou le deuxième jour produire le collapsus par le tartre stibié.
  - Favoriser le sommeil..............
    - Opium.
    - Chloral.
    - Inhalations anesthésiques.
  - Modérer l'éréthisme inflammatoire...
    - Froid. Pulvérisations d'éther.
    - Saignées locales.
    - Révulsifs,
    - Sulfate de quinine.
    - Électricité.
  - Augmenter la force médullaire......
    - Strychnine.
    - Sulfate de quinine.
  - Calmer l'excitation nerveuse........ Bromure de potassium.
  - Chez les malades lymphatiques ou cachectiques......................
    - Arsenic.
    - Fer.
    - Reconstituants divers.
  - Surveillance des téguments......... Emmaillottement.

Nous terminons ici deux grands articles de cette cinquième partie. Nous avons étudié : 1° les maladies des nerfs sensitifs, vaso-moteurs et trophiques, et les névroses sensitives, vaso-motrices et trophiques (névralgies, migraine, angine de poitrine, hémiatrophie faciale, goître exophthalmique, etc.) ; 2° les maladies des nerfs moteurs et les névroses motrices (paralysies, convulsions, tétanie, tétanos, paralysie agitante, etc.). Il nous reste à décrire, dans un troisième article, deux grandes névroses complexes, à manifestations multiples portant sur le système nerveux tout entier : l'*hystérie* et l'*épilepsie*.

ARTICLE III.

Névroses Complexes

CHAPITRE PREMIER.

HYSTÉRIE[1].

L'hystérie est un véritable protée qui se présente sous autant de couleurs que le caméléon. Cette phrase de Sydenham est devenue classique et exprime bien l'impossibilité où l'on est de donner une définition quelconque de cette névrose complexe, qui ne répond à aucune lésion précise, et qui peut se manifester par la séméiologie du système nerveux tout entier.

Tout le monde le reconnaît du reste[2].

HISTORIQUE. — L'hystérie est connue depuis qu'il existe une civilisation, dit Briquet.

Du temps d'Hippocrate et de Galien, et avant eux, les femmes qui soignaient les personnes de leur sexe (on voit que l'invention des femmes-docteurs n'est pas nouvelle) connaissaient l'hystérie et soutenaient sur cette névrose une théorie qui a fait fortune : la théorie utérine.

D'après les philosophes de l'époque, l'utérus était un animal logé dans la femme, animal qui désire ardemment engendrer des enfants. Quand on ne lui donne pas une suffisante satisfaction, il s'indigne, parcourant le corps en tout sens, et donne lieu à toute espèce de malaises et de maladies. Cette théorie s'est souvent transformée, mais elle reparaît avec des modifications, à notre époque, chez Louyer-Villermay et Landouzy.

L'hystérie se retrouve dans tous les siècles, dans les grandes névroses épidémiques dont nous avons parlé. Les travaux se sont accumulés sur cette maladie d'une manière extraordinaire[3].

[1] Briquet ; *Traité clin. et thérap. de l'hystér.*; Paris, 1859. — Jolly ; art. in *Hdb.* Ziemssen. — Bernutz ; art. in *Nouv. Dictionn. Méd. et Chir. prat.* — Rosenthal, *loc. cit.* — Charcot ; *Leç. sur les Mal. du Syst. nerv.*, II.

[2] «La définition de l'hystérie, dit Lasègue, n'a jamais été donnée et ne le sera jamais. » (*Arch. Méd.*, juin 1878.)

[3] Voy. Dubois ; *Hist. philosoph. de l'hypochondrie et de l'hyst.*; Paris, 1833.

ÉTIOLOGIE. — *Sexe.* — Avec la théorie ancienne, les femmes pouvaient évidemment seules être atteintes d'hystérie. Cette opinion doit être aujourd'hui abandonnée.

Ch. Lepois déjà, et surtout Briquet, ont bien mis en lumière l'existence de l'hystérie chez l'homme. Aussilloux en a récemment publié une nouvelle observation fort intéressante[1].

Cependant la fréquence en est incontestablement beaucoup moindre chez l'homme que chez la femme, dans une proportion de 1 sur 20 d'après Briquet. Ce n'est pas même assez dire. L'hystérie chez l'homme est une exception. Briquet admet que la moitié au moins des femmes est hystérique ou très-impressionnable; un cinquième aurait des attaques.

Age. — L'hystérie peut s'observer chez les petites filles[2] et même chez les petits garçons (Briquet, Rosenthal). Mais cependant c'est à la puberté que se développent le plus grand nombre de cas. Plus de la moitié des faits relevés par Briquet avaient pris naissance de 10 à 20 ans. La maladie est encore fréquente de 20 à 30; elle devient rare plus tard et exceptionnelle après la ménopause.

L'influence de l'*hérédité* est également considérable.

Pour s'en rendre compte, Briquet a dressé des tableaux d'où il résulte que les hystériques ont 25 p. 100 de parents atteints de maladies nerveuses ou d'affections de l'encéphale, tandis que les sujets non hystériques n'ont que 2 1/8 p. 100 de ces parents. La moitié des mères hystériques donne naissance à des hystériques; une fille qui naît d'une mère hystérique a une chance contre trois de devenir hystérique.

Je ne suis certes pas fanatique des statistiques, qui donnent souvent les résultats les plus étranges; mais, dans l'espèce, il me semble que ces chiffres sont une image frappante et assez nette de l'hérédité.

D'après Amann, on trouve des dispositions héréditaires chez 76 p. 100 d'hystériques. — Les parents peuvent du reste intervenir à divers titres; ils peuvent léguer le nervosisme ou bien léguer les diathèses que ce nervosisme exprime. On a remarqué aussi que les parents âgés ont des enfants disposés à l'hystérie, comme à d'autres névroses du reste.

Il n'y a pas, d'après Briquet, de *constitution* physique spéciale aux hystériques, pas de signes extérieurs constants et prédominants, quoi qu'on en ait dit. La prédisposition à l'hystérie consisterait principalement dans l'état moral et se résume dans la facilité qu'a la femme d'être impressionnée péniblement, sans que le degré de l'intelligence joue un rôle quelconque.

La *latitude* et les *climats* paraissent sans influence.

[1] *Montpellier médical*, 1876. — Voy. sur le même sujet : Foet ; *Gaz. hebd.*, 1874, 50. — Favre ; *Ann. méd.-psychol.*, mai 1875. — Petit ; Th. Paris, 1875, 261. — Bonnemaison ; *Arch. de Méd.*, juin 1875. — Martin ; *France médic.*, 1877, pag. 705. — Lombard ; *Gaz. méd.*, 1876, 16.

[2] Voy. la Thèse de H. Paris (Paris, 1880, n° 83).

Les différences constatées entre les divers pays viennent plutôt des différences de mœurs et de genre de vie.

L'influence de la *position sociale* serait également nulle, d'après Briquet; l'hystérie frappe les pauvres comme les riches.

Mais la naissance et l'éducation dans les grandes *villes* disposent beaucoup plus que la vie à la *campagne*.

Le mode d'*éducation* a une influence incontestable, soit en rendant le système nerveux trop impressionnable, soit en multipliant les occasions d'impression. Les passions, les affections morales vives, contribuent puissamment au développement de l'hystérie.

Au point de vue des *professions*, on a beaucoup dit que l'hystérie est fréquente dans les couvents, dans la vie religieuse. Il y a du vrai; mais ce n'est pas dû à la *continence*. Briquet a montré que ce n'est pas dans les ordres actifs, de charité ou d'enseignement, que l'hystérie est fréquente; c'est dans les ordres contemplatifs, mystiques. La continence est cependant la même de part et d'autre.

De plus, la maladie est fréquente chez les domestiques et les ouvrières de Paris, et fréquente même chez les filles publiques. Sur 199 femmes publiques, Briquet trouve 106 hystériques, 28 impressionnables, et 65 non hystériques.

D'autre part, les veuves ne sont pas plus exposées que les autres à l'hystérie, et la satisfaction des besoins sexuels ne met nullement à l'abri de cette névrose. On peut dire que Briquet a complétement renversé l'ancienne opinion, qui attribuait l'hystérie à la continence. — Ce sont là des propositions dont nous comprendrons toute l'importance pratique à propos du traitement.

Nous sommes ainsi conduit à étudier la grande question des rapports entre l'hystérie et l'état physiologique ou pathologique des *organes génitaux*.

Les anciens mettaient la maladie sur le compte de l'utérus, mais pas de l'utérus malade, anatomiquement altéré. C'était l'utérus non satisfait, fonctionnellement troublé, mais pas lésé. L'École anatomo-pathologique, surtout à partir de Broussais, a matérialisé cette théorie et fait de l'hystérie une dépendance des maladies de l'utérus. Plus tard on y a joint, avec Négrier et Schützenberger, les maladies de l'ovaire et puis les maladies de tout l'appareil génital.

C'est une exagération manifeste de voir là l'unique étiologie de l'hystérie. Suivant diverses statistiques, on trouve 1/5, 1/4 ou même 1/3 des hystériques sans aucune lésion de ces organes.

Cependant il y a là une action pathogénique vraie. D'abord ce sont des maladies longues, qui, par l'anémie et les souffrances qu'elles entraînent, disposent déjà à l'hystérie. Mais de plus il y a une relation particulière. Les phénomènes qui accompagnent la menstruation et la grossesse chez

certaines femmes ressemblent du reste beaucoup aux symptômes hystériques.

Il faut remarquer seulement que les lésions profondes de l'utérus, comme le cancer, entraînent moins souvent l'hystérie que des lésions superficielles et surtout de simples déplacements.

Dans la même catégorie de causes, nous mettons l'onanisme, qui a été noté chez quelques femmes (Rosenthal) et chez presque tous les hommes atteints d'hystérie.

La grossesse, l'accouchement, les suites de couches, ont aussi une certaine influence sur le développement de la maladie. De même pour les troubles de menstruation, qui sont quelquefois secondaires, mais peuvent aussi être cause.

En dehors de ces maladies locales, les *états généraux* peuvent encore produire l'hystérie. Ainsi, l'anémie, la chlorose, jouent souvent un rôle pathogénique considérable. On trouve des *diathèses* dans un certain nombre de cas, et on les rencontrerait plus souvent si on les cherchait mieux.

Ainsi, on parle souvent d'hystérie chez des enfants de phthisique; c'est vrai. L'hystérie est, chez ces sujets, la manifestation de la diathèse tuberculeuse héréditaire, et on voit des cas dans lesquels cette diathèse, d'abord uniquement manifestée par des phénomènes nerveux, se révèle plus tard par les lésions classiques du poumon; à ce moment même, on voit souvent l'hystérie s'atténuer et disparaître [1]. De même pour les autres diathèses, le rhumatisme notamment [2].

On a vu aussi l'hystérie se développer dans la convalescence de la fièvre typhoïde, de la variole, de la pneumonie, de la fièvre intermittente.

Toutes ces causes ne représentent pas seulement des conditions prédisposantes, comme les appelle Briquet. Certains de ces éléments étiologiques, comme les diathèses, constituent le fond même de la maladie; d'autres, comme l'âge, le sexe, etc., déterminent la forme nerveuse de la maladie. Il reste à envisager maintenant les causes qui font apparaître l'hystérie elle-même, en déterminent l'explosion : causes occasionnelles ou déterminantes.

Nous trouvons ici la débilitation produite par diverses maladies générales ou locales, surtout celles de l'appareil génital. Mais très-souvent on rencontre des impressions trop vives ou douloureuses, chagrins, contrariétés, frayeur, revers de fortune, mauvais traitements; ou bien des impressions sensorielles pénibles, désagréables, sur la vue, l'odorat, l'ouïe, etc.

Il ne faut pas oublier l'*imitation*, la contagion nerveuse, l'influence épidémique.

Tout le monde connaît les faits de Harlem, arrêtés par Boerhaave. Bailly

[1] Voy. dans la 6e partie, le chapitre IV de l'article I.

[2] Voy. la Thèse de Durand (Paris, 1880, 62).

raconte qu'un jour de première communion, à l'église Saint-Roch, une jeune fille fut prise tout à coup de convulsions hystériques pendant la messe; dans l'espace d'une demi-heure, 50 à 60 femmes eurent des convulsions semblables.

Nous ajouterons enfin un mot sur le rôle du *traumatisme*, non comme cause d'hystérie, mais comme cause d'accidents hystériques locaux. L'exemple suivant, emprunté à Brodie [1], met bien la chose en évidence.

Une jeune femme se pique ou se pince le doigt. Bientôt après, elle se plaint de douleurs partant du doigt et s'étendant le long de la main et de l'avant-bras. Il s'ensuit même quelquefois une action convulsive des muscles du bras ou une contracture des muscles fléchisseurs de ce segment, de façon que l'avant-bras est maintenu en flexion au moins pendant la veille, car ce spasme cède en général pendant le sommeil.

En un mot, dans ces cas, l'effet produit est sans rapport avec l'intensité de la cause et ne ressemble en rien à ce qu'elle eût produit chez une autre personne. Comme dit l'auteur que nous venons de citer, « ce genre de symptôme dépend plus de la constitution que de la lésion locale ».

Symptomatologie. — La description symptomatique de l'hystérie présente des difficultés énormes. Chaque cas a en effet son allure spéciale. Il y a cependant des traits communs assez fixes, sur lesquels nous devrons insister.

Le *début* de la maladie se ferait, d'après Briquet, suivant trois types : 1. Quand l'hystérie se développe chez un sujet jeune, l'enfant devient impressionnable, irritable; à la moindre émotion, il étouffe, suffoque, sanglote; il a des palpitations, de l'agitation et des tremblements. Plus tard surviennent les migraines et la céphalalgie; l'appétit devient capricieux et la digestion pénible. Les phénomènes douloureux s'accentuent à l'épigastre, entre les épaules, etc., etc. — 2. Le début peut être également progressif chez la femme adulte. On observe alors des troubles variés du côté de la tête ou du ventre, se transformant peu à peu en véritables phénomènes hystériques. — 3. Enfin, dans un tiers des cas environ, les prodromes manquent complétement et le début se fait par une attaque hystérique, avec convulsions et perte complète de connaissance.

Si nous voulons maintenant analyser les symptômes de la maladie confirmée, il faut reconnaître tout d'abord que l'hystérie est une névrose de tout le système nerveux. Nous diviserons donc les symptômes comme on divise ordinairement les fonctions du système nerveux, et nous passerons successivement en revue ce qui a trait : 1° à la motilité; 2° à la sensibilité; 3° à la circulation, aux sécrétions et à la nutrition; 4° à la vie psychique.

I. La *motilité* peut être altérée par excès ou par défaut; il faut envisager séparément les convulsions ou contractures et les paralysies.

[1] *Leç. sur les Affect. nerv. locales*, trad. Aigre ; *Progr. méd.*, 1879 et 1880.

1. *Convulsions et contractures.* — Les convulsions peuvent être générales ou partielles. Nous décrirons d'abord les convulsions générales, l'attaque d'hystérie.

A. L'*attaque* est le phénomène capital de l'hystérie comme symptôme et comme valeur diagnostique ; mais ce n'est pas le signe le plus fréquent de cette névrose.

Il ne faut pas croire en effet que toutes les hystéries se manifestent par attaques. Loin de là : Briquet, se basant sur 430 observations, pose en principe que la moitié des femmes atteintes de cette névrose n'a pas d'attaques. Et cela est vrai surtout des femmes du monde, qui ont le plus souvent l'hystérie non convulsive.

L'attaque peut être un phénomène du début, sinon elle survient dans la première ou au plus dans la deuxième année. Ces données sont cependant très-approximatives, parce que le début est difficile à préciser chez les femmes nerveuses.

Elle survient quelquefois sans cause appréciable ; dans d'autres cas, elle a pour point de départ une excitation sensible quelconque, en particulier des organes génitaux : toucher vaginal, examen, compression du ventre, etc. Le plus souvent il y a eu une impression psychique : conscience d'être observée, désir d'attirer l'attention sur soi, vue de plusieurs personnes l'observant et l'interrogeant, émotions vives, peine ou joie, colère, etc. L'époque de la menstruation, la vue d'une autre attaque, peuvent aussi provoquer les convulsions.

Les *prodromes* peuvent manquer, durer aussi quelques heures et même quelques jours.

Ils consistent en un malaise indéfinissable : inquiétude, impatience, impossibilité de faire un travail continu ou de rester en place. La femme pleure et rit sans causes malgré elle. L'appétit et la digestion sont troublés ; il y a des bâillements, des soupirs, de la douleur et de la constriction épigastriques. Le malaise est tel quelquefois que la femme désire l'attaque, qui lui rend une santé plus complète.

L'attaque commence souvent par une sorte d'*aura* à point de départ variable.

Pour les anciens, depuis Hippocrate jusqu'à Ch. Lepois, le point de départ unique et constant était dans l'utérus. Récamier a cru sentir par le toucher, pendant la convulsion hystérique, des contractions vermiculaires que personne n'a retrouvées depuis. Le plus souvent, d'après Briquet, le point de départ serait à l'épigastre ; il y a là tout de suite un sentiment de constriction ou de chaleur brûlante.

Charcot a insisté sur les faits dans lesquels l'aura part d'un ovaire, ou tout au moins de la région ovarienne dans une fosse iliaque. Ici encore, du reste, la douleur gagne rapidement le creux épigastrique, qui est le premier nœud de l'aura (Piorry).

Dans des cas rares (31 fois sur 221, d'après Briquet), l'aura part des membres, des extrémités ou de la totalité des membres inférieurs ou supérieurs, quelquefois d'un seul membre. Chez ces malades, la sensation gagne le tronc, puis le creux épigastrique : la constriction épigastrique est ainsi toujours produite, quoique tardivement.

Enfin, dans quelques cas, le début se fait par une période déjà plus avancée de l'aura : la malade éprouve d'emblée la sensation de strangulation, ou même les troubles céphaliques : céphalalgie, vertiges, étourdissement ; et tout de suite après survient la perte de connaissance.

Dans les faits ordinaires qui ne rentrent pas dans cette dernière catégorie, la constriction épigastrique est immédiatement suivie de la sensation de *boule*, qui est comme le second nœud de l'aura. Une sorte de globe monte en quelques secondes ou en quelques minutes, de l'épigastre au bord supérieur du sternum et plus souvent jusqu'au larynx, où il s'arrête et produit une sensation d'étranglement, d'étouffement, qui persiste quelque temps, à en juger par les mouvements de la malade, qui cherche à s'en débarrasser pendant l'attaque elle-même.

En même temps commencent les palpitations, qui continuent pendant l'attaque, en augmentant même d'intensité. Seulement les malades en ont maintenant conscience.

Très-souvent enfin, l'aura aboutit à des phénomènes plus élevés, céphaliques, décrits par Charcot : sifflements comparables au sifflet du chemin de fer, dans les oreilles et spécialement dans l'oreille correspondante à l'ovaire point de départ ; sensation de coup de marteau sur la région temporale de ce côté ; enfin obnubilation marquée de la vue, toujours du même côté. — Ces phénomènes peuvent même quelquefois se produire d'emblée : c'est l'aura céphalique de Bernutz.

En somme, on voit qu'il y a un type d'aura complète et divers autres types incomplets formés par la suppression d'un ou plusieurs stades du début de cette aura. L'aura complète comprend : l'ovaire, le creux épigastrique, la boule et la tête (Charcot). Supprimez le premier temps à l'ovaire : vous avez le type à point de départ épigastrique (Briquet, Bernutz). Supprimez enfin le creux épigastrique et la boule, et vous avez les cas à aura céphalique (Bernutz).

Au moment de la strangulation, souvent la malade pousse un ou plusieurs *cris* qui annoncent la perte de connaissance. Ces cris sont très-différents du cri isolé, rauque, sinistre (comme dit Bernutz) de l'épileptique. — Ils se prolongent quelquefois tout le temps de l'attaque et ressemblent plutôt aux cris de souffrance d'un opéré.

Alors la malade tombe. La *chute* ne se fait pas n'importe où, comme dans l'épilepsie. Aussi est-il très-rare que la femme se fasse mal ou se brûle en tombant contre une pierre ou dans le feu. C'est là un caractère vrai de l'hystérie ; il faudrait se garder de conclure de là à la simulation

dans un cas donné. C'est la conséquence de la conservation de connaissance pendant tout le début de l'attaque et du pressentiment qu'ont les hystériques de l'imminence de l'attaque.

A partir de ce moment, la malade est dans un état apparent de *perte de connaissance* complète. Elle ne sent plus rien, ne répond rien, ne peut plus agir spontanément. Mais ici il faut nécessairement distinguer les cas légers et les cas graves.

Dans les premiers, la perte de connaissance n'est qu'apparente. La malade voit et surtout entend tout ce qui se passe autour d'elle, sans pouvoir réagir ni le manifester; mais elle se rappelle ensuite tout ce qui se passe pendant l'accès. D'où ce précepte, généralement donné, de ne jamais rien dire, pendant une attaque d'hystérie, que l'on veuille cacher à la patiente. Dans certains cas bénins, il serait même possible à quelques malades de mettre fin à leur accès sous l'influence d'une violente émotion, d'une secousse puissante, à la seule vue d'un seau d'eau ou d'un arrosoir qu'on leur destine.

Mais ce caractère n'est pas absolu, et dans les cas graves la perte de connaissance est tout aussi complète que dans l'épilepsie. La malade ne se rappelle plus rien de ce qui se passe autour d'elle ou en elle.

A ce moment, la *suffocation* est à son maximum et l'aspect général exprime cette dyspnée, qui peut aller jusqu'à la menace d'asphyxie. La figure est vultueuse, injectée ; elle garde cependant son expression habituelle, et en cela elle diffère du faciès de l'épileptique, qui a un aspect particulièrement repoussant. Le cou est tuméfié, les carotides battent violemment; les veines cervicales sont gonflées, distendues.

Ces phénomènes sont si intenses que quelques observateurs, Marshal Hall notamment, ont voulu attribuer les convulsions ultérieures au spasme laryngé lui-même. Partant de cette idée, on a même fait en Angleterre des trachéotomies qui n'ont pas empêché les convulsions.

Briquet avait déjà observé une femme précédemment trachéotomisée pour un œdème de la glotte, et qui avait des attaques malgré sa canule. Bernutz ajoute contre la théorie de Marshal Hall les cas où toute l'attaque est constituée par des crises d'oppression extrême, des menaces d'asphyxie, sans convulsions d'aucune sorte.

Cette phase est du reste en général très-courte, et bientôt surviennent les *convulsions*. Deux caractères très-importants de ces convulsions sont: la grande étendue des mouvements et le désordre de leur succession.

L'étendue des mouvements est très-considérable : ce sont des convulsions *cloniques* dans toute la force du terme. La malade déplace ses membres et la totalité de son corps dans le lit par une série de mouvements désordonnés qui, pris individuellement, ressemblent aux mouvements physiologiques, tandis que les secousses de l'épilepsie ou de l'éclampsie ne ressemblent à rien de physiologique.

L'irrégularité de succession est extrême : la flexion succède à l'extension, et inversement, sans ordre, passant d'un membre à l'autre, etc. Bernutz compare avec raison cet état à une lutte suscitée par la souffrance, la souffrance paraissant être au gosier. L'ennemi, la cause de tout le mal est là, et beaucoup de mouvements semblent combinés pour entraîner et chasser ce globe gênant.

La figure reste en général indemne, assez calme, et ne grimace pas.

Bientôt les mouvements deviennent moins étendus, moins désordonnés ; la face est moins turgide, l'oppression diminue. On pense que tout va rentrer dans l'ordre et que la malade va reprendre connaissance ; c'est ce qui arrive souvent en effet. Mais d'autres fois, sous l'influence d'une cause insignifiante ou sans cause, un nouveau cri se fait entendre, et un nouvel accès se développe : il peut y en avoir deux, trois et même plus, avant la fin totale de la crise.

Quand l'accès touche réellement à sa terminaison, la malade peut reprendre directement connaissance après les convulsions, et tout est fini. Mais souvent aussi il y a une période intermédiaire intéressante.

La face s'anime et reflète diverses expressions ; les yeux eux-mêmes interviennent dans le jeu de la physionomie, et l'on reconnaît le tableau d'une femme qui a des hallucinations. Ainsi, nous verrons se produire toute la mimique de la peur : yeux hagards, grands ouverts et fixes, regardant dans le vide et semblant fixer un objet qui fascine et effraie la patiente. Puis ce sera la colère. Souvent c'est la volupté : expression de figure, inclinaison des yeux portés en haut et en dedans, à moitié cachés sous la paupière supérieure ; spasme cynique, projection du bassin en avant. — Beaucoup d'auteurs anciens avaient même avancé qu'il y avait alors, à la fin de l'accès, une sécrétion abondante de mucus vaginal. La chose est difficile à contrôler ; Bernutz l'aurait constatée une fois.

Enfin ces diverses expressions s'effacent, les yeux se remplissent de larmes et la malade éclate en sanglots. C'est la crise après laquelle la connaissance revient entière.

Chez d'autres, c'est le rire qui termine la scène, rire fou, nerveux, convulsif. Il s'accompagne souvent d'un demi-délire, quelquefois incohérent et inintelligible, mais d'autres fois très-imagé et à certains moments indiscret et compromettant. C'est à cette période qu'une malade de l'hôpital Saint-Eloi chantait des airs d'opérette qu'elle n'aurait pas avoué connaître dans l'intervalle de ses crises.

Voilà l'attaque ordinaire, dans laquelle toutes les phases sont représentées. Il est bien entendu que dans chaque cas particulier telle ou telle phase peut manquer ; c'est même la règle.

Nous devons maintenant décrire à part une autre forme d'attaque, avec prédominance des convulsions *toniques*, qui représentent en grande partie l'épilepsie vraie.

Certains auteurs voient dans l'hystéro-épilepsie une maladie particulière, sorte d'hybride de l'épilepsie et de l'hystérie. Pour Charcot, au contraire, c'est une forme de l'hystérie vraie : hystérie épileptiforme. C'est à ce dernier titre que son étude doit être faite ici.

L'épilepsie et l'hystérie peuvent bien se superposer chez le sujet ; seulement alors les crises des deux névroses sont distinctes. On discerne en général ce qui appartient à l'une et ce qui appartient à l'autre, non-seulement comme attaque [1], mais comme début et terminaison.

Un cas de Landouzy, cité par Briquet, est spécialement remarquable à ce point de vue. Une jeune femme, épileptique depuis son enfance, se marie à 18 ans, dissimulant sa maladie. La révélation de cette triste névrose entraîne dans le ménage des inquiétudes morales de tout ordre ; l'hystérie se superpose alors à l'épilepsie. Les deux maladies évoluent en même temps, mais d'une manière distincte. Plus tard une grossesse ramène la paix entre les époux : l'hystérie disparaît, mais l'épilepsie reste.

Voilà comment les deux névroses se superposent et coïncident chez le même sujet, tout en restant distinctes. C'est presque comme une pneumonie se déclarant chez un épileptique ou une fracture de jambe évoluant chez un tuberculeux.

Ce n'est pas de ces faits-là que nous devons nous occuper ici, mais des formes mixtes, de ce que l'on appelle l'hystéro-épilepsie ou hystérie épi-

[1] L'Observ. III de l'*Iconogr. photogr. de la Salpêtrière* (tom. I) est un bel exemple de cette superposition. Dans ce cas, voici ce qui distinguait les attaques d'hystéro-épilepsie et les accès d'épilepsie.

Attaques d'hystéro-épilepsie.	*Accès d'épilepsie.*
Pas d'aura.	Pas d'aura.
Souvent cris répétés, prolongés au début et pendant la période clonique ; rarement absence de cris.	Un cri étouffé au début seulement.
Rigidité générale ; attitude variable des membres ; crucifiement.	Rigidité générale ; attitude constante.
Mouvements cloniques très-étendus, très-variables ; projection du thorax, du bassin ; tortillements, etc.	Quelques secousses cloniques ; limitées, tout à fait temporaires.
Tympanisme.	Pas de tympanisme.
La compression ovarienne arrête l'attaque.	Elle est sans action sur les accès.
Retour rapide de la connaissance.	Sommeil profond et prolongé ; stupeur consécutive.
Délire ; chants.	Délire violent.
Attaques par séries durant quatre à cinq heures.	Accès isolés.

leptiforme, de la maladie des femmes qui ont ce que l'on appelle à la Salpêtrière des attaques-accès.

En général, l'hystérie ne devient pas épileptiforme ; le plus souvent elle l'est d'emblée dès la première attaque.

La crise commence ordinairement par une aura qui est l'aura hystérique décrite. Puis survient la première phase de l'attaque, qui est la plus épileptique ; elle est franchement tonique : cri subit, pâleur extrême, chute, perte de connaissance, distorsion des traits de la physionomie, puis rigidité tonique de tous les membres, tels en sont les éléments principaux. On peut aussi voir, ici comme dans l'épilepsie, de petites secousses, des convulsions cloniques régulières, rhythmiques, prédominant dans un côté. Mais la face est congestionnée, violette ; la bouche est remplie d'écume quelquefois sanguinolente (à cause de la morsure de la langue et des lèvres). Enfin, souvent après tout cela surviennent le relâchement musculaire, le coma et la respiration stertoreuse.

Richer et Regnard[1] ont représenté cette phase graphiquement. En appliquant le tambour enregistreur du myographe sur les muscles de la partie antérieure de l'avant-bras, on distingue facilement trois phases : la première (tonique) est marquée par une ligne ascendante diversement ondulée et suivie d'un plateau qui répond au maximum de contraction du muscle ; la deuxième (clonique) est représentée par une sorte de dentelure d'abord très-fine ; peu à peu les dents augmentent d'étendue à mesure que la courbe descend vers la résolution ; enfin, dans la troisième (de résolution ou de sommeil stertoreux), le muscle, complétement relâché, est sans mouvements et l'aiguille du myographe trace une ligne droite.

Telle est la période épileptique de la grande attaque hystéro-épileptique, qui est faite sur le modèle de l'attaque d'épilepsie vraie.

La deuxième période de l'attaque est ensuite franchement hystérique. Les mouvements prennent une grande étendue et portent sur tous les muscles des membres et de la face, avec un caractère intentionnel plus ou moins marqué.

C'est la période que Charcot appelle période des contorsions. « La malade s'asseoit sur son lit et se rejette brusquement en arrière, et cela à plusieurs reprises successives avec une violence inouïe ; d'autre part elle se plie en forme de pont, en prenant ses points d'appui seulement sur la tête et sur les pieds[2]. Enfin, dans cette période, la malade prend les poses les plus excentriques, les plus grotesques, si bien qu'on pourrait l'appeler la période du clownisme. Si on la réveille en ce moment, elle entre en délire et commence à vous raconter son histoire, toujours la même.

[1] *Soc. de Biol.*, 13 juillet 1878. *Gaz. hebdom.*, 1878, 30.

[2] On peut aussi observer cette variété spéciale, que l'on appelle le crucifiement (Voy. *Iconogr. photogr. de la Salpêtrière*).

» La troisième période est celle des attitudes passionnelles. Le regard devient fixe et exprime tantôt la crainte, tantôt la joie, tantôt le cynisme le plus accentué ; c'est dans cette période que la malade décrit des scènes d'amour, voit des fleurs, entend de la musique ; puis, passant à des idées plus sombres, raconte une scène d'assassinat, voit un ennemi, voit du sang, etc.

» La quatrième période est celle que Charcot a appelée post-hystéro-épileptique ou période des hallucinations, période pendant laquelle la malade voit des animaux, le plus souvent des rats, des serpents, des vipères, en général des animaux noirs. Puis tout est fini, à moins qu'une nouvelle attaque ne recommence avec les mêmes phases[1]. »

Ces diverses phases s'enchevêtrent, et l'une ou l'autre prédomine suivant les cas.

Pour démontrer que ces faits appartiennent à l'hystérie et non à l'épilepsie, Charcot fait remarquer d'abord que les convulsions toniques ne sont pas exceptionnelles dans l'hystérie. Briquet avait déjà observé des cas avec raideur semi-tétanique qui peuvent servir de transition. Wyet vient même de rapporter l'histoire d'une malade chez laquelle les attaques simulaient le tétanos et l'empoisonnement par la strychnine[2].

De plus, dans ces hystéro-épilepsies, on ne constate jamais de petit mal, de vertiges ; la compression de l'ovaire ou le passage d'un courant électrique de la tête aux pieds arrête ou modifie l'attaque ; il n'y a jamais d'obnubilation de l'intelligence et de démence ; la température, si elle est élevée pendant l'attaque, ne reste jamais élevée pendant l'état de mal.

Nous reviendrons du reste sur tous ces caractères. La question importante à retenir pour le moment, c'est que ces cas appartiennent à l'hystérie et ont le pronostic de l'hystérie, ce qui est capital.

En dehors de ces deux types (l'attaque ordinaire et l'attaque épileptiforme), qui sont les plus fréquents, il y a d'autres formes d'accès. — Ainsi, on connaît la forme *cataleptique*, sur laquelle nous n'avons pas à insister et que nous avons décrite[3] ; la forme *syncopale*, qui n'est du reste pas très-fréquente (Briquet l'a trouvée dans 11 cas sur 400). Quelquefois la syncope constitue toute l'attaque : la malade reste sans connaissance, pâle et inanimée ; après une crise de quelques minutes, surviennent les sanglots et les pleurs ; ou bien il y a retour simple de la connaissance ; chez d'autres la syncope est la terminaison d'une attaque ordinaire[4].

Les attaques d'*extase* sont une sorte de variété de la catalepsie. On ob-

[1] *Gaz. hebd.*, 1878, 477.

[2] *Rev. des Sc. méd.*, XII, 179.

[3] Voy. plus haut le chap. XI de l'art. II.

[4] On trouvera plusieurs exemples d'attaque syncopale dans l'*Iconogr. photogr. de la Salpêtrière* (Voy. notamment l'Obs. III du tom. II).

serve aussi des accès de *somnambulisme* qui peuvent alterner avec des attaques convulsives. Si l'on réveille le sujet pendant une crise de somnambulisme, il peut avoir un accès convulsif. — Il y a encore des attaques de *sommeil*, de *coma* ou de *léthargie*. Le sommeil survient en général d'emblée ; nous en citerons une remarquable observation du Dr Armaingaud, à propos des troubles vaso-moteurs. Le coma termine le plus souvent l'attaque convulsive ordinaire. Les livres sont remplis d'histoires de mort apparente simulée par des léthargies, de résurrections survenant même quelquefois seulement au second coup de rasoir de l'autopsie, comme cela arriva à Vésale, d'après Ambroise Paré.

Nous n'insisterons pas sur ces formes rares, qui sont faciles à concevoir.

B. *Convulsions partielles.* — Nous devons les envisager successivement dans les divers grands appareils.

α. Du côté du *tube digestif*, nous trouvons d'abord la sensation de *boule*, qui est produite par la convulsion, certainement la plus fréquente de tout cet appareil.

Ce phénomène manque chez peu d'hystériques. Briquet l'a trouvé 370 fois sur 400. Il varie seulement de forme et de fréquence.

Quand il est complet, la malade sent une boule qui monte du creux épigastrique au gosier, et là s'arrête, serre la gorge et produit une sensation pénible de constriction, de strangulation. Quelquefois le phénomène de la strangulation se produit seul et d'emblée : la malade éprouve un étouffement, un serrement, comme on le ressent dans les émotions vives quand on a peur. — En dehors même de l'hystérie, cette constriction à la gorge est un phénomène nerveux très-fréquent. C'est un des éléments principaux du *trac* des acteurs, des examens et des concours.

Il y a du reste divers degrés dans cette constriction : 1. c'est une sensation de corps étranger avalé et immobilisé dans le pharynx, que l'on ne peut faire ni monter ni descendre ; 2. c'est une sensation de doigts ou de cordon serrant le cou ; 3. c'est une strangulation complète avec impossibilité de déglutir.

Quelquefois il y a même une sorte d'horreur pour les liquides. Chez une malade de Landouzy, une mie de pain dans un verre d'eau produisait des convulsions terribles. Quelques patientes ne peuvent pas boire du tout ; d'autres, au contraire, ne peuvent vaincre le spasme qu'à force de boire. Une malade de Sauvages était obligée, à chaque morceau qu'elle avalait, de boire un verre d'eau ; pour ne pas montrer cette infirmité, elle fut réduite à manger seule pendant plus d'un an.

Hippocrate et tous les anciens, sauf Galien, jusqu'à Fernel, au XVIe siècle, attribuaient le phénomène de la boule à l'ascension de l'utérus. Ce symptôme est essentiellement produit par des contractions péristaltiques de l'œsophage se faisant de bas en haut et par une contraction circulaire consécutive du pharynx, en même temps qu'un spasme du larynx.

En descendant dans le tube digestif, nous trouvons comme convulsions partielles, du côté de l'estomac : les *vomissements*. (Nous parlerons plus tard des vomissements, liés chez les hystériques à l'ischurie et à l'anurie.)

A un premier degré de convulsion, le vomissement ne se réalise pas ; il y a simple contracture de l'estomac. La malade sent au creux épigastrique une sensation de contraction profonde ; l'estomac se serre. Quelquefois c'est l'origine et le point de départ de la boule ; d'autres fois tout se borne là.

A un deuxième degré, le vomissement est complet. Le phénomène est quelquefois passager, plus souvent tenace, et peut durer des mois entiers. Et cependant on remarque une conservation relative de la nutrition, un certain degré de fraîcheur et d'embonpoint ; les forces déclinent un peu, mais l'aspect extérieur ne se modifie pas. Bernutz cite un exemple de cet ordre après quinze mois.

Quelquefois les vomissements sont incoercibles et se produisent après chaque repas. La défécation est supprimée. Il faut nourrir les malades par lavements.

Ici se pose une grosse question que beaucoup d'auteurs ont discutée, et que Briquet résout affirmativement : les aliments peuvent-ils franchir la valvule iléo-cœcale de bas en haut, et les malades peuvent-elles vomir ce qui est administré en lavements ?

La chose est fort difficile à décider, à cause de la simulation. Pour se rendre intéressantes et paraître extraordinaires, les malades peuvent se livrer à toutes sortes d'actes inimaginables. Ainsi, Jaccoud cite un fait de Nysten dans lequel la tromperie fut reconnue : la patiente avalait des boulettes de matières fécales qu'elle rendait ensuite.

Barthez a discuté la même question à propos de la passion iliaque. En tout cas, voici un fait de Briquet très-curieux à cause de la précision des détails et de la rigueur avec laquelle il paraît avoir été observé. Je le livre sans commentaires.

Une hystérique de 27 ans, dans un état de somnolence habituelle, prend du café et le vomit. On administre du café en lavement : après une demi-heure, elle éprouve du malaise, des coliques, des gargouillements, puis des nausées, et elle finit par vomir le café (un tiers du lavement environ). Deux jours après, l'expérience est refaite tout entière devant Briquet, qui surveille : elle vomit le café. On varie alors l'épreuve. On ajoute beaucoup de magnésie au café : le café est vomi avec des traces de magnésie. Sans prévenir la malade, on lui donne un lavement avec de la teinture de tournesol bleue : douze minutes après, la teinture de tournesol était vomie et tournait au rouge. Enfin on donne un lavement d'eau salée : un quart d'heure après, la malade vomit un liquide où le nitrate d'argent révélait beaucoup de chlorures.

L'*intestin* peut aussi être le siége de convulsions successives ; les faits précédents le prouvent déjà.

Les *borborygmes* sont dus à un mélange de convulsions et de paralysies : pneumatose intestinale et cheminement bruyant de ces gaz. Certaines hystériques ont dans leur ventre un bruit considérable que l'on peut entendre de très-loin et qui constitue une grande curiosité. Souvent il y a aussi des éructations gazeuses.

D'autres fois des contractures circulaires se produisent en deux points de l'intestin, emprisonnant des gaz et des matières dans le segment interposé, qui forme une tumeur limitée, bizarre, pouvant se déplacer. Ce sont ces tumeurs en mouvement qui ont donné les sensations d'utérus en migration à Hippocrate et à Fernel. Quelquefois elles s'accompagnent d'assez vives douleurs.

β. Dans l'*appareil respiratoire*, nous étudierons d'abord les *troubles vocaux*.

Les convulsions courtes des muscles du larynx et du thorax donnent lieu à une sorte de cri plus ou moins aigu. Quelquefois ces convulsions sont prolongées et avec une espèce de coordination, ce qui produit un cri soutenu particulier, simulant la voix de certains animaux : aboiement, hurlement des chiens, miaulement du chat, rugissements ; glapissements, gloussement des poules, grognement du cochon, coassement des grenouilles.

L'apparition de ces cris est plus ou moins fréquente, quelquefois périodique et régulière.

L'imitation a ici une influence toute particulière. Une jeune fille hystérique avait un spasme respiratoire de cet ordre; après quelques jours de séjour à la campagne, elle imitait l'aboiement des chiens de basse-cour. Itard raconte que dans un pensionnat, une jeune fille poussait des cris avec soulèvement des épaules en entendant la cloche de l'établissement. Bientôt quelques autres élèves présentèrent le même phénomène. On les renvoya chez elles, où elles guérirent vite. La première fut guérie par l'humiliation qu'elle éprouvait à pousser des cris en public : on la mena dans des rues fréquentées et au milieu du monde.

On trouvera dans les auteurs l'histoire de plusieurs épidémies d'aboiements. Une jeune fille qui jappait comme un chien fit japper quatre de ses compagnes dans la même salle de l'Hôtel-Dieu. A Oxford, une épidémie d'aboiements débuta par deux familles dans lesquelles cinq sœurs furent affectées.

On observe encore des convulsions portant sur l'*acte respiratoire* même. Tel est l'*asthme*, *asthma uteri* des anciens; tel est encore le *hoquet*, qui est souvent tout particulier et bruyant; il peut même devenir gênant pour les personnes voisines; on a noté des épidémies de hoquet et de vrais cas de contagion. Tels sont encore les *éternuments*[1] et surtout les *bâillements*.

[1] Brodie cite (*Progr. méd.*, 1880, 559) deux cas curieux dans lesquels il y avait

On a noté également les *rires* ou les *pleurs*, avec un caractère franchement convulsif et indépendamment de toute gaîté. Houllier cite les filles d'un président de Rouen qui étaient prises d'un fou rire qui durait une ou deux heures. Alors la mère et les parents arrivaient, et en les voyant ainsi se mettaient, eux aussi, à rire involontairement; mais bientôt ils s'arrêtaient, exhortaient les malades, les grondaient, les menaçaient. Le père pleurait, rien n'y faisait : les jeunes filles riaient toujours et assuraient qu'elles ne pouvaient pas s'empêcher de rire.

Briquet a vu également une malade qui était prise d'accès de rire involontaire que le chagrin même n'empêchait pas; il lui arrivait souvent de rire quand elle avait envie de pleurer, et quelquefois elle riait et pleurait presque en même temps. Quoiqu'elle eût des sentiments pieux très-sérieux, elle était parfois prise de ce spasme inextinguible à l'église pendant les offices.

Je citerai enfin la *toux* hystérique, déjà bien décrite par Sydenham, de nouveau étudiée par beaucoup d'auteurs, Lasègue entre autres. Ce phénomène serait plus fréquent chez les jeunes filles que chez les femmes au-delà de 30 ans. Ce n'est jamais un phénomène primitif; on ne le rencontre guère que dans l'hystérie confirmée.

Elle est produite par des causes diverses : laryngite ou bronchite, suppression des règles, excitation respiratoire par une marche forcée, par un air chargé de fumée; d'autres fois elle survient sans cause appréciable. — Elle constitue un symptôme très-fatigant, pénible, même pour les assistants. Quelquefois continue et incessante, elle ne donne de répit que la nuit. Elle survient le plus souvent par accès de plusieurs heures, souvent irréguliers, quelquefois périodiques.

La malade éprouve d'abord une titillation très-gênante à la gorge, un picotement; puis commence la toux, avec un son aigre, très-aigu, toujours le même chez la même malade. Elle ne s'accompagne d'aucune expectoration, ne correspond à aucun signe d'auscultation, sauf quelquefois un peu de sibilance à l'expiration. — La toux cesse presque toujours la nuit : c'est là un caractère important.

Après un temps variable de quelques mois à un ou deux ans, la toux disparaît, quelquefois graduellement, le plus souvent brusquement, après une émotion, par exemple.

Le diagnostic est quelquefois difficile d'avec la phthisie au début. Comme le dit Bernutz, l'anémie est souvent profonde, elle entraîne des étouffements et des palpitations à la moindre fatigue; il y a des troubles dyspeptiques, des points d'hyperesthésie dans la poitrine et le long du rachis,

des accès d'éternument. Chez une des malades, les crises revenaient une fois par semaine, et chaque fois elle avait une centaine d'éternuments ; l'écoulement qui tombait des narines suffisait à tremper un mouchoir.

quelquefois même des accès de fièvre erratique. Les troubles menstruels pourront entraîner des hémoptysies complémentaires ou supplémentaires, et à ce moment on trouvera des râles sous-crépitants et de l'obscurité respiratoire sous la clavicule. Bernutz cite deux observations de cet ordre dans lesquelles on pouvait très-bien croire à la présence de tubercules.

γ. Du côté de l'*appareil circulatoire*, les malades éprouvent des *palpitations*, survenant le plus souvent par crises qui peuvent se prolonger beaucoup. Les battements cardiaques peuvent s'élever à 120, 160 pulsations, souvent avec irrégularité. Il n'y a rien en général à l'examen physique direct, sauf quelquefois un peu plus d'éclat dans les bruits.

Les contractions du cœur sont parfois très-fortes : la tête du médecin est soulevée. D'autres fois, au contraire, elles peuvent être très-faibles et donnent à l'auscultation une espèce de sensation comparable à celle d'une souris qui gratte sa cage. — Dans certains cas enfin, la malade éprouve des douleurs névralgiques concomitantes.

δ. Certains phénomènes peuvent affecter l'*appareil génito-urinaire*. Ainsi, le spasme du *col vésical* supprimera l'émission de l'urine ; c'est un état qu'il faut bien distinguer de l'ischurie par diminution de sécrétion : le cathétérisme jugera la question en faisant uriner le malade.

La *vessie* peut participer aux convulsions : pendant les crises, sous l'influence d'une émotion, l'urine s'échappe involontairement.

Les convulsions des *uretères* peuvent se produire douloureuses et simuler les coliques néphrétiques.

Les *sphincters* sont enfin parfois le siége des spasmes ; la défécation et le toucher rectal deviennent impossibles. Un phénomène analogue du côté du vagin constitue le vaginisme.

ε. Les *muscles striés* sont, eux aussi, chez certaines malades, le siége de convulsions partielles qui peuvent prendre la forme choréique ou la forme de tremblement.

La *chorée* a été constatée 21 fois sur 430 cas. Ce n'est pas en général la chorée vulgaire, mais ordinairement une forme de chorée rhythmique.

Quelquefois on observe des mouvements de flexion et d'extension du corps ; ce phénomène a été noté dans certaines épidémies. D'autres fois les malades présentent divers tics : clignotement, nystagmus, chorée rotatoire, salut, mouvements incessants d'épaule au point d'user les vêtements.

Le plus souvent de courte durée, ces mouvements peuvent se prolonger pendant des mois et même des années. Bernutz avance que dans ces cas la peau peut s'altérer par le frottement, et on voit des accidents généraux se développer. Tout peut aussi disparaître brusquement.

Bernutz cite une demoiselle dont le membre inférieur était le siége d'une convulsion régulière revenant trente fois par minute : c'était une flexion forcée suivie d'une extension brusque qui portait le pied contre le front, qu'on avait dû garnir de linges pour éviter les contusions. Cet état dura

plusieurs mois, malgré toute espèce de traitement, et puis disparut brusquement un jour, après une émotion.

Charcot a cité un fait analogue dans une récente leçon clinique sur la *Chorée rhythmique hystérique*[1].

On voit, dit-il, « le tronc s'infléchir fortement sur le bassin, entraînant la tête, qui à son tour s'incline sur la poitrine, et il est un moment où le front ne s'éloigne guère plus de 50 centim. du genou droit, qui dans ce temps-là est dans l'extension forcée ; puis la tête et le tronc se redressent, décrivant une trajectoire qui figure un demi-cercle parcouru tout à l'heure en sens inverse dans le mouvement de flexion, si bien qu'au dernier terme, le dos, puis l'occiput, retombent lourdement sur l'oreiller; presque aussitôt ce mouvement de flexion recommence, suivi bientôt du mouvement d'extension, et ainsi de suite. On dirait l'image d'une salutation profonde et répétée, rendue ridicule par sa répétition même et par son exagération[2]. »

Chez d'autres hystériques, on observe du *tremblement*. Ce phénomène n'est jamais continu. Ce sont des accès très-faciles à provoquer, surtout chez les femmes à caractère craintif, et notamment chez celles qui ont été maltraitées dans leur jeunesse.

C'est encore dans ce groupe qu'il faut placer les *secousses* que l'École de la Salpêtrière a décrites chez les hystériques; Briquet et Landouzy ne les avaient pas mentionnées. Du reste, cet accident, s'il est fréquent dans l'hystérie, ne lui est point particulier, car il n'est pas rare de le rencontrer chez les épileptiques, du moins chez les femmes épileptiques[3].

C. *Contractures*. — Pomme a parlé, le premier, du raccourcissement des extrémités dans la paralysie hystérique. Ces contractures ont été très-bien étudiées dans ces derniers temps par Charcot et ses élèves, notamment Bourneville et Voulet.

Ce n'est pas là un phénomène du début; généralement il ne paraît que dans l'hystérie consommée, souvent après les paralysies et les anesthésies, et, dans ce cas, les contractures atteignent les membres paralysés, comme dans les lésions cérébrales.

On observe quelquefois des signes précurseurs dans le membre qui va se contracturer : fourmillements, engourdissement, crampes, sensations douloureuses, mais le plus souvent le début est absolument brusque. — Les accidents présentent du reste diverses formes cliniques : hémiplégique, paraplégique ou circonscrite.

Dans le type hémiplégique, le bras est le plus souvent en flexion; quelquefois, mais plus rarement, en extension. Dans ce dernier cas, il est rigide

[1] *Progr. méd.*, 1878, nº 6.

[2] Voy. aussi l'Obs. I du tom. II de l'*Iconogr. photogr. de la Salpêtrière.*

[3] *Iconogr. photogr. de la Salpêtrière,* tom. I, pag. 94.

le long du corps. Ou encore, il est en extension et adduction ; la malade le porte derrière le dos en le tordant ; la torsion peut même aller au point de produire une luxation de l'épaule. Le membre inférieur est ordinairement en extension, avec pied bot varus équin, qui est le vrai pied bot hystérique, la face plantaire en dedans.

Il y a ensuite certaines formes exceptionnelles. Ainsi, Lasègue a vu les extrémités inférieures fléchies au point que les genoux venaient toucher le menton.

Dans le type paraplégique, le début se fait quelquefois par un membre, puis la contracture gagne l'autre. C'est le type complet de l'extension et de l'adduction extrêmes: les genoux se touchent et ne peuvent pas être séparés.

Enfin, la contracture peut envahir les quatre membres, toujours suivant les mêmes types.

En face de ces contractures plus ou moins étendues que l'on rencontre chez les hystériques, il nous reste à étudier les contractures partielles qui peuvent affecter divers groupes musculaires.

Souvent provoquées par une excitation sensible plus ou moins énergique, elles peuvent alors être considérées comme des réflexes exagérés et permanents. Ainsi, une jeune fille hystérique reçoit en jouant un grain de sable dans l'œil droit : aussitôt survient une contracture de l'orbiculaire des paupières qui dure trois mois. Une autre malade se pique l'index avec une aiguille : le doigt reste fléchi en crochet pendant des mois [1]. — Cette cause peut aussi manquer.

La contracture atteint quelquefois la moitié de la face et fait croire à une paralysie du côté opposé ; Moutard-Martin a relevé une erreur de ce genre. Landouzy a trouvé deux fois le trismus. Briquet a observé la contraction des muscles de la langue, qui devient raide, immobile, et se tient constamment hors de la bouche. Charcot a constaté une contracture simultanée de la langue et du voile du palais. Il y a aussi un torticolis hystérique. Boddaert, Charcot et d'autres ont décrit un pied bot hystérique, pied bot varus équin isolé.

Galezowski a aussi observé quelquefois des contractures dans différents muscles de l'œil, entre autres dans l'orbiculaire ou dans les muscles droits externes ou internes du globe. La contracture peut, dans des cas tout à fait exceptionnels, atteindre les muscles de l'iris et ceux de l'accommodation, et amener par conséquent des modifications notables dans la nature de la vision [2].

[1] Voy. aussi sur ce point : Charcot, *De l'influence des lésions traumatiques sur le développement des phénomènes d'hystérie locale* (*Progr. méd.*, 1878, 18). — Lasègue, *Des hystéries périphériques* (*Arch. de Méd.*, 1878, 6), et le travail déjà cité de Brodie (*Progr. méd.*, 1879 et 1880).

[2] *Contracture hystérique de l'iris et du muscle accommodateur avec myopie consécutive* (*Progr. méd.*, 1878, 3).

Il faut faire une mention spéciale des contractures périarticulaires s'accompagnant de douleurs vives et simulant une tumeur blanche avec immobilité douloureuse de l'articulation. Ce symptôme, qui se présente surtout à la hanche et simule la coxalgie, a une grande importance clinique.

C'est Brodie qui sépara le premier des affections articulaires vraies, inflammatoires, un certain nombre d'arthropathies qu'il appela maladie articulaire hystérique. Les Anglais étudièrent de près ces faits, que Paget traita sous le nom de simulation nerveuse d'affections organiques. En France, on a surtout étudié la coxalgie hystérique, et Blum a nettement résumé dans sa Thèse d'agrégation (1875) l'état actuel de la question.

Ce sont de simples contractures musculaires douloureuses, simulant une vraie arthropathie; elles appartiennent le plus souvent à l'hystérie confirmée et invétérée, à grandes attaques, à manifestations antérieures multiples. Le phénomène est rarement primitif.

Les articulations le plus souvent atteintes sont : la hanche surtout, puis le genou, la main, le pied et l'épaule.

Le début est souvent soudain. Après une ou plusieurs crises, la conctracture s'établit brusquement. D'autres fois la douleur commence au niveau de l'articulation, lancinante, pulsative, térébrante. Mais (et c'est là un caractère important) elle ne trouble jamais le sommeil et apparaît au réveil avec une nouvelle intensité. Elle occupe habituellement le côté interne de l'articulation et se propage le long du membre. Elle est souvent soulagée par une forte pression et exaspérée par une pression légère. La peau est quelquefois hyperesthésiée. La pression des surfaces articulaires l'une contre l'autre n'est pas douloureuse.

En même temps l'articulation est immobilisée par les contractures : tout mouvement est impossible, volontaire ou communiqué ; le membre rigide prend une attitude fixe. La longueur apparente du membre peut même sembler diminuée.

Le chloroforme fait disparaître les contractures, mais celles-ci reparaissent dès que la malade revient à elle, et il est impossible de profiter du sommeil pour maintenir définitivement les membres redressés. Blum rapporte un fait de Lefort très-curieux à ce point de vue.

Une malade présente une coxalgie hystérique ; on la chloroformise et on applique pendant le sommeil un appareil plâtré laissant le pied libre ; au réveil, le pied se tord en varus exagéré. On applique un appareil plâtré tenant tout : le plâtre ne résiste pas à l'effort des muscles et une contracture nouvelle et semblable réapparaît. Un mois et demi après, nouvelle chloroformisation, redressement ; on place la patiente dans une gouttière de Bonnet. Un an après on enlève l'appareil : la contracture reparaît. Quelque temps plus tard, nouvel appareil plâtré renforcé par des bandes silicatées, toujours appliqué pendant la chloroformisation ; l'appareil est enlevé deux mois après : la contracture se développe de nouveau. Un mois plus tard,

nouvel appareil avec attelle métallique en T ; pas de déviation possible : la malade ressent de violentes douleurs dans les muscles contracturés. Un jour ces douleurs disparaissent tout d'un coup ; on enlève l'appareil quelque temps après : la contracture était guérie, sauf cependant le pied bot.

Voilà certes un résultat, tout heureux qu'il ait été, qui peut être considéré comme indépendant des appareils inamovibles.

Notons, en terminant la description de ces contractures périarticulaires, qu'il n'y a ni rougeur, ni chaleur, ni gonflement.

On peut encore observer des contractures du côté des muscles lisses : les spasmes déjà étudiés deviennent permanents dans l'œsophage, la vessie, etc. Les anciens admettaient même un ictère vaporeux par contracture du canal cholédoque.

Quand les contractures frappent les membres, elles s'accompagnent en général de trépidation épileptoïde, de ces phénomènes tendineux que l'on rencontre dans la sclérose latérale et que nous avons décrits ailleurs. La chose a été notée par Charcot, même dans des cas où les contractures ont ensuite totalement disparu sans laisser de traces.

Ces contractures peuvent durer très-longtemps, des mois et des années, quelquefois même presque indéfiniment. Mais le fait le plus remarquable de leur histoire est leur disparition subite, immédiate, qui survient, quelquefois sans raison apparente, après un temps vraiment énorme de durée. Pour mieux représenter la chose, je rappellerai comme type l'histoire d'une malade célèbre de Charcot, Etch...

La maladie débute à 34 ans par une attaque convulsive épileptiforme ; les crises se succèdent à partir de ce moment. A 40 ans, apparaissent des phénomènes permanents (ovarie et rétention d'urine). En octobre 1868, hémiplégie. En 1869, la contracture se déclare au membre inférieur et envahit quelque temps après le membre supérieur. Au moment où Charcot faisait ses leçons, elle présentait une contracture hémiplégique type.

Le 21 mai 1875, elle avait toujours une contracture du membre inférieur droit et des membres du côté gauche, datant de six ans; depuis près d'un an s'y était jointe une contracture des mâchoires qui nécessitait l'emploi de la sonde œsophagienne. Il y avait en même temps d'autres phénomènes hystériques.

Le 22 mai, à 7 heures et quart du soir, survient une attaque avec contractures des muscles du cou à gauche, qui portent le menton derrière l'épaule de ce côté. La malade crie; la contracture des mâchoires avait disparu. Elle s'agite; on cherche à la contenir : avec son bras devenu libre, elle repousse ceux qui la tiennent. Elle veut aller à la fenêtre pour avoir de l'air; comme on s'y oppose, sa colère augmente, et, sous cette influence, on voit cesser successivement la contracture de la jambe droite, puis celle de la jambe gauche, enfin celle du bras gauche. On laisse Etch.... se lever; elle marche : à 8 heures, la guérison était complète.

Charcot cite encore trois autres cas. Dans l'un, il y avait contracture d'un membre inférieur datant de quatre ans au moins; la malade reçut une vive remontrance pour inconduite; on la menace de la chasser, tout disparaît. Chez la deuxième, la contracture d'un membre durant depuis plus de deux ans disparaît après une accusation de vol. Chez la troisième enfin, une contracture hémiplégique persistant depuis dix-huit mois disparaît après une vive contrariété.

On comprend l'importance de ces faits, au point de vue pronostique.

2. *Paralysies.* — Hippocrate parle d'une jeune fille qui, à la suite d'une toux sans importance, eut une paralysie du membre supérieur droit et du membre inférieur gauche, sans troubles de la face ni de l'intelligence; elle guérit bientôt, en même temps que les règles apparaissaient. C'est là très-probablement un cas, déjà bien ancien, de paralysie hystérique.

On trouve une série de mentions de ce phénomène dans différents auteurs; puis il est oublié. C'est Wilson, en 1839, et c'est ensuite Macario, en 1844, qui reprennent la question.

Il s'agit là, du reste, d'un symptôme fréquent. Landouzy le trouve 40 fois dans 370 cas, Briquet 120 fois dans 430 cas; c'est donc chez plus du quart des hystériques qu'on le rencontrerait.

Beaucoup d'auteurs (Landouzy, Macario, Gendrin, Leroy d'Étiolles) ont cru que la paralysie se développe toujours après une attaque convulsive. Piorry a même voulu tirer de cette circonstance toute une théorie: il attribue la paralysie à la déperdition considérable d'influx nerveux qui se fait pendant les crises. La théorie et le fait même sur lequel elle veut s'appuyer sont également faux. On voit souvent la paralysie se produire en dehors de toute attaque.

Chez la moitié de ses malades, Briquet a vu la paralysie apparaître longtemps après les attaques, et quelquefois même sans aucune espèce d'attaque antérieure. J'ai vu récemment une jeune fille, dont je reparlerai, chez laquelle une paraplégie brachiale hystérique a débuté brusquement sans attaque convulsive d'aucune sorte. De plus, les femmes qui ont des attaques non convulsives (léthargiques, comateuses, etc.) sont aussi sujettes que les autres aux paralysies. La dépense nerveuse n'y est donc pour rien.

Les accidents se développent souvent après une affection morale et brusque. Une hystérique, par exemple, reçoit à l'improviste la nouvelle de la mort de sa mère; à l'instant ses jambes tremblent, fléchissent sous elle: elle est paraplégique. Une jeune fille monte le soir un escalier non éclairé; un homme déguisé se jette sur elle; dans son effroi, elle veut crier et se sauver : elle chancelle, tombe, et on la porte paralytique.

Quelquefois le phénomène est causé par une fatigue, une marche exagérée. On le voit se développer chez les ouvrières mises en apprentissage forcé, chez des domestiques surmenées, chez les paysannes à l'époque des récoltes, etc. La jeune fille dont je parlais tout à l'heure et que j'ai observée,

était modiste : elle passait des nuits et faisait de grands excès de travail pour nourrir sa famille pauvre ; elle ressentit tout d'un coup une douleur entre les épaules et fut paralysée des deux bras.

D'autres fois la paralysie apparaît en même temps qu'un autre phénomène hystérique disparaît brusquement.

Le début est rapide ou graduel. Dans le premier cas, les choses se passent comme dans l'hémorrhagie cérébrale, sauf la perte de connaissance, ou bien comme dans l'hémorrhagie de la moelle (c'est ce qui est arrivé chez notre malade). Si le début est au contraire graduel, la maladie s'annonce par des phénomènes de fourmillement, engourdissement, etc.

Une fois déclarée, la paralysie présente des degrés variables : 1. C'est un simple engourdissement : les membres sont lourds et moins mobiles; 2. La contractilité musculaire est diminuée, ce qui abaisse la force et la justesse des mouvements; 3. La faiblesse motrice, plus accentuée, permet encore les mouvements des jambes dans le lit, mais ne permet pas la marche d'une manière générale; les mouvements ne sont pas possibles avec un poids à déplacer ; 4. Enfin la paralysie est complète; ce dernier cas est rare. Briquet ne l'a constaté que huit ou dix fois.

Duchenne a posé ce principe que dans les paralysies hystériques la réaction électrique reste normale pour les deux espèces de courant. La proposition est vraie en général. Il y a quelques cas exceptionnels qui s'accompagnent du reste d'atrophie, et dans lesquels on peut par suite supposer une lésion consécutive. La règle est évidemment la conservation de l'état électrique normal, même après des années.

Ces paralysies sont le plus souvent accompagnées d'anesthésie cutanée et même musculaire. Les malades ne sentent pas les contractions, même quand elles sont produites par l'électricité.

La paralysie apparaît, disparaît et reparaît, souvent sans cause apparente. Une malade de Briquet avait de ces alternatives très-fréquentes. Elle marchait, s'asseyait; puis, sans cause, elle ne pouvait plus se lever. Elle restait paralysée de demi-heure à six mois, et puis, sans cause encore, tout disparaissait, pour reparaître un peu plus tard. La modiste que nous avons citée fut débarrassée de sa paralysie brachiale par une attaque convulsive; à l'époque menstruelle suivante, elle fut prise d'une paralysie dont elle fut ensuite débarrassée par l'émotion produite par une séance d'électrisation faradique.

Le siége de la paralysie peut aussi varier brusquement. Chez une femme, une hémiplégie gauche cesse ; elle est remplacée par une hémiplégie droite. Chez d'autres, la paralysie affecte successivement le bras, la jambe, le larynx, le diaphragme, etc.

De là résultent diverses formes cliniques. La paralysie peut atteindre un côté de la face, mais c'est très-rare. Quelquefois elle frappe un membre ou une partie d'un membre, avec toutes les combinaisons possibles. Pour

les membres, les formes les plus habituelles sont l'hémiplégie et la paraplégie, cette dernière pouvant être brachiale (rare)[1].

Du côté du larynx, on constate l'aphonie. Le fait était déjà connu d'Hippocrate, qui avait noté des cas de perte de parole subite et se résolvant par une urine claire, abondante. Tout le monde sait qu'une émotion étrangle la voix : *vox faucibus hæsit.* L'hystérie crée la permanence de cet état. En général du reste, les phénomènes hystériques ne sont que l'exagération et la permanence des phénomènes produits par une vive impression. — L'aphonie apparaît et disparaît souvent brusquement.

Duchenne a noté dans certains cas la paralysie du diaphragme. — On peut encore observer : pour la vessie, la rétention d'urine ; pour le pharynx et l'œsophage, la dysphagie (rare et seulement après des convulsions répétées de ces organes). Pour l'intestin, on trouvera dans Briquet cette étrange affirmation, textuellement reproduite par Bernutz, qu'il n'y a pas de paralysie entre l'estomac et le rectum. C'est là une erreur. La tympanite est au contraire un phénomène de cet ordre. Du côté du rectum, on peut avoir l'incontinence des matières ou la constipation. — Le cœur peut présenter des syncopes (nous en avons déjà parlé).

La durée de ces paralysies est très-variable et souvent fort longue. La terminaison peut être graduelle ; elle survient alors sous l'influence du retour de la menstruation ou de la disparition progressive de l'hystérie elle-même. Mais le plus souvent la terminaison est brusque et survient à la suite de quelque émotion.

Ainsi, Briquet voit en consultation une malade atteinte de paralysie hystérique ; il rédige avec son confrère une consultation avec pronostic favorable : dès qu'elle le sait, elle se met à marcher. Une paraplégique était traitée inefficacement depuis plusieurs mois ; on emploie la noix vomique, qui produit quelques soubresauts. On lui persuade que c'est l'indice du retour des mouvements, et elle marche. Chez notre malade, l'influence, surtout psychique, de l'électrisation fit disparaître la paraplégie ; une attaque convulsive avait guéri la paralysie des bras.

II. La *sensibilité* peut, comme la motilité, être altérée dans les deux sens ; de là, des hyperesthésies et des anesthésies.

1. *Hyperesthésies.* — *a.* La *peau* peut être affectée. La *dermalgie* n'est cependant pas un phénomène très-fréquent. On la trouverait dans 1/10 des cas. C'est un symptôme bon à connaître au point de vue du diagnostic différentiel.

L'intensité en est variable : depuis une simple exagération de la sensibilité à certains moments, notamment en temps d'orage, jusqu'à l'intolérance de toute pression du doigt, qui donne à la patiente une sensation

[1] La paralysie peut également frapper les quatre membres. Voy. la Thèse de Chevallier ; Paris, 1877.

d'aiguilles en faisceaux. — L'étendue est variable aussi. Quelquefois l'hyperesthésie est circonscrite en certains points, l'anesthésie se trouvant sur d'autres points ; ou bien les deux phénomènes alternent dans la même région, ou encore ils se trouvent réunis aux mêmes points. Ainsi, chez notre malade il y avait une anesthésie positive (elle ne reconnaissait pas les objets) avec une hyperesthésie exquisé (hyperalgésie).

L'extension complète de l'hyperesthésie constitue un affreux supplice pour la malade : elle ne peut rien saisir avec les mains, ne peut pas marcher ou mettre les pieds par terre ; elle ne peut pas même rester au lit et est tourmentée par une insomnie perpétuelle. Quelquefois il y a en même temps une hyperesthésie sensorielle qui crée un état d'impressionnabilité horrible.

On décrit quelques dermalgies particulières. Celle des grandes lèvres et de la vulve produit un vaginisme particulier, pour lequel la dilatation est absolument contre-indiquée ; celle de la mamelle a pu aller jusqu'à en imposer à de grands chirurgiens, qui décidaient l'ablation[1], etc.

b. L'hyperesthésie des *muscles* est très-fréquente. Briquet, sur 430 malades, n'en a trouvé que 20 au plus qui fussent indemnes. La douleur se fait sentir dans les masses musculaires et à leurs points d'attache ; elle ne suit pas le trajet des nerfs et ne présente pas de points névralgiques. La masse musculaire tout entière est douloureuse. La pression, même superficielle, exagère la sensation ; le pli cutané n'est pas douloureux. Les mouvements, le courant électrique, exaspèrent énormément la douleur. Le repos complet est au contraire un sédatif constant. La douleur peut atteindre un très-haut degré d'intensité ; la pression détermine alors des attaques.

Nous décrirons quelques espèces particulières.

α. La *rachialgie* est une des plus importantes. Déjà décrite par Sydenham, elle affecte le trapèze, le grand dorsal, la masse commune, une partie du sacro-lombaire ou le long dorsal. La fréquence de ce phénomène est extrême, c'est un symptôme presque constant de l'hystérie, seulement il faut quelquefois le chercher.

L'étendue de cette douleur est variable ; elle occupe en général toute la

1 Dans ces cas, dit Brodie, on ne perçoit aucune tumeur dans l'organe; mais quand l'affection est de date un peu ancienne, le sein devient plus volumineux, probablement par suite d'une hyperémie secondaire ; pourtant il n'y a pas de rougeur de la peau, plutôt au contraire un peu de pâleur avec un aspect légèrement lisse.

Ici peut se placer aussi ce qu'on appelle le *sein hystérique* : « début brusque du gonflement qui atteint son maximum en quelques heures ; le sein triple de volume, il est tendu, luisant, mais sans chaleur ni rougeur. Pendant vingt-quatre heures, le gonflement et la douleur persistent au même degré, puis diminuent peu à peu, et finalement disparaissent au bout de huit jours. » (*Iconogr. photogr. de la Salpêtrière*, tom. II, pag. 209.

hauteur de la colonne. Si elle n'est qu'à une région limitée, c'est surtout la partie inférieure du rachis, sur une étendue de quatre à cinq vertèbres. Dans ces points, la pression réveille de la douleur au niveau des apophyses épineuses et dans les gouttières avoisinantes. Le phénomène peut aller jusqu'à l'irritation spinale complète.

Quelquefois la pression sur les apophyses épineuses détermine, à la région cervicale, de la strangulation et la constriction de la glotte; au haut de la région dorsale, l'oppression, la dyspnée, le serrement de la poitrine; plus bas, la constriction épigastrique.

Dans les cas où ces symptômes douloureux dans le dos prennent une certaine intensité, on peut commettre les erreurs de diagnostic les plus graves et croire à des lésions de la colonne vertébrale. « J'ai vu, dit Brodie, condamner au repos et à la position horizontale, pendant des années, des jeunes filles que l'on soumettait encore au traitement par les cautères et les sétons, alors que le grand air, l'exercice et les passe-temps les eussent complétement guéries en quelques mois. »

β. Briquet désigne sous le nom de *cœlialgie* l'hyperesthésie des divers muscles composant la cavité abdominale La *thoracalgie* ou pleuralgie de Bernutz s'applique aux muscles thoraciques, la *miélosalgie* aux muscles des membres. Ce dernier phénomène est du reste plus rare; Briquet l'a observé 64 fois.

γ. Briquet place la *céphalalgie* dans l'hyperesthésie des muscles; d'autres la mettent dans les névralgies, d'autres parmi les maux de tête plus profonds, comme la migraine ou la céphalée fébrile. En tout cas, c'est un symptôme à étudier à part.

La fréquence en est très-grande. Briquet l'a vue 300 fois sur 356 cas. Elle précède souvent les manifestations vraies de l'hystérie confirmée. Il faut se méfier en général des petites filles qui sont sujettes à la céphalalgie et à la migraine.

Rarement générale, elle est souvent hémicrânienne. Souvent aussi elle est limitée, c'est le clou ou l'œuf hystérique, qui est assez caractéristique. Elle peut dans ce cas se rencontrer un peu partout, le plus souvent à la région temporale ou sincipitale.

L'intensité varie et peut aller jusqu'à arracher des cris à la malade; on la compare à un clou enfoncé, à un morceau de glace ou à un charbon ardent. Quelquefois il y a en même temps des troubles gastriques.

δ. En arrivant aux *viscères*, nous citerons, comme transition des douleurs superficielles aux douleurs profondes, la douleur *épigastrique*, qui est un mélange de gastralgie et d'épigastralgie. Quelquefois c'est une simple dermalgie épigastrique ou une hyperesthésie des muscles de la paroi exagérée par la pression et par les mouvements, notamment aux attaches des grands droits. Ces formes simples sont rares.

Le plus souvent, il y a en même temps gastralgie vraie qui atteint des

degrés divers : dépravation de l'appétit avec dégoût pour les substances vraiment alimentaires, douleur gastralgique, crampe allant jusqu'au déchirement atroce. Dans ces cas, la pression du creux épigastrique peut provoquer les attaques.

Les troubles des fonctions gastriques sont toujours à surveiller. Capricieux au début, le phénomène peut devenir grave, entraîner la détérioration de l'organisme et produire la mort directement ou par tuberculose. Ces accidents entraînent le marasme, sans lésion gastrique.

L'hyperesthésie peut atteindre l'intestin lui-même. Alors il y a des coliques plus ou moins fortes, avec pneumatose, au point de produire l'anhélation. Éphémères, survenant à la suite de chaque repas chez certaines malades (intestin grêle), elles sont durables et entraînent une tympanite opiniâtre chez d'autres (gros intestin). Le symptôme peut durer alors six mois, un an ; il simule une ascite, la grossesse, etc.

L'*ovarie* mérite une mention spéciale, à cause des travaux de Charcot. C'est une douleur iliaque siégeant dans le flanc, aux limites extrêmes de la région hypogastrique. Elle est très-fréquente, de l'aveu de tous. Seulement elle est rapportée à des origines diverses.

Les Anglais, et en France Schutzenberger, Piorry et Négrier, la rapportent à l'ovaire ; Briquet (et son livre a eu une grande autorité) la rapporte aux muscles de la paroi : myodynie de l'extrémité inférieure du muscle oblique (douleur dite ovarienne) et myodynie du pyramidal ou de l'extrémité inférieure du grand droit (douleur dite utérine).

Charcot a repris et développé la théorie de l'ovaire. Il ne nie pas la dermalgie ni la myosalgie ; il y a même certains cas dans lesquels tout cela se complique avec la tympanite, ce qui produit la fausse péritonite des Anglais. Mais dans d'autres cas il n'y a pas d'hyperesthésie, il peut même y avoir anesthésie. Le muscle peut être pincé sans douleur. Il faut, pour provoquer la douleur, enfoncer profondément les doigts.

On détermine ainsi un foyer net, à l'intersection d'une ligne horizontale des épines antéro-supérieures et d'une ligne verticale de l'épigastre. Vers la partie moyenne du détroit supérieur, on sent quelquefois l'ovaire même comme une olive ou un petit œuf. C'est alors qu'on provoque la douleur. Et la douleur ainsi provoquée est spécifique ; elle s'accompagne des phénomènes de l'aura hystérique.

Ce foyer correspond au vrai siége de l'ovaire. On ne peut pas en juger sur le cadavre dont le ventre est ouvert, car les rapports y sont essentiellement changés, notamment par suite de la vacuité des plexus érectiles de Rouget. Mais sur les cadavres congelés, ou mieux en enfonçant une aiguille sur le point en question, quand le corps n'est pas ouvert, on atteint l'ovaire.

Il y a une relation importante, pour le côté du corps, entre l'ovarie et les autres accidents d'hystérie locale. — On ne sait rien de précis sur

l'état même de l'ovaire. — Nous devrons revenir du reste sur la manière de provoquer ou d'arrêter les attaques par la pression de cette région.

Je crois inutile d'insister sur les autres douleurs abdominales, telles que : hystéralgie, cystalgie, néphralgie, etc. Ce sont des phénomènes faciles à constater et à comprendre.

d. Les *névralgies* sont très-fréquentes dans l'hystérie. On les confond souvent avec les myosalgies ou myodynies.

Les névralgies intercostales sont celles que l'on observe le plus souvent. Sydenham, Frank, ont signalé l'odontalgie, qu'il est bon de connaître, parce qu'elle peut être le prétexte de l'avulsion successive et inutile de toutes les dents de la mâchoire.

e. Nous avons déjà parlé, à propos des contractures, des douleurs articulaires qui peuvent simuler des maladies graves de l'article. Nous retrouvons ici celles de ces *arthralgies* qui ne s'accompagnent pas de contractures et qui peuvent cependant en imposer gravement au médecin.

Brodie les a bien décrites.

Si l'articulation de la hanche est prise, « vous rencontrez, dit-il, de la douleur à la hanche et dans le genou, douleur qui est augmentée par la pression et par le mouvement ; la malade reste étendue sur un lit ou sur un divan et conservant toujours la même position. Vous vous dites que ce sont là les signes d'une affection de la hanche. Mais poussez plus loin l'observation : la douleur est rarement limitée à un point, elle s'étend à tout le membre. La malade fait des grimaces et pousse quelquefois des cris si vous exercez une pression sur la hanche ; mais elle le fait aussi si vous pressez sur l'os coxal ou la région lombaire, ou la cuisse ou même la jambe jusqu'au niveau des malléoles. Partout la sensibilité morbide siége dans l'enveloppe cutanée : si vous pincez la peau jusqu'à la soulever des parties sous-jacentes, la malade se plaint plus que si vous poussez fortement la tête du fémur dans la cavité cotyloïde.

» La douleur est plus forte quand la malade voit l'examen auquel on la soumet ; si au contraire quelque chose vient à la distraire, c'est à peine si elle profère une plainte. Il n'y a pas d'amaigrissement des muscles fessiers, qui ont conservé leur forme, et l'état général de la malade ne ressemble en rien à celui qu'on trouve dans les cas de suppuration des os et des cartilages. On ne constate pendant la nuit aucun de ces élancements douloureux qui s'accompagnent souvent de cauchemars. La douleur empêche parfois le sommeil ; mais, une fois endormie, la malade ne se réveille qu'au bout de plusieurs heures. Cet état de choses peut persister pendant des semaines, des mois ou même des années, sans amener la formation d'abcès. »

Il y a quelquefois seulement des troubles vasculaires autour de la jointure malade. La plupart de ces malades présentent d'autres manifestations hystériques qui ont le plus souvent précédé l'arthropathie et qui peuvent aussi la remplacer.

Le début et la terminaison de ces accidents sont le plus souvent graduels. Cependant Brodie cite des cas dans lesquels tout disparut brusquement après une secousse physique ou morale, ou même sans cause appréciable.

f. Les *sens* peuvent acquérir une finesse extraordinaire. C'est par là qu'il faut expliquer certains faits bizarres attribués au magnétisme. Les paupières en apparence complétement abaissées, les patientes voient par une fente imperceptible. Elles entendent de très-loin, ce qui simule une sorte de divination. Cette hyperesthésie sensorielle peut rendre douloureux l'exercice des sens.

Tels sont les phénomènes d'hyperesthésie rétinienne (*Kopiopie* de Fœrster), qui tourmentent certaines hystériques. « Il n'est pas de praticien, dit Abadie[1], qui n'ait eu à soigner des femmes se plaignant de ne pouvoir fixer un instant sans éprouver de violentes douleurs de tête, accusant une photophobie des plus pénibles, des douleurs frontales et péri-orbitaires presque constantes, s'exaspérant à la moindre lecture. Ces malades sont en outre tourmentées par des sensations pénibles de brûlure, de piqûre, de corps étrangers dans la conjonctive et les paupières, et néanmoins elles ne présentent aucune altération du fond de l'œil, aucune anomalie de la réfraction. »

g. Nous ajouterons ici quelques mots sur les *régions hystérogènes*, bien étudiées tout récemment à la Salpêtrière[2].

On désigne sous ce nom « des régions du corps en général très-circonscrites, au niveau desquelles une pression plus ou moins forte produit dans un temps variable, en partie ou en totalité, les phénomènes qui caractérisent l'attaque hystérique, et qui jouent souvent et spontanément un rôle important dans l'*aura hystérique* ».

Il faut les distinguer de la dermalgie, surtout par ce fait que, dans la dermalgie, la sensibilité cutanée est exaltée, tandis qu'au niveau des régions hystérogènes la peau a généralement perdu toute sensibilité au toucher, au pincement, à la piqûre, etc.

« Les régions hystérogènes ont une *étendue* qui varie entre un à deux ou trois centimètres de diamètre. Celles que nous connaissons aujourd'hui occupent le siége suivant : 1. la ligne médiane de la tête, à partir de la réunion du frontal aux pariétaux jusqu'au sommet de la tête ; 2. le sternum ; 3 et 4. l'un des espaces intercostaux, au voisinage du bord correspondant du sternum ou de l'épaule, au-dessous de l'extrémité externe de la clavicule ; 5 et 6. ou au-dessus ou en dehors des seins sur une ligne verticale qui descendrait du milieu de l'aisselle ; 7. ou au-dessous des seins ; 8. les

[1] *Progr. méd.*, 1878, 28.

[2] *Iconogr. photogr.*, tom. III, pag. 36.— Ce paragraphe aurait été mieux placé plus haut quand nous avons étudié l'*attaque*.

apophyses épineuses de quelques-unes des vertèbres cervicales et dorsales ou leurs gouttières ; 9. la partie centrale des flancs ; 10. la région des ovaires ; et enfin 11, le pli de l'aine, à quelques centim. au-dessous de la crête de l'os iliaque. »

«... Les régions hystérogènes sont plus ou moins nombreuses : il est des malades qui n'en présentent qu'une seule, d'autres en possèdent plusieurs... »

Dans ce dernier cas, l'activité des différentes régions hystérogènes n'est pas la même : « les unes répondent sur-le-champ à la plus légère excitation ; les autres ne déterminent d'attaques que si la pression a été énergique, et après un temps assez long ; enfin il en est d'autres où la pression ne parvient à produire que quelques-uns des phénomènes de l'aura. »

2. *Anesthésies*. — Les phénomènes bizarres de l'hystérie devaient frapper l'imagination des peuples ; aussi ont-ils fait partie des symptômes de la sorcellerie. Parmi ces signes, l'anesthésie est certainement un des plus saisissants, il fut particulièrement noté. Il se révélait par l'indifférence du patient aux supplices physiques ; on en arriva ainsi à en faire un caractère, un criterium de la sorcellerie.

En même temps que l'anesthésie, la peau présente habituellement dans ces cas-là une ischémie spéciale : ainsi, Grisolle et Charcot ont vu des sangsues prendre avec beaucoup de peine sur le côté anesthésié. Ce fait fut remarqué aussi autrefois, et de cet ensemble de signes on constitua une des épreuves de la sorcellerie.

Quand un individu était suspect, on lui bandait les yeux et on lui sondait la peau avec des aiguilles. L'absence de douleur et d'hémorrhagie le condamnait. Quelquefois alors on le brûlait.

Cette pratique se répandit tellement et généralisa à tel point le nombre des sorciers, qu'il fallut en restreindre la portée et l'application. On en contesta la valeur, et enfin, en 1603, un arrêt du Parlement de Paris défendit cette épreuve.

Alors (c'est une deuxième phase de cet historique) on se jeta dans l'excès opposé : on ne crut plus à l'anesthésie, et on attribua à une pure jonglerie tous les faits qu'on avait observés.

Enfin, arriva une troisième période scientifique. Avec Piorry (1843), Macario (1844) et Gendrin (1846), les études commencent et conduisent au livre de Briquet (1859). Plus récemment, nous citerons les études de Charcot.

La sensibilité cutanée est atteinte dans tous ses modes : tact, douleur, température. Quelquefois le tact peut être conservé, la sensibilité à la douleur et à la température ne l'étant pas, et inversement. Très-souvent (et c'est là un fait très-curieux) les malades ne se doutent pas de leur anesthésie. D'une manière générale, c'est un phénomène qu'il faut rechercher soi-même chez les hystériques.

La sensibilité réflexe peut être elle-même atteinte : ainsi, la paralysie réflexe de l'épiglotte s'observe très-souvent. Cependant Chairon l'a considérée à tort comme un signe constant et caractéristique ; mais c'est un symptôme fréquent. On peut aller toucher l'épiglotte avec le doigt, en évitant le voile du palais, sans provoquer de réflexes. Ce signe se rencontre également chez quelques épileptiques, certains saturnins et dans la paralysie labio-glosso-laryngée ; ce n'en est pas moins un symptôme important de l'hystérie, et facile à constater.

A un degré plus avancé, non-seulement la peau, mais les muqueuses et même les muscles sont frappés. Les membres sont insensibles dans toute leur épaisseur. Briquet raconte l'histoire d'une malade qui avait une insensibilité des membres si profonde, qu'en lui bandant les yeux on pouvait l'enlever de son lit, la poser presque nue sur le carreau et la replacer dans son lit sans qu'elle eût la moindre idée de ce qui s'était passé ; n'y avait-il pas là en même temps un certain état psychique ?

Les sens eux-mêmes peuvent être atteints.

Comme disposition et étendue de l'anesthésie, on distingue trois grands types cliniques : généralisé, disséminé et hémiplégique.

1. Le type généralisé est très-rare. La malade, confinée dans un lit, ne peut pas se mouvoir. La vue a une influence nécessaire sur tous les mouvements. La patiente ne peut rien tenir ; elle ne marche que difficilement et ne sent rien ; il lui semble être dans le vide.

2. Le type disséminé est plus fréquent. On trouve alors des plaques d'anesthésie bizarrement répandues sur tout le corps. C'est surtout cette forme-là qu'il faut chercher pour la constater. L'insensibilité occupera une épaule, une partie d'un membre, la face, une portion limitée du tronc, et cela sans relation appréciable avec le trajet d'un nerf. Briquet a vu, par exemple, l'anesthésie occuper le pourtour de l'anus et la moitié postérieure des grandes lèvres. D'après Briquet, il y aurait plutôt un certain rapport avec la distribution des vaisseaux sanguins. Le début se fait souvent par les parties de la peau les plus éloignées du centre.

3. Le type hémiplégique est le plus fréquent de tous ; il siége plus souvent à gauche. On l'a rencontré 93 fois sur 400 cas, et 70 fois à gauche sur 93. Complète ou incomplète, l'anesthésie ne porte dans ce dernier cas que sur la sensibilité à la douleur et quelquefois à la chaleur. La ligne de démarcation médiane est le plus souvent très-nette à la tête, au cou, sur le tronc. Il y a pâleur et refroidissement du côté insensible. Les muqueuses sont atteintes, encore du même côté. Il en est de même des sens : vue, ouïe, goût et odorat. C'est le tableau complet de l'hémianesthésie d'origine cérébrale que nous avons décrit ailleurs[1]. Il y a de plus ovarie du côté anesthésié.

[1] Voy. plus haut, pag. 176.

Du côté de la vue, on constate une diminution de l'acuité visuelle et un rétrécissement concentrique du champ visuel. Ce rétrécissement arrive à faire disparaître certaines couleurs, comme le vert, dont le champ est normalement plus étroit[1]; quelquefois la malade ne voit plus les objets que sous une teinte sépia uniforme[2]. Regnard a de plus constaté récemment un fait que nous avons retrouvé chez un malade atteint d'hémianesthésie d'origine cérébrale : les couleurs qui ne sont pas perçues se superposent cependant par la rotation. Notre malade, qui ne distingue pas les deux tiers du disque de Newton, a la sensation résultante de blanc, par la rotation, comme nous; tandis que si nous masquons avec des papiers noirs les couleurs qu'il ne voit pas, pour nous mettre dans des conditions analogues aux siennes, le disque en rotation ne nous apparaît plus blanc, mais rouge. Ce phénomène très-curieux est facile à constater avec les toupies dites Newtoniennes.

Cette hémianesthésie est un type clinique très-net. D'après Briquet, elle n'existerait avec ses caractères que dans l'hystérie, et jamais dans les lésions cérébrales. Cette assertion a été renversée par les travaux de Turck et de Charcot sur l'hémianesthésie d'origine cérébrale. La lésion de la capsule interne produit un syndrome semblable.

Martin a observé un fait d'hémianesthésie analogue, qu'il rapporte à l'hystérie, chez un jeune homme de 11 ans. Le petit malade eut une scarlatine avec rhumatisme secondaire. Il ne souffrait pas du côté anesthésié, malgré le gonflement des jointures. La maladie évolue, la sensibilité revient, et l'hémianesthésie disparaît complétement[3]. La nature hystérique de ce fait ne me paraît pas absolument démontrée. J'ai vu récemment un militaire, qui n'avait rien d'hystérique, présenter une hémianesthésie droite pendant une attaque de rhumatisme ordinaire.

En terminant l'étude des troubles de la sensibilité, nous dirons un mot des *sensations anormales*, étranges, que perçoivent certaines malades. Ainsi, les unes voient les objets tout tachés de rouge ou teints en vert; les autres ont des bourdonnements, des sifflements d'oreille, entendent des bruits imaginaires. Quelques-unes sont poursuivies par une odeur particulière, comme cette malade de Briquet qui après chaque attaque avait une odeur de cadavre. Certaines trouvent délicieuse l'odeur de l'assa-fœtida; ou bien encore le bruit de taffetas, de pomme mangée, la vue d'une épingle,

[1] L'ordre des couleurs, tel que nous l'avons indiqué, n'est pas toujours absolument le même. La *série bleue* (bleu à la partie externe) est la série normale; mais il y a aussi la *série rouge*... (Landolt.)

[2] « Ces altérations chromatiques du champ visuel se manifestent principalement, comme on l'a dit, dans l'œil correspondant au côté hémianesthésié, mais il est habituel que le champ visuel pour les couleurs se montre en même temps rétréci, à la vérité à un degré beaucoup moindre, dans l'œil du côté opposé. » (Charcot.)

[3] *Rev. des Sc. méd.*, XII, 179.

l'odeur d'ail ou de fromage, les impressionnent péniblement et provoquent des crises nerveuses plus ou moins bruyantes.

Charcot a récemment appelé l'attention sur un autre genre de trouble visuel non encore signalé, quoique très-fréquent. Ce sont des hallucinations se produisant dans l'intervalle des orages convulsifs, à leur suite ou encore dans le temps même où ceux-ci menacent d'éclater. « Il est très-commun de voir dans le service, dit-il, des hystériques dans leur période de calme, assises tranquillement, occupées à des travaux d'aiguille, se soulever brusquement et quitter leur siége en poussant un cri comme si elles étaient surprises par la vue d'un objet effrayant dont elles voudraient fuir le contact. De fait, si on les interroge touchant le motif de ces mouvements imprévus, elles racontent qu'elles ont cru voir des animaux, surtout des rats, des chats, d'autres fois des bêtes fantastiques, courir sur le parquet ou sur le mur voisin. Plus rarement, c'est l'apparition de têtes grimaçantes qui a été la cause de l'effroi. On apprend de plus que ces animaux imaginaires, généralement de couleur noire ou grise, plus rarement d'un rouge vif, se présentent toujours, pour chaque malade, du même côté, et le côté où l'hallucination se dessine est toujours celui qui correspond à l'hémianesthésie, et par conséquent à l'amblyopie... Habituellement, les animaux passent en série et courent rapidement, venant de derrière la malade et se dirigeant en avant. Ils disparaissent en général aussitôt qu'elle tourne les yeux directement de leur côté; cependant il peut arriver que l'hallucination persiste plus longtemps dans toute sa vigueur, lorsque l'hystérique est à l'époque d'une *grande marée* nerveuse, en *état de mal*, ou sort d'une crise [1]. »

III. *Troubles circulatoires et sécrétoires* [2]. — Le pouls est en général normal, mais les hystériques sont très-sujettes aux palpitations, et du reste à tous les signes de la chlorose et de l'anémie.

On remarque aussi des oscillations curieuses dans l'état de contraction des muscles vasculaires, oscillations indépendantes du cœur. Tout le monde connaît la facilité avec laquelle la figure rougit ou pâlit chez ces malades. Briquet avait noté une sensation de froid aux extrémités, coïncidant quelquefois avec la rougeur et la chaleur de la figure. Sydenham avait remarqué des sueurs chez certaines hystériques, générales ou partielles, quelquefois unilatérales, survenant sous le moindre prétexte.

A la face, il y a non-seulement les alternatives de rougeur et de pâleur, mais quelquefois des ecchymoses, de l'œdème, des éruptions cutanées (acné, ecthyma, urticaire); ces phénomènes sont rares cependant et coïncident plutôt avec l'hyperesthésie. Quand il y a anesthésie, on trouve au

[1] *Progr. méd.*, 1878, 3.

[2] Voy. Martin; *Des troubles de l'appareil vaso-moteur dans l'hyst.*; Th. Paris, 1876, 136.

contraire l'anémie cutanée et la diminution de température : les piqûres ne saignent pas et les sangsues prennent mal.

Castex[1] a récemment décrit une éruption vésiculeuse, qu'il considère comme un trouble nutritif, chez une hystérique.

Les congestions locales dont nous avons parlé peuvent aller jusqu'à produire de véritables *hémorrhagies*, qui se font par la peau ou par divers organes internes.

D'abord les troubles de menstruation sont assez fréquents dans l'hystérie, et alors, quand il y a aménorrhée, des hémorrhagies supplémentaires peuvent se produire. Mais ces hémorrhagies se développent aussi chez les hystériques en dehors des périodes menstruelles, sans qu'il y ait de rapport avec cette fonction : ce sont des troubles locaux d'innervation[2].

Les hémorrhagies gastriques ont été observées dans quelques cas isolés. Elles peuvent alors être très-copieuses, survenir tous les jours ou tous les deux jours pendant quelque temps. Le sang dans les vomissements est quelquefois rouge, d'autres fois noir comme du café. On peut en trouver aussi dans les selles. Quelquefois les malades, qui éprouvaient jusque-là une sensation de pression et de plénitude à l'épigastre, sont soulagées par l'hématémèse. Dans d'autres cas, au contraire, elles éprouvent, après les vomissements, des bourdonnements d'oreille, du malaise, des faiblesses, etc.

Il faut soigneusement distinguer ces états des hématémèses symptomatiques d'ulcères de l'estomac, maladie qui peut se présenter chez une hystérique. On fera le diagnostic par l'état général, l'absence des troubles gastriques dans l'intervalle, etc.

L'hémorrhagie peut avoir lieu aussi par les voies respiratoires (Carre).

Il faut du reste se méfier de la simulation pour les hématémèses et les hémoptysies.

On a noté encore des sueurs et des larmes de sang. Chauffard a observé une hystérique de 21 ans qui, pendant les attaques convulsives, lesquelles duraient de 24 à 36 heures, avait une sueur colorée en rouge et mêlée de sang, sur les pommettes et à l'épigastre. Parrot a vu un liquide sanguinolent sourdre, pendant les attaques, aux doigts, au coude, aux cuisses, à la poitrine et sur la conjonctive.

Pour en finir avec les troubles vaso-moteurs de l'hystérie, je rappellerai le fait très-curieux que le Dr Armaingaud a récemment décrit sous le nom de *forme vaso-motrice intermittente* de l'hystérie[3].

[1] *France médicale*, 1877.

[2] Voy. Vulpian ; *Leç. sur les vaso-moteurs.* — Parrot ; *Étude sur la sueur de sang et les hémorrhagies névropathiques.* (*Gaz. hebd.*, 1859.) — Ferran; *Du vomissement de sang dans l'hyst.*; Th. Paris, 1874, 368. — Carre ; *Des hémoptysies nerveuses.* (*Arch. de Méd.*, 1877.)

[3] *Sur une névrose vaso-motrice se rattachant à l'état hystérique*, etc. Paris, 1876.

« Il s'agit d'une jeune fille qui, indépendamment d'une névralgie cervico-brachiale datant de plusieurs années et continue, est atteinte d'accès d'hystérie convulsive, d'abord irréguliers, plus tard régulièrement périodiques. Après quelques semaines, ces accès convulsifs cessent tout à coup et sont remplacés, dès le jour de leur disparition, par un accès de sommeil qui revient chaque jour à la même heure, et d'une durée toujours égale ; bientôt cet accès de sommeil se dédouble, et il s'en produit deux par jour, revenant chacun à la même heure et d'une durée toujours la même pour chacun d'eux ; enfin, il vient bientôt s'y ajouter quatre autres phénomènes nouveaux non moins singuliers, en sorte qu'à partir d'une certaine période de la maladie, la malade est successivement atteinte chaque jour :

» 1. De onze heures moins un quart à onze heures du matin, d'un premier accès de sommeil d'un quart d'heure de durée ;

» 2. De deux heures moins un quart à trois heures vingt minutes, d'un deuxième accès de sommeil d'une durée d'une heure trente-cinq minutes ;

» 3. A cinq heures et demie du soir, d'une congestion locale des deux yeux d'une durée de deux heures ;

» 4. D'une asphyxie locale des extrémités survenant pendant la congestion des yeux et disparaissant quelques heures après elle ;

» 5. A six heures cinq minutes, d'une névralgie intercostale droite d'une grande intensité, cessant brusquement à six heures et demie précises, et n'étant apparue pour la première fois que quinze jours après la guérison de la névralgie cervico-brachiale ;

» 6. Enfin une chromidrose des paupières est venue s'ajouter, à la fin de la maladie, à tous ces phénomènes.

».... Pendant les accès de sommeil, alors que toutes les parties du corps étaient absolument insensibles aux excitants les plus énergiques et qu'il était absolument impossible de réveiller la malade, la pression exercée sur l'apophyse épineuse de la deuxième vertèbre dorsale déterminait des signes de sensibilité très-vive chez la patiente, qui, sans se réveiller cependant, éprouvait des tressaillements et des sanglots, et dont la physionomie prenait l'expression de la douleur la plus vive, phénomènes qui cessaient dès que la pression était abandonnée...

».... Au point de vue pathogénique, conclut M. Armaingaud, la coexistence, chez une même malade et dans la même journée, des accès de sommeil nerveux, de congestion locale et d'asphyxie locale symétriques et intermittents, mérite assurément l'attention des pathologistes, et m'amène à proposer l'introduction dans les cadres nosologiques d'une nouvelle forme de maladie non décrite jusqu'ici : la forme vaso-motrice intermittente de l'hystérie. »

Si des troubles circulatoires nous passons aux troubles *sécrétoires*, la

polyurie peut nous servir de transition. Déjà l'urine hystérique ou nerveuse est une urine abondante, très-aqueuse, limpide et peu colorée. D'autre part, on a trouvé aussi des polyuries persistantes, notamment dans sept cas sur les soixante et douze réunis par Lancereaux dans sa Thèse.

Charcot a bien étudié un autre trouble urinaire plus curieux et plus caractéristique : l'*ischurie* et l'*oligurie* [1].

Je ne parle pas ici de la rétention d'urine par spasme ou paralysie de la vessie; il s'agit d'une diminution et même de la suppression de la sécrétion urinaire elle-même, l'urine étant évacuée par la sonde. Laycock avait déjà parlé de ce phénomène à l'état passager, passant pour ainsi dire inaperçu. Charcot a attiré l'attention sur ce symptôme, devenu permanent, oligurie ou même anurie pouvant durer des mois entiers et s'accompagnant alors de vomissements.

On remarque même que la courbe des vomissements monte à mesure que la courbe de l'urine descend, et réciproquement. Charcot fit alors rechercher l'urée dans les matières vomies, et Grehant en constata, sans en trouver cependant en excès dans le sang.

L'état de ces malades est alors comparable à celui des animaux néphrotomisés ou bien après l'oblitération des uretères par une ligature. Les expériences de Prévost et Dumas, Cl. Bernard et Barreswill ont montré que dans ces cas, en effet, il se faisait une élimination supplémentaire par l'intestin, soit de carbonate d'ammoniaque, soit même d'urée en nature.

Un fait remarquable, c'est la parfaite tolérance des hystériques, qui vivent dans cet état, tandis que toutes les autres anuries par une cause quelconque sont toujours fatalement mortelles et à courte échéance. Les animaux sont aussi frappés nécessairement de mort : à un moment donné, l'élimination supplémentaire par l'intestin diminue, se supprime; les accidents cérébraux se développent et entraînent l'animal.

Ce phénomène de l'anurie hystérique est nié par beaucoup d'auteurs et toujours attribué par eux à la simulation. Les hystériques exploitent volontiers le fait, en y ajoutant, par exemple, un flux d'urine par l'oreille, le nez ou le nombril. Mais Charcot et d'autres ont fait leurs constatations dans des conditions inattaquables, et ont mis l'existence réelle du fait hors de doute.

Il est impossible du reste de déterminer le mécanisme intime de cette ischurie, mais on voit nettement que c'est un phénomène nerveux comme les autres et qu'il peut disparaître brusquement comme eux, témoin le fait de Fernet, dans lequel la prescription des pilules fulminantes (*mica panis*) arrêta le vomissement et fit reprendre le cours de l'urine.

Les sécrétions *gastriques*, *intestinales*, *sudorales*, peuvent aussi être influencées. Hoffmann cite une femme dont les seins se tuméfiaient énormé-

[1] Voy. aussi Secouet ; Th. Paris, 1873, 126.

ment au moment des attaques, et Briquet rapporte une observation remarquable de galactorrhée qui dura sept ans, en alternant avec des attaques d'hystérie.

L'état de la *nutrition* chez les hystériques mérite de nous arrêter en terminant ce paragraphe[1]. Un fait très-remarqué dans tous les cas est la faculté qu'ont les malades de vivre quelquefois très-longtemps avec une alimentation très-insuffisante, et tout en conservant cependant leur embonpoint. Des études récentes ont démontré chez un grand nombre de malades un ralentissement et une diminution notables dans la désassimilation; il se produirait là quelque chose d'analogue à ce que l'on observe chez les animaux hibernants. La quantité d'urée éliminée est souvent très-diminuée, et, même quand il y a des vomissements urémiques, la quantité de ce produit éliminée est en général bien inférieure à celle que contiendrait une urine normale. L'acide carbonique, les gaz de la respiration, sont également fort diminués; en somme, il y a moins de désassimilation chez l'hystérique, comme chez la marmotte.

Cependant, dans quelques cas rares, ou plutôt à certaines périodes, on peut observer de la fièvre chez les hystériques. Briand l'a vue se présenter sous trois formes[2] : 1. Lente, elle est primitive ou secondaire (déjà décrite par Briquet) ; 2. Intermittente, en général à type tierce ; 3. Courte, d'allure typhoïde, elle est généralement primitive, signalant le début de l'hystérie avant toute attaque d'hystérie ; les phénomènes de la névrose se développent ensuite.

IV. *Troubles psychiques*[3]. — L'hystérique a une impressionnabilité excessive à tous les genres d'excitation. La réaction psychique est en tout exagérée ; quelquefois ces troubles affectent une forme spéciale, idiosyncrasique : chez l'une, ce sont des sympathies ou des antipathies étranges pour un objet particulier ; chez une autre, ce sont des idées érotiques à des degrés divers et sous des formes variées. Le plus souvent il y a le désir de se faire remarquer, d'attirer bruyamment l'attention sur soi, de poser, d'inspirer de la pitié. De là, une tendance extrême à la simulation et aux exagérations les plus extraordinaires et les plus répugnantes : elles boivent leur urine ou mangent leurs matières fécales. Ce sont de vraies aberrations psychiques. En même temps la volonté, l'énergie morale, ont une grande influence sur l'état physique même le plus bruyant.

Ces troubles psychiques peuvent être plus ou moins intenses, plus ou

[1] Empereur ; Th. Paris, 1876, 364.

[2] Briand ; *De la fièvre hyst.*; Th. Paris, 1877, 54.

[3] Avant d'étudier les troubles psychiques, nous devrions parler ici des altérations de la parole, qui peuvent servir de termes de transition. Nous citerons tout spécialement l'*aphasie*, mal étudiée jusqu'à présent dans l'hystérie, et sur laquelle mon collègue le D[r] S[t].-H. Serre a récemment publié un travail intéressant dans la *Gaz. hebd. de Montpellier*.

moins durables, et arriver même à la vésanie vraie. La transition entre ces divers degrés est vraiment insensible, et la ligne de démarcation impossible à tirer. C'est plutôt par la durée que par l'intensité des accidents que l'on peut les distinguer.

Les hallucinations accompagnent ou suivent beaucoup d'attaques. Il y a des crises dans lesquelles les troubles psychiques sont prédominants ou même exclusifs; on voit des attaques de délire. Dans ces cas, il est rare que l'état mental soit absolument normal dans l'intervalle.

Le délire est souvent religieux, les patientes mettent volontiers de bons ou de mauvais génies derrière leurs visions agréables ou désagréables. Quelquefois elles se croient transportées dans un monde imaginaire avec un prince charmant : les idées érotiques s'y mêlent alors souvent.

Quelquefois c'est encore une mélancolie profonde pouvant aller jusqu'aux idées de suicide, ou bien une folie raisonnante avec des idées d'égoïsme; elles ramènent tout à leurs pensées et à leur manière de raisonner, qu'elles regardent comme irréfutables. Enfin, dans certains cas, on observe primitivement déjà une sorte de démence, qui est du reste l'aboutissant des autres formes.

L'*hystérie chez l'homme* est un fait aujourd'hui bien démontré. Petit a pu en réunir dans sa Thèse 61 observations, plus ou moins démonstratives du reste. Aussilloux en a publié un nouvel exemple intéressant; on retrouve en général les caractères ordinaires : boule, convulsions désordonnées, etc.

Foët traite et guérit ces malades par la compression des testicules. Aussilloux fait cesser l'attaque par des applications froides sur les parties sexuelles, et spécialement sur le testicule et la région mammaire[1].

MARCHE, DURÉE et TERMINAISONS. — Les circonstances font énormément varier la marche de l'hystérie, qu'il est difficile de décrire. Briquet distingue à ce point de vue une forme aiguë et une forme chronique.

La forme aiguë, qui est beaucoup plus rare, débute brusquement après une émotion, se manifeste immédiatement par des attaques, et se termine en peu de temps. C'est dans cette forme que l'on observerait la fièvre hystérique. Contestée par certains auteurs, rapportée par d'autres à des in-

[1] Dreyfuss a récemment vu un jeune homme hystérique chez lequel les attaques étaient classiques : précédées d'une aura qui part de la fosse iliaque gauche (l'ovaire ne serait donc pas toujours le point de départ de cette sensation ?) et remonte jusqu'à la base du cou, elles sont constituées par une phase de contracture, une phase de contorsions, et enfin une phase d'assoupissement et d'indifférence. La compression du testicule gauche arrête l'attaque. Il y avait en même temps un léger degré d'hémianesthésie gauche (*Soc. de Biol.*, 23 décembre 1877. — *Progr. médical*, 1878, 1.

flammations locales, comme les lésions utérines, la fièvre nerveuse, la fièvre hystérique pure existerait d'après Briquet, et durerait de trois à quatre mois, complétement distincte des fièvres graves, comme la fièvre typhoïde. Nous avons déjà cité les travaux de Briand à ce sujet.

La forme chronique, qui est la plus fréquente, présente de nombreuses variétés de marche que Briquet ramène à six types : 1. début rapide ; les accidents atteignent très-vite toute leur intensité en se succédant à court intervalle ; 2. début tout à fait aigu, avec fièvre et délire, comme dans la méningite ; 3. phénomènes légers et restant ainsi pendant toute la vie ; 4. début et accroissement essentiellement graduels et lents ; 5. grandes attaques se reproduisant à certains intervalles, séparées par un calme complet, sans aucun autre signe de la névrose ; 6. marche à grandes rémissions, avec temps d'arrêt de durée variable.

La terminaison habituelle est la guérison ou le *statu quo*. Certaines hystéries guérissent complétement sans laisser de traces ; d'autres causent une grande impressionnabilité de divers appareils ou de l'économie tout entière ; certaines entraînent un état nerveux pénible. La phthisie est admise par quelques auteurs comme une terminaison possible ; il faut, dans ce cas, qu'il y ait une prédisposition antérieure, une diathèse déjà existante, et alors il me paraît plus rationnel d'admettre que l'hystérie elle-même était déjà la première manifestation de la tuberculose.

Il faut bien savoir que l'hystérie peut, quoique rarement, se terminer par la mort. On trouvera dans les auteurs un certain nombre de faits, d'abord de malades mortes dans l'attaque, par suffocation ou de mort subite ; ensuite de malades ayant succombé au marasme progressif et aux suites d'une hystérie chronique prolongée.

Nous avons vu à l'hôpital Saint-Éloi une hystéro-épileptique succomber dans l'état de mal, sans que l'autopsie ait rien révélé ; nous en avons vu une autre mourir subitement, mais elle présentait une sclérose cérébrale étendue.

Si nous avons longuement insisté sur les symptômes de l'hystérie, nous serons bref sur l'Anatomie pathologique.

L'hystérie est toujours une vraie névrose ; il n'y a pas de lésion le plus souvent, et en tout cas il n'y a pas de lésion constante. Tout le monde connaît le fait célèbre de Charcot : on trouva une sclérose des cordons latéraux chez une vieille hystérique qui avait de très-anciennes contractures. Mais ce n'était là qu'une coïncidence (une hystérique pouvant avoir un tabes dorsal) ou mieux une lésion secondaire, toute altération fonctionnelle pouvant entraîner une lésion anatomique à un moment donné, par le fait même de sa persistance et de sa répétition. Un cas isolé comme celui-là ne peut pas servir à édifier l'anatomie pathologique et la théorie de la maladie.

Je n'entrerai même pas dans la voie des hypothèses relativement à la physiologie pathologique. L'hystérie est une névrose, et une névrose complexe du système nerveux tout entier.

Diagnostic. — L'affection hystérique, dit Sydenham, imite presque toutes les maladies qui arrivent au genre humain ; et il ajoute ailleurs: Quand j'ai bien examiné une malade, que je ne trouve en elle rien qui se rapporte aux maladies connues, je regarde l'affection dont elle est prise comme une hystérie.

Cette opinion est un peu exagérée. Il y a des signes positifs assez nets que nous avons énumérés et qui permettent en général le diagnostic.

L'intérêt capital du diagnostic est de savoir si l'on a affaire à une névrose pure ou s'il y a par derrière quelque lésion. Il peut en effet y avoir altération des centres nerveux. La mobilité des accidents et la présence de phénomènes nerveux proprement dits seront d'une grande utilité. Cependant la distinction n'est pas toujours facile. J'ai vu récemment deux faits d'hystérie symptomatique, l'un de tumeurs cérébrales, l'autre d'une sclérose étendue d'un hémisphère. Dans le premier cas, on avait bien diagnostiqué l'existence d'une altération centrale ; mais dans le second on s'était cru en présence de la névrose pure, classique.

L'hystérie peut aussi se présenter comme épiphénomène dans le cours d'une maladie d'un organe autre que les centres nerveux. Ainsi, j'ai vu une hystérique avoir un cancer du pylore et y succomber. Il faut éviter dans ces cas de laisser absorber toute son attention par la contemplation des phénomènes nerveux ; sans cela, on ferait complétement fausse route pour le pronostic.

Pronostic. — L'hystérie, comme le dit Frank, est une maladie qui n'est pas tant dangereuse que désagréable ; et cela, pour la patiente et pour ceux qui l'entourent. Si en effet on considère, avec Landouzy, sa longue durée, les souffrances vives qui l'accompagnent, les obstacles qu'elle apporte à l'exercice des fonctions vitales et même des devoirs de famille et de société, les modifications fâcheuses qu'elle produit dans la constitution et l'extrême susceptibilité qu'elle laisse au physique et au moral, on regardera avec raison l'hystérie comme l'une des maladies les plus redoutables.

D'après Briquet, l'hystérie qui débute dans le bas âge dure toute la vie, à moins qu'il ne se produise un changement favorable au moment de la puberté ou au mariage. Quand elle débute après 25 ou 30 ans, la maladie dure beaucoup moins.

L'hystérie serait plus facile à guérir sur une constitution lymphatique et chez un sujet débilité, qu'avec un tempérament sanguin et une nutrition en pleine activité.

TRAITEMENT. — 1. *Prophylaxie.* L'hérédité jouant un très-grand rôle, il y aura des précautions toutes spéciales à prendre chez les enfants d'hystériques. Déjà, pendant la grossesse de la mère, il faudra éviter toutes les émotions, toutes les causes d'excitation. En général, il ne faut pas laisser nourrir la mère, et choisir pour l'enfant une nourrice robuste.

Dans l'éducation, on commencera de bonne heure à fortifier le côté physique et à éviter un développement précoce intellectuel et surtout affectif. L'habitation à la campagne, la vie un peu rude, les bains et les lotions froides, les promenades, l'exercice, les jeux agités et bruyants, sont à conseiller. On évitera au contraire trop d'affection et de sensiblerie dans les rapports avec les parents ; on proscrira les bals, les soirées, les toilettes, les histoires effrayantes et la lecture des romans. Tissot a dit avec raison : Si votre fille lit des romans à 15 ans, elle aura des vapeurs à 15 ans.

Quant à la musique, on proscrira les romances, la musique sentimentale. Mais on n'a pas besoin d'interdire le piano, qui est une corvée et une occupation mécanique et gymnastique avant de parler à l'imagination. Comme le dit Briquet, si vous voyez une jeune fille rêver et se lancer dans le pays des chimères, faites-la mettre à son piano : les châteaux en Espagne tomberont bien vite.

Telle est la direction à imposer à l'éducation, et l'on doit en tracer les détails à la famille, non comme un conseil banal, mais comme une règle absolue et nécessaire.

Le *mariage*, à l'âge voulu, doit-il être conseillé, soit pour prévenir, soit pour guérir l'hystérie ? C'est là une grave question, qui mérite attention. Hippocrate le recommande à ces deux titres. Pour une fille menacée d'hystérie, il dit : *nubat illa et morbum effugiet* ; et pour une fille hystérique, il dit : *ego impero virgines his morbis affectas quam citissime cum viro jungi.* Ces formules ont résumé l'enseignement presque unanime jusqu'à nos jours.

Briquet a réfuté ces raisonnements par les faits. Rien n'établit l'action utile du mariage. Un mariage heureux, désiré, peut certainement être utile, comme tout bonheur, toute tranquillité. Mais un mariage malheureux peut aussi être cause du développement ou de l'aggravation de l'hystérie. D'autre part, il faut se rappeler ce que dit Frank : Peut-on imaginer quelqu'un de plus malheureux que le mari d'une hystérique ? A moins peut-être qu'il ne trouve du plaisir dans la variété : en effet, une hystérique, dans l'espace de vingt-quatre heures, est successivement triste, calme, douce, tranquille, irascible, etc., présente le caractère de dix personnes différentes. — Il ne faut pas oublier aussi l'hérédité, qui menace les enfants. Et on verra d'après tout cela qu'en définitive le mariage n'est pas à considérer comme un remède prophylactique ou curatif. On peut le permettre suivant les circonstances, mais on n'a pas le droit de le prescrire.

Dans les cas d'épidémie, pour éviter et restreindre la contagion nerveuse,

il faut surtout agir sur le moral. L'épidémie de suicide des filles de Milet disparut quand on les avertit que toutes celles qui se pendraient seraient exposées nues en public, la corde au cou. Il y a peu de temps, une épidémie du même ordre fut arrêtée dans une petite ville du département, quand le curé prévint en chaire qu'on refuserait la sépulture religieuse et les prières de l'Eglise à toutes celles qui se tueraient.

En même temps, il faut séparer les personnes atteintes, quand les circonstances permettent de le faire, dans les pensionnats, les communautés, etc.

2. Dans le *traitement curatif*, il faut s'adresser d'abord à la cause, si c'est possible. On modifiera la constitution, on traitera l'anémie, qui existe presque toujours ; on attaquera la diathèse, si on la découvre. Si l'on soupçonne une cause locale, on examinera avec soin l'état de l'appareil génital et on traitera les déplacements ou les maladies de l'utérus, s'il y a lieu. Ou bien on expulsera les vers intestinaux ; on essayera de ramener la menstruation, le plus souvent troublée. On supprimera la cause morale, s'il y en a une : l'inquiétude, la jalousie, la peine, etc. — C'est là une première indication, indispensable à remplir.

Après cela, comme moyen médicamenteux, tout a été employé et vanté, depuis la poudre de vers lombrics jusqu'au pénis desséché. L'analyse est nécessaire.

D'abord les *antispasmodiques*. D'après les théories anciennes, l'utérus craignait les mauvaises odeurs et les évitait par la fuite, tandis qu'il aimait et recherchait les parfums. De là toute une médication : on faisait respirer des fétides, de manière à faire fuir l'utérus des parties supérieures du corps, et on pratiquait à la vulve des fumigations parfumées, afin de l'attirer en bas à sa position naturelle. Les fétides employés étaient très-variés : le castoréum a été l'un des premiers. On conseillait aussi la corne de cerf, le pied d'élan, le pied de bouc, le vieux cuir, la chandelle au moment où on l'éteint, la fumée de lampe à demi-éteinte, les poils d'hommes et d'animaux, les verrues des pieds des chevaux; on faisait brûler cela sous le nez.

Ce sont là des idées et des pratiques bien étranges. Mais nous savons que les contemporains en sont arrivés, avec Fonssagrives, à ne trouver comme caractère commun du groupe des antispasmodiques que leur volatilité et leur odoréité.

Que valent les antispasmodiques dans l'hystérie ? Briquet fait une charge à fond contre ces moyens ; Bernutz les défend au contraire. En somme, ils produisent une stupéfaction diffusible peu profonde et passagère, qui ne diffère que par le degré de l'action anesthésique. Ils seront donc indiqués, non contre la névrose hystérie, mais contre quelques-unes de ses manifestations, spasmes ou convulsions.

L'indication capitale se trouvera dans cet état d'agacement, d'excitation, d'éréthisme nerveux, qui précède ou suit les attaques : l'état d'imminence

spasmodique, l'attaque incomplète, la boule hystérique, le nervosisme. Ces agents peuvent entièrement dissiper ces états.

Dans les cas d'excitation plus intense et durable, les antispasmodiques sont encore indiqués à un autre titre : ils produisent une sédation passagère et permettent le traitement du fond même de l'hystérie, en calmant l'éréthisme général qui s'oppose à ce traitement. — On les emploie encore contre quelques spasmes peu tenaces : la constriction de la gorge, la strangulation, la dysphagie même, cèdent quelquefois à l'éther[1]. Mais les convulsions un peu tenaces et habituelles résistent ordinairement. Ainsi, on perd son temps à employer les antispasmodiques contre la toux hystérique.

Pour obtenir une action persistante, il vaut mieux recourir aux *stupéfiants fixes*, narcotiques et anesthésiques. Seulement, pour ces agents plus que pour tout autre, il faut tenir compte des susceptibilités personnelles, de l'ataxie thérapeutique, que certaines hystériques poussent si loin. Combal cite une dame qui ne pouvait pas prendre une goutte de laudanum, même par surprise, sans délirer. Bernutz en a vu une autre qui prenait impunément des lavements avec 200 gram. de laudanum.

Quand il est bien toléré, l'opium continué à assez haute dose est un excellent traitement contre les états convulsifs durables. Il doit être en général préféré à la belladone, parce que celle-ci entraîne plus rapidement les phénomènes d'intoxication. La belladone aurait une indication spéciale dans les cas d'idiosyncrasie contre l'opium et dans les cas de constipation opiniâtre et gênante.

Le chloral peut aussi remplacer ces agents, surtout comme hypnotique. Le bromure de potassium ne réussit pas toujours. Il ne serait pas indiqué quand il y a une trop grande excitabilité nerveuse, mais il l'est au contraire à un haut degré dans les cas épileptiformes. On peut arriver rapidement à 10 gram. par 24 heures. On essaie actuellement le bromure de camphre, qui agirait à moindre dose ; ce moyen est encore à l'étude.

En tout cas, il faut avoir à sa disposition un arsenal thérapeutique considérable et varié, parce qu'il faut changer souvent et longtemps.

A côté de ces moyens, qui agissent par sédation, d'autres agissent par *perturbation* : tels sont ceux appelés à tort des révulsifs (ce serait en tout cas plutôt de la dérivation). Nous mentionnerons là les ventouses scarifiées sur les muscles contracturés, les sinapismes ou vésicatoires au creux épigastrique contre le hoquet tenace, etc. Ce n'est pas là de la dérivation vraie,

[1] Chez une malade de Charcot (Obs. v de l'*Iconogr. photogr.*, tom. I), les inhalations d'éther prolongées donnent lieu assez souvent à un état cataleptique ; l'éther occasionne aussi un délire qui offre beaucoup d'analogie avec celui qui succède aux attaques ; la volonté paraît absente ; la malade s'abandonne à des confidences qui trahissent ses aspirations, ses besoins les plus intimes. Les sensations génitales dominent chez plusieurs hystériques dans le délire produit par l'éther.

il n'y a rien d'humoral ; c'est une action perturbatrice sur le système nerveux, sans parler de l'effet moral produit par ces moyens un peu violents.

Les antipériodiques peuvent aussi agir de la même manière, en rompant l'ordre dans les cas de retour régulier des crises.

Ces deux effets, sédatif et perturbateur, peuvent être obtenus par l'*hydrothérapie*, qui est peut-être le plus puissant moyen que nous ayons contre l'hystérie. Les bains tièdes prolongés sont un très-bon agent de sédation à employer contre tous les phénomènes d'excitation. Pomme en faisait un fréquent usage et regrettait que la journée n'eût pas plus de vingt-quatre heures, afin de les prolonger davantage. C'est un excellent moyen contre les convulsions permanentes : on leur donne une durée de quatre, six et huit heures.

L'eau glacée a encore une action sédative. L'ingestion de glace pilée, l'application épigastrique d'une vessie remplie de glace, sont utiles contre les vomissements et le hoquet. Cruveilhier faisait boire à ses malades plusieurs verres d'eau froide à la régalade. Briquet prescrit la glace pilée et avalée par cuillerées à bouche.

L'action perturbatrice est obtenue quand on projette de l'eau à la figure ou sur le corps des hystériques pendant l'attaque.

Enfin on peut avoir une action tonique générale et tonique spéciale pour le système nerveux, contre la névrose elle-même, par le drap mouillé, les lotions froides, les affusions, les douches, etc. C'est une médication que nous ne saurions trop recommander.

L'*électrisation* cutanée faradique est très-bien indiquée contre les anesthésies : elle agit plus ou moins rapidement et les fait presque toujours disparaître, au moins pour un temps. De plus, la douleur produite dans certains cas est un puissant moyen de perturbation, et la crainte d'une nouvelle séance peut achever la guérison. C'est ce qui nous est arrivé chez une malade dont une électrisation douloureuse a guéri la paralysie.

Préconisée aussi comme moyen perturbateur contre les convulsions tenaces, elle est conseillée par Briquet contre la toux hystérique et les spasmes permanents. L'effet psychique doit jouer ici un très-grand rôle.

On emploie aussi avec succès les courants interrompus contre les paralysies, à titre d'excitants, et on peut essayer les courants continus contre les contractures (?). Nous reviendrons sur leur action dans le traitement de l'attaque.

A côté, nous placerons la *métallothérapie*. Déjà, à propos de l'hémianesthésie d'origine cérébrale (pag. 190), nous avons fait connaître les recherches de Burq, reprises et confirmées à la Salpêtrière.

Nous retrouvons ici cette question, au point de vue particulier des hystériques. Nous résumerons les principaux faits acquis[1].

[1] Voy., pour plus de détails et pour les renseignements bibliogr., notre Revue

Quand on applique une plaque métallique sur la peau d'une hystérique hémianesthésique, la sensibilité revient en même temps que la force musculaire augmente et que la température s'élève.

Tous les métaux ne produisent pas ces effets chez une même malade. Chaque hystérique est sensible à un métal donné, quelquefois à deux ou même trois.

La sensibilité métallique des hystériques est en général fixe, constante et toujours la même pour une malade. On l'a vue cependant varier quelquefois; après des applications réitérées, après une perturbation par l'électricité, elle peut disparaître. Elle disparaît également souvent dans le voisinage des grandes attaques.

Le phénomène ainsi développé est transitoire. Qu'on laisse ou non les métaux appliqués sur la peau, on voit au bout d'un certain temps la sensibilité disparaître de nouveau dans les mêmes points : c'est l'anesthésie de retour.

En même temps que la sensibilité (générale et spéciale) reparaît dans une région anesthésiée, elle disparaît dans la région symétrique. C'est là le phénomène du transfert, constaté d'abord par Gellé (pour l'ouïe) et dénommé par Dumontpallier.

De plus, avant que l'anesthésie de retour s'établisse d'une manière définitive, on observe des oscillations successives. Ces oscillations, découvertes par Charcot et bien étudiées par Richer, se produisent, que l'application métallique soit ou non continuée. Leur nombre est très-variable; on en a observé 10, 12 et plus.

Cela posé, si une hystérique est guérie de son hémianesthésie (pour une cause ou pour une autre) et qu'on réapplique le métal auquel elle était sensible, l'anesthésie reparaît (Charcot). Cette anesthésie métallique ou postmétallique apparaît au point d'application, puis s'étend de là à tout le corps, en suivant pour cela une marche singulière : elle débute par quatre points symétriques, parmi lesquels celui qui est le siége de l'application.

L'anesthésie provoquée ou métallique a une valeur diagnostique et pronostique. Charcot a en effet constaté que cette facilité de développer l'anesthésie diminue chez les malades à mesure que l'hystérie s'affaiblit. Ce serait donc là un moyen d'apprécier chez les malades hystériques la solidité de la guérison.

du *Montpellier méd.*, juin 1880. Nous nous faisons seulement un devoir de rétablir un détail historique qui nous avait échappé. Parmi les précurseurs vraiment scientifiques de Burq, il faut citer C.-H.-A. Despine, d'Aix en Savoie, qui, après de nombreux essais, faits de 1820 à 1838, mit bien en lumière l'action des métaux dans la cure des maladies nerveuses, le phénomène du transfert, etc. Voy. sur ce point le travail du Dr Monard (*La Métallothérapie en* 1820, in *Lyon médical*, 1880) et la lettre du Dr Guilland père, in *Montpellier médic.*, août 1880.

Cette action des métaux sur les membres sensibles une fois constatée, on a essayé de la produire sur le côté sain chez les hystériques encore hémi-anesthésiques. On choisit les mêmes malades que dans l'expérience fondamentale, seulement on applique le métal sur le côté sain au lieu de l'appliquer sur le côté anesthésié. Le phénomène s'accompagne d'oscillations consécutives et aboutit finalement à la situation première.

Cette manière de procéder a réussi dans certains cas où l'expérience fondamentale avait échoué.

Ajoutons sur ce point une remarque particulière. En général, l'anesthésie provoquée s'accompagne d'amyosthénie, de refroidissement et de pâleur de la peau. Cette association n'est cependant pas constante. Il y a une certaine indépendance entre ces divers éléments, et on a vu l'anesthésie apparaître avec la rougeur de la peau, etc. (Vigouroux.)

L'anesthésie n'est pas la seule manifestation hystérique modifiée par les applications métalliques. On a vu les mêmes procédés agir de la même manière sur des paralysies, des contractures, des attaques convulsives, l'état hypnotique et la catalepsie. Tous ces états peuvent être provoqués, transférés par les métaux.

« On peut mettre en évidence différents états pathologiques dont les conditions sont présentes chez le sujet » (Charcot).

Voici enfin quelques particularités curieuses notées par différents auteurs, Vigouroux surtout.

a. Certains métaux (cuivre et zinc) perdent leur efficacité si l'on recouvre d'une couche isolante la face du métal non en contact avec la peau.

b. L'action est changée et généralement annulée si au premier métal on en superpose un second qui ne touche pas la peau, le premier métal étant actif et le second ne l'étant pas pour la malade en observation.

Si l'on place une série de disques ainsi superposés, l'effet final dépend de la nature du disque qui termine la colonne : positif si ce dernier métal est actif, négatif s'il est inactif.

L'action du premier métal est également perturbée par un second métal (inactif) placé sur le même membre, à quelque distance du premier.

En réalité, le métal neutre n'annule pas l'effet du métal actif. Il immobilise l'état d'innervation tel qu'il est au moment où on l'applique. Il rend durable l'état de transfert ou l'état primitif, suivant que la superposition est faite dans l'un ou l'autre de ces états.

Ces observations permettent de transformer la métalloscopie en métallothérapie externe.

Quant à la métallothérapie interne, elle paraît bien avoir donné quelques résultats dans un certain nombre de cas. Cependant il faut se rappeler que c'est là un point bien moins établi que les précédents dans la doctrine de Burq, et ne pas rendre solidaires l'une de l'autre la métalloscopie et la métallothérapie interne.

Nous avons déjà dit, à propos de l'hémianesthésie cérébrale, comment on a rapproché de ces applications métalliques les courants continus faibles, l'électricité statique, les solénoïdes, les aimants.

On a aussi essayé à la Salpêtrière, avec un plein succès, les vibrations sonores d'un diapason. On obtient ainsi les mêmes effets qu'avec les aimants, les métaux, etc. Pour avoir l'action locale, on fait appuyer la main sur la caisse de résonnance; pour l'action générale, on place la malade sur la caisse même de résonnance. On fait ainsi disparaître des anesthésies, etc. — On a même fait des expériences pour démontrer que ce n'est pas la transmission acoustique qui agit dans ces cas, mais la transmission directe des vibrations.

On a encore fait des essais du même ordre avec des agents thermiques. Regnard, Vigouroux, ont obtenu des transferts, des anesthésies ou des contractures provoquées, etc., avec le froid. Therme a montré que l'eau à 0° ou à 38° peut, suivant les sujets, remplacer les métaux sensibles.

Mentionnons enfin des expériences un peu paradoxales faites avec des disques de bois et qui n'ont du reste pas réussi entre les mains de tout le monde. Hughes Bennett aurait fait disparaître une anesthésie en appliquant des disques de bois sur la peau; il s'est même amusé (*zum Scherz*, dit Rosenbach) à donner du quassia à l'intérieur pour compléter le traitement. Westphal a obtenu des résultats analogues avec des jetons en os ou en ivoire.

Ces faits sont restés isolés. A la Salpêtrière, on a plusieurs fois essayé de les reproduire sans y parvenir[1]. Du reste, la possibilité de supercherie

[1] Tout récemment (*Soc. de Thérap.*, 28 juillet 1880) Dujardin-Beaumetz et Jourdanis ont étudié les propriétés œsthésiogènes de certains bois appliqués sur la peau, ou xylothérapie. Les plaques de bois directement appliquées sur la peau rappelleraient la sensibilité chez les malades anesthésiques plus promptement que les métaux. Tous les bois n'agissent pas avec la même intensité; on peut les classer, au point de vue de l'efficacité de leur action, dans l'ordre suivant : quinquina, thuya, bois de rose, acajou, pitch-pin, noyer, érable, pommier; on n'obtient aucun effet sensible avec le peuplier, le frêne, le palissandre et le sycomore. (Le marbre, la pierre, ne donnent aucun résultat.) Dans aucun cas, il n'y a eu de transfert; le retour de la sensibilité a toujours été très-fugace. La température de la plaque de bois ne modifie en rien les résultats.

La théorie électrique est difficile à soutenir en présence de ces recherches. Guéneau de Mussy a résumé à la même séance de la *Soc. de Thérap.* la théorie de Maggiorani, d'après laquelle ce serait une sorte d'action de contact développant des vibrations moléculaires très-rapides en rapport avec le mouvement vibratoire moléculaire du système nerveux. Nous n'insisterons pas sur cette hypothèse (Schiff), qui est séduisante, mais qui, comme l'a ajouté Féréol, équivaut à l'aveu de notre ignorance; ne vaudrait-il pas mieux le reconnaître franchement?

Voy. encore sur ce dernier point : Vigouroux; *Progr. méd.*, 12 sept. 1880.

ou d'effet psychique dans quelques cas n'entraîne pas l'impossibilité d'effet réel dans l'immense majorité des autres cas.

Toutes les expériences de la Société de Biologie ont été faites en effet avec un grand luxe de précautions. Ainsi, un bandeau était toujours placé sur les yeux de la malade, on ne la prévenait pas du changement de métal, on la trompait même sur la nature du métal appliqué, etc.; toutes choses qui répondent à la prétention des médecins anglais de tout expliquer en métallothérapie par l'«*expectant attention* ».

On voit toute l'extension que les recherches récentes ont donnée à la métallothérapie; le sens étymologique du mot est dépassé et il vaudrait mieux le remplacer par le mot *œsthésiogénie.*

Deux caractères particuliers distinguent du reste cette action œsthésiogène dans les anesthésies hystériques et dans les anesthésies organiques. Dans ces dernières, il n'y a pas de transfert et l'effet est permanent; dans les premières, au contraire, il y a transfert avec oscillations successives et retour définitif à l'état antérieur.

Cette règle, vraie dans la majorité des cas, n'est cependant pas absolue. Vigouroux et d'autres ont vu le transfert dans des cas d'origine organique ou toxique. Proust et Ballet et d'autres ont vu aussi, dans des cas analogues, les effets n'être pas permanents et augmenter de durée après chaque nouvelle application. D'autre part, Debove a montré qu'on peut éviter le transfert et obtenir des guérisons chez les hystériques par l'aimantation bilatérale et prolongée. Mais enfin on peut dire néanmoins que ce n'est pas là la règle générale.

Si donc nous prenons les choses de haut et dans leur plus grande généralité, nous pouvons conclure que les métaux (et autres agents œsthésiogènes[1]) peuvent ramener la sensibilité suivant deux types différents: type transitoire avec transfert (qui appartient surtout à l'hystérie) et type permanent sans transfert (qui appartient surtout aux maladies organiques et toxiques).

L'importance diagnostique, pronostique et thérapeutique de cette loi justifie les développements que nous avons donnés à cette question.

Dans les troubles musculaires, on peut tirer profit de l'*exercice rhythmique* des muscles atteints. Ainsi, pour la voix, dans les cas d'aboiements ou d'autres spasmes du même ordre, l'exercice régulier de la parole est utile: on fait déclamer des vers, scander les mots, lire à haute voix, chanter en marquant la mesure. De même pour ce qui se passe du côté des membres inférieurs: Bernutz cite une dame qu'on faisait promener, précédée ou suivie d'un tambour battant la charge.

Reste encore le traitement *moral*, qui a ici une grande importance.

Une femme était atteinte de convulsions choréiformes durant depuis six

[1] Parmi lesquels il faut comprendre les vésicatoires (*Gaz. hebd.*, 1880, 1).

semaines, et si violentes que l'épiderme des avant-bras était excorié par le frottement. Après plusieurs médications infructueuses, Guéneau de Mussy saisit un jour le bras de la malade, et, lui parlant de la nécessité de guérir, de l'insuffisance des agents employés, dit qu'il lui reste un moyen, réservé jusque-là à cause de son énergie ; il faut même prescrire en même temps un contre-poison que l'on tient à côté pour le cas où les effets de la pilule seraient trop énergiques. On prescrit alors une pilule *mica panis* que l'on recommande à la sœur pour qu'elle ne s'égare pas, et à côté 125 gram. de protoxyde d'hydrogène à titre d'antidote. La malade éprouve, au passage de la pilule, un sentiment de brûlure œsophagienne telle qu'elle se jette sur la bouteille de protoxyde d'hydrogène pour la calmer, et après une pilule les convulsions cessaient complétement.

Des effets plus curieux encore sont ceux qu'on a obtenus dans des cas de constipation. Des purgatifs répétés étaient restés inactifs ; une pilule *panchymagogue è mica panis* entraîna une superpurgation.

Dans un cas d'aphonie, Bernutz place la patiente dans un coin de la chambre la bouche ouverte ; il se met dans le coin opposé, armé d'une seringue à injection remplie d'un liquide glacé ; il en dirige le jet vers la bouche de la malade à travers toute la pièce : l'aphonie est guérie.

Guéneau de Mussy cite plusieurs faits de paralysie guérie par ses pilules fulminantes.

Seulement, pour essayer ces moyens il faut inspirer une grande confiance à la malade ; il faut qu'elle soit convaincue qu'on croit à son mal, et on ne doit prévenir absolument personne autour d'elle de la réalité des choses.

2. Il nous reste encore à parler des moyens dirigés contre l'*attaque* d'hystérie elle-même, et d'abord des moyens employés pour l'arrêter, la faire avorter.

Partant de l'idée ancienne déjà plusieurs fois rappelée, Arétée recommande de faire revenir l'utérus à sa place et de l'y maintenir ; pour cela, on repoussait la matrice dans le bassin et on comprimait fortement. Par une théorie absurde, on était arrivé ainsi, soit pour les antipasmodiques, soit pour la compression du ventre, à des faits vrais. C'est qu'en réalité l'ordre des idées était l'inverse de ce que l'on dit généralement : ils n'avaient pas édifié leur théorie *à priori* pour en déduire la pratique ; ils avaient d'abord bien observé les faits et avaient ensuite bâti leur théorie. Celle-ci a changé, mais ceux-là sont restés.

La pratique a été poursuivie. Au XVIe siècle, Monardès plaçait une grosse pierre sur le ventre de ses malades ; au XVIIe, Willis conseille la compression de l'abdomen pour empêcher le spasme convulsif de monter au cou et à la tête ; au XVIIIe, la pratique populaire recommande ce moyen comme secours aux convulsionnaires : tantôt on appuyait sur le ventre avec un pesant chenet ou un pilon ; tantôt on enserrait le ventre dans de longues bandes que l'on tirait à droite et à gauche ; d'autres fois enfin,

trois, quatre, et même cinq personnes montaient sur le corps du malade.

Une chose curieuse, c'est que cet usage est resté dans le peuple, du moins dans une partie de notre population. On pouvait voir, dans un faubourg de la ville, un alcoolique qui a des attaques épileptiformes ; quand une crise le prend, sur la route ou ailleurs, sa femme et sa fille, qui l'accompagnent toujours, s'asseoient sur lui et invitent quelque passant à en faire autant.

A notre époque, du reste, on a repris l'étude scientifique de ce traitement : Récamier faisait mettre sur le ventre un oreiller ou le coussin d'un canapé, et y faisait asseoir quelqu'un dessus. Briquet repousse cette pratique, et la déclare inefficace et même dangereuse.

La question a été encore étudiée plus tard, seulement on a substitué l'ovaire à l'utérus. Négrier recommande la compression de la région ovarienne ; mais son livre fit peu de bruit et de prosélytes. Charcot a de nouveau attiré l'attention sur ces faits.

Il présente des cas graves d'hystéro-épilepsie dans lesquels il y a douleur ovarienne nette et aura partant de ce point. Quand l'accès s'est produit, que la femme est par terre sur un matelas, le médecin met un genou en terre et plonge le poing fermé dans la fosse iliaque qui est le siége de l'ovarie. Il faut faire appel à toute sa force pour vaincre la rigidité des muscles abdominaux. Cette résistance une fois vaincue, quand on a pénétré dans le bassin, la sédation se manifeste ; quelques mouvements de déglutition se produisent et les muscles reviennent en résolution. Il faut maintenir la compression pendant quelques minutes, et alors l'attaque est bien réellement terminée ; sinon, on pourrait recommencer. Chez toutes les malades, l'effet n'est pas aussi complet. Chez quelques-unes, l'attaque est seulement modifiée, mais toujours en bien.

Le fait est mis hors de doute (nous l'avons vu contrôler encore récemment à l'hôpital Saint-Éloi), mais on ne peut pas nier d'autre part la brutalité du moyen. Comme le dit Bernutz, il est bien difficile qu'une mère permette jamais de l'employer sur sa fille. En principe, d'ailleurs, l'attaque d'hystérie ordinaire ne mérite pas un si grand moyen. On pourra seulement l'essayer dans les attaques graves d'hystéro-épilepsie, qui, en se répétant, pourraient mettre en danger la vie du malade [1].

Un procédé un peu analogue pour faire avorter l'attaque est la constriction du larynx, proposée par Guéneau de Mussy; c'est une sorte de strangulation véritable. La chose est encore à expérimenter, son efficacité n'étant pas démontrée pour la généralité des cas.

Richer et Regnard ont récemment attiré l'attention sur l'action du cou-

[1] Voy., dans l'*Iconogr. photogr. de la Salpêtrière*, les résultats obtenus par la compression ovarienne prolongée avec un compresseur, celui de Poirier par exemple.

rant galvanique sur les attaques d'hystérie, et surtout d'hystéro-épilepsie. Le courant continu appliqué pendant la période d'état de mal hystéro-épileptique a toujours diminué le nombre des attaques. Les interversions du courant arrêtent en général l'attaque, mais lorsqu'elle est déjà commencée ; ainsi, par exemple, si l'on fait une application de quarante éléments Trouvé à un malade en état d'attaque et qu'on intervertisse les pôles, l'excitation qui résulte de cette rupture du courant détermine l'arrêt immédiat de l'attaque... Ajoutons enfin que les attaques peuvent disparaître pour ne plus revenir, ou, ce qui est plus fréquent, les attaques reviennent et s'espacent de plus en plus, et perdent peu à peu de leur intensité [1].

Les médecins anciens avaient multiplié les moyens d'intervention dans les attaques qu'ils cherchaient à abréger, les croyant très-funestes, dangereuses. Depuis l'arrachement des ongles ou d'un poil du pubis jusqu'aux pilules très-complexes dans lesquelles entrait le placenta desséché, tout a été mis en usage. Je ne parlerai pas des pratiques que préconisaient Forestus et bien d'autres, basées sur ce fait plus ou moins vrai de l'écoulement du mucus vaginal à la fin de l'attaque. Ce sont des procédés que la morale et les plus élémentaires convenances réprouvent d'une manière absolue.

Briquet recommande le chloroforme. Les hystériques sont très-sensibles à son action. On place sous leur nez un plumasseau de charpie imbibée. La patiente fait d'abord quelques mouvements pour s'en débarrasser, puis l'agitation cesse, les muscles tombent dans le relâchement ; au bout de quelques minutes, la malade s'endort et les convulsions cessent. De l'aveu même de Briquet, les fortes convulsions ne sont que momentanément arrêtées et le moyen ne réussit bien que dans les attaques de moyenne intensité. Dès-lors reparaît l'objection que Briquet lui-même faisait à d'autres procédés : ce n'est pas la peine d'employer un moyen qui, en somme, est dangereux pour enrayer seulement des attaques sans danger.

On a encore essayé le nitrite d'amyle. Bourneville a arrêté par ces inhalations des attaques d'hystérie grave et d'hystéro-épilepsie. C'est un moyen dangereux et insuffisamment étudié jusqu'à présent [2].

Le plus souvent donc on se bornera à surveiller la malade pendant l'attaque. On enlève à la patiente tout ce qui peut gêner la circulation ou la respiration : vêtements, ceinture, etc. On la maintient au lit ; il faut quelquefois résister aux convulsions trop fortes en immobilisant les quatre

[1] *Soc. Biol.*, 13 juillet 1878. — *Gaz. hebd.*, 30.

[2] Bourneville et d'Olier ont récemment essayé (*Soc. de Biol.*, 31 juillet 1880) le bromure d'éthyle. Ce médicament, administré à plusieurs reprises à cinq hystériques mâles de Bicêtre et à des malades de la Salpêtrière, a presque constamment amené la cessation des phénomènes convulsifs, et plusieurs fois, chez deux malades, le passage rapide du clownisme au délire.

membres. Il ne faut recourir aux liens que si c'est absolument indispensable. On peut faire quelques inhalations antispasmodiques. Un peu d'eau froide en aspersion ou en boisson est utile : on a recommandé de faire avaler, de gré ou de force, à la malade un grand verre d'eau froide. Il n'y a pas à redouter qu'elle s'étouffe. Enfin, si le cas est très-grave et chez une ovarique, on essayera la compression.

On peut encore, dans un but thérapeutique, chercher à provoquer une attaque au lieu de la combattre. On sait en effet que certains phénomènes permanents, comme les contractures ou les paralysies, peuvent disparaître brusquement au moment d'une attaque convulsive.

Le moyen à employer est assez simple : la compression de l'ovaire est douloureuse : on provoque tous les phénomènes de l'aura, et si l'on insiste on peut arriver à l'attaque complète. Ce procédé a été essayé quelquefois. Il a réussi notamment entre les mains de Liouville, pour faire cesser d'anciennes contractures [1].

CHAPITRE II.

ÉPILEPSIE [2].

Boerhaave définissait l'ÉPILEPSIE : *Abolitio subita omnium functionum animalium cum augmento motuum vitalium et motu convulsivo in omnibus musculis corporis*. Cette phrase a le tort de ne s'appliquer qu'à l'attaque ; c'est là en effet le phénomène le plus connu et le plus anciennement connu (de toute antiquité); mais ce n'est pas le seul. Les travaux modernes ont fait admettre dans le cadre de l'épilepsie les absences, le petit mal, les accidents épileptoïdes. D'où la nécessité d'adopter une définition plus large, comme celle de Voisin : une maladie chronique, apyrétique, caractérisée par des attaques convulsives, des vertiges, des absences, qui frappent l'individu d'une façon irrégulière, au milieu de la santé souvent en apparence la plus parfaite.

Au point de vue historique, on peut dire que la description des attaques est très-anciennement connue ; les travaux ultérieurs, en complétant cette étude, ont éclairci d'autres phénomènes de la névrose, et enfin les recherches contemporaines cherchent surtout à développer la physiologie pathologique de cette maladie étrange.

ÉTIOLOGIE. — Le rôle immense de l'*hérédité* est aujourd'hui admis par tout le monde, et on n'a presque plus besoin de l'appuyer sur des chiffres.

[1] On pourrait aussi utiliser dans le même but ce que nous avons dit plus haut des différentes régions hystérogènes.

[2] Voisin ; art. *Dictionn. Méd. et Chir. prat.* — Nothnagel ; *Hdb. von Ziemssen.* — Rosenthal ; *loc. cit.*

Echeverria, sur 306 malades, trouve de l'hérédité chez 80. Voisin, sur 35 enfants de 17 ménages (dont un des époux était épileptique), en trouve 16 épileptiques ou morts de convulsions. L'épilepsie peut du reste sauter une génération, comme Boerhaave l'avait déjà remarqué.

De plus, il faut étendre la notion d'hérédité. Ce n'est pas toujours l'épilepsie elle-même que l'on rencontre chez les parents : ce sont souvent d'autres grandes névroses comme la chorée, l'hystérie, l'aliénation mentale. Sur 95 épileptiques, Voisin a trouvé chez 41 des antécédents héréditaires nervosiques. On peut même rencontrer la migraine ; ainsi, Nothnagel cite une mère migraineuse qui eut un fils épileptique et une fille hystérique.

L'influence du père et de la mère paraît du reste égale, et nullement prédominante pour le père, comme on l'a dit après Esquirol.

L'influence des parents peut encore se faire sentir d'une autre manière : ils transmettent la diathèse qui fait le fond commun de ces névroses.

De plus, l'alcoolisme des parents est une cause d'épilepsie chez les enfants. Sur 95 malades de Voisin, 12 avaient des ascendants morts d'alcoolisme chronique ou sujets, avant leur mariage, à des habitudes alcooliques invétérées. Une circonstance particulière paraît avoir son importance, mais est en général difficile à contrôler : c'est l'état d'alcoolisme aigu d'un des conjoints au moment de la conception.

L'épilepsie peut encore être produite par des causes agissant d'une autre manière, mais toujours avant la naissance. A l'état congénial, cette névrose dépend d'accidents survenus pendant la vie intra-utérine (contusions, chutes, impressions vives). Ainsi, Voisin a vu plusieurs cas dans lesquels l'épilepsie paraissait causée par une frayeur qu'avait éprouvée la mère pendant sa grossesse.

L'âge avancé des parents et surtout la consanguinité à un degré rapproché, peuvent encore développer l'épilepsie chez les enfants.

Les *sexes* paraissent à peu près égaux devant cette névrose. Voisin montre cependant que la population comparée de Bicêtre (hommes) et de la Salpêtrière (femmes) indique plus de femmes.

On peut avoir l'épilepsie à tout *âge*. Cependant les âges de prédilection sont : l'enfance, la puberté et l'adolescence, surtout pour l'épilepsie héréditaire. Dans ce cas même, c'est avant la puberté ou tout au moins avant 20 ans (Echeverria) que la névrose se déclare. Nothnagel admet cette proposition et pose en principe que tout individu qui a dépassé 20 ans n'a plus à craindre d'épilepsie héréditaire.

On dit aussi que le *tempérament* nerveux, très-impressionnable, peureux, dispose à l'épilepsie. Mais les faits sur lesquels on s'appuie sont quelquefois susceptibles d'une interprétation différente : ce tempérament et ce nervosisme peuvent être les premières manifestations de la maladie fondamentale qui aboutira ultérieurement à l'épilepsie.

L'influence des *climats* et des *saisons* est peu connue : Frank dit qu'en

Lithuanie il y aurait plus d'épileptiques qu'en Allemagne. On n'a pas noté de différences entre l'été et l'hiver.

Les *excès sexuels* étaient surtout accusés par les anciens, qui allaient jusqu'à dire : *Coïtum parvam esse epilepsiam*. Les modernes sont moins affirmatifs. De ce que la première attaque de haut mal débute assez souvent après le coït ou à l'occasion du coït, il n'en résulte pas une relation nécessaire de cause à effet. La fréquence des excès vénériens est sans rapport avec la fréquence de l'épilepsie ; c'est tout au plus là une cause adjuvante.

On a encore accusé l'*onanisme*, qui dispose du reste à toute espèce de névroses. De plus, il faut se rappeler ici que les épileptiques se masturbent souvent plus après le début de leur névrose qu'avant. C'est alors un symptôme et un effet plutôt qu'une cause.

On a également parlé de la *continence*, qui ne paraît avoir aucune espèce d'influence.

Althaus a enfin signalé le phimosis congénital, qui agirait en poussant à la masturbation.

Les travaux de l'esprit exagérés et précoces, les passions tristes, les inquiétudes, etc., ne jouent qu'un rôle éminemment secondaire.

L'*état général* est au contraire un élément étiologique de premier ordre. Nous signalerons tout d'abord les diathèses. Sur 95 épileptiques, 12 avaient des antécédents tuberculeux et scrofuleux francs (Voisin). Le rachitisme, la syphilis, se rencontrent dans d'autres cas, ainsi que les intoxications et tout spécialement l'alcoolisme. Magnan accuse surtout l'absinthe ; elle ne joue pas un rôle exclusif. Le vin, l'eau-de-vie, le cidre, le poiré, peuvent aussi produire les mêmes effets. Le mercure et le plomb doivent encore être cités.

L'anémie et toutes les causes de débilitation de l'organisme faciliteront encore l'épilepsie. Delasiauve a observé que les chevaux soumis accidentellement à une diète trop prolongée sont exposés à une espèce d'épilepsie qui ne guérit que par la cessation de l'abstinence. De même, chez l'homme, la misère, les excès, les pertes considérables de liquide (hémorrhagies, flux intestinal, salivation, leucorrhée, pertes séminales, sueurs copieuses, suppurations abondantes) ; les maladies générales, qui altèrent profondément les fonctions nutritives, etc., préparent quelquefois le développement de l'épilepsie.

En opposition à ces faits, nous citerons des cas d'épilepsie qui paraissent sous la dépendance d'un sang trop abondant et trop riche, des excès d'alimentation, et que l'on peut guérir par des saignées et le régime débilitant[1].

Nous avons enfin à envisager les *causes locales*, c'est-à-dire celles qui, agissant sur telle ou telle partie du système nerveux, sont le point de départ de l'épilepsie, de l'épilepsie vraie, et pas seulement d'attaques épilepti-

[1] Voy. Lépine ; *Rev. mens.*, 1877.

formes. Ces causes peuvent agir sur les nerfs périphériques, sur la moelle ou sur l'encéphale.

Pour les *nerfs*, nous verrons que Brown-Sequard détermine l'épilepsie chez des cochons d'Inde en sectionnant un ou les deux sciatiques ; c'est une véritable épilepsie qu'il produit ainsi, puisqu'elle est héréditaire chez les animaux. Cliniquement, nous trouvons une catégorie analogue formée par les épilepsies réflexes ou sympathiques, dont Voisin cite de nombreux exemples.

La névrose est produite dans ce cas par l'excitation d'un nerf sensitif ou mixte, du trijumeau le plus souvent. Chez un épileptique de Bicêtre, l'affection était déterminée par le séjour prolongé d'un morceau de verre sous le cuir chevelu de la région temporale droite, et a persisté depuis, malgré l'ablation du corps étranger. Sauvages parle d'épilepsie produite par des insectes qui se logent dans les sinus des narines ; Legrand du Saulle, par des vers établis dans les sinus frontaux. La dentition est une cause fréquente de ces accidents, et souvent la névrose de l'adulte remonte à l'épilepsie aiguë ou éclampsie de cette époque. On l'observe encore après des névralgies de diverses parties du corps. La maladie de Menière peut être placée dans la même catégorie ; Voisin a vu une jeune fille dont l'épilepsie a suivi de très-près une lésion des deux oreilles internes. Le point de départ peut être encore dans les nerfs des membres : Briand a vu une épilepsie traumatique après blessure des extrémités ; Bernhardt l'a observée chez un sujet qui avait gardé les pieds humides. Quelquefois l'excitation initiale porte sur les viscères : c'est ainsi qu'agissent les vers intestinaux. Duncan cite un enfant de 5 ans guéri du mal caduc par l'extraction d'un calcul vésical enchatonné. La fâcheuse influence du coït est encore de la même nature, ainsi que les actes menstruels.

Pour l'*encéphale*, Westphal a montré qu'on peut rendre les cochons d'Inde épileptiques par une série de petits coups sur la tête. L'électrisation de l'écorce cérébrale entraîne les crises épileptiformes ; ce n'est peut-être pas là de la vraie épilepsie. Mais Hitzig a montré que quand on enlève le centre cortical du membre antérieur, par exemple, l'animal devient épileptique.

De même, les lésions traumatiques du cerveau, de ses enveloppes et des os du crâne, ont produit parfois l'épilepsie. Voisin cite un exemple de cette névrose développée après une fracture grave de l'occiput, à deux ans et demi. Nothnagel a vu un fait analogue après une chute sur la tête, d'une hauteur de 12 pieds, à 8 ans. — Certaines lésions du cerveau, spécialement de l'écorce, tumeurs, foyers, etc., et aussi certaines fièvres cérébrales, méningites, etc., qui laissent après elles des lésions encéphaliques du même ordre, peuvent avoir une influence analogue.

Quant à la *moelle*, ce que l'on appelle l'épilepsie spinale n'a d'épilepsie que le nom. Mais il y a, en dehors de cela, une épilepsie vraie, suite de

maladie de la moelle. Brown-Sequard la développe chez les animaux en sectionnant une partie de la moelle.

Les observations cliniques de cet ordre sont rares. Cependant Oppler, Echeverria, Szontagh, en auraient publié.

Enfin, il y a un grand nombre de faits d'épilepsie dans lesquels on ne trouve pas de causes, ou du moins pas de causes suffisantes ; il n'y a que quelques éléments, incapables d'expliquer le développement de la maladie.

Nous ne parlons pas des causes qui déterminent seulement la première explosion des accidents. Ici, comme dans toutes les névroses, nous trouverions la peur, les émotions, etc.

En somme, nous ne maintenons pas l'ancienne division des épilepsies en idiopathique, symptomatique et sympathique. Toutes sont symptomatiques, les unes d'un état local du système nerveux (symptomatiques), les autres de l'état local d'un organe éloigné (sympathiques), d'autres enfin d'un état général connu ou à déterminer (idiopathiques). C'est toujours notre doctrine pathogénique générale de toutes les névroses.

Symptômes. — L'épilepsie ne se manifeste pas dès le début par ses phénomènes caractéristiques. Après une peur ou une cause efficiente quelconque, les enfants, dit Voisin, ont un tremblement général pendant plusieurs heures ; puis, pendant quelques jours, des sensations diverses, des tics, des étourdissements, bourdonnements d'oreille. Viennent ensuite des accès incomplets, des attaques s'arrêtant aux préludes, des crampes d'un membre, des convulsions partielles. Ceci est net surtout dans les cas d'origine périphérique : les phénomènes sont alors limités d'abord au voisinage de l'altération initiale ; ils ne s'étendent et ne se généralisent qu'après.

Cet état peut durer des jours, des mois, des années même. Puis arrive l'épilepsie confirmée, l'attaque, le haut mal.

I. *Grande attaque.* — Les *prodromes* se divisent en deux catégories : les prodromes éloignés et les prodromes rapprochés ou aura.

Les premiers, qui sont moins fréquents, portent surtout sur le caractère, sur l'état psychique : les sujets montrent de l'irascibilité, de la mobilité, de la tristesse, plus rarement de la sérénité ou de l'enjouement, quelquefois de la fatigue, des palpitations de cœur et de la lourdeur de tête. Ces phénomènes peuvent précéder l'attaque de quelques heures ou de quelques jours.

Parfois, mais assez rarement, on observe certains phénomènes prodromiques spéciaux. Ainsi, Reynolds a vu, douze heures avant l'accès, une coloration brune particulière de la peau, surtout à la face et au cou. Nothnagel a vu une dame qui avait d'habitude le sommeil court et léger et qui, à certains moments, était prise d'un sommeil très-profond et prolongé ; elle se réveillait tout à fait bien, mais était sûre d'avoir une attaque dans la

journée. Voisin a observé, dans cette période prodromique, de l'insomnie, des cauchemars, des rêves fantastiques ou voluptueux. Chez certains sujets, les crises s'annoncent par un état d'excitation génitale intense, érections diurnes de plus d'une demi-heure de durée, pollutions nocturnes, etc.

Les phénomènes prodromiques immédiats sont très-complexes et peuvent se produire dans le domaine des différents nerfs : sensitifs, moteurs, vaso-moteurs ou sensoriels.

a. Dans le premier cas, le sujet éprouve des sensations variées partant de l'extrémité d'un membre ou d'une autre partie du corps, et gagnant de là les centres et la tête. Il les compare à une vapeur froide ou chaude, à un étouffement; quelquefois c'est une sensation de bien-être, un mouvement intérieur, etc.

Le point de départ est fréquemment dans le membre supérieur, dans un doigt, un ongle, toujours le même. Chez un malade de l'hôpital Saint-Éloi, l'aura partait du gros orteil. — Elle peut partir aussi de l'abdomen ou du thorax, assez souvent de l'estomac. C'est une sensation de constriction, de resserrement, pression, torsion, tortillement, chaleur, etc., quelquefois avec nausées, vomissements, régurgitations, coliques. D'autres fois c'est un picotement à la gorge, une sensation de suffocation, une douleur précordiale, ou encore, comme dans un cas de Herpin, une très-vive douleur dans la petite molaire supérieure gauche ; ou encore, comme dans un cas de Voisin, une sensation en avant du coccyx qui remontait le long de la colonne vertébrale.

b. Dans les auras vaso-motrices, les accès peuvent débuter par une sensation subite de froid qui, partie d'un point de la périphérie cutanée, se généralise avec des frissons ; les parties sont pâles et sensiblement froides. D'autres ont au contraire des rougeurs disséminées sur divers points du corps.

On peut classer tout à côté les auras par phénomènes sécrétoires : hypersécrétion lacrymale, sudorale ou salivaire.

c. Si les nerfs moteurs sont en jeu, on note des convulsions légères, du tremblement, des palpitations musculaires, des secousses, soubresauts de tendons, crampes douloureuses, tous ces phénomènes restant très-limités ; des contractures des membres ou, plus rarement, de la face. Quelquefois les viscères sont en jeu : cœur ou estomac.

Dans cette catégorie, on peut encore placer les impulsions en avant, en arrière ou gyratoires, qu'éprouvent certains épileptiques. Voisin en a vu à Bicêtre qui renversaient alors tout sur leur passage et qui, dans leur course, se jetaient contre les tables, les colonnes, les portes, et se précipitaient enfin quelquefois dans l'escalier, qu'ils descendaient au galop, sans se faire d'autre mal que des contusions. Dans la forme gyratoire, les malades sont pris d'un mouvement de tournis complet une ou deux fois. Du

reste, ce sont peut-être là des auras psychiques, cérébrales, autant que des auras motrices.

d. Enfin, l'excitation initiale peut être sensorielle. Les hallucinations de la vue sont les plus fréquentes. Un jeune malade de Voisin se voit au début de l'accès, pendant une minute au plus, entouré de flammes, et pour y échapper il s'est précipité une fois par la fenêtre. — Chez d'autres, c'est l'ouïe qui est atteinte : bourdonnement, sifflement, etc. Ou bien l'ouïe et la vue sont atteintes simultanément. Ainsi, une jeune fille observée par Voisin entend, pendant quelques secondes avant l'attaque, des voix qui lui disent des mots désagréables et aperçoit des figures grimaçantes. Des malades de Jackson sentaient toujours avant l'attaque une odeur désagréable, tandis qu'un sujet de Herpin avait une odeur agréable, toujours la même, et celui de Joseph Frank éprouvait un goût sucré.

Du reste, ces diverses espèces d'aura, distinguées pour les besoins de l'analyse et de l'exposition, s'associent souvent : ainsi, les phénomènes moteurs accompagnent presque toujours l'aura sensitive, qui est ainsi le plus souvent un symptôme de l'ordre convulsif.

La durée de l'aura est très-variable : quelquefois nulle, elle peut aller jusqu'à deux heures; en moyenne, elle est d'une demi-minute à cinq minutes.

Dans certaines circonstances, du reste, l'aura peut se produire comme d'habitude et l'attaque elle-même manquer; tout se borne aux préludes.

Nous reviendrons, à propos du traitement, sur les moyens qu'on a d'arrêter l'aura et d'empêcher l'attaque ultérieure ; dans certains cas par la compression des membres, par exemple.

Après ou sans ces prodromes, l'attaque elle-même survient ensuite, caractérisée par la perte de connaissance avec insensibilité complète et convulsions générales, toniques et cloniques.

L'épileptique pâlit (ou quelquefois rougit), pousse un cri et tombe sans connaissance; ce cri spécial, strident, qui d'après Romberg épouvante les hommes et les animaux, manque souvent. Attribué par certains auteurs, comme Herpin, à une action cérébrale (effroi, douleur, etc.), il paraît plutôt dû à une convulsion subite des muscles du larynx et du thorax. Ensuite les convulsions se déclarent en deux phases, l'une tonique et l'autre clonique.

Première période (*tonique*). — La perte de connaissance est complète. Le malade tombe comme frappé de la foudre, et toutes les activités psychiques sont simultanément supprimées. Il s'affaisse comme une masse inerte sur le dos, là où il se trouve. D'autres fois la perte de connaissance met quelques secondes à devenir complète, et le sujet peut choisir l'endroit où il tombera. Mais c'est rare, et le malade ne se rappelle rien de l'acte de la chute.

Le coma est alors complet; toutes les sensibilités sont abolies; si le ma-

lade est tombé dans le feu, il se brûle sans rien sentir. Les réflexes sont aussi le plus souvent abolis : la pupille, immobile, ne se contracte plus par la lumière; l'irritation de la conjonctive ne fait pas cligner les paupières. D'autres fois cependant Romberg a vu le clignotement se produire et la projection d'eau froide provoquer un frémissement de tout le corps.

En même temps éclatent les convulsions toniques : tout le corps est pris de raideur tétanique; les yeux, portés le plus souvent en haut, sont cachés derrière les paupières supérieures; la bouche est tiraillée avec une expression de laideur indicible; les dents, fortement serrées les unes contre les autres, mordent souvent la langue ou la muqueuse des joues; la tête est portée en arrière, sur le côté ou en avant; les membres peuvent alors être fléchis eux-mêmes, au point que l'individu se roule en boule. Souvent un des membres supérieurs est porté en haut et l'autre en bas. Ces convulsions peuvent ne pas être complétement généralisées ou tout au moins n'avoir pas partout la même intensité; elles sont en général plus accentuées dans les muscles de la tête et de la face.

Le plus souvent contemporaines de la perte de connaissance, les convulsions peuvent la suivre un peu ou même la précéder légèrement.

Quelquefois cette période tonique manque totalement ou, au contraire, est la seule manifestation convulsive.

La face change d'aspect. Les anciens observateurs parlaient surtout de coloration foncée, cyanosée; les plus récents parlent de pâleur. Les deux choses s'observent : le plus souvent la pâleur est au début, la teinte cyanosée vient ensuite. Les lèvres, la langue, la figure tout entière, se tuméfient.

Chez deux malades de Voisin, le début de l'attaque était marqué par un rash sur toute la surface du corps, précédant, puis accompagnant la période tétanique. Voisin a vu aussi assez souvent la face des épileptiques prendre une teinte jaune pâle à la fin de la période tonique, alors que la teinte initiale avait été rouge.

Les globes oculaires font fréquemment saillie en avant; la pupille est immobile et le plus souvent dilatée. Quelques observateurs avancent que le fond de l'œil est quelquefois, mais pas toujours, anémié. Nous reviendrons du reste sur l'examen ophthalmoscopique.

Le pouls a été bien étudié au sphygmographe par Voisin ; la tension artérielle augmente d'abord ; la fréquence des pulsations atteint 120 et 160 ; le tracé monte dans son ensemble et forme de petites oscillations très-peu élevées. Mais cet état ne dure pas, et la diminution de la tension arrive bientôt : les courbes d'oscillation s'élèvent de plus en plus avec une convexité inférieure plus accusée (sorte de moitié de sphère). Nous décrirons plus loin le pouls, à la fin et à la suite de l'attaque.

La *deuxième période* (*clonique*) survient après quelques secondes, tout au plus un quart de minute à une minute. Elle débute par des secousses fortes, rapides, de courte durée, séparées par des intervalles de calme,

bientôt suivies de convulsions cloniques qui agitent le corps plus ou moins violemment, et prédominent le plus ordinairement dans une moitié ou une partie du corps. Cette particularité, généralement ignorée du vulgaire, a une grande importance pour distinguer les attaques simulées.

Ces secousses cloniques peuvent avoir une intensité considérable. Voisin cite des malades qui se soulèvent par bonds et se retournent complètement ; le sol en était ébranlé. Les convulsions peuvent même projeter le corps au loin : un enfant de Bicêtre était lancé à 40 centim. de sa chaise et tombait dans une position perpendiculaire à la première.

L'intensité des secousses peut produire des fractures, des luxations, casser des fragments de dents ou des dents, diviser profondément la langue, entraîner des ruptures musculaires (Nothnagel).

La face participe à ces mouvements et prend une expression de plus en plus hideuse et repoussante, par le tiraillement des traits, la tuméfaction, l'écume et les convulsions des yeux, qui roulent en tout sens dans leur orbite. La mâchoire inférieure est rapprochée et écartée convulsivement, quelquefois au point de diviser la langue en deux.

Le sang mêlé à l'écume ne vient pas toujours de la morsure de la langue ; il y a aussi dans certains cas exhalation sanguine à la surface de la muqueuse des premières voies (Voïsin).

En même temps, la respiration est haletante, l'air traversant bruyamment l'écume buccale et laryngée ; quelquefois il y a des cris et des rugissements.

A ce moment aussi, au début de cette période, on a noté l'éjaculation. L'émission involontaire de l'urine ou des fèces est assez fréquente dans les attaques ; le jet d'urine se fait quelquefois avec une grande force de projection, à une hauteur considérable. Les vomissements peuvent aussi précéder, accompagner ou suivre les convulsions.

On a observé encore des ecchymoses sous-cutanées et diverses hémorrhagies par des muqueuses variées.

Quelquefois les convulsions toniques s'enchevêtrent avec les convulsions cloniques et leur succèdent de nouveau. D'autres fois, au contraire, la marche est plus simple et régulière.

Cette scène horrible dure d'une demi-minute à trois minutes, qui paraissent un siècle aux assistants. Puis arrive la *troisième période* (*terminale*). Les convulsions disparaissent brusquement ou s'éteignent graduellement. Le malade reste encore sans connaissance, les muscles relâchés, avec quelques secousses de temps en temps ou un peu de tremblement.

En général, il y a alors un coma profond qui dure quelques minutes, avec stertor et ronflement trachéal. Puis le malade ouvre les yeux et se réveille comme d'un sommeil profond, souvent avec une sueur profuse, qui répand une odeur fétide ammoniacale. Il regarde autour de lui, referme les yeux, marmotte quelques mots inintelligibles, soupire, gémit.

Pendant cette période, il réagit aux excitations sensibles, entend quand on l'appelle. La cyanose cesse. Les pupilles se resserrent. La respiration devient plus calme, profonde et régulière.

L'examen ophthalmoscopique après l'attaque a révélé l'hyperémie du fond de l'œil, hyperémie qui a persisté quelquefois jusqu'à vingt-quatre heures.

Ordinairement le patient tombe, après l'attaque, dans un sommeil qui peut durer plusieurs heures, et que Voisin recommande de respecter, au point de vue de l'intelligence du sujet. A son réveil, il a la physionomie hébétée ; il n'a conservé aucun souvenir des premiers phénomènes de l'attaque. Il se sent seulement fatigué, courbaturé ; il accuse de la céphalalgie et devient sombre et rêveur.

Nous avons décrit l'état du pouls au début de l'attaque. La ligne d'ascension sphygmiographique monte de plus en plus, bientôt s'élève perpendiculairement à une hauteur deux ou trois fois plus grande qu'avant l'attaque. La ligne présente au sommet un angle plus ou moins aigu, puis redescend en présentant les caractères les plus accusés du dicrotisme. Cette forme du pouls dure de demi-heure à une heure et demie, quelquefois même de deux à six heures.

La température s'élève dans le cours des attaques fortes et caractérisées d'épilepsie : ainsi, le thermomètre mis sous l'aisselle monte facilement à 38°. Mais la température est surtout élevée quand les attaques se répètent à des intervalles très-rapprochés et constituent l'état de mal. Dans ce cas, elle peut atteindre 41° sous l'aisselle. C'est là un caractère qui différencie de l'hystéro-épilepsie. L'attaque hystéro-épileptique peut bien élever la température, mais l'hyperthermie ne persiste jamais dans l'intervalle des attaques, même quand elles se succèdent de très-près, dans l'état de mal hystérique.

Reynoso et Heller avaient annoncé qu'on trouve du sucre dans l'urine après l'attaque. Mais les recherches ultérieures ont démontré que le fait ne peut pas être considéré comme général, au contraire. La quantité d'urine paraît augmenter après l'attaque. Suivant certains auteurs, l'urée et les phosphates seraient augmentés. Selon Huppert, toute attaque serait suivie d'une albuminurie notable transitoire ; le fait n'a pas encore été vérifié un nombre suffisant de fois.

Il y aurait enfin à dire un mot des *suites de l'attaque*. Les crises peuvent en effet laisser après elles de l'aphasie, une hémiplégie, le plus souvent transitoires, quelquefois aussi définitives. Mais nous y reviendrons plus tard.

Nous devons étudier auparavant les autres manifestations de l'épilepsie. Cette névrose ne se présente pas en effet toujours sous la forme bruyante que nous venons de décrire ; il y a des expressions plus restreintes qui ont encore une grande importance : c'est le *petit mal*.

II. L'*absence* est en général très-courte ; elle dure quelques secondes, rarement plus d'une minute.

Sans prodromes aucuns, au milieu d'un acte quelconque, en mangeant, en travaillant ou en marchant, le patient laisse tomber sa fourchette ou son couteau, l'objet qu'il tient à la main. Son regard devient fixe, il cesse de parler ou s'arrête dans la rue, le plus souvent sans tomber, à cause de la brièveté de l'accès.

Quelquefois même il continue ses actes automatiques : il marche, joue du piano. D'autres fois il perd l'équilibre et tombe, s'il est à cheval, par exemple. Dans certains cas, on peut se faire entendre du sujet pendant l'absence, et même lui faire manifester quelques lueurs d'intelligence.

Mais en général, après l'absence, l'intelligence reste dans l'engourdissement, dans un profond état de vague. La mémoire est souvent confuse, le caractère impatient et l'humeur morose. Voisin a vu, sous ces influences, se développer des sensations fausses et devenant tout à fait des illusions.

Le *vertige* est un degré de plus que l'absence ; c'est une attaque réduite.

Il y a toujours perte de connaissance et le malade s'affaisse, mais sans se blesser ; il tombe moins lourdement. La face est pâle et le regard fixe. Il y a souvent émission involontaire d'urine. Voisin ajoute que très-souvent l'épileptique prononce quelques mots, toujours les mêmes, comme : c'est fini, ce n'est rien. De plus, pendant le vertige, les épileptiques se livrent souvent à divers actes variés et étranges : ils ôtent leurs vêtements, prennent des positions inconvenantes, se livrent à l'onanisme. Les mêmes caractères sphygmographiques ont été relevés par Voisin dans le vertige et dans la grande attaque ; ils persistent beaucoup plus longtemps que le vertige lui-même et durent quelquefois plus d'une heure.

Il y a rarement du délire à la suite ; on note quelquefois une incohérence transitoire dans les idées, une susceptibilité exagérée, de l'agitation avec violence, de la gaieté ou de la tristesse poussées à l'excès, des actes extravagants, etc.

A la suite des vertiges et des absences, Voisin signale en outre quelquefois une sorte de somnambulisme, aussi souvent diurne que nocturne, pouvant durer une heure, pendant lequel les malades exécutent des actes assez compliqués, toujours les mêmes, et reproduisant ceux de leur vie de chaque jour.

Il y a ensuite les *accès*, qui sont en quelque sorte des intermédiaires entre l'absence et le vertige d'un côté et l'attaque de l'autre. C'est l'épilepsie partielle de Trousseau. La perte de connaissance est constante, avec des convulsions circonscrites, localisées au lieu d'être générales.

Chez l'un, ce sera l'occlusion spasmodique des paupières ; chez un autre, du strabisme ; ou bien ce seront des secousses dans quelques muscles de la face, de vives grimaces, des mouvements des lèvres, dans la langue, la tête,

le cou. Reynolds a vu des convulsions des muscles de la respiration avec légère cyanose. D'autres fois le phénomène frappe les extrémités : les doigts, les bras, les jambes, deviennent raides ou sont agités par des secousses cloniques rapides ; quelquefois c'est un tremblement de tout le corps. Il est inutile de multiplier les exemples de ces types variés.

Avec cela, il y a toujours ou à peu près perte de connaissance complète.

Restent enfin les *formes irrégulières* de l'attaque et les *états épileptoïdes.*

Ainsi, la perte de connaissance est certainement le caractère capital de l'épilepsie ; cependant on cite quelques cas exceptionnels dans lesquels elle peut manquer. Dans certaines attaques d'un sujet donné, les convulsions peuvent, elles seules, constituer les crises. On en a vu d'autres dans lesquelles les convulsions manquent : Hammond, Trousseau, Nothnagel, ont observé des malades chez lesquels les convulsions étaient remplacées par une course, une marche en avant autour de la chambre. — Ce sont là du reste des formes exceptionnelles, sur lesquelles nous n'insisterons pas.

Griesinger appelle états épileptoïdes toute une série de phénomènes nerveux variés qu'il rattache à l'épilepsie. Il en reconnaît deux catégories : d'un côté, plusieurs espèces de vertige, de l'autre divers phénomènes que l'on rattache plus habituellement à l'hystérie ou à l'hypochondrie.

Westphal combat l'avis de Griesinger, et dit que ce sont là des symptômes banals des névroses et des psychopathies. Il y a cependant un certain intérêt clinique à montrer dans quelques cas leurs relations étroites avec le syndrome épilepsie. Tels sont les troubles de digestion, les migraines, les syncopes, les illusions des sens, les sensations anormales de toute nature. Tous ces phénomènes se présentent par accès chez les individus à hérédité nerveuse et à manifestations antérieures plus franchement épileptiques.

Ici se placerait l'étude de l'*épilepsie partielle.* Mais le plus souvent ce sont là plutôt des états épileptiques que des accidents appartenant réellement à la névrose épilepsie. Nous nous contenterons donc de mentionner les trois variétés que Charcot distingue.

1. L'épilepsie partielle ou hémiplégique proprement dite, celle que l'on rencontre chez des malades hémiplégiques depuis les premières années de la vie et dans laquelle les phénomènes qui constituent l'accès ressemblent beaucoup à ceux de l'épilepsie vulgaire, avec cette différence que les convulsions débutent par le côté paralysé et y demeurent souvent localisées [1].

2. L'épilepsie partielle tonique ou avec contracture.

3. L'épilepsie partielle vibratoire [2].

III. Les manifestations de l'épilepsie, quelle que soit leur forme, peu-

[1] Voy. dans notre première partie le chapitre de l'*Atrophie cérébrale.*

[2] Voy. Charcot ; *Leçons*, tom. II ; *Iconogr. photogr. de la Salpêtrière*, tom. II ; et aussi dans notre VIe partie, le chap. de l'*Épilepsie syphilitique.*

vent laisser à leur suite des troubles variés. Nous étudierons tout à l'heure et ensemble les troubles psychiques. Mais il peut y avoir aussi des paralysies (motrice, sensitive, sensorielle, aphasie). Echeverria en cite un grand nombre. Todd et surtout Hughlings-Jackson ont étudié l'hémiplégie épileptique. Quand une paralysie persistante succède à un accès, c'est qu'il s'est développé dans le crâne une lésion secondaire que d'autres signes révèlent le plus souvent au même moment.

Il y a une catégorie de faits complétement à part : c'est l'épilepsie hémiplégique, si bien étudiée par Bravais ; les convulsions sont limitées à une moitié du corps et l'hémiplégie suit en général. Le plus souvent il y a dans ces cas une lésion cérébrale, et presque toujours une lésion de l'écorce grise.

L'attaque n'entraîne que très-exceptionnellement la mort par elle-même. Elle peut la produire indirectement en provoquant des accidents : le sujet tombe dans le feu, se blesse de diverses manières, s'étouffe sur l'oreiller ou avec un bol alimentaire, etc. Nous devrons y revenir.

IV. Reynolds a spécialement étudié la question du *mode de succession* des attaques. Il est arrivé à des résultats que Nothnagel a résumés.

Dans beaucoup de cas, on observe une certaine périodicité dans le retour des attaques : à certaines heures du jour, tous les deux jours, toutes les semaines, tous les quinze jours ; chez les femmes, quelquefois tous les mois (d'où l'opinion vulgaire et ancienne de l'influence des lunes). — Mais cette périodicité n'est pas la règle ; elle disparaît en général à un moment donné chez les sujets qui l'ont présentée. Le plus souvent la succession est atypique et irrégulière.

La fréquence des attaques est essentiellement variable, et cela dans des limites très-éloignées. L'un aura une crise par an, l'autre en aura plusieurs centaines. C'est très-variable aussi chez le même individu. C'est là un point important, qu'il ne faut pas oublier dans l'appréciation de la valeur thérapeutique de tous les traitements essayés. — Dans l'épilepsie incurable, la fréquence augmente en général quand la maladie dure depuis plus longtemps.

Les attaques peuvent se présenter par groupe d'un nombre variable d'accès. Quelquefois isolées, les attaques se répètent d'autres fois. Il y a les petites séries, formées de 2 à 6 accès, et les grandes séries, formées de 20, 30 attaques et plus. Delasiauve parle d'une série qui dura un mois entier, pendant lequel le sujet eut peut-être 2,500 attaques.

Quand les attaques s'agrégent ainsi ou même s'enchevêtrent, c'est ce qu'on appelle l'état de mal épileptique. Alors la température s'élève à une grande hauteur (Charcot, Bourneville), et cette hyperthermie n'est pas due seulement aux convulsions des attaques, car dans l'état de mal hystérique ou hystéro-épileptique pareille chose ne s'observe pas. Dans l'état de mal épileptique, du reste, les convulsions peuvent cesser pendant plusieurs

jours, et la température se maintient néanmoins à un chiffre très-élevé. Cette ascension du thermomètre à 41° ou 42° après la cessation des convulsions est le plus souvent un signe du plus fâcheux augure. Elle s'accompagne en général d'autres phénomènes, tels que délire plus ou moins accusé, que Delasiauve rapporte à une congestion méningitique, ou bien coma plus ou moins profond, congestion apoplectiforme des auteurs ; dans les deux cas, prostration des forces, sécheresse de la langue, tendance à la formation rapide d'eschares au sacrum ; quelquefois enfin production d'une hémiplégie transitoire sans cause démontrée à l'autopsie.

Cette élévation de température n'est du reste pas toujours absolument et nécessairement fatale : c'est un signe pronostique très-grave.

Charcot rapproche cette hyperthermie de ce que l'on observe dans les attaques apoplectiformes décrites dans la paralysie générale, la sclérose en plaques, et dans le cours de quelques anciennes lésions en foyer de l'encéphale.

Dans l'état de mal hystéro-épileptique, les attaques peuvent se répéter ainsi pendant un ou deux mois ; la malade peut avoir 150, 200 attaques ; mais la température rectale n'est pour ainsi dire pas sensiblement modifiée. La mort est très-rare, exceptionnelle, dans ce dernier cas, au lieu d'être la règle.

Les auteurs diffèrent d'avis sur la fréquence relative des attaques de nuit et de jour ; il y a des épilepsies exclusivement nocturnes ou diurnes, d'autres principalement nocturnes ou diurnes. Echeverria trouve 7 cas sur 130 hommes, et 24 cas sur 176 femmes, d'épilepsie nocturne. Boyd croit qu'il y a plus d'attaques la nuit que le jour ; Beau admet un nombre égal.

Lépine fait remarquer avec raison qu'il faut d'abord bien définir la nuit. Peu importe que le soleil soit ou non au-dessus de l'horizon. C'est veille ou sommeil qu'il faudrait dire et distinguer. Il cite un cas dans lequel les attaques survenaient toujours pendant le sommeil ; quelquefois il y en avait eu pendant le jour, mais c'était au moment où le malade faisait la sieste.

Trousseau a insisté sur les signes auxquels on peut reconnaître qu'un sujet a eu une attaque pendant la nuit. C'est important à savoir pour le diagnostic, surtout au début, alors que les attaques peuvent être exclusivement nocturnes. On constate dans ce cas de l'abattement, de la torpeur, du mal de tête, etc., et surtout les traces de l'émission involontaire des urines, des matières fécales, les signes de morsure à la langue, les taches d'hémorrhagies cutanées, etc.

Quant à la fréquence relative des diverses formes d'accidents épileptiques, on peut diviser les faits en trois catégories : dans la première, il y a toujours de grandes attaques ; dans la deuxième, le petit mal est seul ; dans la troisième, tout est mêlé. Ce sont les première et troisième qui sont les plus fréquentes. Cela peut du reste dépendre, dans une certaine limite, de la nature (héréditaire ou non) de la maladie et de sa durée.

V. Quoique la manifestation capitale de l'épilepsie soit dans les diverses formes d'attaques, cependant il y a des *phénomènes intercalaires* dont il faut dire un mot.

Du côté de la constitution et de l'état général, rien de bien net. Les anciens admettaient chez les épileptiques un état de faiblesse et de dépression dans la circulation. Mais il est admis aujourd'hui que la maladie peut se développer chez des sujets entièrement sains. Les vrais phénomènes à noter sont du côté de la motilité, de la sensibilité ou de l'état psychique.

Pour la motilité, on observe quelquefois les phénomènes d'aura sans attaque : simples préludes. Les phénomènes fixes seraient de trois espèces d'après Reynolds : tremblement musculaire, clonique ou tonique dans quelques groupes musculaires ; le plus souvent il y a deux ou trois de ces phénomènes associés. D'après Reynolds, 75 pour 100 des épileptiques présenteraient quelqu'un de ces symptômes.

Les troubles de sensibilité sont plus fréquents que les précédents. En dehors des sensations de l'aura, on constate une céphalalgie fréquente, des vertiges, de la lourdeur de tête. Tous ces signes ne prennent qu'exceptionnellement une grande gravité.

Quant aux phénomènes psychiques, nous allons les décrire tous dans un même chapitre consacré à *l'état mental* des épileptiques, car nous n'en avons encore rien dit.

VI. Peut-on être épileptique et être absolument sain d'esprit ? C'est là une question très-grave et qui a été diversement résolue [1].

D'abord, il faut s'entendre. — Il serait faux de dire que tous les épileptiques sont des aliénés, au sens ordinaire du mot. On cite des hommes illustres, comme César, Napoléon, Pétrarque, qui auraient été épileptiques; le grand pape qui vient de mourir l'a été pendant une partie de sa vie. Tous les épileptiques ne sont donc pas fous. Mais de là à admettre l'intégrité complète et à tous les moments de l'intelligence, il y a loin.

La question de responsabilité doit toujours être soulevée quand un épileptique a commis un crime : c'est là un fait à se rappeler.

Tout épileptique, dit Voisin, est original, fantasque, difficile à vivre, et peut, à un certain moment et sans qu'on puisse le prévoir, commettre des actes irrésistibles, de cause hallucinatoire et de nature dangereuse. Et il ajoute : la distinction administrative des épileptiques en aliénés et non aliénés est une subtilité qui n'a pas de valeur au point de vue pratique. Sur 148 épileptiques, on n'en trouve que 10 dont l'intelligence soit dans un état de pondération parfaite.

Il faut évidemment se rappeler que ces lignes ont été écrites par un médecin aliéniste : mais enfin elles ont une grande valeur.

[1] Voyez, pour ce qui suit : Voisin, *loc. cit.*; et Cavalier, Th. de Montpellier, 1850, 99.

Le caractère essentiel de l'état mental des épileptiques est qu'ils se laissent dominer par la mauvaise humeur, la colère et les instincts regrettables. Leur irritabilité est excessive ; ils ont des sensations trop vives, qui faussent leur jugement et les empêchent d'apprécier sainement leurs actes et leurs paroles. Ils deviennent souvent insupportables pour leur famille et la société.

Quand la maladie est confirmée (toujours d'après Voisin), l'épileptique est morose, triste, rêveur, nonchalant, par moments irascible et impérieux ; il se laisse trop souvent aller aux mauvais penchants, aux instincts les plus brutaux. Du reste, comme l'a fait remarquer Peltre, les modifications de mœurs et d'habitudes qu'on constate chez ces malades sont en partie entraînées par les rapports sociaux que leur crée leur infirmité, par leur manière de vivre, l'exclusion dans laquelle ils sont tenus, les obstacles qu'ils rencontrent pour leur établissement et leur bonheur, l'impossibilité où ils sont d'avoir une occupation suivie.

Dans les asiles, les épileptiques sont indisciplinables, souvent rancuniers, haineux et poltrons ; du reste, indolents et paresseux.

L'aliénation mentale peut se présenter chez eux sous la forme aiguë ou sous la forme chronique. La première peut précéder ou suivre l'attaque, survenir dans l'intervalle des accès ou même remplacer les crises convulsives. La deuxième se développe à la longue ou préexiste sous forme d'idiotie.

1. Avant l'attaque, ce sont des hallucinations, des illusions de divers ordres (aura intellectuelle). Ces hallucinations sont quelquefois terrifiantes, et les malades peuvent alors commettre avec une rapidité terrible des actes complètement inconscients.

2. La folie s'observe surtout après l'attaque ; elle se présente alors sous forme de manie simple, de fureur ou de délire partiel.

a. La manie éclate avec une grande soudaineté, à peine précédée pendant quelques heures d'un peu d'hébétude, d'égarement dans la physionomie, de vague dans l'esprit, de tristesse et de céphalalgie. Puis l'incohérence est complète. Les malades tutoient, sont grossiers, injurieux, sans faire de violences ; ils parlent presque continuellement, interpellent chacun. Les réponses sensées ne surviennent que par éclairs et sont ordinairement extravagantes. En même temps les regards sont égarés, avec une expression d'étonnement. L'accès peut durer pendant dix jours et le malade ne dort pas de tout le temps.

b. Les passions, et spécialement la colère, troublent l'homme profondément, mais ne sont rien à côté des emportements de l'aliéné. La fureur se rapproche plutôt de l'état des animaux : aveugle et brutale au plus haut degré, elle s'accompagne d'une tendance ordinaire à la destruction. Le professeur Cavalier montre ainsi qu'il y a autant de différence entre la fureur et la colère qu'entre un aliéné et un homme raisonnable. Avec Horace, il est donc inexact de dire : *ira furor brevis est*.

La fureur épileptique est, dit Cavalier, un emportement violent qui, prenant sa source dans l'affection épileptique, développe une tendance irrésistible à la destruction.

C'est un phénomène très-fréquent chez les épileptiques. Toujours intermittente, elle survient par accès de courte durée et à intervalles variables. A l'Asile de Montpellier, en 1850, il y avait 5 furieux sur 25 épileptiques femmes, et 10 sur 20 épileptiques hommes. — Cette complication appartient à la période d'efflorescence de la névrose, manque à la première phase, et disparaît plus tard dans la démence.

On distingue deux formes dans la fureur épileptique : fureur instinctive ordinairement aveugle et fureur motivée en partie engendrée, souvent entretenue et exaspérée par des hallucinations, des illusions, des idées délirantes.

La première forme est en général bien plus dangereuse que l'autre. L'épileptique, n'ayant aucune conscience, même momentanée, de ses actes, et poussé par un instinct de destruction extrême, se porte à des actes excessivement graves pour les autres et pour lui.

Cet état se trouve particulièrement chez les épileptiques idiots. Souvent les accès suivent les attaques; ils détruisent alors automatiquement et sans le savoir, et ne sont arrêtés par rien. Ils ne se rappellent du reste rien de ce qu'ils ont fait pendant la crise.

Cette forme de fureur peut même se présenter sous deux aspects différents : type sombre et type expansif.

Dans ce dernier cas, la face est congestionnée, le visage épanoui; les yeux sont enflammés, la parole est éclatante, animée, rapide; les cheveux sont hérissés, les gestes violents; la force est extrême et le corps brûlant. Les menaces, les plaintes, les injures, les blasphèmes, se pressent sur leurs lèvres. Puis viennent les actes de violence, etc.

Dans le premier cas, au contraire, la face est pâle et crispée, le regard froid, furtif, pénétrant;. les traits sont féroces, la bouche est fermée, les gestes sont rares, l'attitude est pensive; le malade paraît entièrement absorbé et étranger à tout ce qui l'entoure; cependant il voit tout, observe tout, avec une finesse des sens que l'on ne soupçonnerait pas. Dès que le moment favorable d'exercer une vengeance se présente, il le saisit rapidement, et, d'une main sûre, porte un coup terrible, qu'il avait longtemps médité. Tout est mesuré, calculé; il n'y a pas de coups donnés au hasard, la blessure est toujours dangereuse. S'il échoue, il se livre et attend une occasion, ou bien un accès violent expansif succède brusquement; la force est décuplée et les malades deviennent indomptables.

On comprend les conséquences naturelles d'un pareil état mental : homicide ou suicide. Cavalier cite un épileptique qui s'ouvrit le ventre et dévida $3^{m},35$ d'intestin grêle.

Il n'y a rien à ajouter à cette remarquable description de Cavalier, dont j'engage à lire la Thèse tout entière.

c. Le délire partiel a des formes variées : prédominance d'idées hypochondriaques et mystiques ; ou bien confusion, lenteur de conception, diminution de la volonté avec crainte vague, illusions et hallucinations; des actes criminels : suicide, homicide, incendie, peuvent encore être la conséquence de ces troubles mentaux.

3. Les phénomènes psychiques peuvent aussi se produire dans l'intervalle des attaques; Delasiauve cite des cas de délire aigu survenant sans être précédés par aucune crise convulsive.

4. Les troubles mentaux remplacent d'autres fois les attaques; c'est ce que Morel décrit sous le nom d'épilepsie larvée.

On observe alors une excitation périodique suivie de prostration et de stupeur, une irascibilité excessive et sans motifs, des actes agressifs ayant le caractère de l'instantanéité et de l'impulsion irrésistible, la tendance à l'homicide et au suicide, des hallucinations terrifiantes, etc. — Quelquefois il y a eu des phénomènes épileptiques antérieurs, d'autres fois ils ont été méconnus.

Sous la forme chronique, on constate la diminution de la mémoire, de l'attention, de l'énergie morale. Les malades oublient tout; leurs actions deviennent enfantines. Ils se livrent à un onanisme effréné. Quelquefois ce sont les symptômes et les lésions de la paralysie générale.

En somme, c'est la démence chez l'adulte et l'idiotie chez l'enfant.

En commençant le chapitre de l'ANATOMIE et de la PHYSIOLOGIE PATHOLOGIQUES, Voisin déclare qu'il n'est plus permis de dire aujourd'hui ce que Foville écrivait en 1831, à savoir : que les résultats de l'anatomie pathologique des épileptiques affectés d'attaques simples sont négatifs. On connaît aujourd'hui des lésions, et il divise les altérations trouvées à l'autopsie en lésions conséquences de l'attaque, lésions déterminantes du haut mal, et lésions secondaires.

Cette division est bonne ; elle est très-désirable. Mais il me paraît encore bien difficile de l'appliquer dans l'état actuel des faits. *L'anatomie pathologique* de l'épilepsie me paraît encore complétement obscure, comme le montrera la revue suivante.

Du côté des *os*, on a d'abord mentionné des lésions du crâne et de la face.

Souvent, quand la maladie est héréditaire ou débute dans la jeunesse, il y a des irrégularités dans le crâne ; habituellement c'est une asymétrie plus ou moins prononcée, avec défaut de développement, le plus souvent du côté gauche. Les os du crâne sont assez souvent épaissis et sclérosés, mais cela n'est pas constant ; on peut même les trouver très-minces. Ce qui prouve, ajoute Nothnagel, que ces lésions des os sont secondaires et sont peut-être la suite des hyperémies répétées. On a signalé d'autres irrégularités qui ne sont pas constantes : aspérités à la face interne, exostoses, rétrécissement

du trou de la carotide, etc.; une lésion plus intéressante serait le rétrécissement de l'orifice supérieur et de la partie supérieure du canal vertébral, produit par les maladies de l'atlas, de l'axis ou de l'occiput, et comprimant la moelle allongée. Kussmaul et Tenner, Solbrig, Hoffmann, en ont publié trois cas. Il est incontestable que c'est là une cause d'épilepsie, mais elle n'existe pas toujours. Delasiauve et Voisin ne l'ont jamais rencontrée.

Lasègue[1] a récemment attiré l'attention sur les rapports de l'épilepsie avec l'asymétrie faciale: « Saillie frontale, le plus souvent droite, très-marquée; saillie malaire correspondante ou existant du côté gauche; rotation de la face; déviation de la ligne osseuse du palais, oblique au lieu d'être perpendiculaire à l'axe du corps; déformation de la voûte palatine; abaissement ou soulèvement d'un des orbites; effacement d'un des côtés de la face répondant à la saillie de l'autre... S'il existe une asymétrie faciale incontestable, l'épileptique a été frappé à l'âge de la consolidation osseuse, et il appartient à l'espèce la plus nombreuse de toutes, celle des épilepsies dues à un vice de conformation ou à une consolidation également vicieuse des os qui forment la base du crâne.»

Les *méninges* sont normales ou altérées. On trouve notamment un état trouble, de l'épaississement, quand il y a ostéo-sclérose. Quand la mort est survenue après une série d'attaques, on a des lésions consécutives intenses: les méninges ont perdu leur transparence, elles sont infiltrées d'une sérosité sanguinolente au niveau des scissures; il y a des traînées opalescentes, etc.

Echeverria pose en principe que le *cerveau* des épileptiques est augmenté de poids, et que cela est dû aux exsudats cérébraux et à la prolifération de la névroglie. Mais Meynert a trouvé, au contraire, une diminution de poids chez un épileptique. C'est en tout cas une lésion secondaire et pas constante.

L'asymétrie des hémisphères a été fréquemment trouvée, comme du reste dans d'autres psychopathies. La théorie que Follet et Beaume avaient édifiée sur ce fait a été renversée par Delasiauve, qui sur 18 cas n'a trouvé qu'une fois une différence de 80 gram., n'a constaté qu'une différence de moins de 20 gram. dans plusieurs cas, et aucune différence dans les autres. Divers auteurs ont ensuite trouvé des lésions variées de l'encéphale.

Voisin décrit dans la substance grise corticale du cerveau, quand il y a eu des troubles intellectuels avancés, des lésions de deux ordres: 1° Presque uniquement sur les circonvolutions supérieures, antérieures et moyennes, taches d'un blanc jaunâtre, ambrées, irrégulières, siégeant surtout dans la moitié inférieure de la substance grise; ou bien zones jaunâtres, laiteuses, grisâtres, à la partie médiane des circonvolutions: lésions des gaînes périvasculaires avec issue des globules, et secondairement atrophie

[1] *Acad. Méd.*, 15 mai 1877. — Voy. aussi *Acad. Méd.*, 29 nov. 1877.

et dégénérescence des éléments nerveux actifs, tubes et cellules. Ce serait là une altération secondaire à l'attaque, le piqueté de la face par exemple ; 2° Adhérences de la couche corticale avec les méninges ; aspect et lésions analogues à la paralysie générale. — Meynert a constaté d'autre part l'inégalité des cornes d'Ammon, mais tout cela n'est pas constant et est secondaire[1].

Schrœder van der Kolk a étudié spécialement les lésions de la *moelle allongée*. Au début, il n'y aurait aucune altération organique appréciable. Plus tard apparaît un exsudat « albumineux intercellulaire » entre les éléments nerveux, qui arrivent ainsi à la dégénérescence graisseuse et au ramollissement. Ensuite il y a élargissement des capillaires et épaississement de la paroi ; il en résulte que la moitié inférieure du bulbe est plus rouge et plus hyperémiée que la moitié supérieure, que le malade ait succombé ou non après une attaque. Les ectasies capillaires s'observent surtout au niveau des racines de l'hypoglosse et du vague, plus accusées dans le voisinage du premier nerf si les patients se sont mordu la langue pendant l'attaque. — Ce seraient là encore des lésions secondaires indiquant la gravité et l'incurabilité de la maladie.

Echeverria a constaté aussi les ectasies capillaires dans la moelle allongée, et en outre un exsudat albumineux granuleux, des cellules granuleuses, de nombreux corps amylacés, des cellules ganglionnaires fortement pigmentées, notamment aux noyaux de l'hypoglosse et du vague. Ces lésions peuvent se trouver aussi dans d'autres parties de l'encéphale, mais d'une manière moins constante que dans le bulbe.

Echeverria a également trouvé altéré le *grand sympathique* cervical. Dans 15 cas qu'il a examinés, les cellules des ganglions cervicaux étaient granuleuses, remplies de pigment, et leur tissu conjonctif hyperplasié. Cet auteur voudrait même voir là la lésion primitive de l'épilepsie. Mais, comme Nothnagel le fait remarquer, on peut se demander si cette accumulation de pigment a une signification quelconque depuis que Lubimoff a montré qu'elle est normale chez les gens âgés, et même quelquefois chez des personnes jeunes ayant succombé à tout autre chose qu'à l'épilepsie.

Meyer a également trouvé des lésions analogues dans la moelle allongée, la *moelle* cervicale et l'écorce cérébrale. Mais il les regarde comme secondaires et nullement caractéristiques pour l'épilepsie, puisqu'on les retrouve dans la paralysie générale et d'autres maladies.

On voit donc qu'en résumé rien n'est fait. L'épilepsie est toujours une névrose dont on ne connaît pas la lésion constante et primitive. Il

[1] Gallopain a récemment trouvé chez un épileptique un cancer encéphaloïde du lobe frontal gauche ayant fait irruption dans le ventricule latéral et le troisième ventricule, absence de développement du pli courbe et du lobule du pli courbe du côté droit. (*Soc. Anat.*, 23 novembre 1877. — *Progr. méd.*, 1878, 2.)

semble seulement qu'on doive surtout, à l'avenir, chercher du côté du bulbe ou de la zone motrice corticale.

Nous devons maintenant essayer d'éclairer la physiologie pathologique par l'*expérimentation*.

Depuis vingt-cinq ans, Brown-Sequard a beaucoup étudié le développement expérimental de l'épilepsie dans une espèce animale particulière : les cochons d'Inde. Cette névrose se développe chez ces animaux après des altérations de points très-variés du système nerveux : lésions de la moelle, section d'un sciatique ou des deux, lésion de la moelle allongée et enfin du pédoncule cérébral et des tubercules quadrijumeaux.

Peu de temps après l'opération se développe un état d'excitabilité exagérée, des secousses convulsives agitent quelques groupes musculaires, et enfin les attaques épileptiques éclatent vers la quatrième ou la sixième semaine (11 à 71 jours). Les attaques surviennent spontanément ou par l'excitation d'une partie spéciale de la peau, zone épileptogène, joue et région cervicale antéro-latérale (trijumeau et occipital), du même côté que la lésion faite à la moelle ou au nerf, du côté opposé si l'altération a porté sur le pédoncule. Cette zone se distingue par une certaine anesthésie; mais il suffit de l'exciter légèrement pour provoquer une attaque[1]. Au bout d'un temps assez long, l'épilepsie peut disparaître, et alors l'anesthésie de la zone épileptogène disparaît également.

Chose remarquable, les jeunes nés de ces animaux peuvent être épileptiques sans autre lésion.

Schiff, Westphal, ont confirmé les expériences de Brown-Sequard. Ils les ont essayées sur des chats et des chiens. Mais les résultats sont alors moins nets : il n'y a pas perte de connaissance.

Westphal a provoqué des attaques, toujours chez les cochons d'Inde, par un autre procédé : il leur donnait une série de petits coups répétés sur la tête. D'abord on n'observe rien; puis, quelques semaines après, on voit les mêmes phénomènes que dans les expériences précédentes, pendant six semaines à six mois. A l'autopsie de ces animaux, Westphal a toujours trouvé de petites hémorrhagies dans la moelle allongée et la moelle cervicale.

Hitzig est arrivé aux mêmes résultats en enlevant le centre cortical, de l'extrémité antérieure par exemple : après un temps variable, survenaient des attaques épileptiques bien caractérisées.

Kussmaul et Tenner ont encore produit du coma et des convulsions générales épileptiformes en développant une anémie subite du cerveau : hémorrhagie ou ligature des quatre grandes artères de la tête.

[1] Bochefontaine a trouvé une zone épileptogène analogue chez un homme; elle comprenait le lobule de l'oreille gauche et la région cervicale correspondante. (*Arch. Physiol.*, 1875, 884. — *Rev. Sc. méd.*, VIII, 209.)

On ne réussit pas à produire une anémie suffisante en électrisant le grand sympathique cervical, parce que tous les nerfs vasculaires du cerveau ne passent pas par là. Toutefois Nothnagel y serait parvenu en faisant resserrer les vaisseaux cérébraux par voie réflexe, en électrisant les nerfs périphériques.

Hermann et Escher ont pu produire les mêmes phénomènes chez le chat en provoquant l'hyperémie cérébrale par la ligature des veines qui reviennent de l'encéphale. L'effet seulement est plus lent qu'après la ligature des artères.

Citons quelques autres résultats expérimentaux curieux. Brown-Sequard a montré qu'on peut empêcher les convulsions dans les membres chez un cochon d'Inde épileptique en sectionnant la moelle; mais, si la lésion respecte les cordons antérieurs, on laissera les mouvements volontaires intacts et on abolira les convulsions. La conduction dans la moelle des deux ordres de mouvements ne se ferait donc pas de la même manière, par les mêmes voies.

Brown-Sequard arrête les attaques au début, chez les animaux en expérience, en tournant rapidement leur tête du côté opposé à celui qu'elle regarde, en comprimant très-fortement, brûlant, détruisant la zone épileptogène, qui perd ainsi ses propriétés. On obtiendrait encore le même résultat en dirigeant un fort courant d'acide carbonique sur la muqueuse du pharynx; mais ceci n'a pas été confirmé par Filehne.

Physiologie pathologique. — La plupart des auteurs semblent d'accord pour admettre aujourd'hui que le siége de l'épilepsie est dans la moelle allongée et la protubérance. On peut accepter cette idée provisoire, tout en se rappelant qu'il n'y a cependant pas de preuve directe et positive de la chose.

En tout cas, cette altération du mésocéphale pourrait être produite par une lésion du cerveau, de la moelle, des nerfs, ou directement par une maladie générale. C'est là qu'aboutirait l'excitation en premier lieu ; voilà tout.

Quant à déterminer la nature de l'altération anatomique ou fonctionnelle de cette région qui répond à l'épilepsie, c'est actuellement impossible.

Il nous reste à dire un mot de la physiologie pathologique des divers symptômes de cette névrose.

Les *convulsions* seraient directement sous la dépendance de cet état du mésocéphale, qui peut en effet être le point de départ de convulsions générales. La moelle peut ne servir que de conducteur ; d'après d'autres, elle interviendrait plus activement.

La *perte de connaissance* est nécessairement placée sous la dépendance du cerveau, mais l'état de cet organe est secondaire. L'excitation du bulbe entraînerait l'excitation du grand sympathique (centre vaso-moteur), d'où le

resserrement des vaisseaux du cerveau et de la face. Chez les cobayes devenus épileptiques, Brown-Sequard a coupé le grand sympathique, et alors l'excitation de la zone épileptogène n'a plus entraîné la perte de connaissance.

Les convulsions deviendraient *cloniques* par la diminution de l'excitation mésocéphalique, quand l'excitabilité diminue, s'épuise, et quand le sang noir afflue aux centres. La *cessation* de l'attaque serait due à l'asphyxie qu'elle a amenée. D'après Foville, plus l'asphyxie est rapide, plus vite son action se fait sentir sur la moelle et la rend incapable de réagir, en sorte que le danger est conjuré par son excès même.

Pour Marshal Hall, la théorie serait en partie inverse. Il y aurait : 1° excitation périphérique ou centrale directe du mésocéphale ; 2° convulsion tonique, en particulier des muscles du cou (trachélisme), qui comprime les veines du cou, d'où coma ; en même temps, convulsion tonique des constricteurs de la glotte, asphyxie et convulsions générales par suite même de cette asphyxie.

On a beaucoup discuté sur la nature de l'*aura*. Elle n'a pas toujours une origine périphérique comme elle en a l'air. Elle serait au contraire le plus souvent d'origine centrale : sensation centrale perçue à la périphérie ou spasme périphérique dont la cause excitatrice est centrale.

MARCHE, DURÉE et TERMINAISONS. — L'épilepsie véritable est une maladie chronique. Elle dure des années et le plus souvent toute la vie. Exceptionnellement on a pu en voir guérir après quelques mois. Les prétendus cas aigus sont épileptiformes. La mort dans un paroxysme peut interrompre plus ou moins tôt le cours de la maladie. Ce n'est cependant pas la règle.

Un certain nombre de circonstances peuvent modifier le cours de la maladie. Ainsi, les excès alcooliques entraînent une exacerbation des phénomènes, une explosion d'attaques ; de même pour le thé, le café, les excès de table et certains aliments particuliers pour chaque individu. Le coït provoque souvent les attaques.

Les effets de la menstruation sont variables. La maladie une fois déclarée, l'établissement des règles l'aggrave en fréquence et en intensité ; d'autres fois elle produit une certaine amélioration ; la variabilité est la même pour les rapports entre les attaques et les diverses époques menstruelles ainsi que pour la grossesse. Certaines femmes n'ont point d'attaques pendant les grossesses d'un sexe donné et en ont pendant les grossesses de l'autre sexe.

Les maladies aiguës suspendent souvent les manifestations de la névrose pendant leur cours ; ce n'est qu'exceptionnellement qu'elles entraînent la guérison. Les maladies chroniques se comportent différemment et sans règle fixe.

Il faut se rappeler enfin que la démence progressive est un accident terminal fréquent de l'épilepsie.

Le Diagnostic est assez facile quand la maladie est bien caractérisée. Mais l'important est de reconnaître la névrose de bonne heure, à cause du traitement et de la conduite sociale.

Il faut se garder de mettre les absences, les vertiges, etc., sur le compte de l'hystérie ou d'une congestion cérébrale passagère ; il est prudent de se méfier toujours de ces accidents quand ils se répètent. On recherchera les attaques de nuit par les signes déjà indiqués.

Les vertiges gastriques, la maladie de Ménière, doivent être aussi soigneusement distingués de l'épilepsie ; on se rappellera du reste que le vertige laryngé ou le vertige *ab aure læsa* peut bien aussi être une manifestation de cette névrose.

La distinction de l'hystérie ne présente de difficultés que dans les formes graves d'hystéro-épilepsie : on se basera sur la présence ou l'absence des autres signes de l'hystérie, comme l'ovarie, les anesthésies, etc., et aussi sur l'état absolument normal de la température entre les attaques d'hystérie, même quand elles se répètent à court intervalle.

Il y a un intérêt considérable à reconnaître, quand on le peut, la cause de la névrose, la diathèse ou l'état local.

Nous dirons enfin quelques mots, d'après Voisin, du diagnostic de l'épilepsie simulée.

Cette névrose est une des maladies qui ont été le plus fréquemment simulées, parce qu'elle ne demande qu'une représentation momentanée et qu'il est possible d'être bien portant dès que l'accès est passé (Tissot). On la simule, soit pour exciter la pitié des passants, soit pour échapper au service militaire, etc.

En dehors des attaques, il y a certaines choses difficiles à produire : les morsures de la langue, le piqueté de la face, les cicatrices sur les parties saillantes de la figure, au front, au menton, aux pommettes. — Pendant l'attaque, les signes difficiles à simuler sont : la pâleur de la face, la dilatation et l'immobilité de la pupille, l'insensibilité de la peau et des muqueuses, la chute n'importe où, la prédominance unilatérale des convulsions, l'hébétude après l'attaque, les caractères sphygmographiques du pouls... (Voisin).

Pronostic. — L'épilepsie n'est pas incurable. La guérison n'est certainement pas la règle, mais elle peut se produire.

D'abord spontanément on l'observe déjà, quoique dans une faible proportion. Maisonneuve l'exprime par 4 sur 100, Herpin par 5 sur 100; Voisin par 3 sur 710 ; Delasiauve l'a vue 2 fois. — Avec des traitements, on aurait de meilleurs résultats. Herpin a constaté une influence heureuse dans près des trois quarts des cas ; il croit pouvoir en guérir la moitié ou

le quart ; il éloigne les accès d'une manière notable. Voisin dit qu'avec le bromure de potassium l'épilepsie idiopathique guérit une fois sur deux et que l'épilepsie symptomatique peut disparaître ou être améliorée. Les épilepsies toxiques guérissent facilement.

Comme éléments pronostiques, l'hérédité de la névrose serait indifférente ; mais l'hérédité de la diathèse, comme la scrofule, la syphilis ou la tuberculose, rendrait la maladie à peu près incurable. Au point de vue de l'âge, la maladie serait très-grave dans la première enfance et dans la jeunesse. Les troubles psychiques, surtout avec démence, sont un signe pronostique fâcheux. Les attaques nocturnes altéreraient moins l'intelligence que les diurnes. Les grandes attaques indiquent une forme plus grave que le petit mal seul. Les climats froids auraient une mauvaise influence.

TRAITEMENT. — Le traitement comprend nécessairement deux parties distinctes : les moyens qui s'adressent à l'attaque elle-même et ceux qui cherchent à modifier l'ensemble de la maladie.

1. *Traitement de l'attaque.* — Nous avons d'abord des moyens d'arrêter dans certains cas, de faire avorter une attaque au début. Ces moyens sont particulièrement applicables dans les cas avec aura. Telle est la flexion énergique de l'un des deux gros orteils ; la ligature des membres réussit également chez un certain nombre de malades. On cite encore le procédé de compression simultanée des deux tempes avec la main gauche et du trou occipital avec la main droite. Ces moyens ne réussissent du reste que dans quelques cas.

La compression des carotides a donné aussi quelques succès. On a essayé les inhalations de chloroforme et plus récemment celles de nitrite d'amyle. Cet agent, rationnellement indiqué contre l'état caractérisé par la pâleur de la face, a cependant besoin d'être encore expérimenté de plus près [1].

On a essayé des procédés particuliers dans quelques cas spéciaux. Ainsi, on a fait inspirer des odeurs fortes (ammoniaque, tabac) ; chez des sujets à aura épigastrique, on faisait manger une ou deux bouchées de pain ; chez un malade singulier de Bicêtre, il suffisait de monter sur ses épaules au moment de l'aura pour empêcher l'attaque.

[1] Voy. les recherches de Bourneville ; *Soc. Biol.*, juin 1875. *Gaz. méd.*, 25 mars 1876. — *Rév. des Sc. méd.*, XII, 129. — Bourneville et d'Olier ont aussi essayé le bromure d'éthyle (*Soc. de Biol.*, 31 juillet 1880). L'inhalation, commencée dès la période tonique, a, dans trois cas, produit en quelques secondes la résolution musculaire ; dans d'autres cas, la durée et l'intensité des convulsions ont paru diminuer ; dans quelques cas enfin, la médication est restée sans effets appréciables. — Sous l'influence de ce moyen quotidiennement continué pendant deux mois (jusqu'à anesthésie), le nombre des accès a paru diminuer.

On peut faire une objection générale à tous ces moyens. J'ai déjà parlé d'un épileptique de l'hôpital Saint-Éloi qui arrêtait très-bien ses attaques par la ligature et qui finit par ne plus vouloir user de ce moyen : il était plus malade après et préférait avoir ses attaques, qui étaient comme des décharges nerveuses utiles. Romberg a déjà dit : Qu'un accès déjà commencé continue, éloignez l'idée de l'interrompre, parce que l'attaque est d'autant plus intense qu'il y a eu un plus long intervalle depuis le dernier.

Dès-lors, le plus souvent, j'engage simplement, pendant les attaques, à prendre quelques précautions. Le patient est couché par terre ou sur un lit bas, la tête un peu élevée, le cou libre, etc. Il ne faut rien mettre entre les dents, parce que le sujet le briserait et l'avalerait, ou se casserait les dents. Il faut se contenter de repousser la langue en dedans si c'est possible. On peut habituellement mettre un bourrelet à l'épileptique s'il tombe souvent sur le front, etc.

Après l'attaque, si elle a été simple, il n'y a rien à faire ; mais quelquefois il y a des signes de congestion cérébrale plus ou moins intense et persistante, surtout si les attaques se sont répétées à courts intervalles ; alors, suivant le degré, nous prescrirons des bains de pied sinapisés et surtout des émissions sanguines locales ou générales (sangsues derrière les oreilles, à l'anus ou aux malléoles) ; on y associera les purgatifs (calomel).

Voisin préconise contre le délire maniaque qui suit l'attaque, le *curare* à la dose de 15 centigr. et plus, en injection hypodermique. C'est un moyen qui est au moins peu pratique.

2. *Traitement de la maladie elle-même.* — Surveillez rigoureusement le régime et l'hygiène. Il faut d'abord proscrire l'alcool, le thé, le café, le tabac, les vins excitants, les excès de tout ordre. Le régime alimentaire doit être le plus doux possible, le laitage en formera une partie importante ; il ne doit pas être cependant la nourriture exclusive, à cause de la nécessité où l'on est de tonifier les sujets. Le patient doit éviter les émotions, les travaux intellectuels, tout ce qui excite le système nerveux. Il faut développer le côté physique par la gymnastique, les exercices corporels, sans aller jusqu'à la fatigue, etc.

Vient ensuite l'indication causale, qui est capitale quand on la découvre. Ainsi, dans les cas de lésion périphérique, l'extirpation d'une tumeur comprimant un nerf, d'une cicatrice, l'ouverture d'un abcès, rendront des services immédiats.

La trépanation a été beaucoup conseillée autrefois ; peut-être répond-elle aujourd'hui encore à quelques indications plus restreintes. Sur 10 épileptiques que Mason Waren a trépanés, 3 ont guéri, 2 ont été améliorés et 5 sont morts.

L'état général est ensuite une source importante d'indication : rachitis, scrofule, pléthore ou anémie, herpétisme (disparition d'exanthème), etc.

C'est là qu'apparaîtra, dans chaque cas particulier, le talent d'analyse propre du médecin.

Le traitement anthelminthique ou antisyphilitique pourra être institué alors même quelquefois qu'on est encore un peu dans le doute.

Restent enfin les agents directement dirigés contre la névrose.

En tête il faut placer le bromure de potassium, que Voisin et la plupart des auteurs contemporains emploient beaucoup ; ce sel doit être très-pur, sans chlore ni iode ; on le prendra quelques moments avant le repas, à la dose de 2 à 12 gram. par jour, à doses lentement progressives. Roberto[1] le donne jusqu'à 30 gram. Du reste, on n'est arrivé à la dose thérapeutique que quand on a supprimé la nausée réflexe ; à ce moment, d'après Voisin, on ne doit plus augmenter, mais continuer avec persévérance pendant des années entières si la maladie s'améliore et guérit. Après deux ans, on peut ne le donner que tous les deux jours, pourvu que la nausée réflexe reste toujours abolie.

Le bromure de potassium doit rester presque un aliment pour l'épileptique qu'il a guéri, et cela sans intermittences. Un bon signe du reste de l'efficacité du médicament est dans la rapidité avec laquelle ses effets physiologiques se développent. S'il ne guérit pas toujours la maladie, il l'atténue le plus souvent. Il suspend la maladie chez la moitié des adultes et un quart des enfants. Il faut lui associer les diurétiques pour faciliter l'élimination du remède et empêcher les éruptions cutanées. Souvent on y joint le fer (Voisin).

Il faut se rappeler cependant que le bromure de potassium peut, par l'abus prolongé, développer une intoxication analogue à celle de l'opium ou de l'alcool. Seguin (de New-York) a récemment insisté sur les signes de ce bromisme[2].

Bon nombre de sujets, par exemple, offrent de la débilité générale, de la faiblesse du pouls, du refroidissement des extrémités ; une tendance à la stupeur, de la difficulté de parole, l'haleine fétide, de l'acné. D'autres ont un bromisme plus grave et paraissent atteints de démence, de manie ou de paralysie générale. On en a vu enfin qui trouvaient la mort dans un affaiblissement progressif. Le Dr Seguin constate une certains analogie entre le bromisme grave et la paralysie générale. — Ces faits ont une grande importance.

En somme, le bromure de potassium manié avec énergie et prudence n'est pas un anti-épileptique infaillible et spécifique, mais c'est un bon moyen, probablement le moins mauvais de tous les agents proposés.

S'il reste impuissant, on peut essayer les sels de zinc et spécialement l'oxyde de zinc. On donne 0gr,10 à 0gr,80 chez les enfants en trois fois par

[1] *Journ. de Thérap.*, 1878, 15, pag. 596.

[2] *Ibid.*, 1878, pag. 597.

jour, jusqu'à 6 gram. chez l'adulte. Herpin aurait guéri par ce moyen 28 malades sur 42. Ce résultat n'a pas été retrouvé, mais enfin c'est un agent à essayer.

Le sulfate de cuivre ammoniacal est administré sous forme pilulaire une heure après le repas : 0gr,005 à 0gr,07 chez les enfants ; jusqu'à 0gr,40 et 0gr,60 chez l'adulte. Il peut déterminer des nausées, des vomissements, de l'inappétence, de la diarrhée. Il faut, paraît-il, avoir donné environ 18 gram. chez l'enfant et 70 gram. chez l'adulte pour constater l'inefficacité du remède et y renoncer. C'est un agent du reste peu employé et qui ne produit pas grands effets. Il en est de même du cuivre porphyrisé, de l'ammoniure de cuivre (?), etc.

Le nitrate d'argent cristallisé est donné de 0gr,01 à 0gr,30 par jour. Certains malades qui ne sont pas guéris voient du moins par ce moyen leur peau devenir d'un bleu noirâtre tout spécial. Le chlorure d'argent est également employé.

Ce sont là les principaux agents métalliques.

La valériane était très-recommandée et très-employée par les anciens. Elle l'est beaucoup moins aujourd'hui, quoique des expérimentateurs, comme Grisar, aient montré qu'elle diminue les actions réflexes chez la grenouille. De même pour la racine d'armoise (en infusion à 15 gram.), que Nothnagel a de nouveau expérimentée sans grand succès.

La belladone, les injections d'atropine, ont pu améliorer, mais non guérir. De même pour la jusquiame. Les autres narcotiques, comme l'opium, ne peuvent pas faire la base d'un traitement chronique et prolongé, comme il le faut ici.

D'autres plantes ont encore été préconisées, parmi lesquelles je citerai seulement le *Cotyledon umbilicus* (Fonssagrives) ; elles ne paraissent pas avoir encore fait suffisamment leur preuve.

Je n'insisterai pas sur les sternutatoires, recommandés par Laycock d'après des idées théoriques. On mêle 5 gram. poudre d'ellébore blanc et 60 gram. poudre quinquina, trois fois par jour une pincée dans les narines : il y a des éternuments pendant dix minutes ; puis on renifle de l'eau froide pour faire cesser les éternuments. On n'a pas ainsi de succès durable.

Le haschisch, le curare, ont pu rendre des services, mais sont difficiles à se procurer.

Voisin s'est bien trouvé des courants continus contre quelques symptômes, comme les points hyperesthésiés, en faisant passer le courant par le bulbe. Pour cela, il met un électrode sur certains points de la poitrine et l'autre sur la face ou sur la langue, en arrière du V ou au menton. Ces malades guérirent ou s'améliorèrent.

Cependant la plupart des autres médecins qui l'ont essayé n'ont rien obtenu de durable.

L'eau froide peut donner de l'amélioration. Nothnagel recommande un traitement de six à douze semaines dans un établissement hydrothérapique. Chapman, Reynolds, se sont bien trouvés d'applications de glace sur la colonne vertébrale.

Les cautères, les vésicatoires permanents à la nuque, les sétons, les purgatifs répétés, sont un bon adjuvant que l'on peut associer à n'importe quel traitement.

Il y a enfin quelques autres moyens, rarement employés du reste : la gymnastique de chambre, surtout pour les enfants ; les vésicatoires volants sur le trajet de l'aura (Récamier) ; des frictions stibiées sur le cuir chevelu (Mettais) ; le cautère actuel sur la région sincipitale (Lebreton) ; la castration (Frank, et plus récemment les chirurgiens américains) ; la trachéotomie (Marshal Hall) ; la ligature de la carotide (Preston) ; la ligature et la section des nerfs dans les cas d'aura, etc.

SIXIÈME PARTIE.

MANIFESTATIONS NERVEUSES

DES MALADIES GÉNÉRALES

Nous avons terminé l'étude de tout ce qui est décrit partout comme maladies du système nerveux : nous avons passé en revue, en effet, les maladies du cerveau, de la moelle, du bulbe, des méninges, des nerfs et les névroses. Nous n'avons cependant pas terminé notre tâche, et nous devons consacrer les quelques pages qui nous restent (en trop petit nombre) à indiquer au moins le complément de cette étude.

Après nos quatre premières parties, après avoir décrit les maladies du cerveau, de la moelle, du bulbe et des méninges, nous pouvions conclure que ce n'étaient pas là de véritables maladies; que l'apoplexie comme l'hémorrhagie cérébrale, l'ataxie locomotrice comme la méningite, ne sont que des syndromes, des manifestations d'états généraux, de maladies vraies, d'états morbides.

La cinquième partie conduit aux mêmes conclusions.

Personne ne soutiendra que les névralgies, les paralysies périphériques, soient des maladies vraies; ce sont des syndromes, des actes manifestateurs. Il en est de même des névroses, quoique sur ce dernier point tout le monde ne soit pas de notre avis.

Il n'y a pas de névrose idiopathique, essentielle, formant maladie ; elles sont toutes symptomatiques, depuis la migraine jusqu'à l'épilepsie elle-même. Ce qui le prouve, ce sont leurs mutations réciproques, leur apparition successive sur un fonds commun qu'elles manifestent; c'est en second lieu leur apparition dans certains cas incontestables, à titre de manifestations syphilitiques, goutteuses, etc. ; les vraies maladies, comme la rougeole, la variole, etc., ne se remplacent pas mutuellement chez le même individu ou dans la même famille, et ne se produisent jamais à titre de simple manifestation d'un état morbide fondamental.

Les névroses sont donc des symptômes. De quoi sont-elles symptomatiques ? — 1. D'un état local du système nerveux central ; 2. D'un état

local d'un point périphérique plus ou moins éloigné ; 3. D'un état général. — Mais quand il y a des lésions locales du système nerveux (central ou périphérique), elles sont, elles aussi (sauf peut-être les cas traumatiques), symptomatiques d'un état général. — De telle sorte qu'en dernière analyse, immédiatement ou médiatement, les névroses doivent se rattacher toujours à un état général, constitutionnel, à une maladie vraie.

Je dis : *doivent* se rattacher, parce que la démonstration clinique n'est pas encore entièrement faite. D'abord elle est difficile dans les cas courants; puis, l'attention n'est pas toujours suffisamment dirigée de ce côté. Mais j'ai dit déjà que cette doctrine était la conviction des grands médecins à clientèle civile, comme le professeur Combal, Teissier (de Lyon), Guéneau de Mussy, etc., parce que là on connaît les maladies de famille et les vrais antécédents complets des sujets.

Peu à peu, par l'accumulation des faits et leur analyse soignée, cette étude et cette démonstration se compléteront, j'en suis convaincu.

Donc, en définitive, toutes les maladies du système nerveux étudiées sont sous la dépendance d'un état général : les lésions anatomiques directement, les lésions fonctionnelles médiatement, par l'intermédiaire d'un état anatomique moléculaire, probable, qui ne nous échappera peut-être pas toujours.

Dès-lors nous avons étudié jusqu'à présent les *lésions* et les *symptômes* dans les maladies du système nerveux ; nous n'avons pas étudié les vraies *maladies* de cet appareil, nous en avons fait l'*anatomie* et la *physiologie*, la *séméiologie*, mais non la *nosologie*.

Reste donc à faire cette nosologie. — Il faut pour cela prendre les grandes maladies aiguës ou chroniques : les diathèses, les maladies infectieuses, les intoxications, etc., etc., et montrer ce qu'elles produisent en se localisant sur le système nerveux, montrer comment elles réalisent précisément les divers actes morbides, fonctionnels ou anatomiques, que nous avons déjà passés en revue.

Cette étude est très-importante, mais elle est très-difficile.

Elle est très-importante, d'abord parce qu'elle fixe la doctrine que j'ai exposée, et puis parce qu'elle synthétise l'étude du système nerveux et représente bien mieux le problème clinique. Certes il est capital de savoir distinguer la lésion des cordons latéraux et celle des cordons postérieurs, l'altération du lobe cérébral antérieur et celle du lobe postérieur, la paralysie agitante et la sclérose en plaques, etc., comme j'ai cherché à l'indiquer. Mais il est bien plus important de distinguer le groupe syphilitique, le groupe rhumatismal et les autres, chacun de ces groupes fût-il complexe et composé d'une série de localisations diverses. C'est là la vraie étude clinique et thérapeutique.

En même temps, nos descriptions précédentes nous ont habitué à une séparation nécessaire pour l'exposition, mais qui n'est pas réalisée au lit du malade. Les groupes que nous formerons dans cette dernière partie sont

beaucoup plus vrais et vivants. Si on parcourt les salles de l'Hôpital-Général, on verra chez l'un la paralysie labio-glosso-laryngée associée à l'hémiplégie, chez l'autre l'hémianesthésie cérébrale avec l'ataxie locomotrice, chez un troisième la sclérodermie et l'asphyxie locale des extrémités, etc. Il faut apprendre à réunir et à synthétiser ce que nous avons analysé et disjoint par nécessité, pour les besoins de l'exposition didactique.

Cette étude est donc capitale, et elle mériterait de nous arrêter pendant plus longtemps que nous ne pouvons le faire ; une chose cependant nous console un peu du développement trop restreint que nous donnerons à ces questions.

D'abord, ce sont là des sujets qu'on retrouve en pathologie interne dans d'autres parties, dans les chapitres particuliers consacrés à chacune des maladies générales que nous passerons en revue. Nous n'avons donc qu'à indiquer, à tracer, sans insister beaucoup sur chaque étude spéciale. De plus, et c'est une raison qui à elle seule dispenserait de toutes les autres, c'est là une étude qui est encore très-peu faite. Les livres comme celui de Gros et Lancereaux sur les affections nerveuses syphilitiques sont rares, et il en faudrait beaucoup : il en faudrait plusieurs pour chaque maladie. C'est là une voie d'études que j'ai déjà signalée et que je signale toujours aux élèves qui demandent des sujets de travaux et de recherches[1].

Il y a donc très-peu de faits sur toutes ces questions. De plus, on rencontre souvent de simples affirmations insuffisantes pour étayer une conviction, ou bien inversement on tombe dans le simple récit d'observations fastidieuses. De telle sorte que tous ces sujets-là sont fort difficiles, ce qui m'excusera si je n'insiste pas et si je suis obligé de passer rapidement.

C'est donc un cadre que je vais indiquer plutôt qu'un tableau complet. Chacun y mettra ultérieurement, soit les travaux à venir, soit les résultats de sa propre expérience.

Nous commencerons par les *diathèses*, et d'abord par la *syphilis*, parce que c'est la maladie la plus nette, la plus claire comme cause et comme évolution, prêtant moins le flanc à la critique et à la discussion que toutes les autres. « La syphilis, a dit Lancereaux, est un type morbide que l'on ne peut trop étudier. Pour le clinicien, elle est le point de départ d'affections variées dont la connaissance est une source d'indications diagnostiques et pronostiques de la plus grande importance; pour le pathologiste, elle est un modèle qui lui permet de mieux comprendre les autres maladies. »

[1] Un des élèves les plus distingués et les plus regrettés de notre Faculté, M. le Dr Raymond Caizergues, a déjà répondu à cet appel, et a fait sur les *Localisations spinales de la syphilis* un très-remarquable travail dont nous parlerons longuement plus loin.

ARTICLE PREMIER.

Diathèses.

CHAPITRE PREMIER.

LOCALISATIONS NERVEUSES DE LA SYPHILIS [1].

Nous décrirons d'abord avec soin les manifestations nerveuses de la période tertiaire, sur lesquelles de nombreux travaux ont été accumulés, et nous dirons ensuite un mot sur les accidents nerveux de la période secondaire et la syphilis infantile.

1° ENCÉPHALE. — *Étiologie.* — La fréquence de la syphilis dans les maladies du système nerveux est considérable, d'après Fournier. Dans un hôpital exclusivement consacré à l'épilepsie et aux paralysies, Althaus compte 5 pour 100 d'affections nerveuses syphilitiques pour la totalité des admissions. Les paralysies syphilitiques représentent 20 pour 100 des paralysies admises dans l'hôpital. Les troubles d'intelligence ou de mémoire syphilitiques comptent 60 pour 100.

En général, la syphilis est aidée dans sa localisation sur le système nerveux par une disposition personnelle spéciale qui détermine cette manifestation de la maladie plutôt qu'une autre, comme la disposition héréditaire aux maladies nerveuses. Ainsi, Lallemand a vu un cas de syphilis cérébrale chez un sujet migraineux dans sa jeunesse; Zambaco, chez un individu dont le père était mort apoplectique, et qui lui-même était sujet aux congestions cérébrales; Heubner, chez un autre qui avait eu une paralysie infantile.

Les traumatismes ont une action analogue. Lallemand a vu une syphilis cérébrale se développer après un coup sur la tête; Wilks et Wagner ont observé des faits du même ordre.

Nous citerons encore les influences psychiques, le travail intellectuel

[1] Gros et Lancereaux ; *Des affections nerveuses syphilitiques;* Paris, 1861. — Lancereaux ; *Traité hist. et prat. de la syphilis*, 2e édit., 1873. — Heubner; *Hdb. de Ziemssen.*—Hanot ; *Rev. gén.*, in *Rev. des Sc. méd.*, IX, 2.—R. Caizergues ; *Des myélites syphilitiques*, Th. Montpellier, 1878, et plus récemment la Th. de Julliard (Lyon, 1879), la Th. d'agrég. de Chauvet (Paris, 1880) et l'ouvrage de Fournier sur la *Syphilis cérébrale*.

exagéré, les fatigues, les frayeurs, les excès. J. Frank cite une femme syphilitique qui devint épileptique après une chute dans l'eau ; elle avait au crâne une exostose et guérit par le traitement antisyphilitique.

La syphilis peut cependant aussi frapper le cerveau sans que le sujet présente de prédisposition connue. — L'âge, le sexe, etc., ne paraissent avoir aucune influence.

L'âge de la syphilis n'est pas indifférent : les manifestations peuvent être précoces, se présenter au début de la période tertiaire, ou même dans la période secondaire ; mais c'est une exception. Les accidents éclatent en général de la troisième à la dixième année après la contamination. Quelquefois ils sont beaucoup plus tardifs, jusqu'à trente ans après le chancre.

Fournier s'est demandé si toutes les syphilis disposent également aux manifestations cérébrales et conclut : 1. Toute syphilis, bénigne, moyenne ou grave originairement, peut être suivie d'accidents cérébraux ; 2. La bénignité originelle d'une syphilis (traitée ou non) n'est en rien une garantie contre l'éventualité d'accidents cérébraux ultérieurs ; 3. Même d'après les faits réunis aujourd'hui, ce sont les syphilis originairement bénignes ou moyennes qui proportionnellement fournissent le plus fort contingent aux accidents de cet ordre. Broadbent arrive même à conclure que les sujets qui sont le plus exposés aux accidents du système nerveux sont ceux chez qui les symptômes secondaires ont été transitoires et légers.

Anatomie pathologique. — La syphilis produit dans le cerveau des lésions analogues à celles des autres viscères. C'est toujours de l'encéphalite aboutissant à la gomme ou à la sclérose.

1. La *gomme* se présente sous deux formes qui se trouvent fréquemment réunies sur le même sujet : *a.* masse blanc rougeâtre, ou gris rougeâtre, ou gris, humide, de consistance de gélatine ferme, demi-transparente sur des coupes minces, passant graduellement au tissu sain ambiant ; *b.* substance blanche plus ferme, souvent de dureté cartilagineuse, sèche, présentant à la coupe une matière homogène caséiforme, en tumeurs circonscrites plus ou moins grandes.

a. La masse gris rougeâtre est formée de cellules rondes et de noyaux avec quelques cellules étoilées ou fusiformes disséminées ; elles sont dans les mailles du tissu originaire, dont les éléments normaux forment la substance intercellulaire avec quelques capillaires souvent très-larges. La tumeur est plus ou moins molle ou dure suivant la laxité plus ou moins grande du tissu dans lequel elle s'est développée (espace sous-arachnoïdien ou dure-mère). Ces cellules embryonnaires sont probablement des éléments sanguins migrateurs ; les éléments fusiformes plus avancés viendraient du tissu conjonctif voisin. La richesse sanguine, comme la consistance de la tumeur, dépend de la région où elle se développe. A la périphérie de la tumeur, on retrouve tous les termes de transition dans l'infiltration cellulaire jusqu'au tissu sain.

b. Les masses plus fermes sont formées au centre, soit de restes des éléments normaux comprimés, soit de cellules de néoformation agglomérées et atrophiées. Il y a une masse de cellules granuleuses dans les mailles du tissu originaire, autour de laquelle on trouve, soit une capsule de tissu conjonctif scléreux, soit du tissu gris rosé de la première forme. La substance granuleuse est formée des détritus des cellules rondes, de quelques amas pigmentaires et de granules graisseux. C'est la caséification, l'atrophie, la dégénérescence granuleuse des cellules, avec une prolifération conjonctive active tout autour.

Les deux siéges de prédilection pour les gommes sont : la dure-mère et l'espace sous-arachnoïdien. Dans la dure-mère, on ne rencontre pas la forme molle, mais la tumeur sèche, qui se trouve souvent entre les feuillets, dans les replis de la dure-mère. L'os avoisinant peut être rongé ; c'est une sorte de carie sèche. Dans l'espace sous-arachnoïdien, les lésions s'étendent beaucoup plus ; la plupart des syphilomes cérébraux naissent là, à la surface, et se propagent ensuite vers le centre. A la convexité, la dure-mère est intéressée et toutes les méninges adhèrent au cerveau, toute la lésion formant une masse unique : c'est l'ankylose méningée ou cérébro-méningée de Fournier. A la base, la dure-mère peut rester intacte, la lésion s'infiltrant facilement dans les dépressions et les sillons de la région. Dans les deux cas, au lieu de tumeurs circonscrites, on peut avoir une infiltration diffuse : méningite gommeuse.

Dans des cas rares seulement, la tumeur syphilitique prend la forme de nodules miliaires. Engelstedt et Lancereaux en ont décrit des exemples.

Les tumeurs développées dans l'intérieur même du cerveau, sans relations avec les méninges, sont de grandes raretés. Ainsi, sur 45 cas on n'en trouve que 3 : un de Lallemand, un de Zambaco et un de Lancereaux.

Quelquefois la tumeur s'est développée au niveau du quatrième ventricule, toujours dans la pie-mère.

Fournier professe la même opinion que Heubner sur la fréquence de l'origine périphérique de ces gommes; il ajoute que quand on les observe dans les parties centrales, c'est presque toujours dans les portions grises des ganglions centraux. Hanot en a vu avec Charcot une développée entre les deux noyaux du corps strié. Le système vasculaire, dont nous allons étudier les lésions, donnerait peut-être l'explication de ces origines spéciales (Hanot).

2. Les *vaisseaux* peuvent participer à ces altérations et même être le siége particulier, indépendant de ces lésions, que nous décrirons d'après Hanot.

Wilks en 1863, et l'École anglaise, ont fortement attiré l'attention sur cette question toute contemporaine des gommes vasculaires, et l'école allemande, avec Heubner, a complété l'étude histologique de cette artérite syphilitique.

La lésion se localise dans la partie non vasculaire de la paroi artérielle immédiate sous l'endothélium, au-dessus de la membrane fenêtrée. Ce sont d'abord quelques noyaux disséminés dans la substance amorphe trouble, puis de longs éléments fusiformes provenant de l'endothélium vasculaire. La prolifération est active et sépare l'endothélium de la membrane fenêtrée. Quelquefois une petite tumeur fait saillie dans la lumière du vaisseau, sur un point, rarement sur toute la circonférence, et un thrombus finit par se former.

Le néoplasme peut s'organiser et même se vasculariser ; c'est une sorte de véritable membrane sous l'épithélium, formée de cellules géantes à la partie interne, d'éléments connectifs à la partie moyenne et d'éléments connectifs à la partie externe. D'autres fois, il y a rétraction inodulaire avec atrophie des cellules et oblitération totale du vaisseau.

Ce processus diffère de l'athérome par la rapidité de son évolution (il dure des mois au lieu de durer des années), et par l'organisation en néoplasme que ne présente jamais l'athérome.

En France, Lancereaux a publié des observations analogues sur ces lésions[1]. Dans un fait de Charcot et Pitres, cité dans la thèse de Rabot, il y aurait eu aussi périartérite syphilitique : nodosités conjonctives paraissant avoir leur point de départ dans la tunique externe. C'est un cas encore unique à confirmer.

Du reste, ce n'est peut-être pas là la seule lésion vasculaire que la syphilis puisse produire ; on a observé la dégénérescence graisseuse, les anévrysmes, etc. Mais c'est moins fréquent et le rapport pathogénique est douteux.

3. Nous avons ensuite la *sclérose* cérébrale, l'inflammation non gommeuse; nous venons déjà de trouver ce processus dans les vaisseaux.

Il s'agit ici de l'encéphalite hyperplastique scléreuse, que nous avons décrite plus haut, d'après Hayem. En général mal limitée, diffuse, elle est presque toujours partielle, circonscrite par exemple à une circonvolution. Elle peut être aussi répandue par plaques sur diverses portions du cerveau et même de la moelle, comme dans une observation de Charcot et Gombault.

Assez fréquente dans la dure-mère, elle y constitue la pachyméningite membraneuse ou hyperplastique, dans une partie restreinte de la dure-mère, qui peut prendre une épaisseur sextuple. Quelquefois, sous forme de nodules gommeux, caséeux, jaunâtres, parsemés, elle constitue la pachyméningite scléro-gommeuse de Fournier.

L'arachnoïdite hyperplastique a été également observée.

4. Le *ramollissement* se présente chez les syphilitiques consécutivement aux lésions artérielles décrites, comme après l'athérome.

[1] Th. Rabot, 1873, et Congr. pour l'avancement des Sciences, 1877.

5. Les auteurs rapportent aussi des cas dans lesquels on a trouvé des lésions de *méningo-encéphalite diffuse*, comme dans la paralysie générale, mais toujours sous la dépendance de la syphilis. Le rôle de la méningite serait ici plus prépondérant que dans la paralysie générale, d'après Fournier; mais, en somme, c'est le même processus.

Que conclure de tout cela? En résumé, il n'y a pas de lésion *spécifique*. Nous repoussons la division de Heubner en lésions gommeuses syphilitiques spécifiques et lésions inflammatoires. Tout est inflammation, prolifération, infiltration, diapédèse, retour à l'état embryonnaire; il n'y a rien d'histologiquement spécifique. C'est toujours de l'inflammation qui peut, suivant les cas, aboutir à la dégénérescence granuleuse ou à la sclérose, atteindre les vaisseaux et entraîner le ramollissement, frapper les méninges et le cerveau; elle varie dans sa marche, ses modes et son agencement, mais histologiquement est toujours de l'inflammation.

C'est la confirmation du principe général que nous avons souvent rappelé : les lésions, pas plus que les symptômes, pris isolément, à un instant donné de leur évolution, ne spécifient une maladie. Leur succession, leur arrangement seuls caractérisent et distinguent les divers états morbides.

Symptômes. — Par la diffusion extrême des lésions et par les siéges très-variés qu'elles peuvent occuper, on doit prévoir les nombreux types cliniques que la symptomatologie peut présenter. Fournier les ramène à six : formes céphalalgique, congestive, convulsive ou épileptique, aphasique, mentale, paralytique.

1. La *céphalalgie* est un symptôme si fréquent dans la syphilis cérébrale que, pour Heubner, ce serait même là un prodrome commun à toutes les formes ultérieures de la maladie. Elle s'allie d'habitude à l'insomnie.

On l'observe sous trois types qui peuvent du reste s'associer : *a.* douleur grave et vive, avec pesanteur, alourdissement; *b.* douleur constrictive produisant les sensations d'une forte pression (étau); *c.* douleur de martellement. — Elle est circonscrite et fixée à un point de la tête (tumeurs), ou générale et diffuse dans diverses régions crâniennes (frontale ou fronto-pariétale surtout).

Elle présente des caractères particuliers sur lesquels insiste Fournier : intensité, exacerbation pendant la nuit, persistance et longue durée. Quelquefois atroce, elle peut entraîner le délire, même furieux. La céphalée secondaire serait exclusivement nocturne et la céphalée tertiaire continue. Elle peut durer jusqu'à dix ans, avec des crises dépassant six mois.

« Un mal de tête intense, dit Fournier, violent, à exacerbation nocturne, à durée longue, chronique, et à retours fréquents, est un symptôme qui atteste presque infailliblement la vérole, qui doit toujours, pour le moins, en éveiller le soupçon. »

2. Dans la forme *congestive* [1], on observe d'abord des phénomènes congestifs passagers : des vertiges, puis des troubles des sens (obnubilations passagères, bourdonnements, etc.); des troubles subits et passagers de la motilité (ballottement, titubation); des troubles également fugaces de l'intelligence (absences).

Ces phénomènes aboutissent ensuite à une sorte d'état congestif habituel, presque permanent, caractérisé par les mêmes phénomènes exagérés d'intensité et de fréquence. On observe alors une lourdeur de tête ordinaire, des vertiges fréquents, intenses, se répétant plus ou moins souvent et pendant lesquels le malade peut tomber. A cela se joindront : les troubles sensoriels, les troubles moteurs (torpeur, faiblesse musculaire), la faiblesse intellectuelle, les troubles de sensibilité (fourmillements), les troubles génito-urinaires (miction difficile, impuissance).

Ces accidents peuvent être suivis d'accès congestifs (engourdissement subit des membres, attaques partielles et peu durables de parésie) ou bien même de paralysies définitives.

C'est dans cette forme de Fournier que rentre la méningite syphilitique subaiguë de Taylor.

3. La forme *convulsive* ou *épileptique* se produit quand les lésions sont périphériques (ce qui est fréquent) et rentre dans la symptomatologie des lésions corticales. C'est l'épilepsie syphilitique qui, comme l'épilepsie ordinaire, se manifeste par le haut mal et le petit mal. L'intérêt principal ici est de donner les caractères spéciaux différentiels de l'épilepsie syphilitique, d'après les travaux de Fournier et de Charcot.

D'après Fournier : *a.* l'attaque d'épilepsie syphilitique, quelque forme qu'elle affecte, ne se distingue par aucun signe propre, pathognomonique, de l'attaque d'épilepsie vulgaire; il y a de simples nuances, comme l'absence plus fréquente du cri et la fréquence plus grande des paralysies; mais ce signe n'est ni absolu ni suffisant; *b.* il n'y a aucune particularité spéciale non plus, comme mode d'apparition et d'évolution de l'attaque; *c.* il y a quelques caractères différentiels dans l'épilepsie syphilitique envisagée dans son ensemble : ainsi, *α.* dans l'épilepsie syphilitique, les intervalles des crises sont moins complétement exempts de troubles morbides que dans l'épilepsie commune; *β.* l'épilepsie syphilitique, pour peu qu'elle date d'un certain temps, est fréquemment associée à divers phénomènes cérébraux, notamment à des paralysies ou à la névrite optique d'origine cérébrale; *γ.* elle se distingue par les conditions dans lesquelles s'est produite la maladie (antécédents de syphilis); *δ.* elle peut guérir par le traitement antisyphilitique.

[1] Chauvet est tenté d'attribuer cette forme dite congestive plutôt à une anémie cérébrale qu'à une congestion. Fournier lui-même reconnaît du reste que cette forme est attaquable au point de vue anatomique et pathogénique. Il ne faut donc considérer ces diverses formes que comme des types cliniques.

En somme, on voit que ce sont là les signes de l'épilepsie avec lésion cérébrale, avec les antécédents et l'efficacité du traitement en plus.

Charcot a insisté sur ce point que l'épilepsie syphilitique est généralement partielle ou hémiplégique. Elle débute le plus souvent par un des membres supérieurs ou par un côté de la face, par un membre inférieur. Elle est quelquefois précédée par un certain nombre d'accès d'épilepsie vulgaire.

Cette épilepsie correspondrait, d'après Charcot, à la pachyméningite gommeuse circonscrite avec participation des membranes sous-jacentes. Dans les premières périodes, la substance grise cérébrale ne serait le siége que d'altérations dynamiques transitoires. D'après Hughlings Jackson, ce serait un emmagasinement, une accumulation de force ; puis, à certains moments surviendrait une décharge brusque, une dépense par explosion dans les membres, du côté opposé à la lésion. Un épuisement temporaire survient ensuite, d'où les paralysies momentanées observées souvent dans les parties convulsées. A la longue, par la répétition même de ces actes, les lésions de l'écorce s'établissent définitives, avec des dégénérescences secondaires, d'où une hémiplégie permanente et indélébile. On comprend dans ces cas l'importance d'un traitement rapide.

4. L'*aphasie* peut être un phénomène précoce ou tardif de la syphilis ; elle peut se présenter seule, isolément ; plus souvent elle fait partie d'un ensemble et figure dans la syphilis cérébrale au milieu d'autres phénomènes, parmi lesquels et en première ligne la paralysie à droite. Il n'y a du reste rien de spécial comme symptômes qui différencie cette aphasie de l'aphasie vulgaire.

Elle est transitoire ou durable. Elle peut être due à un ramollissement de la troisième circonvolution frontale gauche par artérite syphilitique, ou à une méningo-encéphalite gommeuse détruisant plus ou moins la circonvolution sous-jacente à ce même niveau (Fournier).

Tarnowsky avait déjà bien étudié cette aphasie en 1870, et Mauriac a insisté sur la forme intermittente qu'elle peut présenter. J'ai récemment observé un remarquable exemple de ce type ; l'histoire complète en a été publiée dans la thèse du Dr R. Caizergues ; nous y reviendrons à propos de la syphilis héréditaire.

5. Dans la forme *mentale*, Fournier distingue des troubles intellectuels de deux ordres : *a*. les premiers, les plus fréquents, sont à évolution lente, chronique, et à type dépressif ; c'est une sorte d'hébétude intellectuelle progressive. α. L'hébétude peut être simple, avec dépression intellectuelle, changement de caractère, affaiblissement de la mémoire continu et progressif, se faisant quelquefois par saccades, exceptionnellement d'une façon subite, presque instantanée, la mémoire des choses anciennes étant souvent conservée ; β. Ou c'est une hébétude déraisonnante, incohérente (incohérence dans les paroles et dans les actions, délire systématisé, délire

mélancolique ou hypochondriaque, tendance au suicide). — *b*. Les seconds consistent en manifestations aiguës apparaissant subitement ou acquérant d'emblée une haute intensité : phénomènes d'exaltation ou d'excitation, de manie, de folie véritable (suractivité mentale, suractivité physique correspondante, hallucinations, manie vulgaire).

Certains cas peuvent se présenter absolument comme la folie commune : c'est une chose importante à savoir pour le traitement.

La *paralysie générale* se développe chez les syphilitiques, mais tout le monde n'est pas d'accord pour reconnaître entre les deux éléments une relation de cause à effet. Magnan pense que la paralysie générale précoce, de 25 à 35 ans, serait le plus souvent syphilitique. Fournier admet que la paralysie générale syphilitique n'est pas la paralysie générale commune, et il indique des différences, dont voici les principales.

« *a*. Comme troubles intellectuels, les syphilitiques ont rarement un délire expansif, lypémaniaque ou mégalomaniaque ; ils sont abrutis, stupides, parfois extravagants, mais toujours relativement humbles, modestes dans leurs conceptions délirantes. — *b*. Le tremblement est plus rare chez les syphilitiques ; il n'est pas aussi intense ni aussi permanent ; il n'a pas l'allure si caractéristique de la trémulence qu'on observe aux lèvres et à la langue dans la paralysie générale. — *c*. Dans la syphilis, les paralysies sont beaucoup plus accentuées que dans la paralysie générale. Dans la syphilis, les troubles intellectuels succèdent fréquemment à une ou plusieurs attaques apoplectiformes ou épileptiformes, tandis que dans la paralysie générale c'est ordinairement l'altération des facultés qui attire d'abord l'attention. Contrairement à ce qui arrive pour la syphilis, l'évolution de la paralysie générale se fait par stades définis et dans des limites de temps assez restreintes. Dans la paralysie générale, l'état de l'ensemble est excellent ; dans la syphilis, il y a altération de la santé, quelquefois même état cachectique. La guérison, possible dans la syphilis, est impossible dans la paralysie générale. — *d*. Les lésions diffèrent également. Dans la paralysie générale, la lésion de la substance grise domine, les lésions de la pie-mère sont subordonnées ; dans la syphilis, la lésion des méninges prédomine ; la pie-mère est toujours notablement épaissie et souvent dégénérée en membrane fibreuse, coriace, quelquefois aponévrotique. Ce qui domine ici, c'est la méningite hyperplastique. »

Et Fournier conclut de tout cela : « La paralysie générale syphilitique n'est pas la paralysie générale commune ».

Chauvet a longuement repris toute cette question des rapports de la syphilis avec la paralysie générale et est arrivé aux conclusions suivantes :

« La syphilis seule ne peut pas produire la méningo-périencéphalite diffuse.

» La syphilis peut produire dans l'encéphale des lésions variées comme siège, comme étendue (tumeurs, artérites avec ramollissement, etc.), qui

dans quelques circonstances pourront se traduire symptomatiquement par une sorte de paralysie générale. »

5. On observe des *paralysies* de différents ordres : hémiplégie, qui n'a du reste rien de pathognomonique ; paralysies partielles des membres et des nerfs crâniens, sur lesquelles nous reviendrons à propos de la syphilis des nerfs.

Du reste, comme le dit Lancereaux, ce serait une erreur de croire trouver dans tous les cas l'un ou l'autre des groupes symptomatiques en question. De même que l'on observe fréquemment la coexistence des différentes lésions dont il a été parlé, de même il n'est pas rare de rencontrer simultanément les divers désordres qui viennent d'être énumérés.

II. Moelle. — La question de la syphilis spinale ou médullaire est beaucoup moins étudiée que celle de la syphilis cérébrale ; on trouve beaucoup moins de documents pour la traiter. C'est ce qui fait le très-grand intérêt de la Thèse de Caizergues, qui est le premier travail d'ensemble entrepris sur les localisations de la syphilis sur la moelle. Nous ferons naturellement de nombreux emprunts à ce mémoire, qui contient une bibliographie très-complète et est basé sur une centaine d'observations, dont seize personnelles.

Anatomie pathologique. — 1. La néoformation syphilitique (gomme) se développe de préférence à la périphérie de la moelle et entraîne la jonction et l'adhérence des trois méninges avec la moelle. Le tissu nouveau peut se présenter ici en tumeur circonscrite, en infiltration, sous forme de gélatine gris rougeâtre ou de masse sèche caséeuse. Ainsi, Zambaco a vu une production gommeuse annulaire autour de la partie inférieure de la moelle dorsale et de la moelle lombaire, et exerçant une pression sur cet organe. Wilks a vu une gomme à la moelle lombaire enveloppant les racines postérieures et adhérant à la moelle. Wagner rapporte un cas de gomme centrale ; c'est le seul exemple que connaisse Heubner. Lancereaux en a cité un autre analogue de Mac Dowel.

A la forme en foyers petits, multiples et disséminés, appartient un cas de Engelstedt.

2. La sclérose syphilitique est formée de plaques de tissu conjonctif induré que Heubner regarde comme des cicatrices de néoformations gommeuses. Virchow décrit une plaque épaisse englobant les méninges et la moelle, à la région cervicale ; Charcot et Gombault[1] ont observé un beau cas de myélite diffuse partielle en foyers disséminés sur tout l'axe cérébro-spinal.

L'inflammation diffuse de la moelle peut encore être produite secondairement à des lésions osseuses de la colonne vertébrale. Ainsi, Minich

[1] *Arch. de Physiol.*, 1873.

(de Padoue) et Piorry ont cité des faits d'exostose. Dupuytren, Montfalcon, Leprestre, etc., ont observé la carie vertébrale syphilitique (Lancereaux).

Le simple ramollissement de la moelle a été également observé sous l'influence de la syphilis. Lancereaux en cite un cas de Steenberg. Il ne s'agit pas d'un ramollissement ischémique, comme celui que l'artérite syphilitique produit dans le cerveau ; c'est le ramollissement inflammatoire précédé et accompagné d'hyperémie.

En un mot, la syphilis peut développer tous les genres de myélite diffuse aboutissant, soit à la sclérose, soit au ramollissement, suivant les cas. Outre les observations déjà citées, Caizergues a encore réuni les faits suivants, tous avec autopsie : Tillot (service de Gosselin) note une congestion intense, avec diminution de consistance de la moelle; Mollière[1], une hyperémie de la moelle; Homolle[2], une myélite diffuse corticale; Winge[3], une méningo-myélite; Moxon[4], Meyer, Westphal[5], des myélites en foyers disséminés.

En dehors de ces cas, qui sont les plus fréquents, on observe aussi des myélites systématisées, mais l'existence du groupe est plutôt démontrée par la clinique (comme nous le verrons tout à l'heure) que par l'anatomie pathologique. Nous citerons cependant le fait de Déjérine[6], qui trouva une atrophie simple avec altération vacuolaire et pigmentaire des cellules motrices des cornes antérieures du renflement lombaire, sans inflammation de la névroglie et avec intégrité de la substance blanche.

Nous parlerons enfin, à la Symptomatologie, de faits dans lesquels, malgré un examen microscopique très-précis, on n'a trouvé encore aucune lésion : tel est le cas de Déjérine et Gœtz[7].

Voilà, si l'on veut rester sur le terrain des faits et des autopsies, ce que l'on peut dire de la syphilis médullaire au point de vue de l'anatomie pathologique.

Symptômes. — Nous retrouvons ici d'abord tous les signes des myélites diffuses variant suivant le siége, l'étendue, etc., de la lésion.

D'une manière générale, il y a une première période d'excitation : douleurs de genre et de siége variés et en même temps sensations anormales diverses de fourmillements, engourdissement, etc.; raideur jusqu'à la contracture dans quelques groupes musculaires; crampes douloureuses, etc. — Ce stade prodromique, ou mieux méningitique, peut durer des semaines et même des mois avec des phénomènes de paralysie plus ou moins entremêlés.

[1] *Ann. de Dermat.*, tom. II.
[2] *Progr. méd.*, 1876.
[3] *Dublin Méd. Presse*, IX, 659.
[4] *Guy's Hosp. Rep.*, XVI, 217, 1871.
[5] *Char. Ann.*. 1876, 420.
[6] *Arch. de Physiol.*, 1876.
[7] *Arch. de Physiol.*, 1876.

— Puis survient la paralysie franche, en général progressive, paraplégique ou partielle, suivant le siége de la lésion.

A côté de ce tableau général, nous prévoyons toutes les variétés particulières que l'on peut rencontrer. Ce ne sont pas là de simples vues de l'esprit. Caizergues a pu réunir des observations correspondantes à chacun des groupes que nous avons établis dans la classification des myélites *diffuses*.

Ainsi, d'abord pour les myélites diffuses *aiguës*, nous en avons de circonscrites et d'envahissantes. Dans les premières, Rollet et Philipson[1] ont vu des myélites lombaires, Caizergues[2] et Philipson des myélites dorsolombaires, Homolle une myélite dorsale, Valdemar[3], Leubuscher[4] et Drysdale des myélites cervicales. Si l'on considère leur délimitation dans le sens transversal, Valdemar, Caizergues[5] et Charcot ont vu des monoparaplégies, et Folet[6] une hémiparaplégie avec hémianesthésie croisée; Philipson et Homolle des myélites corticales superficielles, et Caizergues, William Moore[7] et H. Mollière des myélites centrales profondes.—Dans le second groupe des myélites envahissantes ou généralisées, Moxon et Westphal en ont vu en foyers disséminés; Bayer[8], Chevalet[9] et Déjérine en ont observé à progrès ascendant continu.

Avant de passer aux myélites chroniques, nous dirons un mot, d'après Heubner, d'une forme particulière et grave, la *paralysie ascendante aiguë* à marche rapide et sans lésion appréciable à l'autopsie. Cette maladie se développe en général à un stade moins avancé de la syphilis, le plus souvent dans la première année de l'infection, en même temps que les éruptions de la période secondaire. Elle apparaît sans prodromes, sans les phénomènes méningitiques des autres formes ; tout au plus, le jour du début de la paralysie, y a-t-il des douleurs vagues dans diverses parties du tronc ou des extrémités.

Le début est marqué par la paralysie, notamment la paraplégie ; Kussmaul a vu cependant la paralysie frapper un bras et la jambe du côté opposé ; en même temps, on éprouve des fourmillements et des frémissements dans les membres atteints, sans troubles plus intenses de la sensibilité. Souvent ensuite on observe certains troubles dans la sécrétion urinaire, incontinence ou anurie. En même temps, la paralysie s'étend très-

[1] *The Lancet*, 1878, 30.
[2] Obs. I, pag. 39.
[3] *Med.-chir. Review*, 1861.
[4] Anal. in *Gaz. hebdom.*, 1861.
[5] Obs. XI, pag. 103.
[6] *Bull. de Thérap.*, 1867.
[7] *Dublin quart. Journal*, mai 1866.
[8] Anal in *Union méd.* et *Bull. de Thérap.*, 1869.
[9] *Bull. de Thérap.*, 1869.

rapidement de bas en haut et d'un côté à l'autre, et devient très-vite complète. Cependant elle peut rester quelque temps encore à ce haut degré d'extension sans frapper les muscles de la respiration.

Mais la vie est bientôt menacée d'une autre manière : le décubitus se produit, devient profond, entraîne l'infection septique et tue en 3, 4 ou au plus 6 à 7 semaines. Jusqu'à présent, dans le petit nombre de cas publiés, la guérison a paru difficile, sinon impossible.

Cette dernière assertion de Heubner est trop absolue. Caizergues a cité en effet deux cas, l'un de Bayer, l'autre de Chevalet, dans lesquels un traitement énergique par les frictions mercurielles amena la guérison d'une paralysie ascendante aiguë d'origine syphilitique.

Pour les myélites diffuses *chroniques*, Caizergues a également réuni des observations correspondant à chacun des types de notre classification. Ainsi, dans les myélites circonscrites hémilatérales, Charcot a vu une hémiparaplégie avec hémianesthésie croisée ; Drysdale [1] et Owen Rees [2] des monoparaplégies ; Wilks, Wagner et Mac-Dowel des gommes à siége hémilatéral ; Homolle, Zambaco et Buzzard [3] des myélites corticales superficielles ; Caizergues, Charcot et Richet des myélites centrales profondes (variété antérieure) ; Lacharrière [4], une myélite centrale profonde (variété postérieure) ; Allbutt [5] et Lacharrière des myélites centrales profondes (variété latérale).

Passant aux myélites transverses, Henoch, Drysdale et Valdemar ont observé des myélites cervicales ; Mauriac, Charcot, Westphal et Waldemar des myélites dorsales ; Caizergues et d'autres des myélites lombaires.

Parmi les myélites envahissantes, les unes sont continues, ascendantes (Gros et Lancereaux, Landry), les autres descendantes (Hallopeau), d'autres enfin en foyers disséminés (Meyer, Westphal).

Si l'on y ajoute les faits de paralysie générale dont nous avons déjà parlé, les faits de tabes dont nous reparlerons et les faits de lésions disséminées observés par Charcot et Gombault, Meyer, Westphal, Lagneau et Lyman, on voit que la série est complète et que la syphilis peut réaliser toutes les formes ordinaires de myélites diffuses.

Mais ce n'est pas tout. Si les lésions syphilitiques diffuses sont les plus fréquentes et le plus communément décrites, il y a aussi cependant des myélites systématisées de même nature.

Ainsi, Fournier [6] a fortement attiré l'attention sur l'*ataxie locomotrice*

[1] *The Lancet*, 1878.
[2] *Guy's Hosp. Rep.*, XVII.
[3] *The Lancet*, 1873.
[4] Th. Paris, 1861.
[5] *New-York Journ.*, 1870.
[6] Anal. in *Rev. des Sc. méd.*, IX, pag. 228.

syphilitique; elle présente les symptômes de l'ataxie vulgaire. Mais cet auteur répond aux objections de ceux qui, à cause de ces analogies, ne veulent pas admettre un tabes de nature syphilitique. Ainsi, cette maladie n'a pas de symptômes propres ; mais la paraplégie ou la cirrhose syphilitiques n'en ont pas non plus.

Si la lésion n'est pas propre, elle est du moins dans l'ordre des lésions habituelles (sclérose) de la syphilis. La maladie est trop fréquente chez les anciens syphilitiques pour n'être qu'une coïncidence. Ainsi, sur 30 ataxiques, Fournier compte 24 fois une syphilis antérieure; Féréol en trouve 5 sur 11; Siredey 6 sur 10. L'insuccès du traitement antisyphilitique vient de ce qu'on s'y prend trop tard, mais il réussit souvent et on cite des observations à l'appui.

Déjà, en 1858, Duchenne avait attiré l'attention sur la fréquence de la syphilis dans l'ataxie locomotrice progressive ; puis Greppo[1] a cité un cas d'ataxie des membres inférieurs guéri par les antisyphilitiques ; plus tard Moore[2] publie une observation analogue guérie par l'iodure de potassium; Dreschfeld[3] parle d'un ataxique atteint de syphilis et guéri presque entièrement par le même remède. Puis vient le travail de Fournier dont nous avons parlé, et enfin Drysdale[4] a encore, dans un récent travail, confirmé cette étiologie. Comme Fournier, il a vu s'arrêter et guérir, sous l'influence de l'iodure de potassium à hautes doses, cette maladie réputée incurable; dans la discussion qu'a soulevée son étude, Wiltshire et Bloxam ont fortement appuyé son opinion. Ce dernier a été témoin, à Charing-Cross-Hospital, de plusieurs guérisons définitives d'ataxie syphilitique. Albert Reder[5] a publié sous le nom de *tabes syphilitica* la guérison radicale par le traitement spécifique d'un homme syphilitique depuis quatorze ans, qui ne présentait que des troubles sensitifs et une légère incoordination des membres inférieurs : c'était une forme fruste de la maladie.

Enfin Caizergues[6], auquel nous empruntons tous ces documents, a publié trois observations nouvelles d'ataxie locomotrice syphilitique. Dans l'une, le début se fit par des symptômes médullaires moteurs; dans une autre, par des troubles médullaires douloureux ; et dans la troisième, par des troubles céphaliques et oculaires.

Chauvet a nié l'existence du tabes syphilitique : « Nous affirmons donc, dit-il (pag. 55), que la syphilis ne donnera jamais lieu au développement d'une sclérose primitive des zones radiculaires postérieures ».

[1] *Gaz. méd. de Lyon*, août 1859.
[2] *Dublin quart. Journ.*, 1866.
[3] *The Practit.*, 1875.
[4] *Med. Soc. of London*, avril 1878.
[5] *Vierteljahrs.*, 1874, pag. 29.
[6] Obs. IV, V et VI, pag. 72.

Je ne puis me ranger à cette manière de voir. L'argument unique est celui-ci : il n'est pas dans les allures de la syphilis de se cantonner anatomiquement dans un système. Qu'est-ce que nous en savons *pour la moelle ?* C'est là la question.

De ce que la syphilis produit des lésions diffuses dans le cerveau, cela ne prouve nullement qu'elle ne puisse pas développer des lésions systématiques de la moelle.

J'ai fait récemment l'autopsie d'un des malades dont Caizergues avait rapporté l'observation dans sa Thèse ; l'étiologie syphilitique était manifeste; le tableau de l'ataxie locomotrice complet aux membres inférieurs ; il y avait en plus des signes de paralysie générale (délire ambitieux). A l'autopsie, nous avons trouvé : au cerveau, des lésions diffuses de méningo-encéphalite et à la moelle des lésions systématisées très-remarquables, qui, au-dessous du renflement brachial, occupaient tout l'espace compris entre les cornes postérieures, et au-dessus du renflement étaient limitées aux cordons de Goll[1].

Je crois donc qu'ici les démonstrations de la clinique doivent l'emporter sur les appréciations de l'anatomie pathologique, et je maintiens mes premières conclusions.

Les cordons postérieurs peuvent aussi être atteints *secondairement.* Broadbent avait noté la fréquence de cette lésion ; Homolle et Charcot les ont vus nettement altérés à la suite d'une myélite diffuse.

Les *cordons de Goll* peuvent aussi être atteints dans les mêmes circonstances. Homolle en offre un exemple curieux et unique au point de vue anatomique. Il n'y avait eu cliniquement ni ataxie ni tendance au recul. Moore a vu un cas d'ataxie avec tendance au recul dans lequel on peut supposer une lésion des cordons de Goll, par analogie avec le fait de Pierret dont nous avons parlé ailleurs.

Enfin, on observe des ataxies, formes spinales de la paralysie générale; Caizergues en cite un exemple[2].

Les cellules motrices des *cornes antérieures* peuvent aussi être atteintes primitivement ou secondairement dans la syphilis. Déjérine a publié un cas remarquable de lésion primitive avec autopsie très-soignée ; Rodet, Niepce, Caizergues[3], en ont observé des cas suivis de guérison par le traitement antisyphilitique ou non encore terminés. Lancereaux et Caizergues[4] ont vu des exemples de lésions secondaires de cette même région

[1] Voy. la communication faite par Estorc sur ce cas au *Congrès de Reims*, août 1880.

[2] Obs. VII, pag. 81.

[3] Obs. II, pag. 61.

[4] Obs. III, pag. 65.

succédant à une myélite diffuse ; Ramskill[1], Foville et Siredey[2] ont vu des atrophies compliquant des lésions cérébrales, etc.

Enfin, les lésions des *noyaux bulbaires*, que tout rapproche des précédentes, ont été observées par Mauriac notamment (paralysie labio-glosso-laryngée). Cela nous conduirait aux altérations syphilitiques du mésocéphale, dont Philipson vient de rapporter un exemple remarquable[3].

Restent enfin les *cordons antéro-latéraux*. Caizergues n'a pas trouvé d'exemple authentique de lésion primitive (tabes dorsal spasmodique ou sclérose latérale amyotrophique); on trouve seulement quelques faits de tremblement avec contracture (Schutzenberger, Aparicio, Weiss), dont la nature n'est pas suffisamment démontrée. Mais les exemples de ces lésions secondaires sont assez nombreux, soit à la suite de lésions cérébrales (Lancereaux, Hanot, Broadbent, Lacharrière, Westphal, Caizergues), soit après des myélites diffuses (Portal, Knorre, Zambaco, Cirillo, Allain, Homolle), ou systématisées (Greppo, Caizergues, etc.).

Il n'est pas besoin d'insister davantage pour montrer que toutes les formes de myélites, diffuses ou systématisées, peuvent être produites par la syphilis, constituer une manifestation de cette diathèse. Il faut se rappeler seulement que chacun des types décrits est rarement seul ; ils s'associent le plus souvent de diverses manières. Ainsi, la division même si utile des myélites en diffuses et systématisées s'applique à des lésions beaucoup plus qu'à des maladies. On observe très-souvent des lésions systématisées, très-rarement des maladies systématisées[4].

III. Les NERFS peuvent aussi être atteints par la syphilis, et cela de diverses manières. Quelquefois une exostose, une gomme voisines, entraînent une compression qui produit l'excitation et puis la dépression du nerf; ou bien il y a névrite avec sclérose du nerf; ou encore la néoformation gommeuse se propage au nerf, ou même elle se développe directement et primitivement dans le cordon nerveux.

Les nerfs crâniens sont le plus souvent atteints, et parmi eux les nerfs moteurs oculaires sont le plus fréquemment lésés (oculo-moteur commun, moteur oculaire externe, pathétique). Souvent partielles, les paralysies n'affectent pas tout le domaine de distribution du nerf ; elles sont même quelquefois incomplètes, au point de passer inaperçues. Cependant la diplopie ne ferait jamais défaut.

En même temps, plusieurs paralysies coexistent sur un œil ou sur les deux yeux. Ainsi, on observe la paralysie de la troisième et de la sixième paire

[1] *Ann. de syphil.*, tom. I.
[2] *Gaz. hebd.*, mars 1859.
[3] *The Lancet*, juin 1878.
[4] Voy. *Gaz. hebd.*, 1878, 8, pag. 116.

du même côté, où la paralysie de la troisième paire à droite et de la troisième à gauche, où encore la paralysie de la troisième paire à gauche et de la sixième à droite. D'après Fournier, ces paralysies oculaires auraient une grande valeur diagnostique, et 75 fois sur 100 témoigneraient d'une origine syphilitique. Il faut cependant se méfier, comme Charcot le fait remarquer, du début d'une ataxie locomotrice possible. Fournier ajoute que plusieurs paralysies oculaires associées signifient plus sûrement syphilis qu'une paralysie oculaire isolée.

La paralysie faciale est moins fréquente et en tout cas a une moindre valeur diagnostique.

Le trijumeau peut aussi être atteint, quoique plus rarement ; ce sont des névralgies et souvent de l'anesthésie dans une moitié de la face et du front ou dans des points plus circonscrits. Quelquefois tout le nerf peut être frappé ; on a aussi observé, soit des convulsions, soit des paralysies dans les muscles masticateurs.

Les troubles de la vue apparaissent dans les formes initiales de la syphilis. Un de leurs caractères, d'après Fournier, c'est qu'ils portent habituellement sur les deux yeux ; ils sont progressifs. Il y a trois degrés comme intensité : affaiblissement léger de la vision, amblyopie vraie, cécité presque complète. Ces troubles, quelquefois isolés, sont plus souvent associés à d'autres phénomènes, tels que céphalée, accès épileptiformes, vomissements. Ils dépendent d'une névrite optique ; c'est la névrite optique d'origine centrale qui accompagne les tumeurs cérébrales et les méningites de la base. Du reste, cette névrite optique peut aussi exister sans troubles physiologiques notables (Jackson, Galezowski, Abadie). Il faut donc toujours examiner à l'ophthalmoscope les yeux des syphilitiques.

Il peut y avoir des paralysies partielles des membres. Broadbent a signalé des paralysies n'atteignant que quelques doigts de la main. Incomplètes, elles peuvent se réduire à un simple engourdissement ; passagères, elles ne peuvent durer que quelques heures ; mais ce sont là le plus souvent des accidents très-graves, comme avant-coureurs de phénomènes bien autrement sérieux.

IV. Névroses. — Enfin, la syphilis peut se localiser sur le système nerveux sans y produire de lésion appréciable. Nous avons déjà cité les faits de paralysie ascendante aiguë sans altération connue de la moelle. Pour le cerveau, il en est de même ; Heubner a réuni 11 cas assez récents sans lésion anatomique appréciable. De même encore pour les nerfs.

Diverses névroses sont également produites par la syphilis. Nous avons parlé de l'épilepsie syphilitique.

L'hystérie, la chorée, etc., peuvent être aussi de même nature.

J'ai vu récemment un docteur en médecine de 35 à 40 ans qui présentait une paralysie agitante limitée de nature syphilitique. Dans sa famille,

plusieurs membres avaient été atteints de tremblements séniles. Lui-même, fort et vigoureux, avait eu quinze ans auparavant un chancre qui fut suivi de diverses manifestations syphilitiques (taches sur la peau, plaques muqueuses, exostose au tibia, etc.). Ces symptômes durèrent cinq ans. Puis, pendant sept ans, il y eut un calme relatif marqué uniquement par des douleurs rhumatoïdes revenues à diverses reprises. Enfin, il y a trois ans, le tremblement actuel débuta ; il est devenu beaucoup plus fort depuis quinze mois ; il est limité au bras gauche et présente tous les caractères de la paralysie agitante.

Toutes les manifestations étudiées jusqu'ici sont relativement tardives ; elles appartiennent à ce que l'on appelle la période tertiaire ; elles n'arrivent guère que deux ans après le chancre. Nous devons dire un mot maintenant de quelques manifestations dites SECONDAIRES.

D'abord on observe des névralgies ; ce ne sont pas des douleurs vagues, mais de vraies névralgies, surtout du front et de la tête. Sans caractères spécifiques, ordinairement fugaces, elles apparaissent au début ou dans le cours des syphilides exanthématiques. Des paralysies locales peuvent aussi apparaître en même temps que les premiers symptômes secondaires. Et Lancereaux cite un petit nombre d'observations de lésions secondaires des centres nerveux se traduisant par des symptômes peu différents de ceux des phlegmasies subaiguës de ces centres.

Voici ce que Caizergues dit des myélites de cette période : « L'histoire des lésions nerveuses à la période secondaire manque de faits et de dates, disait Hutchinson. Aujourd'hui, grâce aux travaux et aux observations de Broadbent, Wilks, Homolle et Philipson, cette étude, que Vidal et Lancereaux avaient commencée, se perfectionne et se complète. Broadbent (1874) assimile ces myélites aux complications viscérales de la variole à sa période d'éruption générale. Ce sont, dit-il, des manifestations d'intoxication aiguë ; et il fait ressortir à ce sujet l'analogie remarquable qui existe entre la syphilis et les fièvres éruptives.

» Ces myélites affectent en général la forme diffuse. Elles se propagent en effet par la névroglie, dont les éléments sont à l'état embryonnaire. Superficielles, souvent elles constituent des méningo-myélites, comme dans le cas de Homolle.

» Leur début est assez brusque, parfois sans autres symptômes qu'une céphalée intense et un état général fébrile subaigu. Leurs tendances sont envahissantes : tel est le cas de Chevalet et le nôtre. Leurs symptômes sont plutôt bruyants que dangereux ; leur marche est rapide vers le bien comme vers le mal : telle est l'observation de paralysie ascendante aiguë de Déjérine. Elles sont facilement vaincues par une thérapeutique rationnelle, encouragée ici par les données de l'anatomie, qui trop souvent ailleurs conduit au scepticisme le plus complet. »

Caizergues complète cette description par le récit d'une observation personnelle.

On trouve enfin des altérations de la syphilis HÉRÉDITAIRE sur les centres nerveux. Robin a vu dans un cas de cet ordre une sclérose cérébrale, et Potain une sclérose de la moelle.

Hénoch a observé en 1861 deux cas de paralysie syphilitique chez des nouveau-nés : 1. Un enfant de 2 mois, atteint d'éruptions syphilitiques, de coryza et d'adénites, présente une paralysie des deux membres supérieurs prédominant sur les fléchisseurs ; il guérit par le traitement spécifique ; 2. Un autre enfant, atteint de roséole, de coryza, de rhagades, est paralysé des extrémités supérieures ; tous les muscles sont notablement atrophiés ; il guérit par le mercure[1]. Ces lésions nerveuses, ajoute Caizergues, sont encore soigneusement étudiées en Angleterre, où Hutchinson et Jackson admettent l'existence des dépôts syphilitiques dans la moelle. Barlow a noté l'atrophie des cylinder-axis remplacés par une génération nouvelle de cellules rondes.... Dans un cas de Dowse, des gommes furent trouvées dans la région motrice corticale, ce qui expliquait l'aphasie et la paralysie limitée du bras droit signalées durant la vie. Le *Bulletin de Thérapeutique* cite le cas d'un enfant de 10 ans devenu paraplégique, avec conservation de la sensibilité de la vessie et du rectum, guéri en dix jours par l'iodure de potassium.

Zambaco nous parle d'un homme de 26 ans, sans chancre antérieur, dont le père et la mère étaient syphilitiques, dont la sœur était née avec des accidents congénitaux ; à 12 ans, il eut une ulcération rapide du voile du palais. Le médecin de son pays lui disait qu'il avait eu trois fois la rougeole et la variole. Cet homme perd connaissance et tombe sans mouvements et sans cris. Deux mois après, il était paraplégique. Il guérit par le mercure.

Enfin Caizergues, à qui nous avons emprunté les documents précédents, a ajouté une observation personnelle très-curieuse d'un homme qui, en possession d'une syphilis héréditaire, a commencé à présenter à l'âge de 18 ans une série d'attaques d'aphasie intermittente avec hémiplégie droite répondant complétement au type décrit par Mauriac.

Nous voyons donc que la syphilis congénitale ou héréditaire peut produire des accidents très-variés du côté du système nerveux, et cela à des âges divers de la vie, jusqu'à 18 et 26 ans.

En somme, ce qui doit frapper dans cette Revue, nécessairement raccourcie, sur la syphilis nerveuse, c'est que cette diathèse peut produire une série de symptômes et de lésions qui n'ont en soi rien de spécifique. Tout ce que

[1] Voy. aussi sur ce point : Parrot ; *Leç. sur la syphilis héréditaire.— Progr. médical*, 1878, 25.

nous avons étudié jusqu'ici peut être produit par la syphilis, peut être une manifestation de cette maladie, dont la nature à part est incontestée.

Ces exemples suffiraient déjà à établir la thèse que nous soutenons, à savoir : que ce ne sont pas là de véritables maladies, pas plus les myélites que la sclérose cérébrale, pas plus l'ataxie locomotrice que la méningite ; ce ne sont que des manifestations morbides, puisqu'elles peuvent être des symptômes de la syphilis.

Sauf les caractères que nous avons indiqués pour certains accidents particuliers, le Diagnostic se fera principalement par les antécédents du sujet et les autres signes antérieurs ou actuels de syphilis[1].

Au point de vue du Traitement, on est généralement d'accord aujourd'hui pour dire qu'il faut traiter vite et énergiquement la syphilis des centres nerveux, même soupçonnée, et il faut l'attaquer par le traitement mixte rigoureusement dirigé.

Sans insister sur les détails, nous signalerons le procédé que Charcot emploie dans les formes graves. Il pense que l'administration immédiate de doses élevées peut triompher rapidement là où l'action prolongée de doses moyennes est insuffisante ; il procède donc par attaques de vive force et cherche à brusquer le dénouement. On fait des frictions chaque jour avec 5 ou 6 gram. d'onguent napolitain ; en même temps l'iodure de potassium est administré à la dose de 6 à 8 ou 10 gram. par 24 heures, en partie par la bouche, en partie en lavement. Ce traitement est maintenu, autant que possible, dans toute sa rigueur pendant vingt-huit jours environ, suspendu ensuite complétement pendant quelques jours, rétabli de nouveau de la même façon, et ainsi de suite à trois ou quatre reprises (Hanot).

CHAPITRE II.

RHUMATISME[2].

I. Rhumatisme aigu. — 1. Encéphale. — Le rhumatisme cérébral est connu depuis Baillou, Sydenham, etc., c'est-à-dire depuis le début de l'étude scientifique du rhumatisme. On trouvera du reste l'historique très-complet de la question dans l'article de Besnier.

On y verra l'idée théorique, l'hypothèse, préoccuper constamment les observateurs à côté de la constatation même du fait; les anciens parlant de fièvre nerveuse ou de métastase, les modernes voyant toujours une méningite, ou une hydrocéphalie, ou une conséquence de l'endopéricardite, la

[1] Voy. aussi sur ce point : Charcot ; *Gaz. des Hôp.*, 1878, 15.

[2] Besnier ; art. *Rhumatisme*, in *Dictionn. encycl.*

vraie notion d'encéphalopathie rhumatismale ne pouvant se dégager qu'avec nos principes de pathologie générale.

Anatomie pathologique. — Les lésions trouvées dans les divers cas de rhumatisme cérébral sont variables. Dans un certain nombre de faits, c'était de l'anémie du cerveau; dans d'autres, plus fréquents du reste, c'était la congestion à des degrés divers, pouvant aller jusqu'aux suffusions sanguines, sanguinolentes et séreuses, mais pas jusqu'à la véritable hémorrhagie, qui est rare. Quant à l'inflammation, admise ou contestée par les auteurs, sur les méninges et le cerveau, elle existe rarement microscopiquement.

Le plus souvent on retrouve ici les lésions décrites par Ollivier et Ranvier comme essentiellement rhumatismales, dans les articulations notamment : phénomènes vasculaires, hyperémie arrivant à l'exsudation et à la prolifération cellulaire, mais gardant un défaut d'organisation et restant au premier temps du développement, pouvant par suite disparaître sans laisser de traces.

Dans quelques observations rares, la méningo-encéphalite a abouti à la suppuration. On a trouvé encore des lésions séreuses, de l'œdème cérébral interstitiel ou ventriculaire, de l'hydrocéphalie plus ou moins généralisée. Enfin, dans un certain nombre de faits, on ne trouve rien du tout.

En tout cas, comme le dit Besnier, on doit se rappeler que ce sont des lésions de nature à rétrocéder sans produire d'altération matérielle irrémissible, quelque violente qu'ait pu être la manifestation symptomatique. C'est là un encouragement puissant apporté par l'anatomie pathologique aux efforts de la thérapeutique.

Les discussions sur la *pathogénie* de ces accidents, sur le mécanisme de production du rhumatisme cérébral, paraissent oiseuses, mais au fond elles ont le plus souvent un point de départ et une conclusion pratiques, thérapeutiques.

Une idée contemporaine très-répandue consiste à attribuer le rhumatisme cérébral à l'hyperthermie, d'où la prescription des bains froids. On constate trop souvent dans d'autre cas une hyperthermie égale, sans accidents de rhumatisme cérébral, pour qu'on puisse établir une relation précise et constante de cause à effet entre les deux éléments.

Les cardiopathies ont été considérées aussi comme des intermédiaires, le rhumatisme cérébral étant quelque chose d'analogue à l'asystolie. Mais la fréquence et l'intensité des lésions cardiaques sont sans rapport avec la fréquence et l'intensité du rhumatisme cérébral.

On a même accusé une dyscrasie, une altération du sang, entièrement hypothétique, au moins pour la grande majorité des cas.

Reste l'ancienne idée des métastases, combattue à outrance, reprise sous des couleurs nouvelles, comme l'action réflexe, la révulsion, la délitescence des arthropathies ou même le balancement du système cérébro-

rachidien et du système sympathique. Il y a là deux choses : 1° la *théorie* sur le transport, déplacement d'humeur, ou action réflexe, ou révulsion, etc., théorie qui change avec chaque temps, presque avec chaque homme, et n'a pas de valeur ; 2° le *fait*, qui est bien différent et indépendant de la théorie. Sans prétendre que toujours les arthropathies disparaissent avant l'apparition du rhumatisme cérébral, je crois cependant que souvent la disparition trop rapide et non surveillée des manifestations normales du rhumatisme articulaire peut entraîner le rhumatisme cérébral.

Je vais donc plus loin que Besnier sur ce point : j'explique ainsi l'action néfaste de certains médicaments non surveillés, comme la quinine ou le salicylate de soude, et je redoute fortement la suppression brutale d'une manifestation donnée d'une maladie générale contre laquelle on n'a pas de spécifique nosologique.

On voit tout de suite l'importance clinique de ces données de pathologie générale, et combien, en restant dans ces limites, il est bon de ne pas laisser cette question pathogénique absolument dans l'ombre.

Étiologie. — Le degré de fréquence du rhumatisme cérébral est très-variable. Très-rare à Montpellier, il atteint 7 pour 100 à la Maison municipale de santé ; la moyenne générale paraît être de 2 à 4 pour 100.

Il y a du reste des séries, des années, où les cas sont plus nombreux, puis des intermissions, et tout cela sans causes connues. Lange en observe 1 pour 100 certaines années, 12 pour 100 d'autres.

L'homme en est atteint plus souvent que la femme ; l'âge de prédilection paraît être de 20 à 40 ans : c'est l'âge du rhumatisme aigu. Le système nerveux est souvent frappé par le rhumatisme dans l'enfance, mais c'est sous d'autres formes : chorée, etc.

Rien de spécial pour les saisons. Le froid peut agir souvent comme cause occasionnelle, soit en provoquant la rétrocession des fluxions articulaires, soit en impressionnant d'une manière fâcheuse l'organisme entier.

D'une manière générale, les dispositions nerveuses du sujet jouent un très-grand rôle. D'abord les conditions morales fâcheuses, les dispositions mélancoliques, l'impressionnabilité extrême ; puis l'hérédité nerveuse, l'aliénation mentale, l'hystérie, l'épilepsie, etc. Chez les parents, l'alcoolisme, l'urémie, le saturnisme, etc., prédisposent aux localisations de la diathèse sur le cerveau.

Symptômes. — Dans quelques cas rares, le rhumatisme cérébral peut précéder les manifestations articulaires. Dans d'autres cas, rares aussi, il peut éclater tardivement, quand on croit le sujet en convalescence ; mais le plus ordinairement c'est dans la période d'état, du cinquième au vingtième jour, qu'il commence à se manifester.

Il peut apparaître dans toutes les formes de rhumatisme et quelle que soit sa gravité. Mais cependant le plus souvent il accompagne les formes graves du rhumatisme articulaire aigu.

Quelquefois le début est absolument brusque et la marche foudroyante. Ainsi, chez un malade de Trousseau, à la visite du soir, on ne constata rien d'insolite, sinon une diminution des douleurs articulaires, dont le malade se félicitait. Une heure plus tard il se plaint de n'y voir pas clair ; bientôt après il vocifère, il crie au voleur, s'élance hors de son lit, tombe, est relevé, replacé dans son lit ; il lutte avec deux infirmiers en déployant une force considérable, puis s'affaisse et meurt. Toute cette scène avait duré à peine un quart d'heure.

D'autres fois il y a des phénomènes prémonitoires : d'abord une élévation de température (phénomène qu'il faut toujours suivre avec grand soin chez les rhumatisants), élévation matinale et permanente, quelquefois avec sueurs profuses et éruptions miliaires ; délire nocturne, même léger ; céphalalgie frontale ou occipitale, rachialgie ; sensibilité extrême pour des arthropathies légères ou plutôt indifférence notable, analgésie manifeste pour des arthrites intenses ; altération brusque et très-accentuée du caractère, changement dans l'expression habituelle du regard.

Enfin, souvent ce sont des prodromes proprement dits : troubles subits de la vision, diverses altérations pupillaires ; céphalalgie, vertiges, hallucinations, gêne de la parole, dysphagie ou répulsion absolue pour les aliments, et enfin disparition considérable et rapide des douleurs articulaires, disparition que les uns considèrent comme la cause et les autres comme un symptôme de l'encéphalopathie rhumatismale, qui est en tout cas un signe du déplacement de la fluxion. Quelquefois aussi il y a des soubresauts de tendons, raideur du cou ou des membres, etc.

Il est très-difficile de classer et de décrire les types cliniques qu'affecte la maladie confirmée. Comme le dit Ball, la seule classification irréprochable serait celle qui admettrait une forme spéciale pour chaque malade. On peut reconnaître trois types, en se basant sur la rapidité de la marche: suraigu, aigu et subaigu.

La forme *suraiguë* comprend tous les cas foudroyants, caractérisés par la rapidité de leur marche et l'imminence de la mort ; elle s'exprime le plus habituellement par un coma asphyxique (forme comateuse ou apoplectique des auteurs) ; mais elle comprend aussi des cas dans lesquels les convulsions ou le délire ont constitué la seule manifestation symptomatique, bien que la terminaison soit aussi brutalement fatale que dans les cas précédents.

Dans la forme *aiguë*, on voit, par exemple, après une période prodromique durant de quelques heures à quelques jours, survenir une loquacité calme et tranquille, des alternatives de paresse intellectuelle et de bavardage ; de l'exaltation ; des hallucinations de la vue et de l'ouïe, des violences de langage et de fait ; des convulsions ; du tremblement, de la chorée, de l'analgésie, etc. En même temps le pouls est petit, fréquent ; l'hyperthermie considérable, 43°, 44° et 44°,6 dans le rectum; des sueurs profuses.

Tout cela dure de quelques heures à quelques jours. On a bien obtenu des guérisons, mais le plus souvent on observe le coma et la mort subite ou rapide. Parfois la maladie se prolonge et passe à l'état chronique.

Dans la forme *subaiguë* ou *chronique* rentre la folie rhumatismale. On remarque une aberration de rapport très-grande entre les symptômes et les lésions ; cet état apparaît à la fin de la maladie ou dans la convalescence. Le début se fait par un délire agité pouvant devenir tranquille, ou réciproquement ; tantôt c'est du délire à forme dépressive, tantôt une manie aiguë violente[1]. D'après Griesinger, le plus souvent la dépression, la lypémanie, dominent. Il y a des hallucinations fréquentes de l'ouïe et de tous les sens ; des convulsions, des spasmes, de la chorée. Parfois le délire et les douleurs alternent : on observerait la guérison dans 2 cas sur 5, mais en comprenant comme guéris les cas terminés par la folie définitive (Ball, Besnier).

Les éléments du *diagnostic* se tireront surtout des circonstances pathologiques dans lesquelles les accidents cérébraux éclatent. Si la période de la maladie est tardive, il ne faut pas confondre avec les accidents délirants maniaques ou parétiques de la convalescence confirmée du rhumatisme articulaire aigu. On se servira pour cela de tous les signes indiqués, et en particulier de l'hyperthermie.

Le *pronostic* est d'une gravité extrême. Le malade est toujours en danger de mort rapide. Cependant certains cas ont surpris par leur guérison inattendue.

La marche la plus rapide est la plus dangereuse. Le délire seul est le symptôme qui comporte le pronostic le moins grave; le coma d'emblée, au contraire, le plus absolument funeste.

Pour Wilson Fox et l'Ecole anglaise, tout l'intérêt pronostique est dans l'observation thermométrique. La limite extrême de température ne doit pas dépasser 41°,5. Le danger n'est pas très-grand en deçà, il deviendrait absolu au-delà.

2. MOELLE. — Beaucoup de considérations sont communes au rhumatisme cérébral et au rhumatisme spinal, notamment sur la pathogénie et l'anatomie pathologique. Du reste, les travaux sont beaucoup moins nombreux sur ce dernier point que sur le premier. Nous suivrons toujours l'exposition de Besnier.

Cette localisation peut être ou non associée à la manifestation cérébrale. Elle est souvent négligée dans le premier cas.

Ce qui fait du reste qu'elle est peu étudiée d'une manière générale, c'est

[1] Voy. sur la *Manie rhumatismale* : Desnos ; *Soc. méd. des Hôp.*, 1876. — Lereboullet ; *Gaz. hebd.*, 1876, 33. — *Gaz. hebd.*, 1876, 37. — Desnos ; *Gaz. méd.*, 1877, 42 à 46. — Voy. aussi Trier ; Anal. in *Gaz. hebd.*, 1877, 43.

qu'il est difficile de séparer dans un rhumatisme donné ce qui est sous la dépendance de la moelle et ce qui n'est pas sous la dépendance de cet organe. Ainsi, les arthropathies rhumatismales ordinaires ne sont-elles pas d'origine spinale ? Le rhumatisme dans son ensemble n'est-il pas une maladie de la moelle ?

Laissant de côté ces questions, impossibles à résoudre avec les matériaux actuels, on peut, avec Mora, ranger sous trois types cliniques les *symptômes* du rhumatisme spinal.

1. Dans la forme bénigne ou légère, il y a des douleurs vagues dans les membres inférieurs ou bien sur le trajet des nerfs importants ; rachialgie assez vive augmentée par la pression des apophyses épineuses; quelquefois même parésie légère des membres inférieurs avec un peu de gêne dans la miction. Souvent on observe une certaine mobilité dans les manifestations et une alternance remarquable avec les localisations articulaires. En général, la fièvre est peu intense. La durée est souvent très-courte, de trois à sept jours; le pronostic toujours très-favorable.

2. La forme moyenne survient ordinairement d'emblée, avant les localisations articulaires. La fièvre est assez vive, la température élevée, la rachialgie très-violente, augmentée par les mouvements. Les symptômes de forte irritation des enveloppes de la moelle et des racines nerveuses s'observent simultanément ou alternativement : hyperesthésie, anesthésie, névralgies, contractures, tremblement, engourdissement; enfin paraplégie incomplète plus ou moins durable, quelquefois paralysie du rectum et de la vessie.

Le pronostic, plus sérieux que dans la forme précédente, n'est cependant pas grave. L'amendement est assez rapide pour les phénomènes douloureux, et la paraplégie elle-même finit par disparaître entièrement.

3. Dans la forme grave, le début est progressif ou brusque avec fièvre intense, élévation notable de température (39° à 40°,5), contractures, phénomènes tétaniques, chorée, paraplégie persistante, paralysie de la vessie et du rectum, hématurie, et souvent en même temps phénomènes cérébraux.

Le rhumatisme spinal a été récemment l'objet, à la Société médicale des Hôpitaux, d'une discussion intéressante dont nous devons dire un mot. Vallin[1] a d'abord cité trois observations : 1° Un homme de 43 ans, avec des antécédents rhumatismaux articulaires et cardiaques, se réveille un jour avec une paraplégie complète ; deux jours après la jambe gauche était libre et le bras droit inerte; puis le bras gauche se paralysait, en même temps que des localisations articulaires et péricardiques apparaissaient et que le membre inférieur se dégageait. Tout disparut quelques jours après. — 2° Un homme de 30 ans présente de la dyspnée, un opisthotonos avec diffi-

[1] *Soc. méd. des Hôp.*, 25 janvier 1878.

culté à soulever le bras et faiblesse des membres inférieurs ; hyperesthésie très-marquée et sensation de brûlure. Quelques jours après tout disparut, sauf l'hyperesthésie le long du rachis, et alors survinrent des accidents de rhumatisme articulaire. Après la disparition de ces derniers, le mouvement et la sensibilité étaient notablement affaiblis dans l'un des côtés du corps.— 3° Un malade au déclin d'un rhumatisme articulaire aigu présenta un tremblement de tout le côté droit avec hémianesthésie et hémiplégie incomplète du même côté.

En faisant, avec Rendu, de grandes réserves sur l'origine spinale du dernier fait, on doit reconnaître dans les deux premiers de remarquables exemples de rhumatisme spinal, qui, comme le remarqua Ollivier, est moins rare qu'on ne le croit.

Rendu [1] a opposé au rhumatisme spinal les faits d'arthropathie simulant le rhumatisme dans les maladies de la moelle, dont il rapporte un exemple. Ces faits-là existent incontestablement et doivent être soigneusement distingués des premiers ; toutefois cette séparation est souvent fort délicate à établir, ainsi que l'ont dit Ollivier et Besnier.

Exprimant l'idée que nous avons avancée plus haut, Besnier ajouta, à propos de ces observations, que l'étude des arthropathies d'origine spinale éclairera peut-être un jour la nature du rhumatisme. Vallin [2] rappelle alors que John Mitchell avait déjà dit dès 1831 : Le rhumatisme n'est qu'une myélite à manifestations arthropathiques. C'est là une exagération manifeste ; mais enfin cela montre les difficultés cliniques que l'on trouve dans l'étude du rhumatisme spinal [3].

Landouzy a repris cette question des paralysies rhumatismales dans sa thèse d'agrégation (1880). Il a cité plusieurs faits de paraplégie survenant, soit au début, soit pendant le cours, soit au déclin du rhumatisme articulaire. Il y a ajouté des cas de paralysie périphérique remarquables frappant un nerf crânien par exemple, et il a conclu par les propositions suivantes, qui sont très-justes :

« Qu'il atteigne les nerfs ou le névraxe, qu'il s'attaque aux articulations ou aux séreuses, le rhumatisme garde ses allures alertes et toujours frappe plus fort que profond !

» C'est un feu de paille qui s'allume et, n'étaient les cardiopathies, s'éteint sans trop laisser de ruines.

» Cette empreinte rhumatismale se retrouve dans les paralysies liées à la diathèse, et c'est à la faveur de cette empreinte, à la faveur de la brusque-

[1] *Soc. méd. des Hôp.*, 8 février 1878.

[2] *Ibid.*, 22 février 1878.

[3] Lafargue a récemment publié une remarquable observation de paraplégie rhumatismale chez un enfant de 13 ans. (*Rev. méd. Toulouse*, nov. 1877. Anal. in *Gaz. hebd.*, 1878, 30, pag. 481.)

rie habituelle aux paralysies rhumatismales, à la faveur de la soudaineté de leur disparition, à la faveur enfin de leur alternance avec des manifestations articulaires, que se pourraient faire leur diagnostic et leur pronostic.

»Rapidité d'apparition, soudaineté de départ, facilité de transfert et d'alternances, d'augmentation et de diminution : tous les caractères essentiellement rhumatismaux permettent de penser que ces paralysies initiales ou concomitantes du rhumatisme sont justiciables peut-être d'une imprégnation exercée directement par le rhumatisme sur les cordons nerveux, peut-être d'une action fluxionnaire exercée sur la moelle ou sur ses enveloppes, cette action arrivant à celles-ci, soit d'emblée, soit de seconde main, par l'intermédiaire de l'influence vaso-motrice que la moelle exerce sur ses méninges...

»Cette manière d'évoluer des paralysies du rhumatisme est, avons-nous dit, rare : brusques dans leur apparition, courtes dans leur durée, ne survivant pas d'ordinaire aux lésions fluxionnaires qui semblent les avoir produites, elles sont rhumatismales dans toute la force du terme, c'est-à-dire mobiles. »

3. Traitement. — Pour le rhumatisme spinal, quand il y a lieu d'intervenir, les émissions sanguines, les ventouses scarifiées ou les sangsues le long de la colonne vertébrale et la révulsion, sont le meilleur traitement. Ce sont du reste les indications de la congestion médullaire et de la myélite aiguë.

Pour le rhumatisme cérébral, il faut agir vite et fort ; on constate trop souvent l'insuffisance des révulsifs ordinaires et des attractifs sur les articulations.

On a récemment fait grand bruit autour de l'eau froide, déjà essayée par quelques-uns, mais surtout par M. Raynaud, Féréol, etc. Je ne puis pas entrer ici dans l'exposé complet de cette question, mais je reproduirai les préceptes posés par Besnier.

Si la température s'élève rapidement, en même temps qu'éclatent des phénomènes cérébraux graves; si elle atteint des chiffres excessifs, 41° à 43° ou 44°, qui menacent sûrement, directement et immédiatement l'existence, l'indication des bains froids apparaît impérieuse et tout à fait légitimée par les résultats déjà obtenus. On donne un bain de 25° ou 30°, méthodiquement refroidi jusqu'à ce que la température, le pouls et les accidents nerveux, tels que convulsions ou contractures, aient cédé notablement, et surtout jusqu'à ce que la température soit ramenée au-dessous de 39°. En général, il faut pour cela de demi-heure à une heure et demie. Puis on sort le malade, on le réchauffe, etc., le tout avec d'extrêmes précautions. — On recommence ensuite quand la température est remontée.

En faisant des réserves sur le mode d'action du bain et spécialement sur l'effet antipyrétique, antithermique, qu'on lui attribue, je crois que c'est là

un moyen à essayer dans les cas de cet ordre si menaçants et en présence desquels on est si complétement désarmé, tout en sachant et en disant à la famille que c'est un moyen non infaillible, auquel on ne recourt que devant un danger immense qu'il faut combattre, et en se rappelant que certains cas traités ainsi auraient peut-être guéri spontanément.

II. Le RHUMATISME CHRONIQUE peut se manifester sur le cerveau, la moelle, les nerfs et par les névroses.

1. CERVEAU. — Il ne s'agit plus ici de localisations cérébrales accompagnant, suivant ou précédant le rhumatisme articulaire aigu, mais de manifestations isolées et directes sur le cerveau de la diathèse rhumatismale, en dehors de toute arthropathie actuelle ou récente. D'où une beaucoup plus grande difficulté à faire dans ces cas la preuve pathogénique : il n'y a pas en effet de spécificité dans les symptômes de cette maladie ; ce n'est que par les antécédents qu'on peut éclairer la question, et alors il faut se méfier des coïncidences.

Colin a décrit cependant un rhumatisme cérébral chronique : vertiges avec ou sans chute, surdité avec bruit dans les oreilles, insomnie, tristesse profonde avec crainte excessive d'une mort prochaine, perte de mémoire, faiblesse générale et inappétence, etc. La durée est de quelques mois à quelques années, avec des rémissions dans ce dernier cas. La réapparition d'anciennes arthropathies paraît favorable et le traitement hydrothérapique avantageux.

Le rhumatisme peut aussi produire des lésions banales déjà étudiées, comme les anévrysmes miliaires, et par suite l'hémorrhagie cérébrale classique.

2. MOELLE. — Le rhumatisme entraîne un état de congestion probable des enveloppes de la moelle reproduisant le tableau de l'irritation spinale, et que Besnier décrit ainsi : douleurs dorsales ou latérales du tronc aggravées par la chaleur du lit, par le décubitus dorsal ; douleurs alternantes dans les membres inférieurs (sciatiques), mais sans paralysies motrices ; secousses brusques aux premiers moments du sommeil ; priapisme nocturne ou matinal, augmenté plutôt que diminué par la satisfaction vénérienne ; douleurs vagues en ceinture ou dans les flancs, et quelquefois vers le scrotum ou l'ovaire.

Chez certains malades, les malaises nocturnes, plus localisés, occupent les lombes et les masses dorsales, le coccyx, le rectum et la vessie, produisant alors une série très-nombreuse de misères nocturnes qui diminuent au réveil, s'effacent ou s'atténuent avec le lever, restent compatibles avec un état de nutrition générale et de santé en apparence satisfaisant, mais empoisonnent littéralement l'existence des patients, que l'on traite souvent en malades imaginaires (Besnier).

En dehors de cela, le rhumatisme est une cause de vraies myélites : diffuses et systématisées (ataxie locomotrice, atrophie musculaire etc.).

3. Nerfs. — Le rhumatisme produit d'abord des *névralgies* qu'il faut distinguer des névralgies *à frigore* simples. Elles ne présentent pas du reste des caractères pathognomoniques. Ce sont leurs connexions pathogéniques qui indiquent leur nature : elles sont mêlées aux autres déterminations rhumatismales ou alternent avec elles. Tous les nerfs peuvent être atteints ; le sciatique semble l'être plus spécialement[1].

Le rhumatisme produit également ces névralgies graves qui entraînent des troubles trophiques (atrophie musculaire), c'est-à-dire des névrites.

La névralgie rhumatismale s'accompagne de zona et de divers troubles trophiques.

Quoi qu'en dise Besnier, je crois aussi que le rhumatisme peut produire des *paralysies périphériques*. Sans les confondre avec les paralysies *à frigore*, il y a des paralysies rhumatismales du facial et même du radial (malgré les travaux de Panas), et de plusieurs autres nerfs aussi.

4. Névroses. — En tête des névroses que peut produire le rhumatisme, il faut placer la *chorée*, dont nous avons déjà apprécié les rapports pathogéniques intimes avec cette diathèse. Puis il y a la *tétanie*, qui est très-souvent rhumatismale, même le *tétanos*, qui l'est également, dans certains cas jusqu'à la *migraine*, qui est une fréquente manifestation de cette maladie, sans qu'aucun caractère la distingue symptomatiquement de la migraine goutteuse ou herpétique.

« Précoce dans le rhumatisme, dit Besnier, débutant souvent dès le premier âge, souvent périodique, barométrique, variable d'intensité dans la plus grande échelle, la migraine persiste souvent pendant la durée de l'existence, constituant parfois la seule ou la principale manifestation de la maladie ; plus souvent cédant la place à une autre manifestation ou alternant avec celle-ci; très-fréquemment remplacée par une autre détermination ab-articulaire de la maladie, mais coïncidant aussi (fréquemment) et s'accompagnant parfois même de déterminations à retours simultanés. »

Ces diverses manifestations du rhumatisme sur le cerveau, la moelle, les nerfs, etc., peuvent même se produire dans les rhumatismes secondaires, comme le rhumatisme blennorrhagique.

Nous n'insistons pas sur ce chapitre, que nous pourrions terminer par des conclusions analogues à celles que nous avons données après l'étude de la syphilis.

1 Voy. aussi Leussier ; Th. Paris, 1868.

CHAPITRE III.

LOCALISATIONS NERVEUSES DE LA GOUTTE[1].

1. Cerveau. — « Toutes les formes du rhumatisme cérébral, dit Charcot, se retrouvent dans la goutte. Ainsi, la céphalée rhumatismale, indiquée par Van Swieten et plus récemment étudiée par M. Gubler, a son pendant dans les céphalalgies goutteuses, depuis longtemps connues, et qui, dans ces derniers temps, ont été soigneusement décrites par Lynch, Garrod et Trousseau. Le délire aigu, ou forme méningitique du rhumatisme cérébral, se retrouve, d'après Scudamore, chez les goutteux. L'apoplexie rhumatismale ou forme apoplectique du rhumatisme cérébral, indiquée par Stoll et fort bien étudiée par M. Vigla, se retrouve sous forme de stupeur dans la goutte, d'après Lynch et Trousseau. Les convulsions qui se manifestent dans le cours du rhumatisme encéphalique peuvent aussi se retrouver dans la goutte, seulement dans le rhumatisme elles affectent surtout la forme choréique; dans la goutte, ce sont plutôt des convulsions épileptiformes, ainsi que l'ont observé Van Swieten, Tood et Garrod. On sait enfin qu'il existe une folie rhumatismale étudiée par Burrows, Griesinger, Mesnet. Il en serait de même pour la goutte, d'après Garrod; mais dans cette maladie la folie est rare, du moins en France.

» Remarquons ici, pour signaler une différence, que l'aphasie, qui n'existe pas dans le rhumatisme (si nous faisons abstraction des affections du cœur et des embolies consécutives), se rencontre au contraire dans la goutte. Il faut ajouter que les troubles encéphaliques ont en général moins de gravité dans la goutte que dans le rhumatisme; que leur alternance avec les phénomènes articulaires est plus marquée; que la rétrocession est plus évidente; enfin que, s'il existe assez souvent une goutte cérébrale larvée, il en est bien rarement ainsi dans le rhumatisme. »

Tout est dans ce passage de Charcot.

Ajoutons qu'il peut y avoir un certain degré de confusion due à la complexité entraînée par la présence possible d'accidents urémiques n'étant que médiatement sous la dépendance de la goutte, et ressortissant plus directement de la néphrite goutteuse, qui se rencontre assez souvent.

Toujours dans l'encéphale et à l'état chronique, la goutte détermine quelquefois le ramollissement ou l'hémorrhagie à la suite des lésions artérielles qu'elle entraîne souvent. De plus, les enveloppes pourraient,

[1] Jaccoud et Labadie-Lagrave ; art. *Goutte*, in *Nouv. Dictionn. Méd. et Chir. prat.* — Besnier ; art. *Rhumat.*, in *Dictionn. encycl.*

d'après Garrod, être le siége de méningite chronique accompagnée de dépôts d'urate de soude, comme c'est la règle dans les lésions goutteuses.

2. Moelle. — Jaccoud cite trois faits très-nets de lésion médullaire goutteuse. Graves a vu deux goutteux mourir paraplégiques, avec ramollissement considérable de l'axe spinal. Critchett et Curling rapportent un fait d'hématomyélie chez un goutteux.

La goutte peut encore produire des myélites systématisées, comme l'ataxie locomotrice et l'atrophie musculaire progressive. Mais les faits démonstratifs ne sont pas encore suffisamment réunis.

Ollivier a récemment communiqué à l'Académie de Médecine[1] une observation de laquelle il résulte « que dans la goutte il peut se faire, du côté du canal rachidien, des manifestations caractérisées par une infiltration uratique de la face externe de la dure-mère spinale, et rentrant par conséquent dans le cadre de la vraie goutte viscérale. Ces manifestations spinales avaient été plutôt soupçonnées que décrites, et dans aucune observation on ne trouve la preuve de leur nature goutteuse ; on n'avait point en effet constaté jusqu'ici leur caractéristique essentielle, c'est-à-dire le dépôt de granulations d'urate de soude. »

3. Nerfs. — Graves, Garrod, ont bien décrit les névralgies goutteuses, admises aujourd'hui par tout le monde. Les plus fréquentes sont la sciatique d'abord, la trifaciale ensuite.

4. Névroses. — La goutte est une des diathèses dont l'influence pathogénique pour les névroses paraît le mieux mise hors de doute. Rappelons les travaux de Trousseau, Guéneau de Mussy, etc.

La *migraine* est une manifestation fréquente de la goutte ; elle peut s'observer en même temps que les manifestations articulaires, ou bien elle cède quand une autre manifestation apparaît, ou encore elle est la seule expression de la prédisposition héréditaire chez des sujets nés de parents franchement goutteux.

Nous avons dit que toute une École voulait toujours voir dans l'*angine de poitrine* une manifestation de la goutte. C'est une exagération, mais qui prouve la fréquence même du rapport.

L'*asthme* est un des états pathologiques dont on a saisi le plus souvent la corrélation avec la goutte (Jaccoud) ; il peut précéder les manifestations articulaires, alterner avec elles ou se développer à mesure qu'elles s'amoindrissent, se montrer comme état exclusif ou prédominant chez des sujets à qui des antécédents héréditaires et leur constitution propre semblaient promettre la goutte.

L'*épilepsie* peut dépendre de la diathèse goutteuse. Van Swieten cite un

[1] 14 mai 1878.

cas dans lequel les attaques épileptiques cessèrent aussitôt après l'apparition de la goutte régulière. Garrod parle de plusieurs exemples du même genre, et Lynch donne deux observations qui paraissent démonstratives à Jaccoud.

Sdeler, Klein et Musgrave rapportent des exemples d'*hystérie* dans lesquels la névrose disparaissait devant un accès de goutte articulaire.

Stoll, Barthez et Guilbert ont vu de même une *chorée* goutteuse; Sauvages, Weickardt et Ackermann un *tétanos* goutteux.

Tout en se rappelant que toutes les maladies que contracte un goutteux ne sont pas pour cela de nature goutteuse, il me semble cependant impossible cliniquement de dire, avec Jaccoud et Labadie-Lagrave, qu'il faut n'accepter qu'avec la plus grande réserve la prétendue nature goutteuse de certaines névroses.

CHAPITRE IV.

TUBERCULOSE.

I. Dans ce chapitre, la MÉNINGITE TUBERCULEUSE[1] mérite tout d'abord une étude particulière. Nous devrions dire plus exactement *méningo-encéphalite* et *méningo-myélite* tuberculeuses, parce que le cerveau et la moelle participent eux-mêmes au processus.

Étiologie. — Le sexe est indifférent. Mais l'âge ne l'est pas. C'est une maladie de l'enfance; on l'observe cependant aussi chez l'adulte. Ainsi, Jeats l'a vue à 23 ans, Baillie à 56, Latsonn à 60 et Guersant à 68. Elle est assez rare avant deux ans et présente son maximun de fréquence de 3 à 14 ans (Guersant), de 6 à 8 (Piet), ou de 2 à 4. Elle est surtout fréquente à la fin de l'évolution du premier appareil dentaire et au commencement de la seconde dentition. Son développement paraît donc favorisé par le mouvement fluxionnaire de cette époque.

La constitution est en général faible; très-rarement les enfants atteints sont robustes. Les auteurs contemporains ne confirment pas l'opinion ancienne de la prédisposition des enfants à tête volumineuse.

Pour l'hérédité, en dehors des antécédents tuberculeux eux-mêmes, on trouve assez souvent des accidents cérébraux chez les ascendants : état mental, aliénation, hypochondrie, etc.

La maladie est peut-être plus fréquente dans les classes moyenne et riche. L'influence des saisons est incertaine. La rougeole, la suppression d'un exanthème, les vers intestinaux, les violences extérieures, l'insolation, servent d'occasion à la localisation sur l'encéphale de la diathèse tuberculeuse.

[1] Archambault ; art. *Dictionn. encycl.*

Anatomie pathologique. — La diathèse peut produire diverses lésions qui, quoique d'aspect différent, sont au même titre des manifestations directes de la tuberculose.

Les tubercules des méninges d'abord se présentent sous les formes variées de granulation grise transparente ou de granulation jaune (tubercule), isolées ou réunies. Ils se développent dans le tissu cellulaire sous-arachnoïdien et la pie-mère. Ils sont, sinon plus fréquents, du moins plus abondants à la base; mais on peut les rencontrer partout. Ils pullulent en général au voisinage des ramifications vasculaires, le long desquelles ils forment des traînées lactescentes.

On trouve encore des lésions inflammatoires dans la pie-mère, avec participation de l'arachnoïde : injection vasculaire, exsudat fibrino-purulent ou séro-fibrineux, etc. Le processus s'étend même au cerveau adjacent; quand on arrache les méninges enflammées, on entraîne des fragments de matière cérébrale. L'encéphale est adhérent; il présente une sorte d'encéphalite diffuse très-analogue, au point de vue anatomique, à celle de la paralysie générale, que nous avons déjà décrite.

Ces lésions, toutes superficielles, ne sont pas les seules que présente le cerveau; il y a aussi des altérations centrales secondaires. Les granulations tuberculeuses s'accumulent sur les vaisseaux, gênent la circulation, l'arrêtent sur certains points, et alors il se produit, vers le corps strié ou ailleurs, de petits foyers de ramollissement. Les mêmes troubles vasculaires peuvent également entraîner de petites hémorrhagies capillaires en différents points de l'encéphale[1]. Ces lésions sont très-importantes à connaître, parce qu'elles rendent compte de la symptomatologie complexe que nous allons décrire tout à l'heure.

Enfin, on observe aussi dans beaucoup de cas un épanchement ventriculaire auquel on attachait autrefois une immense importance : c'est l'hydrocéphalie des anciens, qui peut cependant manquer.

Le fait capital à retenir, c'est que les lésions des méninges et de la surface cérébrale sont toutes produites au même titre par la diathèse tuberculeuse. Dans certains cas même, on peut n'avoir que des lésions inflammatoires sans granulation, et cependant ce sont toujours des lésions de nature tuberculeuse. Du reste, les travaux contemporains établissent complétement, d'après moi, que les tubercules ne sont eux-mêmes histologiquement qu'une forme d'inflammation; c'est un processus banal sans spécificité de *forme*.

Symptômes. — Archambault insiste sur la nécessité de décrire une période prodromique qu'on n'observe guère que dans la clientèle civile. Elle correspond surtout à une action générale de la diathèse sur l'ensemble de

[1] Voy. notamment les observations que nous avons publiées dans le *Montpellier médical*, juillet 1878.

l'économie et précède ainsi les symptômes mêmes de la localisation sur l'encéphale.

Ainsi, on remarque un amaigrissement notable ; les traits sont tirés, les yeux cernés, sans animation ; l'appétit est diminué et capricieux ; il y a des alternatives de constipation et de diarrhée avec douleurs abdominales, de l'apathie et de la tristesse. Le caractère change : les malades ne sont plus les mêmes. Les facultés intellectuelles, la mémoire, diminuent ; le sommeil est agité avec des plaintes et des grincements de dents. En général, il y a une légère fièvre : accélération du pouls et élévation de température.

Cette période dure un temps variable : quinze jours, six semaines, trois mois. Quelquefois on observe des alternatives de péril imminent et d'apaisement qui retardent la méningite confirmée et la mort à six, neuf mois et même un an.

Ces prodromes manquent quand la maladie frappe simultanément les trois grandes cavités et prend la forme typhoïde, ou bien quand elle débute chez un adulte phthisique depuis longtemps, ou encore dans quelques cas où, même chez l'enfant, la maladie peut débuter brusquement.

Après ou sans ces prodromes, le sujet est pris de vomissements se répétant souvent, sans efforts, comme par régurgitations, pendant plusieurs jours. En même temps apparaît une céphalalgie plus ou moins intense, avec exacerbations pouvant disparaître complétement par intervalles ; une constipation opiniâtre accompagne les vomissements. La fièvre se caractérise, avec accélération du pouls et élévation de température, quelquefois sous le type rémittent.

Le malade se couche ; il est fatigué par le bruit et la lumière. Il répond sèchement et par monosyllabes ; il a hâte de se reposer quand on l'interroge ou qu'on l'examine. Il ne demande qu'à rester tranquille et à ne pas être troublé.

Le sommeil est souvent interrompu par ces cris brefs, déchirants, que Coindet a appelés des cris hydrencéphaliques ; ils sont souvent accompagnés de sensations de terreur chez les enfants. Les malades se plaignent plus ou moins explicitement et grincent des dents. Le mâchonnement, le clignotement des paupières, la rougeur et la pâleur se succédant sur les pommettes, complètent le tableau.

Telle est la première phase, qui se montre avec des alternatives de détente et de recrudescence pendant trois, quatre et jusqu'à huit jours, quelquefois même quinze.

Alors le tableau change. Le pouls, fréquent jusque-là, se ralentit, descend à la normale et au-dessous ; il présente des intermittences et des irrégularités. La respiration se modifie de la même manière ; les inspirations deviennent rares, irrégulières et inégales ; quelquefois on observe le mode respiratoire de Cheyne-Stokes. Le ventre est aplati, se creuse en bateau. Les convulsions sont générales chez l'enfant, plus souvent partielles chez

l'adulte. Le délire, plus ou moins intense, est bruyant; l'agitation est souvent interrompue par le coma. On peut encore tirer le malade de sa torpeur, mais il reste comme hébété. Il oublie de retirer sa langue, quand une fois il l'a sortie sur l'invitation du médecin.

Enfin, dans une troisième phase survient l'anéantissement de toutes les fonctions nerveuses : abolition complète des facultés intellectuelles sensitives et motrices, coma profond. Il y a encore quelques secousses convulsives incomplètes, une sorte de tremblement, quelquefois des contractures. Le pouls se modifie de nouveau ; il s'accélère avec une très-grande soudaineté et monte en quelques heures plus haut que jamais, à 120, 140, 160 et plus. La respiration s'accélère aussi, quoique dans de moindres proportions; l'hématose est insuffisante; la face est violacée ou pâle livide, inondée de sueur ; la conjonctive oculaire est injectée ; un mucus épais voile la cornée et s'accumule dans le grand angle de l'œil. La respiration devient stertoreuse, et le malade meurt dans l'asphyxie ou dans une convulsion ultime.

Telles sont les trois périodes établies par Robert Whytt, d'après les modifications du pouls.

Il peut y avoir des suspensions remarquables dans les symptômes cérébraux les plus graves ; il faut bien connaître ces temps d'arrêt pour ne pas s'illusionner dans ces cas sur le pronostic. Ainsi, le sujet se réveille et recouvre l'intelligence après un jour de coma ; le calme et la lucidité d'esprit peuvent remplacer le délire. La guérison est même quelquefois simulée et le malade peut reprendre sa vie ordinaire pendant un de ces temps d'arrêt.

Souvent aussi il n'y a aucune régularité dans la succession des symptômes : toutes les périodes sont brouillées.

La description classique que nous venons de reproduire est nécessairement un peu schématique, et il faut s'attendre à trouver des types cliniques très-divers et s'écartant souvent beaucoup les uns des autres. Ainsi, récemment, à l'hôpital Saint-Éloi, nous avons pu observer, à très-peu d'intervalle, deux hommes chez lesquels le tableau symptomatique fut très-différent, quoiqu'ils fussent l'un et l'autre atteints de méningite tuberculeuse. L'un a présenté notamment une hémiplégie transitoire que le second n'a pas eue ; celui-ci éprouva surtout des vertiges et avait du nystagmus, que nous n'observâmes pas chez celui-là.

Cette variabilité extrême des symptômes tient à la grande variété de siéges que peut affecter la lésion. Ceci nous conduit à dire un mot de la *physiologie pathologique* des phénomènes dans la maladie qui nous occupe.

Autrefois on ne comprenait guère la paralysie dans la méningite que par lésion directe des nerfs crâniens, d'où ce principe classique que les paralysies caractérisent surtout les méningites de la base, tandis que le

délire et l'absence de paralysie caractérisent la méningite de la convexité.

Ce mécanisme ne peut plus être admis aujourd'hui comme exclusif, et la conclusion clinique qu'on en tirait n'est plus exacte. Rendu a fait en 1873 une étude fort intéressante des paralysies liées à la méningite tuberculeuse[1], et il a invoqué pour les expliquer un nouvel élément : les lésions encéphaliques secondaires dont nous avons parlé plus haut, et tout spécialement le ramollissement du corps strié.

Cette explication est vraie dans beaucoup de cas, mais pas dans tous. Landouzy a enfin, dans un travail plus récent encore[2], montré le rôle considérable que jouent les lésions corticales de la zone motrice dans la production des paralysies liées à la méningite. C'est précisément une altération de ce genre que nous avons trouvée chez celui des malades dont nous avons parlé tout à l'heure et qui avait eu une hémiplégie. — Ce que nous disons des paralysies peut s'appliquer aux phénomènes convulsifs.

Si maintenant les lésions se développent hors de la zone motrice, les phénomènes moteurs manqueront, et on observera les symptômes particulièrement en rapport avec le siége de l'altération. Ainsi, chez notre second malade (qui avait eu des vertiges et du nystagmus, sans paralysie), c'est du côté du cervelet que nous trouvâmes la lésion principale.

En somme, à cause de la complexité des lésions encéphaliques (ramollissement, encéphalite, hémorrhagies) que l'on peut observer dans la méningite tuberculeuse, les points de l'encéphale atteints peuvent être très-variés : de là, une symptomatologie très-diverse, que l'on peut en général s'expliquer par les règles de la physiologie du cerveau.

Barthez a formulé sur la *Durée* de la méningite tuberculeuse les propositions suivantes : 1. La méningite précédée de prodromes réguliers dure de 15 à 20 jours ; 2. Après un début brusque sans prodromes, elle dure de 20 à 30 jours. Si, dans les mêmes circonstances, le début est lent et insidieux, la durée peut être plus longue : de 30 à 45 jours et même 60 (rare) ; 3. Dans le cours de la phthisie confirmée à forme quelconque, la durée est plus courte, de 3 à 8 jours en moyenne, rarement de 12 à 15.

Nous n'insisterons pas sur le *Diagnostic*, dont les éléments principaux se tirent des antécédents du sujet, du mode de début et de la marche des accidents.

Pronostic et *Terminaison.*—Le mot de Camper : *immedicabile vitium*, n'est que trop généralement vrai. On cite quelques cas rares de guérison à la première période, et encore y a-t-il toujours incertitude sur le diagnostic. Le pronostic est donc excessivement grave, et la mort la terminaison de beaucoup la plus habituelle.

Cette dernière proposition est peu encourageante pour le *Traitement*.

[1] Th. Paris, 1873.

[2] Th. Paris, 1876.

Trousseau en était arrivé à se trouver aussi bien de l'inaction que des interventions les plus énergiques. Je ne puis pas du reste entrer ici dans le détail des médications proposées. La prophylaxie est encore ce qui doit surtout attirer l'attention. Comme traitement curatif, les purgatifs, les révulsifs, les mercuriaux et l'iodure de potassium à haute dose (Fonssagrives) méritent une attention particulière.

II. Les tubercules peuvent aussi se développer dans l'intimité même du cerveau et de la moelle.

Dans les cas de TUBERCULE DU CERVEAU[1], l'apparence extérieure des tumeurs est analogue à celle des sarcomes. Au lieu d'être petits comme les granulations tuberculeuses des autres organes, ces tubercules peuvent atteindre depuis le volume d'un pois jusqu'à celui du poing. Durs, compactes, difficiles à énucléer, ils font corps avec le tissu du cerveau. Sur une coupe, le centre est jaune et ramolli, la couche périphérique, grise et demi-transparente, se continue directement avec le tissu cérébral ; tout autour se retrouvent des signes de prolifération de la névroglie, etc. A la périphérie de la tumeur, on peut voir du reste des granulations tuberculeuses isolées ou groupées. — Histologiquement, c'est la structure des tubercules des autres organes. —La symptomatologie est celle des tumeurs cérébrales.

Nous ne dirons rien de spécial des tubercules de la MOELLE ; ils peuvent se développer dans les vertèbres (mal de Pott), entraîner par compression la myélite diffuse transverse que nous connaissons; ils se forment directement dans les méninges ou dans la moelle (faits de Liouville, par exemple).

III. Quelques auteurs ont insisté récemment sur un autre groupe de PARALYSIES CÉRÉBRALES qui devraient être distinguées de la méningite tuberculeuse et des tubercules cérébraux. Béringier[2] termine par les conclusions suivantes le travail important qu'il a consacré à leur étude.

Ces paralysies surviennent à une période avancée de la maladie.

Elles présentent trois formes de début : début apoplectique, début brusque sans perte de connaissance, début lent et progressif. Elles revêtent presque toujours les caractères de paralysies corticales, peuvent être accompagnées de convulsions, de contracture ou de quelques troubles de sensibilité passagère ; peuvent affecter la forme d'une hémiplégie (souvent incomplète), d'une paraplégie ou d'une monoplégie. Dans ce dernier cas, c'est presque toujours le membre supérieur qui est atteint; l'aphasie n'est pas rare.

Ces phénomènes, qui peuvent simuler l'hémorrhagie cérébrale au début, ne doivent pas être confondus avec les troubles moteurs d'origine périphérique.

Leur pronostic est toujours grave ; ils hâtent la mort des malades.

Les lésions sont : 1. De la méningo-encéphalite tuberculeuse localisée;

[1] Cornil et Ranvier ; *Histol. pathol.*
[2] Th. Paris, 1880, 72.

2. des foyers de ramollissement superficiels ou profonds dus à des thromboses par altération des parois vasculaires ou à une embolie.

On voit que ces altérations ne diffèrent guère de celles que nous avons décrites dans la méningite tuberculeuse, prise dans son sens le plus large et le plus complet : un des faits de méningite tuberculeuse avec hémiplégie que nous avons publiés rentre tout à fait dans la catégorie des paralysies que nous étudions actuellement. Nous ne croyons donc pas qu'il y ait entre ces paralysies et la méningite tuberculeuse une séparation aussi complète que le voudraient les auteurs, comme Béringier.

IV. Leudet a récemment communiqué à l'*Association française* un travail sur le zona et les troubles nerveux PÉRIPHÉRIQUES dans la tuberculose pulmonaire. Nous n'en connaissons encore que les conclusions suivantes : 1. Dans la tuberculose pulmonaire, on rencontre plusieurs ordres de troubles nerveux périphériques, à détermination anatomique, soit vague, soit déterminée (névralgies, paralysies périphériques, etc.); 2. Le zona apparaît dans le cours de ces troubles; il affecte les mêmes nerfs et fait partie de ces perturbations; 3. Il peut coïncider avec des troubles de la motilité, de la sensibilité, avec atrophie des muscles animés par ces mêmes nerfs; 4. Il peut siéger sur le trajet du nerf ou à la périphérie ; 5. On le rencontre surtout dans la tuberculose à évolution lente ; 6. On le rencontre avec le même agrégat de symptômes dans les maladies du cœur, le rhumatisme et l'asphyxie par les vapeurs de charbon; 7. Il s'agit probablement là de troubles d'origine réflexe.

Dans ce même groupe des localisations nerveuses périphériques de la tuberculose, il faut placer les cas de sciatique bien étudiés par Peter[1] au point de vue clinique et par Eisenlohr[2] au point de vue anatomique.

V. Enfin la diathèse tuberculeuse peut se manifester par des NÉVROSES, l'hystérie notamment, la chorée, etc.

J'ai vu récemment deux cas dans lesquels l'hystérie semblait être la manifestation de la tuberculose. Ces faits ont beaucoup d'importance en clinique parce que souvent, chez une jeune fille à hérédité diathésique, l'hystérie se développe; on la traite, elle disparaît, et alors des accidents pulmonaires quelquefois terribles évoluent. D'autres fois, les manifestations hystériques peuvent persister encore pendant l'évolution thoracique et ne présenter qu'une série de balancements passagers. Enfin, quelquefois l'hystérie peut être la seule manifestation de la diathèse et la tuberculose pulmonaire ne reparaître qu'à une génération ultérieure[3].

[1] *Clin. méd.*, II, 389, et Thèse de Friot, Paris, 1879.

[2] *Centralbl. f. Nerv.*, II, 100.

[3] Voy. l'Obs. I de l'*Iconogr. photogr. de la Salpêtrière*, et les Obs. II et III de a Th. de H. Paris (Paris, 1880, 83).

ARTICLE II.

Intoxications et Maladies diverses.

CHAPITRE I.

LOCALISATIONS NERVEUSES DE L'INTOXICATION SATURNINE[1].

Les manifestations nerveuses de l'intoxication saturnine sont très-nombreuses. Nous étudierons successivement : I. Les troubles de sensibilité : 1. douleurs (coliques, arthralgies); 2. anesthésies; 3. troubles sensoriels. II. Les troubles de motilité : 1. paralysies; 2. mouvements convulsifs; 3. atrophies musculaires. III. Les diverses formes d'encéphalopathie.

I. TROUBLES DE SENSIBILITÉ. — 1. Parmi les *douleurs* , la *colique* est, on peut le dire, la manifestation classique du saturnisme.

Je ne décrirai pas cette douleur abdominale, qui peut devenir atroce et intolérable; son siége est variable dans l'abdomen, avec des irradiations possibles en divers sens; la pression la soulage. Le ventre est excavé, raide, avec les grands droits souvent tendus comme des cordes. La constipation est absolue; il y a souvent des vomissements ou tout au moins des nausées. Le pouls est habituellement ralenti (jusqu'à 30 pulsations par minute); Renaut a cependant cité, d'après Lorain, des faits rares accompagnés de fièvre.

L'anatomie pathologique est encore bien obscure. — Tanquerel des Planches, qui a réuni 49 autopsies de ce genre, a trouvé des altérations irrégulières et inconstantes dans l'intestin, et rien dans 20 cas. D'autres observateurs éminents (Andral, Copland, Louis, Stokes, etc.) n'ont rien trouvé dans l'intestin. Dans un fait récemment publié, Kussmaul et Maier ont observé un catarrhe chronique de tout l'intestin, la dégénérescence graisseuse et la disparition des glandes gastriques dans le jéjunum , l'iléon et le côlon supérieur, l'atrophie de la muqueuse. La sous-muqueuse de l'estomac et de l'intestin était au contraire plus fortement développée par la prolifération de son tissu conjonctif aréolaire et l'épaississement de l'adven-

[1] Renaut ; Th. d'agrég.; Paris, 1875. — Naunyn ; art. in *Hdb. Ziemssen.* — Eulenburg; *Lehrb. d. Nervkr.*, tom II. — Voy. aussi Leyden, II, 290.

tice des vaisseaux, la graisse remplissant les interstices de ce tissu et infiltrant les couches musculaires de l'intestin, surtout de l'intestin grêle.—Le grand sympathique était altéré dans un fait de Tanquerel des Planches : les ganglions de l'abdomen avaient un volume double et triple, paraissaient au dedans et au dehors jaunes grisâtres; Ségond aurait trouvé dans quelques cas de colique endémique de Cayenne certains ganglions et les cordons du sympathique hypertrophiés, et avec une coloration anormale. Dans les cas de Kussmaul et Maier, plusieurs ganglions (notamment le ganglion cœliaque et aussi le ganglion cervical supérieur) étaient indurés, avec leurs cloisons conjonctives proliférées et sclérosées (Eulenburg).

En présence de faits aussi peu nombreux et aussi insuffisants, les théories se sont naturellement multipliées sur l'essence de la colique saturnine. Nous dirons simplement qu'on voit là généralement aujourd'hui une névrose douloureuse du plexus de l'intestin, névrose mixte, d'après Eulenburg, des plexus mésaraïques et cœliaques.

L'*arthralgie* est un phénomène dont Tanquerel a bien montré l'analogie avec la colique chez les saturnins. « La seule différence, disait-il, existe entre la colique et l'arthralgie saturnines, c'est le siége.... Si vous voulez vous représenter ce qui se passe dans les organes du ventre d'un individu affecté de coliques de plomb, observez un cas d'arthralgie....»

La crampe joue un rôle capital dans la production de cette douleur. Certains auteurs admettent, avec Hitzig, que c'est la conséquence de l'action directe du plomb sur le système musculaire ; c'est par l'intermédiaire du sang intoxiqué que se produirait cette action, sous l'influence de l'augmentation de pression survenue dans les artérioles.

Il est difficile cependant d'admettre que la contraction musculaire soit l'élément pathogénique exclusif ; il y a là des troubles directs de la sensibilité analogues à ceux qui caractérisent la colique.

2. Depuis les recherches de Beau, dit Renaut, l'*anesthésie* a été signalée par tous les auteurs dans l'intoxication saturnine. Elle apparaît le plus souvent à la période des paralysies, en même temps que celles-ci, quelquefois cependant d'une manière isolée. Elle est superficielle ou profonde ; parfois, en effet, le sens de la possession des membres ou de leur continuité, parfois aussi le sens musculaire, sont plus ou moins modifiés. L'anesthésie simple au toucher et superficielle succède le plus ordinairement à la paralysie du mouvement ou apparaît avec elle ; parfois aussi elle se montre à l'occasion de la colique ou de l'arthralgie ; elle est toujours partielle, c'est-à-dire limitée à une portion du tronc ou des membres. Elle occupe le plus souvent la peau du dos de la main, de l'avant-bras du côté de l'extension, le côté externe du mollet (Gubler), la peau du ventre ou de la poitrine, respectant l'épigastre, que Beau nommait la *place d'armes de la sensibilité ;* elle siége quelquefois sur le voile du palais et la luette. Toutes les sensibilités peuvent être abolies.

Discutant ensuite la pathogénie de ces anesthésies, Renaut serait tenté de les rapporter à l'anémie de la peau. Il s'appuie notamment sur ce que Gubler fait disparaître cette anesthésie en produisant la rubéfaction de la peau, et A. Robin l'a vue également se modifier sous l'influence du jaborandi.

Il me paraît cependant nécessaire de faire d'expresses réserves, surtout à propos d'une forme d'anesthésie saturnine qu'on a décrite avec soin dans ces derniers temps : l'hémianesthésie, qui reproduit entièrement le tableau de l'hémianesthésie d'origine cérébrale, par lésion de la capsule interne, ou de l'hémianesthésie hystérique.

C'est Raymond qui a attiré l'attention sur ce symptôme ; il en a publié deux exemples [1]. Renaut a ajouté une troisième observation[2]. La même année, Brochin a publié un fait analogue, dans lequel l'autopsie ne révéla rien que de l'anémie[3]. Et enfin Hanot et Mathieu ont rapporté [4] deux nouvelles observations de cette hémianesthésie curieuse, dont l'histoire pathogénique ne sera éclairée que quand on aura un nombre suffisant d'autopsies.

3. Cette hémianesthésie, qui s'accompagne d'amblyopie, nous conduit à l'étude des *troubles sensoriels*. Outre les phénomènes qui accompagnent le syndrome que nous venons de décrire dans le domaine des différents sens (d'un côté), on a observé encore la surdité, notamment après l'arthralgie. Tanquerel l'a signalée et Renaut en a cité des observations.

Mais les symptômes les plus remarquables sont du côté de la vue ; nous les résumerons d'après Renaut.

Ce sont toujours des affections du système nerveux et non des milieux de l'œil ou de ses enveloppes. On observe d'abord le strabisme, la chute des paupières, les troubles de l'accommodation. Il y a ensuite l'amblyopie et l'amaurose, qui peuvent résulter de trois mécanismes différents.

1. Sans accidents cérébraux et même sans autres accidents saturnins récents, il survient subitement une névrite toute particulière, inflammation et atrophie idiopathique du nerf optique. 2. Après des accidents encéphalopathiques, la vue diminue d'une manière effrayante ; à l'ophthalmoscope, on trouve une papille étranglée typique, c'est-à-dire très-tuméfiée; veines dilatées ; opacité s'étendant à peine au-delà de la papille dans la rétine; les purgatifs et les émissions sanguines peuvent presque entièrement rétablir la vue après quelques semaines ; l'urine ne contient pas d'albumine. 3. L'albuminurie, qui est une des manifestations de l'intoxication saturnine, peut entraîner une rétinite albuminurique. Enfin, les saturnins pré-

[1] Obs. XV et XVII de la Thèse de Renaut.

[2] Obs. XI de sa Thèse.

[3] *Gaz. des Hôp.*, 1875.

[4] *Arch. gén. de Méd.*, mars 1878.

sentent quelquefois cette amaurose urémique, qui est totale mais de courte durée, et ne s'accompagne d'aucun signe ophthalmoscopique notable.

II. Troubles de motilité. — 1. Les *paralysies* sont un des signes les plus classiques de l'intoxication saturnine.

Déjà décrites par Van Swieten et depuis lors par beaucoup d'auteurs, ces paralysies ont été soigneusement analysées par Duchenne. Circonscrites ou généralisées, elles affectent une prédilection singulière pour les extenseurs des membres : leur siége classique est la partie postérieure des avant-bras, de sorte que la main pendante et en pronation peut être considérée comme l'attitude saturnine. Une particularité remarquable qui distingue cette paralysie de la paralysie ordinaire du radial, c'est l'intégrité du long supinateur, que Duchenne a bien mise en lumière. Les autres muscles du bras, de l'épaule, des membres inférieurs, même les muscles de la respiration, de la voix, etc., peuvent participer à l'affection. Le plus souvent symétrique, la paralysie saturnine présente cependant la forme hémiplégique, ainsi que le démontrent les observations de Vulpian et de Raymond dont nous avons parlé à propos de l'hémianesthésie.

La contractilité électrique des muscles disparaît en général très-rapidement (Duchenne) dans les muscles qui sont frappés. Non-seulement les divers muscles, mais souvent encore les différentes parties d'un même muscle se comportent différemment à ce point de vue. On a de plus remarqué dans ces derniers temps que la perte de la contractilité électrique précéderait celle de la contractilité volontaire (Vulpian et Raymond).

Si l'histoire clinique de ces paralysies est bien connue, leur histoire anatomique et leur pathogénie sont encore fort obscures. Certaines observations, en effet, font penser à une origine périphérique, d'autres à une origine centrale.

Lancereaux avait déjà indiqué, dit Renaut, une altération granulo-graisseuse de la myéline, et la moelle du sujet avait montré un peu d'atrophie au niveau des racines antérieures, mais aucune lésion des cornes grises. Gombault n'a également pas constaté de lésions médullaires, mais il a trouvé très-altérés, au contraire, les nerfs des muscles et leurs vaisseaux, tandis que leurs racines étaient saines. La lésion portant sur les nerfs radiaux était tout à fait identique à celle que l'on observe dans le bout inférieur d'un nerf après sa section. Peu après, Westphal décrivit dans les tubes nerveux des radiaux une série de modifications donnant, selon lui, la notion d'une affection primitive du tronc nerveux : atrophie suivie de régénération. — D'un autre côté, Raymond a fait un examen intéressant d'une moelle de saturnin : les racines antérieures étaient saines, ainsi que les nerfs musculaires; mais les cornes antérieures présentaient dans leur région externe un certain nombre de cellules atrophiées, ratatinées, dépourvues de noyaux et de prolongements, pigmentées, parfois creusées de vacuoles.

Ainsi, sans parler encore de la théorie musculaire de Hitzig, nous avons une théorie périphérique (Charcot et Gombault) et une théorie centrale (Vulpian et Raymond). De nouveaux faits pourront seuls démontrer où est la vérité et dire si elle n'est pas, suivant les cas, tantôt dans une théorie et tantôt dans l'autre.

2. Non-seulement les muscles sont paralysés, mais ils peuvent être aussi *atrophiés*. Tanquerel cite deux cas dans lesquels il y avait un certain degré d'atrophie musculaire, tout en insistant peu sur ce phénomène; Ollivier a rapporté en 1863 deux autres cas analogues. L'observation très-connue de Gombault (1873) parle aussi d'atrophie musculaire, et enfin Renaut cite un fait (Observ. xv) dans lequel il y avait atrophie incomplète. Mais le cas le plus remarquable d'atrophie musculaire généralisée d'origine saturnine est celui de G..., que j'ai observé successivement à l'hôpital Saint-Éloi et à l'Hôpital-Général, et dont Apolinario a publié l'histoire[1].

Ce fait montre très-bien toute l'importance que peut prendre l'atrophie musculaire dans l'intoxication saturnine, puisque presque tous les muscles de l'économie peuvent être atteints, et il montre en même temps que, comme nous le disions ailleurs, l'atrophie musculaire, même généralisée, d'origine saturnine, a un pronostic tout différent de celui de l'atrophie musculaire ordinaire. C'est une maladie qui guérit, et qu'il faut, à ce point de vue, entièrement séparer de la maladie d'Aran-Duchenne.

Pour les lésions, Gombault a décrit trois sortes de muscles : les uns souples et sains, les autres décolorés et de couleur chair de saumon, frappés d'atrophie; d'autres enfin, durs et rigides comme la chair fumée, et tels qu'un muscle large détaché de ses insertions pouvait être tenu horizontal sans s'incurver. Histologiquement, c'est rarement la dégénérescence granulo-graisseuse, plus rarement la dégénérescence cireuse; on observe quelquefois la dégénérescence granuleuse. Mais la lésion habituelle est une atrophie simple des muscles avec végétation des éléments conjonctifs.

3. On a enfin quelquefois des phénomènes *convulsifs* dans l'intoxication saturnine.

Il y a d'abord, dans cette catégorie, des contractures. Nous les avons vues jouer un grand rôle dans la colique, les arthralgies.

Nous trouvons ensuite le tremblement, déjà signalé par les anciens auteurs, qui ressemble du reste à la plupart des tremblements toxiques. Cependant il augmente manifestement par la fatigue et apparaît principalement et avec plus d'intensité à la fin de la journée, ce qui le distingue du tremblement alcoolique.

Enfin, Raymond a décrit, dans les cas avec anesthésie, des phénomènes moteurs qu'il appelle ataxie et qui ressemblent peut-être un peu à l'hémichorée. En tout cas, ils sont curables au début, mais peuvent aussi s'invé-

[1] *Montpellier méd.*, octobre 1877.

térer et correspondre alors à une lésion destructive des centres nerveux.

III. Nous n'avons plus, pour terminer ce chapitre, qu'à dire quelques mots des diverses formes cliniques de l'ENCÉPHALOPATHIE SATURNINE[1].

Grisolle, Tanquerel et les classiques distinguent quatre types : une forme délirante, une comateuse, une convulsive et une mixte.

Quelle que soit la forme qu'elle affectera, l'encéphalopathie présente habituellement des prodromes : urine albumineuse, avec un sédiment rouge; céphalalgie générale ou partielle et apparition d'une insomnie complète (phénomène pronostique grave) ; troubles sensoriels passagers, tels que diplopie, strabisme, modifications pupillaires; le moral s'affaiblit. Les malades deviennent craintifs, moroses, indifférents à tout ou agités sans motifs.

La forme délirante est la plus fréquente. Le délire est irrégulier, léger ou profond, partiel ou général, continu ou rémittent, tranquille ou furieux; il varie d'un moment à l'autre chez le même sujet.

La forme convulsive (épilepsie saturnine) ne diffère guère de l'épilepsie ordinaire. — La forme comateuse n'a pas besoin de description spéciale, et l'encéphalopathie mixte est enfin la réunion des formes précédentes mêlées de différentes manières. — Je n'insiste pas sur toutes ces descriptions, qui sont classiques.

Tout le monde admet que le plomb s'accumule dans le cerveau, ce qui peut être la cause des accidents dont nous venons de parler. Cependant cet organe ne présente aucune modification histologique appréciable. On n'a constaté que l'anémie de la substance grise corticale. — La physiologie pathologique de l'encéphalopathie saturnine est donc nécessairement obscure, et nous ne discuterons pas les hypothèses qui la rapportent, soit à l'anémie cérébrale, soit à l'urémie, etc.

Nous bornerons là ce qui a trait à l'empoisonnement par le plomb et même ce qui a trait aux intoxications en général. L'histoire de l'arsenic, du mercure, des poisons végétaux, etc., l'alcoolisme, seraient évidemment pleins d'intérêt au point de vue qui nous occupe. Mais nous ne pouvons que les indiquer.

CHAPITRE II.

LOCALISATIONS NERVEUSES DE LA DIPHTHÉRIE[2].

Sur 1382 cas de diphthérie relevés par Sanné, il y a eu paralysie 155 fois, c'est-à-dire 1 fois sur 9; Roger donne 1 sur 6 et Lorain et Lépine 1

[1] Voy. Renaut, *loc. cit.*, pag. 57.

[2] Lorain et Lépine; art. *Nouv. Dictionn. Méd. et Chir. prat.* — Magne; Th. Paris, 1878. — Déjérine ; *Arch. Physiol.*, 1878, 2. — Sanné ; *Traité de la diphthérie*. 1877. — Landouzy ; Th. d'agrég., Paris, 1880.

sur 4 ou même sur 3. En somme, conclut Landouzy, malgré l'inégalité des statistiques, il reste un fait bien établi : c'est la grande fréquence de la paralysie dans le cours ou à la suite de la diphthérie.

Étiologie. — L'étendue et le siége des lésions diphthéritiques n'ont aucune influence sur le développement des paralysies.

On a vu des paralysies généralisées succéder à une diphthérie bien légère localisée à une amygdale ou en un point de la surface cutanée.

Quant à l'époque d'apparition, il y a deux catégories à établir. Le plus fréquemment, les troubles paralytiques débutent pendant la convalescence, de huit à quinze jours (jusqu'à trente jours) après la guérison. S'ils sont précoces, au contraire, ils apparaissent pendant l'évolution locale de la diphthérie, du cinquième au onzième jour de la maladie, quelquefois du second au troisième (Sanné).

Dans le premier cas (apparition tardive), les organes qui doivent être atteints par la paralysie sont ordinairement pris presque tous à la fois. Dans le second cas, au contraire (apparition précoce), il s'écoule souvent un temps assez long entre la paralysie d'un organe et celle d'un autre plus ou moins éloigné (Landouzy).

En comparant les statistiques de la diphthérie en général d'un côté et celles des paralysies diphthéritiques de l'autre, aux différents âges, Landouzy est arrivé à cette conclusion que « dans l'âge adulte et dans l'âge mûr, la diphthérie s'accompagne d'accidents paralytiques plus souvent que dans le jeune âge ».

Le sexe ne paraît pas avoir d'influence. La gravité de la diphthérie, sa durée, sa forme, la présence de certaines complications, comme l'albuminurie, ne paraissent aussi jouer aucun rôle particulier dans la production des phénomènes paralytiques.

Symptomatologie. — Les prodromes qui annoncent l'apparition prochaine de la paralysie sont variables.

Pour Sanné, la fièvre est fréquente et il y a souvent recrudescence de l'albuminurie. Lorain et Lépine insistent aussi sur l'accélération du pouls et l'hyperthermie. Maingault dit qu'il n'y a pas de fièvre, mais que la convalescence ne s'établit pas franchement, qu'il survient de l'amaigrissement qui n'est en rapport ni avec une alimentation souvent bien supportée, ni avec l'époque déjà éloignée de la terminaison de l'angine. Chez les enfants, d'après le même auteur, on observerait de la tristesse, une irascibilité extrême, des colères fréquentes et sans cause. Weber insiste beaucoup sur le ralentissement bien marqué du pouls.

Concluons, avec Landouzy, qu'il n'y a rien de précis à cet égard. Ce sont là des symptômes vulgaires qui annoncent l'invasion d'un grand nombre de maladies ou de complications morbides.

Le voile du palais et le pharynx sont le plus souvent frappés.

L'immobilité et l'abaissement du voile à l'examen direct, le nasonnement, la gêne de la parole (prononciation de certaines lettres), le ronflement respiratoire, le reflux des boissons par le nez, l'impossibilité de souffler ou de sucer, etc., indiquent la paralysie du voile du palais, la dysphagie avec toutes ses conséquences, la paralysie du pharynx et de l'œsophage.

La sensibilité du voile du palais dans ces cas est également affectée ; on peut le titiller, le déprimer et même le piquer jusqu'au sang avec une épingle, sans que le moindre mouvement se produise et sans que le malade accuse aucune douleur (Landouzy).

Maingault a montré que la contractilité galvanique est au contraire parfaitement normale.

Enfin on a noté que la paralysie peut ne frapper qu'un seul côté du voile du palais (Colin), alors même que les fausses membranes ont occupé les deux côtés (Magne).

Le larynx peut être atteint également : les parcelles alimentaires s'engagent alors sans être perçues par le malade ; la respiration est souvent gênée, la voix dure et rauque, ou même tout à fait éteinte ; la toux a un timbre caverneux ou étouffé, etc.

Les troubles visuels sont assez fréquents dans la diphthérie ; ils sont dus à une paralysie de l'accommodation. En même temps que la pupille est dilatée et immobile, on observe des troubles variables, suivant que le malade est emmétrope, myope ou hypermétrope. « Dans un œil emmétrope, la vision des objets éloignés est nette, tandis que la vision des objets rapprochés est confuse. Pour les myopes, la paralysie de l'accommodation cause d'autant moins de gêne que la myopie est plus forte. Pour les hypermétropes, chez lesquels la vision distincte ne s'exécute que par des efforts d'accommodation, la paralysie produit un trouble visuel tel qu'ils ne peuvent guère voir distinctement, même de loin, sans verres convexes » (Magne).

Les muscles moteurs de l'œil peuvent aussi être paralysés. On observe alors le strabisme et la diplopie.

Les différents sens sont quelquefois frappés, le goût notamment. La langue peut être paralysée (motilité et sensibilité), seule ou en même temps que les lèvres. On a aussi observé la paralysie du facial et l'anesthésie du trijumeau. Quand les muscles de la nuque sont frappés, la tête tombe en avant sans que le malade puisse la relever. Les différents muscles de la respiration, le diaphragme, sont quelquefois paralysés : nous connaissons les symptômes qui apparaissent alors.

C'est à la paralysie du pneumogastrique qu'on attribue généralement aujourd'hui les accidents cardiaques graves, pouvant aller jusqu'à la syncope et à la mort, que présentent certains malades atteints de diphthérie.

Enfin les membres sont, eux aussi, assez fréquemment frappés. On

observe surtout la paraplégie ; on a cependant des paralysies limitées à un membre ou des hémiplégies.

La paralysie motrice, qui est du reste habituellement incomplète, s'accompagne de diminution de la sensibilité ; les malades ne sentent pas le sol, on a même vu dans certains faits l'anesthésie seule sans faiblesse des muscles. Maingault a vu un cas d'hyperesthésie, mais c'est très-rare.

Duchenne avait constaté la conservation de la contractilité électrique dans les paralysies diphthéritiques. Mais dans les observations qu'il a réunies, Landouzy a trouvé des malades chez lesquels la réaction aux courants faradiques est restée normale ; d'autres, en plus grand nombre, chez lesquels elle a été abolie.

Mentionnons enfin que dans certains cas les troubles de la motilité, dit Landouzy, se rapprochent plus de l'ataxie que de la paralysie, et peuvent même être identiques à ceux de la sclérose des cordons postérieurs (Brenner, Jaccoud, Eisenman, Hermann, Leyden, Weber).

Sans insister davantage sur les traits particuliers de ce tableau, nous voyons que la paralysie diphthéritique peut s'observer partout, sur tous les muscles de l'économie, quels qu'ils soient.

Quant à l'ordre dans lequel ces divers muscles sont atteints, on doit dire, avec Landouzy, que les troubles nerveux débutent ordinairement par le voile du palais, pour gagner les muscles oculaires, puis s'étendre aux membres inférieurs et aux membres supérieurs, qui sont pris en général peu de temps après.

Le tableau suivant de Maingault résume la fréquence relative des diverses paralysies.

Paralysie du voile du palais.	70
— généralisée.	64
Amaurose	39
Paralysie des membres inférieurs.	13
Strabisme.	10
Paralysie des muscles du cou et du tronc.	9
Troubles de la sensibilité sans affaiblissement musculaire.	8
Anaphrodisie.	8
Paralysie du rectum.	6
— de la vessie.	4

La *durée* de ces accidents est impossible à préciser. « Lorsque le voile du palais seul est pris, la faiblesse de cet organe disparaît au bout de dix, quinze jours, trois semaines habituellement. Lorsque, au contraire, la paralysie se généralise, elle dure beaucoup plus longtemps, deux, trois, quatre mois ; bien rarement elle persiste au-delà de six mois. Quelquefois, la paralysie qui a atteint le voile du palais en premier lieu, comme cela est

la règle, pour s'étendre ensuite aux membres inférieurs et supérieurs, quitte très-rapidement ces parties, mais persiste bien longtemps au voile du palais » (Landouzy).

Exceptionnellement, on a vu cette durée se prolonger à vingt mois (Maingault), neuf ans (Morisseau) et plus (Roger).

Comme *terminaison*, la guérison est la règle et elle est le plus souvent complète ; on n'a cité que quelques cas suivis d'atrophie permanente.

Mais la mort n'est pas exceptionnelle ; puisqu'on la trouve dans 12 cas sur 100 (Lépine et Lorain) ou 17 pour 117 (Landouzy).

Outre la paralysie du pneumogastrique que nous avons signalée, nous indiquerons comme causes de cette terminaison fatale : l'asphyxie par introduction d'un bol alimentaire dans le larynx ; le marasme par inanition succédant à une paralysie persistante du pharynx et de l'œsophage.

L'ANATOMIE et LA PHYSIOLOGIE PATHOLOGIQUES de ces accidents sont encore singulièrement obscures.

En 1862, Charcot et Vulpian trouvent chez une femme, morte avec une paralysie diphthéritique du voile du palais, des altérations manifestes des nerfs moteurs se rendant à ce voile. En 1869, Lorain et Lépine disent avoir observé un cas semblable (sans détails), et en 1872, Liouville a constaté une altération analogue du phrénique dans un cas de paralysie diphthéritique du diaphragme. — Bühl avait, en 1867, rencontré une altération très-marquée des racines, la moelle étant peu lésée et les troncs nerveux n'ayant pas été examinés. — En 1871, Œrtel observe des hémorrhagies capillaires dans les dures-mères crânienne et rachidienne, ainsi que dans les gaînes des racines nerveuses et des nerfs périphériques ; de plus, dans les cornes antérieures, il y avait une multiplication de noyaux avec de petits foyers hémorrhagiques. — Leyden a constaté une névrite ascendante, envahissant les nerfs de proche en proche et pouvant remonter jusqu'au bulbe. — Roger et Damaschino (Th. de Rathery, 1875) trouvent aussi dans quatre autopsies des lésions des nerfs et des racines antérieures. — En 1876, Pierret a trouvé dans les méninges rachidiennes un exsudat de tous points comparable aux pseudo-membranes diphthéritiques. Mais, dans trois autres faits, Vulpian n'a pas rencontré cette lésion.

Le travail le plus récent et le plus complet est celui de Déjérine, qui a trouvé les mêmes lésions dans cinq autopsies de paralysies diphthéritiques, faites à l'hôpital Sainte-Eugénie. Les altérations sont de deux ordres : 1. Des lésions des racines antérieures et des nerfs intra-musculaires analogues à ce que l'on observe dans tout nerf sectionné, séparé de son centre trophique; 2. Des lésions de la substance grise de la partie antérieure de la moelle : atrophie des cellules nerveuses, prolifération conjonctive, hyperémie et diapédèse. En un mot, il y aurait là myélite antérieure avec toutes ses conséquences. Seulement cette lésion, nulle ou très-peu accusée

quand la paralysie est récente, va en s'accentuant au fur et à mesure que les accidents durent depuis plus longtemps.

La thèse de Sainclair (Lyon, 1879), inspirée par Pierret, ne contient aucun fait nouveau.

On pourrait ajouter ici les faits absolument négatifs, comme ceux de Weber et Sanné ; mais ils sont ou trop anciens ou trop incomplétement décrits au point de vue de la technique histologique pour pouvoir rien prouver contre les faits positifs que nous avons cités.

En somme, comme dit Landouzy, les lésions révélées par les autopsies peuvent être rangées sous deux chefs : lésions méningées (Œrtel, Pierret) et lésions des racines antérieures avec lésions médullaires légères (Déjérine).

« Quoiqu'il en soit, conclut le même auteur, et sans vouloir affirmer que la paralysie diphthéritique relève toujours et exclusivement de la lésion décrite par Déjérine, névrite des racines antérieures avec altérations légères de la substance grise de la moelle, nous croyons pourtant que dans la majorité des cas elle relève directement ou indirectement des altérations décrites par cet auteur, et que les cas où des lésions méningées pourraient être incriminées sont pour le moins exceptionnels. »

CHAPITRE III.

LOCALISATIONS NERVEUSES DANS L'IMPALUDISME.

Nous ne parlerons pas ici des névralgies, du délire, etc., qui peuvent être sous la dépendance de l'impaludisme. Ce sont des conséquences trop directes et trop habituelles de la maladie pour les en détacher et les étudier à propos du système nerveux.

Nous nous contenterons de dire quelques mots des paralysies paludéennes, que nous avons eu du reste l'occasion d'étudier d'une manière spéciale[1].

« Fernel, dit Landouzy, serait le premier à signaler les paralysies *in fine intermittentium* ; après lui, cette conséquence des accès paludéens aurait été affirmée par Sennert, Hoffmann, Vogel, de Haen, Cullen, Borsieri, Torti, Verlhoff et Sauvages; d'où l'introduction par ces derniers pyrétologues, dans la nombreuse nomenclature des fièvres intermittentes, des fièvres soporeuses, apoplectiques, paralytiques et hémiplégiques. »

L'étude récente de ces localisations commence à la thèse d'Ouradou (Paris, 1851) pour finir à celle de Landouzy (1880), en passant par notre travail de 1876 et la thèse de Vincent (1878).

Nous avons établi trois grandes divisions dans les hémiplégies palu-

[1] *Montpellier médic.*, 1876, XXXVI, 311.

déennes, divisions qui reposent sur une symptomatologie différente et entraînent une thérapeutique distincte.

1. Dans une première catégorie de faits, l'hémiplégie produite par un accès de fièvre intermittente disparaît avec l'accès qui lui a donné naissance, pour reparaître avec l'accès suivant. La paralysie peut être partielle, paraplégique ou hémiplégique, s'accompagner ou non de convulsions ou de troubles vaso-moteurs.

Toutes ces paralysies ont pour caractère commun d'être intermittentes et d'être justifiables du sulfate de quinine. Elles paraissent dues à une congestion cérébrale, mais bénigne et nullement persistante ; en tout cas, cette congestion ne fait pas indication, parce qu'elle est entièrement subordonnée à l'élément intermittent lui-même.

2. Dans un second groupe, nous plaçons les cas de fièvre intermittente entraînant une hémiplégie et en même temps un état apoplectique plus ou moins prononcé.

Comme dans ces cas-là il y a une forte congestion cérébrale, il arrive souvent que les accidents paralytiques ne disparaissent pas d'une manière aussi régulièrement rhythmique que dans le premier groupe ; on les voit souvent survivre un peu à l'accès : c'est ce qui est arrivé dans l'observation personnelle que nous avons publiée.

La guérison rapide de ces malades ne permet pas d'admettre chez eux autre chose que de la congestion ; ce qui prouve, comme nous l'avons déjà soutenu au chapitre de la *Congestion cérébrale*, la possibilité de l'hémiplégie dans cette maladie.

Dans un certain nombre de cas, les accidents apoplectiques ont pris une importance telle que les malades ont succombé.

Un fait important à relever dans ces cas de fièvre intermittente à forme apoplectique avec hémiplégie est l'élévation relativement peu considérable de la température pendant l'accès. Ainsi, chez notre malade le thermomètre n'a pas dépassé 39°, alors que tous les jours nous le voyons arriver à 41° dans des fièvres intermittentes bien moins graves.

Enfin, le grand caractère de ce groupe et la raison de sa distinction du groupe précédent se tirent du traitement et des indications thérapeutiques.

Dans le premier groupe, le sulfate de quinine suffit à lui tout seul ; il combat le fond et la forme, l'intoxication palustre elle-même et sa manifestation hémiplégique. Dans le second groupe, il n'en est plus de même ; il faut toujours donner le sulfate de quinine pour combattre le fond de l'affection, la cause des accidents ; mais le spécifique ne suffit pas. L'impaludisme a produit ici une lésion qui devient, elle aussi, sujet d'indication. Aussi tous les cas de cette catégorie ont-ils dû être traités par la médication révulsive en même temps que par la médication quinique.

La distinction de ces deux groupes est donc fondée en clinique et indispensable au praticien. Dans les cas du premier groupe, le fond prime tout

et le sulfate de quinine suffit. Dans les cas du deuxième groupe, le fond et la forme sont également sujets d'indication, et il faut associer le sulfate de quinine à la médication révulsive.

3. Il y a enfin un troisième groupe dans lequel la lésion est complétement émancipée de sa cause et dans lequel, par suite, le sulfate devient inutile et où le seul traitement à instituer est celui de l'hémiplégie elle-même. Ici l'impaludisme développe une lésion qui est entretenue par les accès, mais qui ne disparaît pas avec eux. Et une fois les accès traités et disparus, le sulfate de quinine est parfaitement impuissant contre l'hémiplégie elle-même.

La lésion persistante du cerveau, ainsi émancipée de sa cause, peut appartenir du reste à des processus variés : les congestions, en se répétant, peuvent aboutir à l'hémorrhagie ; il peut se faire des embolies pigmentaires, des foyers de ramollissement, etc.

CHAPITRE IV.

LOCALISATIONS NERVEUSES A LA SUITE DES AUTRES MALADIES AIGUES.

Nous avons consacré un chapitre spécial à la diphthérie et à l'impaludisme. Nous croyons, au contraire, devoir réunir en un seul chapitre tout ce qui a trait aux autres maladies aiguës (fièvre typhoïde, fièvres éruptives, etc).

Cette nécessité s'impose parce que les observations cliniques précises sont encore rares, tellement que la relation pathogénique n'est pas absolument positive et qu'on peut souvent se demander si l'on a réellement affaire à des localisations nerveuses de ces maladies ou à des paralysies de convalescence.

Ajoutons enfin que nous ne prétendons pas décrire ici les localisations nerveuses se manifestant *dans le cours* de ces maladies (formes spinale ou cérébrale de la fièvre typhoïde, etc.), mais seulement celles que l'on observe *à la suite* de ces maladies. Comme Landouzy dans sa Thèse, nous étudions seulement les accidents nerveux qui, tout en étant sous la dépendance de la maladie aiguë, ne sont qu'un accident accessoire, purement contingent et même assez rare.

Je ne dis pas que la première catégorie de phénomènes (que nous éliminons) ne doive pas être étudiée; peut-être le ferons-nous un jour. Mais actuellement elle nous entraînerait trop loin et n'est pas dans notre programme.

Au lieu de faire une description générale didactique qui serait schématique, nous croyons plus utile, dans un chapitre d'attente comme celui-ci,

d'indiquer à propos de chaque maladie les faits connus, soit au point de vue clinique, soit au point de vue anatomique[1].

§ I. Fièvre typhoïde. — 1. Au point de vue *étiologique*, on peut dire qu'on trouve le plus souvent, chez les sujets atteints de localisations nerveuses de la dothiénentérie, quelques antécédents personnels ou héréditaires qui décèlent la prédisposition névropathique. En d'autres termes, il y a toujours dans la production de ces maladies un double facteur externe (fièvre typhoïde) et interne (antécédents).

Dans certains cas, l'action du premier de ces facteurs est prédominante; il suffit alors d'une faible prédisposition antérieure. Chez d'autres, au contraire, c'est le second facteur qui prime et la fièvre typhoïde n'est qu'une occasion de développement de ces accidents. Entre ces termes extrêmes, on trouve une série de types intermédiaires.

Toutes les périodes de la dothiénentérie paraissent également susceptibles de développer ces accidents. Ainsi, on les voit survenir au cours même de la fièvre, pendant sa période d'invasion ou sa période d'état, comme une simple exagération des symptômes ordinaires de la maladie (Trousseau, Vulpian) ou comme une complication de nature variable (Eisenlohr, Cormack). Mais cependant l'époque de prédilection pour l'apparition des paralysies est la phase de déclin ou la convalescence.

« La fièvre est tombée, le malade commence à s'alimenter, il se lève depuis plusieurs jours et s'essaye déjà à marcher, lorsque apparaissent des troubles du mouvement souvent très-étendus, mais généralement passagers. Ces accidents peuvent même, suivant la remarque de Murchison, ne se manifester que plusieurs semaines après la convalescence. Ces paralysies tardives, survenant au moment où la réparation commence, sont de véritables épilogues de la maladie qui montrent combien celle-ci a profondément touché l'organisme » (Landouzy).

2. *Cliniquement*, on observe toutes les variétés, toutes les combinaisons de forme qui font supposer toutes les origines (cerveau, moelle, bulbe, nerfs et même muscles) suivant les cas.

a. J'ai observé, pour ma part, un cas remarquable d'hémiplégie droite avec aphasie pendant la convalescence d'une fièvre typhoïde; cet accident, probablement produit par un écart de régime, fut de très-courte durée.

Nothnagel, Weiss, Murchison, Colin, Schneider, ont également cité des exemples d'hémiplégie post-typhoïde; c'est cependant là une des formes les plus rares. L'aphasie est plus fréquente, surtout chez les enfants.

Dans ces accidents cérébraux, nous pourrions placer encore le vertige, le délire, l'hébétude; mais ce sont là, à proprement parler, des symptômes de la fièvre typhoïde elle-même.

[1] Tous les éléments de ce chapitre sont empruntés à l'excellente Th. d'agrég. de Landouzy. Paris, 1880.

b. La paraplégie est la forme la plus ordinaire des paralysies post-typhoïdes. Dans ce cas, « l'impuissance musculaire n'est généralement pas absolue; il y a plutôt parésie que paralysie proprement dite; le malade ne peut ni se tenir debout ni marcher; s'il essaye de se lever, ses jambes fléchissent sous lui, mais elles ne sont pas tout à fait inertes et il est bien rare que, couché, il ne puisse encore leur imprimer des mouvements assez étendus. »

La sensibilité est également altérée. « Au début, ce sont des fourmillements, des picotements, une sensation d'engourdissement plus ou moins pénible qui quelquefois précède et annonce les autres accidents. Puis c'est une anesthésie, ou tout au moins une obtusion de la sensibilité cutanée accusant les mêmes régions que la paralysie et s'étendant même au-delà. »

Les masses musculaires s'atrophient dans les points paralysés. « Cette atrophie localisée est facile à découvrir malgré la macilence générale.»

La vessie et le rectum sont souvent paralysés pendant un certain temps. A ces faits, reproduisant le tableau de la myélite transverse, il faut joindre ceux dans lesquels on a trouvé une sclérose en plaques (Ebstein, Calmette) ou une paralysie ascendante aiguë développées à la suite de la fièvre typhoïde. Dans ce dernier cas, les accidents se généralisent et tuent rapidement; ce qui nous conduit aux manifestations bulbaires (Marotte et Liouville).

c. Les nerfs peuvent aussi être atteints et alors on a des paralysies très-limitées.

Ainsi, Cormack a noté la paralysie du deltoïde et d'autres muscles, Bateson une paralysie faciale, Hugh Clark une dysphagie, Bernhardt une paralysie du radial chez un malade (avec autopsie et névrite constatée) et une paralysie du cubital chez un autre.

Rehn et Villemin ont observé des paralysies limitées à certains muscles du larynx (crico-aryténoïdien postérieur dans le premier cas; dilatateurs de la glotte dans le second).

« On a remarqué que dans ces paralysies limitées comme dans la paraplégie, presque chaque fois que la contractilité électrique des muscles atteints a été explorée, il existait une diminution considérable ou une abolition complète de la sensibilité aux courants faradiques; au contraire, l'action des courants galvaniques était conservée ou seulement amoindrie. Nothnagel, dans son travail sur la question, note l'amoindrissement de la contractilité électrique dans toutes les paralysies consécutives à la fièvre typhoïde. »

d. Les paralysies disséminées et circonscrites que nous venons de décrire peuvent-elles aussi être produites, dans certains cas, par l'altération directe des muscles (myosite de Zenker), sans lésion préalable du système nerveux? C'est l'opinion de Jaccoud et de Hardy et Béhier; mais elle me paraît avoir encore besoin de démonstration anatomique.

3. *Marche, durée, terminaisons.* — Le début est en général graduel. Schneider a cependant cité un cas dans lequel les accidents éclatèrent subitement.

La durée est habituellement courte ; l'hémiplégie ne dure souvent que deux ou trois jours ; la paraplégie est un peu plus longue. Mais le plus souvent, après quelques semaines ou quelque mois au plus, tous les phénomènes s'amendent et disparaissent progressivement sous la seule influence du régime tonique aidé parfois de l'électricité.

La guérison est donc la règle ; il y a cependant des exceptions.

Certaines paralysies peuvent laisser des traces indélébiles, notamment des amyotrophies persistantes qui constituent de vraies infirmités. Le passage à l'état chronique s'observe encore dans les cas où la fièvre typhoïde a développé une maladie comme la sclérose en plaques.

La mort peut survenir dans les formes envahissantes quand le bulbe est atteint et dans les paralysies localisées quand elles frappent les muscles de première importance comme ceux du larynx. C'est ainsi que dans les deux cas cités plus haut de Rehn et Villemin, les malades ne furent sauvés que par la trachéotomie.

Tout ce que nous venons de dire de la fièvre typhoïde peut s'appliquer à la FIÈVRE PÉTÉCHIALE, au TYPHUS DES ARMÉES et à la FIÈVRE RÉCURRENTE OU A RECHUTES (Murchison, Griesinger, Cormack).

§ II. DYSENTERIE et DIARRHÉE. — Dès le XVIIe siècle, Sanchez, Sennert et Etmüller ont parlé des paralysies post-dysentériques que Fabrice de Hilden, Zimmermann et Franck ont ensuite décrites. Mais les observations récentes et bien prises sont peu nombreuses.

1. Les paralysies *dysentériques* semblent succéder de préférence aux formes graves ; elles apparaissent parfois à la période d'acuité de la maladie, le plus souvent pendant la convalescence, alors que les phénomènes intestinaux ont disparu.

Le début est en général insidieux, et aux troubles moteurs se joignent ordinairement des troubles de la sensibilité.

Localisée au rectum dans les cas les plus légers, la paralysie dysentérique affecte le plus souvent les membres inférieurs. Dans ce dernier cas, « elle est d'abord incomplète et s'accompagne de fourmillements dans les membres, d'hyperesthésie cutanée, de douleurs aiguës irradiées sur le trajet des nerfs ; puis la paralysie motrice s'accentue, devient absolue en même temps que les phénomènes douloureux sont remplacés par une anesthésie et une analgésie parfois absolues ».

Les anciens avaient décrit des paralysies dysentériques généralisées aux muscles de la langue, des lèvres, et frappant même les membres d'une façon alterne. Ces faits ont besoin de confirmation. Parmi les modernes, Cormack a du reste observé une paralysie diffuse.

La théorie des paralysies réflexes (Graves, Brown-Sequard) est aujourd'hui à peu près abandonnée. On se demande si la moelle est atteinte, comme dans les faits de Roger et Damaschino, Delioux de Savignac, Feinberg et Hoffmann, ou s'il s'agit d'une névrite *migrans*, comme le veut Leyden. Les deux processus ne nous paraissent pas contradictoires, et il n'y a rien d'impossible à ce que, comme la fièvre typhoïde, la dysenterie frappe la moelle ou les nerfs suivant les cas.

2. Baudin a publié en 1858 l'observation remarquable d'un malade qui, à la suite d'une *diarrhée* rebelle, atteint depuis cinq mois d'une paraplégie presque complète, fut guéri de ses accidents spinaux en même temps que de son catarrhe intestinal. Graves, Romberg, Leyden et Hervier ont rapporté des faits analogues.

Enfin Potain vient de faire connaître un cas remarquable de cette catégorie, que le titre seul de l'observation résume très-bien : Paralysie consécutive à un catarrhe aigu de l'intestin ; début lent et marche progressive de la paralysie, qui se généralise; disparition des troubles paralytiques et de la diarrhée ; retour momentané de la diarrhée à la suite d'écarts de régime ; réapparition de la paralysie ; contracture des extrémités ; traitement et régime ; guérison complète[1].

§ III. Choléra. — Les accidents nerveux sont plus rares au début. On a cependant observé dans les choléras graves : 1. la paralysie plus ou moins complète de l'orbiculaire des paupières, que, d'après Landouzy, de Græfe rend en partie, par défaut de clignement, responsable de la sécheresse et de l'opalescence de la cornée qu'il a vues parfois provoquer de véritables ulcérations ; 2. la paralysie limitée à certains muscles des membres (Drasche, Griesinger), presque toujours accompagnée de troubles sensitifs, ce qui semble indiquer une origine périphérique ; 3. enfin l'abolition du pouvoir réflexe (Griesinger) qui, d'après Landouzy, prouverait manifestement l'intervention de la moelle (?).

Les paralysies sont plus fréquentes (mais encore rares d'une manière absolue) dans la convalescence. Drasche, Jaubert, Gubler et Griesinger en ont publié des exemples.

Les troubles sensitifs y sont toujours mêlés aux troubles moteurs ; ils peuvent porter exclusivement et symétriquement sur les extrémités des membres.

« Toutes ces paralysies sont d'ordinaire légères et guérissent. Dans quelques cas exceptionnels, les troubles paralytiques ont persisté et se sont même accompagnés d'amyotrophie. »

§ IV. Fièvres éruptives. — 1. La *variole* est, avec et après la fièvre

[1] Observ. par le Dr Barié, chef de clinique. — *Journ. des Conn. médic.*, février 1880, pag. 57.

typhoïde, la maladie aiguë qui entraîne le plus d'accidents nerveux. Dès le XVIIe et le XVIIIe siècle, Horstius et Freind avaient signalé les paralysies varioleuses et avaient insisté sur ce fait que la bénignité de la fièvre éruptive ne garantit pas contre cette complication. Sydenham, Mead, Lieutaud, Van Swieten et Morton ont donné des observations analogues.

Ces accidents peuvent se produire à toutes les périodes de la maladie. Au début, on observe quelquefois une paraplégie, que Trousseau a bien décrite, et qui n'est que l'exagération de la rachialgie classique. En pleine période d'état, la même complication peut se déclarer sans que rien dans la maladie paraisse en légitimer l'apparition ; c'est la phase où les paralysies présentent relativement plus de gravité. Mais les plus fréquentes sont celles de la convalescence.

La paraplégie est la forme de beaucoup la plus ordinaire. « Les membres inférieurs paraissent lourds au malade, qui, s'il ne peut soulever les jambes, peut au moins les remuer dans le plan de son lit. Les membres sont le siége de sensations diverses, d'engourdissements, de fourmillements, parfois de douleurs assez vives ayant leur maximum à la plante des pieds. Les réflexes paraissent normaux et la sensibilité intacte. Les membres seuls ne sont pas pris, car la miction est difficile et parfois même il y a rétention d'urine complète.»

D'autres fois, « au lieu de rester confinée aux membres inférieurs, au rectum et à la vessie, la paralysie peut s'étendre, gagner les muscles abdominaux, thoraciques, puis le diaphragme, prenant ainsi l'allure de la paralysie ascendante aiguë, comme dans le cas de cet homme, cité par Bernhardt, qui fut enlevé en trois jours par des accidents paralytiques ascendants éclos au déclin d'une varioloïde. » Gubler a observé aussi un cas semblable.

On a encore constaté, à la suite de cette fièvre éruptive, la paralysie atrophique de l'enfance (Roger et Damaschino), l'ataxie (Kahler et Pick), la sclérose en plaques (Béhier et Liouville, Long).

Dans tous les faits qui précèdent, la moelle paraît avoir été atteinte : c'est dans cette catégorie que rentrent les observations anatomiques, comme celles de Westphal, dans lesquelles on a directement constaté la myélite.

Mais d'un autre côté Joffroy a décrit avec beaucoup de soin un cas dans lequel la moelle était intacte et les nerfs étaient malades. C'est là un second type d'altération nerveuse post-variolique.

Dans cette seconde catégorie, il s'agit de névrites ; les paralysies sont circonscrites. Telles sont la paralysie du deltoïde observée par Vulpian, les paralysies d'un bras ou d'un avant-bras rapportées par Bailly, etc.

Pour compléter cette nomenclature, il faut enfin signaler des accidents qui sont plus rares que les précédents, mais semblent être du ressort cérébral : c'est l'hémiplégie avec ou sans aphasie, qui du reste est le plus souvent légère et peu durable.

2. La *rougeole* est, de toutes les fièvres éruptives, celle qui entraîne le moins souvent des paralysies.

Il y a cependant un certain nombre d'observations de paraplégie (Jame Lucas, Lardier, Larivière, Carter) ; la malade de Jame Lucas présentait cette particularité curieuse que neuf années auparavant elle avait été prise, à la suite d'une variole, d'accidents tout à fait semblables à ceux que développa la rougeole. Dans ces cas-là, la nature du virus joue donc un rôle très-accessoire, et la maladie aiguë peut être considérée comme la cause provocatrice pour le développement d'une disposition spinale antérieure.

On a aussi noté quelques faits de paralysie ascendante (Bergeron, Liégeard), de paralysie infantile (Holmes Coote), de paralysie circonscrite à deux muscles symétriques (Rendu), et enfin, quoique plus rarement, de troubles cérébraux avec aphasie (Schepers).

3. Les paralysies *scarlatineuses* sont rares, et il est difficile d'en réunir des observations nettes, si l'on veut laisser de côté tout ce qui tient à l'encéphalopathie urémique ou aux complications rhumatismales.

Elles semblent être plutôt cérébrales que spinales ou périphériques, et comportent un pronostic beaucoup plus favorable si leur apparition est tardive que si elle est précoce.

4. Dans l'*érysipèle*, les paralysies, dit Landouzy, « ont toutes pour traits communs de ressemblance : 1. d'être, d'ordinaire, peu accusées et peu durables ; 2. d'être associées à des troubles de l'intelligence ou des sens qui témoignent hautement des procédés cérébraux mis en œuvre pour produire les troubles du mouvement. »

Cependant ces paralysies peuvent aussi « parfois prendre dans leur marche, leurs allures et leur intensité un caractère pronostique des plus défavorables. Dans ces cas, qui ont trait à des méningo-encéphalites profondes, parfois suppurées, la paralysie n'est plus qu'un des éléments de la symptomatologie générale, trahissant une complication funeste. »

§ V. Maladies thoraciques. — Nous avons insisté, à propos de l'étiologie de la méningite, sur la fréquence relative de cette maladie dans le cours de la pneumonie. Ici nous insisterons sur les paralysies pneumoniques et pleurétiques.

L'étude de ces accidents est très-ancienne. Peut-être Hippocrate, dit Landouzy, les a-t-il décrits le premier. En tout cas, Avicenne, dans plus d'une occasion, rattache aux maladies de poitrine certaines paralysies étendues, parfois même généralisées.

Mais l'étude scientifique de ces faits est toute contemporaine et a entièrement séparé la question de la pneumonie et celle de la pleurésie.

1. Pour la *pneumonie*, ces recherches datent des travaux de Macario et Gubler, complétés surtout par Charcot et Lépine (Thèse Paris, 1870). Des distinctions doivent être faites parmi les faits donnés comme paraly-

sies pneumoniques. En dehors des coïncidences et des paralysies purement évoquées par la pneumonie, il y a d'abord les paralysies amyosthéniques de Gubler qui peuvent succéder à la pneumonie comme à toute autre maladie aiguë et qui n'ont rien de spécial ; elles sont du reste rares, et Grisolle a pu les considérer comme absolument exceptionnelles.

Tout autre est le second groupe, spécialement étudié par Lépine. Ici c'est l'hémiplégie pneumonique, presque toujours identique à elle-même dans ses allures, ne suivant pas la pneumonie, mais la traversant comme le fait une complication ; ce sont, dit Landouzy, de véritables accidents éclatant en pleine acuité de l'affection thoracique.

Elle peut débuter sourdement ou être précédée de fourmillements, de troubles vaso-moteurs, dans les parties qui seront atteintes. Elle semble plus complète et plus étendue que la paralysie pleurétique. Elle peut s'accompagner de paralysie faciale et même de déviation de la tête et des yeux; elle s'accompagne d'ordinaire de troubles intellectuels, de troubles de la parole, de coma et des troubles de température que l'on trouve chez les hémiplégiques... Tous les malades, si on excepte le cas de Macario, étaient des septuagénaires et des nonagénaires (Landouzy).

On a d'abord considéré ces paralysies comme d'origine réflexe. Lépine et Landouzy n'admettent pas ce mécanisme et pensent qu'il faut surtout faire intervenir l'ischémie cérébrale par athérome artériel.

Pour moi, j'ai eu souvent l'occasion d'insister, à l'Hôpital-Général, sur la fréquence des accidents cérébraux dans la pneumonie des vieillards[1], à tel point que je pose en principe que tout vieillard présentant brusquement, en hiver ou au printemps, des manifestations cérébrales doit être soupçonné de pneumonie. L'hémiplégie est évidemment l'une de ces complications possibles.

Pour l'expliquer, je rappellerai simplement que la pneumonie doit être considérée, non comme une maladie locale, mais comme une maladie générale localisée sur le poumon. Dès-lors rien d'étonnant à ce que cette affection générale puisse se localiser en même temps sur le cerveau, qui est chez le vieillard un point particulièrement faible. Ce que nous appelons ici fluxion de poitrine peut se compliquer d'une fluxion de tête; ou plutôt la même cause peut produire isolément ou simultanément la fluxion de poitrine et la fluxion de tête.

On comprend ainsi comment une influence saisonnière unique peut produire dans un asile de vieillards une fluxion de poitrine seule (pneumonie) chez l'un, une fluxion de tête seule (apoplexie) chez l'autre, une fluxion de poitrine et de tête (pneumonie et hémiplégie) chez un troisième.

Anatomiquement, la lésion produite ainsi dans le cerveau peut être pure-

[1] Voy. la thèse récemment soutenue par M. Geoffroy à la Faculté de Montpellier (août 1880).

ment circulatoire : d'où les autopsies négatives; elle peut aussi, avec un appareil vasculaire plus mal disposé, aboutir à un foyer de ramollissement ou d'hémorrhagie : d'où les autopsies positives.

On voit que cette explication est la même que nous avons proposée déjà pour la méningite pneumonique et rentre dans la théorie clinique générale de la pneumonie.

2. La *pleurésie*, seule ou associée à la pneumonie, peut évidemment produire des paralysies analogues aux précédentes. Mais c'est à un tout autre ordre de phénomènes que l'on donne ordinairement le nom de paralysies pleurétiques : ce sont les accidents nerveux provoqués par l'empyème.

Chez un malade à qui l'on a fait, plusieurs semaines auparavant, l'opération de l'empyème, « tout à coup, dit Aubouin, sans que rien puisse faire prévoir le développement de semblables accidents, le malade, qui est assis sur son lit et auquel on fait son lavage accoutumé, tombe à la renverse ; le visage est d'une pâleur mortelle, la respiration se suspend, on sent à peine le pouls; après un temps très-court, voici que l'on remarque des spasmes convulsifs, presque toujours généralisés, mais prédominant dans le côté qui correspond à l'empyème ; les dents sont serrées ; les pupilles, contractées au début, se dilatent ensuite largement ; aux contractions toniques succèdent presque toujours des contractures ; comme les contractions, elles sont généralement plus fortes dans les membres correspondants à l'empyème, et surtout dans le bras. Le malade reste dans une espèce de coma épileptique pendant une demi-heure, une heure quelquefois, puis il revient à lui. Plusieurs accès peuvent se succéder.

» Voilà l'épilepsie pleurétique. Dans un deuxième ordre de faits, à ces phénomènes s'en ajoute un autre, c'est l'hémiplégie.

» L'hémiplégie peut porter sur le membre supérieur et sur le membre inférieur. Elle peut porter sur la face ; assez souvent le bras seul est intéressé, et, lorsque les troubles moteurs portent sur les membres inférieur et supérieur d'un côté, le bras est plus gravement atteint que le membre inférieur. Les membres paralysés sont toujours ceux du côté correspondant à l'empyème. »

Dans ces cas, ajoute Landouzy, « le mouvement n'est pas complétement atteint et l'on a plutôt affaire à de la parésie qu'à de la paralysie vraie. La sensibilité n'a jamais été atteinte, du moins d'une façon appréciable. Dans quelques cas on a observé des fourmillements ; dans d'autres, des troubles vaso-moteurs, des rougeurs, de l'œdème : ces symptômes ont été notés dans celles des observations où furent constatées des lésions cérébrales (embolies, ramollissement). »

La paralysie peut aussi débuter brusquement sans phénomènes convulsifs antérieurs ; elle peut enfin, dans d'autres cas, s'établir graduellement : le malade sent son côté (celui de l'empyème) s'affaiblir peu à peu.

Il y a de plus une particularité curieuse à signaler dans la marche de ces paralysies : ce sont les alternatives d'augment et de diminution qu'on a observées dans certains faits (Lépine, Bergeron).

Au point de vue de la physiologie pathologique, on peut dire qu'un certain nombre de ces paralysies est dû à des embolies et au ramollissement cérébral : lésions assez fréquentes dans l'épanchement pleurétique purulent; mais il faut reconnaître aussi qu'il y a une catégorie de faits pour lesquels cette explication est difficile à donner.

On admet alors une action réflexe développée par l'introduction du corps étranger dans la plèvre. «Une vive excitation partie du thorax, dit Bertin du Château, parvient aux régions corticales du cerveau par les faisceaux pédonculaires directs ; cette brusque impression provoque un ictus apoplectiforme. L'action de la moelle n'est plus réglée, modérée par le pouvoir cérébral momentanément annihilé, d'où convulsions toniques et cloniques ; persistance de l'épuisement nerveux du territoire cérébral impressionné ; hémiplégie du côté opposé à la partie corticale lésée. »

Landouzy, qui ne repousse pas cette manière de voir, se demande si l'on ne pourrait pas aussi admettre un procédé purement spinal pour expliquer ces paralysies. « Tout ce que nous savons, dit-il, des actions portées à distance sur la moelle (Brown-Sequard, Vulpian) permet de comprendre qu'une incitation, partie de la paroi thoracique, puisse, en agissant directement sur le névraxe, produire, par action inhibitoire ou perversion fonctionnelle, un état parétique dans le membre ou les membres du même côté.»

§ VI. Maladies des organes génito-urinaires. — C'est par les paraplégies urinaires qu'a commencé la constitution de ce chapitre des paralysies réflexes, qui va en se désagrégeant et se restreignant de plus en plus.

A la suite d'une cystite ou d'un rétrécissement uréthral, souvent compliqués de néphrite, survient la paraplégie qui, suit à peu près parallèlement les fluctuations de la maladie urinaire elle-même (Rayer, Leroy d'Étiolles, Macario).

Dans le même groupe, il faut placer les paraplégies temporaires survenant dans le cours d'une uréthrite ou d'un phlegmon du ligament large (Nonat, Esnault, Vallin, Peter). Cette paraplégie utérine présenterait quelques caractères spéciaux. «La faiblesse, d'ordinaire, n'est pas égale dans les deux membres inférieurs, la sensibilité n'est pas touchée, la rachialgie fait défaut. La station verticale est impossible, et pourtant les malades peuvent imprimer à leurs membres, dans le plan du lit, des mouvements assez étendus.»

Le nombre des faits de paraplégie réflexe sans lésion va toujours en diminuant. Dans quelques cas on a trouvé de la névrite, dans un plus grand nombre de la myélite, et souvent on peut se demander si les troubles ordi-

naires n'étaient pas eux-mêmes la première manifestation de cette lésion médullaire qui a ensuite entraîné la paraplégie.

Néanmoins, toutes ces réserves faites, comme dit Landouzy, et si restreint qu'on veuille admettre le groupe des paralysies réflexes, il n'en faut pas moins le conserver pour celles des paralysies qui, de par leur marche, leurs allures, leur guérison rapide et complète, ne sont justiciables que de troubles fonctionnels imputables à une action exercée à distance sur le système nerveux.

Nous avons déjà parlé, au chapitre de l'*Anémie de la moelle*, de la théorie vaso-constrictive de Brown-Sequard. Mais cette théorie est à peu près généralement abandonnée et son auteur lui-même admet plutôt aujourd'hui une action inhibitive ou paralysante à distance exercée de la périphérie sur les centres, idée à laquelle se range Vulpian, en protestant avec raison contre le terme impropre de paralysie *réflexe*.

APPENDICE

DES TEMPÉRATURES PÉRICRANIENNES OU CÉPHALIQUES[1]

Nous n'avons rien dit de la *thermométrie cérébrale* dans tout le cours de cet ouvrage. C'est que, pendant toute la durée de l'impression, nous poursuivions avec notre chef de clinique, M. Blaise, un travail de critique et de contrôle dont nous indiquerons ici les conclusions.

Elles sont loin d'avoir la précision désirée ; mais n'est-ce pas déjà un résultat que de montrer la nécessité d'une grande réserve dans une question clinique, et le danger qu'il y aurait à conclure trop vite, comme on était tenté de le faire après les premières publications de Broca ?

Nous étudierons successivement les températures cérébrales physiologiques et les températures cérébrales pathologiques.

I. Températures cérébrales physiologiques. — Albers[2], de Bonn, prend des températures péricrâniennes, en 1861, aux tempes, entre l'apophyse mastoïde et l'oreille, au cou. Il constate habituellement une élévation très-légère en faveur du côté droit et remarque que les températures prises sur un point de la peau doublé d'une couche musculaire se montrent un peu plus élevées que celles que l'on prend dans les conditions opposées. Il fait quelques applications à l'étude de l'aliénation mentale et conclut qu'un abaissement de la différence entre la température temporale et la température auriculaire indique une diminution générale de la température de la tête.

Lombard[3], en 1867, étudie avec l'appareil thermo-électrique l'influence

[1] Cet Appendice est un résumé de la Thèse que notre chef de clinique, M. Blaise, a récemment soutenue devant la Faculté de Montpellier sous ce titre : *Contribution à l'étude des températures périphériques et particulièrement des températures dites cérébrales dans les cas de paralysie d'origine encéphalique.*—Consulter aussi sur ce sujet l'intéressante Revue critique de Cl. de Boyer dans les *Arch. de Neurol.*, 1880, n° 1 ; les articles de Lereboullet dans la *Gaz. hebdom.*, septembre 1880, etc.

[2] *Allg. Zeitschr. f. Psych.*, XVIII, 450.—*Schmidt's Jahrb.*, CXV, 207, 1862.

[3] *New-York Journ.*, juin 1867. — *Arch. de Physiol.*, 1868.

de l'activité cérébrale sur la température de la tête.— Il montre bien les variations que l'état de travail intellectuel ou de repos, etc., paraît entraîner; mais en somme les variations ne se chiffrent jamais que par des centièmes de degré, et par suite sont absolument inappréciables à nos moyens ordinaires de thermométrie clinique.

En même temps il notait que c'est au niveau de la protubérance occipitale que l'élévation de température se manifestait le mieux.

Nous retiendrons de ces recherches ce seul fait que les conditions morales et intellectuelles dans lesquelles peut se trouver un individu en état d'observation n'influent en rien sur les résultats thermométriques qu'on obtient dans la pratique journalière.

Nous n'avons cité ni Davy[1] ni Fick[2], qui avaient étudié directement la température du cerveau chez les animaux : nous n'envisageons ici que la thermométrie péricrânienne. C'est pour le même motif que nous laissons de côté une partie de l'œuvre de Mendel[3], quand il mesure la température cérébrale à l'état sain et après l'action de diverses substances (alcool, chloroforme, etc.).

Mais le même auteur a aussi étudié la température céphalique chez l'homme en plaçant le thermomètre dans le conduit auditif externe. Il trouve en moyenne dans cette région 0°, 2 de moins que sous l'aisselle.

La même année, Schiff[4] emploie un mode d'expérimentation qui devrait être très-fécond s'il était moins difficile à appliquer : c'est la comparaison de la température cérébrale (intracrânienne directe) et de la température péricrânienne (tissu cellulaire sous-cutané de la fosse temporale). Il constate ainsi que les irritations du tronc et des membres produisent un échauffement réel du cerveau indépendant de l'état circulatoire local, tandis que dans les tissus péricrâniens l'élévation de température ne se produit plus si le sympathique cervical est sectionné. A l'extérieur du crâne, l'hyperthermie est donc due à une action vaso-motrice, tandis qu'à l'intérieur elle est bien le résultat de l'activité propre et intrinsèque des éléments nerveux. — Il n'y a donc pas transmission directe (par conduction physique) de la chaleur du cerveau aux tissus péricrâniens.

Cette période, en quelque sorte embryonnaire, de la thermométrie cérébrale, se termine avec l'ouvrage de da Costa Alvarenga[5], qui donne quelques chiffres de température céphalique (avec ou sans coton autour du thermomètre), mais sans préciser le lieu d'application de l'instrument.

La seconde phase de cet historique commence avec Broca[6]. Il fixe des

1 *Res. physiol. and. anatom.*, 1840.

2 *Müller's Arch.*, 1853, 408.

3 *Arch. f. pathol. Anat.*, 1870, 4, 12.

4 *Arch. de Physiol.*, 1870.

5 *Essais de thermom. clin.*, édition française, 1871.

6 *Assoc. franç. pour l'avanc. des Sc.* Congrès du Havre, 1877.

thermomètres : 1. A la région fronto-pariétale, immédiatement à côté de l'apophyse orbitaire externe; 2. A la région pariétale ou temporale, au-dessus de l'oreille (c'est à peu près le pied du sillon rolandique) ; 3. A la région occipitale, à 5 centim. environ de la ligne médiane et au même niveau que les précédents.

Il constate une élévation plus considérable de la température du côté gauche pour les trois régions, la décroissance des températures en allant d'avant en arrière de chaque côté, et enfin ce fait que les différences de température entre deux régions successives sont en général moins marquées à gauche qu'à droite.

Carter Gray[1] continue cette étude, maintenant scientifique. Il donne des moyennes physiologiques, les températures maxima et l'influence de la lecture.

Paul Bert[2] reprend la question avec les appareils thermo-électriques. Il trouve la température locale toujours plus élevée au front qu'à la tempe et à la tempe qu'à l'occiput. Quelquefois supérieure, d'autres fois égale, la température gauche n'est jamais inférieure à celle de droite. La lecture à haute voix et avec effort intellectuel n'entraînait aucune modification thermique ou la produisait à gauche, mais jamais à droite.

La même année, Voisin[3] donnait aussi le résultat de quelques mensurations thermométriques chez des sujets sains.

La même année encore, Ed. Maragliano[4] a essayé d'abord de montrer la conductibilité des parois crâniennes pour prouver que les thermomètres péricrâniens reflètent bien l'état de la température cérébrale. Pour cela, sur des cadavres il remplit le crâne avec de l'eau chaude à diverses températures et prouve l'influence sur des thermomètres placés de l'autre côté du crâne. — Ces expériences ne prouvent rien pour l'être vivant. Ici, en effet, la conductibilité physique disparaît à cause des réactions nerveuses et vasculaires qui modifient incessamment la température propre de chaque tissu. Schiff a bien montré que le grand sympathique intervient dans la production des températures péricrâniennes; c'est donc un acte vital, et l'on ne peut rien conclure de l'expérience de physique pure faite par Maragliano sur le cadavre.

Le même auteur fait ensuite un grand nombre de mensurations à l'état physiologique, chez l'homme et la femme, à différents âges, dans divers états d'activité cérébrale, pendant le sommeil ou la veille.

A ce dernier point de vue, il constate que la température s'élève pendant le sommeil normal et s'abaisse au contraire dans le sommeil produit par le laudanum ou le chloral.

[1] *New-York med. Journ.*, août 1878. — Anal. in *Rev. des Sc. méd.*

[2] *Soc. de Biol.*, 19 janvier 1879.

[3] *France médicale*, 1879, 89-90.

[4] *Lo Salute*, 1879, 23-24 et *Riv. clin. di Bologna*, 1880.

Paul Bert [1] a trouvé au contraire, au moment du réveil, une élévation de température.

D. Maragliano et Seppilli [2] ont, comme Ed. Maragliano, communiqué au Congrès de Pise des mensurations de thermométrie céphalique à l'état physiologique.

Lombard, que nous avons trouvé dès 1868 dans ces études, a plus récemment publié sur la question un grand travail que Hénocque a fait connaître [3]. Il divise la surface de la tête en un très-grand nombre de régions distinctes qu'il étudie soigneusement avec un appareil thermo-électrique; puis il recherche l'effet absolu de l'activité mentale sur les différentes régions de la tête, compare ensuite les résultats obtenus et analyse enfin l'effet des émotions.

Il constate ainsi des élévations qui lui font conclure que l'activité cérébrale se propage de la partie antérieure aux parties moyenne et postérieure, d'un hémisphère à l'autre du cerveau, sans avoir de siége de prédilection; l'élévation moyenne variant de 5 à 40 millièmes de degré pour le travail, allant jusqu'au dixième pour les émotions; étant plus fréquente à gauche pour le travail intellectuel et à droite pour les émotions.

Amidon, de New-York [4], a voulu faire une application nouvelle de la thermométrie cérébrale. Il détermine soigneusement la topographie crânio-cérébrale par la méthode de Broca, Féré et Turner; puis il cherche à contrôler le siége des centres corticaux de Ferrier, en se basant sur le principe suivant.

Il admet que le fonctionnement de certains groupes musculaires produit dans les centres corticaux de ces muscles et dans la région péricrânienne correspondante une élévation locale de température. Il met donc sur la tête une série de thermomètres, fait remuer l'avant-bras pendant dix minutes, et note le centre de ces mouvements par le siége de l'hyperthermie. Il trouve ainsi vingt-cinq centres psycho-moteurs, dont quinze seulement sont placés dans la zone motrice de Ferrier.

Nous n'insisterons pas sur cette expérimentation ingénieuse, mais discutable, qui n'a pas encore dit son dernier mot et contre laquelle on peut accumuler les objections. Disons seulement que Paul Bert et Blaise n'ont pas pu constater d'élévation thermique péricrânienne sous l'influence des contractions musculaires.

Fr. Franck [5] a énoncé plusieurs de ces objections et a soumis la question de la thermométrie cérébrale à un nouveau travail de critique expérimentale.

[1] *Soc. de Biol.*, 24 avril 1880.
[2] *Riv. speriment. di fr. et di med. leg.*, 1879, 1 et 2.
[3] *Gaz. hebd.*, 1880, 19.
[4] *Arch. of Med.*, april 1880.
[5] *Soc. de Biol.*, 19 mai 1880.

Dans une première série d'expériences, il montre : 1. que les couches superficielles du cerveau sont moins chaudes que les profondes, et que la différence de température va en diminuant à mesure qu'on s'éloigne de la périphérie ; 2. que la différence de température observée entre les régions superficielles et les régions profondes du cerveau résulte de la déperdition de chaleur qui s'opère par les enveloppes de cet organe (téguments, crâne, etc.); 3. que la température profonde du cerveau est inférieure de 0°,1 à 0°,2 à celle du sang de l'aorte thoracique, ce qui tient à ce que le sang artériel subit une légère perte de chaleur en traversant le cou ; 4. que la section du sympathique cervical produit bien une certaine élévation thermique dans les couches corticales du cerveau, mais que ce phénomène est sous la dépendance de l'élévation de température des téguments de la tête.

Dans une deuxième série de recherches, il a voulu déterminer l'influence que les variations de température intracrânienne exercent sur les variations de température péricrânienne. Mais il ne s'occupe que de la conductibilité physique des parois du crâne, et nous avons déjà dit, à propos des travaux d'Ed. Maragliano, que ce genre de recherches ne nous paraît pas de nature à éclairer la question ; l'hyperthermie crânienne, si elle existe, est un phénomène vaso-moteur ; la question est toujours de savoir si elle a une relation avec l'état de la circulation encéphalique, comme la rougeur de la pommette avec l'inflammation du poumon.

Comme conclusion à ce chapitre, nous devrions indiquer la température physiologique moyenne du crâne, mais ici l'embarras est grand et nous ne pouvons que donner le tableau ci-contre (pag. 1070).

Ce qui ressort le plus nettement de ces chiffres, c'est leur variabilité, qui prouve les nombreuses causes d'erreur accumulées dans cette question.

Nous terminerons en reproduisant simplement et sous réserves les conclusions par lesquelles Blaise clôture ce chapitre dans sa Thèse.

« 1° Il est fort douteux que des thermomètres appliqués sur les téguments du crâne traduisent fidèlement les oscillations de la température du cerveau.

» 2° En conséquence, il aurait mieux valu remplacer l'expression : *thermométrie cérébrale*, par celle de *thermométrie péricrânienne:* mais comme l'usage l'a consacrée, il nous semble préférable de ne pas la modifier, afin d'éviter des confusions regrettables.

» 3° La thermométrie dite cérébrale paraît peu susceptible d'application utile à l'étude des localisations cérébrales.

» 4° Dans l'état normal, les températures dites cérébrales oscillent dans des limites assez étendues, auxquelles nous croyons pouvoir assigner comme termes extrêmes 37° et 34° C. Ces oscillations sont la conséquence d'influences multiples, variables comme intensité, dont les unes dépendent de l'individu, les autres du milieu ambiant.

» 5° La température des régions frontales est ordinairement un peu supé-

NOM des Observateurs.	RÉGION FRONTALE.				RÉGION TEMPORALE.				RÉGION OCCIPITALE.				MOYENNE DE LA TÊTE.			MOYENNE de la tête entière.
	Droite.	Gauche.	Moyenne.	Différence.	Droite.	Gauche.	Moyenne.	Différence.	Droite.	Gauche.	Moyenne.	Différence.	Droite.	Gauche.	Différence.	
C. Alvarenga.	—	—	—	—	—	—	—	—	—	—	—	—	—	—	—	36°,05
Broca.......	35°,28	35°,48	35°,38	+0°,20	33°,72	33°,96	33°,84	+0°,24	32°,92	33°,23	33°.07	+0°,31	33°,97	34°,22	+0°,25	34,05
Gray........	34,28	34,64	34,46	+0,40	34,21	34,67	34,44	+0,46	33,30	33,80	33,55	+0,50	33,93	34,37	+0,44	34,15
D. Maragliano et Seppilli..	36,15	36,20	36,175	+0,05	36,15	36,18	36,16	+0,03	36,08	36,13	36,10	+0,05	36,126	36.17	+0,044	36,148
E. Maragliano.	35,02	35,85	35,43	+0,83	35,25	35,50	35,37	+0,25	34,92	35,40	35,16	+0,48	35,063	35,583	+0,52	35,323
Voisin......	—	—	—	—	—	—	34-35,5	—	—	—	—	—	—	—	—	33,7
Lombard[1]...	—	—	35,2	—	—	—	34,5	—	—	—	34,2	—	—	—	—	34.63
Blaise.......	36,18	36,21	36,19	+0,03	36,00	36,13	36,11	+0,04	35,97	35,98	35,975	+0,01	36.046	36,106	+0,026	36,076

rieure à celle des régions temporales, et la température de ces dernières est également un peu supérieure à celle des occipitales. Néanmoins l'inverse peut se produire, particulièrement dans certaines circonstances déterminées. Très-souvent deux régions peuvent présenter le même degré thermique.

» 6° Les régions symétriques présentent entre elles des différences très-minimes, qui ne dépassent pas habituellement 0°,3, même sous l'influence des émotions violentes ou des efforts intellectuels prolongés.

» 7° Généralement, quand il y a différence de température entre deux régions symétriques, l'avantage est au côté gauche ; le contraire peut avoir lieu néanmoins, particulièrement en ce qui concerne la région frontale. »

II. Températures cérébrales pathologiques. — 1. Ramollissement cérébral. — Vers 1857, Broca avait montré qu'il y a un abaissement de température dans les membres dont l'artère principale avait été oblitérée par un caillot embolique. C'est ainsi qu'il a été amené à étudier les températures céphaliques, spécialement dans les cas de ramollissement cérébral. De fait, dans les deux observations de cet ordre qu'il cite en 1877, il trouve un abaissement de température au niveau du lobe ramolli avec hyperthermie (par circulation collatérale) dans les régions voisines.

Ed. Maragliano a étudié au même point de vue cinq cas de ramollissement. Il confirme l'abaissement de température noté par Broca au niveau du lobe ramolli, mais il infirme entièrement ses observations sur les lobes voisins, qui ont été trouvés, tantôt plus, tantôt moins chauds que du côté sain.

Nous avons nous-même suivi thermométriquement un grand nombre de cas de ramollissement cérébral dont on trouvera les observations détaillées dans la Thèse de Blaise. D'une manière générale, nos résultats prouvent qu'on irait trop vite en voulant généraliser les propositions de Broca, et que l'abaissement thermique au niveau du lobe ramolli n'est pas aussi constant qu'on pourrait le croire.

Il nous a semblé que dans beaucoup de cas on peut même dire qu'il y a élévation thermique au niveau du lobe ramolli au début du ramollissement (au moment de la poussée), et égalité ou infériorité thermique au contraire plus tard. Ces résultats confirmeraient ce que nous avons dit de l'élément fluxionnaire dans le ramollissement cérébral. Voici du reste les conclusions auxquelles est arrivé Blaise, interprétant les nombreux faits qu'il a observés dans mon service.

« Tout d'abord nos tracés montrent la nécessité de poursuivre pendant une série de jours consécutifs et à des intervalles peu éloignés l'investigation thermométrique, si l'on veut se rendre un compte exact des variations thermiques des différentes régions de la tête chez un homme atteint de ramollissement. En effet, plusieurs de nos courbes indiquent à certains moments des résultats contradictoires, non-seulement d'un jour à l'autre,

mais quelquefois même du matin au soir d'une même journée. Il est évident que si l'on se contentait, dans ces conditions, d'une seule observation thermométrique et que l'on considérât le résultat trouvé comme l'expression de ce qui se passe habituellement chez le malade, on pourrait commettre une grave erreur. Précisons : Supposons que, pendant la période du 30 mai au 18 juin, nous n'ayons recueilli qu'une seule fois, dans la matinée du 1er juin, par exemple, la température des régions temporales de Campadieu : nous aurions trouvé un abaissement de 0°,5 du côté lésé; si nous avions conclu, sur cette seule détermination, qu'il y avait chez ce malade abaissement de température au niveau du lobe ramolli, nous nous serions trompé, car le tracé indique le soir même et les neuf jours suivants un résultat constamment opposé. On nous dira peut-être que ces quelques résultats contradictoires sont la conséquence d'observations mal faites. Nous n'avons certes pas la prétention d'être infaillible en matière de technique thermométrique; seulement nous ferons remarquer que ces résultats, par le fait même qu'ils différaient des précédents, avaient d'habitude pour conséquence d'attirer tout spécialement notre attention et de nous faire mettre en garde contre toutes les causes d'erreur. Il est probable qu'il ne faut voir là qu'une de ces variations brusques de la température d'un point quelconque de la périphérie, auxquelles on conçoit que les téguments crâniens soient soumis, au même titre que les autres téguments externes.

» Avant d'aller plus avant dans l'appréciation de nos recherches, il nous semble nécessaire d'établir des divisions, de grouper les cas semblables. Ainsi, il convient de séparer les résultats obtenus au début du ramollissement de ceux obtenus plus tard, alors que la lésion n'est plus récente, que toute tendance aux poussées congestives autour du foyer ramolli paraît avoir cessé. Il est donc très-important de préciser le moment où chaque exploration thermométrique est pratiquée. On ne saurait également comparer les résultats obtenus pendant une attaque apoplectiforme, chez un homme déjà porteur d'un ramollissement cérébral, à ceux que l'on a pu recueillir, soit avant, soit après cette attaque.

» Ces réserves faites, il serait prématuré de poser à la fin de ce chapitre des conclusions absolues en ce qui concerne la thermométrie cérébrale dans le ramollissement du cerveau. La question n'est certainement pas si simple qu'on a eu l'air de le croire jusqu'ici, et, s'il restait quelque doute à cet égard, les résultats obtenus par nous suffiraient à les dissiper. Nous nous contenterons donc de formuler quelques propositions générales dans lesquelles nous ferons rentrer, autant que possible, tous les cas particuliers qui se sont présentés à notre observation.

» 1° Si l'on compare les résultats thermométriques obtenus chez les anciens hémiplégiques avec ceux qu'ont fournis les malades atteints d'hémiplégie récente, datant de moins d'un an par exemple, on ne trouve aucune différence bien appréciable.

» 2° Quand l'hémiplégie est récente, qu'elle date d'ailleurs de vingt jours ou d'un an, les résultats sont encore ordinairement peu différents. Quelquefois cependant nous avons cru remarquer chez les hémiplégiques récents que l'abaissement de température au niveau du lobe ramolli diminuait à mesure que la lésion devenait plus ancienne.

» 3° La plupart du temps, quand l'hémiplégie est constituée, qu'elle soit d'ailleurs en voie d'amélioration ou d'aggravation, lorsque toute tendance aux poussées congestives a disparu et qu'il ne paraît exister aucune réaction inflammatoire au pourtour du foyer de ramollissement, nos résultats semblent indiquer qu'il y a plutôt tendance à l'abaissement de la température péricrânienne au niveau du lobe ramolli. Mais les différences que nous avons trouvées sont en général très-minimes : si l'on en excepte quelques chiffres de 0°,5 et 0°,4, le plus souvent il ne s'agissait que de différences variant entre 0°,05 et 0°,2; très-souvent il y avait égalité thermique entre le lobe correspondant du côté sain.

» 4° Certaines de nos courbes sont telles qu'on n'hésiterait pas un seul instant à les considérer comme normales si l'on n'était prévenu de leur origine.

» 5° Dans toutes ces circonstances, les chiffres recueillis à la tête sont restés dans des limites normales. En outre, les courbes frontales et occipitales n'ont présenté aucun caractère qui puisse les faire considérer comme pathologiques. Nous devons en excepter cependant la courbe occipitale de Campadieu (18 septembre - 2 octobre), qui a montré un abaissement à peu près constant du côté gauche, qui se mesurait par une différence dont le maximum a atteint 3 et 4 dixièmes, et dont la moyenne a été de 0°,2. Ce résultat ne peut s'expliquer complétement par la présence du petit foyer de ramollissement qui se trouvait en regard du lieu d'élection temporal, car on ne comprendrait pas comment le foyer, beaucoup plus considérable, situé au pied des circonvolutions frontale et pariétale ascendantes, n'aurait pas exercé une influence au moins égale au premier.

» 6° Si l'on compare les chiffres recueillis aux trois régions, on peut dire que généralement c'est la région frontale qui l'emportait sur la temporale et la temporale sur l'occipitale. Cependant des chiffres identiques ont été observés aux trois régions; quelquefois même c'est l'occipitale qui fournissait les chiffres les plus élevés. Toutes les fois qu'on a observé une différence, elle a été très-minime, de 0°,2 à 0°,3; dans quelques cas rares elle est arrivée néanmoins jusqu'à 0°,4, 0°,5 et même 0°,7. Quoi qu'il en soit, on ne saurait aucunement déduire de ces résultats l'existence de cette circulation collatérale dans les lobes frontal et occipital, dont Broca avait soupçonné l'existence.

» 7° Si l'on pratique l'observation thermométrique, soit au début d'un ramollissement procédant ou non par une apoplexie, soit au début d'une attaque apoplectiforme survenant dans le cours d'un ramollissement qui

progresse par poussées successives, tantôt on voit la température de la tête ne pas s'élever sensiblement et rester bien inférieure à celle de l'aisselle, tantôt, au contraire, on constate une élévation graduelle. L'élévation peut aussi se faire d'une façon très-rapide, et alors se présente, comme chez Cros et Rabastens, une courbe qui établit trois périodes bien distinctes pour la marche de la température : 1° une période d'ascension qui n'a pas été précédée d'un abaissement initial ; 2° une période stationnaire ; 3° une période de descente. Cette dernière semble annoncer une terminaison favorable. En effet, dans le cas de Campadieu (terminaison par la mort), nous avons bien observé au dernier moment une chute thermique de 1° environ, alors que la température axillaire ne bougeait pas, mais cette troisième période a totalement manqué.

» 8° Les courbes cérébrales ont présenté, dans ces derniers cas, un parallélisme très-marqué avec la courbe axillaire.

» 9° Elles ont présenté, en outre, une différence entre les points symétriques qui était à l'avantage du côté lésé, particulièrement en ce qui concerne la région temporale. Cette différence, ordinairement peu accentuée, a présenté comme chiffre maximum 0°,4. De plus, elle allait diminuant au fur et à mesure que l'état du malade s'améliorait, si bien qu'elle finissait par devenir nulle.

» 10° Cette différence à l'avantage du côté lésé n'a cependant pas été observée dans tous les cas. Ainsi, chez Cros, l'attaque apoplectiforme n'a pas déterminé de changement appréciable dans l'état thermique différentiel des deux côtés de la tête, ce qui s'explique à la rigueur si l'on veut bien se rappeler que les phénomènes présentés à ce moment par ce malade étaient surtout des phénomènes bulbaires, et que la poussée congestive a plutôt dû concentrer son action sur le mésocéphale que sur le cerveau lui-même.

» 11° Le ramollissement, qu'il soit la conséquence d'une thrombose ou d'une embolie, s'accompagne, à son début, d'une poussée congestive vers l'encéphale, dont l'action se fait particulièrement sentir du côté lésé, le caillot obturateur jouant pour ainsi dire le rôle d'une épine attirant le mouvement fluxionnaire.

» 12° Ce mouvement fluxionnaire, à action plus marquée du côté lésé, entraîne une augmentation de la température de ce même côté.

» 13° Cette différence de température en faveur du côté lésé résulterait, ou bien de l'augmentation de chaleur du cerveau, dont l'influence se traduirait par une élévation proportionnelle au niveau des téguments du crâne, ce qui est très-contestable, ou bien de la participation de ces téguments au mouvement fluxionnaire, soit directement, la fluxion portant sur les branches de la carotide externe de même que sur celles de l'interne ; soit indirectement, par voie réflexe ou sympathique.

» 14° En tout cas, cette différence persiste pendant un temps plus ou

moins long. Elle peut même se prolonger pendant une période assez considérable (Campadieu, 30 mai-18 juin); peut-être se produit-il dans ce dernier cas une méningo-encéphalite dont l'action se fait sentir d'une façon réflexe sur les téguments correspondants par une élévation thermique; absolument comme dans la pneumonie le bras correspondant au poumon enflammé peut être trouvé plus chaud que l'autre.

»Comme résumé de toutes ces propositions, on peut dire *que dans le ramollissement cérébral il existe, d'une manière générale, une certaine tendance à la diminution de la température dite cérébrale au niveau du point ramolli. Cependant cet effet, ordinairement peu accentué, ne paraît pas constant. — Au contraire, au début du ramollissement et pendant une période plus ou moins prolongée, il existerait une tendance à l'élévation du côté lésé, cette dernière étant du reste peu marquée. A certains moments même et à une époque éloignée du début, on peut observer une différence en faveur du côté lésé.*

»Ces conclusions sont, comme on le voit, loin d'être en harmonie parfaite avec celles de Broca et de Maragliano. Les deux dernières n'avaient même pas été signalées jusqu'ici. Nous ne les donnons d'ailleurs que sous toutes réserves, des conclusions catégoriques sur la matière devant, à nos yeux, se baser sur une somme de résultats beaucoup plus grande que celle qu'il nous a été donné de recueillir.»

2. Hémorrhagie cérébrale. — Dès la publication des résultats de Broca en 1877, les cliniciens espérèrent trouver dans la thermométrie cérébrale un moyen de diagnostiquer l'hémorrhagie et le ramollissement du cerveau. Mais c'est Ed. Maragliano qui a fait connaître les premières recherches sur ce sujet.

Il conclut que, si le ramollissement entraîne constamment un abaissement considérable de la température du côté de la lésion, dans l'hémorrhagie, au contraire, l'abaissement au niveau du lobe lésé, quand il existe, est relativement peu notable. En cas de doute, Maragliano trouve que ces données peuvent être d'un très-grand secours pour le diagnostic différentiel.

En suivant jour par jour et à des dates précises (ce que n'avait pas fait Maragliano) la température péricrânienne chez dix malades atteints d'hémorrhagie cérébrale, Blaise est arrivé aux propositions suivantes.

«Les résultats dont l'exposition précède se résument en quelques propositions concernant, les unes les apoplectiques, les autres les malades dont la lésion cérébrale n'a pas entraîné la mort, mais qu'elle a laissés paralysés.

»1. Les tracés thermométriques de la tête recueillis chez les apoplectiques présentent un parallélisme complet avec celui de l'aisselle.

»2. Quand l'hémorrhagie se fait en une seule fois, on y reconnaît les trois périodes établies par Charcot pour la marche de la température rectale, et

qui sont caractérisées : la première, par un abaissement initial; la deuxième, par le retour à la normale suivi d'oscillations autour de cette dernière pendant un temps variable; la troisième, par une élévation progressive jusqu'à la mort. Cette dernière manque ou se trouve extrêmement réduite si la terminaison se fait par guérison.

»3. Lorsque l'hémorrhagie se fait en plusieurs fois, par une série de poussées successives, les courbes cérébrales suivent encore toutes les oscillations de la courbe axillaire; mais on observe une série d'abaissements et d'élévations alternatives tels que, en quelques heures, la température peut varier de 2° et même davantage; enfin survient une dernière ascension, puis la mort.

»4° Les températures de la tête arrivent la plupart du temps à un chiffre élevé, différant fort peu de celui de l'aisselle. Cependant dans quelques cas l'écart est allé jusqu'à 2°. D'un autre côté, les différentes régions frontales, temporales et occipitales n'ont présenté entre elles que des variations thermiques de quelques dixièmes de degré.

»5° La différence entre les régions symétriques a été à l'avantage du côté lésé, sauf quelques exceptions rares où la température s'est montrée alternativement plus élevée du côté malade et du côté sain. Ce dernier résultat tient peut-être à ce que la poussée congestive encéphalique a prédominé tantôt à droite tantôt à gauche. La constatation d'une hémorrhagie dans un hémisphère ne prouve pas en effet absolument que c'est là que la congestion a agi avec le plus d'intensité; elle prouve tout simplement que c'est à ce niveau que les vaisseaux ont présenté le moins de résistance.

»Les chiffres représentant cette différence ont presque constamment oscillé entre 0°,1 à 0°,3; dans quelques cas seulement, nous avons noté des chiffres de 0°,4, 0°,5 et même de 0°,7.

»6° La température cérébrale suivant, chez les apoplectiques, une marche parallèle à la température axillaire, tout ce qui s'applique à cette dernière, pour le diagnostic différentiel de l'hémorrhagie et du ramollissement, convient également à la première.

»7° Dans le cas où le foyer hémorrhagique est ancien, les chiffres que nous avons recueillis n'ont donné, comme différence au niveau des régions symétriques, que des quantités peu sensibles, tout à fait insignifiantes.

»8° Jusqu'à plus ample informé, il nous semble impossible de se baser sur les résultats obtenus par la thermométrie cérébrale pour diagnostiquer un ancien foyer d'hémorrhagie d'un ancien foyer de ramollissement.»

3. Autres maladies cérébrales.—On connaît deux observations, l'une de Carter Gray, l'autre de Mills [1], dans lesquelles la thermométrie locale a aidé à poser un diagnostic de *tumeur cérébrale*, confirmé par l'autopsie.

[1] *New-York med. Record*, 14 décembre 1878.

Dans ces deux faits, mais tout particulièrement dans le premier, il y avait une élévation considérable de température, d'autant plus marquée que l'on se rapprochait davantage de la tumeur.

Blaise cite deux faits dans lesquels on a diagnostiqué une *sclérose cérébrale* (?) et qui ne présentent rien de spécial à noter pour la thermométrie péricrânienne.

Enfin Mme Putman Jacoby[1] a trouvé dans un cas de méningite tuberculeuse une élévation remarquable de la température céphalique.

Des CONCLUSIONS GÉNÉRALES sur la question de la thermométrie dite cérébrale me paraîtraient prématurées.

Tout ce que l'on peut dire, c'est que les propositions de Broca ne peuvent pas être généralisées : il y aurait danger clinique à le faire.

Il est possible que les variations de température péricrânienne soient dans une certaine relation avec l'état de la circulation encéphalique ; s'il en est ainsi, c'est un phénomène qui se produit par l'intermédiaire du système nerveux, et non par conduction physique directe.

Si cette relation existe, il est probable que l'hyperthermie accompagne et manifeste surtout l'élément fluxionnaire. Or, l'élément fluxionnaire peut accompagner le ramollissement (au début) aussi bien que l'hémorrhagie ; de là, certains résultats contradictoires.

En tout cas, c'est une question encore à l'étude et pour laquelle il faut accumuler les documents cliniques.

[1] *Journ. of Nerv. and Ment. dis. Chicago*, janvier 1880.

TABLE DES MATIÈRES.

ARTICLE III. — LÉSIONS EN FOYER.

ARTICLE IV. — DIAGNOSTIC DU SIÉGE DES LÉSIONS EN FOYER.

ARTICLE V. — ENCÉPHALITES ET TUMEURS CÉRÉBRALES.

ARTICLE II — MYÉLITES DIFFUSES.

TROISIÈME PARTIE. — MALADIES DE LA MOELLE ALLONGÉE.

ARTICLE PREMIER. — LÉSIONS EN FOYER.

ARTICLE II. — INFLAMMATION DU BULBE.

QUATRIÈME PARTIE. — MALADIES DES MÉNINGES.

ARTICLE PREMIER. — HÉMORRHAGIES MÉNINGÉES.

ARTICLE II. — Méningites aigues.

ARTICLE III. — Méningites chroniques.

CINQUIÈME PARTIE. — MALADIES DES NERFS ET NÉVROSES.

ARTICLE I. — DES NÉVRITES.

ARTICLE II. — MALADIES DES NERFS SENSITIFS, VASO-MOTEURS ET TROPHIQUES ; NÉVROSES SENSITIVES, VASO-MOTRICES ET TROPHIQUES.

ARTICLE IV. — NÉVROSES COMPLEXES.

SIXIÈME PARTIE. — MANIFESTATIONS NERVEUSES DES MALADIES GÉNÉRALES.

ARTICLE I. — DIATHÈSES.